# KAPLAN & SADOCK MANUAL DE BOLSILLO DE PSIQUIATRÍA CLÍNICA

Cuarta edición

**BENJAMIN J. SADOCK, M.D.**

Menas S. Gregory Professor of Psychiatry and
Vice Chairman, Department of Psychiatry
New York University School of Medicine
Attending Psychiatrist, Tisch Hospital
Attending Psychiatrist, Bellevue Hospital Center
Consultant Psychiatrist, Lenox Hill Hospital
New York, New York

**VIRGINIA A. SADOCK, M.D.**

Professor of Psychiatry
Department of Psychiatry
New York University School of Medicine
Attending Psychiatrist, Tisch Hospital
Attending Psychiatrist, Bellevue Hospital Center
New York, New York

*Editor consultor y editores colaboradores*
ROBERT CANCRO, M.D., MED.D.SC.
NORMAN SUSSMAN, M.D.
SAMOON AHMAD, M.D.

Wolters Kluwer | Lippincott Williams & Wilkins

Wolters Kluwer | Lippincott Williams & Wilkins

Avda. Príncipe de Asturias, 61, 8º 1ª
08012 Barcelona (España)
Tel.: 93 344 47 18
Fax: 93 344 47 16
e-mail: lwwespanol@wolterskluwer.com

Traducción
**Ignacio Navascués Benlloch**
Doctor en Medicina y Cirugía
Especialista en Medicina Interna


**ISBN edición española: 978-84-935318-6-7**
Edición española de la obra original en lengua inglesa *Kaplan & Sadock's pocket handbook of clinical psychiatry, 4th edition*, de Benjamin J. Sadock y Virginia A. Sadock, publicada por Lippincott Williams & Wilkins.


530 Walnut Street
Philadelphia PA 19106 (USA)
ISBN edición original: 0-7817-6216-2

Composición: Foinsa-Edifilm S.A.
Impresión: Data Reproductions Corp.
Impreso en USA

10 9 8 7 6 5 4 3 2 1

*A todas las personas que trabajan y asisten a los enfermos mentales*

# Agradecimientos

Deseamos agradecer la gran ayuda recibida por los dos editores colaboradores, Samoon Aghmad, M.D., Assistant Professor of Psychiatry y Norman Sussman, M.D., Professor of Psychiatry de la NYU School of Medicne, sobre todo en el campo de la psicofarmacología, donde se han producido enormes avances desde que se publicara la última edición. Asimismo, damos las gracias a Richard Perry, M.D., experto psiquiatra infantil de la NYU por su ayuda a la hora de actualizar el uso de la medicación psicotropa en la infancia.

Otras personas que colaboraron en ediciones anteriores de este texto y a las que expresamos nuestro agradecimiento son Barry Reisberg, M.S.; Matthew Smith, M.D.; James C.Y. Chou, M.D.; Henry Weinstein, M.D., y Myrl Manley, M.D. Extendemos nuestra gratitud especial a Victoria Sadock Gregg, M.D., y a James Sadock, M.D., expertos en medicina de urgencias de niños y adultos, respectivamente. También, agradecemos la asistencia de Zdena Nemcova.

Asimismo, damos las más sentidas gracias a nuestro personal de la NYU, Nitza Jones, que actuó como editor del proyecto, y a su ayudante Regina Furner. Ambos trabajaron con prontitud y entusiasmo.

Por último, los autores agradecen los servicios de Robert Cancro, M.D., Professor and Chairman del Department of Psychiatry, como editor consultor. Vaya desde aquí nuestro reconocimiento más profundo por su inquebrantable apoyo y por la defensa y liderazgo que ofrece a todo el NYU Department of Psychiatry. Estamos orgullosos y honrados de su amistad y de su compañerismo.

Benjamin J. Sadock, M.D.
Virginia A. Sadock, M.D.
New York University Medical Center
New York, New York

# Prefacio

Esta es la cuarta edición del MANUAL DE BOLSILLO DE PSIQUIATRÍA CLÍNICA DE KAPLAN Y SADOCK, utilizado como referencia rápida para el diagnóstico del espectro íntegro de trastornos psiquiátricos de adultos y niños. Los psiquiatras y los médicos no psiquiatras lo consideran una guía útil, como también los estudiantes, sobre todo durante sus rotaciones por psiquiatría. Los psicólogos, los asistentes sociales, el personal de enfermería y otras personas que trabajan con los enfermos mentales también lo utilizan.

Se ha actualizado y revisado cada sección; se comentan todos los aspectos del tratamiento psicológico y farmacológico, y todos los diagnósticos se ajustan a los criterios enumerados en la última edición del *Manual diagnóstico y estadístico de los trastornos mentales, Texto revisado* (DSM-IV-TR) de la American Psychiatric Association.

Este MANUAL es un compañero en miniatura de la octava edición, mucho más voluminosa y enciclopédica, del *Tratado de psiquiatría (TCP/VIII)* editado por los autores. El MANUAL DE BOLSILLO constituye un destilado con resúmenes breves de los trastornos psiquiátricos que abarcan los aspectos fundamentales de la etiología, la epidemiología, las manifestaciones clínicas y el tratamiento. Los principios psicofarmacológicos y los métodos de prescripción se exponen de manera sucinta pero minuciosa. Cada capítulo termina con referencias a los principales tratados de psiquiatría, como el *CTP/VIII* o la obra asociada *Sinopsis de psiquiatría de Kaplan y Sadock*. Este manual pretende servir de referencia rápida para el médico en formación o el especialista clínico sometidos a fuerte presión asistencial.

# Índice de capítulos

# 1

# Historia psiquiátrica, estado mental e informe psiquiátrico

## I. Introducción

**A. Historia psiquiátrica.** La historia psiquiátrica es el registro de la vida del paciente y permite al psiquiatra entender quién es el paciente, de dónde viene y a dónde podrá ir en el futuro.

La historia es un relato vital del paciente, narrado con sus palabras y desde su perspectiva. Puede contener información sobre el paciente extraída de otras fuentes, como los padres o el cónyuge. Una historia psiquiátrica meticulosa resulta imprescindible para efectuar un diagnóstico correcto y formular un plan de tratamiento específico y eficaz.

**B. Estado mental.** La historia del paciente permanece estable, pero el estado mental puede cambiar cada día o cada hora. El examen del estado mental (EEM) es una descripción del aspecto, el habla, las acciones y los pensamientos del paciente durante la entrevista. Se trata de un esquema sistemático para registrar los datos sobre el pensamiento, el sentimiento y la conducta. En el examen del estado mental se consignan únicamente los fenómenos observados en el momento de la entrevista. Los demás datos se registran en la historia. Seguidamente se describe la extensión de la historia psiquiátrica y del examen mental.

## II. Historia psiquiátrica

**A. Identificación**

1. Nombre, edad, estado civil, sexo, ocupación, lengua si difiere de la vernácula, raza, nacionalidad, religión, si procede.
2. Ingresos previos en algún hospital por el mismo trastorno u otro diferente.

**B. Motivo de consulta**

1. Describir exactamente por qué acudió el paciente al psiquiatra, si es posible utilizando sus palabras.
2. Si la información no la da el paciente, anotar la persona emisora.

**C. Enfermedad actual**

1. Fundamento y desarrollo de los síntomas o del cambio conductual.
2. Circunstancias vitales al comienzo del trastorno.
3. Cambio en la personalidad, intereses, estado de ánimo, actitud hacia los demás, indumentaria, hábitos, actividad, atención, concentración, memoria, habla.
4. Grado de ansiedad: generalizada e inespecífica (flotante) o relacionada con situaciones, actividades u objetos concretos.
5. Uso de medicamentos o drogas (p. ej., alcohol u otras sustancias utilizadas para aliviar el sufrimiento).

**D. Antecedentes personales, psiquiátricos y médicos**

1. *Psiquiátricos*
   - **a.** Lista cronológica de todos los episodios y síntomas anteriores (incluidas las hospitalizaciones), empezando por los más antiguos y terminando con los más recientes.
   - **b.** Descripción de los síntomas.
   - **c.** Medicación: medicamentos, dosis, respuestas, efectos secundarios y cumplimiento.
   - **d.** Tratamientos: modalidades, frecuencia y efectos beneficiosos, si se conocen.
2. *Médicos*
   - **a.** Enfermedades médicas actuales y tratamientos.
   - **b.** Enfermedades médicas anteriores y tratamientos.
   - **c.** Hospitalizaciones por trastornos médicos o quirúrgicos.

**E. Antecedentes familiares**

1. Tradiciones étnicas, nacionales y religiosas.

**2.** Enumerar otras personas del hogar y efectuar descripciones de ellas y de su relación con el paciente.
**3.** Antecedentes familiares de trastornos mentales.
**4.** Fuente de ingresos familiares, asistencia pública (si existe) y actitud hacia ella.
**5.** Organización del cuidado de los hijos.

**F. Antecedentes personales**

> CONSEJO CLÍNICO:
>
> *No es necesario, en principio, describir siempre todas las categorías que siguen. Así, la historia del desarrollo inicial posiblemente no revista el mismo interés para un adulto que para un niño o un adolescente. Extraiga y escoja los elementos adecuados de esta relación.*

**1.** *Primera infancia (hasta los 3 años)*
**a.** Embarazo y parto de la madre: duración del embarazo, nacimiento prematuro o a término, traumatismos obstétricos, planificación y deseo del embarazo.
**b.** Hábitos alimentarios: lactancia materna o con biberón, problemas alimentarios.
**c.** Desarrollo inicial: desarrollo del lenguaje y motor, ansiedad frente a los extraños, angustia de separación.
**d.** Educación de los esfínteres: edad, actitud de los padres.
**e.** Problemas de conducta: succión del pulgar, rabietas, tics, sacudidas violentas, terrores nocturnos.
**f.** Personalidad y temperamento en la infancia: reservado, inquieto, hiperactivo, retraído, extrovertido, tímido.

**2.** *Etapa intermedia de la infancia (de los 3 a los 11 años)*
**a.** Historia de la primera etapa escolar: sensación producida por la asistencia a la escuela.
**b.** Relaciones sociales.
**c.** Actitudes frente a los hermanos y compañeros de juego.

**3.** *Etapa posterior de la infancia (desde antes de la pubertad hasta el final de la adolescencia)*
**a.** Relaciones con los compañeros.
**b.** Adaptación a la escuela, relación con los profesores.
**c.** Capacidades especiales, actividades extraescolares, problemas relacionados con cualquier etapa escolar.
**d.** Desarrollo cognitivo y motor: aprendizaje de la lectura y de otras capacidades intelectuales; discapacidades para el aprendizaje: tratamiento y efecto sobre el niño; capacidad motora; coordinación.
**e.** Problemas emocionales o físicos: pesadillas, fobias, enuresis, fugas, delincuencia, tabaquismo, consumo de drogas o de alcohol, sensación de inferioridad, problemas de peso, lesiones de la piel.
**f.** Historia psicosexual.
**(1)** Adquisición de conocimientos sobre el sexo, actitud de los padres hacia el sexo, abuso sexual.
**(2)** Desarrollo de características sexuales secundarias.
**(3)** Actividad sexual del adolescente: enamoramiento, fiestas, citas, caricias, masturbación, coito.
**(4)** Problemas sexuales, experiencias homosexuales y heterosexuales, parafilias.
**g.** Entorno religioso: estricto, liberal, mixto (posibles conflictos).

**4.** *Vida adulta*
**a.** Historia laboral: elección del trabajo; relaciones con los superiores, compañeros y subordinados; trabajo actual y sentimientos que inspira.
**b.** Actividad social: amistades; intereses sociales, intelectuales y físicos; profundidad, duración y calidad de las relaciones humanas.

**c.** Sexualidad del adulto.
**(1)** Edad del primer coito, orientación sexual.
**(2)** Síntomas sexuales: anorgasmia, trastorno eréctil, eyaculación prematura, falta de deseo, vaginismo, dispareunia.

**d.** Historia matrimonial: edad de casamiento, planificación familiar y anticoncepción, nombres de los hijos, edades y actitudes hacia ellos, relaciones extramatrimoniales, gestión del dinero, importancia de los suegros.

**e.** Historia militar: adaptación general, combate, lesiones, remisión a psiquiatras, tipo de alta, estado de veteranía.

**III. Estado mental**

**A. Aspecto**

**1.** Identificación personal: ofrecer una breve descripción del aspecto y de la conducta del paciente; aquí se puede describir la actitud hacia el examinador: cooperativa, seductora, defensiva, hostil, reservada.

**2.** Conducta y actividad psicomotora: marcha, gestos característicos, tics, retraso, hiperactividad, agitación, actitud combativa.

**3.** Descripción general: postura, arreglo, sano, enfermo, asustado, más viejo o más joven que lo delatado por la edad biológica; signos de ansiedad: manos húmedas, frente sudorosa, inquietud, postura tensa.

**B. Habla:** rápida, lenta, reprimida, dubitativa, monótona, elevada, susurrante, entrecortada, farfullante, vocabulario, prosodia.

**C. Estado de ánimo y afecto**

**1.** Estado de ánimo (emoción penetrante y sostenida que colorea la percepción personal del mundo): cómo dice el paciente que se siente; profundidad, intensidad, duración y fluctuaciones del estado de ánimo: depresión, angustia, enojo, culpa, anhedonía, alexitimia.

**2.** Afecto (exteriorización de las experiencias internas del paciente): restringido, abolido o plano, superficial, grado y magnitud de expresión; dificultad para iniciar, sostener o terminar una respuesta emocional; ¿se adecua la expresión emocional al contenido del pensamiento? Citar ejemplos si la expresión emocional no resulta adecuada.

**D. Pensamiento y percepción**

**1.** Forma de pensar

**a.** Productividad: escasez de ideas, fuga de ideas, pensamiento rápido, pensamiento lento, el paciente habla espontáneamente o sólo responde a las preguntas, citas del paciente.

**b.** Continuidad del pensamiento: responde verdaderamente a las preguntas y con intención: asociaciones laxas de ideas, declaraciones tangenciales, circunstanciales, evasivas, conservadoras, bloqueo o facilidad para la distracción.

**c.** Alteraciones del lenguaje: lenguaje incoherente o incomprensible («ensalada de palabras»), asociaciones fónicas ruidosas, neologismos.

**2.** Contenido del pensamiento

**a.** Obsesiones, compulsiones, fobias.

**b.** Pensamientos de suicidio, homicidio.

**3.** Trastornos del pensamiento

**a.** Delirios: contenido de cualquier sistema delirante, organización, convicciones del paciente sobre su validez, modo en que repercute en su vida; congruente con el estado de ánimo o incongruente con él.

**b.** Ideas de referencia e ideas de influencia: cómo comenzaron las ideas, su contenido, significado que el paciente atribuye a las ideas.

**c.** Radiación del pensamiento: el pensamiento escuchado por otros.

**d.** Inserción del pensamiento: los pensamientos son insertados en la mente de la persona por otros.

**4.** Trastornos de la percepción

**a.** Alucinaciones e ilusiones: ¿oye el paciente voces o ve visiones?, contenido, participación del sistema sensorial, alucinaciones hipnagógicas o hipnopómpicas, distorsión de la realidad.

**b.** Despersonalización y desrealización: sentimientos extremos de desarraigo de uno mismo o del ambiente.

**5.** Sueños y fantasías

**a.** Sueños: los más llamativos, si el paciente los relata; pesadillas.

**b.** Fantasías: recurrentes, preferidas o ensoñaciones inquebrantables.

**E. Conciencia**

CONSEJO CLÍNICO:

*Este apartado contiene una evaluación de diversas funciones cognitivas. En conjunto, ayudan a describir la integridad total del sistema nervioso central, puesto que las distintas funciones dependen de diferentes regiones cerebrales. En el delirium y en la demencia se observan anomalías de la conciencia que obligan a sospechar una causa médica o farmacológica de los síntomas. Gran parte de esta información se puede obtener a través de la observación durante la entrevista general.*

**1.** Alerta: conciencia del entorno, espectro de atención, fluctuaciones en los niveles de conciencia, somnolencia, estupor, letargia, estado de fuga, coma.

**2.** Orientación

**a.** Tiempo: ¿identifica correctamente el paciente el día y la hora?; si está en el hospital, sabe cuánto tiempo lleva allí.

**b.** Lugar: ¿sabe el paciente dónde se encuentra?

**c.** Persona: ¿sabe el paciente quién es, quién es el examinador y las funciones o los nombres de las personas con las que se relaciona?

**3.** Concentración y cálculo: restar 7 a 100 y continuar restando de 7 en 7; si el paciente no puede restar de 7 en 7, se pueden proponer cálculos más sencillos: 4 × 9, 5 × 4, ¿cuántas monedas de cinco céntimos hay en 1,35 €?; ¿responde la angustia u otro trastorno del estado de ánimo o de la concentración de esta dificultad?

**4.** Memoria

**a.** Memoria remota: datos de la infancia, episodios importantes que hayan ocurrido cuando el paciente era más joven o no se encontraba enfermo, asuntos personales, cuestiones neutras.

**b.** Memoria pasada reciente: últimos meses.

**c.** Memoria reciente: últimos días; qué hizo el paciente ayer, antes de ayer, qué desayunó, comió, cenó.

**d.** Retención y recuerdo inmediato: capacidad para repetir seis cifras después de que las diga el examinador, primero hacia delante y luego hacia atrás, y finalmente después de unos minutos; capacidad para recordar tres objetivos.

**e.** Influencia del defecto de memoria sobre el paciente: mecanismos elaborados por el paciente para afrontar el defecto; negación, fabulación, reacción catastrófica.

**5.** Fundamentos del conocimiento

**a.** Estimación de la capacidad intelectual del paciente y de su capacidad para funcionar con ese grado de dotación elemental.

**b.** Conocimientos generales; las preguntas deben resultar pertinentes para la educación y cultura del paciente.

**6.** Pensamiento abstracto

**a.** Alteraciones en la formación de conceptos; modo en que el paciente conceptualiza o maneja sus ideas; semejanzas (p. ej., entre manzanas y peras), diferencias, significado de refranes sencillos como «a buen hambre no hay pan duro»; las respuestas deben ser concretas (dando ejemplos que ilustren el significado) o muy abstractas (dando una explicación generalizada); idoneidad de las respuestas.

**7.** Introspección: reconocimiento de padecer un trastorno mental y grado de conciencia personal y entendimiento de la enfermedad.
   **a.** Negación completa del mal.
   **b.** Conciencia ligera de estar enfermo y necesitar ayuda pero negándolo al mismo tiempo o culpando a otros.
   **c.** Introspección intelectual: reconocimiento del mal y de que los síntomas se deben a sentimientos irracionales o anomalías.
   **d.** Introspección emocional verdadera: conciencia emocional de los motivos y sentimientos internos, del significado subyacente de los síntomas; ¿lleva esta conciencia a cambios de la personalidad y de la conducta futura?; apertura hacia nuevas ideas y conceptos sobre sí mismo y las personas importantes en la vida del paciente.

CONSEJO CLÍNICO:

*Examine la introspección preguntando: «¿cree que tiene algún problema?», «¿necesita tratamiento?», «¿cuáles son sus planes para el futuro?». La introspección se altera gravemente en los trastornos cognitivos, la psicosis y el CI limítrofe.*

**8.** Juicio
   **a.** Juicio social: manifestaciones de conducta dañinas para el paciente y contrarias a la conducta aceptable en esa cultura; ¿entiende el paciente el desenlace más probable de su conducta personal y está influido por ese entendimiento?; ejemplos de alteración.
   **b.** Examinar el juicio: predicción del paciente de lo que haría en situaciones imaginarias, por ejemplo, ¿qué haría el paciente si encontrara en la calle una carta sellada y con dirección o si perdiera la medicación?

CONSEJO CLÍNICO:

*El juicio se encuentra gravemente alterado en los episodios maníacos de los trastornos bipolares y en los trastornos cognitivos (p. ej., delirium y demencia).*

En la tabla 1-1 se resumen las preguntas para obtener los datos de la historia psiquiátrica y del examen mental.

## IV. Otros estudios diagnósticos

**A.** Exploración física y neurológica: al iniciar el estudio de todo paciente psiquiátrico deberá sopesarse una exploración física completa, que incluya el examen neurológico, sobre todo en las situaciones siguientes:
   **1.** El paciente está hospitalizado.
   **2.** Se aprecian signos en la exploración (p. ej., pupilas dilatadas, ataxia para la marcha).
   **3.** Los datos de la historia o del examen mental sugieren una posible causa médica o relacionada con los medicamentos.
   **4.** Inicio brusco de síntomas psiquiátricos sin antecedentes previos.
   **5.** Historia de consumo asociado e importante de drogas o alcohol.
   **6.** Anomalías de la conciencia.

**B.** Entrevistas diagnósticas psiquiátricas adicionales.

**C.** Entrevistas con los familiares, amigos o vecinos realizadas por un asistente social.

**D.** Pruebas psicológicas, neurológicas o de laboratorio, según la indicación: electroencefalograma, tomografía computarizada, resonancia magnética, pruebas de otros trastornos médicos, pruebas de comprensión de la lectura y de escritura, pruebas de afasia, tests psicológicos proyectivos u objetivos, prueba de supresión con dexametasona, prueba de intoxicación por metales pesados en orina de 24 h, análisis de drogas y tóxicos en orina.

Tabla 1-1
**Preguntas habituales en la historia psiquiátrica y el examen mental**

| Tema | Preguntas | Comentarios y consejos valiosos |
|---|---|---|
| Datos de afiliación: nombre, edad, sexo, estado civil, religión, educación, dirección, número de teléfono, trabajo, fuente de la remisión. | Sea directo al obtener los datos de filiación. Solicite respuestas concretas. | Si el paciente no puede colaborar, recoja información de un familiar o amigo. Si viene remitido por un médico, solicite la historia clínica. |
| Motivo de consulta: breve declaración, con las palabras del paciente, del motivo de su estancia en el hospital o de la consulta. | ¿Por qué quiere ver al psiquiatra? ¿Por qué ha venido al hospital? ¿Cuál es, en su opinión, el problema? | Registre las respuestas literales; un motivo grotesco hace pensar en un proceso psicótico. |
| Enfermedad actual: desarrollo de los síntomas desde el comienzo hasta la actualidad; relación de los episodios vitales, conflictos, situaciones estresantes: drogas, medicamentos; cambio del nivel funcional previo. | ¿Cuándo advirtió por primera vez que le sucedía algo? ¿Se encontraba alterado por algún motivo cuando empezaron los síntomas? ¿Comenzaron los síntomas de forma repentina o gradual? | Registrar los datos con las palabras del paciente, si es posible. Recoger información sobre las especializaciones y tratamientos anteriores. El inicio repentino de los síntomas puede indicar un trastorno inducido por medicamentos o drogas. |
| Trastornos psiquiátricos y médicos anteriores: trastornos psiquiátricos; psicosomáticos; enfermedades médicas, neurológicas (p. ej., traumatismo craneoencefálico, convulsiones). | ¿Ha perdido alguna vez el conocimiento? ¿Ha tenido alguna crisis epiléptica? | Evaluar el grado de afectación, tratamiento, medicación, evolución, hospitales, médicos. Determinar si la enfermedad cumple algún propósito adicional (renta secundaria). |
| Antecedentes personales: nacimiento y lactancia: hasta donde recuerde el paciente, evaluar el embarazo y el parto de la madre, si el embarazo estaba previsto o no era deseado, los hitos del desarrollo: ponerse de pie, caminar, hablar, temperamento. | ¿Sabe algo de su nacimiento? En caso afirmativo, ¿de quién? ¿Cuántos años tenía su madre cuando usted nació? ¿Y su padre? | Las madres mayores (>35 años) corren alto riesgo de tener hijos con síndrome de Down; los padres mayores (>45 años) pueden aportar espermatozoides dañados y que producen defectos, entre ellos la esquizofrenia. |
| Infancia: hábitos de alimentación, educación de los esfínteres, personalidad (reservada, extrovertida), comportamiento y conductas generales, relación con los padres o cuidadores y los compañeros, separaciones, pesadillas, enuresis, miedos. | ¿Educación de los esfínteres? ¿Enuresis? ¿Escarceos sexuales con los compañeros? ¿Cuál es la memoria de su primera infancia? | Angustia, separación y fobia escolar asociadas a depresión del adulto; enuresis asociada a incendios. La memoria que se remonta antes de los 3 años de edad suele ser imaginaria y no real. |
| Adolescencia: relación con los compañeros y superiores, expediente escolar, titulación, problemas emocionales, consumo de drogas, edad de la pubertad. | Los adolescentes pueden negarse a responder las preguntas, pero hay que interrogarlos. Los adultos pueden distorsionar la memoria de la experiencia adolescente, con una gran carga emocional. ¿Tocamientos sexuales? | El mal rendimiento escolar es un índice sensible de los trastornos emocionales. La esquizofrenia comienza en la adolescencia. |
| Vida adulta: historia laboral, elección del trabajo, historia matrimonial, hijos, educación, economía, servicio militar, religión. | Es preferible formular preguntas ambiguas. Hábleme de su matrimonio. No tenga prejuicios: ¿qué papel cumple la religión en su vida, si cumple alguno? ¿Cuál es su preferencia sexual? | Dependiendo del motivo de consulta, algunas áreas exigen un interrogatorio más detallado. Los pacientes maníacos suelen contraer deudas o ser promiscuos. Las ideas religiosas supervaloradas se asocian con trastornos paranoides de la personalidad. |

*(continúa)*

Tabla 1-1 — *(cont.)*
**Preguntas habituales en la historia psiquiátrica y el examen mental**

| Tema | Preguntas | Comentarios y consejos valiosos |
|---|---|---|
| Historia sexual: desarrollo sexual, masturbación, anorgasmia, trastorno eréctil, eyaculación prematura, parafilia, orientación sexual, actitudes y sentimientos generales. | ¿Tiene o ha tenido algún problema o preocupación con su vida sexual? ¿Cuándo empezó a conocer la sexualidad? ¿Ha notado algún cambio en su impulso sexual? | No tenga prejuicios, vale más preguntar cuándo empezó la masturbación que inquirir directamente si el paciente se masturba o se ha masturbado en algún momento. |
| Antecedentes familiares: trastornos psiquiátricos, médicos y genéticos de la madre, padre o hermanos; edad de los padres y trabajo; si han fallecido, fecha y causa; sentimiento acerca de cada miembro de la familia, economía. | ¿Ha padecido depresión algún miembro de su familia? ¿Alcoholismo? ¿Ha estado ingresado en un hospital psiquiátrico? ¿O en la cárcel? Describa sus condiciones de vida. ¿Dispone de una habitación propia? | Carga genética en la ansiedad, depresión, esquizofrenia. Recoja los antecedentes familiares de tratamiento farmacológico (una medicación eficaz para familiares con trastornos similares puede resultar útil para el paciente). |
| | **Estado mental** | |
| Aspecto general: describa el aspecto, la marcha, la indumentaria, el arreglo (limpio o descuidado), la postura, los gestos, las expresiones faciales. ¿Parece el paciente mayor o menor de lo que dice su edad? | Preséntese y pida al paciente que tome asiento. En el hospital, acerque una silla a la cama; no se siente en la cama. | Aspecto descuidado y despeinado en los trastornos cognitivos; pupilas en alfiler en la adicción a los opiáceos; retraimiento y postura encorvada en la depresión. |
| Conducta motora: grado de actividad: agitación psicomotora o retraso psicomotor: tics, temblores, automatismos, gestos característicos, muecas, movimientos estereotipados, negativismo, apraxia, ecopraxia, flexibilidad cérea; aspecto emocional: ansioso, tenso, angustiado, triste, descontento; voz: débil, alta, ronca; contacto ocular. | ¿Ha tenido más actividad de lo habitual? ¿Menos actividad? Puede preguntarle por algunos gestos llamativos, por ejemplo, «observo que no para de mover las manos ¿qué me puede decir al respecto?». Esté atento a los olores, por ejemplo, alcoholismo/cetoacidosis. | Posturas fijas y conducta extraña en la esquizofrenia. Hiperactividad con el abuso de estimulantes (cocaína) y en la manía. Retraso psicomotor en la depresión; temblor con la ansiedad o bien efecto secundario de la medicación (litio). El contacto ocular suele establecerse la mitad del tiempo durante la entrevista. Contacto ocular mínimo en la esquizofrenia. Barrido del entorno en los estados paranoides. |
| Actitud durante la entrevista: cómo se relaciona el paciente con el examinador: irritable, agresivo, seductor, reservado, defensivo, indiferente, apático, colaborador, sarcástico. | Puede comentar la actitud: parece irritado por algo; ¿es ésta una observación exacta? | Suspicacia en la paranoia; seducción en la histeria; apatía en el trastorno de conversión (la bella indiferencia); juegos de palabras (Witzlesucht) en los síndromes del lóbulo frontal. |
| Estado de ánimo: estado emocional constante o sostenido: arreglado, tenso, desesperado, extásico, ofendido, feliz, vergonzoso, triste, exultante, eufórico, deprimido, apático, anedónico, temeroso, suicida, grandioso, nihilista. | ¿Cómo se siente? ¿Qué tal está de ánimo? ¿Piensa que la vida no merece la pena o desea hacerse daño? ¿Tiene algún plan para quitarse la vida? ¿Desea morir? ¿Han cambiado sus hábitos de sueño? | Ideas de suicidio del 25% de los deprimidos; euforia en la manía. Despertar matutino temprano en la depresión; menor necesidad de sueño en la manía. |
| Afecto: sensibilidad asociada a la idea: lábil, abolido, apropiado para el contenido, inapropiado, plano | Observe los signos no verbales de la emoción, los movimientos corporales, la cara, el ritmo de voz (prosodia). Las risas al hablar sobre temas tristes, como la muerte, son inadecuadas. | Los cambios de la afectividad son habituales en la esquizofrenia: pérdida de la prosodia en el trastorno cognitivo, catatonía. No confundir el efecto adverso de la medicación con un efecto plano. |

*(continúa)*

Tabla 1-1 — *(cont.)*
**Preguntas habituales en la historia psiquiátrica y el examen mental**

| Tema | Preguntas | Comentarios y consejos valiosos |
|---|---|---|
| Habla: lenta, rápida, apremiante, locuaz, espontánea, taciturna, balbuceante, tartamudeante, entrecortada, cortante. Tono, articulación, afasia, coprolalia, ecolalia, incoherente, logorrea, mutismo, parca en palabras, forzada. | Pida al paciente que diga «efectos especiales» para verificar la disartria. | Los pacientes maníacos muestran un habla apremiante; escasez del habla en la depresión; habla desigual entrecortada en los trastornos cognitivos. |
| Trastornos perceptivos: alucinaciones: olfatoria, auditiva, háptica (táctil), gustatoria, visual; ilusiones; experiencia hipnopómpicas o hipnagógicas; sensación de irrealidad, ya visto, ya sabido, macropsia. | ¿Alguna vez ve objetos u oye voces? ¿Nota experiencias raras al caer dormido o al levantarse? ¿Ha cambiado el mundo de alguna manera? ¿Nota olores extraños? | Las alucinaciones visuales hacen pensar en la esquizofrenia. Las alucinaciones táctiles denotan cocainismo o delirium tremens. Las alucinaciones olfatorias son frecuentes en la epilepsia del lóbulo temporal. |
| Contenido del pensamiento: delirios de persecución (paranoide), grandeza, infidelidad, somáticos, sensoriales, radiación del pensamiento, inserción del pensamiento, ideas de referencia, ideas de irrealidad, fobias, obsesiones, compulsiones, ambivalencia, autismo, dereísmo, bloqueo, preocupación suicida u homicida, conflictos, ideas nihilistas, hipocondría, despersonalización, desrealización, fuga de ideas, ideas fijas, pensamiento mágico, neologismos. | ¿Cree que las personas quieren dañarle? ¿Cree que tiene poderes especiales? ¿Está alguien tratando de influir en usted? ¿Tiene algunas sensaciones corporales extrañas? ¿Tiene algún pensamiento que no pueda sacarse de la cabeza? ¿Cree que se va a acabar el mundo? ¿Cree que la gente puede leer su mente? ¿Cree que la televisión le habla a usted? Pregunte por las fantasías y sueños. | ¿Son congruentes los delirios con el estado de ánimo (delirios de grandeza con un ánimo eufórico) o incongruentes? Los delirios incongruentes con el estado de ánimo apuntan a la esquizofrenia. Las ilusiones son frecuentes en el delirium. La inserción del pensamiento es característica de la esquizofrenia. |
| Proceso del pensamiento: ideas con un fin determinado, asociaciones laxas, ilógicas, tangenciales, pertinentes, circunstanciales, enmarañadas, capacidad de resumen, fuga de ideas, asociaciones fónicas ruidosas, perseveración. | Pregunte por el significado de refranes para verificar la abstracción, por ejemplo, «no tires piedras contra tu propio tejado». La respuesta concreta es: «no te hagas daño a ti mismo». Las respuestas abstractas tratan de temas universales o morales. Pregunte la semejanza entre un ave y una mariposa (ambos viven), un pan y un pastel (ambos son alimentos). | Las asociaciones laxas apuntan a la esquizofrenia; la fuga de ideas, a la manía; la incapacidad para resumir, a la esquizofrenia y a la lesión cerebral. |
| Conciencia y su grado: alerta, despejado, confuso, obnubilado, comatoso, estuporoso; orientación en tiempo, espacio y persona; cognición. | ¿Dónde estamos? ¿Cuál es la fecha de hoy? ¿Sabe quién soy? ¿Sabe quién es usted? | El delirium y la demencia se acompañan de obnubilación o fluctuaciones de conciencia. La orientación personal se mantiene intacta más tiempo que la temporal o la espacial. |
| Memoria: memoria remota (memoria de larga duración): últimos días, meses, años. | ¿Dónde nació? ¿Dónde estudió? ¿Cuándo se casó? ¿Cuáles son las fechas de nacimiento de sus hijos? ¿Cuáles fueron los titulares de los periódicos en la última semana? | Los pacientes con demencia de tipo Alzheimer conservan mejor la memoria remota que la reciente. Las lagunas de memoria pueden ser localizadas o se llenan de detalles fabulados. La hipermnesia se observa en la personalidad paranoide. |

*(continúa)*

Tabla 1-1 — *(cont.)*
**Preguntas habituales en la historia psiquiátrica y el examen mental**

| Tema | Preguntas | Comentarios y consejos valiosos |
|---|---|---|
| Memoria reciente (de corta duración): recuerdo de los acontecimientos sucedidos en el último o los dos últimos días. | ¿Dónde estuvo ayer? ¿Qué tomó en la última comida? | En las enfermedades cerebrales suele observarse una pérdida de la memoria reciente (amnesia) antes de que desaparezca la memoria remota. |
| Memoria inmediata (memoria de muy corta duración): presentación de información inmediata con capacidad para recordar enseguida los datos. | Pida al paciente que repita seis números hacia delante y luego hacia atrás (respuestas normales). Pida al paciente que trate de recordar tres objetos no relacionados; repita el examen pasados 5 min. | Las pérdidas de memoria se dan en trastornos cognitivos, disociativos o de conversión. La ansiedad puede alterar la retención inmediata en la memoria reciente. La pérdida anterógrada de la memoria (amnesia) ocurre con ciertos medicamentos, por ejemplo, las benzodiazepinas. La pérdida retrógrada de la memoria sucede después de traumatismos craneales. |
| Concentración y cálculo: capacidad para prestar atención; facilidad de distracción; capacidad para realizar cálculos matemáticos sencillos. | Pida al paciente que cuente rápidamente de 1 a 20; ejecute cálculos sencillos (2 × 3, 4 × 9); realice pruebas seriadas con el 7, por ejemplo, 100 –7 y continuar restando de 7 en 7. ¿Cuántas monedas de 5 céntimos caben en 1,35 €? | Descarte causas médicas para separarlas de la ansiedad o la depresión (seudodemencia). Aplique pruebas congruentes con el grado de educación del paciente. |
| Información e inteligencia: uso de vocabulario; grado de educación; fundamento del conocimiento. | Distancia de Nueva York a Los Ángeles. Enumere algunos vegetales. ¿Cuál es el río más grande de Estados Unidos? | Compruebe el nivel educativo para juzgar los resultados. Descartar retraso mental y función intelectual limítrofe. |
| Juicio: capacidad para entender las relaciones entre los hechos y extraer conclusiones; respuestas en situaciones sociales. | ¿Qué haría si se encontrara un sobre en la calle cerrado, con el sello y la dirección? | Alteración en las enfermedades cerebrales, esquizofrenia, función intelectual limítrofe e intoxicaciones |
| Grado de introspección: darse cuenta de los problemas físicos o mentales; negación de la enfermedad; imputación de la culpa a factores externos; reconocimiento de la necesidad de tratamiento. | ¿Cree que tiene un problema? ¿Necesita tratamiento? ¿Cuáles son sus planes para el futuro? | Alteración en el delirium, demencia, síndrome del lóbulo frontal, psicosis, función intelectual limítrofe. |

## V. Informe psiquiátrico

El informe psiquiátrico comprende el diagnóstico, el pronóstico, una formulación psicodinámica y un plan extenso de tratamiento.

**A. Diagnóstico:** la clasificación diagnóstica se basa en el DSM-IV-TR, que sigue un esquema de clasificación multiaxial, compuesto por cinco ejes; debe cubrirse cada uno de ellos en el diagnóstico (tabla 1-2).

1. *Eje I:* síndromes clínicos (p. ej., trastornos del estado de ánimo, esquizofrenia, trastorno de ansiedad generalizada) y otros trastornos que puedan ser objeto de atención clínica.
2. *Eje II:* trastornos de la personalidad y retraso mental.
3. *Eje III:* cualquier enfermedad médica general (p. ej., epilepsia, enfermedad cardiovascular, trastornos endocrinos).
4. *Eje IV:* problemas psicosociales y ambientales (p. ej., divorcio, traumatismo, muerte de un ser querido) relevantes para la enfermedad (tabla 1-3).

### Tabla 1-2
### Registro de evaluación multiaxial

El siguiente formulario se presenta como un posible procesamiento para informar acerca de evaluaciones multiaxiales. En algunos centros este formulario puede utilizarse exactamente tal como aquí se presenta; en otros, el formulario puede adaptarse para satisfacer sus necesidades especiales.

***Eje I: Trastornos clínicos***
***Otros problemas que pueden ser objeto de atención***

Código diagnóstico — Nombre DSM-IV-TR

___ ___ ___ , ___ ___ ________________________

***Eje II: Trastornos de la personalidad***
***Retraso mental***

Código diagnóstico — Nombre DSM-IV-TR

___ ___ ___ , ___ ___ ________________________

***Eje III: Enfermedades* médicas**

Código CIE-10 — Nombre CIE-10

___ ___ ___ , ___ ___ ________________________

***Eje IV: Problemas psicosociales y ambientales***

*Verificar:*
- ☐ **Problemas relativos al grupo primario** *Especificar:*____________
- ☐ **Problemas relativos al ambiente social** *Especificar:*____________
- ☐ **Problemas relacionados con la enseñanza** *Especificar:*____________
- ☐ **Problemas laborales** *Especificar:*____________
- ☐ **Problemas de vivienda** *Especificar:*____________
- ☐ **Problemas económicos** *Especificar:*____________
- ☐ **Problemas relativos al acceso a los servicios médicos** *Especificar:*____________
- ☐ **Problemas relativos a la interacción con el sistema legal o el crimen** *Especificar:*____________
- ☐ **Otros problemas psicosociales y ambientales** *Especificar:*____________

***Eje V: Escala de evaluación de la actividad global*** *Puntuación:*____________
*Período de tiempo:* ____________

CIE, Clasificación Internacional de Enfermedades. Con permiso de la American Psychiatric Association. *Manual diagnóstico y estadístico de los trastornos mentales,* texto revisado, 4.ª ed. Washington, DC: American Psychiatric Association, Copyright 2000.

CONSEJO CLÍNICO:

*Puede coexistir el diagnóstico en los ejes I y II. El trastorno del eje I o II, que motiva la consulta del paciente con el psiquiatra o la asistencia hospitalaria, se denomina diagnóstico principal.*

5. *Eje V:* evaluación global de la función manifestada por el paciente durante la entrevista (p. ej., función social, ocupacional y psicológica); escala de evaluación con una puntuación continua de 100 (función superior) a 1 (función muy alterada) (tabla 1-4).

B. **Pronóstico:** opinión sobre la evolución probable, extensión y resultado del trastorno; factores pronósticos favorables y desfavorables.

C. **Formulación psicodinámica:** causas de la desintegración psicodinámica —influencias en la vida del paciente que contribuyeron al trastorno actual (ambientales, genéticas)— y factores de la personalidad que intervienen en la aparición de los síntomas del paciente; rentas primaria y secundaria; exposición de los mecanismos principales de defensa utilizados por el paciente. En la tabla 1-5 se ofrece un glosario de los mecanismos de defensa y los estilos de afrontamiento.

Tabla 1-3
**Escala de gravedad de los estresores psicosociales para adultos del DSM-IV-TR**

| | | Ejemplos de estresores | |
|---|---|---|---|
| **Código** | **Término** | **Acontecimientos agudos** | **Circunstancias que lo perpetúan** |
| 1 | **Ninguno** | No hay ningún acontecimiento agudo que pueda justificar el trastorno. | No hay ninguna circunstancia de interés que pueda perpetuar el trastorno. |
| 2 | **Leve** | Abandono del novio o de la novia; comienzo de la universidad o graduación en la misma; abandono del niño en el hogar. | Discusiones familiares; insatisfacción laboral; residencia en un barrio con mucha violencia. |
| 3 | **Moderado** | Matrimonio: separación matrimonial; pérdida del empleo; jubilación; aborto. | Peleas matrimoniales; problemas económicos graves; problemas con los jefes; estado monoparental. |
| 4 | **Grave** | Divorcio; nacimiento del primer hijo. | Desempleo; pobreza. |
| 5 | **Extremo** | Muerte del cónyuge; diagnóstico de una enfermedad somática grave; víctima de violación. | Enfermedad crónica grave de uno mismo o de un hijo; malos tratos físicos o abusos sexuales mantenidos. |
| 6 | **Catastrófico** | Muerte de un hijo; suicidio del cónyuge; desastre natural devastador. | Cautiverio como rehén; experiencia en campos de concentración. |
| 0 | **Información insuficiente o ningún cambio de la situación** | | |

CONSEJO CLÍNICO:

*Al finalizar la exploración, usted ha de juzgar: 1) la presencia de psicosis o su ausencia; 2) los defectos cognitivos, y 3) si el paciente tiene intenciones suicidas u homicidas.*

**D. Formulación del plan de tratamiento**

1. Modalidades de tratamiento recomendadas; importancia de la medicación; tratamiento hospitalario o ambulatorio; frecuencia de las sesiones; probable duración del tratamiento; tipo de psicoterapia; terapia individual, de grupo o familiar; síntomas o problemas que precisan tratamiento.
2. Al principio, el tratamiento se dirigirá contra cualquier situación potencialmente mortal, como el riesgo de suicidio o de daño para otras personas, que requiera la hospitalización psiquiátrica. El peligro para uno mismo o para los demás constituye una razón aceptable (tanto desde el punto de vista legal como médico) para la hospitalización sin permiso del paciente.
3. Si no hay necesidad de confinamiento, se dispone de una serie de modalidades de tratamiento ambulatorio: hospitales de día, residencias vigiladas, psicoterapia ambulatoria o farmacoterapia, entre otras.
4. El plan de tratamiento debe abordar la formación en los aspectos vocacional y psicosocial y, a veces, cuestiones legales o forenses.
5. En ocasiones, se requiere un equipo terapéutico que reúna la pericia de los psicólogos, asistentes sociales, enfermeros y terapeutas ocupacionales.
6. Remisión a grupos de autoayuda (p. ej., alcohólicos anónimos [AA], si fuera necesario). Si ni el paciente ni su familia aceptan las recomendaciones de tratamiento y el clínico considera que la negativa puede tener consecuencias serias, el paciente, uno de los padres o el tutor deberán firmar una declaración señalando que han rechazado el tratamiento recomendado.

### Tabla 1-4
### Escala de evaluación de la actividad global (EEAG)

Hay que considerar la actividad psicológica, social y laboral a lo largo de un hipotético *continuum* de salud-enfermedad. No hay que incluir alteraciones de la actividad debidas a limitaciones físicas (o ambientales).

| Código | **Nota:** utilizar los códigos intermedios cuando resulte apropiado (p. ej., 45, 68, 72). |
|---|---|
| 100<br>91 | **Actividad satisfactoria en una amplia gama de actividades, nunca parece superado por los problemas de su vida, es valorado por los demás a causa de sus abundantes cualidades positivas. Sin síntomas.** |
| 90<br>81 | **Síntomas ausentes o mínimos** (p. ej., ligera ansiedad antes de un examen), **buena actividad en todas las áreas, interesado e implicado en una amplia gama de actividades, socialmente eficaz, generalmente satisfecho de su vida, sin más preocupaciones o problemas que los cotidianos** (p. ej., una discusión ocasional con miembros de la familia). |
| 80<br>71 | **Si existen síntomas, son transitorios y constituyen reacciones esperables ante agentes estresantes psicosociales** (p. ej., dificultades para concentrarse tras una discusión familiar); **sólo existe una ligera alteración de la actividad social, laboral o escolar** (p. ej., descenso temporal del rendimiento escolar). |
| 70<br>61 | **Algunos síntomas leves** (p. ej., humor depresivo e insomnio ligero) **O alguna dificultad en la actividad social, laboral o escolar** (p. ej., hacer novillos ocasionalmente o robar algo en casa), **pero en general funciona bastante bien, tiene algunas relaciones interpersonales significativas.** |
| 60<br>51 | **Síntomas moderados** (p. ej., afecto aplanado y lenguaje circunstancial, crisis de angustia ocasionales) **O dificultades moderadas en la actividad social, laboral o escolar** (p. ej., pocos amigos, conflictos con compañeros de trabajo o de escuela). |
| 50<br>41 | **Síntomas graves** (p. ej., ideación suicida, rituales obsesivos graves, robos en tiendas) **O cualquier alteración grave de la actividad social, laboral o escolar** (p. ej., sin amigos, incapaz de mantenerse en un empleo). |
| 40<br>31 | **Una alteración de la verificación de la realidad o de la comunicación** (p. ej., el lenguaje es a veces ilógico, oscuro o irrelevante) **O alteración importante en varias áreas como el trabajo escolar, las relaciones familiares, el juicio, el pensamiento o el estado de ánimo** (p. ej., un hombre depresivo evita a sus amigos, abandona la familia y es incapaz de trabajar; un niño golpea frecuentemente a niños más pequeños, es desafiante en casa y deja de acudir a la escuela). |
| 30<br>21 | **La conducta está considerablemente influida por ideas delirantes o alucinaciones O existe una alteración grave de la comunicación o el juicio** (p. ej., a veces es incoherente, actúa de manera claramente inapropiada, preocupación suicida) **O incapacidad para funcionar en casi todas las áreas** (p. ej., permanece en la cama todo el día; sin trabajo, vivienda o amigos). |
| 20<br>11 | **Algún peligro de causar lesiones a otros o a sí mismo** (p. ej., intentos de suicidio sin una expectativa manifiesta de muerte; frecuentemente violento; excitación maníaca) **U ocasionalmente deja de mantener la higiene personal mínima** (p. ej., con manchas de excrementos) **O alteración importante de la comunicación** (p. ej., muy incoherente o mudo). |
| 10<br>1 | **Peligro persistente de lesionar gravemente a otros o a sí mismo** (p. ej., violencia recurrente) **O incapacidad persistente para mantener la higiene personal mínima O acto suicida grave con expectativa manifiesta de muerte.** |
| 0 | Información inadecuada. |

Con permiso de la American Psychiatric Association. *Manual diagnóstico y estadístico de los trastornos mentales,* texto revisado, 4.ª ed. Washington, DC; American Psychiatric Association, Copyright 2000.

## VI. Historia clínica

La historia clínica es más que el informe psiquiátrico. Es un relato que documenta todos los episodios sucedidos en el transcurso del tratamiento que suelen referirse a la estancia hospitalaria del paciente. En las notas evolutivas se consigna el encuentro entre el médico y el paciente, se notifican todos los estudios especiales, incluidas las pruebas de laboratorio, así como las prescripciones y las órdenes de todos los medicamentos. La evolución del paciente debe describirse prestando especial atención a estas cuestiones:

**A.** ¿Está empezando el paciente a responder al tratamiento?

**B.** ¿Hay momentos del día o de la noche en que empeoren o remitan los síntomas?

**C.** ¿Se aprecian efectos adversos de la medicación prescrita o el paciente se queja de ella?

## Tabla 1-5
## Glosario de mecanismos de defensa y estrategias de afrontamiento específicas

**Paso a la acción *(acting out)*.** El individuo se enfrenta a conflictos emocionales y amenazas de origen interno o externo a través de la acción más que a través de reflexiones o sentimientos. Esta definición es mucho más amplia que el concepto original, que se limita a los sentimientos o deseos transferenciales surgidos durante las sesiones de psicoterapia, ya que pretende incluir los comportamientos que emergen tanto dentro como fuera de la transferencia. El concepto de «*acting out* defensivo» no es sinónimo de «mal comportamiento», ya que puede probarse que se relaciona con conflictos emocionales.

**Altruismo.** El individuo se enfrenta a conflictos emocionales y amenazas de origen interno o externo, dedicándose a satisfacer las necesidades de los demás. A diferencia del autosacrificio, a veces característico de la formación reactiva, el individuo obtiene una gratificación bien de tipo vicariante, bien por las respuestas de los demás.

**Anticipación.** El individuo se enfrenta a conflictos emocionales y amenazas de origen interno o externo experimentando reacciones emocionales antes de que ambos se produzcan o bien anticipando sus consecuencias, posibles acontecimientos futuros, y considerando de forma realista respuestas o soluciones alternativas.

**Negación.** El individuo se enfrenta a conflictos emocionales y amenazas de origen interno o externo negándose a reconocer algunos aspectos dolorosos de la realidad externa o de las experiencias subjetivas que son manifiestos para los demás. El término «negación psicótica» se emplea cuando hay una total afectación de la capacidad para captar la realidad.

**Desplazamiento.** El individuo se enfrenta a conflictos emocionales y amenazas de origen interno o externo reconociendo o generalizando un sentimiento o una respuesta a un objeto hacia otro habitualmente menos importante.

**Disociación.** El individuo se enfrenta a conflictos emocionales y amenazas de origen interno o externo mediante una alteración temporal de las funciones de integración de la conciencia, memoria, percepción de uno mismo o del entorno, o comportamiento sensorial/motor.

**Sentido del humor.** El individuo se enfrenta a conflictos emocionales y amenazas de origen interno o externo haciendo hincapié en los aspectos divertidos o irónicos de los conflictos o situaciones estresantes.

**Idealización.** El individuo se enfrenta a conflictos emocionales y amenazas de origen interno o externo atribuyendo cualidades exageradamente positivas a los demás.

**Intelectualización.** El individuo se enfrenta a conflictos emocionales y amenazas de origen interno o externo generalizando o implicándose en pensamientos excesivamente abstractos para controlar o minimizar sentimientos que le causan malestar.

**Aislamiento afectivo.** El individuo se enfrenta a conflictos emocionales y amenazas de origen interno o externo separando las ideas de los sentimientos originalmente asociados a ellas. El individuo se aparta del componente afectivo asociado a una idea determinada (p. ej., acontecimiento traumático), pero se mantiene apegado a sus elementos cognitivos (p. ej., detalles descriptivos).

**Omnipotencia.** El individuo se enfrenta a conflictos emocionales y amenazas de origen interno o externo pensando o actuando como si dispusiera de poderes o capacidades especiales y fuera superior a los demás.

**Proyección.** El individuo se enfrenta a conflictos emocionales y amenazas de origen interno o externo atribuyendo incorrectamente a los demás sentimientos, impulsos o pensamientos propios que le resultan inaceptables.

**Identificación proyectiva.** El individuo se enfrenta a conflictos emocionales y amenazas de origen interno o externo atribuyendo incorrectamente a los demás sentimientos, impulsos o pensamientos propios que le resultan inaceptables. A diferencia de la proyección simple, en este caso el individuo no repudia totalmente lo que proyecta. Al contrario, el individuo es consciente de sus afectos o impulsos, pero los interpreta incorrectamente al considerarlos reacciones justificables frente a otras personas. No es raro que el individuo atribuya sus propios sentimientos a otros, haciendo que sea difícil esclarecer quién hizo algo a quién en primer lugar.

**Racionalización.** El individuo se enfrenta a conflictos emocionales y amenazas de origen interno o externo inventando sus propias explicaciones, tranquilizadoras pero incorrectas, para encubrir las verdaderas motivaciones que rigen sus pensamientos, acciones o sentimientos.

**Formación reactiva.** El individuo se enfrenta a conflictos emocionales y amenazas de origen interno o externo sustituyendo los comportamientos, los pensamientos o los sentimientos que le resultan inaceptables por otros diametralmente opuestos (este mecanismo de defensa suele actuar simultáneamente con la represión).

**Represión.** El individuo se enfrenta a conflictos emocionales y amenazas de origen interno o externo expulsando de su conciencia o no dándose por enterado cognoscitivamente de los deseos, pensamientos o experiencias que le causan malestar. El componente afectivo puede mantenerse activo en la conciencia, desprendido de sus ideas asociadas.

**Polarización.** El individuo se enfrenta a conflictos emocionales y amenazas de origen interno o externo viéndose a sí mismo o a los demás como completamente buenos o malos, sin conseguir integrar en imágenes cohesionadas las cualidades positivas o negativas de cada uno. Al no poder experimentar simultáneamente afectos ambivalentes, el individuo excluye de su conciencia emocional una visión y unas expectativas equilibradas de sí mismo o de los demás. A menudo, el individuo idealiza y devalúa alternativamente a la misma persona o a sí mismo: otorga cualidades exclusivamente amorosas, poderosas, útiles, nutritivas y bondadosas, o exclusivamente malas, odiosas, coléricas, destructivas, repelentes o inútiles.

*(continúa)*

Tabla 1-5 — *(cont.)*
**Glosario de mecanismos de defensa y estrategias de afrontamiento específicas**

**Sublimación.** El individuo se enfrenta a conflictos emocionales y amenazas de origen interno o externo canalizando sentimientos o impulsos potencialmente desadaptativos en comportamientos socialmente aceptables (p. ej., deportes de contacto para canalizar impulsos agresivos).

**Supresión.** El individuo se enfrenta a conflictos emocionales y amenazas de origen interno o externo evitando intencionadamente pensar en problemas, deseos, sentimientos o experiencias que le producen malestar.

**Abstención.** El individuo se enfrenta a conflictos emocionales y amenazas de origen interno o externo empleando palabras o comportamientos con el propósito simbólico de negar o plantear enmiendas a pensamientos, sentimientos o acciones.

Con permiso de la American Psychiatric Association. *Manual diagnóstico y estadístico de los trastornos mentales,* texto revisado, 4.ª ed. Washington, DC; American Psychiatric Association, Copyright 2000.

**D.** ¿Existen signos de agitación o agresión o menciones de suicidio?

**E.** Si el paciente necesita algún tipo de restricción o aislamiento, ¿se están siguiendo los procedimientos adecuados para la supervisión?

En conjunto, la historia clínica describe lo que le sucede al paciente desde que entra por primera vez en contacto con el sistema de atención sanitaria. Concluye con un resumen del alta, donde se describe de manera concisa la evolución del paciente y se efectúan, en caso de necesidad, recomendaciones para el tratamiento posterior. Los datos de contacto con cualquier organismo de referencia se deben documentar en la historia clínica para establecer la continuidad asistencial, si se precisaran nuevas intervenciones (tabla 1-6).

Tabla 1-6
**Historia clínica**

Debe abrirse una historia clínica a cada persona atendida en el servicio hospitalario de psiquiatría. Las historias deben salvaguardarse por motivos de confidencialidad y sólo se pondrán a disposición de las personas autorizadas. Cada historia clínica contendrá:

1. Documentos legales de ingreso.
2. Información para identificar a la persona y a su familia.
3. Origen de la remisión, fecha de comienzo del servicio y nombre del personal sanitario responsable del tratamiento y de la asistencia generales.
4. Diagnósticos inicial, intermedio y final, incluidos los diagnósticos psiquiátricos o de retraso mental con la terminología oficial.
5. Informes de todas las exploraciones y evaluaciones diagnósticas, incluidos los datos y las conclusiones.
6. Informes de todos los estudios especiales, incluidas las radiografías, las pruebas clínicas de laboratorio, las pruebas de psicología clínica, los electroencefalogramas y las pruebas psicométricas.
7. Plan de asistencia, tratamiento y rehabilitación por escrito.
8. Notas evolutivas, redactadas y firmadas por todos los miembros del equipo que participen de forma relevante en el programa de tratamiento y asistencia.
9. Resúmenes de las sesiones y consultas especiales del caso.
10. Prescripciones fechadas y firmadas u órdenes de todos los medicamentos, con anotación de las fechas de terminación.
11. Resumen general sobre la evolución del tratamiento y la existencia.
12. Documentación de cualquier remisión a otro organismo.

Adaptado de las directrices de *New York State Office of Mental Health* de 1995.

Para una exposición más detallada de este tema, véase *Psychiatric Interview, History, and Mental Status Examination,* sección 7.1, página, 794, en CTP/VIII.

# 2 Entrevista clínica

## I. Introducción

La capacidad de establecer una relación y una atmósfera de confianza es imprescindible para tomar una historia psiquiátrica minuciosa y proceder al examen del estado mental. Una buena relación resulta esencial para tratar a los pacientes de manera competente y obtener su colaboración; facilita el seguimiento de los planes terapéuticos y el cumplimiento de los regímenes farmacológicos.

Los psiquiatras hacen mucho más que formular preguntas durante la entrevista. Ofrecen diálogo e información, tranquilidad y una respuesta emocional a las declaraciones del paciente. La comunicación no verbal, por ejemplo, las expresiones faciales y la postura corporal también vehiculan información entre el médico y el paciente.

## II. Técnicas específicas de entrevista

### A. Preguntas abiertas frente a preguntas cerradas

**1.** *Preguntas abiertas*

- **a.** Comience con una pregunta abierta general (p. ej., «¿en qué puedo ayudarle hoy?») y deje que el paciente hable con libertad.
- **b.** Ayuda a empezar la entrevista y el paciente se siente más cómodo al relatar su historia sin interrupciones.
- **c.** El contenido del pensamiento no está limitado por los prejuicios del examinador. Las preguntas abiertas (p. ej., «¿qué me puede decir sobre eso?») no juzgan al interlocutor.

**2.** *Preguntas cerradas*

- **a.** Pida respuestas verdaderas a las preguntas cerradas (p. ej., «¿hasta qué curso estuvo en la escuela?»).
- **b.** Útil para aclarar información y recoger datos reales; se puede responder con «sí» o «no».
- **c.** Eficaz para generar respuestas cerradas y rápidas sobre un tema claramente definido (p. ej., «¿ha pensado en dañarse a sí mismo?»). En la tabla 2-1 se enumeran los pros y los contras de las preguntas abiertas y cerradas.

### B. Reflexión

**1.** El médico repite al paciente, para apoyarle, algo que éste ha dicho con anterioridad.

**2.** Ejemplo: un paciente anciano habla de sus temores a la muerte. El médico puede decir: «muchas personas piensan sobre la muerte cuando envejecen».

### C. Facilitación

**1.** La respuesta del médico ayuda al paciente a continuar hablando durante la entrevista, al proporcionarle referencias tanto verbales como no verbales.

**2.** Ejemplos: asentimiento con la cabeza, inclinación hacia delante en el sillón mientras se dice «Sí, y entonces...» o «Ajá, continúe».

### D. Silencio

**1.** Permite al paciente contemplar, llorar o simplemente sentarse en un entorno que le acepta y apoya.

**2.** No se puede rellenar con la conversación cada momento de la entrevista.

### E. Confrontación

**1.** Sirve para que el médico señale al paciente algo a lo que éste no presta atención, omite o niega de algún modo.

**2.** Ejemplo: un paciente que acaba de efectuar una tentativa suicida y le dice al médico que no iba en serio puede verse confrontado con esta declaración: «Lo que acaba de hacer quizá no le haya matado, pero corre un peligro serio y necesita ayuda para que esto no vuelva a repetirse».

### F. Aclaración

**1.** El médico trata de obtener más datos del paciente.

**2.** Ejemplo: «Usted se siente deprimido. ¿Qué es lo que le hace estar más deprimido?».

Tabla 2-1
**Pros y contras de las preguntas abiertas y cerradas**

| Aspecto | Preguntas abiertas y ambiguas | Preguntas cerradas y concretas |
|---|---|---|
| Autenticidad | *Grande*<br>Generan formulaciones espontáneas. | *Reducida*<br>Dirigen al paciente. |
| Fiabilidad | *Baja*<br>Pueden generar respuestas poco reproducibles. | *Alta*<br>Centran el tema, pero pueden indicar la respuesta. |
| Precisión | *Baja*<br>La intención de la pregunta es ambigua. | *Alta*<br>La intención de la pregunta es clara. |
| Período de eficiencia | *Bajo*<br>Elaboraciones circunstanciales. | *Alto*<br>Puede invitar a una respuesta afirmativa/ negativa. |
| Integridad de la cobertura diagnóstica | *Baja*<br>El paciente escoge el tema. | *Alta*<br>El entrevistador escoge el tema. |
| Aceptación por el paciente | *Variable*<br>La mayoría de los pacientes prefieren expresarse ellos mismos de forma libre; otros se muestran reservados y se sienten inseguros. | *Variable*<br>Algunos pacientes disfrutan con un interrogatorio directo; a otros les desagrada muchísimo el formato afirmativo/negativo. |

Con permiso de Othmer E. Othmer SC. *The Clinical interview Using DSM-IV* Washington, DC: American Psychiatric Press, 1989: 48.

**G. Interpretación**

1. El médico indica algo al paciente sobre su comportamiento o pensamientos que éste no percibe.
2. Ejemplo: «Cuando habla de lo enfadado que está con su familia porque no le ha apoyado, ¿quiere decir que está usted preocupado de que yo tampoco pueda apoyarle? ¿Qué piensa?».

**H. Sumación**

1. Resumir brevemente lo que el paciente ha dicho.
2. Ejemplo: «Sólo quiero comprobar que he entendido bien todo lo que me ha dicho hasta ahora...».

**I. Explicación**

1. Explicar el plan de tratamiento del paciente en términos fáciles de entender.
2. Ejemplo: «Recibirá una pequeña dosis de un medicamento que le producirá sueño. Describa con detalle cuándo y cómo se debe tomar la medicación.

**J. Refuerzo positivo**

1. Dar tranquilidad al paciente para contar cualquier cosa al médico.
2. Ejemplo: «Mi trabajo no consiste en juzgar lo que usted dice, sino en entender qué le está pasando».

**K. Tranquilización**

1. Puede aumentar la confianza y el cumplimiento terapéutico y puede experimentarse como una respuesta empática de un médico preocupado.
2. Ejemplo: «Sé que está disgustado, pero creo que puedo ayudarle».

**L. Consejo**

1. El consejo sólo debe ofrecerse una vez que el paciente haya podido conversar con libertad sobre el problema; el médico necesita una base adecuada de información para formular propuestas.
2. Ejemplo: «Hasta que no remita su ansiedad, no creo que deba buscar un nuevo trabajo».

**III. Situaciones especiales de la entrevista**

**A. Pacientes psicóticos**

**1.** Las preguntas cortas y concretas son mejores que las largas y abstractas.

**2.** Los silencios largos, las preguntas abiertas y las preguntas teóricas pueden resultar desconcertantes.

**3.** Trate de ocultar su creencia o rechazo al preguntar sobre los delirios.

**4.** No se deben poner directamente a prueba los delirios, sino únicamente su fijación: «¿Ha pensado alguna vez que todas estas cosas no fueran ciertas?».

**5.** Pregunte sobre la calidad de las alucinaciones (p. ej., modalidad, intensidad, contexto en el que ocurren).

**B. Pacientes deprimidos**

**1.** El examinador posiblemente necesite más fuerza y dirigismo de lo habitual; a veces, hay que repetir las preguntas.

**2.** Hay que investigar la presencia de síntomas psicóticos.

**3.** Hay que interrogar por los pensamientos y planes suicidas. (Esto es cierto para todos los pacientes, no sólo los deprimidos.)

**a.** Algunos modelos de preguntas son: «¿Ha pensado alguna vez en hacerse daño?», «¿Le parece alguna vez que no vale la pena vivir?».

**b.** Si un paciente admite pensamientos suicidas, pregúntele sobre sus intenciones, planes, medios y consecuencias percibidas por él mismo.

**C. Pacientes agitados y potencialmente agresivos**

**1.** Casi toda la agresión no premeditada va precedida de un pródromo de 30 min, donde se acelera la agitación psicomotora: paseos de un lado a otro, puñetazos, chillidos e insultos.

**2.** Efectúe la entrevista en un ambiente tranquilo, poco provocador.

**3.** Asegúrese de que el paciente y el examinador disponen de acceso fácil a una salida.

**4.** Evite todo comportamiento que pueda considerarse amenazador: colocarse de pie delante del paciente, mirar fijamente al paciente, tocar al paciente.

**5.** Procure disponer de ayuda cercana en caso de emergencia.

**6.** Pregunte por las armas: ¿Las dejará el paciente? Colóquelas en un lugar seguro.

**7.** Si continúa o empeora la agitación del paciente, interrumpa si es posible la entrevista.

**D. Pacientes de otras culturas y orígenes**

**1.** No se ha validado el DSM-IV-TR para su uso en todos los países.

**2.** Los síntomas relativos (p. ej., reclusión social) pueden resultar más difíciles de evaluar por un psiquiatra, desconocedor de esa cultura, que los síntomas absolutos (p. ej., alucinaciones).

**3.** El vocabulario utilizado para describir el sufrimiento emocional varía de un país a otro.

**4.** A veces es imposible expresar un trastorno formal del pensamiento a través de la traducción.

CONSEJO CLÍNICO:

*Cuando se necesite un intérprete, se solicitará la participación de una persona ajena y desinteresada y no de los familiares o amigos. Los intérpretes formados son mejores que los no formados y hay que pedirles que efectúen una traducción literal, sobre todo si lo que dice el paciente es disparatado.*

**E. Pacientes seductores**

**1.** La conducta seductora tendrá diferente significado para los distintos pacientes. Así, por ejemplo, puede resultar una defensa contra los sentimientos de inferioridad, una vía habitual de tratar a los demás o una forma inconsciente de mantener el control en una situación que genera ansiedad.

**2.** La conducta seductora abarca más que el flirteo sexual; por ejemplo, puede consistir en la oferta de información privilegiada para la compra de acciones o en la presentación del interlocutor a un personaje célebre.

3. El examinador debe dejar claro que no admitirá este tipo de ofertas seductoras, si bien de una manera que preserve la relación y no agreda innecesariamente la autoestima del paciente.
4. La ganancia de un beneficio material o social de un paciente, distinto del honorario acordado, jamás resulta ética.

**F. Pacientes mentirosos**

1. Los pacientes pueden mentir para obtener una renta primaria (p. ej., obtener medicamentos o la exención de su obligación como jurado) o secundario (p. ej., por cualquier tipo de beneficio psicológico que se obtenga al adoptar el papel de enfermo).
2. La ausencia de marcadores biológicos puede impedir la demostración de que el paciente está mintiendo. Sin embargo, la sospecha se despertará ante discrepancias sutiles, inconsistencias internas o síntomas atípicos.
3. El objetivo de toda evaluación psiquiátrica no debe ser evitar a toda costa el engaño. La suspicacia de un examinador, determinado a no ser engañado por ningún paciente, frustrará la relación e imposibilitará el trabajo terapéutico.
4. No todas las falsedades de los pacientes son mentiras conscientes. Al describir una realidad emocional, el paciente puede desviarse sin querer de la realidad histórica. Los pacientes con síntomas somatomorfos ofrecen un relato sincero de los síntomas que experimentan de forma consciente.

## IV. Conclusión de la entrevista

**A.** Los instantes finales de la primera entrevista preparan al paciente para el seguimiento y, si se manejan bien, aumentan la probabilidad de ayuda al paciente. Es importante ofrecer unos minutos a las personas más embargadas por la emoción para que puedan arreglarse antes de que abandonen el despacho.

**B.** Ejemplo: el psiquiatra puede indicar a un paciente que esté sollozando al concluir la entrevista: «Desde luego, sigue resultando muy doloroso hablar de estas cosas. Hemos de terminar dentro de unos minutos, pero déjeme un momento para que le explique mi impresión y le comente cuáles son, en mi opinión, los pasos más adecuados que deben darse a partir de ahora».

## V. Entrevistas de seguimiento

**A.** Las entrevistas de seguimiento permiten a los pacientes corregir cualquier información equivocada que se hubiera dado en la primera reunión. A menudo, vale la pena empezar la segunda entrevista preguntando al paciente qué piensa de la primera y cuáles han sido sus reacciones a esta experiencia.

**B.** Ejemplo: «Con frecuencia, las personas se acuerdan de cosas que hubieran deseado comentar después de salir del despacho. ¿Qué es lo que usted cree?».

**C.** Los psiquiatras recogen, casi siempre, algunos datos valiosos después de preguntar a los pacientes si han comentado la entrevista con alguna otra persona. Si el paciente lo ha hecho, pregúntele por la conversación y por el interlocutor.

**D.** No hay reglas fijas sobre los temas que deberían aplazarse hasta la entrevista de seguimiento. En general, a medida que se establece la relación, el paciente se siente más cómodo para desvelar los detalles íntimos de su vida.

---

Para una exposición más detallada de este tema, véase *Psychiatric Interview, History, and Mental Status Examination,* sección 7.1, página 794 y The Difficult Patient, sección 7.2, página 827, en CTP/VIII.

---

# 3 Signos y síntomas en psiquiatría

## I. Introducción

Muchos de los signos y síntomas que se enumeran a continuación se pueden entender como puntos dispersos en un espectro de comportamiento que va desde lo normal hasta lo patológico. En psiquiatría es muy raro encontrar un signo o un síntoma patognomónicos. En cambio, en medicina interna es más fácil descubrir signos indicativos de un trastorno específico, por ejemplo, el anillo de Kayser-Fleischer de la enfermedad de Wilson o el reflejo de Babinski de la enfermedad de la vía piramidal.

**A. Signos:** observaciones y datos objetivos descubiertos por el clínico, como la constricción del afecto o el retraso psicomotor del paciente.

**B. Síntomas:** experiencias subjetivas descritas por el paciente, que suelen expresarse como el motivo de consulta, por ejemplo, depresión del estado de ánimo o falta de energía.

**C. Síndrome:** grupo de signos y síntomas que componen, en conjunto, un trastorno reconocible, si bien puede resultar más confuso que un trastorno o enfermedad específicos.

## II. Signos y síntomas del trastorno psiquiátrico

**A. Conciencia:** estado de percepción de la realidad (el término sensorio se utiliza a veces como sinónimo de conciencia).

**1. Alteraciones de la conciencia**

**a.** Desorientación: alteración de la orientación en el tiempo, el espacio o la persona.

**b.** Obnubilación de la conciencia: alteraciones en la percepción y en las actitudes con una mente no del todo despejada.

**c.** Estupor: falta de reacción y de percepción del entorno.

**d.** Delirium: reacción de desconcierto, agitación, confusión y desorientación asociada a miedo y alucinaciones.

**e.** Coma: grado profundo de inconsciencia.

**f.** Coma vigil: coma en el que el paciente parece dormido pero se despierta con facilidad (se conoce también como *mutismo acinético*).

**g.** Estado crepuscular: alteración de la conciencia con alucinaciones.

**h.** Estado de ensueño: utilizado a menudo como sinónimo de las crisis parciales completas o la epilepsia psicomotora.

**i.** Somnolencia: adormecimiento anormal.

**j.** Confusión: alteración de la conciencia caracterizada por reacciones inadecuadas a los estímulos ambientales y manifestada por un trastorno de la orientación en el tiempo, en el espacio o en las personas.

**k.** Adormecimiento: estado con alteración de la percepción del entorno asociado al deseo o a la inclinación a dormir.

**l.** Agitación vespertina: síndrome de las personas mayores que suele ocurrir por la noche y se caracteriza por adormecimiento, confusión, ataxia y caídas como consecuencia de una sedación excesiva por la medicación; llamado también *síndrome de agitación vespertina*.

**2. Trastornos de la atención:** la atención es el grado de esfuerzo que debe ponerse para enfocar ciertos aspectos de una experiencia; la capacidad para sostener la mira sobre una actividad, y la capacidad para concentrarse.

**a.** Distraibilidad: incapacidad para centrar la atención; estado en el que la atención se dirige hacia estímulos externos irrelevantes o sin importancia.

**b.** Inatención selectiva: bloqueo exclusivo de los estímulos que generan ansiedad.

**c.** Hipervigilancia: atención y enfoque excesivos de todos los estímulos internos y externos, habitualmente secundarios a estados delirantes o paranoides; se relaciona con la hiperpragia: pensamiento y actividad mental excesivas.

**d.** Trance: atención concentrada y alteración de conciencia que suele observarse en la hipnosis, los trastornos disociativos y las experiencias religiosas extasiantes.

**e.** Desinhibición: retirada de un efecto inhibidor que hace perder a la persona el control de los impulsos, como sucede en la intoxicación etílica.

**3. Trastornos de sugestionabilidad:** respuesta sumisa y acrítica a una idea o influencia.

**a.** *Folie à deux* (o *folie à trois*) (literalmente significa locura de dos o de tres): trastorno emocional compartido entre dos (o tres) personas.

**b.** Hipnosis: modificación de la conciencia inducida de manera artificiosa y caracterizada por una mayor sugestionabilidad.

**B. Emoción:** estado sensorial complejo con elementos psíquicos, somáticos y conductuales que se relaciona con el afecto y el ánimo.

**1. Afecto:** expresión observada de la emoción, que posiblemente no se corresponde con la descripción que da el paciente de la emoción.

**a.** Afecto apropiado: estado en el que el tono emocional se halla en armonía con la idea, el pensamiento o el habla concomitantes; también se describe, además, como un afecto amplio o lleno, en el que se expresan adecuadamente una gama completa de emociones.

**b.** Afecto inapropiado: falta de armonía entre el tono emocional y la idea, el pensamiento o el habla que lo acompañan.

**c.** Afecto abolido: trastorno del afecto que se manifiesta por una gran reducción en la intensidad del tono sensorial exteriorizado.

**d.** Restricción o constricción del afecto: disminución en la intensidad del tono sensorial; menos grave que el afecto abolido pero con una clara reducción.

**e.** Afecto plano: ausencia práctica o total de cualquier signo de expresión afectiva; voz monótona, cara rígida.

**f.** Afecto lábil: cambios rápidos y bruscos del tono emocional, no relacionados con los estímulos externos.

**2. Estado de ánimo:** emoción penetrante y sostenida, experimentada subjetivamente y notificada por un paciente y observada por otros; algunos ejemplos son la depresión, la exaltación y el enfado.

**a.** Disforia: estado con un ánimo desagradable.

**b.** Eutimia: estado normal del ánimo, que implica la ausencia de depresión o exaltación del mismo.

**c.** Estado de ánimo expansivo: expresión de los sentimientos propios sin restricción, a menudo asociada a una sobrevaloración de su significado o importancia.

**d.** Irritabilidad: estado en el que una persona se enoja y se torna iracunda con facilidad.

**e.** Cambios de humor (labilidad del humor): oscilaciones entre la euforia y la depresión o la ansiedad.

**f.** Elevación del ánimo: aire de confianza y gozo; humor más alegre de lo habitual.

**g.** Euforia: alegría intensa con sentimientos de grandeza.

**h.** Estasis: sentimiento intenso de arrebatamiento.

**i.** Depresión: sentimiento psicopatológico de tristeza.

**j.** Anhedonía: pérdida de interés y aislamiento de toda actividad regular y placentera, asociada a menudo a depresión.

**k.** Duelo o aflicción: tristeza apropiada a una pérdida real.

**l.** Alexitimia: incapacidad o dificultad de la persona para describir o percibir las emociones o el estado de ánimo.

**m.** Ideación suicida: pensamiento de querer acabar con la vida propia.

**n.** Exaltación: sentimientos de alegría, euforia, triunfo, autosatisfacción intensa u optimismo.

**o.** Hipomanía: anomalía del estado de ánimo con las características cualitativas de la manía pero menos intensas.

**p.** Manía: estado de ánimo caracterizado por exaltación, agitación, hiperactividad, hipersexualidad y pensamiento y habla apresurados.

**q.** Melancolía: estado depresivo grave. Se utiliza en la expresión *melancolía involutiva* tanto con carácter descriptivo como para mencionar la intensidad de la depresión.

**r.** *La bella indiferencia:* actitud inadecuada de calma o falta de preocupación por la discapacidad propia.

**3. Otras emociones:**

**a.** Ansiedad: sentimiento de aprensión causado por la anticipación del peligro, que puede ser interno o externo.

**b.** Ansiedad flotante: miedo persistente, poco concreto y desvinculado de cualquier idea.

**c.** Miedo: ansiedad generada por un peligro real, detectado de manera consciente.

**d.** Agitación: ansiedad intensa asociada a inquietud motora; parecida a la irritabilidad y caracterizada por una excitabilidad excesiva con facilidad para enojarse o disgustarse.

**e.** Tensión: incremento desagradable de la actividad motora y psíquica.

**f.** Angustia: crisis aguda, episódica e intensa de ansiedad asociada a descarga vegetativa y sentimientos sobrecogedores de terror.

**g.** Apatía: tono emocional anodino asociado a despegamiento o indiferencia.

**h.** Ambivalencia: coexistencia en una persona de dos impulsos simultáneos y opuestos hacia una misma cosa.

**i.** Abreacción: liberación o descarga emocionales tras recordar una experiencia dolorosa.

**j.** Vergüenza: incapacidad de satisfacer las expectativas propias.

**k.** Culpa: emoción secundaria a una acción percibida como equivocada.

**l.** Control de los impulsos: capacidad para resistir un impulso, instinto o tentación para ejecutar una acción.

**m.** Inefabilidad: estado de éxtasis que, según la persona, no puede describirse, expresarse ni transmitirse a otros.

**n.** Acatexia: falta de sentimiento asociada a un asunto habitualmente cargado de emoción; en la *catexia,* el sentimiento se encuentra conectado.

**o.** Decatexia: despojamiento de toda emoción a los pensamientos, ideas o personas.

**4. Trastornos fisiológicos asociados al estado de ánimo:** signos de disfunción somática (habitualmente, vegetativa), asociados casi siempre a depresión (también denominados *signos vegetativos*).

**a.** Anorexia: pérdida o disminución del apetito.

**b.** Hiperfagia: aumento en la ingestión de alimentos.

**c.** Insomnio: falta o disminución de la capacidad para dormir.

**(1)** Inicial: dificultad para conciliar el sueño.

**(2)** Central: dificultad para dormir durante la noche sin despertarse y dificultad para volver a quedarse dormido.

**(3)** Terminal: despertar matutino temprano.

**d.** Hipersomnia: somnolencia excesiva.

**e.** Variación diurna: el estado de ánimo es habitualmente peor por las mañanas, justo después de despertar, y mejora conforme avanza el día.

**f.** Disminución de la libido: disminución del impulso, instinto y acto sexuales (el aumento de la libido suele asociarse a los estados maníacos).

**g.** Fatiga: sensación de cansancio, sueño o irritabilidad después de un período de actividad mental o física.

**h.** Pica: ansia e ingestión de sustancias no alimentarias, como pinturas o arcilla.

**i.** Seudociesis: trastorno raro en el que una paciente no embarazada presenta los signos y síntomas de la gestación, por ejemplo, distensión abdominal, ingurgitación mamaria, pigmentación, cese de la menstruación y náuseas matutinas.

**j.** Bulimia: hambre insaciable y alimentación voraz. Se ve en la bulimia nerviosa y en la depresión atípica.

**k.** Adinamia: debilidad y fatigabilidad.

**C.** Comportamiento motor (conación): aspecto de la psique que abarca los impulsos, las motivaciones, los deseos, los estímulos, los instintos y las ansias expresados por el comportamiento o la actividad motora de la persona.

**1.** Ecopraxia: imitación patológica de los movimientos de otra persona.

2. Catatonía y anomalías posturales: se ven en la esquizofrenia catatónica y en algunos casos de enfermedades cerebrales, como la encefalitis.
   a. Catalepsia: término general aplicado a una postura inmóvil sostenida en todo momento.
   b. Excitación catatónica: actividad motora agitada y sin ningún propósito, no modificada por los estímulos externos.
   c. Estupor catatónico: actividad motora muy lenta, a menudo hasta el punto de la inmovilidad y de una aparente falta de percepción del entorno.
   d. Rigidez catatónica: adopción voluntaria de una postura rígida, que se mantiene contra cualquier esfuerzo de movimiento.
   e. Postura catatónica: adopción de una postura inadecuada o grotesca, que suele mantenerse durante largos períodos.
   f. *Flexibilidad cérea:* estado en el que puede moldearse y mantenerse la postura de una persona; cuando el examinador mueve la extremidad de esa persona, da la sensación de que estuviera hecha de cera.
   g. Acinesia: falta de movimiento físico, como sucede con la inmovilidad extrema de la esquizofrenia catatónica; puede también ocurrir como efecto secundario extrapiramidal de un fármaco antipsicótico.
3. Negativismo: resistencia a cualquier tentativa de movimiento o a cualquier orden.
4. Cataplejía: pérdida transitoria del tono muscular y debilidad precipitadas por diversos estados emocionales.
5. Estereotipia: patrón fijo y repetitivo de acción o de lenguaje.
6. Manierismo: movimiento involuntario habitual y arraigado.
7. Automatismo: ejecución automática de uno o más actos que suelen representar la actividad simbólica inconsciente.
8. Obediencia automática: seguimiento inmediato de las propuestas.
9. Mutismo: negativa a hablar sin que existan anomalías estructurales.
10. Sobreactividad.
    a. Agitación psicomotora: hiperactividad motora y cognitiva excesiva, generalmente improductiva y en respuesta a la tensión interna.
    b. Hiperactividad (hipercinesia): actividad inquieta, agresiva y destructiva, asociada a menudo a una lesión cerebral.
    c. Tic: movimiento espasmódico e involuntario.
    d. Sonambulismo: actividad motora durante el sueño.
    e. Acatisia: sensación subjetiva de tensión muscular secundaria a antipsicóticos u otros medicamentos que hacen que el paciente se muestre inquieto, camine de un lado para otro y no pare de sentarse y levantarse; se puede confundir con la agitación psicótica.
    f. Compulsión: impulso irrefrenable para ejecutar repetidamente un acto.
       (1) Dipsomanía: compulsión para beber alcohol.
       (2) Cleptomanía: compulsión para robar.
       (3) Ninfomanía: requerimiento excesivo y compulsivo del coito por parte de una mujer.
       (4) Satiriasis: requerimiento excesivo y compulsivo del coito por parte de un hombre.
       (5) Tricotilomanía: compulsión para arrancarse el pelo.
       (6) Ritual: actividad automática, de naturaleza compulsiva, cuya finalidad es reducir la ansiedad.
    g. Ataxia: incoordinación muscular; irregularidad en la acción muscular.
    h. Polifagia: sobrealimentación patológica.
    i. Polidipsia: ingestión patológica de agua.
    j. Temblor: alteración rítmica del movimiento, cuya frecuencia suele exceder una sacudida por segundo; el temblor disminuye, en general, durante los períodos de relajación y de sueño y aumenta durante los estados de ira y aumento de la tensión.
    k. Flocilación: hurgar sin sentido, casi siempre en la ropa o en las sábanas; se ve con frecuencia en el delirium.
11. Hipoactividad (hipocinesia): disminución de la actividad motora y cognitiva, por ejemplo, en el retraso psicomotor; enlentecimiento visible del pensamiento, habla y movimientos.

**12.** Mimetismo: actividad motora simple e imitadora en la infancia.
**13.** Agresión: acto violento intencionado, de naturaleza verbal o física; correlato motor del afecto de rabia, ira u hostilidad.
**14.** Paso a la acción: expresión directa de un deseo inconsciente o de un impulso para actuar; exteriorización de la fantasía inconsciente con un comportamiento impulsivo.
**15.** Abulia: impulso reducido para actuar y pensar, asociado a indiferencia sobre las consecuencias de la acción; resultado de un déficit neurológico.
**16.** Anergia: falta de energía.
**17.** Astasia-abasia: incapacidad para estar de pie o caminar con normalidad, aun cuando se puedan ejecutar movimientos normales con los miembros inferiores en una silla o en la cama. La marcha es grotesca y no indica ninguna lesión orgánica específica; se ve en el trastorno de conversión.
**18.** Coprofagia: alimentación de porquería o de heces.
**19.** Discinesia: dificultad para ejecutar movimientos voluntarios, por ejemplo en los trastornos extrapiramidales.
**20.** Rigidez muscular, estado en el que los músculos permanecen inmóviles; se ve en la esquizofrenia.
**21.** Giro rápido: signo de los niños autistas que no paran de girar en la dirección en la que mueven la cabeza.
**22.** Bradicinesia: lentitud de la actividad motora con disminución de los movimientos espontáneos normales.
**23.** Corea: movimientos aleatorios e involuntarios, rápidos, sin ninguna finalidad, en sacudida.
**24.** Convulsión: contracción o espasmo musculares involuntarios y violentos.
  **a.** Convulsión clónica: convulsión en la que los músculos se contraen y relajan de forma alternativa.
  **b.** Convulsión tónica: convulsión en la que se sostiene la contracción muscular.
**25.** Crisis: ataque o comienzo repentino de ciertos síntomas, como convulsiones, pérdida del conocimiento y alteraciones psíquicas o sensoriales; se ve en la epilepsia y puede ser inducida por sustancias.
  **a.** Crisis tonicoclónica generalizada: movimientos tonicoclónicos de los miembros, de comienzo generalizado, con mordedura de la lengua e incontinencia, seguidos de una recuperación gradual y lenta de la conciencia y de la cognición; conocida también como crisis *de gran mal* y *crisis psicomotora.*
  **b.** Crisis parcial simple: crisis de comienzo localizado sin alteraciones de conciencia.
  **c.** Crisis parcial compleja: crisis de comienzo localizado con alteraciones de conciencia.
**26.** Distonía: contracciones lentas y sostenidas del tronco o de los miembros; se ve en la distonía inducida por medicamentos.
**27.** Amimia: incapacidad para realizar gestos o entender los gestos de otros.

**D. Pensamiento:** flujo de ideas, símbolos y asociaciones con una finalidad, desencadenados por un problema o tarea que lleva a una conclusión orientada a la realidad; cuando sigue una secuencia lógica, el pensamiento es normal; la parapraxia (lapsus inconsciente motivado a partir de la lógica, también denominado *lapsus freudiano*) se considera parte del pensamiento normal. El pensamiento abstracto es la capacidad de asir los aspectos esenciales de un todo, descomponer un todo en sus partes y discernir las propiedades comunes.

**1. Alteraciones generales en la forma o el proceso del pensamiento**
  **a.** Trastorno mental: conducta clínicamente relevante o síndrome psicológico asociado a sufrimiento o discapacidad y no meramente una respuesta esperada a un suceso concreto o limitada a las relaciones entre una persona y la sociedad.
  **b.** Psicosis: incapacidad para separar la realidad de la fantasía. Análisis distorsionado de la realidad con la creación de una realidad nueva (a diferencia de la neurosis: trastorno mental en el que el análisis de la realidad permanece intacto; el comportamiento no infringe las normas sociales básicas, pero suele arraigarse o repetirse si no se aplica tratamiento).
  **c.** Análisis de la realidad: evaluación y juicio objetivos del mundo exterior.

- **d.** Trastorno formal del pensamiento: alteración en la forma del pensamiento más que en su contenido; pensamiento caracterizado por asociaciones laxas, neologismos y constructos ilógicos; el proceso del pensamiento se altera y se define a la persona como psicótica.
- **e.** Pensamiento ilógico: pensamiento con conclusiones erróneas o contradicciones internas; sólo resulta psicopatológico cuando es intenso y no obedece a valores culturales o a un déficit intelectual.
- **f.** Dereísmo: actividad mental no concordante con la lógica o con la experiencia.
- **g.** Pensamiento autista: preocupación por el mundo interior y privado; término utilizado, hasta cierto punto, como sinónimo de dereísmo.
- **h.** Pensamiento mágico: forma de pensamiento dereísta; pensamiento parecido al de la fase preoperacional del niño (Jean Piaget), en la que los pensamientos, las palabras o las acciones adquieren poder (p. ej., para causar o evitar sucesos).
- **i.** Pensamiento procesal primario: término general que denota si un pensamiento es dereísta, ilógico o mágico; normalmente se da en los sueños y resulta anormal en la psicosis.
- **j.** Introspección emocional: grado profundo de entendimiento o percepción que posiblemente lleva a cambios positivos de la personalidad y de la conducta.

**2. Alteraciones concretas en la forma del pensamiento**

- **a.** Neologismo: palabra nueva creada por el paciente, a menudo combinando sílabas de otras palabras, por razones psicológicas idiosincrásicas.
- **b.** «Ensalada de palabras»: mezcla incoherente de palabras y frases.
- **c.** Circunstancialidad: habla indirecta que se demora en alcanzar la meta pero que, finalmente, parte del punto original y llega hasta el objetivo deseado; se caracteriza por una inclusión excesiva de detalles y comentarios al margen.
- **d.** Tangencialidad: incapacidad para tener asociaciones de pensamiento con un fin concreto; el interlocutor jamás pasa del punto deseado al objetivo deseado.
- **e.** Incoherencia: pensamiento que resulta, por lo común, incomprensible; aglomeración de pensamientos o de palabras sin conexión lógica ni gramatical, con una desorganización del lenguaje.
- **f.** Perseverancia: respuesta persistente a un estímulo anterior después de que se presente un estímulo nuevo; se asocia a menudo a trastornos cognitivos.
- **g.** Verbigeración: repetición sin sentido de palabras o frases concretas.
- **h.** Ecolalia: repetición psicopatológica de palabras o frases de otra persona; tiende a repetirse y persistir; se puede pronunciar con una entonación burlona o cortante.
- **i.** Condensación: fusión de varios conceptos.
- **j.** Respuesta irrelevante: respuesta carente de armonía con la pregunta formulada (la persona parece despreciar o no atender a la pregunta).
- **k.** Laxitud de las asociaciones: flujo del pensamiento, en el que las ideas van de un asunto a otro sin ningún tipo de relación; cuando resulta intensa, el habla puede ser incoherente.
- **l.** Descarrilamiento: desviación gradual o repentina del «tren» de pensamiento sin bloqueo; a veces, se utiliza como sinónimo de laxitud de las asociaciones.
- **m.** Fuga de ideas: las verbalizaciones o juegos de palabras rápidos y continuos producen un desplazamiento constante de una idea a otra. Las ideas tienden a estar conectadas y, si la forma es menos grave, el interlocutor puede seguirlas.
- **n.** Asociaciones por asonancia: asociación de palabras de sonido semejante pero con significado distinto; las palabras no tienen conexión lógica; puede incluir la rima y los juegos de palabras.
- **o.** Bloqueo: interrupción brusca del «tren» de pensamiento antes de terminar un pensamiento o idea; después de una breve pausa, la persona dice no recordar lo que había dicho o lo que estaba diciendo (también se conoce como *privación del pensamiento*).
- **p.** Glosolalia: expresión de un mensaje revelador con palabras ininteligibles (también conocido como *hablar con la lengua*); no se considera un trastorno del pensamiento si se asocia a prácticas de religiones pentecostales concretas; se conoce también como criptolalia, un lenguaje hablado y privado.

**3. Alteraciones específicas en el contenido del pensamiento**

**a.** Pobreza de contenido: pensamiento que ofrece poca información debido a su vaguedad, repeticiones vacías o frases oscuras.

**b.** Idea sobrevalorada: creencia falsa, irracional y sostenida con menos firmeza que el delirio.

**c.** Delirio: creencia falsa, basada en una inferencia incorrecta sobre la realidad externa e impropia de la inteligencia y trasfondo cultural del paciente; no se corrige con el razonamiento.

**(1)** Delirio extravagante: creencia falsa absurda, nada plausible y extraña (p. ej., los invasores del espacio han implantado electrodos en el cerebro de la persona).

**(2)** Delirios sistematizados: creencia o creencias falsas unidas por un único suceso o tema (p. ej., una persona se siente perseguida por la CIA, el FBI o la mafia).

**(3)** Delirio congruente con el estado de ánimo: delirio con un contenido apropiado al estado de ánimo (p. ej., un paciente deprimido cree ser responsable de la destrucción del mundo).

**(4)** Delirio incongruente con el estado de ánimo: delirio con un contenido que no se asocia al estado de ánimo o tiene un efecto neutro sobre éste (p. ej., un paciente deprimido tiene delirios de control o difusión del pensamiento).

**(5)** Delirio nihilista: creencia falsa de que uno mismo, los demás o el mundo no existen o se van a acabar.

**(6)** Delirio de pobreza: creencia falsa de que una persona está arruinada o será desposeída de todas sus pertenencias.

**(7)** Delirio somático: creencia falsa sobre el funcionamiento del cuerpo (p. ej., creencia de que el cerebro se está pudriendo o deshaciendo).

**(8)** Delirios paranoides: abarca los delirios de persecución y los delirios de referencia, control y grandeza (se distinguen de la ideación paranoide, que corresponde a una suspicacia de proporciones inferiores a la delirante).

**(a)** Delirios de persecución: creencia falsa de la persona de resultar maltratada, estafada o perseguida; a menudo, se describe entre pacientes litigantes con una tendencia patológica a emprender acciones legales como consecuencia de errores imaginarios en el tratamiento.

**(b)** Delirio de grandeza: concepción exagerada de la importancia, poder o identidad de uno mismo.

**(c)** Delirio de referencia: creencia falsa de que el comportamiento de los demás se refiere a uno mismo; de que los sucesos, objetos u otras personas poseen un significado particular e inusitado, generalmente de naturaleza negativa; derivado de la idea de referencia, en la que una persona cree equivocadamente que los demás están hablando de él (p. ej., creencia de que las personas de la televisión o de la radio le están hablando).

**(9)** Delirio de autoacusación: creencia falsa de remordimiento y culpa.

**(10)** Delirio de sumisión: creencia falsa de que la voluntad, los pensamientos o los sentimientos de la persona están controlados por fuerzas ajenas.

**(a)** Robo del pensamiento: delirio en el que personas o fuerzas extrañas roban los pensamientos de la mente.

**(b)** Inserción del pensamiento: delirio en el que personas o fuerzas ajenas implantan pensamientos en la mente de la persona.

**(c)** Difusión del pensamiento: delirio en el que los pensamientos de la persona son escuchados por otros, como si fueran radiados a través del aire.

**(d)** Control del pensamiento: delirio en el que personas o fuerzas extrañas controlan los pensamientos de la persona.

**(11)** Delirio de infidelidad (delirio de celos): creencia falsa que deriva de los celos patológicos acerca de la infidelidad de la pareja.

**(12)** Erotomanía: creencia delirante, más común entre las mujeres, de que otra persona está profundamente enamorada de ella o de él (también conocido como *complejo de Clerambault-Kandinsky*).

**(13)** Seudología fantástica: un tipo de mentira, en el que la persona parece creer en la realidad de su fantasía y actuar en consecuencia; se asocia al síndrome de Munchausen (fingimiento repetido de enfermedad).

**d.** Tendencia o preocupación del pensamiento: concentración del contenido del pensamiento en una idea concreta, asociada a un tono afectivo e intenso, como una tendencia paranoide o una preocupación suicida u homicida.

**e.** Egomanía: preocupación patológica por uno mismo.

**f.** Monomanía: preocupación por un mismo objeto.

**g.** Hipocondría: preocupación exagerada sobre la salud que se basa, no en la patología orgánica real, sino en interpretaciones poco realistas de los signos o de las sensaciones como anormales.

**h.** Obsesión: persistencia patológica de un pensamiento o sentimiento irresistibles que no se pueden eliminar de la conciencia con un esfuerzo lógico; se asocia a ansiedad.

**i.** Compulsión: necesidad patológica de actuar por un impulso que, si se le resiste, genera ansiedad; comportamiento reiterado en respuesta a una obsesión o ejecutado según ciertas normas, con ninguna finalidad verdadera en sí mismo que no sea evitar la aparición de algo en el futuro.

**j.** Coprolalia: emisión compulsiva de palabras obscenas.

**k.** Fobia: miedo persistente, irracional, exagerado y siempre patológico ante un estímulo o situación concretos; se sigue de la necesidad imperiosa de evitar el estímulo temido.

**(1)** Fobia específica: miedo circunscrito a un objeto o situación concretos (p. ej., miedo a las arañas o a las serpientes).

**(2)** Fobia social: miedo a la humillación en público, como el miedo a hablar, actuar o comer en público.

**(3)** Acrofobia: miedo a las alturas.

**(4)** Agorafobia: miedo a los espacios abiertos.

**(5)** Algofobia: miedo al dolor.

**(6)** Ailurofobia: miedo a los gatos.

**(7)** Eritrofobia: miedo a ruborizarse.

**(8)** Fobia: miedo generalizado.

**(9)** Claustrofobia: miedo a los lugares cerrados.

**(10)** Miedo a los extranjeros.

**(11)** Zoofobia: miedo a los animales.

**(12)** Fobia a las agujas: miedo persistente, intenso y patológico de recibir una inyección; también se conoce como *fobia a las inyecciones.*

**l.** Noesis: revelación acompañada de una inmensa iluminación de que la persona ha sido escogida para liderar y dirigir a otros.

**m.** *Unión mística:* sentimiento oceánico de unidad mística con el poder infinito; no se considera un trastorno del contenido del pensamiento si es congruente con el entorno religioso cultural de la persona.

**E. Habla:** ideas, pensamientos y sentimientos expresados a través del lenguaje; comunicación por medio de las palabras y el lenguaje.

**1. Alteraciones en el habla**

**a.** Habla apremiante: habla rápida que aumenta en cantidad y cuesta interrumpir.

**b.** Volubilidad (logorrea): habla copiosa, coherente y lógica.

**c.** Pobreza del discurso: restricción en la cantidad del discurso; las respuestas pueden ser monosilábicas.

**d.** Habla no espontánea: las respuestas verbales sólo se ofrecen ante preguntas o interlocuciones directas; el habla no se inicia de forma espontánea.

**e.** Pobreza en el contenido del habla: habla en cantidad idónea pero con poca información debido a su vaguedad, vacío o frases estereotipadas.

**f.** Disprosodia: pérdida de la melodía normal del habla (llamada *prosodia*).

**g.** Disartria: dificultad para la articulación, no para encontrar las palabras ni para la gramática.

**h.** Voz excesivamente alta o baja: pérdida de la modulación del volumen normal del habla; refleja una serie de estados patológicos que van desde la psicosis hasta la depresión y la sordera.
**i.** Tartamudeo: repetición o prolongación frecuentes de un sonido o de una sílaba, que alteran notablemente la afluencia del habla.
**j.** Farfulleo: habla errática y disrítmica con sacudidas rápidas.
**k.** Aculalia: habla sin sentido asociada a alteraciones importantes de la comprensión.
**l.** Bradilalia: habla anormalmente lenta.
**m.** Dificultad o dolor al hablar.

**2. Alteraciones afásicas:** alteraciones en la producción del lenguaje.
**a.** Afasia motora: anomalía del lenguaje causada por un trastorno cognitivo, en la que se conserva la comprensión del lenguaje pero se altera mucho la capacidad para hablar; el lenguaje es vacilante, laborioso e impreciso (se conoce también como *afasia de Broca, no fluente o expresiva*).
**b.** Afasia sensorial: pérdida de la capacidad de entender el significado de las palabras de origen orgánico; habla fluida y espontánea pero incoherente y sin sentido (también conocida como *afasia fluente de Wernicke o receptiva*).
**c.** Afasia nominal: dificultad para encontrar el nombre correcto de un objeto (también denominada *anomia y afasia amnésica*).
**d.** Afasia sintáctica: incapacidad para ordenar correctamente las palabras.
**e.** Jergafasia: las palabras emitidas son todas neologismos; se repiten palabras absurdas con varias entonaciones e inflexiones.
**f.** Afasia mixta: combinación de una afasia no fluente con una afasia fluente grave.
**g.** Alogia: incapacidad para hablar por una deficiencia mental o un episodio de demencia.
**h.** Coprofrasia: uso involuntario del lenguaje vulgar u obsceno; se ve en el síndrome de Gilles de la Tourette y en algunos casos de esquizofrenia.

**F. Percepción:** proceso de transferencia de la estimulación física a una información psicológica; proceso mental por el que los estímulos sensoriales alcanzan la conciencia.

**1. Alteraciones de la percepción**
**a.** Alucinación: percepción sensorial falsa no asociada a estímulos externos reales; puede haber, o no, una interpretación delirante de la experiencia alucinatoria.
**(1)** Alucinación hipnagógica: percepción sensorial falsa que acaece al quedar dormido; no suele considerarse un fenómeno patológico.
**(2)** Alucinación hipnopómpica: percepción falsa que aparece al despertar del sueño; no suele considerarse patológica.
**(3)** Alucinación auditiva: percepción falsa de sonidos, casi siempre voces pero también otros ruidos, como la música; alucinación más frecuente en los trastornos psiquiátricos.
**(4)** Alucinación visual: percepción falsa que consiste en ver tanto imágenes formadas (p. ej., personas) como no formadas (p. ej., flashes); más frecuente en trastornos médicos.
**(5)** Alucinación olfatoria: percepción falsa del olor; más común en trastornos médicos.
**(6)** Alucinación gustativa: percepción falsa del gusto, por ejemplo, un sabor desagradable producido por una crisis uncinada; más común en trastornos médicos.
**(7)** Alucinación táctil (háptica): percepción falsa de contacto o sensación superficial, por ejemplo de un miembro amputado (miembro fantasma); sensación reptante en o debajo de la piel (hormigueo).
**(8)** Alucinación somática: sensación errónea de que suceden cosas en el cuerpo, casi siempre de origen visceral (también denominada *alucinación cenestésica*).
**(9)** Alucinación liliputiense: percepción falsa en la que los objetos se ven con un tamaño reducido (se denomina también *micropsia*).
**(10)** Alucinación congruente con el estado de ánimo: alucinación, cuyo contenido se corresponde con un estado de ánimo bien deprimido o maníaco (p. ej., el paciente deprimido oye que le dicen que es una mala persona; un paciente maníaco oye que le dicen que tiene un gran valor, poder y conocimientos).

**(11)** Alucinación incongruente con el estado de ánimo: alucinación, cuyo contenido no se corresponde con un estado de ánimo deprimido o maníaco (p. ej., alucinaciones de la depresión que no se refieren a temas como la culpa, castigo merecido o falta de idoneidad; alucinaciones en la manía que no tratan de temas como una valía o poder extraordinarios).

**(12)** Alucinosis: alucinaciones, en su mayoría auditivas, asociadas al abuso crónico del alcohol que ocurren con una conciencia despejada, a diferencia del delirium tremens, en el que las alucinaciones suceden con una conciencia obnubilada.

**(13)** Sinestesia: sensación o alucinación producida por otra sensación (p. ej., sensación auditiva acompañada o que desencadena una sensación visual; sensación visual de un sonido o sensación acústica de una visión).

**(14)** Fenómeno de la estela: anomalía de la percepción asociada a fármacos alucinógenos, en la que los objetos en movimiento se ven como una serie de imágenes independientes y discontinuas.

**(15)** Alucinación de obediencia: falsa percepción de órdenes que una persona se siente obligada a cumplir o ante las que no puede resistirse.

**b.** Ilusión: percepción o interpretación distorsionadas de los estímulos sensoriales externos reales.

**2. Alteraciones asociadas a trastornos cognitivos y enfermedades médicas**

**a.** Agnosia: incapacidad para reconocer o interpretar el significado de las impresiones sensoriales.

**b.** Anosognosia (falta de reconocimiento de la enfermedad): incapacidad para reconocer un déficit neurológico como propio.

**c.** Somatopagnosia (falta de reconocimiento del cuerpo): incapacidad para reconocer una parte del cuerpo como propia (también llamada *autotopagnosia*).

**d.** Agnosia visual: incapacidad para reconocer objetos o personas.

**e.** Astereognosia: incapacidad para reconocer los objetos por el tacto.

**f.** Prosopagnosia: incapacidad para reconocer caras.

**g.** Incapacidad para acometer tareas concretas.

**h.** Simultagnosia: incapacidad para captar más de un elemento de la escena visual de una vez o para integrar las partes en el conjunto.

**i.** Adiadococinesia: incapacidad para ejecutar movimientos rápidos y alternantes.

**j.** Aura: sensaciones premonitorias como automatismos, plenitud gástrica, rubefacción o cambios de la respiración, sensaciones cognitivas y estados afectivos que suelen experimentarse antes de una crisis epiléptica; pródromo sensorial que precede a la migraña clásica.

**3. Alteraciones asociadas a fenómenos de conversión y disociativos:** somatización de material reprimido o aparición de síntomas y distorsiones físicas que afectan a los músculos voluntarios y a los órganos de los sentidos; no se sujetan al control de la voluntad ni se explican por ningún trastorno físico.

**a.** Anestesia histérica: modalidades sensoriales resultantes de conflictos emocionales.

**b.** Macropsia: estado en el que los objetos se ven mayores de lo que son.

**c.** Micropsia: estado en el que los objetos se ven menores de lo que son (la macropsia y la micropsia se pueden asociar a estados orgánicos definidos, como las crisis parciales complejas).

**d.** Despersonalización: sensación subjetiva de irrealidad, extrañeza o falta de familiaridad de la propia persona.

**e.** Desrealización: sensación subjetiva de extrañeza o irrealidad del entorno; sensación de cambio de la realidad.

**f.** Fuga: adopción de una nueva identidad con amnesia de la antigua; a menudo, implica un viaje o un traslado a nuevos ambientes.

**g.** Personalidad múltiple: persona que parece adoptar dos o más personalidades y caracteres completamente diferentes en distintos momentos (llamado *trastorno disociativo de*

# 4 Clasificación en psiquiatría

## I. Introducción

El *Manual diagnóstico y estadístico de los trastornos mentales*, en su cuarta edición (DSM-IV, *Diagnostic and Statistical Manual of Mental Disorders*), publicada en 1994 por la American Psychiatric Association, es el sistema oficial de clasificación utilizado por todos los profesionales de la salud mental para diagnosticar los trastornos psiquiátricos. En el año 2000 apareció el texto revisado (DSM-IV-TR). El DSM contiene los criterios diagnósticos de las 17 categorías fundamentales de trastornos mentales (tabla 4-1), que abarcan 375 enfermedades concretas.

En Europa se utiliza un sistema parecido denominado *Clasificación estadística internacional de las enfermedades y problemas relacionados de salud* (CIE). La CIE y el DSM utilizan los mismos códigos numéricos (que se emplean en los informes médicos y en los formularios de seguro) para cada trastorno. Toda la terminología de este libro se adapta a la nomenclatura oficial del DSM, y los criterios diagnósticos del DSM se incluyen en la exposición de cada trastorno.

La clasificación de los códigos del DSM-IV-TR se imprime en las páginas iniciales y finales de este libro.

## II. Características básicas del DSM-IV-TR

### A. Criterios diagnósticos

1. El sistema diagnóstico del DSM-IV-TR enumera los criterios diagnósticos de cada trastorno.
2. Si se recoge un número suficiente de signos y síntomas del paciente a través de la historia clínica y del examen mental, se puede establecer el diagnóstico.
3. Los criterios diagnósticos específicos aumentan la fiabilidad (es decir, diferentes observadores obtienen idénticos resultados).

### B. Enfoque descriptivo

1. El DSM-IV-TR sólo describe los trastornos mentales. No ofrece ninguna teoría sobre la causa. No expone su etiología.
2. El enfoque descriptivo aumenta la validez. Mide lo que se supone que debe medirse (p. ej., un paciente diagnosticado de esquizofrenia es realmente un esquizofrénico).

## III. Definición de trastorno mental

Un trastorno mental es una enfermedad con manifestaciones psicológicas o conductuales asociada a sufrimiento importante y alteración funcional causada por una anomalía biológica, social, psicológica, genética, somática o química. Se mide por la desviación de un concepto normativo. Cada enfermedad posee sus signos y síntomas característicos (v. cap. 3).

Además de las clasificaciones del DSM-IV-TR, en psiquiatría se utilizan otros términos para describir la enfermedad mental.

A. **Psicótico:** pérdida del análisis de la realidad, con delirios y alucinaciones (p. ej., esquizofrenia).

B. **Neurótico:** no hay pérdida del análisis de la realidad; existen, sobre todo, conflictos intrapsíquicos o acontecimientos vitales que generan ansiedad; los síntomas comprenden obsesión, fobia y compulsión.

C. **Funcional:** no hay daño estructural ni una causa biológica clara que responda de la anomalía.

D. **Orgánico:** enfermedad causada por un agente concreto que produce un cambio en la estructura cerebral; suele asociarse a alteración cognitiva, delirium o demencia (p. ej., enfermedad de Pick). El término *orgánico* no se utiliza en el DSM-IV-TR porque implica que algunos trastornos mentales no poseen un componente biológico; sin embargo, todavía se sigue utilizando de forma asidua.

E. **Primario:** sin causa conocida; también llamado *idiopático* (parecido a *funcional*).

F. **Secundario:** manifestación sintomática de un trastorno sistémico, médico o cerebral (p. ej., delirium debido enfermedad cerebral infecciosa).

Tabla 4-1
**Grupos de trastornos definidos en DSM-IV-TR**

| |
|---|
| Trastornos de inicio en la infancia, la niñez o la adolescencia |
| Delirium, demencia, trastornos amnésicos y otros trastornos cognitivos |
| Trastornos mentales debidos a una enfermedad médica |
| Trastornos relacionados con sustancias |
| Esquizofrenia y otros trastornos psicóticos |
| Trastornos del estado de ánimo |
| Trastornos de ansiedad |
| Trastornos somatomorfos |
| Trastornos facticios |
| Trastornos disociativos |
| Trastornos sexuales y de la identidad sexual |
| Trastornos de la conducta alimentaria |
| Trastornos del sueño |
| Trastornos del control de los impulsos no clasificados en otros apartados |
| Trastornos adaptativos |
| Trastornos de la personalidad |
| Otros problemas que pueden ser objeto de atención clínica |

**IV. Clasificación de los trastornos en el DSM-IV-TR**

**A. Trastornos diagnosticados habitualmente por primera vez en la lactancia, infancia o adolescencia**

1. **Retraso mental.** Función intelectual inferior a la media; comienza antes de los 10 años. Asociado a una alteración en la maduración y aprendizaje y a una mala adaptación social; se clasifica según el cociente de inteligencia (CI) como **leve** (50-55 a 70), **moderado** (35-40 a 50-55), **grave** (20-25 a 35-40) o profundo (inferior a 20-25).
2. **Trastornos del aprendizaje.** Déficit en la maduración durante el desarrollo asociado a dificultad para la adquisición de capacidades específicas en el ámbito de las **matemáticas,** la **escritura** y la **lectura.**
3. **Trastorno de las capacidades motoras.** Alteración en el desarrollo de la coordinación motora **(trastorno en el desarrollo de la coordinación).** Los niños con este trastorno suelen mostrarse torpes y coordinan mal.
4. **Trastornos de la comunicación.** Anomalías del desarrollo que dan lugar a dificultad para pronunciar frases adecuadas a la edad **(trastorno del lenguaje expresivo),** dificultad para el uso y comprensión de las palabras **(trastorno mixto, receptivo y expresivo del lenguaje),** dificultad para la articulación **(trastorno fonológico)** y alteraciones en la afluencia, frecuencia y ritmo del habla **(tartamudeo).**
5. **Trastornos generalizados del desarrollo.** Caracterizados por un comportamiento autista, típico y retraído, gran inmadurez, desarrollo insuficiente e incapacidad para desarrollar una identidad distinta de la madre; se clasifican como **trastorno autista** (conducta estereotipada, generalmente sin habla), **trastorno de Rett** (pérdida del habla y las capacidades motoras con un menor crecimiento de la cabeza), **trastorno desintegrativo de la infancia** (pérdida del habla y de las capacidades motoras adquiridas antes de los 10 años), **trastorno de Asperger** (comportamiento estereotipado con cierta capacidad para la comunicación) y **trastorno no especificado.**
6. **Trastornos por déficit de atención y comportamiento perturbador.** Se caracterizan por inatención, agresividad excesiva, delincuencia, destrucción, hostilidad y sentimientos de rechazo, negativismo o impulsividad. Los pacientes no suelen tener una disciplina parental sólida o ésta resulta punitiva. Se clasifican en el **trastorno por déficit de atención con hiperactividad** (intervalo reducido de atención, impulsividad), el **trastorno disocial** (delincuencia) y el **trastorno negativista desafiante** (negativismo).
7. **Trastornos de la ingestión y de la conducta alimentaria de la infancia o de la niñez.** Se caracterizan por hábitos distorsionados o grotescos de ingesta y alimentación que suelen

comenzar en la niñez o adolescencia y continúan hasta la vida adulta. Se clasifican como **pica** (ingestión de sustancias no nutritivas) y **trastorno de rumiación** (regurgitación o nueva masticación).

8. **Trastornos de tic.** Se caracterizan por movimientos o sonidos vocales repentinos, involuntarios, recurrentes y estereotipados. Se clasifica como **trastorno de Gilles de la Tourette** (tic vocal y coprolalia), **trastorno de tics motores** o **vocales crónicos** y **trastorno transitorio de tics.**
9. **Trastornos de la eliminación.** Incapacidad para sostener el control rectal **(encopresis)** o vesical **(enuresis)** por inmadurez fisiológica o psicológica.
10. **Otros trastornos de la infancia, la niñez o la adolescencia. Mutismo selectivo** (negativa voluntaria a hablar), **trastorno reactivo de la vinculación de la infancia o la niñez** (dificultad grave en la capacidad para relacionarse antes de empezar los 5 años), **trastorno de movimientos estereotipados** (chuparse el pulgar, golpearse la cabeza, morderse las uñas, pellizcarse la piel) y **trastorno de ansiedad por separación** (no puede salir del hogar por la ansiedad).

**B. Delirium, demencia, trastornos amnésicos y otros trastornos cognitivos.** Trastornos caracterizados por un cambio en la estructura y función del encéfalo que alteran el aprendizaje, la orientación, el juicio, la memoria y las funciones intelectuales.

1. **Delirium.** Se caracteriza por confusión y cambios a corto plazo en la cognición debidos a una **enfermedad médica general** (p. ej., infección), **sustancias** (p. ej., cocaína, opiáceos, fenciclidina) o **causas varias** (p. ej., traumatismo craneal y enfermedades del riñón). El **delirium no especificado** puede tener otras causas (p. ej., privación del sueño).
2. **Demencia.** Se caracteriza por una alteración grave de la memoria, juicio, orientación y cognición: la **demencia de tipo Alzheimer** suele ocurrir entre personas mayores de 65 años y se manifiesta por una desorientación intelectual progresiva y demencia, delirios o depresión; **demencia vascular** causada por trombosis vascular o hemorragia; demencia causada por **otras enfermedades médicas:** enfermedad por el virus de la inmunodeficiencia humana (VIH) o traumatismo craneal; miscelánea: enfermedad de Pick, enfermedad de Creutzfeldt-Jakob (causada por virus contagiosos de crecimiento lento); asimismo, puede obedecer a toxinas o medicamentos **(inducida por sustancias):** humos de la gasolina, atropina, o **demencia de múltiples etiologías** y **demencia no especificada.**
3. **Trastorno amnésico:** se caracteriza por una alteración de la memoria y olvidos. Causado por **enfermedades médicas** (hipoxia), toxinas o **sustancias** (p. ej., marihuana, diazepam).

**C. Trastornos mentales debidos a una enfermedad médica.** Signos y síntomas de trastornos psiquiátricos que son consecuencia directa de enfermedades médicas, por ejemplo, trastornos asociados a la sífilis, encefalitis, abscesos, enfermedades o traumatismos cardiovasculares, epilepsia, neoplasias intracraneales, trastornos endocrinos, pelagra, avitaminosis, infección generalizada (p. ej., fiebre tifoidea, paludismo) y enfermedades degenerativas del sistema nervioso central (SNC) (p. ej., esclerosis múltiple). Pueden producir un **trastorno catatónico** (p. ej., inmovilidad secundaria a ictus) o **cambios de la personalidad** (p. ej., por tumores cerebrales). También pueden causar **delirium, demencia, trastorno amnésico, trastorno psicótico, trastorno del estado de ánimo, trastorno de ansiedad, disfunción sexual** y **trastornos del sueño.**

**D. Trastornos relacionados con sustancias**

1. **Trastornos por consumo de sustancias. Dependencia** o **abuso** de cualquier psicofármaco (anteriormente conocida como *drogadicción*). Abarca a los pacientes adictos o dependientes de drogas como el **alcohol, la nicotina** (tabaco) y la **cafeína.** Los pacientes pueden tener dependencia de los **opiáceos** (p. ej., opio, alcaloides del opio y sus derivados y analgésicos sintéticos con efectos afines a la morfina); **alucinógenos** (p. ej., dietilamina del ácido lisérgico [LSD]); **fenciclidina; hipnóticos, sedantes** o **ansiolíticos; cocaína; cáñamo** (hachís, marihuana); **anfetaminas,** e **inhalantes.**
2. **Trastornos inducidos por sustancias.** Los psicofármacos y otras sustancias pueden causar **intoxicación** y síndromes de **abstinencia,** además de **delirium, demencia persistente, trastorno amnésico persistente, trastorno psicótico, trastorno del estado de ánimo, trastorno de ansiedad, disfunción sexual** y **trastornos del sueño.**

3. **Trastornos relacionados con el alcohol.** Subgrupo de trastornos relacionados con sustancias que comprende la **intoxicación por alcohol** (borrachera simple); **delirium por intoxicación** (tras beber durante varios días); **delirium por abstinencia de alcohol** (también conocido como delirium tremens); el **trastorno psicótico inducido por alcohol** (incluye la alucinosis por alcohol que se diferencia del delirium tremens porque la conciencia está despejada); **trastorno amnésico persistente inducido por el alcohol** ([síndrome de Korsakoff] suele ir precedido de encefalopatía de Wernicke, un trastorno neurológico caracterizado por ataxia, oftalmoplejía y confusión, o coexistir con ésta [síndrome de Wernicke y Korsakoff]), y **demencia persistente inducida por el alcohol** (se diferencia del síndrome de Korsakoff por los déficit cognitivos múltiples). También puede ocurrir un **trastorno del estado de ánimo, un trastorno de ansiedad** y **un trastorno del sueño** inducidos por el alcohol.

E. **Esquizofrenia y otros trastornos psicóticos.** Cubre trastornos manifestados por alteraciones del pensamiento y una interpretación equivocada de la realidad, a menudo con delirios y alucinaciones.

1. **Esquizofrenia.** Se caracteriza por cambios del afecto (ambivalente, constreñido y capacidad inadecuada de respuesta; pérdida de la empatía con los demás), de la conducta (retraída, agresiva, extravagante) y del pensamiento (distorsión de la realidad, a veces con delirios y alucinaciones). La esquizofrenia abarca cinco tipos: 1) **tipo desorganizado** (hebefrénico): pensamiento desorganizado, risa tonta, afecto superficial e inapropiado, conducta boba y regresiva y manierismos, quejas somáticas frecuentes y delirios y alucinaciones ocasionales, pasajeros y desorganizados; 2) **tipo catatónico:** el subtipo excitado se caracteriza por una actividad motora exagerada y, a veces, violenta, y el subtipo retraído por una inhibición generalizada, estupor, mutismo, negativismo, flexibilidad cérea y, a veces, un estado vegetativo; 3) **tipo paranoide:** esquizofrenia caracterizada por delirios de persecución o grandeza y, a veces, alucinaciones o religiosidad excesiva; el paciente suele mostrarse hostil y agresivo; 4) **tipo indiferenciado:** conducta desorganizada con delirios y alucinaciones llamativos, y 5) **tipo residual:** signos de esquizofrenia, después de un episodio esquizofrénico psicótico, de pacientes que ya no sufren psicosis. (El **trastorno depresivo pospsicótico de la esquizofrenia** puede ocurrir durante la fase residual.)
2. **Trastorno delirante (paranoide).** Trastorno psicótico asociado a delirios persistentes (p. ej., de erotomanía, grandeza, celos, persecución, somáticos, no especificados). La paranoia es un trastorno raro caracterizado por la aparición gradual de un sistema delirante elaborado con ideas de grandeza; sigue un curso crónico; el resto de la personalidad permanece intacta.
3. **Trastorno psicótico breve.** Trastorno psicótico de menos de 4 semanas de duración motivado por un factor estresante externo.
4. **Trastorno esquizofreniforme.** Parecido a la esquizofrenia, con delirios, alucinaciones e incoherencia y una duración menor de 6 semanas.
5. **Trastorno esquizoafectivo.** Caracterizado por una mezcla de síntomas esquizofrénicos y exaltación (tipo bipolar) o depresión (tipo depresivo) pronunciadas.
6. **Trastorno psicótico compartido.** Dos personas comparten el mismo delirio y una de ellas es menos inteligente o más dependiente de la otra (se conoce también como *trastorno delirante compartido* o *folie à deux*).
7. **Trastorno psicótico debido a una enfermedad médica.** Alucinaciones o delirios motivados por una enfermedad médica (p. ej., epilepsia del lóbulo temporal, avitaminosis, meningitis).
8. **Trastorno psicótico inducido por sustancias.** Síntomas de psicosis causados por sustancias psicoactivas o de otra naturaleza (p. ej., alucinógenos, cocaína).
9. **Trastorno psicótico no especificado** (también conocido como *psicosis atípica*). Rasgos psicóticos relacionados con 1) una cultura específica (*koro,* temor a la contracción del pene descrito en el sur y este de Asia); 2) determinado momento o suceso (suceso puerperal: 48 a 72 h después del parto), o 3) un conjunto singular de síntomas (síndrome de Capgras: los pacientes creen que tiene un doble).

F. **Trastornos del estado de ánimo** (anteriormente denominados *trastornos afectivos*). Caracterizados por un trastorno depresivo que domina la vida mental del paciente y justifica su merma funcional. Los trastornos del estado de ánimo pueden deberse a una **enfermedad médica** o a una **sustancia** (p. ej., sustancias psicoactivas [cocaína] o medicamentos [antineoplásicos, reserpina]).

1. **Trastornos bipolares.** Destacan por las oscilaciones intensas del ánimo entre la depresión y la exaltación, así como por las remisiones y recurrencias. **Trastorno bipolar I:** episodio maníaco completo o mixto, habitualmente con episodio depresivo mayor; **trastorno bipolar II:** episodio depresivo mayor y episodio hipomaníaco (menos intenso que la manía); **trastorno ciclotímico:** tipo menos grave de trastorno bipolar.
2. **Trastornos depresivos. Trastorno depresivo mayor:** depresión intensa del estado de ánimo, retraso mental y motor, aprehensión, intranquilidad, perplejidad, agitación, sentimientos de culpa, ideas de suicidio, habitualmente recurrente. **Trastorno distímico:** forma menos grave de depresión, causada de ordinario por un suceso o pérdida identificables (también denominada *neurosis depresiva*). La **depresión puerperal** sucede en el primer mes después del parto. La **depresión con un patrón estacional** (también conocido como *trastorno afectivo estacional*) suele ocurrir durante los meses de invierno.

G. **Trastornos de ansiedad.** Se caracterizan por una ansiedad masiva y persistente **(trastorno de ansiedad generalizada),** a menudo hasta el extremo de la angustia **(trastorno de angustia)** y el temor a salir de casa **(agorafobia);** miedo a situaciones u objetos concretos **(fobia específica)** o a la actuación y hablar en público **(fobia social);** intrusiones involuntarias y persistentes de pensamientos, deseos, ansias o acciones **(trastorno obsesivo-compulsivo).** Comprende el **trastorno por estrés postraumático,** que sigue a un estrés vital extraordinario (guerra, catástrofe) y se caracteriza por ansiedad, pesadillas, agitación y, a veces, depresión; el trastorno por estrés agudo, parecido al anterior pero con una duración igual o inferior a 4 semanas. Además, puede obedecer a 1) una **enfermedad médica** (p. ej., hipertiroidismo), o 2) **sustancia** (p. ej., cocaína).

H. **Trastornos somatomorfos.** Se caracterizan por una preocupación corporal y miedos a la enfermedad. Se clasifican como **trastorno de somatización:** quejas somáticas diversas sin base orgánica; **trastorno de conversión** (anteriormente denominado *histeria, síndrome de Briquet*): se afectan los órganos de los sentidos o el sistema nervioso voluntario y aparecen ceguera, sordera, anosmia, anestesias, parestesias, parálisis, ataxia, acinesia o discinesia; los pacientes suelen manifestar una falta inapropiada de preocupación y pueden obtener algunos beneficios con sus actos; **hipocondría** (neurosis hipocondríaca): caracterizada por una preocupación por el cuerpo y miedo persistente a una supuesta enfermedad; **trastorno por dolor:** preocupación y dolor en el que los factores psicológicos contribuyen; **trastorno dismórfico corporal:** preocupación poco realista de que una parte del cuerpo se encuentra deformada.

I. **Trastornos facticios.** Se caracterizan por la producción o fingimiento intencionados de síntomas psicológicos, somáticos, o ambos para asumir el papel de enfermo (también denominado *síndrome de Munchausen*).

J. **Trastornos disociativos.** Se caracterizan por cambios bruscos y transitorios de la conciencia o identidad. **Amnesia disociativa** (psicógena): pérdida de la memoria sin una causa orgánica; **fuga disociativa** (psicógena): fuga no justificada del hogar; **trastorno de identidad disociativo** (trastorno por personalidad múltiple): la persona tiene dos o más identidades distintas; **trastorno de despersonalización:** sensación de que las cosas son irreales.

K. **Trastornos sexuales y de la identidad sexual.** Se clasifican como parafilias, trastornos de la identidad sexual y disfunciones sexuales. En las **parafilias,** el interés sexual de la persona se dirige sobre todo hacia objetos más que hacia personas, hacia actos sexuales que no suelen relacionarse con el coito o hacia el coito realizado en condiciones extravagantes. Abarca el **exhibicionismo,** el **fetichismo,** el **froterismo,** la **pedofilia,** el **masoquismo sexual,** el **sadismo sexual,** el **fetichismo transvestista** y el **voyeurismo.** Las disfunciones sexuales comprenden trastornos del **deseo (trastorno por deseo sexual hipoactivo, trastorno por aversión al sexo),** la **excitación (trastorno de la excitación sexual en la mujer, trastorno de la erección en el hombre** [es decir, impotencia]), el **organismo** (**trastorno orgásmico femenino** [es decir, anorgasmia]), **trastorno orgásmico masculino** (es decir, eyaculación tardía o retrasada, eyaculación prematura) y **dolor sexual (dispareunia, vaginismo).** La disfunción sexual puede deberse a una **enfermedad médica** (p. ej., esclerosis múltiple) o a **abuso de sustancias** (p. ej., anfetaminas). Los **trastornos de la iden-**

**tidad sexual** (incluido el transexualismo) se caracterizan por una incomodidad persistente con el sexo biológico propio y el deseo de eliminar esas características sexuales (p. ej., castración).

L. **Trastornos de la conducta alimentaria.** Se caracterizan por una alteración notable de la conducta alimentaria. Comprenden la **anorexia nerviosa** (adelgazamiento corporal, rechazo de la comida) y la **bulimia nerviosa** (alimentación compulsiva, con vómitos o sin ellos).

M. **Trastornos del sueño.** Abarcan: 1) las **disomnias,** en las que la persona no puede conciliar o mantener el sueño **(insomnio)** o duerme demasiado **(hipersomnia);** 2) las **parasomnias,** como las **pesadillas,** el **sonambulismo** o el **trastorno por terrores nocturnos** (la persona se despierta en un estado paralizado de terror); 3) la **narcolepsia** (ataques de sueño con pérdida del tono muscular [cataplejía]); 4) **trastornos del sueño relacionados con la respiración** (ronquera, apnea), y 5) **trastornos del ritmo circadiano del sueño** (somnolencia diurna, desfase horario). Los trastornos del sueño también pueden deberse a **enfermedad médica** (p. ej., enfermedad de Parkinson) y a **abuso de sustancias** (p. ej., alcoholismo).

N. **Trastornos del control de los impulsos no clasificados en otros apartados.** Cubre trastornos en los que las personas no pueden controlar sus impulsos y se desmandan. Abarca el **trastorno explosivo intermitente** (agresión), la **cleptomanía** (robo), la **piromanía** (provocación de incendios), la **tricotilomanía** (arrancamiento del pelo) y el **juego patológico.**

O. **Trastornos adaptativos.** Reacción adaptativa inadecuada a un estrés vital claramente definido. Se dividen en subtipos según el síntoma: **con ansiedad, con estado de ánimo y deprimido, mixto con ansiedad y estado de ánimo deprimido, con trastorno del comportamiento, y con alteración mixta de las emociones y el comportamiento.**

P. **Trastornos de la personalidad.** Trastornos caracterizados por patrones de comportamiento desadaptativos profundamente arraigados y habitualmente indefinidos que suelen reconocerse en la adolescencia o antes.

1. **Trastorno paranoide de la personalidad.** Caracterizado por suspicacias sin fundamento, hipersensibilidad, celos, envidia, rigidez, importancia excesiva de lo propio y tendencia a culpar y atribuir los males de los demás.
2. **Trastorno esquizoide de la personalidad.** Caracterizado por timidez, hipersensibilidad, reclusión, evitación de las relaciones íntimas o competitivas, excentricidad, sin pérdida de la capacidad preservada para reconocer la realidad, ensoñación y capacidad para expresar hostilidad y agresión.
3. **Trastorno esquizotípico de la personalidad.** Similar al esquizoide pero con cierta pérdida del análisis de la realidad, creencias extrañas y una actitud fría y retraída.
4. **Trastorno obsesivo-compulsivo de la personalidad.** Caracterizado por una preocupación excesiva por la conformidad y las normas de conciencia; el paciente puede mostrarse rígido, excesivamente consciente, hiperresponsable, excesivamente inhibido e incapaz de relajarse (tres *P*: puntual, parsimonioso, preciso).
5. **Trastornos histriónico de la personalidad.** Caracterizado por inestabilidad emocional, excitabilidad, hiperreactividad, vanidez, inmadurez, dependencia y autodramatismo para reclamar la atención y seducir.
6. **Trastorno de la personalidad por evitación.** Caracterizado por una energía escasa, fatigabilidad inmediata, falta de entusiasmo, incapacidad para disfrutar de la vida e hipersensibilidad ante el estrés.
7. **Trastorno antisocial de la personalidad.** Abarca a las personas que entran en conflicto con la sociedad. Se trata de personas que no conocen la lealtad, son egoístas, insensibles, irresponsables, impulsivas y no sienten culpa ni aprenden de la experiencia. Tienen un nivel bajo de tolerancia a la frustración y tienden a inculpar a los demás.
8. **Trastorno narcisista de la personalidad.** Caracterizado por sentimientos de grandeza e importancia propia, falta de empatía, envidia, capacidad de manipulación y necesidad de atención y admiración.
9. **Trastorno límite de la personalidad.** Caracterizado por inestabilidad, impulsividad, sexualidad caótica, actos suicidas, conducta automutilante, problemas de identidad, ambivalencia y sensación de vacío y aburrimiento.

10. **Trastorno de la personalidad por dependencia.** Caracterizado por un comportamiento pasivo y sumiso; la persona está insegura de sí misma y se vuelve totalmente dependiente de los demás.

Q. **Otros problemas que pueden ser objeto de atención clínica.** Abarca estados en los que no hay un trastorno mental pero el problema es el eje del diagnóstico del tratamiento.

1. **Trastornos psicológicos que afectan al estado físico.** Trastornos caracterizados por síntomas físicos causados o influidos por factores emocionales; suele afectar a un único aparato o sistema y se conservan el control o la información del sistema nervioso vegetativo. Algunos ejemplos son la dermatitis atópica, el lumbago, el asma bronquial, la hipertensión, la migraña, la úlcera, el colon irritable y la colitis (también denominados *trastornos psicosomáticos*).
2. **Trastornos motores inducidos por medicamentos. Trastornos causados por medicamentos,** en particular antagonistas de los receptores de dopamina (p. ej., clorpromazina). Comprende el **parkinsonismo,** el **síndrome neuroléptico maligno** (rigidez muscular, hipotermia), la **distonía aguda** (espasmo muscular), la **acatisia aguda** (inquietud), la **discinesia tardía** (movimientos coreiformes) y el **temblor postural.**
3. **Problemas de relación.** Alteración de la interacción social con una unidad relacional. Abarca los **problemas paternofiliales,** los **problemas conyugales** o **de pareja** y los **problemas entre hermanos.** Puede también ocurrir si un miembro padece un trastorno mental o físico y el otro sufre el estrés consiguiente.
4. **Problemas relacionados con el abuso o la negligencia.** Comprende el **abuso físico** y el **abuso sexual** de los niños y adultos.

R. **Problemas adicionales que pueden ser objeto de atención clínica.** Trastornos que ocasionan a la persona un problema no lo suficientemente grave como para merecer un diagnóstico psiquiátrico pero sí para interferir en la función. Se clasifican como **comportamiento antisocial del adulto o del niño** (actos violentos repetidos), **función intelectual en el límite** (CI: 71-84), **simulación** (producción voluntaria de los síntomas), **incumplimiento terapéutico, problema laboral** o **académico, problema biográfico** (paternidad, desempleo), **duelo, disminución cognitiva relacionada con la edad** (olvidos normales de la edad avanzada), **problema de identidad** (vocación), **problema religioso o espiritual** y **problema de aculturación** (inmigración).

S. **Otras categorías.** Además de las categorías diagnósticas enumeradas anteriormente, en el DSM-IV-TR figuran otras categorías de enfermedad que requieren estudio antes de formar parte oficial del DSM o que suscitan controversia. Entre éstas se encuentran las siguientes:

1. **Trastorno posconmocional.** Alteración cognitiva, cefalea, problemas de sueño, irritabilidad, mareos y cambio de la personalidad después de un traumatismo craneal.
2. **Trastorno neurocognitivo leve.** Trastornos de la memoria, comprensión y atención como consecuencia de una enfermedad médica (p. ej., alteración electrolítica, hipotiroidismo, etapas iniciales de la esclerosis múltiple).
3. **Abstinencia de cafeína.** Fatiga, depresión, cefalea, ansiedad tras suspender el consumo de café.
4. **Trastorno depresivo pospsicótico de la esquizofrenia.** Episodio depresivo, a veces prolongado, que aparece como secuela de un trastorno esquizofrénico.
5. **Trastorno deteriorante simple (esquizofrenia simple).** Caracterizado por comportamiento extravagante, incapacidad para satisfacer las demandas de la sociedad, embotamiento afectivo, pérdida de la voluntad y empobrecimiento social. Los delirios y alucinaciones son manifiestos.
6. **Trastorno depresivo menor, trastorno depresivo breve recurrente y trastorno disfórico premenstrual.** El **trastorno depresivo menor** se asocia a síntomas leves, como inquietud y preocupación excesiva por síntomas vegetativos menores (temblor y palpitaciones). El **trastorno depresivo breve recurrente** se caracteriza por episodios recurrente de depresión, con una duración respectiva inferior a 2 semanas (habitualmente, de 2 a 3 días) y con una recuperación íntegra final. El **trastorno disfórico premenstrual** ocurre una semana antes de la menstruación (fase lútea) y se caracteriza por estado de ánimo deprimido, ansiedad, irritabilidad, letargia y trastornos del sueño.

7. **Trastorno mixto ansiosodepresivo.** Caracterizado por síntomas de ansiedad y depresión, sin predominio de ninguno de ellos (denominado a veces *neurastenia*).
8. **Trastorno facticio por poderes.** También conocido como *síndrome de Munchausen por poderes;* los padres fingen la enfermedad de sus hijos.
9. **Trastorno disociativo de trance.** Se caracteriza por una pérdida pasajera del sentido de la identidad personal y de la percepción del entorno; el paciente actúa como si hubiera sido suplantado por otra personalidad, espíritu o fuerza.
10. **Trastorno de alimentación compulsiva.** Variante de la bulimia nerviosa, caracterizada por episodios recurrentes de atracones sin vómitos autoinducidos ni abuso de laxantes.
11. **Trastorno depresivo de la personalidad.** Caracterizado por pesimismo, anhedonía, insatisfacción crónica y soledad.
12. **Trastorno pasivo-agresivo de la personalidad.** Caracterizado por terquedad, procrastinación, ineficiencia voluntaria multiplicada por una agresión subyacente (también llamado *trastorno negativista de la personalidad*).

## V. Gravedad del trastorno

La gravedad del trastorno se puede clasificar de la siguiente manera, según el cuadro clínico y la presencia o ausencia de síntomas y signos, así como la intensidad o gravedad del trastorno.

A. **Leve.** Hay muy pocos o ningún síntoma, y sólo se aprecia una alteración menor de la actividad social u ocupacional.

B. **Moderado.** Se observan síntomas o alteración funcional intermedios entre las categorías *leve* y *grave.*

C. **Grave.** Hay muchos síntomas o éstos son especialmente graves y determinan una notable alteración de la actividad social u ocupacional.

D. **En remisión parcial.** Se cumplían los criterios íntegros del trastorno en un momento anterior pero, en la actualidad, sólo quedan algunos de los síntomas o signos.

E. **En remisión completa.** Ya no hay ningún signo ni síntoma del trastorno.

F. **Varios diagnósticos.** Es posible que un paciente presente más de un diagnóstico. El diagnóstico principal suele ser el responsable del ingreso en el hospital o de la visita al psiquiatra. A veces, no es posible determinar cuál es el diagnóstico principal porque cada uno contribuye por igual a la necesidad de tratamiento. En estos casos, se utiliza el término *diagnóstico dual* (p. ej., dependencia de anfetaminas acompañada de esquizofrenia).

---

Para una exposición más detallada de este tema, véase *Classification in Psychiatry,* capítulo 9, página 1003, en CTP/VIII.

---

# 5

# Delirium, demencia, trastornos amnésicos y otros trastornos cognitivos y trastornos mentales debidos a enfermedades médicas

## I. Exposición general y clasificación

El delirium, la demencia y los trastornos amnésicos se conocen colectivamente como trastornos cognitivos y se caracterizan por alteraciones importantes de la memoria, el juicio, el lenguaje y la atención.

**A. Delirium.** El delirium se caracteriza por la confusión breve y alteraciones en el nivel de conciencia. Existen cuatro subcategorías basadas en diversas causas: 1) inducido por sustancias, como la cocaína, los opiáceos o la fenciclidina; 2) enfermedades médicas generales, como la infección; 3) etiologías variadas, como el traumatismo craneal o las enfermedades renales, y 4) delirium no especificado, como el de la privación del sueño.

**B. Demencia.** La demencia destaca por la alteración grave de la memoria, el juicio y la orientación, a pesar del nivel normal de alerta y vigilia. Se conocen seis categorías: 1) demencia de tipo Alzheimer: suele afectar a personas mayores de 65 años y se manifiesta por un deterioro intelectual progresivo; 2) demencia vascular: causada por trombosis vascular o hemorragia; 3) otras enfermedades médicas, como el sida o los traumatismos craneales; 4) inducida por sustancias: causada por toxinas o medicamentos, por ejemplo, humos de gasolina, atropina; 5) de etiología múltiple, y 6) no especificada (de origen desconocido).

**C. Trastornos amnésicos.** Los trastornos amnésicos se caracterizan por la pérdida de la memoria sin otras alteraciones cognitivas. Existen tres subcategorías: 1) causados por una enfermedad médica, como la hipoxia; 2) causados por toxinas o medicamentos, como la marihuana o el diazepam, y 3) no especificados.

**D. Trastornos mentales debidos a una enfermedad médica.** La enfermedad médica causa directamente los síntomas psiquiátricos.

## II. Examen clínico

**A. Historia clínica.** A menudo exige la recogida de datos colaterales de la gráfica, el personal sanitario y la familia. Explore los cambios de la función basal. Ponga atención a los antecedentes médicos, los síntomas somáticos, la medicación empleada y el posible consumo de drogas. La historia clínica incluye una anamnesis completa por órganos y aparatos.

**B. Exploración física.** Subraye la exploración neurológica pero no olvide los demás aparatos y sistemas.

**C. Estado mental.** Evalúe cuidadosamente la cognición, pero no hasta el punto de omitir otras informaciones, en particular el aspecto y el comportamiento general, el estado de ánimo, el afecto y el contenido y el proceso del pensamiento. Explore signos inespecíficos de disfunción cerebral, como los siguientes:

1. Alteración intelectual, mnésica y cognitiva (pobreza de pensamiento, falta de flexibilidad intelectual, perseverancia, juicio pobre).
2. Alteraciones del nivel de conciencia (p. ej., despertarse por la mañana en un estado de confusión).
3. Cambio de la personalidad.
4. Desinhibición (falta de idoneidad y exacerbación de los rasgos básicos de la personalidad).
5. Pobreza del lenguaje con disminución del vocabulario y uso de clichés.
6. Alucinaciones visuales llamativas.
7. El estado de ánimo inicial puede ser deprimido, ansioso y lábil, pero a veces evoluciona a la apatía.
8. Afecto superficial o aplanado.

**D. Evaluación cognitiva.** Efectúe una evaluación preliminar de la cognición que abarque, por ejemplo, estos puntos: 1) orientación en el tiempo, espacio y persona; 2) cálculo: restar de siete en siete a 100, recordar al cabo de unos minutos los nombres de tres objetos; 3) lenguaje: repetición de las palabras, escritura de una frase; 4) abstracción: interpretar un refrán, y 5) capacidad visuoespacial: copiar un dibujo (círculo, cuadrado, triángulo).

**E. Consulta.** Trabaje en colaboración estrecha con los internistas, neurólogos y otros especialistas. Prepárese para tratar la enfermedad desencadenante.

CONSEJO CLÍNICO:

*La orientación personal es la última en perderse después de la temporal y espacial.*

**F. Pruebas de laboratorio**

1. El estudio habitual de laboratorio se basa en un hemograma completo; análisis de electrólitos, ácido fólico eritrocítico y funciones tiroideas; análisis de tóxicos, y química hepática en suero. Todos ellos se necesitan para diagnosticar enfermedades tratables que no se detectan con facilidad mediante pruebas de cribado como el miniexamen mental (MEM).
2. Evaluación psicométrica (pruebas psicológicas): son más sensibles a las lesiones orgánicas, están normalizadas y para su interpretación se recurre a las probabilidades; necesita la colaboración del paciente. Hay que indicar al psicólogo dónde debe centrar la evaluación.
3. Radiografía de cráneo, electroencefalografía (EEG), tomografía computarizada (TC), resonancia magnética (RM), punción lumbar, gammagrafía cerebral y angiografía, según proceda.

## III. Delirium

**A. Definición.** El síntoma fundamental del delirium es el deterioro de la conciencia, que suele acompañarse de una alteración general de las funciones cognitivas; por lo común, se asocia a labilidad emocional, alucinaciones e ilusiones y un comportamiento inadecuado, impulsivo, irracional o violento. Habitualmente, se considera un trastorno agudo reversible, pero puede tornarse irreversible.

**B. Diagnóstico, signos y síntomas.** El delirium se diagnostica según la etiología: delirium debido a una enfermedad médica (tabla 5-1), delirium debido a intoxicación por sustancias (tabla 5-2) y delirium debido a la abstinencia de sustancias y delirium no especificado. Las manifestaciones fundamentales son la alteración de la conciencia con aumento o disminución de la vigilia más agitación o apatía; desorientación; alteraciones de la memoria; habla incoherente; alteraciones de la percepción, entre otras alucinaciones auditivas, visuales y táctiles; labilidad emocional extraordinaria, y reversión del ciclo nictemeral o fragmentación del sueño. Los síntomas neurológicos asociados comprenden falta de coordinación, disfasia, temblor, asterixis, ataxia y apraxia.

**C. Epidemiología.** Es frecuente entre los pacientes hospitalizados: aproximadamente un 10% de todos los pacientes hospitalizados, un 20% de los pacientes con quemaduras, un 30% de los pacientes ingresados en UVI (tasa máxima entre la población sometida a cardiotomía), un 30% de los pacientes hospitalizados con sida. El delirium se da más entre las personas de ambos extremos etarios (niños y ancianos). Los pacientes con antecedentes de delirium o lesión cerebral propenden más a los episodios de delirium que la población general. Además, afecta más veces al sexo masculino.

**D. Etiología.** El delirium puede considerarse como una vía común de cualquier agresión cerebral. Las causas principales son las enfermedades generales (p. ej., insuficiencia cardíaca), las enfermedades del sistema nervioso central (p. ej., trastornos epilépticos) y las intoxicaciones o la abstinencia de medicamentos o drogas. Todo medicamento que haya tomado el paciente (incluso si se prescribe con receta o es una preparación herbaria) debe considerarse como causa potencial del delirium. Se cree que el delirium implica una disfunción de la formación reticular y de la transmisión de acetilcolina.

Tabla 5-1
**Criterios del DSM-IV-TR para el diagnóstico del delirium debido a enfermedad médica**

A. Alteración de la conciencia (p. ej., disminución de la capacidad de atención al entorno) con disminución de la capacidad para centrar, mantener o dirigir la atención.
B. Cambio en las funciones cognoscitivas (como déficit de memoria, desorientación, alteración del lenguaje) o presencia de una alteración perceptiva que no se explica por la existencia de una demencia previa o en desarrollo.
C. La alteración se presenta en un corto período de tiempo (habitualmente en horas o días) y tiende a fluctuar a lo largo del día.
D. Demostración a través de la historia, de la exploración física y de las pruebas de laboratorio de que la alteración es un efecto fisiológico directo de una enfermedad médica.

Con permiso de la American Psychiatric Association. *Diagnostic and Statistical Manual of Mental Disorders,* texto revisado, 4.ª ed. Washington, DC: American Psychiatric Association. Copyright 2000.

Tabla 5-2
**Criterios del DSM-IV-TR para el diagnóstico del delirium por intoxicación por sustancias**

A. Alteración de la conciencia (p. ej., disminución de la capacidad de prestar atención al entorno) con reducción de la capacidad para centrar, mantener o dirigir la atención.
B. Cambio en las funciones cognoscitivas (como deterioro de la memoria, desorientación, alteración del lenguaje) o presencia de una alteración perceptiva que no se explica por una demencia previa o en desarrollo.
C. La alteración se presenta en un corto período de tiempo (habitualmente en horas o días) y tiende a fluctuar a lo largo del día.
D. Demostración, a través de la historia, de la exploración física y de las pruebas de laboratorio, de (1) o (2):
   (1) Los síntomas de los Criterios A y B se presentan durante la intoxicación por la sustancia.
   (2) El consumo de medicamentos se estima relacionado etiológicamente con la alteración.

Con permiso de la American Psychiatric Association. *Diagnostic and Statistical Manual of Mental Disorders,* texto revisado, 4.ª ed. Washington, DC: American Psychiatric Association. Copyright 2000.

E. **Pruebas de laboratorio.** El delirium constituye una urgencia médica y su causa debe identificarse cuanto antes. Si no se descubre la posible causa, se iniciará de inmediato un estudio médico completo. Aun cuando se descubra una posible causa, pueden intervenir varios factores. El estudio comprende las constantes vitales, el hemograma completo con fórmula leucocitaria, la velocidad de sedimentación, una química sanguínea completa, pruebas de función hepática y renal, análisis de orina, análisis de tóxicos en orina, electrocardiograma (ECG), radiografía de tórax, TC de cráneo y punción lumbar (si procede). En el EEG suele observarse un enlentecimiento difuso o bien zonas focales de hiperactividad.

F. **Diagnóstico diferencial**
   1. **Delirium frente a demencia.** Los cambios en la demencia son más estables a lo largo del tiempo y no fluctúan en el transcurso de un día. Los pacientes con demencia están más alerta y los pacientes con delirium, más obnubilados (tabla 5-3).
   2. **Esquizofrenia y manía.** En general, no se observa el curso fluctuante rápido del delirium ni se altera el grado de conciencia ni tampoco se observa una anomalía cognitiva importante.
   3. **Trastornos disociativos.** Puede haber una amnesia puntual, pero faltan la alteración cognitiva global y los patrones psicomotores y de sueño anormales del delirium.

G. **Evolución y pronóstico.** Los pacientes con un episodio de delirium muestran una mortalidad del 23 al 33% a los 3 meses y del 50% al cabo de 1 año. La evolución suele ser rápida. Los síntomas remiten, de ordinario, de 3 a 7 días después de tratar el factor etiológico; la remisión sintomática puede tardar 2 semanas. A veces, el delirium desaparece espontáneamente. El delirium puede seguirse de depresión o trastorno por estrés postraumático.

H. **Tratamiento.** El objetivo principal es identificar y tratar la causa subyacente. Corrija las anomalías metabólicas; procure una hidratación adecuada, el balance electrolítico y una buena

Tabla 5-3
**Diferenciación clínica entre delirium y demencia**[a]

| | Delirium | Demencia |
|---|---|---|
| Historia | Enfermedad aguda | Enfermedad crónica |
| Comienzo | Rápido | Insidioso (habitualmente) |
| Duración | De días a semanas | De meses a años |
| Evolución | Fluctuante | Crónica progresiva |
| Nivel de conciencia | Fluctuante | Normal |
| Orientación | Alterada, al menos periódicamente | Intacta al principio |
| Afecto | Ansioso, irritable | Lábil, pero generalmente no ansioso |
| Pensamiento | A menudo, desorganizado | Reducido en cantidad |
| Memoria | Alteración considerable de la memoria reciente | Alteración de la memoria reciente y remota |
| Percepción | Alucinaciones frecuentes (sobre todo visuales) | Alucinaciones menos frecuentes (excepto agitación vespertina) |
| Función psicomotora | Retraso, agitación, o ambos | Normal |
| Sueño | Alteración del ciclo nictemeral menor | Alteración del ciclo nictemeral |
| Atención y percepción | Muy alteradas | Menos alteradas |
| Reversibilidad | A menudo, reversible | Mayoritariamente irreversible |

[a] Los pacientes demenciados propenden más al delirium y es frecuente que éste se superponga sobre la demencia.

nutrición; identifique y, si es posible, suspenda la medicación responsable; optimice el entorno sensorial del paciente (p. ej., reduzca los estímulos a los pacientes con delirium tremens y aumente adecuadamente los estímulos de los pacientes que deliran por una privación sensorial). En caso de agitación se pueden utilizar dosis bajas de un antipsicótico de gran potencia (p. ej., 2 a 5 mg de haloperidol por vía oral o intramuscular cada 4 h). Las benzodiazepinas (p. ej., 1 o 2 mg de lorazepam se pueden utilizar por vía oral o intramuscular cada 4 h, según la necesidad, y también para tratar la agitación, sobre todo de los pacientes con riesgo de crisis (p. ej., un paciente que sufra abstinencia del alcohol o de sedantes-hipnóticos). En los casos refractarios, raros, el electrochoque ha resultado beneficioso.

## IV. Demencia

**A. Definición.** La demencia es una disminución de la cognición en el contexto de un nivel de conciencia estable. Las funciones afectadas son la inteligencia, el lenguaje, la resolución de problemas, la memoria, el aprendizaje, la orientación, la percepción, la atención, el juicio, la concentración y las capacidades sociales. El DSM-IV-TR exige que el defecto suponga un cambio significativo respecto de la función basal e interfiera con ésta.

**B. Diagnóstico, signos y síntomas.** Los defectos fundamentales de la demencia abarcan la orientación, la memoria, la percepción, la función intelectual y el razonamiento. Pueden ocurrir cambios notables en la personalidad, el afecto y la conducta. Las demencias suelen acompañarse de alucinaciones (20-30% de los pacientes) y delirios (30-40%). Los síntomas de depresión y ansiedad se dan de un 40 a un 50% de los pacientes con demencia. La demencia se diagnostica según la etiología (tabla 5-4).

**C. Epidemiología.** Se trata, fundamentalmente, de un síndrome senil. Alrededor del 5% de los norteamericanos mayores de 65 años sufre una demencia grave y el 15%, leve. Aproximadamente el 20% de los norteamericanos octogenarios presenta una demencia grave. El envejecimiento es el principal factor de riesgo. La cuarta parte de los pacientes demenciados sufre alguna enfermedad tratable. La enfermedad del 15% de los pacientes con demencia revierte si se inicia oportunamente el tratamiento.

**D. Etiología.** La causa más frecuente es la enfermedad de Alzheimer (50-60% de los casos), seguida de las enfermedades vasculares (las formas mixtas son también comunes). Otras causas habituales son los traumatismos craneales, el alcohol, los trastornos motores, las enfermedades de Huntington y de Parkinson y la infección por el virus de la inmunodeficiencia huma-

Tabla 5-4
**Criterios del DSM-IV-TR para el diagnóstico de demencia debida a otras enfermedades médicas**

A. La presencia de los múltiples déficit cognoscitivos se manifiesta por:
  (1) deterioro de la memoria (deterioro de la capacidad para aprender nueva información o recordar información aprendida previamente)
  (2) una (o más) de las siguientes alteraciones cognoscitivas:
    (a) afasia (alteración del lenguaje)
    (b) apraxia (deterioro de la capacidad para llevar a cabo actividades motoras, a pesar de que la función motora está intacta)
    (c) agnosia (fallo en el reconocimiento o identificación de objetos a pesar de que la función sensorial está intacta)
    (d) alteración de la actividad constructiva (p. ej., planificación, organización, secuenciación y abstracción)
B. Los déficit cognoscitivos en cada uno de los criterios A1 y A2 provocan un deterioro significativo de la actividad laboral o social y representan una merma importante del nivel previo de actividad.
C. Los signos y síntomas neurológicos (p. ej., exageración de los reflejos tendinosos profundos, respuesta de extensión plantar, parálisis seudobulbar, anomalías en la marcha, debilidad de una extremidad) o las pruebas de laboratorio sugerentes de la presencia de una enfermedad cerebrovascular se estiman etiológicamente relacionadas con la alteración (p. ej., infartos múltiples que implican al córtex y a la sustancia blanca acompañante).
D. Los déficit no aparecen exclusivamente en el transcurso de un delirium.

*Códigos* basados en las características predominantes:
Para CIE-9-MC, **[290.41] Con delirium**: si el delirium se sobreañade a la demencia
**F01.81 Con ideas delirantes [290.42]**: si las ideas delirantes son el síntoma predominante
**F01.83 Con estado de ánimo depresivo [290.43]**: si el estado de ánimo depresivo es predominante (incluyendo los cuadros clínicos que cumplen todos los criterios para un episodio depresivo mayor). No debe realizarse el diagnóstico por separado de trastorno del estado de ánimo debido a enfermedad médica
**F01.80 No complicada [290.40]**: si ninguno de los síntomas antes mencionados predomina en el cuadro clínico actual

*Especificar* si:
**Con alteración de comportamiento**

**Nota de codificación:** Codificar también en el Eje III de la enfermedad cerebrovascular.



na (VIH). Entre las causas raras se encuentran la enfermedad de Creutzfeldt-Jacob (ECJ) y su variante, la enfermedad de las vacas locas (tabla 5-5).

E. **Pruebas de laboratorio.** Identifique, primero, una causa potencialmente reversible de la demencia y luego otras enfermedades médicas tratables que pudieran empeorarla (las otras enfermedades médicas suelen precipitar la merma cognitiva). El estudio comprende las constantes vitales, un hemograma completo con fórmula leucocitaria y velocidad de sedimentación (VSG), un análisis completo de la química sanguínea, los valores séricos de $B_{12}$ y ácido fólico, pruebas de función hepática y renal, pruebas de función tiroidea, análisis de orina, análisis de tóxicos en orina, ECG, radiografía de tórax, TC o RM de cráneo y punción lumbar. La tomografía computarizada por emisión de fotones únicos (SPECT, *single photon emission computed tomography*) sirve para detectar los patrones del metabolismo cerebral en algunos tipos de demencia (tabla 5-6).

F. **Diagnóstico diferencial**
  1. **Alteración de la memoria asociada a la edad (envejecimiento normal).** Con el envejecimiento disminuye la capacidad para aprender nuevas materias y se retrasan los procesos del pensamiento. Además, existe un síndrome de los olvidos senescentes benignos que no muestra un deterioro progresivo.
  2. **Depresión.** La depresión senil puede presentarse por síntomas de alteración cognitiva, lo que ha llevado a acuñar el término *seudodemencia*. El paciente, aparentemente de-

**Tabla 5-5**
**Causas de demencia**

**Tumores**
- Primarios del cerebro[a]

**Traumatismos**
- Hematomas[a]
- Demencia postraumática[a]

**Infección (crónicas)**
- Diseminadas[a]
- Sífilis
- Enfermedad de Creutzfeldt-Jakob[b]
- Complejo de demencia del sida[c]

**Cardiovasculares**
- Infarto único[a]
- Infartos múltiples[b]
- Infarto voluminoso
- Infarto lagunar
- Enfermedad de Binswanger (encefalopatías arterioscleróticas subcorticales)
- De tipo hemodinámico[a]

**Congénitas/hereditarias**
- Enfermedad de Huntington[c]
- Leucodistrofia metacromática[c]

**Psiquiátricas primarias**
- Seudodemencia[a]

**Fisiológicas**
- Epilepsia[a]
- Hidrocefalia con presión normal[a]

**Metabólicas**
- Carencias vitamínicas[a]
- Trastornos metabólicos crónicos[a]
- Estados de anoxia crónica[a]
- Endocrinopatías crónicas[a]

**Demencias degenerativas**
- Enfermedad de Alzheimer[b]
- Enfermedad de Pick (demencias del lóbulo frontal)[b]
- Enfermedad de Parkinson[a]
- Parálisis supranuclear progresiva[c]
- Ferrocalcinosis cerebral idiopática (enfermedad de Fahr)[c]
- Enfermedad de Wilson[a]

**Enfermedad desmielinizante**
- Esclerosis múltiple[c]

**Medicamentos y toxinas**
- Alcohol[a]
- Metales pesados[a]
- Intoxicación por monóxido de carbono[a]
- Medicamentos[a]
- Irradiación[a]

[a] Patrón variable mixto.
[b] Patrón predominantemente cortical.
[c] Patrón predominantemente subcortical.
De Eric D. Caine, M.D., Hillel Grossman, M.D., y Jeffrey M. Lyness, M.D.

menciado, está verdaderamente deprimido y responde bien a los antidepresivos o al electrochoque. Muchos pacientes demenciados también se deprimen cuando empiezan a darse cuenta de la progresión de la alteración cognitiva. A menudo, vale la pena ensayar el tratamiento con antidepresivos de los pacientes con demencia y depresión. El electrochoque ayuda en los casos refractarios. En la tabla 5-7 se diferencia la demencia de la depresión.

3. **Delirium.** Se caracteriza también por una alteración cognitiva global. Los pacientes demenciados suelen tener un delirium superpuesto. La demencia tiende a cronificarse y carece de las manifestaciones destacadas del delirium, como fluctuación rápida, inicio repentino, alteraciones de la atención, nivel de conciencia oscilante, trastornos psicomotores, distorsión aguda del ciclo nictemeral y alucinaciones o delirios prominentes.

G. **Evolución y pronóstico.** La demencia puede progresar, remitir o estabilizarse. Alrededor del 15% de las demencias revierte (p. ej., hipotiroidismo, sífilis del sistema nervioso central, hematoma subdural, carencia de vitamina $B_{12}$, uremia, hipoxia), por lo que la evolución depende, en estos casos, de la rapidez con que desaparezca la causa. Si la causa revierte muy tarde, el paciente puede sufrir déficits residuales con una evolución posterior estable si no ha sufrido un importante daño cerebral. La evolución de la demencia sin una causa conocida (p. ej., demencia de tipo Alzheimer) suele caracterizarse por un deterioro lento. El paciente puede perderse en lugares conocidos, se muestra incapaz de manejar el dinero, deja de reconocer después a los familiares y acaba por mostrar incontinencia fecal y urinaria.

H. **Tratamiento.** El tratamiento suele ser de soporte. Asegure el tratamiento adecuado de los problemas médicos asociados. Mantenga una buena nutrición, ejercicios y actividades. Proporcione un ambiente con referencias frecuentes para la orientación en el día, la fecha, el lugar y la hora. A medida que disminuye la función se hace necesario el ingreso en una residencia de

Tabla 5-6
**Estudio completo de la demencia**

Exploración física, que incluye una exploración neurológica minuciosa
Constantes vitales
Examen mental
Revisión de los niveles de medicamentos y drogas
Análisis, en sangre y orina, de alcohol, medicamentos, drogas y metales pesados[a]
Estudio fisiológico
  Electrólitos/glucosa/$Ca^{++}$, $Mg^{++}$ en suero
  Pruebas de función hepática y renales
  SMA-12 o perfil equivalente de química sérica
  Análisis de orina
  Hemograma completo con fórmula leucocitaria
  Pruebas de función tiroidea (incluye TSH)
  RPR (reagina plasmática rápida) (análisis del suero)
  FTA-ABS (si se sospecha una enfermedad del SNC)
  $B_{12}$ en suero
  Niveles de ácido fólico
  Corticoides en orina[a]
  Velocidad de sedimentación (Westergren)
  Anticuerpos antinucleares[a] (ANA), $C_3C_4$, anticuerpos anti-ADN de doble hebra[a]
  Gasometría arterial[a]
  Análisis de VIH[a,b]
  Porfobilinógenos en orina[a]
Radiografía de tórax
Electrocardiograma
Estudio neurológico
  TC o RM de cráneo[a]
  SPECT[b]
  Punción lumbar[a]
  EEG[a]
  Pruebas neuropsicológicas[c]

[a] Todas ellas dependen de la historia clínica y de la exploración física.
[b] Requiere consentimiento y asesoramiento especiales.
[c] Puede ayudar a separar la demencia de otros síndromes neuropsiquiátricos si no se diferencia por la clínica.
ADN, ácido desoxirribonucleico; EEG, electroencefalograma; RM, resonancia magnética; SNC, sistema nervioso central; SPECT, tomografía computarizada por emisión de fotón único; TC, tomografía computarizada; VIH, virus de la inmunodeficiencia humana.
Adaptado con permiso de Stoudemire A, Thompson TL. Recognizing and treating dementia. *Geriatrics* 1981; 36: 112.

ancianos. A menudo, la alteración cognitiva empeora por la noche (agitación vespertina). En algunas residencias de ancianos se han instaurado, con éxito, programas de actividades nocturnas para tratar de solucionar este problema.

1. **Psicológico.** El tratamiento de soporte, la terapia de grupo y la remisión a organizaciones que atienden a las familias de los pacientes demenciados pueden ayudar a afrontar el problema y reducir la sensación de frustración y la desesperanza.
2. **Farmacológico.** En general, conviene evitar los barbitúricos y las benzodiazepinas porque empeoran la cognición. En caso de agitación, administre dosis bajas de un antipsicótico (p. ej., 2 mg de haloperidol por vía oral o intramuscular o 0,25 mg a 1,0 mg de risperidona por vía oral cada día). Algunos clínicos proponen una benzodiazepina de corta acción para dormir (p. ej., 0,25 mg de triazolam por vía oral), pero puede causar más problemas de memoria al día siguiente.

## V. Demencia de tipo Alzheimer

**A. Definición.** Demencia progresiva, en la que se han descartado todas las causas reversibles conocidas. Se conocen dos tipos: de inicio tardío (a partir de los 65 años) y de inicio temprano (antes de los 65 años o a esta edad).

Tabla 5-7
**Demencia frente a depresión**

| Característica | Demencia | Seudodemencia |
|---|---|---|
| Edad | Habitualmente, avanzada | Inespecífica |
| Inicio | Vago | De días a semanas |
| Evolución | Lenta, empeora por la noche | Rápida, incluso por el día |
| Antecedentes | Enfermedad generalizada o medicamentos | Trastorno del estado de ánimo |
| Percepción | Ninguna percepción ni preocupación | Percepción y sufrimiento |
| Signos orgánicos | A menudo, presentes | Ausentes |
| Cognición[a] | Alteración llamativa | Cambios de la personalidad |
| Examen mental | Déficits sistemáticos y puntuales | Déficits variables en distintas modalidades |
| | Aproxima, fabula, persevera | Apático, «No sé» |
| | Subraya los logros triviales | Subraya los fracasos |
| | Estado de ánimo superficial o estable | Deprimido |
| Comportamiento | Apropiado para el grado de alteración cognitiva | Incongruente con el grado de alteración cognitiva |
| Cooperación | Coopera pero está frustrado | No coopera, esfuerzo mínimo |
| TC y EEG | Anormal | Normal |

[a] Las benzodiazepinas y los barbitúricos empeoran las alteraciones cognitivas del paciente demente pero ayudan a relajar al paciente deprimido.
EEG, electroencefalograma; TC, tomografía computarizada.

B. **Diagnóstico, signos y síntomas.** Déficits cognitivos múltiples con alteraciones del comportamiento (tabla 5-8).

C. **Epidemiología.** Causa más frecuente de demencia. La demencia de tipo Alzheimer responde del 50 al 60% de todas las demencias. Puede afectar hasta al 5% de las personas mayores de 65 años y al 15-20% de las de 85 años o más. Los factores de riesgo comprenden el sexo femenino, los antecedentes de traumatismo craneal y la asistencia de un pariente en primer grado con el trastorno. La incidencia aumenta con la edad. Los pacientes con demencia de tipo Alzheimer ocupan más del 50% de las camas de las residencias para ancianos.

CONSEJO CLÍNICO:

*Los pacientes con demencia de tipo Alzheimer pueden manifestar violencia impulsiva. Si observa agitación, esté atento a estos episodios.*

D. **Etiología.** Los factores genéticos pueden contribuir; se observan antecedentes familiares de este tipo de demencia hasta en un 40% de los pacientes. Las tasas de concordancia para los gemelos monocigóticos alcanzan el 43% frente al 8% para los gemelos dicigóticos. Se conocen varios casos de transmisión autosómica dominante. El síndrome de Down se asocia a la demencia de tipo Alzheimer. Puede intervenir el gen de la proteína precursora del amiloide situado en el cromosoma 21. Los neurotransmisores más implicados son la acetilcolina y la noradrenalina. Se cree que ambos manifiestan hipoactividad. Se ha descrito una degeneración de las neuronas colinérgicas del núcleo basal de Meynert, sumada a la menor concentración cerebral de acetilcolina y de su enzima sintética fundamental, la colina acetiltransferasa. Otras pruebas favorables a la hipótesis colinérgica son los efectos beneficiosos de los inhibidores de la colinesterasa y la alteración cognitiva adicional asociada a los anticolinérgicos. Se han descubierto algunas pruebas de disminución de las neuronas del *locus ceruleus* que contienen noradrenalina. El descenso de la corticotropina y de la somatostatina también contribuye. Otras causas propuestas son las anomalías en la regulación del metabolismo de los fosfolípidos de la membrana, la toxicidad del aluminio y el metabolismo anómalo del glutamato cerebral.

Tabla 5-8
**Criterios del DSM-IV-TR para el diagnóstico de la demencia de tipo Alzheimer**

A. La presencia de los múltiples déficit cognoscitivos se manifiesta por:
(1) deterioro de la memoria (deterioro de la capacidad para aprender nueva información o recordar información aprendida previamente)
(2) una (o más) de las siguientes alteraciones cognoscitivas:
(a) afasia (alteración del lenguaje)
(b) apraxia (deterioro de la capacidad para llevar a cabo actividades motoras, a pesar de que la función motora está intacta)
(c) agnosia (fallo en el reconocimiento o identificación de objetos, a pesar de que la función sensorial está intacta)
(d) alteración de la ejecución (p. ej., planificación, organización, secuenciación y abstracción)
B. Los déficit cognoscitivos en cada uno de los criterios A1 y A2 provocan un deterioro significativo de la actividad laboral o social y representan una merma importante del nivel previo de actividad.
C. El curso se caracteriza por un inicio gradual y un deterioro cognoscitivo continuo.
D. Los déficit cognoscitivos de los Criterios A1 y A2 no se deben a ninguno de los siguientes factores:
(1) otras enfermedades del sistema nervioso central que provocan déficit de memoria y cognoscitivos (p. ej., enfermedad cerebrovascular, enfermedad de Parkinson, corea de Huntington, hematoma subdural, hidrocefalia normotensiva, tumor cerebral)
(2) enfermedades sistémicas que pueden provocar demencia (p. ej., hipotiroidismo, deficiencia de ácido fólico, vitamina $B_{12}$ y niacina, hipercalcemia, neurosífilis, infección por VIH)
(3) enfermedades inducidas por sustancias
E. Los déficit no aparecen exclusivamente en el transcurso de un delirium.
F. La alteración no se explica mejor por la presencia de otro trastorno del Eje I (p. ej., trastorno depresivo mayor, esquizofrenia).

*Codificar* basándose en la presencia o ausencia de una alteración de comportamiento clínicamente significativa:
**Sin alteración de comportamiento [294.10]:** si la alteración cognoscitiva no se acompaña de una alteración de comportamiento clínicamente significativa
**Con alteración de comportamiento [294.11]:** si la alteración cognoscitiva se acompaña de una alteración de comportamiento clínicamente significativa (p. ej., andar sin rumbo, agitación)

*Especificar* el subtipo:
**De inicio temprano:** si el inicio se produce a la edad de 65 años o antes
**De inicio tardío:** si el inicio se produce después de los 65 años

**Nota de codificación:** Codificar también en Eje III G30.0 Enfermedad de Alzheimer. Indicar en el Eje I otras características clínicas significativas relacionadas con la enfermedad de Alzheimer (p. ej., Trastorno del estado de ánimo debido a enfermedad de Alzheimer, con síntomas depresivos [293.83] y Cambio de personalidad debido a enfermedad de Alzheimer [310.1] tipo agresivo).

Con permiso de la American Psychiatric Association. *Diagnostic and Statistical Manual of Mental Disorders,* texto revisado, 4.ª ed. Washington, DC: American Psychiatric Association. Copyright 2000.

E. **Neuropatología.** Las lesiones neuropatológicas características, descritas inicialmente por Alois Alzheimer, son los ovillos neurofibrilares, las placas seniles y la degeneración granulovacuolar. Estas lesiones pueden también aparecer con el envejecimiento normal, pero se dan siempre en el cerebro de los pacientes con demencia de tipo Alzheimer. Destacan sobre todo en el cuerpo amigdalino, el hipocampo, la corteza y el prosencéfalo basal. El diagnóstico definitivo de la enfermedad de Alzheimer sólo se puede establecer mediante estudio histopatológico. La teoría etiológica de la toxicidad del aluminio se basa en que las estructuras patológicas cerebrales contienen gran cantidad de aluminio. El diagnóstico clínico de la demencia de tipo Alzheimer sólo se debe considerar posible o probable en la enfermedad de Alzheimer. Otras anomalías halladas en la demencia de tipo de Alzheimer son la atrofia cortical difusa en la TC o RM, la dilatación de los ventrículos y una disminución del metabolismo cerebral de la acetilcolina. El hallazgo de valores bajos de acetilcolina explica por qué estos pacientes son tan sensibles a los efectos de la medicación anticolinérgica y han alentado las estrategias de tratamiento basadas en la restitución de colina.

**F. Evolución y pronóstico**

1. El comienzo entre personas de 50 o 60 años suele ser insidioso y la progresión lenta.
2. La afasia, la apraxia y la agnosia suelen manifestarse al cabo de varios años.
3. Los trastornos motores y de la marcha aparecen algo más tarde; el paciente puede estar confinado a la cama.
4. La supervivencia media es de 8 ocho años y varía entre 1 y 20 años.

**G. Tratamiento.** El donepezilo, la rivastigmina, la galantamina y la tacrina son inhibidores de la colinesterasa. Estos medicamentos pueden mejorar la cognición y retrasar la merma cognitiva de algunos pacientes con enfermedad de Alzheimer leve o moderada. El fármaco más reciente, la mementina, actúa sobre los receptores del glutamato. Ninguno de ellos altera el proceso morboso subyacente. La tacrina se utiliza poco por su toxicidad hepática (tabla 5-9).

## VI. Demencia vascular

**A. Definición.** El segundo tipo más frecuente de demencia obedece a las enfermedades cerebrovasculares. La demencia vascular suele progresar de forma escalonada con cada infarto recidivante. Algunos pacientes advierten el instante concreto en que empeora la función y luego mejoran lentamente en el transcurso de los días posteriores hasta el siguiente infarto. Otros experimentan un deterioro progresivo.

**B. Diagnóstico, signos y síntomas.** Alteraciones cognitivas múltiples y cambios de comportamiento. Los signos neurológicos ocurren con frecuencia; los vasos cerebrales de tamaño pequeño e intermedio suelen verse afectados. Los infartos pueden obedecer a una placa oclusiva o a tromboembolias. Los signos comprenden soplos carotídeos, alteraciones en el fondo de ojo y dilatación de los ventrículos cerebrales. La alteración cognitiva puede ser segmentaria y algunas regiones permanecen intactas (tabla 5-10).

**C. Epidemiología.** Da cuenta del 15 al 30% de todas las demencias; más frecuente entre las personas de 60 a 70 años de edad. Menos común que la demencia de tipo Alzheimer. Más frecuen-

Tabla 5-9
**Medicación aprobada para la enfermedad de Alzheimer**

| Medicamento | Preparaciones | Dosis inicial | Dosis de mantenimiento | Comentarios |
|---|---|---|---|---|
| Tacrina | Cápsulas de 10, 20, 30 y 40 mg | 10 mg, 4 veces al día | 30 o 40 mg, 4 veces al día | Hepatotoxicidad directa reversible en un tercio de los casos, que obliga a una vigilancia bisemanal inicial de las transaminasas. No se utiliza demasiado. |
| Donepezilo | Comprimidos de 5 y 10 mg | 5 mg al día | 5-10 mg al día | La dosis de 10 mg quizá resulte más eficaz pero comporta más efectos adversos. |
| Rivastigmina | Cápsulas de 1,5, 3, 4,5 y 6 mg | 1,5 mg, 2 veces al día | 3, 4,5 o 6 mg, 2 veces al día | Las dosis de 4,5 mg, 2 veces al día, probablemente sean las más idóneas. Se puede tomar con los alimentos. |
| Galantamina | Cápsulas de 4, 8 y 12 mg; solución con 4 mg/ml | 4 mg, 2 veces al día | 8 o 12 mg, 2 veces al día | La dosis de 8 mg, 2 veces al día, posee menos efectos adversos. |
| Memantina | Comprimidos de 5 y 10 mg | 5 mg al día | 10 mg, 2 veces al día | La dosis de 10 mg resultó eficaz en un ensayo sobre pacientes que vivían en residencias de ancianos. |

Tabla 5-10
**Criterios del DSM-IV-TR para el diagnóstico de la demencia vascular**

A. La presencia de los múltiples déficit cognoscitivos se manifiesta por:
   (1) deterioro de la memoria (deterioro de la capacidad para aprender nueva información o recordar información aprendida previamente)
   (2) una (o más) de las siguientes alteraciones cognoscitivas:
      (a) afasia (alteración del lenguaje)
      (b) apraxia (deterioro de la capacidad para llevar a cabo actividades motoras, a pesar de que la función motora está intacta)
      (c) agnosia (fallo en el reconocimiento o identificación de objetos a pesar de que la función sensorial está intacta)
      (d) alteración de la actividad constructiva (p. ej., planificación, organización, secuenciación y abstracción)

B. Los déficit cognoscitivos en cada uno de los criterios A1 y A2 provocan un deterioro significativo de la actividad laboral o social y representan una merma importante del nivel previo de actividad.

C. Los signos y síntomas neurológicos (p. ej., exageración de los reflejos tendinosos profundos, respuesta de extensión plantar, parálisis seudobulbar, anomalías en la marcha, debilidad de una extremidad) o las pruebas de laboratorio sugerentes de la presencia de una enfermedad cerebrovascular se estiman etiológicamente relacionadas con la alteración (p. ej., infartos múltiples que implican al córtex y a la sustancia blanca acompañante).

D. Los déficit no aparecen exclusivamente en el transcurso de un delirium.

*Códigos* basados en las características predominantes:

Para CIE-9-MC, **[290.41] Con delirium:** si el delirium se sobreañade a la demencia

**F01.81 Con ideas delirantes [290.42]**: si las ideas delirantes son el síntoma predominante

**F01.83 Con estado de ánimo depresivo [290.43]**: si el estado de ánimo depresivo es predominante (incluyendo los cuadros clínicos que cumplen todos los criterios para un episodio depresivo mayor). No debe realizarse el diagnóstico por separado de trastorno del estado de ánimo debido a enfermedad médica

**F01.80 No complicada [290.40]**: si ninguno de los síntomas antes mencionados predomina en el cuadro clínico actual

*Especificar* si:

**Con alteración de comportamiento**

**Nota de codificación:** Codificar también en el Eje III de la enfermedad cerebrovascular.



te en el sexo masculino. La edad de inicio es menor que la de la demencia de tipo Alzheimer. Los factores de riesgo comprenden la hipertensión, las cardiopatías y otros factores de riesgo para el ictus.

D. **Pruebas de laboratorio.** En la TC y en la RM se observan infartos.

E. **Diagnóstico diferencial**

1. **Demencia de tipo Alzheimer.** La demencia vascular puede resultar difícil de separar de la de tipo Alzheimer. Recoja una historia adecuada del curso de la enfermedad, averiguando si el inicio fue brusco, si el curso resultó insidioso o escalonado y si hubo alteraciones neurológicas. Identifique los factores de riesgo para las enfermedades vasculares y solicite un estudio de imagen cerebral. Si el paciente muestra características tanto de la demencia vascular como de la de tipo Alzheimer, entonces el diagnóstico será una demencia por causas múltiples.
2. **Depresión.** Los pacientes con demencia vascular pueden deprimirse, al igual que los pacientes con seudodemencia, como ya se ha señalado. La depresión no suele producir signos neurológicos focales. Si existe una depresión, debe diagnosticarse y tratarse.
3. **Ictus y accidentes isquémicos transitorios (AIT).** En general, no determinan una demencia progresiva. Los AIT son episodios breves de disfunción neurológica focal que duran

menos de 24 h (habitualmente, entre 5 y 15 min). Un paciente con ictus establecido puede presentar algunos déficits cognitivos, pero, a menos que haya una destrucción masiva del tejido cerebral, un solo ictus no suele producir demencia.

F. **Tratamiento.** El tratamiento consiste en identificar y revertir la causa de los ictus. Hay que corregir la hipertensión, la diabetes y las cardiopatías. A veces se precisa el ingreso en una residencia de ancianos si la alteración es grave. El tratamiento es de apoyo y sintomático. Los antidepresivos, los fármacos psicoestimulantes, los antipsicóticos y las benzodiazepinas se pueden emplear, pero todos los psicofármacos pueden causar efectos adversos a los pacientes con lesiones cerebrales.

## VII. Enfermedad de Pick

Esta demencia degenerativa primaria, relativamente rara, se parece clínicamente a la demencia de tipo Alzheimer. La enfermedad de Pick justifica cerca del 5% de todas las demencias irreversibles. El lóbulo frontal se daña especialmente y desde el principio pueden verse signos frontales de comportamiento desinhibido. El síndrome de Klüver-Bucy (hipersexualidad, hiperoralidad y placidez) es más frecuente en la enfermedad de Pick que en la demencia de tipo Alzheimer, al preservarse relativamente las funciones cognitivas. Los lóbulos frontal y temporal muestran atrofia, destrucción neuronal, gliosis y depósitos intraneurales llamados *cuerpos de Pick*. El diagnóstico se establece, a menudo, en la autopsia, si bien la TC o la RM pueden revelar una afectación llamativa del lóbulo frontal.

## VIII. Trastornos priónicos

Se conocen dos grandes enfermedades priónicas: la ECJ y la variante de ECJ. Ambas son enfermedades demenciantes, degenerativas y rápidamente progresivas, causadas por una infección priónica. El prión es una proteína replicativa que, cuando muta, produce una serie de enfermedades espongiformes. Los priones pueden mutar de manera espontánea, y los priones anómalos se transmiten con el uso de injertos contaminados de duramadre o de córnea o tras la ingestión de carne de ganado infectado con encefalopatía espongiforme bovina. El comienzo de la enfermedad de Creutzfeldt-Jakob suele ocurrir en las etapas intermedias o avanzadas de la vida. La ECJ afecta a adultos jóvenes que han ingerido carne contaminada. Los síntomas más tempranos de la enfermedad consisten en molestias somáticas ambiguas o sensación inespecífica de ansiedad. Otros signos comprenden ataxia, signos extrapiramidales, coreoatetosis y disartria. A menudo, se observan sacudidas mioclónicas. En general, produce la muerte a los 6-12 meses del diagnóstico. La TC revela atrofia de la corteza y del cerebelo. El EEG característico de las etapas finales suele mostrar un patrón sincrónico bilateral de puntas y ondas que, más tarde, da paso a complejos sincrónicos trifásicos de puntas y ondas; la actividad de puntas puede corresponderse con las sacudidas mioclónicas. No se conoce tratamiento.

## IX. Enfermedad de Huntington

A. **Definición.** Enfermedad genética, autosómica dominante, con penetrancia completa (cromosoma 4), caracterizada por movimientos atetósicos y demencia. La probabilidad de que una persona sufra enfermedad de Huntington, si uno de los padres la padece, es del 50%.

B. **Diagnóstico.** Empieza habitualmente a partir de los 30-40 años de edad (el paciente, a menudo, ya tiene hijos). Los movimientos coreiformes suelen aparecer primero y van empeorando cada vez más. La demencia se manifiesta más tarde, a menudo con rasgos psicóticos. La familia del paciente puede ser la primera en describir la demencia, como consecuencia del cambio en la personalidad de éste. Examine los antecedentes familiares.

C. **Síntomas y complicaciones psiquiátricos asociados**

1. Cambios de la personalidad (25%).
2. Trastorno esquizofreniforme (25%).
3. Trastorno del estado de ánimo (50%).
4. Presentación por demencia de inicio repentino (25%).
5. Desarrollo de demencia en el 90% de los casos.

**D. Epidemiología.** La incidencia es de dos a seis casos al año por 100.000 habitantes. Se ha rastreado la pista de más de 1.000 casos hasta llegar a dos hermanos que emigraron desde Inglaterra a Long Island. La incidencia es equivalente en ambos sexos.

**E. Fisiopatología.** Atrofia del cerebro con afectación extensa de los ganglios basales y del núcleo caudado en particular.

**F. Diagnóstico diferencial.** Si se advierten por primera vez los movimientos coreicos, éstos suelen interpretarse equivocadamente como espasmos habituales o tics sin más consecuencias. Hasta el 75% de los pacientes con enfermedad de Huntington son diagnosticados inicialmente por error de un trastorno psiquiátrico primario. Los rasgos que lo diferencian de la demencia de tipo Alzheimer son la elevada incidencia de depresión y psicosis y el clásico trastorno motor coreoatetósico.

**G. Evolución y pronóstico.** La evolución es progresiva y suele llevar a la muerte de 15 a 20 años después del diagnóstico. El suicidio es frecuente.

**H. Tratamiento.** Puede ser necesario el internamiento en un centro, a medida que progresa la corea. Los síntomas de insomnio, ansiedad y depresión se alivian, a veces, con benzodiazepinas y antidepresivos. Los síntomas psicóticos se pueden tratar con la medicación antipsicótica, habitualmente con el grupo atípico de segunda generación. La intervención más importante es el asesoramiento genético.

## X. Enfermedad de Parkinson

**A. Definición.** Trastorno motor idiopático que suele comenzar en etapas avanzadas de la vida y se caracteriza por bradicinesia, temblor de reposo, con movimientos de «contar monedas», cara de póquer, rigidez en rueda dentada y marcha titubeante. Las alteraciones intelectuales son frecuentes y del 40 al 80% de los pacientes se demencian. La depresión es muy frecuente.

**B. Epidemiología.** La prevalencia anual en el hemisferio occidental es de 200 casos por 100.000 habitantes.

**C. Etiología.** Se desconoce en la mayoría de los casos. Los signos característicos comprenden un descenso de las células de la sustancia negra, disminución de la dopamina y degeneración de los tractos dopaminérgicos. El parkinsonismo puede obedecer a traumatismos craneales repetidos y a un contaminante de una heroína sintética de fabricación ilegal, la *N*-metil-4-fenil-1,2,3,6-tetrahidropiridina (MPTP).

**D. Tratamiento.** La levodopa es un precursor de la dopamina, y a menudo se prepara junto con la carbidopa, un inhibidor de la dopadescarboxilasa, para aumentar los niveles cerebrales de dopamina. La amantadina se ha utilizado también de forma sinérgica con la levodopa. Algunos cirujanos han ensayado los implantes cerebrales de tejido de médula suprarrenal para producir dopamina, con resultados ambivalentes. La depresión se puede corregir con antidepresivos o electrochoque.

## XI. Otras demencias

Las demás demencias son las asociadas a la enfermedad de Wilson, la parálisis supranuclear, la hidrocefalia con presión normal (demencia, ataxia, incontinencia) y los tumores cerebrales.

Las causas generalizadas de demencia comprenden las enfermedades del tiroides, las enfermedades hipofisarias (enfermedad de Addison y enfermedad de Cushing), la insuficiencia hepática, la diálisis, la carencia de ácido nicotínico (la pelagra causa las tres *D:* demencia, dermatitis y diarrea), la carencia de vitamina $B_{12}$, la carencia de ácido fólico, las infecciones, las intoxicaciones por metales pesados y el abuso crónico de alcohol.

## XII. Trastorno amnésico

**A. Definición.** El rasgo esencial es la incapacidad adquirida para aprender y recordar información nueva junto con la imposibilidad para rememorar sucesos pasados. La alteración de la memoria reciente, de la memoria a corto plazo y de la memoria a largo plazo obedece a una enfermedad médica generalizada o a una enfermedad cerebral primaria. Las demás áreas cognitivas son normales.

**B. Diagnóstico, signos y síntomas.** El trastorno se caracteriza por la incapacidad para aprender información nueva o para recordar información aprendida con anterioridad. Los trastornos amnésicos se diagnostican según su etiología: trastorno amnésico debido a una enfermedad médica general (tabla 5-11), trastorno amnésico persistente inducido por sustancias y trastorno amnésico no especificado.

**C. Etiología.** La forma más frecuente obedece a una carencia de tiamina asociada a la dependencia de alcohol. También puede ser consecuencia de traumatismos craneales, cirugía, hipoxia, infarto y encefalitis por el herpes simple. En general, todo proceso que dañe determinadas estructuras diencefálicas y temporales mediales (p. ej., cuerpos mamilares, fórnix, hipocampo) puede causar el trastorno (tabla 5-12).

**D. Diagnóstico diferencial.** La amnesia también forma parte del delirium y la demencia, pero estos trastornos afectan a muchas otras áreas cognitivas. Los trastornos facticios pueden simular la amnesia, pero los déficits amnésicos están poco sistematizados. Los pacientes con trastornos disociativos suelen perder más la orientación de sí mismos y presentar déficits más selectivos de la memoria que aquellos con trastornos amnésicos. A menudo, los trastornos disociativos se acompañan también de episodios vitales con una carga emocional que afectan a la economía, al sistema legal o a las relaciones.

**E. Tratamiento.** Identifique la causa y reviértala si es posible; por lo demás, instituya medidas de soporte (p. ej., líquidos, mantenimiento de la presión arterial).

Tabla 5-11
**Criterios del DSM-IV-TR para el diagnóstico del trastorno amnésico debido a enfermedad médica**

A. El deterioro de la memoria se manifiesta por un déficit de la capacidad para aprender información nueva o por la incapacidad para recordar información aprendida previamente.
B. La alteración de la memoria provoca un deterioro significativo de la actividad laboral o social y representa una merma importante del nivel previo de actividad.
C. La alteración de la memoria no aparece exclusivamente en el transcurso de un delirium o de una demencia.
D. Demostración, a través de la historia, de la exploración física o de las pruebas de laboratorio, de que la alteración es un efecto directo de la enfermedad médica (incluyendo un traumatismo físico).

*Especificar* si:
**Transitorio:** si el deterioro de la memoria dura menos de 1 mes
**Crónico:** si el deterioro de la memoria dura más de 1 mes

**Nota de codificación:** Anotar el nombre de la enfermedad médica en el Eje I, por ejemplo, F04 Trastorno amnésico debido a traumatismo cerebral; codificar también la enfermedad médica en el Eje III.

Con permiso de la American Psychiatric Association. *Diagnostic and Statistical Manual of Mental Disorders,* texto revisado, 4.ª ed. Washington, DC: American Psychiatric Association. Copyright 2000.

Tabla 5-12
**Causas principales de los trastornos amnésicos**

**Enfermedades médicas generalizadas**
- Carencia de tiamina (síndrome de Korsakoff)
- Hipoglucemia

**Enfermedades cerebrales primarias**
- Crisis epilépticas
- Traumatismo craneal (cerrado y penetrante)
- Tumores cerebrales (especialmente del tálamo y del lóbulo temporal)
- Enfermedades cerebrovasculares (especialmente del tálamo y del lóbulo temporal)
- Cirugía cerebral
- Encefalitis por el virus del herpes simple
- Hipoxia (incluidas las tentativas de ahorcamiento no mortal y la intoxicación por monóxido de carbono)
- Amnesia global transitoria
- Electrochoque
- Esclerosis múltiple

**Sustancias**
- Alcohol
- Neurotoxinas
- Benzodiazepinas (y otros sedantes-hipnóticos)
- Muchas especialidades farmacéuticas publicitarias

## XIII. Amnesia global transitoria

Trastorno asociado a episodios bruscos de amnesia profunda en todas las modalidades. El paciente está completamente alerta y conserva intacta la memoria remota. El episodio ocurre de manera repentina y suele durar varias horas. El paciente se encuentra desconcertado y confuso después del episodio y puede preguntar insistentemente a los demás por lo sucedido. Habitualmente, se asocia a enfermedad cerebrovascular pero también a enfermedades médicas episódicas (p. ej., crisis epilépticas). Más frecuente en edades avanzadas (más de 65 años).

## XIV. Trastornos mentales debidos a una enfermedad médica general

Estos trastornos se caracterizan por una enfermedad médica (p. ej., enfermedad cerebrovascular, traumatismo craneal) que causa síntomas psiquiátricos directos (p. ej., catatonía, depresión, ansiedad). (Las enfermedades médicas se codifican en el eje III.) Las causas comprenden las endocrinopatías, los estados deficitarios, las enfermedades del tejido conjuntivo, los trastornos del SNC y los efectos tóxicos de la medicación. Algunos trastornos causados por enfermedades médicas generales son los amnésicos, psicóticos, de estado de ánimo, de ansiedad y del sueño; cambios de la personalidad; disfunción sexual. Se asemejan a los diagnósticos funcionales, salvo que los síntomas más llamativos obedecen a un factor orgánico específico; las demás áreas de la cognición permanecen intactas.

## XV. Otros trastornos que causan síndromes psiquiátricos

**A. Trastornos degenerativos.** Trastornos de los ganglios basales que suelen asociarse a trastornos motores y depresión, demencia y psicosis:

1. Enfermedad de Parkinson (v. más arriba).
2. Enfermedad de Huntington (v. más arriba).
3. Enfermedad de Wilson: enfermedad autosómica recesiva que produce una destrucción de los núcleos lenticulares.
4. Enfermedad de Fahr: trastorno hereditario raro con calcificación y destrucción de los ganglios basales.

**B. Epilepsia**

1. Síndromes confusionales ictal y postictal.
2. La prevalencia de la psicosis en la epilepsia alcanza el 7%.
3. La epilepsia se da de tres a siete veces más entre pacientes psicóticos.
4. La prevalencia de la psicosis a lo largo de la vida de los pacientes con epilepsia llega al 10%.
5. Crisis epiléptica frente a seudocrisis (tabla 5-13).
6. Epilepsia del lóbulo temporal
   a. La epilepsia del lóbulo temporal es la variante que más veces se asocia a síntomas psiquiátricos.

Tabla 5-13
**Manifestaciones clínicas que distinguen las crisis epilépticas de las seudocrisis[a]**

| Características | Crisis epiléptica | Seudocrisis |
|---|---|---|
| Aura | Frecuente, estereotipada | Rara |
| Hora | Frecuente por la noche | Sólo al despertar |
| Incontinencia | Frecuente | Rara |
| Cianosis | Frecuente | Rara |
| Confusión postictal | Sí | No |
| Movimiento corporal | Tónico o clónico | No estereotipado y asíncrono |
| Autolesión | Frecuente | Rara |
| EEG | Puede ser anormal | Normal |
| Modificado por la sugestión | No | Sí |
| Renta secundaria | No | Sí |

[a] Algunos pacientes con trastornos epilépticos orgánicos pueden también mostrar seudocrisis.
EEG, electroencefalograma.

b. Suele existir una psicosis esquizofreniforme.
c. A veces cuesta distinguirla de la esquizofrenia con agresividad.
d. Auras variadas y complejas que pueden enmascararse como enfermedad funcional (p. ej., alucinaciones, despersonalización, desrealización).
e. Automatismos, efectos vegetativos y sensaciones viscerales (p. ej., aura epigástrica, retortijones de estómago, salivación, rubefacción, taquicardia, mareos).
f. Experiencias perceptivas anómalas (p. ej., distorsiones, alucinaciones, despersonalización, sensación remota, sensación de que algo tiene un significado especial *[déjà vu, jamais vu]*).
g. Las alucinaciones gustativas y olfatorias son frecuentes y pueden acompañarse de lameteos o fruncimiento de los labios, masticación o movimientos de degustación y deglución.
h. Trastornos subjetivos del pensamiento y la memoria.
i. Experiencias afectivas intensas, casi siempre miedo y ansiedad.

**C. Tumores cerebrales**

1. Se pueden ver signos neurológicos como cefalea, náuseas, vómitos, crisis convulsivas, pérdida de la visión, edema de papila y prácticamente cualquier síntoma psiquiátrico.
2. Los síntomas suelen obedecer al aumento de la presión intracraneal o a efectos de compresión más que a efectos directos del tumor.
3. Se observa ideación suicida del 10% de los pacientes, generalmente durante los paroxismos de cefalea.
4. Aunque raros en la consulta de psiquiatría, la mayoría de los pacientes con tumores cerebrales sufre síntomas psiquiátricos.
   a. Los tumores lentos producen cambios de la personalidad.
   b. Los tumores rápidos producen cambios cognitivos.
5. Tumores del lóbulo frontal: depresión, afecto inapropiado, desinhibición, demencia, anomalías de la coordinación, síntomas psicóticos. A menudo, se diagnostican erróneamente como demencia degenerativa primaria; muchas veces, faltan los signos neurológicos. Puede haber incontinencia rectal o vesical.
6. Tumores del lóbulo temporal: ansiedad, depresión, alucinaciones (especialmente gustativas y olfatorias), síntomas de epilepsia del lóbulo central, psicosis esquizofreniforme. Puede haber alteraciones de la memoria y del habla.

> CONSEJO CLÍNICO:
>
> *Si el paciente se queja de malos olores (pelo quemado, heces), entonces el diagnóstico más probable es una epilepsia del lóbulo temporal.*

7. Tumores del lóbulo parietal: menos síntomas psiquiátricos (anosognosia, apraxia, afasia); se puede confundir con la histeria.
8. Quistes coloidales: no son tumores. Se localizan en el tercer ventrículo y pueden comprimir el diencéfalo. Son causa de depresión, psicosis, labilidad afectiva y cambios de la personalidad. Clásicamente, producen cefaleas intermitentes que dependen de la postura.

**D. Traumatismos craneales**

1. Gama amplia de cuadros clínicos, agudos y crónicos.
2. La duración de la desorientación da una idea aproximada del pronóstico.
3. El estudio de imagen cerebral muestra la clásica lesión de *contragolpe* y edema en la fase aguda.
4. Fase aguda: amnesia (la amnesia postraumática suele desaparecer de forma brusca), agitación, comportamiento retraído, psicosis (psicosis postraumática aguda), delirium.
5. Fase crónica: amnesia, psicosis, trastorno del estado de ánimo, cambio de la personalidad y (rara vez) demencia.
6. Factores que modifican la evolución: personalidad previa, epilepsia (afecta muchísimo a la

capacidad laboral), entorno, pleitos, repercusión emocional de la lesión, respuesta a la pérdida intelectual y cantidad y localización del daño cerebral.

7. En general, los mecanismos de afrontamiento del paciente pueden modificar bastante más la evolución final que la cantidad real del daño cerebral.

**E. Trastornos desmielinizantes**

**1. Esclerosis múltiple**

**a.** No es frecuente en el hemisferio septentrional.
**b.** Las alteraciones psiquiátricas son frecuentes (75%).
**c.** Se observa depresión desde las primeras etapas.
**d.** Más adelante, cuando se afecta el lóbulo frontal, ocurren síntomas de desinhibición y de tipo maníaco, incluso euforia.
**e.** El deterioro intelectual es frecuente (60%) y oscila desde una pérdida leve de la memoria hasta la demencia.
**f.** Se ha descrito psicosis, pero su frecuencia no está clara.
**g.** La histeria es común, sobre todo en las fases finales.
**h.** Los síntomas se exacerban con los traumatismos físicos o emocionales.
**i.** Se necesita la RM para el estudio diagnóstico.

**2. Esclerosis lateral amiotrófica**

**a.** Enfermedad rara, progresiva, no hereditaria, que produce atrofia muscular asimétrica.
**b.** Atrofia de todos los músculos, salvo los cardíacos y oculares.
**c.** Deterioro de las células del asta anterior.
**d.** Progresión rápida con muerte habitual en los primeros 4 años.
**e.** Demencia concomitante rara. Los pacientes con parálisis seudobulbar pueden manifestar labilidad emocional.

**F. Enfermedades infecciosas**

**1. Encefalitis herpética (virus del herpes simple).** Tipo más frecuente de encefalitis local; suele afectar a los lóbulos frontal y temporal. Trastorno neuropsiquiátrico causado por la infección del SNC por el virus del herpes simple. Los síntomas suelen consistir en anosmia, alucinaciones olfatorias y gustativas, cambios de la personalidad y comportamiento extravagante y psicótico; el comienzo casi siempre es brusco o rápido. (La microcefalia, el retraso mental, la calcificación intracraneal y las anomalías oculares pueden obedecer a una infección durante el parto.)

**a. Pruebas de laboratorio.** Las anomalías del EEG en la fase aguda consisten en el enlentecimiento (difuso o focal) y ondas picudas de alto voltaje en las regiones temporales. La TC, la RM y la SPECT suelen revelar alteraciones estructurales o disminución del flujo sanguíneo por los lóbulos temporales y las regiones orbitofrontales.
**b. Tratamiento.** El aciclovir puede reducir la mortalidad y la morbilidad si se administra de forma temprana.

**2. Encefalitis rábica**

**a.** Período de incubación de 10 días a 1 año.
**b.** Los síntomas consisten en inquietud, hiperactividad y agitación.
**c.** Hidrofobia: miedo intenso a beber agua de hasta la mitad de los pacientes. El miedo obedece a los graves espasmos laríngeos y diafragmáticos que suceden al tomar agua.
**d.** La enfermedad produce la muerte a los días o semanas.

3. Neurosífilis (paresia general)

**a.** Aparece de 10 a 15 días después de una infección primaria por *Treponema.*
**b.** Rara desde la penicilina, aunque hoy se asocie más al sida.
**c.** Suele afectar a los lóbulos frontales.

**4. Meningitis crónica**

**a.** Se ve asociada al sida.
**b.** Las causas habituales son *Mycobacterium tuberculosis, Cryptococcus* y *Coccidia.*
**c.** Los síntomas habituales comprenden alteración de la memoria, confusión, fiebre y cefalea.

**5. Panencefalitis esclerosante subaguda**
- **a.** Enfermedad de la primera infancia con una razón de masculinidad de 3 a 1.
- **b.** El comienzo sigue a la infección por sarampión o a la vacuna contra éste.
- **c.** Los síntomas iniciales comprenden alteraciones del comportamiento, rabietas, somnolencia y alucinaciones.
- **d.** Progresa hacia mioclonías, ataxia, crisis convulsivas y deterioro intelectual.
- **e.** El resultado es un coma y luego la muerte en 1 o 2 años.

**G. Trastornos inmunitarios**

**1.** Sida, el principal trastorno inmunitario en la sociedad contemporánea (v. cap. 6).

**2.** Lupus eritematoso generalizado (LEG)
- **a.** Una de las enfermedades autoinmunitarias con afectación directa del SNC (otras son la panarteritis nudosa y la arteritis temporal).
- **b.** Los síntomas mentales son frecuentes (aproximadamente el 50%) y pueden suceder de forma temprana.
- **c.** No se aprecia una forma o patrón característicos.
- **d.** El delirium es el síndrome mental más común.
- **e.** La depresión psicótica es más frecuente que los rasgos esquizofreniformes.
- **f.** Puede evolucionar hacia demencia.
- **g.** Las crisis se dan con frecuencia (50%), entre ellas el gran mal y las crisis del lóbulo temporal.
- **h.** Diversidad de trastornos motores.
- **i.** El tratamiento con corticoides puede inducir complicaciones psiquiátricas adicionales, como psicosis y manía.

**H. Trastornos endocrinos**

**1. Trastornos tiroideos**
- **a.** Hipertiroidismo
  - **(1)** Puede causar confusión, ansiedad y depresión con agitación, manía, alucinaciones, delirios y alteraciones cognitivas.
  - **(2)** Síntomas frecuentes: fastidio, fatiga, pérdida de peso con aumento del apetito, temblores y palpitaciones.
- **b.** Hipotiroidismo
  - **(1)** El mixedema puede producir paranoia, depresión, hipomanía, alucinaciones, pensamiento lento y delirium (locura mixedematosa).
  - **(2)** Los síntomas somáticos abarcan aumento de peso; pelo fino y seco; intolerancia al frío; voz grave y alteraciones auditivas.
  - **(3)** El 10% de los pacientes presenta alteraciones neuropsiquiátricas residuales después de la restitución hormonal.
  - **(4)** El hipotiroidismo sutil y subclínico puede remedar los trastornos refractarios del estado de ánimo.

**2. Trastornos paratiroideos.** El hipoparatiroidismo produce hipercalcemia.
- **a.** Puede ocasionar delirium y cambios de la personalidad.
- **b.** También puede verse debilidad muscular con hiporreflexia.
- **c.** Los síntomas de la hipocalcemia se caracterizan por formación de cataratas, crisis, síntomas extrapiramidales y aumento de la presión intracraneal.

**3. Trastornos suprarrenales**
- **a.** Enfermedad de Addison: insuficiencia suprarrenal.
  - **(1)** Las causas más frecuentes son la atrofia adrenocortical o la tuberculosis o la micosis.
  - **(2)** Los pacientes pueden sufrir apatía, irritabilidad, fatiga y depresión.
  - **(3)** Rara vez se aprecian confusión o psicosis.
  - **(4)** El tratamiento con cortisona o equivalente suele resultar eficaz.
- **b.** Síndrome de Cushing.
  - **(1)** Exceso de cortisol producido por un tumor o una hiperplasia de la corteza suprarrenal.
  - **(2)** Produce trastornos secundarios del estado de ánimo con depresión y agitación y, a menudo, suicidio.

(3) El paciente puede mostrar déficit de memoria, disminución de la concentración y psicosis.

(4) Los signos somáticos comprenden obesidad truncal, cara de luna llena, joroba de búfalo, estrías de color púrpura, hirsutismo y equimosis.

**I. Trastornos metabólicos**

1. Causa habitual de disfunción orgánica cerebral.
2. Se deben sospechar en presencia de cambios recientes y rápidos del comportamiento, pensamiento y conciencia.
3. Las encefalopatías metabólicas pueden progresar desde el delirium hasta el estupor, coma y muerte.
4. La encefalopatía hepática puede producir cambios de memoria, personalidad y capacidad intelectual. Los cambios de conciencia varían desde el adormecimiento hasta la apatía y el coma. Los signos habituales son asterixis, hiperventilación y anomalías del EEG.
5. Uremia: alteraciones de la memoria, orientación y conciencia. Los síntomas asociados son inquietud, sensación de hormigueo, fasciculaciones musculares e hipopersistente.
6. Encefalopatía hipoglucémica: producida por un exceso de insulina endógena o exógena. Los síntomas abarcan náuseas, sudores, taquicardia, hambre, inquietud, aprehensión y alucinaciones. A veces, persiste una demencia residual.
7. Porfiria aguda intermitente: trastorno autosómico dominante en la biosíntesis del hemo que motiva la acumulación de porfirinas. Comienza entre los 20 y los 50 años; afecta más a las mujeres. Tríada sintomática de dolor abdominal, polineuropatía motora y psicosis. Otros síntomas psiquiátricos son ansiedad, labilidad y depresión.

CONSEJO CLÍNICO:

*Los barbitúricos pueden precipitar y empeorar el trastorno y, en consecuencia, están contraindicados ante los pacientes con porfiria.*

**J. Trastornos nutricionales**

1. Carencia de niacina (ácido nicotínico)
   - **a.** Se asocia a pelagra, una enfermedad carencial nutricional que acompaña a las dietas vegetarianas, al abuso de alcohol y a la pobreza. Muy rara.
   - **b.** Tres *D:* demencia, dermatitis y diarrea.
   - **c.** Otros síntomas: irritabilidad, insomnio, depresión, neuropatías periféricas.
   - **d.** Respuesta favorable al tratamiento con ácido nicotínico, aunque el paciente puede quedar con una demencia permanente.
2. Carencia de tiamina (vitamina $B_1$)
   - **a.** Beriberi: secuencia secundaria a pobreza familiar; produce síntomas neurológicos y cardiovasculares.
   - **b.** Síndrome de Wernicke-Korsakoff: producido por el abuso o dependencia crónicos del alcohol.
   - **c.** Los síntomas consisten en apatía, irritabilidad, ansiedad, depresión y alteraciones graves de la memoria si se prolonga la carencia.
3. Carencia de vitamina $B_{12}$
   - **a.** Causada por insuficiencia de la mucosa gástrica para secretar factor intrínseco.
   - **b.** Anemia megaloblástica macrocítica crónica (anemia perniciosa).
   - **c.** Cambios neurológicos en el 30% de los pacientes.
   - **d.** Apatía, depresión e irritabilidad frecuentes.
   - **e.** Encefalopatía más delirium, demencia y síntomas psicóticos asociados (locura megaloblástica).
   - **f.** El tratamiento vitamínico parenteral, en las fases tempranas de la evolución, puede detener los síntomas neurológicos.

**K. Toxinas**

1. **Plomo.** Cólico abdominal, neuropatía por plomo y encefalopatía por plomo. Puede manifestarse de forma repentina como delirium, crisis, hipertensión arterial, alteraciones de memoria de la concentración, cefalea, temblor, sordera, fase transitoria y hemianopsia. Depresión, debilidad, vértigo, hiperestesia para estímulos visuales y auditivos. Tratamiento con lactato cálcico, leche y quelantes.
2. **Mercurio.** Síndrome del sombrerero loco (termómetros, fotograbadores, trabajadores que tratan los metales, impresores de huellas digitales, trabajadores de las industrias químicas, reparadores de medidores eléctricos, industria de los sombreros de fieltro): gastritis, gingivorragias, salivación, temblor tosco con sacudidas. Los pacientes se irritan y discuten, pierden los nervios con facilidad y sufren alteraciones cognitivas.
3. **Manganeso (trabajadores que tratan los metales, baterías secas, blanqueado, soldaduras).** Cefalea; astenia; torpor; hipersomnia; disfunción eréctil; risa y llanto incontrolables; impulso para correr, bailar, cantar o hablar; pueden cometer actos violentos absurdos. El parkinsonismo aparece más tarde.
4. **Arsénico (industrias de la piel y del vidrio, insecticidas).** Exposición prolongada: dermatitis, conjuntivitis, lagrimeo, anorexia, cefalea, vértigo, apatía, somnolencia, alteraciones intelectuales, neuritis periférica. Finalmente, puede manifestarse por psicosis de Korsakoff.
5. **Talio (de pesticidas).** Hormigueo, dolor abdominal, vómitos, cefalea, taquicardia, gastritis, aliento maloliente, alopecia, ataxia, parestesias, neuropatía periférica, neuritis retrobulbar, temblor, corea, atetosis, sacudidas mioclónicas, alteraciones de conciencia, depresión, crisis convulsivas, delirium.

---

Para una exposición más detallada de este tema, véase Delirium, *Dementia, Amnestic Disorders, and Other Cognitive Disorders,* capítulo 10, página 1053, en CTP/VIII.

---

# 6 Aspectos neuropsiquiátricos de la infección por el VIH y el sida

## I. Introducción

El síndrome de la inmunodeficiencia adquirida (sida) es un trastorno mortal en el que el virus de la inmunodeficiencia humana (fundamentalmente VIH-1) produce alteraciones graves de la inmunidad celular que determinan infecciones oportunistas, neoplasias y otros síndromes directamente relacionados con el virus. Según las estimaciones, 30 millones de personas están infectadas por VIH en el mundo, y el resultado son más de 12 millones de muertes. En Estados Unidos vive medio millón de personas infectado por el virus y otras 320.000 presentan un sida florido. Más de la mitad de las personas infectadas sufre manifestaciones neuropsiquiátricas que, a menudo, constituyen el síntoma inicial de presentación. En la autopsia se han descrito alteraciones neuropatológicas de hasta el 90% de los pacientes con sida.

La tasa de trastornos del estado de ánimo, de trastornos de ansiedad, trastornos por abuso de sustancias y trastornos adaptativos asociada al sida y a los trastornos relacionados con el VIH es alta. El advenimiento de fármacos antirretrovíricos, en combinaciones potentes, ha cambiado el carácter de este trastorno por un modelo de enfermedad crónica para muchos pacientes. Esta modificación ha acarreado nuevos retos para el tratamiento de los pacientes que deben acomodarse a una enfermedad crónica y afrontar los costes y los efectos secundarios de los tratamientos farmacológicos contra el VIH.

## II. El virus de la inmunodeficiencia humana y su transmisión

El VIH es un retrovirus relacionado con el virus de la leucemia humana de linfocitos T (HTLV, *human T-cell leukemia virus*). Se han reconocido al menos dos tipos, VIH-1 y VIH-2, pero pueden existir más, como VIH-O. El VIH-1 es el principal agente causal de la mayoría de los trastornos relacionados con el VIH. El virus se encuentra en todos los líquidos corporales de las personas infectadas y alcanza su máxima concentración en la sangre, el semen y las secreciones del cuello uterino y de la vagina. Las vías de transmisión comprenden las relaciones heterosexuales y homosexuales, las agujas, los hemoderivados y los accidentes médicos. Los niños pueden contraer la infección dentro del útero. El sexo oral rara vez se ha implicado en el contagio. Los riesgos de infección tras una exposición única varían desde el 0,8 hasta el 3,2% para el coito de recepción anal sin protección y desde el 0,05 hasta el 0,15% para el coito vaginal sin protección, alcanzan el 0,32% tras el pinchazo accidental con agujas y llegan al 0,67% tras utilizar agujas contaminadas para inyectar drogas. El riesgo de contagio aumenta con las cargas víricas más altas y la coexistencia de enfermedades de transmisión sexual, que alteran la integridad de la piel o de las mucosas.

El sida ocurre de 8 a 11 años después de la infección. Este período se ha prolongado gracias a la intervención temprana con antirretrovíricos. El virus se une al receptor CD4 de los linfocitos T4 (también llamados CD4). El virus inyecta el ARN (ácido ribonucleico) en el linfocito. Los mecanismos fisiopatológicos del VIH van poco a poco minando todos los linfocitos T4 y destruyendo la inmunidad celular, con lo que aparecen infecciones oportunistas.

## III. Epidemiología

Según los Centers for Disease Control and Prevention (CDC), en Estados Unidos viven más de 800.000 personas con una infección por el VIH o el sida. La incidencia de casos relacionados con la transmisión heterosexual y el uso de drogas está aumentando. La incidencia de la transmisión a través de contactos homosexuales se ha estabilizado. En la década de 1990 se inició un descenso notable en la incidencia y mortalidad del sida gracias a la difusión de tratamientos antirretrovíricos combinados y potentes. Sin embargo, el porcentaje de afroamericanos e hispanos con sida se ha elevado. La inmensa mayoría (>95%) de casos y muertes por sida en el mundo ocurre en los países en vías de desarrollo y afecta sobre todo a adultos jóvenes. El porcentaje de casos femeninos está creciendo.

## IV. Cuadro diagnóstico y cuadro clínico

**A. Pruebas serológicas.** Se conocen dos técnicas para detectar los anticuerpos contra el VIH: el ensayo de inmunoadsorción ligado a enzimas (ELISA) y la inmunotransferencia de Western. La prueba inicial se basa en ELISA. La inmunotransferencia de Western es más específica y sirve para confirmar los resultados positivos de ELISA. La seroconversión es el cambio de un resultado negativo de los anticuerpos anti-VIH por otro positivo tras la infección por el virus. La seroconversión ocurre, de ordinario, entre 6 y 12 semanas después de la infección, pero puede demorarse hasta 6-12 meses. Las posibles indicaciones para el análisis del VIH se esbozan en la tabla 6-1.

Algunos pacientes están tan preocupados por la posibilidad de haber contraído el virus del sida que tanto ellos como el médico sienten la necesidad de realizar la prueba aunque no haya ningún factor aparente de riesgo.

El análisis del VIH debe acompañarse de un consentimiento informado antes y después de la prueba. Los médicos deben sopesar el estrés psicológico tremendo que acompaña a veces al análisis del VIH. En la tabla 6-2 se comentan algunos de los aspectos fundamentales del asesoramiento anterior a la prueba.

Durante este asesoramiento, previo al análisis, se anticipa la posible reacción del paciente al recibir el resultado. El paciente debe saber que, en algunos centros de análisis, sólo él conocerá el resultado, y los médicos deben saber que la historia clínica no siempre es confidencial. Algunas historias se hacen públicas; en ocasiones, las compañías de seguros acceden a los ficheros de un paciente. El paciente debe saber, antes de la prueba, si el centro de análisis obliga al médico a informar a las parejas sexuales de los resultados positivos.

Algunos de los aspectos relativos al asesoramiento después de la prueba se exponen en la tabla 6-3.

**B. Manifestaciones clínicas extraneurológicas.** Durante la seroconversión, del 30 al 50% de las personas infectadas experimentan un síndrome seudogripal con síntomas de fiebre, erupción, mialgias, cefalea y fatiga. Las manifestaciones neurológicas raras son el síndrome de Guillain-Barré, la encefalopatía y la meningitis. El estadio asintomático que sigue dura 10 años (mediana). En este período, el número de linfocitos CD4+ desciende desde un valor normal, superior a 1.000/mm$^3$, hasta menos de 200/mm$^3$. Los pacientes corren un alto riesgo de complicaciones definitorias del sida cuando los linfocitos CD4+ caen por debajo de 200. Las complicaciones más habituales son la neumonía por *Pneumocystis carinii,* que produce tos crónica e hipoxia. Se diagnostica mediante broncoscopio y lavado alveolar y se trata con trimetoprima-sulfametoxazol o pentamidina. La lista de trastornos asociados a la infección por el VIH se da en la tabla 6-4.

Tabla 6-1
**Posibles indicaciones para el análisis del VIH**

1. Pacientes de un grupo de alto riesgo: 1) hombres que hayan mantenido relaciones sexuales con otro hombre desde 1977; 2) adictos a drogas por vía intravenosa desde 1977; 3) pacientes hemofílicos u otros que hayan recibido transfusiones de sangre o hemoderivados, no sometidas a análisis del VIH, desde 1977; 4) parejas sexuales de personas de cualquiera de estos grupos, y 5) parejas sexuales de personas con exposición conocida al VIH: personas con cortes, heridas, inflamaciones o pinchazos de aguja, cuyas lesiones hayan entrado en contacto directo con sangre infectada por el VIH.
2. Pacientes que solicitan el análisis: no todos los pacientes confiesan la existencia de factores de riesgo (p. ej., por vergüenza o miedo).
3. Pacientes con síntomas de sida o infección por el VIH.
4. Mujeres pertenecientes a un grupo de alto riesgo que deseen quedarse embarazadas o que ya lo estén.
5. Donantes de sangre, semen u órganos.
6. Pacientes con demencia de un grupo de alto riesgo.

Adaptado con permiso de Rosse RB, Giese AA, Deutsch SI, Morihisa JM. *Laboratory & Diagnostic Testing in Psychiatry.* Washington, DC: American Psychiatric Press 1989: 54.

Tabla 6-2
**Asesoramiento antes del análisis del VIH**

1. Comentar el significado del resultado positivo y aclarar las ideas equivocadas (p. ej., la prueba detecta la exposición al virus del sida y no es una prueba del sida).
2. Comentar el significado de los resultados negativos (p. ej., la seroconversión lleva cierto tiempo, un comportamiento reciente de alto riesgo puede exigir un nuevo análisis en otro momento).
3. Manifieste su disposición a comentar los miedos y preocupaciones del paciente (los miedos poco realistas pueden obligar a una intervención psicológica adecuada).
4. Comentar por qué se necesita el análisis (no todos los pacientes confiesan sus comportamientos de alto riesgo).
5. Explorar la posible reacción del paciente a un resultado positivo (p. ej.: «Si resulta positivo, me mato»). Adoptar las medidas oportunas para intervenir ante una reacción potencialmente catastrófica.
6. Explorar las reacciones previas a los estrés importantes.
7. Exponer las cuestiones de confidencialidad relativas a la situación del análisis (p. ej., si es anónimo o no). Informar al paciente de otras posibles opciones de análisis, en las que el asesoramiento y las pruebas tienen un carácter absolutamente anónimo (p. ej., el resultado no formará parte permanente de la historia clínica hospitalaria). Comentar quién podría acceder a los resultados del análisis.
8. Comentar al paciente de qué manera podría influir la seropositividad en su situación social (p. ej., salud y cobertura del seguro sanitario, empleo, vivienda).
9. Explorar los comportamientos de alto riesgo y recomendar intervenciones para disminuirlo.
10. Documentar la conversación en la historia clínica.
11. Dar tiempo al paciente para que pregunte cualquier duda.

Con permiso de Rosse RB, Giese AA, Deutsch SI, Morihisa JM. *Laboratory & Diagnostic Testing in Psychiatry.* Washington, DC: American Psychiatry Press, 1989: 55.

Tabla 6-3
**Asesoramiento después del análisis del VIH**

1. Interpretación del resultado del análisis: aclarar las ideas erróneas (p. ej., «un resultado negativo podría significar que puede contraer el virus en el futuro y no que está inmunizado contra el sida»). Pregunte al paciente si ha entendido el resultado y averigüe su reacción emocional.
2. Recomendaciones para prevenir el contagio (exposición pormenorizada de los comportamientos de alto riesgo y normas para prevenir la transmisión).
3. Recomendaciones para el seguimiento de las parejas sexuales y las personas que compartan las agujas.
4. Si el resultado del análisis es positivo, recomendaciones contrarias a la donación de sangre, esperma u órganos y también al uso compartido de máquinas de afeitar, cepillos dentífricos y cualquier otro objeto que pueda contener sangre.
5. Remisión al paciente para que reciba apoyo psicológico adecuado: a menudo, las personas infectadas por el VIH necesitan la asistencia de un equipo de salud mental (evaluar la necesidad de tratamiento hospitalario o ambulatorio; plantear la terapia de apoyo individual o de grupo). Algunos temas frecuentes son el *shock* del diagnóstico, el temor a la muerte y las consecuencias sociales, el duelo por las posibles pérdidas y la esperanza frustrada de buenas noticias. Examine también la depresión, la desesperación, el enfado, la frustración, la culpa y la obsesión. Active todo apoyo que pueda recibir el paciente (p. ej., familia, amigos, servicios comunitarios).

Con permiso de Rosse RB, Giese AA, Deutsch SI, Morihisa JM. *Laboratory & Diagnostic Testing in Psychiatry.* Washington, DC: American Psychiatry Press, 1989: 58.

**C. Clasificación.** Los CDC clasifican el sida según el recuento de linfocitos CD4+ y la presencia o ausencia de trastornos clínicos asociados al sida. La categoría A está representada fundamentalmente por los pacientes asintomáticos, y la categoría B incluye a aquellos con trastornos definitorios del sida, como la neumonía por *Pneumocystis* (tabla 6-5).

## V. Aspectos neurobiológicos de la infección por el VIH

**A. Introducción.** Hay multitud de procesos morbosos que pueden afectar el cerebro de los pacientes infectados por el VIH, aunque no existan otros signos o síntomas de sida. Las principales complicaciones neurobiológicas se atribuyen directamente al propio virus. Las complicaciones secundarias obedecen a enfermedades y trastornos asociados al VIH. Los trastornos mentales asociados a la infección por el VIH comprenden la demencia, la psicosis aguda, el trastorno del

Tabla 6-4
**Trastornos asociados a la infección por el VIH**

| |
|---|
| Infecciones bacterianas, múltiples o recidivantes[a] |
| Candidiasis de los bronquios, tráquea o pulmones |
| Candidiasis esofágica |
| Cáncer invasivo de cuello uterino[b] |
| Coccidioidomicosis, diseminada o extrapulmonar |
| Criptococosis extrapulmonar |
| Criptosporidiosis crónica intestinal (>1 mes de duración) |
| Enfermedad por citomegalovirus (que no afecta el hígado, bazo o ganglios linfáticos) |
| Retinitis por citomegalovirus (con pérdida de la visión) |
| Encefalopatía relacionada con el VIH |
| Herpes simple, úlceras crónicas (>1 mes de duración); o bronquitis, neumonitis o esofagitis |
| Histoplasmosis, diseminada o extrapulmonar |
| Isosporiasis crónica intestinal (>1 mes de duración) |
| Sarcoma de Kaposi |
| Neumonía intersticial linfoide, hiperplasia linfoide pulmonar, o ambas[a] |
| Linfoma de Burkitt (o término equivalente) |
| Linfoma inmunoblástico (o término equivalente) |
| Linfoma primario del cerebro |
| Infección por el complejo *Mycobacterium avium* o por *M. kansasii,* diseminada o extrapulmonar |
| Infección por *Mycobacterium tuberculosis,* de cualquier localización (pulmonar[b] o extrapulmonar) |
| Infección por *Mycobacterium,* una especie distinta o no identificada, diseminada o extrapulmonar |
| Neumonía por *Pneumocystis carinii* |
| Neumonía recidivante |
| Leucoencefalopatía multifocal progresiva |
| Septicemia recidivante por *Salmonella* |
| Toxoplasmosis cerebral |
| Síndrome de emaciación por VIH |

[a] Niños <13 años.
[b] Agregado al expandir en 1993 la definición de caso para la vigilancia del sida entre adolescentes y adultos.
Adaptado del sistema revisado de clasificación de la infección por el VIH y de la definición ampliada de caso para la vigilancia del sida entre adolescentes y adultos de 1993. *MMWR Morb Mortal Wkly Rep* 1992: 41.

Tabla 6-5
**Sistema de clasificación de la infección por el VIH de los CDC de 1993**

| | **Categorías clínicas** | | |
|---|---|---|---|
| **Categorías del recuento de linfocitos CD4+** | **A Asintomático o linfadenopatía** | **B Sintomático pero sin las condiciones de A o C** | **C Trastornos indicadores de sida** |
| 1. >500/mm³ | A-1 | B-1 | **C-1** |
| 2. 200-499/mm³ | A-2 | B-2 | **C-2** |
| 3. <200/mm³ | **A-3** | **B-3** | **C-3** |

Los valores en negrita denotan un indicador de sida (A-3, B-3, C-1, C-2, C-3) según los CDC, 1993.
CDC, Centers for Disease Control and Prevention.

estado de ánimo y los cambios de la personalidad que se deben a un trastorno médico general. Las enfermedades que producen, ocasionalmente, demencia entre los pacientes con sida son la toxoplasmosis cerebral, la meningitis criptocócica y el linfoma primario cerebral. Las complicaciones neurobiológicas de la infección por el VIH-1 se enumeran en la tabla 6-6.

**B. Trastornos neurocognitivos.** Cuando el VIH infecta los macrófagos y la microglia del cerebro, se producen nefrotoxinas que acaban dañando las neuronas. Las manifestaciones cardinales consisten en alteraciones cognitivas, retraso motor, falta de coordinación y trastornos del estado de ánimo. En la tabla 6-7 se resumen los trastornos cognitivos por el VIH-1.

Tabla 6-6
**Complicaciones neurobiológicas de la infección por el virus VIH-1**

I. Complicaciones neurobiológicas primarias
  A. Trastornos neurocognitivos por el VIH-1
    1. Alteración neurocognitiva asintomática
    2. Trastorno neurocognitivo leve por el VIH-1
    3. Demencia asociada al VIH-1
  B. Otras complicaciones neurobiológicas por el VIH-1
    1. Meningitis por el VIH-1
    2. Mielopatía vascular por el VIH-1
    3. Neuropatías por el VIH-1
      a. Síndrome desmielinizante agudo (Guillain-Barré)
      b. Enfermedad desmielinizante recidivante o progresiva (p. ej., mononeuritis múltiples)
      c. Polineuropatías de predominio sensitivo
    4. Miopatía por el VIH-1
II. Complicaciones neurobiológicas secundarias (en general, producen delirium)
  A. Infecciones
    1. Encefalitis/absceso por *Toxoplasma*
    2. Meningitis por *Cryptococcus*
    3. Encefalitis por citomegalovirus (CMV)
    4. Leucoencefalopatía multifocal progresiva
    5. Otras infecciones del sistema nervioso central (SNC)
  B. Neoplasia
    1. Linfoma primario o secundario del SNC
    2. Sarcoma de Kaposi del SNC
    3. Otras neoplasias
  C. Enfermedad cerebrovascular relacionada con la infección por el VIH
  D. Delirium de otra naturaleza
    1. Efectos adversos de los medicamentos
    2. Hipoxemia, hipercapnia (p. ej., con la neumonía por *Pneumocystis carinii*)
    3. Otros trastornos metabólicos y nutricionales

De Igor Grant, M.D., F.R.C.P.(C) y J. Hampton Atkinson, Jr., M.D.

1. **Alteración neurocognitiva sintomática.** Alteraciones neuropsicológicas subclínicas que no influyen en la función.
2. **Trastorno neurocognitivo leve.** Trastornos neurocognitivos asintomáticos y leves del 50% de los pacientes con sida. La prevalencia aumenta con la progresión de la enfermedad. Estos trastornos parecen estabilizarse o progresar con lentitud. Los rasgos habituales son las dificultades de concentración, el enlentecimiento subjetivo, la fatigabilidad mental, la pérdida subjetiva de la memoria, la demora en ejecutar actos motores sencillos y las dificultades para resolver problemas y efectuar razonamientos abstractos. Los datos neuropsicológicos indican déficits subcorticales. La tasa de descenso de los linfocitos CD4+ podría relacionarse con la gravedad de la alteración cognitiva. La carga vírica del líquido cefalorraquídeo (LCR) también puede hacerlo. Los resultados del electroencefalograma y de los estudios de imagen cerebral suelen ser normales.
3. **Demencia.** Las anomalías más profundas comprenden los olvidos graves, la mala concentración, el retraso motor intenso y los problemas para nominar y encontrar las palabras. Los déficits mayores se observan en las pruebas neuropsicológicas. La demencia puede progresar hacia una apatía intensa, confusión e invalidez total. Los signos neurológicos comprenden signos de desinhibición del lóbulo frontal, hiperreflexia, falta de coordinación y debilidad motora. En el estudio de imagen cerebral se ven atrofia y áreas transparentes de la sustancia blanca en la tomografía computarizada (TC), así como zonas anómalas de una señal elevada en la resonancia magnética (RM), además de anomalías metabólicas en la tomografía por emisión de positrones (PET) y en la tomografía computarizada por emisión de fotones únicos (SPECT). En el EEG se aprecia enlentecimiento. El análisis del LCR muestra cifras elevadas

## Tabla 6-7
## Trastornos cognitivos asociados al VIH-1

| Definidos por Grant y Atkinson | Propuestos por el grupo de trabajo de la American Academy of Neurology (AAN) |
|---|---|
| Trastornos neurocognitivos asociados al VIH-1<br>A. Demencia asociada al VIH-1<br>1. *Alteración adquirida y marcada de la función cognitiva* que repercute, al menos, en dos dominios (p. ej., memoria, atención); de modo característico, la alteración afecta a varios dominios, sobre todo al aprendizaje de nueva información, el procesamiento lento de la misma y déficit de atención o concentración. La alteración cognitiva se puede reconocer por la historia clínica, el examen mental o las pruebas neuropsicológicas.<br>2. La alteración cognitiva interfiere *notablemente en la función de un día para otro* (trabajo, vida familiar, relaciones sociales).<br>3. La alteración cognitiva marcada lleva presente desde, por lo menos, 1 mes.<br>4. El patrón de alteración cognitiva *no cumple los criterios de* delirium (p. ej., la obnubilación de la conciencia no es un rasgo destacado); o, si existe delirium, deberán haberse satisfecho los criterios de demencia en un examen anterior en el que no había delirium.<br>5. *No hay indicios de otra causa preexistente* que pueda explicar la demencia (p. ej., otra infección del SNC, neoplasia del SNC, enfermedad cerebrovascular, enfermedad neurológica previa o abuso intenso de sustancia compatible con trastorno del SNC). | Complejo cognitivo/motor asociado al VIH-1<br>A. Complejo de demencia probablemente[b] asociado al VIH-1<br>1. *Anomalía adquirida, al menos, en dos de las capacidades cognitivas siguientes* (presente durante, al menos, 1 mes): atención/concentración; velocidad de procesamiento de la información; abstracción/razonamiento; capacidades visuoespaciales; memoria/aprendizaje; habla/lenguaje. *La disfunción cognitiva causa una alteración laboral o en las actividades de la vida diaria.*<br>2. *Al menos uno de éstos:*<br>a. Anomalía adquirida de la función motora.<br>b. Merma en la motivación o control emocional o cambio en el comportamiento social.<br>3. Falta de obnubilación de la conciencia durante un período suficientemente largo para establecer la presencia de primer criterio.<br>4. Falta de cualquier otra causa de los síntomas o signos cognitivos, motores o conductuales anteriores (p. ej., infección oportunista activa del SNC o enfermedad maligna, trastornos psiquiátricos, abuso de sustancias). |
| B. Trastorno neurocognitivo leve asociado al VIH-1<br>1. Alteración adquirida de la función cognitiva que afecta, al menos, a dos dominios y rendimiento en las pruebas neuropsicológicas, como mínimo, 1 desviación estándar por debajo de la media para la edad y la educación pertinente. En la evaluación neuropsicológica se examinarán, al menos, estas capacidades (verbal/lenguaje; atención/procesamiento acelerado; abstracción/función ejecutiva; memoria (aprendizaje, recuerdo); rendimiento complejo perceptivo-motor; capacidades motoras.<br>2. La alteración cognitiva produce, como mínimo, una interferencia leve de la función diaria (al menos, una de las siguientes):<br>a. Notificación subjetiva de menor agudeza mental, así como eficiencia en el trabajo, labores domésticas o función social.<br>b. Observación por las personas conocidas de que el sujeto ha experimentado, al menos, un descenso leve de la agudeza mental con la merma consiguiente en la eficiencia en el trabajo, las labores domésticas o la función social.<br>3. La alteración cognitiva lleva presente, al menos, un mes. | B. Complejo cognitivo/motor leve asociado probablemente[b] a VIH-1<br>1. Alteraciones cognitivas/motoras/conductuales adquiridas (debe haber a y b)<br>a. Al menos, dos de los síntomas siguientes, presentes durante por lo menos un mes y verificados mediante una historia fiable.<br>1) Alteración de la atención o concentración.<br>2) Retraso mental.<br>3) Alteración de la memoria.<br>4) Movimientos lentos.<br>5) Falta de coordinación.<br>b. Anomalía cognitiva/motora adquirida verificada mediante exploración neurológica o pruebas neuropsicológicas.<br>2. La alteración cognitiva/motora/conductual causa una alteración leve del trabajo o de las actividades de la vida diaria (verificable de manera objetiva o mediante la notificación de un informador importante).<br>3. Falta de otra causa de la anomalía cognitiva/motora/conductual anterior (p. ej., infección oportunista activa del SNC o enfermedad maligna, trastornos psiquiátricos, abuso de sustancias). |

*(continúa)*

Tabla 6-7 — *(cont.)*
**Trastornos cognitivos asociados al VIH-1**

| Definidos por Grant y Atkinson | Propuestos por el grupo de trabajo de la American Academy of Neurology (AAN) |
|---|---|
| 4. No cumple los criterios de delirium ni demencia.<br>5. No hay indicios de otra causa preexistente del trastorno neurocognitivo leve. | |

[a] Si el sujeto con un posible trastorno neurocognitivo leve satisface también los criterios de un episodio depresivo mayor o de dependencia de sustancias, el diagnóstico del trastorno neurocognitivo leve se demorará hasta la siguiente exploración, que tendrá lugar en un momento en el que haya remitido la depresión mayor o haya transcurrido, al menos, un mes desde el final de la dependencia en el uso de la sustancia.
[b] La designación *probable* se aplica cuando se cumplen los criterios, no existe otra posible causa y los datos están completos. La designación posible se aplica cuando hay otra posible causa contribuyente poco clara, cuando existe un posible diagnóstico dual o cuando no se ha completado la evaluación.
De Igor Grant, M.D., F.R.C.P.(C), y J. Hampton Atkinson, Jr., M.D.

de $ß_2$-microglobulina y aumento de la neopterina y del ácido quinolínico. La magnitud de la carga vírica en el LCR se relaciona con la intensidad de la demencia. El examen neuropatológico revela células gigantes multinucleadas, nódulos microgliales, infiltrados perivasculares y desmielinización. La aparición de demencia constituye un signo pronóstico sombrío, pues del 50 al 75% de los pacientes fallece antes de 6 meses. La incidencia de demencia ha disminuido sustancialmente con el uso del tratamiento antivírico.

**C. Síndromes psiquiátricos**

1. **Delirium.** Puede obedecer a la misma gama de causas que producen demencia entre los pacientes infectados por el VIH.
2. **Trastornos de ansiedad.** Los pacientes infectados por el VIH pueden sufrir cualquier trastorno de ansiedad, sobre todo el trastorno de ansiedad generalizada, el trastorno por estrés postraumático y el trastorno obsesivo-compulsivo.
3. **Trastorno adaptativo.** El trastorno adaptativo, con ansiedad o depresión del estado de ánimo se da, al parecer, del 5 al 20% de los pacientes infectados por el VIH.
4. **Trastornos depresivos.** El intervalo de pacientes infectados por el VIH que satisfacen los criterios diagnósticos de los trastornos depresivos varía entre el 4 y el 40%.
5. **Abuso de sustancias.** Los pacientes pueden sentir la tentación de consumir drogas de forma regular para afrontar la depresión o la ansiedad.
6. **Suicidio.** La ideación y las tentativas suicidas aumentan entre los pacientes con infección por el VIH y sida. Los factores de riesgo para el suicidio son la presencia de amigos que hayan fallecido por causas relacionadas con el sida, la notificación reciente de recaída en la seropositividad para el VIH, las dificultades sociales relacionadas con la homosexualidad, un apoyo social y económico insuficiente, la demencia o el delirium, y el abuso de sustancias.
7. **Personas sanas pero preocupadas.** Personas de los grupos de alto riesgo, que a pesar de ser seronegativas y no sufrir la enfermedad, se encuentran angustiadas u obsesionadas por la posibilidad de contraer el virus. Los síntomas pueden consistir en ansiedad generalizada, crisis de angustia, trastorno obsesivo-compulsivo e hipocondría. Los resultados negativos reiterados del análisis serológico tranquilizan a algunos pacientes. Los demás quizá necesiten psicoterapia o farmacoterapia.

## VI. Tratamiento

**A. Prevención.** Todas las personas con riesgo de infección por el VIH deben conocer las prácticas sexuales seguras y saber que no pueden compartir las agujas hipodérmicas. Las estrategias preventivas se complican por los valores sociales tan complejos que rodean los actos sexuales, la orientación sexual, el control de la natalidad y el abuso de sustancias.

1. **Sexo seguro.** Una pregunta frecuente que el médico debe estar dispuesto a responder es la siguiente: «¿En qué consiste el sexo seguro e inseguro?» Hay que aconsejar a los pacientes para que sigan las normas expuestas en la tabla 6-8.
2. **Profilaxis postexposicional.** La administración temprana del tratamiento antirretrovírico después de la exposición al VIH puede reducir en un 80% la probabilidad de que surja la infección. Habitualmente, se recomienda el tratamiento combinado con zidovudina y lamivudina durante 4 semanas.

**B. Farmacoterapia**

1. **Tratamiento antirretrovírico** (tabla 6-9). El objetivo del tratamiento antirretrovírico es la supresión completa del virus porque la carga vírica gobierna la tasa de descenso de los linfocitos CD4. El tratamiento combinado con fármacos que actúan sobre diferentes puntos de la descripción vírica se ha convertido en norma. Los dos grupos terapéuticos empleados son los inhibidores de la transcriptasa inversa, tanto nucleósidos como no nucleósidos, y los inhibidores de la proteasa. El tratamiento se aconseja cuando las cifras del ARN y del VIH en el plasma exceden de 5.000 a 10.000 copias por ml, al margen del recuento de linfocitos CD4. Se necesita un seguimiento riguroso de regímenes terapéuticos completos para alcanzar la eficacia y evitar que aparezcan resistencias. Se utilizan combinaciones farmacológicas de acuerdo con los mecanismos de acción y las interacciones entre los medicamentos. Las indicaciones para cambiar el tratamiento son el auge en la toxicidad de la carga vírica, el incumplimiento terapéutico y la intolerancia de la medicación. El tratamiento antivírico y la profilaxis y tratamiento intensivos de las infecciones oportunistas han prolongado notablemente la longevidad y calidad de vida de los pacientes infectados por el VIH.
2. **Tratamiento antirretrovírico de los trastornos neurocognitivos.** Al parecer, la farmacoterapia antirretrovírica previene o revierte la progresión de los trastornos neurocognitivos relacionados con el VIH. Un porcentaje significativo de pacientes muestra una mejora de las pruebas neuropsicológicas, así como del patrón e intensidad de las anomalías de las señales de la sustancia blanca en la RM en los 2 a 3 primeros meses de tratamiento.
3. **Tratamiento farmacológico de los síntomas psiquiátricos asociados al VIH.** Los síndromes psiquiátricos asociados al VIH deben tratarse de la misma manera que si la persona no estu-

Tabla 6-8
**Normas sobre el sexo seguro en el sida**

**Recuerde:** toda actividad que suponga el intercambio de los líquidos corporales de una persona con la boca, el ano, la vagina, el torrente sanguíneo, cortes o heridas de otra se considera *insegura* en este momento.

**Prácticas de sexo seguro**
- Masaje, caricias, fricción de un cuerpo contra otro
- Beso social seco
- Masturbación
- Paso a la acción de fantasías sexuales (que no supongan prácticas inseguras de sexo)
- Uso de vibradores u otros instrumentos (siempre que no se compartan)

**Prácticas sexuales de riesgo bajo** *(estas actividades no se consideran totalmente seguras)*
- Beso francés (húmedo) (sin llagas en la boca)
- Masturbación mutua
- Coito vaginal y anal con preservativo
- Sexo oral masculino (felación) con preservativo
- Sexo oral femenino *(cunnilingus)* con sistema de barrera
- Contacto externo con el semen o con la orina, siempre que no haya heridas en la piel

**Prácticas sexuales inseguras**
- Coito vaginal o anal sin preservativo
- Semen, orina o heces en la boca o vagina
- Sexo oral sin protección (felación o *cunnilingus*)
- Contacto sanguíneo de cualquier tipo
- Uso compartido de instrumentos sexuales o agujas

Con permiso de Moffatt B, Spiegel J, Parrish S, Helquist M. *AIDS: A Self-Care Manual.* Santa Monica, CA: IBS Press, 1987: 125.

Tabla 6-9
**Fármacos antirretrovíricos**

| Nombre genérico | Abreviatura habitual |
|---|---|
| **Inhibidores nucleósidos de la transcriptasa inversa** | |
| Zidovudina | AZT o ZDV |
| Didanosina | ddl |
| Zalcitabina | ddC |
| Estavudina | d4T |
| Lamivudina | 3TC |
| Abacavir | |
| **Inhibidores no nucleósidos de la transcriptasa inversa** | |
| Nevirapina | |
| Delavirdina | |
| Efavirenz | |
| **Inhibidores de la proteasa** | |
| Saquinavir | |
| Ritonavir | |
| Indinavir | |
| Nelfinavir | |
| Amprenavir | |

Adaptado de Igor Grant, M.D., F.R.C.P (C), y J. Hampton Atkinson, Jr., M.D.

viera infectada por el virus. Los pacientes con una enfermedad más avanzada relacionada con el VIH recibirán dosis más bajas (dosis inicial de la mitad a una cuarta parte de la dosis habitual de comienzo) porque son más sensibles a los efectos secundarios.

La agitación asociada al delirium y a la demencia o psicosis se puede combatir con dosis bajas de antipsicóticos muy potentes (p. ej., 0,5 mg de haloperidol al comienzo) o de antagonistas de la serotonina y dopamina (p. ej., 0,25 mg de risperidona inicialmente, 2,5 mg de olanzapina, inicialmente). Hay que conocer el mayor riesgo que tiene esta población de padecer delirium anticolinérgico, crisis epilépticas y efectos secundarios extrapiramidales.

Los pacientes con síndromes neurocognitivos pueden mejorar con los psicoestimulantes (p. ej., 2,5 mg de metilfenidato, dos veces al día, con un incremento lento de hasta 20 mg/día).

La depresión también se puede tratar con estimulantes si se precisa una respuesta rápida o no surten eficacia los antidepresivos habituales. Para la depresión suelen administrarse inhibidores selectivos de la recaptación de serotonina (ISRS) o tricíclicos con la menor carga anticolinérgica posible, como la desipramina. La inyección de hasta 400 mg de testosterona (testosterona en depósito), dos veces por semana durante 8 semanas, puede surtir efecto en la depresión mayor y en los síndromes de fatiga y alergia. El electrochoque también se ha mostrado eficaz.

Los estados de ansiedad se tratan, por lo general, con benzodiazepinas de semivida corta o intermedia o con buspirona. Los estados maníacos se pueden tratar con el litio o con antiepilépticos estabilizadores del ánimo. Al parecer, esta población tolera mejor los antiepilépticos que el litio. La manía secundaria a la zidovudina ha respondido satisfactoriamente al litio, que permite continuar con la primera. Es necesario ofrecer apoyo médico, ambiental y social, además de farmacoterapia.

4. **Interacciones entre los fármacos psicotropos y antirretrovíricos.** Los inhibidores de la proteasa se metabolizan fundamentalmente a través de la isoenzima 3A del citocromo P450 (CYP 3A) y secundariamente del sistema 2D6. Estas vías son compartidas por muchos psicotropos. Se considera buena práctica prever estas interacciones y vigilar los acontecimientos adversos surgidos durante el tratamiento y, si es posible, medir las concentraciones plasmáticas. Todos los inhibidores de la proteasa aumentan las concentraciones de los psicotropos si la vía metabólica principal de éstos es el sistema CYP 3A. Si la vía metabólica principal es 2D6, como sucede con los ISRS y los tricíclicos, entonces el ritonavir inhibirá específicamente su metabolismo. Los inhibidores de la proteasa pueden inhibir el metabolismo de los antidepresivos,

psicóticos y benzodiazepinas. Las concentraciones de alprazolam, midazolam, triazolam y zolpidem pueden aumentar y es necesario reducir la posología para evitar una sedación excesiva. Se ha descrito que los inhibidores de la proteasa aumentan las cifras del bupropión, nefazodona y fluoxetina hasta valores tóxicos y también las de dopamina entre un 100 y un 150%. En concreto, la zidovudina puede aumentar la concentración sanguínea de los antipsicóticos. Los valores de la metadona y la meperidina también se pueden elevar. La carbamazepina y el fenobarbital pueden reducir las concentraciones séricas de los inhibidores de la proteasa. La nefazodona y la fluoxetina reducen, al parecer, el metabolismo de los inhibidores de la proteasa y aumentan sus efectos adversos.

C. **Psicoterapia.** La importancia de la psicoterapia individual y de grupo es grande para que los pacientes puedan afrontar los aspectos de la autoinculpación, autoestima y posible muerte. Muchos pacientes infectados por el VIH se sienten castigados por una conducta desviada. Hay que explorar decisiones sanitarias difíciles (p. ej., relativas a los fármacos antirretrovíricos, los cuidados terminales y los sistemas de mantenimiento con vida). Además, hay que educar a todas las personas infectadas acerca de las prácticas sexuales seguras. Muchas veces, vale la pena implicar al cónyuge o al amante del paciente. El tratamiento de las personas homosexuales o bisexuales con sida abarca también el acercamiento a sus familias y el abordaje de cuestiones como el rechazo, la culpa o el enfado. Entre los asuntos prácticos se encuentran el empleo, los beneficios médicos, los seguros de vida, los planes vocacionales, las salidas con chicos o chicas y las relaciones sexuales, así como las relaciones con la familia y los amigos.

El advenimiento de los inhibidores de la proteasa y la esperanza de curación han impulsado nuevas tareas terapéuticas, como afrontar expectativas poco realistas, miedos al fracaso del tratamiento o la ira por no responder a regímenes que ayudan a otras personas. La posibilidad de evitar la muerte por el sida —la llamada agenda para la segunda vida— ha planteado nuevos desafíos a los pacientes y a sus cuidadores.

---

Para una exposición más detallada de este tema, véase *Neuropsychiatric Aspects of HIV Infection and AIDS,* sección 2.8, página 426, en CTP/VIII.

---

# 7 Trastornos relacionados con el alcohol, los opiáceos y otras sustancias

**I. Introducción**

Los problemas con el abuso de sustancias causan una discapacidad importante a un porcentaje relativamente alto de la población. El abuso de sustancias ilícitas afecta a numerosas áreas de la función y del 60 al 75% de los pacientes con estos trastornos sufren otras enfermedades. Aproximadamente el 40% de la población estadounidense ha consumido alguna sustancia ilícita en alguna ocasión y más del 15% de las personas mayores de 18 años presenta este tipo de trastornos. Los síndromes inducidos por las sustancias pueden remedar todo el espectro de enfermedades psiquiátricas, incluidos los trastornos del estado de ánimo, los trastornos psicóticos y los trastornos de ansiedad. En la práctica clínica, los trastornos por el uso de sustancias deben incluirse siempre dentro del diagnóstico diferencial. Además, hay que evaluar otros trastornos psiquiátricos (diagnóstico dual) entre los pacientes diagnosticados de un trastorno primario por abuso de sustancias, porque pueden contribuir al abuso o a la dependencia de las sustancias.

**II. Clasificación**

Los compuestos que alteran el cerebro se denominan *sustancias* en el DSM-IV-TR, por lo que se habla de *trastornos relacionados con sustancias.* Estos trastornos se caracterizan por cambios del estado de ánimo, el comportamiento y la cognición como consecuencia del uso continuado y prolongado de la droga o de la toxina nocivas. Hay muchas categorías de sustancias asociadas a estos trastornos:

**A.** Alcohol (etanol): el alcohol de la madera (metanol) se puede utilizar como adulterante del etanol y resulta tóxico, además de producir ceguera.
**B.** Anfetaminas: las sustancias anfetamínicas se incluyen en este grupo, como la 3,4-metilendioxianfetamina (MDMA).
**C.** Cafeína.
**D.** Cannabis (marihuana).
**E.** Cocaína: el *crack* es la cocaína con forma de trocitos de hielo.
**F.** Alucinógenos: entre ellos se encuentran la mescalina (presente en el cactus de peyote), la psilocibina (presente en las setas) y los derivados del ácido lisérgico (LSD). Estas drogas también se conocen como *psicodélicas.*
**G.** Inhalantes: abarcan disolventes, como el tolueno y la gasolina, y gases, como el óxido nitroso.
**H.** Nicotina.
**I.** Opiáceos.
**J.** Fenciclidina (PCP).
**K.** Sedantes, hipnóticos y ansiolíticos: en función de la dosis, estos fármacos suelen resultar intercambiables y pueden producir sedación (efecto calmante), hipnosis (inducción del sueño) o ansiólisis (disminución de la ansiedad).
**L.** Medicamentos que se prescriben con receta o no (especialidades publicitarias): Comprenden los analgésicos, como la oxicontina (un opiáceo), y especialidades publicitarias, como efedra (un estimulante, cuyas ventas están prohibidas en estos momentos en Estados Unidos).
**M.** Esteroides anabolizantes-andrógenos: testosterona y hormona del crecimiento humana (HGH, *human growth hormone*). Cada uno de estos grupos de fármacos o drogas se comentará por separado más adelante.

**III. Terminología**

**A. Dependencia.** Uso repetido de una droga, medicamento o sustancia química, con dependencia física o sin ella. La dependencia física indica un estado fisiológico alterado motivado por la administración reiterada de una droga o medicamento, cuyo cese da lugar a un síndrome específico (v. a continuación síndrome de abstinencia) (tabla 7-1).

B. **Abuso.** Uso de cualquier droga o medicamento, generalmente por iniciativa propia, de una manera que se desvía de los patrones sociales o médicos aprobados (tabla 7-2).

C. **Uso incorrecto.** Término parecido al abuso que suele aplicarse a medicamentos recetados por los médicos que no se utilizan correctamente.

D. **Adicción.** Uso repetido y creciente de una sustancia, cuya privación da lugar a síntomas de malestar más una necesidad irresistible de volver a utilizarla, que comporta, además, un deterioro físico y mental. Este término ya no se incluye en la nomenclatura oficial y ha sido sustituido por el de dependencia, pero sigue siendo valioso para el uso común.

E. **Intoxicación.** Síndrome reversible causado por una sustancia concreta (p. ej., alcohol) que afecta a una o más de las funciones mentales siguientes: memoria, orientación, estado de ánimo, juicio o actividad conductual, social u ocupacional (tabla 7-3).

F. **Abstinencia.** Síndrome específico de una sustancia que ocurre tras suspender o reducir la cantidad de la droga, medicamento o sustancia utilizados de forma regular durante un período largo. Este síndrome se caracteriza por signos y síntomas somáticos, además de alteraciones psicológi-

Tabla 7-1
**Criterios del DSM-IV-TR para la dependencia de sustancias**

Un patrón desadaptativo de consumo de la sustancia que conlleva un deterioro o malestar clínicamente significativos, expresado por tres (o más) de los ítems siguientes en algún momento de un período continuado de 12 meses:

(1) tolerancia, definida por cualquiera de los siguientes ítems:
 (a) una necesidad de cantidades marcadamente crecientes de la sustancia para conseguir la intoxicación o el efecto deseado
 (b) el efecto de las mismas cantidades de sustancia disminuye claramente con su consumo continuado
(2) abstinencia, definida por cualquiera de los siguientes ítems:
 (a) el síndrome de abstinencia característico para la sustancia (v. Criterios A y B de los criterios diagnósticos para la abstinencia de sustancias específicas)
 (b) se toma la misma sustancia (o una muy parecida) para aliviar o evitar los síntomas de abstinencia
(3) la sustancia es tomada con frecuencia en cantidades mayores o durante un período más largo de lo que inicialmente se pretendía
(4) existe un deseo persistente o esfuerzos infructuosos de controlar o interrumpir el consumo de la sustancia
(5) se emplea mucho tiempo en actividades relacionadas con la obtención de la sustancia (p. ej., visitar a varios médicos o desplazarse largas distancias), en el consumo de la sustancia (p. ej., fumar un pitillo tras otro) o en la recuperación de los efectos de la sustancia
(6) reducción de importantes actividades sociales, laborales o recreativas debido al consumo de la sustancia
(7) se continúa tomando la sustancia a pesar de tener conciencia de problemas psicológicos o físicos recidivantes o persistentes, que parecen causados o exacerbados por el consumo de la sustancia (p. ej., consumo de la cocaína a pesar de saber que provoca depresión, o continuada ingesta de alcohol a pesar de que empeora una úlcera)

*Codificación* del curso de la dependencia en el quinto dígito:
**0 Remisión total temprana**
**0 Remisión parcial temprana**
**0 Remisión total sostenida**
**0 Remisión parcial sostenida**
**2 En terapéutica con agonistas**
**1 En entorno controlado**
**4 Leve/moderado/grave**

*Especificar* si:
**Con dependencia fisiológica:** signos de tolerancia o abstinencia (p. ej., si se cumplen cualquiera de los puntos 1 o 2)
**Sin dependencia fisiológica:** no hay signos de tolerancia o abstinencia (p. ej., si no se cumplen los puntos 1 y 2)

Con permiso de la American Psychiatric Association. *Diagnostic and Statistical Manual of Mental Disorders,* texto revisado, 4.ª ed. Washington, DC: American Psychiatric Association. Copyright 2000.

Tabla 7-2
**Criterios del DSM-IV-TR para el abuso de sustancias**

A. Un patrón desadaptativo de consumo de sustancias que conlleva un deterioro o malestar clínicamente significativos, expresado por uno (o más) de los ítems siguientes durante un período de 12 meses:
(1) consumo recurrente de sustancias, que da lugar al incumplimiento de obligaciones en el trabajo, la escuela o en casa (p. ej., ausencias repetidas o rendimiento pobre relacionados con el consumo de sustancias; ausencias, suspensiones o expulsiones de la escuela relacionadas con la sustancia; descuido de los niños o de las obligaciones de la casa)
(2) consumo recurrente de la sustancia en situaciones en las que hacerlo es físicamente peligroso (p. ej., conducir un automóvil o accionar una máquina bajo los efectos de la sustancia)
(3) problemas legales repetidos relacionados con la sustancia (p. ej., arrestos por comportamiento escandaloso debido a la sustancia)
(4) consumo continuado de la sustancia, a pesar de tener problemas sociales continuos o recurrentes o problemas interpersonales causados o exacerbados por los efectos de la sustancia (p. ej., discusiones con la esposa acerca de las consecuencias de la intoxicación, o violencia física)
B. Los síntomas no han cumplido nunca los criterios para la dependencia de sustancias de esta clase de sustancia.

Con permiso de la American Psychiatric Association. *Diagnostic and Statistical Manual of Mental Disorders*, texto revisado, 4.ª ed. Washington, DC: American Psychiatric Association. Copyright 2000.

Tabla 7-3
**Criterios del DSM-IV-TR para el diagnóstico de la intoxicación por sustancias**

A. Presencia de un síndrome reversible específico de una sustancia debido a su ingestión reciente (o a su exposición). **Nota:** diferentes sustancias pueden producir síndromes idénticos o similares.
B. Cambios psicológicos o de comportamiento desadaptativos clínicamente significativos debidos al efecto de la sustancia sobre el sistema nervioso central (p. ej., irritabilidad, labilidad emocional, deterioro cognoscitivo, deterioro de la capacidad de juicio, deterioro de la actividad laboral o social), que se presentan durante el consumo de la sustancia o poco tiempo después.
C. Los síntomas no se deben a una enfermedad médica y no se explican mejor por la presencia de otro trastorno mental.

Con permiso de la American Psychiatric Association. *Diagnostic and Statistical Manual of Mental Disorders*, texto revisado, 4.ª ed. Washington, DC: American Psychiatric Association. Copyright 2000.

cas, como trastornos del pensamiento, sensibilidad y comportamiento. Se conoce también como *síndrome de abstinencia* (tabla 7-4).

G. **Tolerancia.** Fenómeno por el cual la administración repetida de una dosis determinada de una droga o de un medicamento produce un menor efecto o bien exige la administración de dosis cada vez mayores para alcanzar el efecto obtenido con la dosis original. La *tolerancia conductual* se refiere a la capacidad de la persona para ejecutar tareas, a pesar de los efectos de la droga o del medicamento.

H. **Tolerancia cruzada.** Es la capacidad de una droga o de un medicamento para ser sustituido sin que, en principio, se modifiquen los efectos fisiológicos y psicológicos (p. ej., diazepam y barbitúricos). También se conoce como *dependencia cruzada.*

I. **Neuroadaptación.** Cambios neuroquímicos o neurofisiológicos del organismo motivados por la administración repetida de una droga o un medicamento. La neuroadaptación explica el fenómeno de la tolerancia. La *adaptación farmacocinética* se refiere al ajuste de los sistemas metabolizadores del organismo, y la *adaptación celular o farmacodinámica,* a la capacidad del sistema nervioso para actuar a pesar de los altos valores sanguíneos de la sustancia nociva.

J. **Codependencia.** Término utilizado para hablar de los familiares afectados o que influyen en el comportamiento del sujeto que abusa de sustancias. Se relaciona con el término *facilitador,* que es la persona que fomenta el comportamiento adictivo del sujeto que abusa de las sustancias (p. ej., proporcionando directamente la droga o el dinero para comprarla). La facilitación incluye, asimismo, el rechazo de un familiar para aceptar la adicción como un trastorno medicopsi-

Tabla 7-4
**Criterios del DSM-IV-TR para la abstinencia de sustancias**

A. Presencia de un síndrome específico de una sustancia debido al cese o reducción de su consumo prolongado y en grandes cantidades.
B. El síndrome específico de la sustancia causa un malestar clínicamente significativo o un deterioro de la actividad laboral y social o en otras áreas importantes de la actividad del individuo.
C. Los síntomas no se deben a una enfermedad médica y no se explican mejor por la presencia de otro trastorno mental.

Con permiso de la American Psychiatric Association. *Diagnostic and Statistical Manual of Mental Disorders,* texto revisado, 4.ª ed. Washington, DC: American Psychiatric Association. Copyright 2000.

quiátrico o para negar que la persona en cuestión abusa de una sustancia. El diagnóstico asociado a las diferentes sustancias según el DSM-IV-TR se exponen en la tabla 7-5.

## IV. Evaluación

Los pacientes que abusan de las sustancias no suelen resultar fáciles de reconocer ni de examinar. Su clasificación no es sencilla y, por otro lado, ellos casi siempre subestiman la cantidad utilizada de la sustancia, propenden a la negación, manipulan con frecuencia los hechos y suelen temer las consecuencias de la aceptación del problema. Dada la escasa fiabilidad de estos pacientes, hay que recabar información de otras fuentes, como la familia.

Cuando el clínico atienda a estos pacientes, deberá mostrar unos límites claros, firmes y sólidos, que habrá de verificar con frecuencia. Estos pacientes suelen precisar una estrategia de confrontación. Aunque el clínico pueda irritarse con la manipulación, no debe dejarse llevar por estos sentimientos.

Los trastornos psiquiátricos son difíciles de evaluar adecuadamente en presencia de un abuso continuado de sustancias que, a su vez, produce síntomas. El abuso de sustancias se asocia, a menudo, a trastornos de la personalidad (p. ej., antisocial, limítrofe y narcisista). Los pacientes deprimidos, angustiados o psicóticos pueden automedicarse con sustancias, bien prescritas por el médico o no.

CONSEJO CLÍNICO:

*Los trastornos inducidos por sustancias deben sopesarse siempre en el estudio de la depresión, la ansiedad o la psicosis. Cuando el trastorno psiquiátrico no responda a los tratamientos habituales, suele descubrirse un uso velado de sustancias.*

**A. Estudio de tóxicos.** Los análisis de orina o de sangre ayudan a confirmar el posible uso de sustancias. Los dos tipos de análisis tienen un carácter de cribado y confirmación. Los análisis de cribado son sensibles pero inespecíficos (muchos falsos positivos). Los resultados positivos del cribado se confirman con una prueba específica de la droga o fármaco hallados. Aunque la mayoría de las drogas y fármacos se detectan bien en la orina, algunos se reconocen mejor en la sangre (p. ej., barbitúricos y alcohol). A veces, las concentraciones sanguíneas absolutas son útiles (p. ej., una concentración elevada, sin signos clínicos de intoxicación implicaría tolerancia). El análisis de tóxicos en orina suele positivizarse hasta 2 días después de la ingestión de la mayoría de las drogas o fármacos (tabla 7-6).

**B. Exploración física**

1. Examine cuidadosamente si los trastornos médicos concomitantes están relacionados con sustancias, en concreto los siguientes:
   a. **Adictos por vía subcutánea o intravenosa:** sida, cicatrices de las inyecciones intravenosas o subcutáneas, abscesos, infecciones por inyecciones contaminadas, endocarditis bacteriana, hepatitis inducida por drogas o infeccioso, tromboflebitis, tétanos.
   b. **Esnifadores de cocaína, heroína u otras drogas:** desviación o perforación del tabique nasal, hemorragia nasal, rinitis.

Tabla 7–5

**Diagnósticos asociados a las categorías de sustancias**

| | Dependencia | Abuso | Intoxicación | Abstinencia | Delirium por intoxicación | Delirium por abstinencia | Demencia | Trastorno amnésico | Trastornos psicóticos | Trastornos del estado de ánimo | Trastornos de ansiedad | Trastornos sexuales | Disfunciones del sueño |
|---|---|---|---|---|---|---|---|---|---|---|---|---|---|
| Alcohol | X | X | X | X | I | A | P | P | I/A | I/A | I/A | I | I/A |
| Alucinógenos | X | X | X | — | I | — | — | — | I[a] | I | I | — | — |
| Anfetaminas | X | X | X | X | I | — | — | — | I | I/A | I | I | I/A |
| Cafeína | — | — | X | — | — | — | — | — | — | — | I | — | I |
| Cannabis | X | X | X | — | I | — | — | — | I | — | I | — | — |
| Cocaína | X | X | X | X | I | — | — | — | I | I/A | I/A | I | I/A |
| Fenciclidina | X | X | X | — | I | — | — | — | I | I | I | — | — |
| Inhalantes | X | X | X | — | I | — | P | — | I | I | I | — | — |
| Nicotina | X | — | — | X | — | — | — | — | — | — | — | — | — |
| Opiáceos | X | X | X | X | I | — | — | — | I | I | — | I | I/A |
| Sedantes, hipnóticos o ansiolíticos | X | X | X | X | I | A | P | P | I/A | I/A | A | I | I/A |
| Varias sustancias | X | — | — | — | — | — | — | — | — | — | — | — | — |
| Otros | X | X | X | X | I | A | P | P | I/A | I/A | I/A | I | I/A |

[a] Asimismo, trastorno perceptible o persistente por alucinógenos *(flashbacks)*.

X, I, A, I/A o P indican que esta categoría se reconoce en el DSM–IV-TR. Además, I indica que el especificador «de comienzo durante la intoxicación» califica esa categoría (salvo el delirium por intoxicación); A indica que el especificador «de comienzo durante la abstinencia» califica esa categoría (con excepción del delirium por abstinencia), e I/A indica que los calificadores «de comienzo durante la intoxicación» o «de comienzo durante la abstinencia» se aplican a esa categoría. P indica que el trastorno es «persistente».

Con permiso de la American Psychiatric Association. *Diagnostic and Statistical Manual of Mental Disorders,* texto revisado. 4.ª ed. Washington, DC: American Psychiatric Association. Copyright 2000.

Tabla 7-6
**Drogas de abuso que se pueden analizar en la orina**

| Drogas | Período de detección en la orina |
|---|---|
| Alcohol | 7-12 h |
| Anfetaminas | 48 h |
| Barbitúricos | 24 h (de acción corta)<br>3 semanas (de acción larga) |
| Benzodiazepina | 3 días |
| Cocaína | 6-8 h (metabolitos: 2-4 días) |
| Codeína | 48 h |
| Fenciclidina | 8 días |
| Heroína | 36-72 h |
| Marihuana (tetrahidrocannabinol) | 3 días-4 semanas (depende del uso) |
| Metacualona | 7 días |
| Metadona | 3 días |
| Morfina | 48-72 h |
| Propoxifeno | 6-48 h |

c. **Inhaladores de cocaína; fumadores de *crack,* marihuana u otras drogas; inhaladores de otras drogas de abuso:** bronquitis, asma, enfermedades respiratorias crónicas.

2. Averigüe el patrón de uso. ¿Es continuo o episódico? ¿Cuándo, dónde y con quién se toma las sustancias? ¿Se trata de un abuso recreativo o confinado a determinados ámbitos sociales? Descubra cuánto tiempo dedica el paciente a la obtención, el consumo, la retirada o la recuperación de las sustancias. ¿Hasta dónde influyen las sustancias en la actividad social y laboral del paciente? ¿Cómo consigue y paga las sustancias? Describa siempre la sustancia y la vía de administración más que la categoría (es decir, indique «retirada de heroína por vía intravenosa» en lugar de «abstinencia de opiáceos»). Si describe un abuso de varias sustancias, enumérelas todas. Las personas que abusan de sustancias suelen hacerlo de varias a la vez.

C. **Diagnóstico.** El abuso es el uso crónico de una sustancia causante de alteración o malestar que acaba produciendo dependencia de la droga o del medicamento, con tolerancia y síntomas de abstinencia (v. tabla 7-2).

D. **Tratamiento.** En general, el tratamiento de la dependencia se basa en la observación de la posible sobredosis, la evaluación de la intoxicación por varias sustancias y los trastornos médicos asociados, así como el tratamiento de soporte, por ejemplo proteger al paciente de la lesión. La corrección del abuso o de la dependencia se basa en la abstinencia y un tratamiento prolongado.

1. **Período de abstinencia.** Hay que aplicar cualquier medida que mejore la abstinencia indefinida.
2. **Tratamiento prolongado durante al menos 6 meses.** Las recaídas son frecuentes. Existen varios métodos, como la terapia individual, la terapia de grupo, los grupos de autoayuda (p. ej., alcohólicos anónimos, narcóticos anónimos), comunidades terapéuticas, grupos familiares (p. ej., Al-Anon), y fármacos utilizados como tratamiento de mantenimiento (p. ej., metadona, disulfiram, naltrexona).

## V. Trastornos específicos relacionados con sustancias

### A. Trastornos relacionados con el alcohol

La alta prevalencia del abuso y dependencia del alcohol hacen de su estudio un elemento esencial de cualquier evaluación psiquiátrica o médica. Casi cualquier problema clínico se puede relacionar con los efectos del abuso del alcohol. Aunque el alcoholismo no describa un trastorno mental concreto, los trastornos asociados suelen dividirse en tres grupos: 1) trastornos relacionados con los efectos directos del alcohol sobre el cerebro (incluidos la intoxicación por el alcohol, la abstinencia, el delirium por abstinencia y la alucinosis); 2) trastornos relacionados con el comportamiento asociado al alcohol (abuso y dependencia del alcohol), y 3) trastornos con efectos persistentes (incluidos el trastorno amnésico persistente inducido por el alcohol, la demencia, la encefalopatía de Wernicke y el síndrome de Korsakoff). La tabla 7-7 enumera todos los trastornos relacionados con el alcohol del DSM-IV-TR.

Tabla 7-7
**DSM-IV-TR. Trastornos relacionados con el alcohol**

***Trastornos por consumo de alcohol***
**Dependencia del alcohol**
**Abuso de alcohol**
***Trastornos inducidos por el alcohol***
**Intoxicación por alcohol**
**Abstinencia de alcohol**
*Especificar si:*
Con alteraciones perceptivas
**Delirium por intoxicación por alcohol**
**Delirium por abstinencia de alcohol**
**Demencia persistente inducida por el alcohol**
**Trastorno amnésico persistente inducido por el alcohol**
**Trastorno psicótico inducido por el alcohol, con ideas delirantes**
*Especificar si:*
De inicio durante la intoxicación/de inicio durante la abstinencia
**Trastorno psicótico inducido por el alcohol, con alucinaciones**
*Especificar si:*
De inicio durante la intoxicación/de inicio durante la abstinencia
**Trastorno del estado de ánimo inducido por el alcohol**
*Especificar si:*
De inicio durante la intoxicación/de inicio durante la abstinencia
**Trastorno de ansiedad inducido por el alcohol**
*Especificar si:*
De inicio durante la intoxicación/de inicio durante la abstinencia
**Trastorno sexual inducido por el alcohol**
*Especificar si:*
De inicio durante la intoxicación
**Trastorno del sueño inducido por el alcohol**
*Especificar si:*
De inicio durante la intoxicación/de inicio durante la abstinencia
**Trastorno relacionado con el alcohol no especificado**

Con permiso de la American Psychiatric Association. *Diagnostic and Statistical Manual of Mental Disorders,* texto revisado, 4.ª ed. Washington, DC: American Psychiatric Association. Copyright 2000.

## B. Dependencia y abuso del alcohol

1. **Definiciones.** La dependencia del alcohol es un patrón de consumo compulsivo de alcohol, que se define en el DSM-IV-TR por la presencia de tres o más áreas fundamentales de alteración relacionadas con el alcohol y congregados en un mismo período de 12 meses. Estas áreas abarcan la tolerancia o la abstinencia, la inversión de una cantidad importante de tiempo en el consumo de la sustancia, el retorno al consumo a pesar de las secuelas físicas o psicológicas y las tentativas repetidas y frustrantes para controlar la ingestión de alcohol. El abuso de alcohol se diagnostica cuando éste se utiliza en situaciones con riesgo para la integridad física (conducción). El abuso de alcohol difiere de la dependencia de alcohol en que no abarca la tolerancia ni la abstinencia ni un patrón compulsivo de uso, sino más bien las consecuencias negativas del consumo repetido. El abuso de alcohol puede terminar en una dependencia del alcohol; los patrones desadaptativos por consumo de alcohol se caracterizan por un consumo intenso y continuado, intoxicación, borracheras de los fines de semana o borracheras intercaladas con períodos de sobriedad.
2. **Farmacología**
   a. **Farmacocinética.** Aproximadamente el 90% del alcohol se absorbe en el estómago y el resto, en el intestino delgado. La absorción ocurre rápidamente, porque el alcohol es muy hidrosoluble y se distribuye por todo el organismo. Las concentraciones sanguíneas máximas se alcanzan a los 30-90 minutos. El consumo rápido de alcohol o el consumo con el estómago vacío potencian la absorción y reducen el tiempo que transcurre hasta la concen-

tración sanguínea máxima. Las concentraciones de alcohol en sangre se correlacionan, si se elevan con rapidez, con el grado de intoxicación. La intoxicación resulta más acusada, cuando las concentraciones en sangre están aumentando y no disminuyendo. El 90% del alcohol se metaboliza por oxidación hepática y el resto se excreta intacto por los riñones y los pulmones. El alcohol se transforma, por efecto de la alcohol-deshidrogenasa, en acetaldehído, que se convierte en ácido acético por la aldehído-deshidrogenasa. El organismo metaboliza aproximadamente 15 dl de alcohol por hora, que equivale a una bebida de tamaño moderado (12 g de alcohol: el contenido de 360 ml de cerveza, 120 ml de vino o 30 a 50 ml de un licor de 40 grados). Los pacientes que consumen alcohol en exceso muestran una regulación al alza de las enzimas y metabolizan enseguida el alcohol.

b. **Neurofarmacología.** El alcohol es una sustancia depresora que produce somnolencia y disminuye la actividad neuronal. Se puede clasificar junto con los demás sedantes-ansiolíticos, como las benzodiazepinas, los barbitúricos y los carbamatos. Estas sustancias muestran tolerancia cruzada con el alcohol, producen cuadros parecidos de intoxicación y abstinencia y pueden resultar mortales en caso de sobredosis, sobre todo si se ingieren con otros fármacos o drogas depresoras. De acuerdo con diversas teorías sobre el mecanismo de acción en el cerebro, el alcohol modifica la fluidez de la membrana celular, los centros del placer mediados por la dopamina, los complejos receptores de las benzodiazepinas, los receptores ionóforos activados por el glutamato que unen el *N*-metil-D-aspartato (NMDA) y la producción de alcaloides de tipo opiáceo.

3. **Epidemiología.** Aproximadamente el 10% de las mujeres y el 20% de los hombres han reunido en algún momento de su vida los criterios diagnósticos de abuso del alcohol, y del 3 al 5% de las mujeres y el 10% de los hombres han satisfecho los criterios diagnósticos de dependencia alcohólica, más grave (tabla 7-8). El riesgo de la dependencia de alcohol a lo largo de la vida asciende al 10-15% para los hombres y al 3-5% para las mujeres. La tasa máxima de consumo de alcohol se da entre los blancos: 56%. El 60% de las personas que abusan del alcohol son hombres. Cuantos más estudios tiene la persona, más probabilidad existe de que consuma activamente alcohol, contrariamente al patrón de las drogas ilícitas. Entre los grupos religiosos, la dependencia del alcohol alcanza el máximo entre los protestantes liberales y los católicos. Las religiones ortodoxas parecen proteger frente a la dependencia del alcohol. Cada año se producen aproximadamente 200.000 muertes vinculadas directamente con el abuso del alcohol y los conductores bebidos están implicados en cerca de la mitad de las muertes por accidentes de tráfico. Si se compara con otros grupos, los blancos poseen la tasa máxima de consumo de alcohol (60%).
4. **Etiología.** Los datos que respaldan las influencias genéticas en el alcoholismo son éstos: 1) los parientes más cercanos corren un riesgo cuádruple; 2) el gemelo monocigótico de una persona alcohólica corre más riesgo que el dicigótico, y 3) los hijos adoptivos de las personas alcohólicas corren un riesgo cuádruple. La asociación familiar se acusa más entre los hijos hombres de padres (no madres) con dependencia de alcohol. Las diferencias étnicas y culturales influyen en la sensibilidad al alcohol y en sus efectos. Así, muchos asiáticos muestran efectos tóxicos agudos (p. ej., intoxicación, tumefacción, mareos, cefalea) después de consumir cantidades mínimas. Algunos grupos étnicos, como los judíos y asiáticos, presentan tasas más bajas de dependencia al alcohol y otros, como los norteamericanos nativos, los inuits y algunos grupos de hombres hispanos, altas. Estos datos han llevado a proponer una teoría genética sobre la causa del alcoholismo, pero se sigue ignorando la causa definitiva.
5. **Comorbilidad.** Los efectos sedantes y la accesibilidad convierten al alcohol en la sustancia más utilizada para aliviar la ansiedad, la depresión y el insomnio. Sin embargo, el uso prolongado puede causar depresión y la retirada del alcohol a una persona dependiente genera, a veces, ansiedad. La evaluación correcta de los pacientes deprimidos o angustiados, que beben en exceso, obliga a una observación y revisión tras un período de sobriedad que puede extenderse varias semanas. Muchos pacientes psicóticos se medican ellos mismos con alcohol, si la medicación prescrita no reduce suficientemente los síntomas psicóticos o no se encuentra a su alcance. El consumo excesivo de alcohol por los pacientes bipolares suele llevar a un episodio maníaco. Entre los pacientes con trastornos de la personalidad, aquellos con una personalidad

**Tabla 7-8**
**Epidemiología del alcohol**

| Estado | Población (%) |
|---|---|
| Ha bebido alguna vez | 90 |
| Bebedor activo | 60-70 |
| Problemas pasajeros | 40+ |
| Abuso[a] | Hombres: 10 +<br>Mujeres: 5 + |
| Dependencia[a] | Hombres: 10<br>Mujeres: 3-5 |

[a] El 20-30% de los pacientes psiquiátricos.

antisocial propenden sobremanera a patrones inveterados de dependencia del alcohol. El abuso de alcohol prevalece entre las personas con otros trastornos por abuso de sustancias y existe una correlación muy alta entre la dependencia del alcohol y la de la nicotina.

6. **Diagnóstico, signos y síntomas**
   a. **Dependencia del alcohol** (tabla 7-9). La tolerancia es un fenómeno de los bebedores, que necesitan tomar cada vez más alcohol para obtener el mismo efecto. El desarrollo de tolerancia, sobre todo extrema, suele indicar dependencia. La tolerancia leve al alcohol es frecuente, pero la tolerancia importante, como puede ocurrir con los opiáceos o los barbitúricos, se da poco. La tolerancia varía mucho entre las personas. La dependencia de un paciente tolerante puede manifestarse sólo cuando se ve forzado a dejar de beber y manifiesta síntomas de abstinencia. La evolución clínica de la dependencia del alcohol se ilustra en la tabla 7-10.
   b. **Abuso del alcohol.** Consumo crónico del alcohol que da lugar a dependencia, tolerancia o abstinencia (tabla 7-11).
7. **Evaluación.** La evaluación adecuada del consumidor de alcohol exige mucha atención del examinador. En general, la mayoría de las personas, al ser interrogadas, minimiza la cantidad de alcohol que dice consumir.

CONSEJO CLÍNICO:

*Cuando realice la anamnesis sobre el grado de consumo de alcohol, formule las preguntas de forma que obtenga una respuesta positiva. Pregunte, por ejemplo: «¿Cuánto alcohol bebe?» y no «¿Bebe alcohol?»*

Otras preguntas que pueden aportar claves importantes son las relativas a la frecuencia y el momento en que el paciente bebe, la frecuencia con que sufre lagunas (amnesia durante la borrachera) y el número de amigos o familiares que le han pedido que deje la bebida. Busque siempre los signos sutiles de abuso de alcohol y pregunte siempre sobre el uso de otras sustancias. Los signos de la exploración física comprenden, entre otros, el eritema palmar, las contracturas de Dupuytren y las telangiectasias. ¿Sufre el paciente accidentes con facilidad (traumatismos craneales, fracturas costales, accidentes de tráfico)? ¿Se pelea a menudo? ¿Falta con frecuencia al trabajo? ¿Tiene algún problema social o familiar? El estudio de laboratorio puede ayudar. Los pacientes pueden presentar anemia macrocítica secundaria a carencias nutricionales. A veces, se elevan las enzimas hepáticas y la $\gamma$-glutamiltransferasa (GGT) en el suero. La elevación de las enzimas hepáticas también sirve de marcador de retorno a la bebida de un paciente que lo había dejado antes (tabla 7-12). Se han descrito los subtipos siguientes de dependencia al alcohol:

a. **Tipo A:** dependencia leve, de inicio tardío, pocos problemas relacionados con el alcohol y poca psicopatología (a veces, denominado *tipo I*).
b. **Tipo B:** dependencia fuerte, comienzo temprano de los problemas relacionados con el alcohol, antecedentes familiares importantes de consumo de alcohol, elevado número de ele-

Tabla 7-9
**Criterios del DSM-IV-TR para la dependencia del alcohol o de otras sustancias**

Un patrón desadaptativo de consumo de la sustancia que conlleva un deterioro o malestar clínicamente significativos, expresado por tres (o más) de los ítems siguientes en algún momento de un período continuado de 12 meses:

(1) tolerancia, definida por cualquiera de los siguientes ítems:
  (a) una necesidad de cantidades marcadamente crecientes de la sustancia para conseguir la intoxicación o el efecto deseado
  (b) el efecto de las mismas cantidades de sustancia disminuye claramente con su consumo continuado
(2) abstinencia, definida por cualquiera de los siguientes ítems:
  (a) el síndrome de abstinencia característico para la sustancia (v. Criterios A y B de los criterios diagnósticos para la abstinencia de sustancias específicas)
  (b) se toma la misma sustancia (o una muy parecida) para aliviar o evitar los síntomas de abstinencia
(3) la sustancia es tomada con frecuencia en cantidades mayores o durante un período más largo de lo que inicialmente se pretendía
(4) existe un deseo persistente o esfuerzos infructuosos de controlar o interrumpir el consumo de la sustancia
(5) se emplea mucho tiempo en actividades relacionadas con la obtención de la sustancia (p. ej., visitar a varios médicos o desplazarse largas distancias), en el consumo de la sustancia (p. ej., fumar un pitillo tras otro) o en la recuperación de los efectos de la sustancia
(6) reducción de importantes actividades sociales, laborales o recreativas debido al consumo de la sustancia
(7) se continúa tomando la sustancia a pesar de tener conciencia de problemas psicológicos o físicos recidivantes o persistentes, que parecen causados o exacerbados por el consumo de la sustancia (p. ej., consumo de la cocaína a pesar de saber que provoca depresión, o continuada ingesta de alcohol a pesar de que empeora una úlcera)

*Especificar* si:
**Con dependencia fisiológica:** signos de tolerancia o abstinencia (p. ej., si se cumplen cualquiera de los puntos 1 o 2)
**Sin dependencia fisiológica:** no hay signos de tolerancia o abstinencia (p. ej., si no se cumplen los puntos 1 y 2)

Con permiso de la American Psychiatric Association. *Diagnostic and Statistical Manual of Mental Disorders*, texto revisado, 4.ª ed. Washington, DC: American Psychiatric Association. Copyright 2000.

Tabla 7-10
**Evolución clínica de la dependencia del alcohol**

| | |
|---|---|
| Edad de inicio en el hábito[a] | 13-15 años |
| Edad de la primera intoxicación[a] | 15-17 años |
| Edad del primer problema[a] | 16-22 años |
| Edad de comienzo de la dependencia | 25-40 años |
| Edad de la muerte | 60 años |
| Evolución fluctuante con abstención, control temporal y problemas con el alcohol | |
| Remisión espontánea del 20% | |

[a] Igual que en la población general.
De Marc A. Schuckitt, M.D.

mentos vitales estresantes, psicopatología grave, uso de varias sustancias y psicopatología abundante (a veces, denominado *tipo II*).

c. **Bebedores sociales:** suelen beber todos los días en cantidad moderada en reuniones sociales.
d. **Bebedores esquizoides o aislados:** suelen beber solos y de forma compulsiva.
e. **Dependencia motivada por la γ-alcohol deshidrogenasa:** la persona no puede dejar de beber una vez que ha empezado.

8. **Tratamiento.** El objetivo es el mantenimiento prolongado de la sobriedad total. Las recaídas son frecuentes. El tratamiento inicial exige la desintoxicación, con ingreso hospitalario si fuera necesario, y el tratamiento de cualquier síntoma de abstinencia. Los trastornos mentales coexistentes se deben tratar cuando el paciente esté sobrio.

Tabla 7-11
**Criterios del DSM-IV-TR para el abuso de alcohol o de sustancias**

A. Un patrón desadaptativo de consumo de sustancias que conlleva un deterioro o malestar clínicamente significativos, expresado por uno (o más) de los ítems siguientes durante un período de 12 meses:
(1) consumo recurrente de sustancias, que da lugar al incumplimiento de obligaciones en el trabajo, la escuela o en casa (p. ej., ausencias repetidas o rendimiento pobre relacionados con el consumo de sustancias; ausencias, suspensiones o expulsiones de la escuela relacionadas con la sustancia; descuido de los niños o de las obligaciones de la casa)
(2) consumo recurrente de la sustancia en situaciones en las que hacerlo es físicamente peligroso (p. ej., conducir un automóvil o accionar una máquina bajo los efectos de la sustancia)
(3) problemas legales repetidos relacionados con la sustancia (p. ej., arrestos por comportamiento escandaloso debido a la sustancia)
(4) consumo continuado de la sustancia, a pesar de tener problemas sociales continuos o recurrentes o problemas interpersonales causados o exacerbados por los efectos de la sustancia (p. ej., discusiones con la esposa acerca de las consecuencias de la intoxicación, o violencia física)
B. Los síntomas no han cumplido nunca los criterios para la dependencia de sustancias de esta clase de sustancia.

Con permiso de la American Psychiatric Association. *Diagnostic and Statistical Manual of Mental Disorders,* texto revisado, 4.ª ed. Washington, DC: American Psychiatric Association. Copyright 2000.

Tabla 7-12
**Marcadores del consumo excesivo de alcohol útiles para cribar el alcoholismo**

| **Prueba** | **Intervalo llamativo de resultados** |
|---|---|
| γ-glutamiltransferasa (GGT) | >30 U/l |
| Transferrina deficiente en hidratos de carbono (CDT, *carbohydrate-deficient transferrin*) | >20 mg/l |
| Volumen corpuscular medio (VCM) | >91 μm$^3$ |
| Ácido úrico | >6,4 mg/dl para los hombres<br>>5 mg/dl para las mujeres |
| Aspartato aminotransferasa (AST) | >45 UI/l |
| Alanina aminotransferasa (ALT) | >45 UI/l |
| Triglicéridos | >160 mg/dl |

Adaptado de Marc A. Schuckitt, M.D.

CONSEJO CLÍNICO:

*Si se realiza una terapia individual, no hay que suspender la sesión si el paciente acude a ella bajo los efectos del alcohol. Si expresa ideas de suicidio, se solicitará su ingreso en el hospital.*

a. **Introspección.** Es imprescindible pero, a menudo, difícil de lograr. El paciente ha de admitir que tiene un problema con la bebida. La negación obstinada se puede superar antes de que el paciente colabore en la búsqueda de tratamiento; a veces, hay que superar su negación obstinada. A menudo, se precisa la cooperación de la familia, los amigos, los empleadores u otras personas. En ocasiones, el paciente debe enfrentarse a la posible pérdida de la carrera, de la familia y de la salud si continúa bebiendo. La psicoterapia individual se ha utilizado, pero es más eficaz la terapia de grupo. Además, la terapia de grupo resulta más aceptable para muchos pacientes, que perciben la dependencia al alcohol como un problema social más que como un problema psiquiátrico personal.

b. **Alcohólicos anónimos (AA) y Al-Anon.** Las organizaciones de apoyo, como AA (para los pacientes) y Al-Anon (para las familias de los pacientes), ayudan a mantener la sobriedad y a que la familia afronte el problema. Alcohólicos Anónimos subraya la incapacidad de los miembros de afrontar la adicción al alcohol por sí mismos y fomenta la dependencia del grupo de apoyo; AA también se sirve de muchas técnicas de la terapia de grupo. La mayoría de los expertos aconseja mantener la sobriedad de forma indefinida si el paciente se ha recuperado de la dependencia del alcohol y rechaza las tentativas de que los pacientes recuperados aprendan a beber con normalidad (un dogma de AA es: «La primera bebida es la que te emborracha»).

c. **Intervenciones psicosociales.** Se necesitan y surten mucho efecto con frecuencia. La terapia familiar debe centrarse en describir los efectos del consumo de alcohol sobre otros miembros de la familia. Hay que forzar a los pacientes a que desistan del derecho que creen tener a beber y admitan los efectos perjudiciales que ello comporta para la familia.

d. **Psicofarmacoterapia**

(1) **Disulfiram.** Se puede administrar disulfiram en una dosis de 25 a 500 mg/día si el paciente quiere obligarse a permanecer sobrio. La dosis habitual es de 250 mg/día. Los pacientes que toman disulfiram experimentan una reacción extraordinariamente desagradable cuando ingieren incluso pequeñas cantidades de alcohol. Esta reacción, generada por la producción de acetaldehído resultante de la inhibición de la aldehído-deshidrogenasa, consiste en rubefacción, cefalea, pulsaciones en la cabeza y en el cuello, disnea, hiperventilación, taquicardia, hipotensión, sudación, ansiedad, debilidad y confusión. Pueden ocurrir complicaciones potencialmente mortales, aunque pocas veces. Los pacientes con cardiopatías, trombosis cerebral, diabetes u otros trastornos no pueden tomar disulfiram, dado el riesgo de que sufran una reacción mortal. El disulfiram sólo actúa de forma pasajera, facilitando un patrón duradero de seguridad y modificando los mecanismos establecidos para afrontar el alcoholismo.

CONSEJO CLÍNICO:

*Aconseje a los pacientes que tomen disulfiram, que no utilicen ninguna loción para después del afeitado o colonia que contengan alcohol. La inhalación de alcohol puede causar una reacción.*

(2) **Naltrexona.** Este fármaco reduce el ansia de alcohol, posiblemente porque bloquea la liberación de los opioides endógenos, con lo que ayuda al paciente a alcanzar el objetivo de la abstinencia, evitando la sensación de «colocación» asociada al consumo de alcohol. Se recomienda una dosis de 50 mg, una vez al día, a la mayoría de los pacientes.

(3) **Acamprostato.** Este medicamento se administra a pacientes que ya han logrado la abstinencia. Ayuda a preservarla a través de un mecanismo, aún desconocido, que implica la excitación e inhibición neuronales. Se toma en comprimidos de liberación diferida en dosis de 2 g, una vez al día.

9. **Complicaciones médicas.** El alcohol resulta tóxico para numerosos sistemas orgánicos. Las complicaciones del abuso y la dependencia crónicas del alcohol (o de las carencias nutricionales asociadas) se enumeran en la tabla 7-13. El uso del alcohol durante el embarazo resulta tóxico para el feto en fase de desarrollo y puede ocasionar malformaciones congénitas, a parte del síndrome del alcoholismo fetal.

C. **Intoxicación por alcohol**

1. **Definición.** La intoxicación etílica, también conocida como embriaguez simple, es la ingestión reciente de una cantidad suficiente de alcohol como para producir trastornos adaptativos con cambios bruscos del comportamiento.

2. **Diagnóstico, signos y síntomas.** Así como la intoxicación leve puede causar relajación, locuacidad, euforia o desinhibición, la intoxicación grave suele ocasionar más cambios adaptativos, del tipo de agresividad, irritabilidad, labilidad del ánimo, alteración del juicio y alteración de la vida social o laboral, entre otros.

Las personas intoxicadas manifiestan al menos uno de estas características: habla entrecortada, incoordinación, marcha inestable, nistagmo, alteración de la memoria, estupor y cara ru-

Tabla 7-13
**Complicaciones neurológicas y médicas del consumo de alcohol**

**Intoxicación por alcohol**
- Intoxicación aguda
- Intoxicación patológica (atípica, complicada, inusual)
- Lagunas

**Síndromes de abstinencia del alcohol**
- Temblor (agitación o sacudida)
- Alucinosis alcohólica (horrores)
- Crisis de abstinencia
- Delirium tremens (sacudidas)

**Carencias nutricionales del sistema nervioso secundarias al abuso de alcohol**
- Síndrome de Wernicke-Korsakoff
- Degeneración cerebelosa
- Neuropatía periférica
- Neuropatía óptica (ambliopía por tabaco y alcohol)
- Pelagra

**Enfermedades alcohólicas de patogenia incierta**
- Mielinólisis protuberancial central
- Enfermedad de Marchiafava-Bignami
- Síndrome del alcoholismo fetal
- Miopatía
- Demencia alcohólica (?)
- Atrofia cerebral alcohólica

**Enfermedades generales debidas al alcohol con complicaciones neurológicas secundarias**
- Hepatopatías
  - Encefalopatía hepática
  - Degeneración hepatocerebral crónica adquirida (no wilsoniana)
- Enfermedades gastrointestinales
  - Síndromes de malabsorción
  - Síndromes posgastrectomía
  - Posible encefalopatía pancreática
- Enfermedades cardiovasculares
  - Miocardiopatía con posibles embolias cardiogénicas y enfermedad cerebrovascular
  - Arritmias y alteraciones de la presión arterial que determinan enfermedades cerebrovasculares
- Enfermedades hematológicas
  - Anemia, leucopenia, trombocitopenia (pueden ocasionar enfermedad cerebrovascular hemorrágica)
- Enfermedades infecciosas, sobre todo la meningitis (en particular, neumocócica y meningocócica)
- Hipotermia e hipertermia
- Hipotensión e hipertensión
- Depresión respiratoria e hipoxia asociada
- Encefalopatías tóxicas (por alcohol y otras sustancias)
- Alteraciones electrolíticas causantes de estados de confusión aguda y rara vez signos y síntomas neurológicos focales
  - Hipoglucemia
  - Hiperglucemia
  - Hiponatremia
  - Hipercalcemia
  - Hipomagnesemia
  - Hipofosfatemia

**Aumento en la incidencia de traumatismos**
- Hematoma epidural, subdural e intracerebral
- Lesión de la médula espinal
- Crisis postraumáticas
- Neuropatía compresiva y lesiones del plexo braquial (parálisis del sábado noche)
- Hidrocefalia sintomática postraumática (hidrocefalia normotensiva)
- Lesiones por aplastamiento muscular y síndromes compartimentales

Reproducido con permiso de Rubino FA. Neurologic complications of alcoholism. *Psychiatr Clin North Am* 1992; 15: 361.

bicunda. La intoxicación grave puede llevar a un comportamiento retraído, retraso psicomotor, lagunas y, finalmente, obnubilación, coma y muerte. Las complicaciones habituales de la intoxicación etílica son los accidentes de tráficos, los traumatismos craneales, las fracturas costales, los actos violentos, el homicidio y el suicidio. En la tabla 7-14 se presentan los estadios de la intoxicación por alcohol y los efectos sobre el comportamiento de distintos niveles de alcoholemia.

3. **Evaluación.** Se precisa una evaluación médica minuciosa; considere la posibilidad de un hematoma subdural o de una infección asociada. Evalúe siempre la posible intoxicación por otras sustancias. El alcohol suele combinarse con otros depresores del sistema nervioso central (SNC), como las benzodiazepinas y los barbitúricos. Los efectos depresores centrales de estas combinaciones pueden resultar sinérgicos y potencialmente mortales. Las cifras de alcoholemia rara vez ayudan a la evaluación clínica (salvo para determinar la intoxicación legal) porque la tolerancia varía.
   a. La intoxicación *idiosincrásica por el alcohol* constituye una variante, que se caracteriza por un comportamiento inadecuado (a menudo, agresivo o acosador) tras la ingestión de una pequeña cantidad de alcohol, que no motivaría, en la mayoría de los casos, una intoxicación (es decir, intoxicación patológica). El comportamiento puede ser atípico de esa persona. Las personas con lesiones cerebrales son más sensibles a la intoxicación idiosincrásica por el alcohol.
   b. Las lagunas consisten en episodios de intoxicación, durante los cuales el paciente manifiesta una amnesia anterógrada completa y parece despierto y alerta. A veces, se extienden varios días, en los que la persona intoxicada acomete tareas complejas, por ejemplo, viajes largos, sin que después recuerde nada. Las personas con lesiones cerebrales son más propensas a las lagunas.
4. **Tratamiento**
   a. Habitualmente, sólo de soporte.
   b. Se pueden administrar nutrientes (en especial, tiamina, vitamina $B_{12}$, ácido fólico).
   c. En ocasiones, hay que vigilar las posibles complicaciones (p. ej., combatividad, coma, traumatismos craneales, caídas).
   d. La intoxicación idiosincrásica por alcohol es una urgencia médica que obliga a tomar medidas para evitar que el paciente dañe a otros o a sí mismo. El lorazepam, en dosis de 1 a 2 mg por vía oral o o intramuscular, o el haloperidol (2 a 5 mg por vía oral o intramuscular) se pueden utilizar en caso de agitación. A veces, se necesitan restricciones físicas.

D. **Trastorno psicótico inducido por el alcohol, con alucinaciones (antigua alucinosis alcohólica).** Alucinosis vívidas y persistentes (a menudo visuales y auditivas), sin delirium, después de que una persona, dependiente del alcohol, reduzca su consumo (en general, en los 2 primeros días). Puede persistir y evolucionar a una forma más crónica, parecida clínicamente a la esquizofrenia. Raro. La razón de masculinidad es de 4 a 1. Este trastorno exige, de ordinario, una dependencia del alcohol durante 10 años como mínimo. Si el paciente está agitado, los posibles trata-

Tabla 7-14
**Alteraciones que pueden observarse con diferentes concentraciones de alcohol en sangre**

| Concentración | Posible alteración |
|---|---|
| 20-30 mg/dl | Retraso de la función motora y de la capacidad para pensar |
| 30-80 mg/dl | Aumento de los problemas motores y cognitivos |
| 80-200 mg/dl | Falta progresiva de coordinación y errores crecientes de juicio<br>Labilidad del ánimo<br>Deterioro cognitivo |
| 200-300 mg/dl | Nistagmo, habla muy entrecortada y lagunas alcohólicas |
| >300 mg/dl | Alteraciones de las constantes vitales y posible muerte |

De Marc A. Schuckitt, M.D.

mientos comprenden las benzodiazepinas (p. ej., 1 a 2 mg de lorazepam por vía oral o intramuscular, 5 a 10 mg de diazepam) o un antipsicótico de gran potencia en dosis bajas (p. ej., 2 a 5 mg de haloperidol por vía oral o intramuscular, según la necesidad, cada 4 a 6 h).

**E. Abstinencia del alcohol.** Empieza en las primeras horas después de suspender o reducir el consumo excesivo y prolongado (como mínimo, durante días) de alcohol. Deben darse, al menos, dos de estos elementos: hiperactividad vegetativa, temblor de manos, insomnio, náuseas o vómitos, ilusiones o alucinaciones transitorias, ansiedad, crisis de gran mal y agitación psicomotora. Puede acompañarse de trastornos perceptivos (p. ej., alucinaciones) y un análisis intacto de la realidad.

**F. Delirium por abstinencia de alcohol (delirium tremens).** En general, sólo ocurre cuando ha cesado o se ha reducido poco antes un consumo intenso y excesivo de alcohol por un paciente en un estado debilitado y con una larga dependencia. Es menos frecuente que la abstinencia no complicada de alcohol y afecta al 1-3% de los pacientes con dependencia alcohólica.

**1. Diagnóstico, signos y síntomas**

- **a.** Delirium.
- **b.** Hiperactividad vegetativa notable: taquicardia, sudoración, fiebre, ansiedad o insomnio.
- **c.** Manifestaciones asociadas: alucinaciones vívidas de carácter visual, táctil u olfativo; delirios; agitación; temblor; fiebre, y crisis convulsivas (si aparecen crisis convulsivas, siempre ocurren antes que el delirium).
- **d.** Manifestaciones características: delirios paranoides, alucinaciones visuales de insectos o pequeños animales y alucinaciones táctiles.

**2. Estudio clínico**

- **a.** Historia clínica y exploración física completas.
- **b.** Pruebas de laboratorio: hemograma completo con recuento leucocitario; medición de los electrólitos, entre ellos el calcio y el magnesio; grupo de análisis de química sanguínea; pruebas de función hepática; medición de la bilirrubina, nitrógeno ureico en sangre, creatinina, glucosa del ayuno, tiempo de protrombina, albúmina, proteínas totales, antígeno de superficie de la hepatitis B, vitamina B, ácido fólico, amilasa sérica; sangre oculta en heces; análisis de orina y estudio de tóxicos en orina; electrocardiograma (ECG), y radiografía de tórax. Otras posibles pruebas son el electroencefalograma (EEG), la punción lumbar, la tomografía computarizada del cráneo y un tránsito gastrointestinal.

**3. Tratamiento**

- **a.** Constantes vitales cada 6 h.
- **b.** Observación constante del paciente.
- **c.** Disminución de los estímulos.
- **d.** Corrección de los desequilibrios electrolíticos y tratamiento de los problemas médicos asociados (p. ej., infección, traumatismo craneal).
- **e.** Hidratación, si el paciente está deshidratado.
- **f.** Clordiazepóxido: 25 a 100 mg por vía oral cada 6 h (se pueden utilizar otros sedantes-hipnóticos, pero éste es el habitual). Se administra según la necesidad en caso de agitación, temblor o aumento de las constantes vitales (temperatura, pulso, presión arterial). Para tratar el delirium por abstinencia de alcohol de los ancianos se puede utilizar lorazepam, en dosis de 1 a 2 mg por vías oral, intravenosa o intramuscular, cada 4 h, disminuyendo a la mitad la dosis del segundo y el tercer días (tabla 7-15).
- **g.** Tiamina: 100 mg por vía oral, una a tres veces al día.
- **h.** Ácido fólico: 1 mg/día por vía oral.
- **i.** Un preparado multivitamínico diario.
- **j.** Sulfato de magnesio: 1 g por vía intramuscular cada 6 h durante 2 días (si el paciente ha sufrido crisis convulsivas por abstinencia).
- **k.** Una vez estabilizado el paciente, la dosis de clordiazepóxido se reducirá paulatinamente en un 20% cada 5 a 7 días.
- **l.** Proporcionar medicación para un sueño adecuado.
- **m.** Tratar la malnutrición si existe.

Tabla 7-15
**Farmacoterapia de la intoxicación por alcohol, período de abstinencia y período de mantenimiento**

| Problema clínico | Fármaco | Vía | Posología[a] | Comentario |
|---|---|---|---|---|
| Temblor y agitación leve o moderada | Clordiazepóxido | Oral | 25-100 mg cada 4-6 h | La dosis inicial se puede repetir cada 2 h hasta que el paciente se calme; las dosis posteriores se ajustarán de forma individual |
| | Diazepam | Oral | 5-20 mg cada 4-6 h | |
| Alucinosis | Lorazepam | Oral | 2-10 mg cada 4-6 h | |
| Agitación extrema | Clordiazepóxido | Intravenosa | 0,5 mg/kg a razón de 12,5 mg/min | Administrar hasta que el paciente se calme; las dosis posteriores se ajustarán de forma individual |
| Crisis por abstinencia | Diazepam | Intravenosa | 0,15 mg/kg razón de 2,5 mg/min | |
| Delirium tremens | Lorazepam | Intravenosa | 0,1 mg/kg a razón de 2,0 mg/min | |
| Mantenimiento | Acamprosato | Oral | 2 g/día | Sólo se utilizará si el paciente ha logrado la abstinencia. |

[a] Las dosis previstas se suspenderán en caso de somnolencia.
Adaptado con permiso de Koch-Weser J, Sellers EM, Kalant J. Alcohol intoxication and withdrawal. *N Engl J Med* 1976; 294: 757.

**n.** Este régimen permite una posología muy flexible del clordiazepóxido. Si se añade un sedante al régimen terapéutico, hay que comprobar que esta medición se suspenderá si el paciente se encuentra dormido o no se despierta con facilidad. La dosis total necesaria de la benzodiazepina varía mucho entre un paciente y otro, debido a diferencias individuales intrínsecas, diferencias en el consumo de alcohol y el uso concomitante de otras sustancias. Como la función hepática de muchos de estos pacientes se encuentra alterada, puede resultar asimismo difícil calcular con exactitud la semivida de eliminación del sedante.

**o.** En general, los antipsicóticos se deben utilizar con cautela, porque pueden precipitar las crisis convulsivas. Si el paciente se encuentra agitado y psicótico y muestra signos de toxicidad benzodiazepínica (ataxia, habla entrecortada) a pesar de la agitación, se sopesará el uso de un antipsicótico, como el haloperidol o la flufenazina, que precipite, en principio, menos crisis.

**G. Trastorno amnésico persistente inducido por el alcohol.** Alteración de la memoria a corto plazo motivada por el uso excesivo y prolongado de alcohol; rara entre las personas menores de 35 años. Los nombres clásicos de este trastorno son *encefalopatía de Wernicke* (conjunto de síntomas neurológicos agudos) o el *síndrome de Korsakoff* (un trastorno crónico).

**1. Encefalopatía de Wernicke** (también conocida como *encefalopatía alcohólica*). Síndrome agudo causado por una carencia de tiamina. Se caracteriza por nistagmo, parálisis del VI par y de la mirada conjugada, ataxia y confusión general. Otros síntomas son la fabulación, la letargia, la indiferencia, el delirium leve, el insomnio con ansiedad y el miedo a la oscuridad. La carencia técnica suele obedecer a la dependencia crónica de alcohol. Tratar con 100 a 300 mg de tiamina al día hasta que remita la oftalmoplejía. El paciente puede necesitar también magnesio (cofactor en el metabolismo de la tiamina). La mayoría de los síntomas remite con el tratamiento, salvo la ataxia, el nistagmo y, a veces, la neuropatía periférica. Este síndrome puede desaparecer en unos días o semanas o evolucionar al síndrome de Korsakoff.

2. **Síndrome de Korsakoff** (también conocido como *psicosis de Korsakoff*). Trastorno crónico, habitualmente relacionado con la dependencia de alcohol, en el que el alcohol representa una porción importante de la ingestión calórica durante años. Producido por una carencia de tiamina. Raro. Caracterizado por amnesia retrógrada y anterógrada. El paciente manifiesta, además, fabulación, desorientación y polineuritis. Aparte de la restitución de tiamina, la clonidinay el propranolol pueden resultar de cierta utilidad. A menudo, coexiste con la demencia relacionada con el alcohol. El 25% de los pacientes se recupera de forma íntegra y el 50% lo hace de forma parcial con la administración oral prolongada de 50 a 100 mg de tiamina al día.

H. **Demencia persistente inducida por sustancias.** Este diagnóstico debe establecerse cuando se hayan descartado otras causas de la demencia y existan antecedentes de abuso crónico y excesivo del alcohol. Los síntomas persisten después de los estados de intoxicación o abstinencia. La demencia suele ser leve. El tratamiento se asemeja al de la demencia de otras causas.

I. **Opiáceos**

1. **Introducción.** Los opiáceos abarcan el fármaco natural opio y sus derivados, además de los fármacos sintéticos de acciones similares. Los fármacos naturales derivados del opio son la morfina y la codeína y los sintéticos, la metadona, la oxicodona, la hidromorfona, el levorfanol, la pentazocina, la meperidina y el propoxifeno. La heroína se considera un fármaco semisintético y posee las propiedades euforizantes máximas, por lo que produce más ansia que el resto.

   Los opiáceos modifican los receptores opioides. Los receptores μ-opioides median en la analgesia, la depresión respiratoria, el estreñimiento y la dependencia; los receptores δ-opioides lo hacen en la analgesia, la diuresis y la sedación. Los opioides también afectan a los sistemas dopaminérgico y noradrenérgico. Las vías dopaminérgicas de gratificación median en la adicción. La heroína es más liposoluble y potente que la morfina. Atraviesa con más rapidez la barrera hematoencefálica, comienza a ejercer antes sus efectos y tiene un carácter más adictivo. Los trastornos relacionados con los opiáceos según el DSM-IV-TR se enumeran en la tabla 7-16.

2. **Epidemiología.** En los países desarrollados, el opiáceo que más se asocia a abuso es la heroína; en Estados Unidos hay 600.000 consumidores de heroína, según los cálculos. La tasa de consumo de heroína a lo largo de la vida en Estados Unidos se aproxima al 2%. La dependencia de opiáceos diferentes a la heroína se da sobre todo entre personas que la desarrollan durante un tratamiento médico. La razón de masculinidad de la dependencia a la heroína se aproxima a 3 a 1. La mayoría de los consumidores tiene una edad comprendida entre los 30 y los 50 años.

3. **Vía de administración.** Depende del fármaco o de la droga. El opio se fuma. La heroína suele inyectarse (por vía intravenosa o intramuscular) o inhalarse (esnifarse) por vía nasal y se puede combinar con estimulantes para su inyección intravenosa *(speedball)*. La heroína esnifada y fumada es cada vez más popular, dada la pureza mayor de la droga y la inquietud acerca del riesgo de infección por el virus de la inmunodeficiencia humana (VIH). Los opiáceos, que se administran como medicamentos, suelen tomarse por vía oral, pero también los hay inyectables. La heroína es, exclusivamente, una droga de abuso, la más utilizada por los pacientes de una categoría socioeconómica más baja, que suelen involucrarse en actividades violentas para pagar la droga.

4. **Dosis.** Suele ser difícil de establecer a través de la historia clínica por dos motivos. En primer lugar, el adicto no tiene modo de saber la concentración de la heroína que ha comprado y puede subestimar la cantidad administrada (lo que llevaría a una sobredosis accidental a una persona que habitualmente consume heroína con una concentración del 5% y adquiriera de repente una bolsa con un 15%). En segundo lugar, el adicto puede sobrevalorar la dosis para intentar obtener más metadona.

Tabla 7-16
**DSM-IV-TR. Trastornos relacionados con los opiáceos**

***Trastornos por consumo de opiáceos***
**Dependencia de opiáceos**
**Abuso de opiáceos**
***Trastornos inducidos por opiáceos***
**Intoxicación por opiáceos**
*Especificar si:*
Con alteraciones perceptivas
**Abstinencia de opiáceos**
**Delirium por intoxicación por opiáceos**
**Trastorno psicótico inducido por opiáceos, con ideas delirantes**
*Especificar si:*
De inicio durante la intoxicación
**Trastorno psicótico inducido por opiáceos, con alucinaciones**
*Especificar si:*
De inicio durante la intoxicación
**Trastorno del estado de ánimo inducido por opiáceos**
*Especificar si:*
De inicio durante la intoxicación
**Trastorno sexual inducido por opiáceos**
*Especificar si:*
De inicio durante la intoxicación
**Trastorno del sueño inducido por opiáceos**
*Especificar si:*
De inicio durante la intoxicación
De inicio durante la abstinencia
**Trastorno relacionado con opiáceos no especificado**

Con permiso de la American Psychiatric Association. *Diagnostic and Statistical Manual of Mental Disorders*, texto revisado, 4.ª ed. Washington, DC: American Psychiatric Association. Copyright 2000.

CONSEJO CLÍNICO:

*Examine las «marcas de inyección» en los miembros (incluidas las manos y los pies) que denoten la inyección crónica de sustancias.*

5. **Intoxicación** (tabla 7-17).
   a. **Signos y síntomas objetivos.** Depresión del SNC, disminución de la motilidad gastrointestinal, depresión respiratoria, analgesia, náuseas y vómitos, habla entrecortada, hipotensión, bradicardia, miosis, crisis convulsivas (en caso de sobredosis). Los pacientes con tolerancia siguen manifestando miosis y estreñimiento.
   b. **Signos y síntomas subjetivos.** Euforia (intoxicación por heroína, descrita como un orgasmo corporal total), disforia y ansiedad ocasionales, tranquilidad, disminución de la atención y de la memoria, adormecimiento y retraso psicomotor.
6. **Sobredosis.** Puede constituir una urgencia médica y suele ser accidental. Puede obedecer a una estimación incorrecta de la dosis o a un patrón errático de uso, en el que la persona haya perdido la tolerancia previa a la droga o al medicamento. Suele obedecer al uso combinado de otros depresores centrales (p. ej., alcohol o sedantes-hipnóticos). Los signos clínicos se caracterizan por pupilas en alfiler, depresión respiratoria y depresión central.
7. **Tratamiento**
   a. Ingreso en la UVI con medidas de soporte de las funciones vitales (p. ej., líquidos por vía intravenosa).
   b. Administre de inmediato 0,8 mg de naloxona (0,01 mg/kg a los recién nacidos), un antagonista de los opiáceos, por vía intravenosa y espere 15 min.

Tabla 7-17
**Criterios del DSM-IV-TR para el diagnóstico de intoxicación por opiáceos**

A. Consumo reciente de un opiáceo.
B. Cambios psicológicos o de comportamiento desadaptativos clínicamente significativos (p. ej., euforia inicial seguida de apatía, disforia, agitación o inhibición psicomotoras, alteración de la capacidad de juicio, o deterioro social o laboral) que aparecen durante o poco tiempo después del consumo de opiáceos.
C. Miosis (o midriasis por anoxia en la intoxicación grave) y uno (o más) de los siguientes signos, que aparecen durante o poco tiempo después del consumo de opiáceos:
(1) somnolencia o coma
(2) lenguaje farfullante
(3) deterioro de la atención o de la memoria
D. Los síntomas no son debidos a una enfermedad médica ni se explican mejor por la presencia de otro trastorno mental.

**Nota de codificación:** Codificar F11.04 si **Con alteraciones perceptivas**

[Para CIE-9-MC *especificar si:* **Con alteraciones específicas**]



**c.** Si no hay respuesta, administre 1,6 mg por vía intravenosa y espere 15 min.
**d.** Si todavía no hay respuesta, administre 3,2 mg por vía intravenosa y sospeche otro diagnóstico.
**e.** Si se observa respuesta, continúe con 0,4 mg/h por vía intravenosa.
**f.** Considere siempre la posible sobredosis por varias sustancias. Un paciente que responda a la naloxona puede despertarse unos momentos para sucumbir después a los síntomas de sobredosificación por otra droga o medicamento de acción más lenta (p. ej., sedante-hipnótico) que hubiera tomado simultáneamente. Recuerde que la naloxona precipita síntomas de abstinencia con rapidez. Posee una semivida corta y debe administrarse de forma continua hasta que haya desaparecido el opiáceo (hasta 3 días si se trata de metadona). Los hijos de madres adictas a los opiáceos pueden experimentar intoxicación, sobredosis o abstinencia.

**8. Tolerancia, dependencia y abstinencia.** Se establecen enseguida con el uso prolongado de opiáceos, que modifican el número y la sensibilidad de los receptores opioides y aumentan la sensibilidad de los receptores dopaminérgicos, colinérgicos y serotoninérgicos. Produce efectos acusados sobre los sistemas noradrenérgicos. Ocurre después del cese en el consumo prolongado o tras una interrupción brusca, por ejemplo, cuando se administra un antagonista de los opiáceos. Los síntomas se deben fundamentalmente a la hiperactividad de rebote de las neuronas noradrenérgicas del *locus ceruleus*. La abstinencia casi nunca representa una urgencia médica (tabla 7-18). Los signos clínicos consisten en manifestaciones seudogripales, por ejemplo, deseo imperioso de la droga o del medicamento, ansiedad, lagrimeo, rinorrea, bostezos, sudoración, insomnio, sofocos de calor y frío, mialgias, retortijones, midriasis, piloerección, temblor, inquietud, náuseas y vómitos, diarrea y aumento de las constantes vitales. La intensidad depende de la dosis previa y de la velocidad de descenso. La intensidad de las manifestaciones disminuye con las drogas o medicamentos de semivida larga, como la metadona; en cambio, aumenta con las drogas o con los medicamentos de semivida corta, como la petidina. Los pacientes pueden sentir un deseo imperioso de la droga o del medicamento opiáceo y demandan y solicitan opiáceos de forma manipuladora. Hay que estar atento a los simuladores y buscar los signos de piloerección, midriasis, taquicardia e hipertensión. Si no hay síntomas objetivos, no administre opiáceos en caso de abstinencia. El objetivo de las desintoxicaciones es minimizar los síntomas de abstinencia (para evitar que el paciente abandone el tratamiento) y disminuir de forma constante la dosis del derivado opiáceo. La abstinencia de opiáceos no tratada no produce ninguna secuela médica grave si la persona está, por lo demás, sana.

Tabla 7-18
**Criterios del DSM-IV-TR para el diagnóstico de abstinencia de opiáceos**

A. Alguna de las siguientes posibilidades:
(1) interrupción (o disminución) de un consumo abundante y prolongado (varias semanas o más) de opiáceos
(2) administración de un antagonista opiáceo después de un período de consumo de opiáceos
B. Tres (o más) de los siguientes signos y síntomas, que aparecen de pocos minutos a varios días después del Criterio A:
(1) humor disfórico
(2) náuseas o vómitos
(3) dolores musculares
(4) lagrimeo o rinorrea
(5) dilatación pupilar, piloerección o sudación
(6) diarrea
(7) bostezos
(8) fiebre
(9) insomnio
C. Los síntomas del Criterio B provocan malestar clínicamente significativo o deterioro social, laboral o de otras áreas importantes de la actividad del individuo.
D. Los síntomas no son debidos a enfermedad médica ni se explican mejor por la presencia de otro trastorno mental.

Con permiso de la American Psychiatric Association. *Diagnostic and Statistical Manual of Mental Disorders*, texto revisado, 4.ª ed. Washington, DC: American Psychiatric Association. Copyright 2000.

9. **Desintoxicación.** Si persisten los signos objetivos de abstinencia, administre 10 mg de metadona. Si al cabo de 4 a 6 h no hay cambios, aplique otra dosis de 5 a 10 mg, que puede repetirse cada 4 a 6 h. La dosis total en 24 h equivale a la dosis del segundo día (rara vez >40 mg). Administre la dosis dos veces al día o una vez al día y reduzca la posología en 5 mg/día para la abstinencia de heroína; la abstinencia de metadona exige, a veces, una desintoxicación más lenta. Los pacientes con dependencia de la pentazocina necesitan desintoxicarse con pentazocina debido a sus propiedades agonistas y antagonistas mixtas de los receptores opioides. Se han ensayado muchos medicamentos no opiáceos para la desintoxicación de los opiáceos, pero el único prometedor es la clonidina, un preparado central que alivia con eficacia las náuseas, los vómitos y la diarrea asociada a la abstinencia de opiáceos (no actúa sobre la mayoría de los demás síntomas). Administre de 0,1 a 0,2 mg cada 3 h, según el caso, sin sobrepasar 0,8 mg/día. Ajuste la dosis según los síntomas. Una vez estabilizada la dosis, redúzcala paulatinamente a lo largo de 2 semanas. La hipotensión es un efecto secundario. La clonidina posee una acción corta y no es un narcótico.

   Las medidas generales frente a la abstinencia comprenden el apoyo, la desintoxicación y la progresión hacia el mantenimiento con metadona o la abstinencia. Los pacientes que dependen de varias drogas o medicamentos (p. ej., un opiáceo y un sedante-hipnótico) deberán mantener una dosis estable de uno de ellos, mientras se desintoxican del otro. La naltrexona (un antagonista opiáceo de acción prolongada por vía oral) se puede utilizar, junto con la clonidina, para acelerar la desintoxicación. Actúa por vía oral y, si se administra tres veces por semana (100 mg en los días laborables y 150 mg en los fines de semana), bloquea los efectos de la heroína. La naltrexona por vía oral se ha mostrado eficaz para mantener la abstinencia, después de la desintoxicación, hasta 2 meses.

   La desintoxicación ultrarrápida es una técnica para precipitar la abstinencia con antagonistas de los opiáceos bajo anestesia general. Hay que continuar los estudios para averiguar si el uso de este método costoso e intensivo, que añade el riesgo de la anestesia a la desintoxicación, surte algún efecto beneficioso.

10. **Sucedáneos de los opiáceos.** El tratamiento básico y prolongado de la dependencia de los opiáceos, la metadona en dosis de mantenimiento, requiere una desintoxicación lenta y extensa. La mayoría de los pacientes logra mantenerse con dosis de 60 mg/día o menos. Los programas de mantenimiento con metadona, aunque objeto frecuente de crítica, reducen verda-

deramente las tasas de consumo de heroína. Se necesita una dosis suficiente de metadona; el análisis de las concentraciones plasmáticas de metadona ayuda a establecer la posología adecuada.

El levometadilo (ORLAAM), es un opiáceo de acción más prolongada que la metadona. Ha sido retirado del mercado por el riesgo de arritmias graves y potencialmente mortales.

La buprenorfina es un agonista parcial de los receptores μ-opioides que se utiliza para la desintoxicación y el tratamiento de mantenimiento. El tratamiento se aplica 3 días por semana debido a su acción prolongada. La dosis de 8 a 16 mg/día parece reducir el consumo de heroína.

11. **Comunidades terapéuticas.** Programas residenciales que enfatizan la abstinencia y la terapia de grupo en un entorno estructurado (p. ej., Phoenix House).
12. **Otras intervenciones.** La educación sobre la transmisión del VIH, los programas gratuitos sobre el intercambio de agujas, la psicoterapia individual y de grupo, los grupos de autoayuda (p. ej., Narcóticos Anónimos) y los programas ambulatorios sin drogas también ayudan.

**J. Sedantes, hipnóticos y ansiolíticos.**

1. **Introducción.** Los medicamentos asociados a este grupo son las benzodiazepinas, por ejemplo, el diazepam y el flunitrazepam; los barbitúricos, por ejemplo, el secobarbital (seconal), y las sustancias de tipo barbitúrico, que comprenden la metacualona (conocida anteriormente como quaalude) y el meprobamato. En el capítulo 25 se ofrece una lista completa de los medicamentos de esta categoría.

   Los medicamentos de este grupo se utilizan para tratar el insomnio y la ansiedad. El alcohol y todos los medicamentos de este grupo muestran tolerancia cruzada y sus efectos son aditivos. Todos poseen efectos agonistas sobre el complejo de los receptores del ácido γ-aminobutírico de tipo A ($GABA_A$). Los sedantes, los hipnóticos y los ansiolíticos son los fármacos psicotropos más prescritos y se toman por vía oral. La dependencia sólo surge después de, como mínimo, varios meses de consumo diario, pero existe una amplia variación entre las distintas personas. Muchos pacientes de edad intermedia empiezan a tomar benzodiazepinas por insomnio o ansiedad, experimentan una dependencia y acaban acudiendo a varios médicos para que se las prescriban. Los sedantes-hipnóticos se utilizan de forma lícita por sus efectos eufóricos para aumentar las acciones de otros depresores centrales (p. ej., opiáceos y alcohol) y para atemperar la excitación y ansiedad que generan los estimulantes (p. ej., cocaína).

   La complicación fundamental de la intoxicación por sedantes, hipnóticos o ansiolíticos es la sobredosificación, con la depresión central y respiratoria asociada. Pese a que la intoxicación leve no resulte peligrosa por sí misma (salvo que el paciente conduzca o utilice maquinaria), hay que sospechar siempre una posible sobredosis encubierta. La letalidad de las benzodiazepinas es baja y las sobredosis se han reducido con el uso del antagonista específico de las benzodiazepinas flumazenilo en los servicios de urgencia.

   La intoxicación por sedantes, hipnóticos o ansiolíticos se parece a la intoxicación etílica, pero las reacciones agresivas idiosincrásicas ocurren rara vez. Estos medicamentos suelen tomarse con otros depresores centrales (p. ej., alcohol), que poseen efectos aditivos. La abstinencia es peligrosa y puede desembocar en delirium o crisis convulsivas (tabla 7-19).
2. **Epidemiología.** Aproximadamente el 6% de las personas utiliza estos medicamentos de manera ilícita; la edad suele ser inferior a 40 años. La prevalencia máxima del uso ilícito se da entre los 26 y los 35 años, con una razón de feminidad de 3 a 1 y una razón de 2 a 1 entre blancos y negros. El abuso de barbitúricos es más común a partir de los 40 años.
3. **Intoxicación** (tabla 7-20). La intoxicación también puede causar desinhibición y amnesia.
4. **Abstinencia** (tabla 7-20). Puede variar desde un estado leve hasta un trastorno potencialmente mortal que requiera ingreso hospitalario. Las diferencias en la tolerancia individual son grandes. Todos los sedantes, hipnóticos y ansiolíticos muestran tolerancia cruzada entre sí y con el alcohol. Los fármacos con una semivida corta (p. ej., alprazolam) pueden inducir abstinencia más rápida e intensa que aquellos de semivida larga (p. ej. diazepam). El grado de tolerancia se puede medir con una prueba de provocación con pentobarbital (tabla 7-21), que detecta la dosis necesaria de pentobarbital para prevenir la abstinencia. La abstinencia verda-

**Tabla 7-19**
**Signos y síntomas del síndrome de abstinencia de las benzodiazepinas**

Los signos y síntomas siguientes pueden observarse cuando se suspende el tratamiento benzodiazepínico; reflejan una reaparición de los síntomas originales de ansiedad (recurrencia), un empeoramiento de los síntomas originales de ansiedad (rebote) o la aparición de nuevos síntomas (abstinencia verdadera):

- Trastornos del estado de ánimo y de la cognición
  - Ansiedad, aprehensión, disforia, pesimismo, irritabilidad, rumiación obsesiva e ideación paranoide
- Alteraciones del sueño
  - Insomnio, alteración del ciclo nictemeral y adormecimiento diurno
- Signos y síntomas somáticos
  - Taquicardia, elevación de la presión arterial, hiperreflexia, tensión muscular, agitación/inquietud motora, temblor, mioclonías, artromialgias, náuseas, coriza, diaforesis, ataxia, acúfenos y crisis de gran mal
- Trastornos de la percepción
  - Hiperacusia, despersonalización, visión borrosa, ilusiones y alucinaciones

**Tabla 7-20**
**Signos y síntomas de la intoxicación por sustancias y de la abstinencia**

| Sustancia | Intoxicación | Abstinencia |
|---|---|---|
| Opiáceos | Adormecimiento<br>Habla entrecortada<br>Alteración de la atención o de la memoria<br>Analgesia<br>Anorexia<br>Disminución del impulso sexual<br>Hipoactividad | Deseo imperioso de la droga o medicamento<br>Náuseas, vómitos<br>Mialgias<br>Lagrimeo, rinorrea<br>Midriasis<br>Piloerección<br>Sudoración<br>Diarrea<br>Fiebre<br>Insomnio<br>Bostezos |
| Anfetaminas o cocaína | Transpiración, escalofríos<br>Taquicardia<br>Midriasis<br>Elevación de la presión arterial<br>Náuseas, vómitos<br>Temblor<br>Arritmias<br>Fiebre<br>Convulsiones<br>Anorexia, adelgazamiento<br>Sequedad de boca<br>Impotencia<br>Alucinaciones<br>Hiperactividad<br>Irritabilidad<br>Agresividad<br>Ideación paranoide | Disforia<br>Fatiga<br>Trastornos del sueño<br>Agitación<br>Ansia de la droga o medicamento |
| Sedantes, hipnóticos o ansiolíticos | Habla entrecortada<br>Falta de coordinación<br>Marcha inestable<br>Alteración de la atención o de la memoria | Náuseas, vómitos<br>Malestar general, debilidad<br>Hiperactividad vegetativa<br>Ansiedad, irritabilidad<br>Aumento de la sensibilidad a la luz y el sonido<br>Temblor tosco<br>Insomnio intenso<br>Crisis convulsivas |

Tabla 7-21
**Prueba de provocación con pentobarbital[a]**

1. Administrar 200 mg de pentobarbital por vía oral.
2. Observar si el paciente se encuentra intoxicado 1 h más tarde (p. ej., somnolencia, habla entrecortada o nistagmo).
3. Si el paciente no está intoxicado, administrar otros 100 mg de pentobarbital cada 2 h (como máximo, 500 mg durante 6 h).
4. La dosis total para producir una intoxicación leve equivale a la cantidad diaria de abuso de los barbitúricos.
5. Sustituir cada 100 mg de pentobarbital por 30 mg de fenobarbital (semivida más larga).
6. Reducir la dosis en un 10% cada día.
7. Ajustar la dosis si aparecen signos de intoxicación o abstinencia.

[a] Se pueden usar también otros fármacos.

dera, la reaparición de los síntomas originales de ansiedad (recurrencia) o el empeoramiento de los síntomas originales de ansiedad (rebote) pueden precipitarse al retirar la medicación. En la tabla 7-22 se ofrecen normas para tratar la abstinencia por benzodiazepinas, y en la tabla 7-23, las equivalencias entre las dosis.

K. **Anfetaminas y sustancias de tipo anfetamínico (estimulantes).** Las sustancias anfetamínicas ejercen su efecto fundamental mediante la liberación de catecolaminas, sobre todo dopamina, a partir de los depósitos presinápticos, en particular de la vía «gratificadora» de las neuronas dopaminérgicas que se proyectan desde la parte ventral del tegmento hasta la corteza. Las indicaciones legítimas comprenden los trastornos por déficit de atención, la narcolepsia y la depresión. El metilfenidato parece menkos adictivo que otras anfetaminas, posiblemente porque posee un mecanismo distinto de acción (inhibe la recaptación de dopamina). Sus efectos son euforizantes

Tabla 7-22
**Normas para tratar la abstinencia de benzodiazepinas**

1. Evaluar y tratar los trastornos médicos y psiquiátricos concomitantes.
2. Efectuar una anamnesis medicamentosa y tomar muestras de orina y sangre para determinar los niveles de la droga, del fármaco y del etanol.
3. Determinar la dosis necesaria de la benzodiazepina o el barbitúrico para la estabilización, guiándose de la historia clínica, la presentación, la determinación de los niveles del fármaco y del etanol y (en algunos casos) la dosis de provocación.
4. Desintoxicación a partir de dosis supraterapéuticas:
   a. Hospitalizar al paciente si existe una indicación médica o psiquiátrica, escaso apoyo social, dependencia de varias sustancias o el paciente no resulta fiable.
   b. Algunos clínicos aconsejan cambiar a una benzodiazepina de acción más larga para la abstinencia (p. ej., diazepam, clonazepam); otros recomiendan estabilizar al paciente con el fármaco que estuviera tomando o con el fenobarbital.
   c. Después de la estabilización, reducir la dosis en un 30% al segundo o tercer día y evaluar la respuesta, recordando que los síntomas ocurren antes cuando se reduce la dosis de benzodiazepinas con semividas de eliminación cortas (p. ej., lorazepam) que de aquellas con semividas largas (p. ej., diazepam).
   d. Reducir la dosis de un 10 a un 25% más cada pocos días, si el paciente lo tolera.
   e. Utilizar medicación adyuvante, en caso de necesidad; se han utilizado carbamazepina, ß-bloqueantes, ácido valproico, clonidina y antidepresivos sedantes, pero no se ha demostrado su eficacia como tratamiento del síndrome de abstinencia benzodiazepínico.
5. Desintoxicación a partir de dosis terapéuticas:
   a. Comenzar con un descenso de la dosis del 10 al 25% y evaluar la respuesta.
   b. La dosis, la duración del tratamiento y la intensidad de la ansiedad modifican la velocidad de descenso paulatino y la necesidad de medicación complementaria.
   c. La mayoría de los pacientes, que toman dosis terapéuticas, puede retirar la medicación sin complicaciones.
6. Las intervenciones psicológicas ayudan a los pacientes a desintoxicarse de las benzodiazepinas, así como al tratamiento prolongado de la ansiedad.

Adaptado de Domenic A. Ciraulo, M.D., y Ofra Sarid-Segal, M.D.

Tabla 7-23
**Dosis terapéuticas aproximadamente equivalentes de las benzodiazepinas**

| Nombre genérico | Dosis (mg) |
|---|---|
| Alprazolam | 1 |
| Clordiazepóxido | 25 |
| Clonazepam | 0,5-1 |
| Clorazepato | 15 |
| Diazepam | 10 |
| Estazolam | 1 |
| Flurazepam | 30 |
| Lorazepam | 2 |
| Oxazepam | 30 |
| Prazepam | 80 |
| Temazepam | 20 |
| Triazolam | 0,25 |
| Quazepam | 15 |
| Zolpidem[a] | 10 |

[a] Un agonista imidazopiridínico.
Adaptado de Domenic A. Ciraulo, M.D., y Ofra Sarid-Segal, M.D.

y anorexígenos. Las anfetaminas suelen tomarse por vía oral pero también se pueden inyectar, inhalar por la nariz o fumar. Los síndromes clínicos asociados a las anfetaminas se parecen a los de la cocaína, aunque la vía oral de administración de las anfetaminas induce una euforia más lenta y, por lo tanto, resulta menos adictiva. El abuso de las anfetaminas por vía intravenosa produce una gran adicción.

CONSEJO CLÍNICO:

*Las anfetaminas suelen ser objeto de abuso por los estudiantes, los conductores de camiones que recorren largas distancias y otras personas que necesitan mantener una vigilia y atención prolongadas.*

Las anfetaminas pueden inducir una psicosis paranoide parecida a la esquizofrenia paranoide. La intoxicación remite, de ordinario, a las 24-48 h. El abuso de anfetaminas puede ocasionar hipertensión grave, enfermedad cerebrovascular e infarto e isquemia de miocardio. Los síntomas neurológicos varían desde fasciculaciones hasta tetania e incluso crisis, coma y muerte, conforme se suben las dosis. El temblor, la ataxia, el bruxismo, la disnea, la cefalea, la fiebre y la rubefacción son efectos somáticos frecuentes pero menos graves.

1. **Epidemiología.** Aproximadamente el 7% de la población estadounidense consume sustancias psicoestimulantes; las personas que más consumen se sitúan en la franja de 18 a 25 años, seguidas por las de 12 a 17. La prevalencia de dependencia y abuso de las anfetaminas alcanza el 1,5% a lo largo de la vida y el consumo es aproximadamente igual en las personas de uno y otro sexo.
2. **Fármacos y drogas**
   a. **Anfetaminas mayores.** Anfetamina, dextroanfetamina, metanfetamina *(speed)*, metilfenidato, pemolina.
   b. **Sustancias relacionadas.** Efedrina, fenilpropanolamina (PPA), *khat*, metcatinona *(crank)*.
   c. **Anfetaminas de sustitución (de diseño)** (también clasificadas como alucinógenos). Ejercen efectos neuroquímicos sobre los sistemas serotoninérgico y dopaminérgico; poseen efectos conductuales de tipo anfetamínico y alucinógeno (p. ej., 3,4-metilendioxianfetamina [MDMA, éxtasis]; 2,5-dimetoxi-4-metilanfetamina (DOM), también conocida como STP; *N*-etil-3,4-metilendioxianfetamina [MDEA]; 5-metoxi-3,4-metilendioxianfetamina

[MMDA]). El consumo de MDMA se asocia a una mayor autoconfianza y sensibilidad a los estímulos sensoriales; así como a sentimientos de paz con introspección, empatía y una sensación de cercanía personal a los demás. Surte efectos activadores y energéticos con un carácter alucinógeno, pero con menos desorientación y alteración perceptiva que con los alucinógenos clásicos. La MDMA se asocia a hipertermia, sobre todo cuando se utiliza en recintos cerrados, combinada con una mayor actividad física, algo frecuente en las fiestas con música. El consumo excesivo prolongado puede acompañarse de daño de los nervios serotoninérgicos.

**d. «Hielo».** Forma pura de metanfetamina (inhalada, fumada, inyectada). Muy potente. Los efectos psicológicos pueden durar horas. Sintética, manufacturada en el domicilio.

**3. Intoxicación y abstinencia.** Hiperactividad del sistema nervioso vegetativo y cambios de comportamiento (tablas 7-24 y 7-25).

CONSEJO CLÍNICO:

*La anfetamina también produce síntomas psicóticos parecidos a la esquizofrenia paranoide (psicosis inducida por anfetaminas); a diferencia de la esquizofrenia, desaparece a los pocos días y el diagnóstico correcto se establece por el resultado positivo del análisis de tóxicos en orina.*

**4. Tratamiento.** Sintomático. Benzodiazepinas para la agitación. Se han utilizado la fluoxetina o el bupropión como tratamiento de mantenimiento después de la desintoxicación.

**L. Cocaína.** Una de las sustancias más adictivas, entre las de abuso común, que se conoce también como *coca, soplo, nieve* o *base libre*. Los efectos farmacológicos de la cocaína se parecen a los de otros estimulantes, pero su difusión merece un comentario aparte. Antes de que se supiera que la cocaína era tan adictiva, se utilizaba mucho como estimulante y euforizante. La cocaína se utiliza en inhalación, pero también se puede fumar o inyectar. El *crack* se fuma, actúa enseguida y es muy adictivo. El inicio de los efectos de la cocaína fumada se parece al de la cocaína inyectada por vía intravenosa, y la droga es igual de adictiva en este caso. La euforia es intensa y el

Tabla 7-24

**Criterios del DSM-IV-TR para el diagnóstico de intoxicación por anfetaminas**

A. Consumo reciente de anfetamina o sustancias afines (p. ej., metilfenidato).

B. Cambios psicológicos o de comportamiento desadaptativos clínicamente significativos (p. ej., euforia o embotamiento afectivo; cambios de la sociabilidad; hipervigilancia; sensibilidad interpersonal; ansiedad, tensión o cólera; comportamiento estereotipado; deterioro de la capacidad de juicio o de la actividad social o laboral) que aparecen durante o poco tiempo después del consumo de anfetamina o sustancias afines.

C. Dos (o más) de los siguientes signos y síntomas, que aparecen durante o poco tiempo después del consumo de anfetaminas o sustancias afines:
  (1) taquicardia o bradicardia
  (2) dilatación pupilar
  (3) tensión arterial aumentada o disminuida
  (4) sudación o escalofríos
  (5) náuseas o vómitos
  (6) pérdida de peso demostrable
  (7) agitación o retraso psicomotores
  (8) debilidad muscular, depresión respiratoria, dolor en el pecho o arritmias cardíacas
  (9) confusión, crisis comiciales, discinesias, distonías o coma

D. Los síntomas no se deben a una enfermedad médica y no se explican mejor por la presencia de otro trastorno mental.

**Nota de codificación:** Codificar F15.04 si **Con alteraciones perceptivas.**

Tabla 7-25
**Criterios del DSM-IV-TR para el diagnóstico de abstinencia de anfetamina**

A. Interrupción (o disminución) del consumo de anfetamina (o sustancias afines) después de su consumo prolongado y en grandes cantidades.
B. Estado de ánimo disfórico y dos (o más) de los siguientes cambios fisiológicos, que aparecen horas o días después del Criterio A:
(1) fatiga
(2) sueños vívidos, desagradables
(3) insomnio o hipersomnia
(4) aumento del apetito
(5) retraso o agitación psicomotores
C. Los síntomas del Criterio B causan un malestar clínicamente significativo o un deterioro laboral o social, o de otras áreas importantes de la actividad del individuo.
D. Los síntomas no son debidos a enfermedad médica ni se explican mejor por la presencia de otro trastorno mental.



riesgo de dependencia surge con tan sólo una dosis. Como las anfetaminas, la cocaína también se puede consumir de manera compulsiva (en atracones) hasta varios días. Este fenómeno se debe, en parte, al efecto eufórico mayor de las dosis sucesivas (sensibilización). Durante los atracones, el adicto toma repetidamente la cocaína hasta que se agota o se queda sin ésta. Luego continúa una quiebra con letargia, hambre y sueño prolongado, seguido de otro atracón. Con el consumo reiterado, aparece tolerancia a los efectos euforizantes, anoréxicos, hipertérmicos y cardiovasculares.

La cocaína por vía intravenosa se asocia a riesgos similares a los de otras formas de adicción a drogas por vía intravenosa, como el sida, la septicemia y los trombos venosos.

CONSEJO CLÍNICO:

*Esnifar durante mucho tiempo puede ocasionar una rinitis de rebote que el consumidor suele tratar él mismo con anticongestivos nasales; además, aparecen epistaxis y, finalmente, puede perforarse el tabique nasal.*

Otras secuelas somáticas son los infartos cerebrales, las crisis convulsivas, los infartos de miocardio, las arritmias y las miocardiopatías.

1. **Epidemiología.** Aproximadamente el 10% de la población estadounidense ha probado la cocaína, y la tasa de abuso o dependencia de la cocaína alcanza el 2% a lo largo de la vida. El problema abunda entre las personas de 18 a 25 años, con una razón de masculinidad de 2 a 1. Todas las razas y grupos socioeconómicos se afectan por igual.
2. **Intoxicación por cocaína** (tabla 7-26). Puede producir inquietud, agitación, ansiedad, locuacidad, habla apremiante, ideación paranoide, agresividad, acentuación del deseo sexual, mayor sensación de vigilancia, grandiosidad, hiperactividad y otros síntomas maníacos. Los signos somáticos consisten en taquicardia, hipertensión, midriasis, escalofríos, anorexia, insomnio y movimientos estereotipados. El consumo de cocaína también se ha asociado a muerte súbita por complicaciones cardíacas y delirium. Los trastornos delirantes suelen ser paranoides. El delirium puede contener alucinaciones táctiles u olfativas. Los delirios y las alucinaciones se dan hasta en la mitad de todas las personas que consumen cocaína. El delirium es causa de crisis convulsivas y de muerte.
3. **Abstinencia** (tabla 7-27). El signo más llamativo de la abstinencia cocaínica es el ansia por obtener la droga. La tendencia a sufrir dependencia depende de la vía de administración (menor con el esnifado y mayor con la inyección intravenosa o al fumar la base libre de cocaína). Los

Tabla 7-26
**Criterios del DSM-IV-TR para el diagnóstico de intoxicación por cocaína**

A. Consumo reciente de cocaína.
B. Cambios psicológicos o de comportamiento desadaptativos clínicamente significativos (p. ej., euforia o afectividad embotada; aumento de la sociabilidad; hipervigilancia; sensibilidad interpersonal; ansiedad; tensión o cólera; comportamientos estereotipados; deterioro de la capacidad de juicio, o deterioro de la actividad laboral o social) que se presentan durante, o poco tiempo después, del consumo de cocaína.
C. Dos o más de los siguientes signos, que aparecen durante o poco tiempo después del consumo de cocaína:
(1) taquicardia o bradicardia
(2) dilatación pupilar
(3) aumento o disminución de la tensión arterial
(4) sudación o escalofríos
(5) náuseas o vómitos
(6) pérdida de peso demostrable
(7) agitación o retraso psicomotores
(8) debilidad muscular, depresión respiratoria, dolor en el pecho o arritmias cardíacas
(9) confusión, crisis comiciales, discinesias, distonías o coma
D. Los síntomas no se deben a enfermedad médica si se explican mejor por la presencia de otro trastorno mental

**Nota de codificación:** Codificar F14.04 si **Con alteraciones perceptivas**



Tabla 7-27
**Criterios del DSM-IV-TR para el diagnóstico de abstinencia de cocaína**

A. Interrupción (o disminución) del consumo prolongado de abundantes cantidades de cocaína.
B. Estado de ánimo disfórico y dos (o más) de los siguientes cambios fisiológicos que aparecen pocas horas o días después del Criterio A:
(1) fatiga
(2) sueños vívidos y desagradables
(3) insomnio o hipersomnia
(4) aumento del apetito
(5) retraso o agitación psicomotores
C. Los síntomas del Criterio B causan un malestar clínicamente significativo o un deterioro de la actividad laboral, social o de otras áreas importantes de la actividad del sujeto.
D. Los síntomas no son debidos a enfermedad médica ni se explican mejor por la presencia de otro trastorno mental.



síntomas de abstinencia se caracterizan por fatiga, letargia, culpa, ansiedad y sensación de inutilidad, desesperanza y sentimientos de impotencia, desesperación e inutilidad. El consumo prolongado puede llevar a la depresión con necesidad de tratamiento antidepresivo. Observe la posible ideación suicida. Los síntomas de abstinencia suelen alcanzar el máximo a los pocos días, pero el síndrome (en especial, los síntomas depresivos) se extiende a veces durante semanas.

4. **Tratamiento.** El tratamiento es fundamentalmente sintomático. La agitación se puede combatir con medidas restrictivas, benzodiazepinas o, si es grave (delirium o psicosis), antipsicóticos de gran potencia en dosis bajas (sólo como último recurso porque la medicación reduce el umbral comicial). Los síntomas somáticos (p. ej., taquicardia, hipertensión, se pueden tratar con antagonistas de los receptores ß-adrenérgicos (ß-bloqueantes). Evalúe las posibles complicaciones médicas.

**M. Cannabis (marihuana).** *Cannabis sativa* es una planta de la que se extrae el cannabis o la marihuana. Todas las partes de la planta contienen cannabinoides psicoactivos; el Δ-9-tetrahidrocannabinol (THC) es el principal componente euforizante activo (existen muchos otros cannabinoides activos que probablemente justifican los demás efectos). A veces, también se abusa del THC purificado. Los cannabinoides se suelen fumar, pero también se pueden ingerir (el efecto se retrasa, pero se pueden tomar dosis muy elevadas).

1. **Epidemiología.** La tasa de abuso o dependencia del cannabis alcanza el 5% a lo largo de la vida; el consumo máximo se da entre los 18 a 21 años, pero se observa en todas las franjas de edad. Los blancos consumen más que otros grupos étnicos.
2. **Intoxicación por cannabis.** Cuando se fuma cannabis, los efectos eufóricos aparecen en unos minutos, llegan al máximo a los 30 min y duran de 2 a 4 h. Los efectos motores y cognitivos pueden extenderse de 5 a 12 h. Los síntomas consisten en euforia o disforia, ansiedad, susceptibilidad, risa inadecuada, distorsión del tiempo, retraimiento social, alteración del juicio y los signos objetivos siguientes: inyección conjuntival, aumento del apetito, sequedad de boca y taquicardia. Asimismo, produce una hipertermia y sedación leve que dependen de la dosis. A menudo, se consume con el alcohol, la cocaína y otras drogas. Puede inducir una despersonalización y, rara vez, alucinaciones. Habitualmente, ocasiona delirios de persecución leves que rara vez precisan medicación. En dosis muy altas, puede ocasionar un delirium leve con síntomas de angustia o una psicosis prolongada por cannabis (puede durar hasta 6 semanas). El consumo duradero propicia una ansiedad o depresión, así como un síndrome amotivacional apático. Los riesgos a largo plazo, secundarios a la inhalación de hidrocarburos cancerígenos, comprenden las enfermedades respiratorias crónicas y el cáncer de pulmón. Los resultados del análisis urinario del TCH son positivos hasta 4 semanas después de la intoxicación.
3. **Dependencia del cannabis.** La dependencia y la abstinencia constituyen diagnósticos polémicos; desde luego, hay muchos adictos con dependencia psicológica, pero la abstinencia forzada, aun entre consumidores inveterados, no produce sistemáticamente un síndrome de abstinencia característico.
4. **Usos terapéuticos.** El cannabis y sus principios activos fundamentales (Δ-9-THC) se han empleado satisfactoriamente para combatir las náuseas secundarias a la quimioterapia del cáncer, estimular el apetito de los pacientes con sida y tratar el glaucoma.
5. **Tratamiento.** En general, no se precisa tratamiento de la intoxicación. Ansiolíticos para la ansiedad; antipsicóticos para las alucinaciones o delirios.

N. **Alucinógenos.** Los alucinógenos son sustancias naturales y sintéticas, conocidas también como psicodélicos o psicomiméticos porque producen alucinaciones, pérdida de contacto con la realidad y una experiencia de expansión o exaltación consciente. Los alucinógenos naturales clásicos son los psilocibina (de algunas setas) y la mescalina (del cacto peyote); otros comprenden la harmina, la harmalina, la ibogaína y la dimetiltriptamina. Las anfetaminas clásicas de sustitución abarcan MDMA, MDEA, 2,5-dimetoxi-4-metilanfetamina (DOM, STP), dimetiltriptamina (DMT), MMDA y trimetoxianfetamina (TMA), que también suelen clasificarse dentro de las anfetaminas (tabla 7-28).

1. **Consideraciones generales.** Los alucinógenos suelen ingerirse, chuparse a partir del papel (ingestión vestibular) o fumarse. Esta categoría abarca muchas drogas diferentes con efectos distintos. Los alucinógenos actúan como simpaticomiméticos y ocasionan hipertensión, taquicardia, hipertermia y midriasis. Los efectos psicológicos varían desde alteraciones perceptivas leves hasta alucinaciones manifiestas; la mayoría de los consumidores experimenta sólo efectos leves. Habitualmente, se consumen de manera esporádica debido a la tolerancia que se establece enseguida y remite a los pocos días de la abstinencia. No se produce dependencia física ni abstinencia, pero puede surgir una dependencia psíquica. Los alucinógenos suelen contaminarse con drogas anticolinérgicas. La potencia de los alucinógenos se asocia a su afinidad de unión a los receptores de serotonina 5-$HT_2$, sobre los que estas drogas actúan como agonistas parciales.
2. **Epidemiología.** El consumo de alucinógenos es más corriente entre los hombres jóvenes (de 15 a 35 años) así como en la raza blanca, en comparación con las mujeres y otros grupos étnicos, respectivamente. El consumo de alucinógenos en Estados Unidos alcanza un 12% a lo largo de la vida.

Tabla 7–28
**Algunos alucinógenos característicos**

| Compuesto | Escenario | Clasificación química | Fuentes biológicas | Vía común | Dosis habitual | Duración de los efectos |
|---|---|---|---|---|---|---|
| Dietilamina del ácido lisérgico | Mundial | Indolalquilamina | Ácido lisérgico, semisintético | Oral | 75 µg | 6-12 h |
| Mescalina | Sudoeste de Estados Unidos | Fenetilamina | Cacto peyote, *Lophophora williamsii, Lophophora diffusa* | Oral | 200-400 mg o 4-6 botones del cacto | 10-12 h |
| Metilendioxi-metanfetamina | Mundial | Fenetilamina | Sintético | Oral | 50-150 mg | 4-6 h |
| Psilocibina | Sur de Estados Unidos, México, Sudamérica | DMT fosforilada e hidroxilada | Hongos con psilocibina | Oral | 5-8 mg del hongo desecado | 4-6 h |
| DMT[a] | Sudamérica, sintético | Triptamina de sustitución | Hojas de *Virola calophylla* | Esnifado, i.v., fumado | 0,2 mg/kg i.v. | 30 min |
| Ibogaína | África central occidental | Indolalquilamina | Raíz pulverizada de *Tabernanthe iboga* | Oral | 200-400 mg | 8-48 h |
| Ayahuasca | Sudamérica, este del Amazonas | Harmina, otras ß carbolinas | Corteza u hojas de liana | Oral, en forma de té | 300-400 mg | 4-8 h |
| Semillas de campanilla | Zonas templadas de América | Alcaloides del ácido D-lisérgico | Semillas de *Ipomoea violacea, Turbina corymbosa* | Oral, en forma de té | 7-13 semillas | 3 h |

[a] DMT, dimetiltriptamina.

3. **Intoxicación por alucinógenos (alucinosis)**
   a. **Diagnóstico, signos y síntomas.** Sobre un estado de total vigilia y alerta aparecen cambios del comportamiento por inadaptación (ansiedad, depresión, ideas de referencia, ideación paranoide); cambios de percepción (alucinaciones, ilusiones, despersonalización); midriasis, taquicardia o palpitaciones, sudoración, visión borrosa, temblor y falta de coordinación. Se dan reacciones de angustia («malos viajes») incluso entre consumidores experimentados. El consumidor suele estar convencido de que sus alteraciones perceptivas son reales. En el caso habitual de un mal viaje, el consumidor siente que va a enloquecer, que se ha dañado el cerebro y que jamás se recuperará (tabla 7-29).
   b. **Tratamiento.** Consiste en tranquilizar al paciente y mantenerlo en contacto con personas de confianza y apoyo (amigos, personal de enfermería). El diazepam (20 mg por vía oral) puede abortar rápidamente la intoxicación por alucinógenos y es preferible el «aterrizaje» espontáneo del paciente, que puede durar horas. Si el paciente manifiesta psicosis y agitación, se pueden emplear antipsicóticos muy potentes, como el haloperidol, la flufenazina o el tiotixeno (evitar los antipsicóticos de baja potencia por sus efectos anticolinérgicos). Se necesita un entorno controlado para evitar posibles acciones peligrosas como consecuencia de una distorsión llamativa del juicio. En ocasiones, se requieren restricciones físicas. Algunos pacientes vulnerables sufren una psicosis prolongada parecida al trastorno esquizofreniforme. También pueden aparecer síndromes delirantes y trastornos del estado de ánimo (habitualmente, depresión).
4. **Trastorno perceptivo persistente por alucinógenos.** Experiencia repetida y desagradable de alteración perceptiva tras cesar el consumo de alucinógenos (es decir, ***flashback*** o recurrencia). El paciente puede precisar dosis bajas de una benzodiazepina (si el episodio es agudo) o de un antipsicótico (si persiste). También se han utilizado antiepilépticos, como el ácido valproico y la carbamazepina (tabla 7-30).

O. **Fenciclidina (PCP) y drogas de acción similar.** La fenciclidina (PCP; 1-1-fenilciclohexil-piperidina), conocida también como *polvo de ángel,* es un anestésico disociativo con efectos alucinógenos. La ketamina, también conocida como *K excelente* o *special K,* es una droga de acción similar. La PCP produce habitualmente paranoia y agresión imprevisible, que constituyen un motivo frecuente de consulta con el médico. El efecto farmacodinámico principal es el antagonismo del subtipo NMDA de receptores del glutamato.

1. **Epidemiología.** Aproximadamente el 14% de las personas de 18 a 25 años han consumido PCP en algún momento de su vida. Sin embargo, su consumo está disminuyendo. La PCP se asocia a un 3% de las muertes por abuso de sustancias y a un 32% de los trastornos relacionados con las sustancias.
2. **Intoxicación por PCP**
   a. **Diagnóstico, signos y síntomas.** Beligerancia, agresión, agitación, impulsividad, impresibilidad y los signos siguientes: nistagmo, aumento de la presión arterial o de la frecuencia cardíaca, acorchamiento o disminución de la respuesta al dolor, ataxia, disartria, rigidez muscular, crisis convulsivas e hiperacusia.

   Habitualmente, la PCP se fuma con la marihuana (porro mortal) o el tabaco, pero se puede ingerir, inyectar o inhalar por la nariz. La PCP debe tomarse en consideración ante un paciente que describa experiencias extrañas con la marihuana o el LSD. La PCP puede detectarse en la sangre y en la orina durante más de una semana.

   Los efectos dependen de la dosis. En dosis bajas, la PCP actúa como depresor del SNC y produce nistagmo, visión borrosa, acorchamiento y falta de coordinación. En dosis moderadas, la PCP causa hipertensión, disartria, ataxia, hipertonía muscular (sobre todo, en la cara y el cuello), hiperreflexia y sudoración. En dosis mayores, aparecen agitación, fiebre, movimientos anómalos, rabdomiólisis, mioglobinuria e insuficiencia renal. La sobredosis puede seguirse de crisis, hipertensión grave, diaforesis, hipersalivación, depresión respiratoria, estupor (con los ojos abiertos), coma y muerte. Durante la intoxicación suelen cometerse actos violentos. Dados los efectos analgésicos de la PCP, los pacientes no tienen ningún cuidado de sí mismos y se pueden dañar gravemente en las fases de agitación y lucha.

Tabla 7-29
**Criterios del DSM-IV-TR para el diagnóstico de intoxicación por alucinógenos**

A. Consumo reciente de un alucinógeno.
B. Cambios psicológicos y de comportamiento desadaptativos clínicamente significativos (p. ej., ansiedad o depresión marcadas, ideas de referencia, miedo a perder el control, ideaciones paranoides, deterioro del juicio o de la actividad social o laboral) que aparecen durante o poco tiempo después del consumo del alucinógeno.
C. Cambios perceptivos que tienen lugar en un estado de alerta y vigilia totales (p. ej., intensificación subjetiva de las percepciones, despersonalización, desrealización, ilusiones, alucinaciones, sinestesias) que se aparecen durante o poco tiempo después del consumo de alucinógenos.
D. Dos (o más) de los siguientes signos que aparecen durante o poco tiempo después del consumo de alucinógenos:
   (1) dilatación pupilar
   (2) taquicardia
   (3) sudación
   (4) palpitaciones
   (5) visión borrosa
   (6) temblores
   (7) incoordinación
E. Los síntomas no son debidos a enfermedad médica ni se explican mejor por la presencia de otro trastorno mental.

Con permiso de la American Psychiatric Association. *Diagnostic and Statistical Manual of Mental Disorders,* texto revisado, 4.ª ed. Washington, DC: American Psychiatric Association. Copyright 2000.

Tabla 7-30
**Criterios del DSM-IV-TR para el diagnóstico de trastorno perceptivo persistente por alucinógenos *(flashbacks)***

A. Reexperimentación, después del cese del consumo de alucinógenos, de uno o más síntomas perceptivos que ya se experimentaron en la intoxicación por el alucinógeno (p. ej., alucinaciones geométricas, percepciones falsas de movimiento en los campos visuales periféricos, *flashes* de color, intensificación de los colores, estelas en las imágenes de objetos en movimiento, postimágenes positivas, halos alrededor de los objetos, macropsia y micropsia).
B. Los síntomas del Criterio A provocan malestar clínicamente significativo o deterioro social, laboral o de otras áreas importantes de la actividad del sujeto.
C. Los síntomas no son debidos a enfermedad médica (p. ej., lesiones anatómicas e infecciones del cerebro, epilepsias visuales) ni se explican mejor por la presencia de otro trastorno mental (p. ej., delirium, demencia, esquizofrenia) o por alucinaciones hipnopómpicas.

Con permiso de la American Psychiatric Association. *Diagnostic and Statistical Manual of Mental Disorders,* texto revisado, 4.ª ed. Washington, DC: American Psychiatric Association. Copyright 2000.

Puede surgir una psicosis, a veces persistente (parecida al trastorno esquizofreniforme), sobre todo entre los pacientes con esquizofrenia de base. Otras posibles complicaciones son el delirium, los trastornos del estado de ánimo y el trastorno delirante. La ketamina, derivada de la PCP, produce un cuadro clínico similar.

**b. Tratamiento.** Aísle al paciente en un entorno sin estímulos. No trate que el paciente intoxicado «aterrice del viaje», de la misma manera que un paciente con un trastorno de ansiedad; espere a que antes se elimine la PCP. La acidificación de la orina acelera la depuración de la droga (ácido ascórbico o cloruro amónico), pero no siempre surte efecto y aumenta el riesgo de insuficiencia renal. Analice la presencia de otras drogas. Si el paciente manifiesta una agitación aguda, administre benzodiazepinas. Si presenta agitación y psicosis, se puede utilizar un antipsicótico. Evite los antipsicóticos con propiedades anticolinérgicas potentes e intensivas, ya que la PCP en dosis altas ejerce acciones anticolinérgicas. Si se precisan restricciones físicas, inmovilice al paciente por completo para que no se autolesione. La recuperación es bastante rápida. Proteja al paciente y al personal. Evalúe siempre los trastornos médicos asociados. El tratamiento de la intoxicación por ketamina es parecido.

**P. Inhalantes.** Las drogas inhalantes (también denominadas sustancias inhalantes o volátiles) son hidrocarburos volátiles que se inhalan por sus efectos psicotropos, como: gasolina, queroseno, cementos de plástico y de goma, pegamentos para aviones y para uso doméstico, pinturas, lacas, esmaltes, diluyentes de pinturas, aerosoles, pulimentos, quitaesmaltes de uñas, óxido nitroso, nitrato de amilo, nitrato de butilo y soluciones limpiadoras. Los adolescentes de los grupos socioeconómicos más desfavorecidos suelen abusar de estas sustancias.

CONSEJO CLÍNICO:

*Algunas personas consumen nitrato de amilo o de butilo («poppers») durante la relación sexual para intensificar el orgasmo a través de una vasodilatación que produce aturdimiento, mareo y euforia. Tras la introducción del sildenafilo, empleado para producir erecciones del pene, hubo que agregar una advertencia especial a los usuarios de drogas o medicamentos que contenían nitratos porque la asociación puede producir un colapso cardiovascular y la muerte.*

Los síntomas de la intoxicación leve se parecen a los de la intoxicación por alcohol o por sedantes-hipnóticos. Los efectos psicológicos consisten en una ligera euforia, beligerancia, agresión, alteración del juicio e impulsividad. Los efectos somáticos comprenden ataxia, confusión, desorientación, habla entrecortada, mareos, hiporreflexia y nistagmo. Estos signos pueden evolucionar hacia delirium y crisis convulsivas. Entre los posibles efectos tóxicos se encuentran el daño cerebral, el daño hepático, la mielodepresión, las neuropatías periféricas y la inmunosupresión (tabla 7-31). Aunque el DSM-IV-TR no lo admite, puede surgir, rara vez, un síndrome de abstinencia caracterizado por irritabilidad, alteraciones del sueño, nerviosismo, sudores, náuseas, vómitos, taquicardia y, a veces, alucinaciones y delirios. El tratamiento a corto plazo se basa en medidas de soporte (p. ej., líquidos y vigilancia de la presión arterial).

**Q. Cafeína.** La cafeína está presente en el café, el té, el chocolate, los refrescos de cola y otros de tipo gaseoso, el cacao, los medicamentos anticatarrales y los estimulantes que se adquieren sin

Tabla 7-31
**Criterios del DSM-IV-TR para el diagnóstico de intoxicación por inhalantes**

A. Consumo reciente intencionado o breve exposición a dosis altas de inhalantes volátiles (excluyendo los gases anestésicos y los vasodilatadores de acción corta).
B. Cambios psicológicos o de comportamiento desadaptativos clínicamente significativos (beligerancia, violencia, apatía, deterioro del juicio, deterioro de las actividades social o laboral) que aparecen durante o poco tiempo después del consumo o exposición a inhalantes volátiles.
C. Dos (o más) de los siguientes signos, que aparecen durante o poco tiempo después del consumo o exposición a inhalantes:
   (1) mareo
   (2) nistagmo
   (3) incoordinación
   (4) lenguaje farfullante
   (5) marcha inestable
   (6) letargia
   (7) disminución de los reflejos
   (8) retraso psicomotor
   (9) temblores
   (10) debilidad muscular generalizada
   (11) visión borrosa o diplopía
   (12) estupor o coma
   (13) euforia
D. Estos síntomas no son debidos a enfermedad médica ni se explican mejor por la presencia de otro trastorno mental.

receta (v. el contenido habitual de cafeína de los alimentos y medicamentos en la tabla 7-32). La intoxicación se caracteriza por inquietud, nerviosismo, excitación, insomnio, rubefacción facial, diuresis, alteraciones gastrointestinales, fasciculación muscular, flujo incoherente del pensamiento y del habla, taquicardia o arritmias, períodos con un estado inagotable y agitación psicomotora. Las dosis altas pueden acentuar los síntomas de los trastornos psiquiátricos (p. ej., ansiedad, psicosis). Se observa tolerancia. La abstinencia suele caracterizarse por dolor de cabeza y dura 4 o 5 días. El tratamiento es sintomático. La administración corta de una benzodiazepina (15 mg de diazepam al día durante 2 a 5 días) puede aliviar la agitación y el insomnio durante la fase de abstinencia).

**R. Nicotina.** La nicotina se absorbe a través del tabaco fumado y masticado. La dependencia de la nicotina constituye el trastorno por abuso de sustancias más prevalente y mortal. La nicotina activa los receptores nicotínicos de acetilcolina, además del sistema remunerador de la dopamina, y aumenta varias neurohormonas estimulantes. Se absorbe enseguida tras su inhalación y alcanza el SNC antes de 15 s.

1. **Epidemiología.** Aproximadamente el 25% de los norteamericanos fuma, el 25% es ex fumador y el 50% no ha fumado nunca. La media etaria de inicio del hábito es de 16 años; pocas personas empiezan después de los 20 años. En todo el mundo, alrededor del 47% de las personas fuma.
2. **Dependencia de la nicotina.** Se establece enseguida y depende mucho del entorno. Coexiste, a menudo, con la dependencia de otras sustancias (p. ej., alcohol, marihuana). El tratamiento de la dependencia se basa en la hipnosis, el tratamiento aversivo, la acupuntura, los aerosoles nasales y los chicles de nicotina, la nicotina transdérmica (parches de nicotina), la clonidina y una serie de otros psicofármacos no nicotínicos. El bupropión, en dosis de 300 mg/día, aumenta la tasa de abandono de los fumadores con depresión y sin ella. El uso combinado de nicotina por vía sistémica y asesoramiento conductual se ha seguido de tasas sostenidas de abstinencia del 60%. Tasas elevadas de recaída. Los psiquiatras deben conocer los efectos de la abstinencia del tabaco sobre las concentraciones sanguíneas de los fármacos psicotropos (tabla 7-33). Fumar crea más adicción que masticar el tabaco. El tabaco fumado se asocia a enfermedad pulmonar obstructiva crónica, cánceres, enfermedad coronaria y enfermedad vascular periférica. El tabaco mascado se asocia a enfermedad vascular periférica.
3. **Abstinencia de la nicotina.** Se caracteriza por el ansia de nicotina, irritabilidad, frustración, enfado, ansiedad, dificultad para la concentración, inquietud, bradicardia y aumento del apetito. El síndrome de abstinencia puede durar hasta varias semanas y se solapa, a menudo, con la abstinencia de otras sustancias.

Tabla 7-32
**Contenido habitual de cafeína de los alimentos y medicamentos**

| Sustancia | Contenido de cafeína |
|---|---|
| Café | 100 mg/180 ml |
| Café instantáneo | 70 mg/180 ml |
| Café descafeinado | 4 mg/180 ml |
| Hoja o bolsa de té | 4 mg/180 ml |
| Té instantáneo | 40 mg/180 ml |
| Refresco con gas y cafeína | 25 mg/180 ml |
| Bebida de cacao | 45 mg/360 ml |
| Chocolate (preparado con leche) | 5 mg/180 ml |
| Chocolate | 4 mg/180 ml |
| Chocolate con leche | 20 mg/30 ml |
| Remedios anticatarrales con cafeína | 6 mg/30 ml |
| Analgésicos con cafeína | 25-50 mg/comprimido |
| Estimulantes | 25-65 mg/comprimido |
| Ayudas para el adelgazamiento | 100-350 mg/comprimido |
| | 75-200 mg/comprimido |

Adaptado del DSM-IV-TR y Barone JJ, Roberts HR. Caffeine consumption. *Food Chem Toxicol* 1996; 34: 119.

Tabla 7-33
**Efectos de la abstinencia del tabaco en las concentraciones sanguíneas de los fármacos psicotropos**

| | | | |
|---|---|---|---|
| **La abstinencia aumenta las concentraciones sanguíneas de estos fármacos.** | | | |
| Clomipramina | Desmetildiazepam | Haloperidol | Nortriptilina |
| Clozapina | Doxepina | Imipramina | Propranolol |
| Desipramina | Fluvoxamina | Oxazepam | |
| **La abstinencia no aumenta las concentraciones sanguíneas de estos fármacos.** | | | |
| Amitriptilina | Etanol | Midazolam | |
| Clordiazepóxido | Lorazepam | Triazolam | |
| **Los efectos de la abstinencia no están claros en estos casos.** | | | |
| Alprazolam | Clorpromazina | Diazepam | |

Adaptado de John R. Hughes, M.D.

4. **Tratamiento.** En la tabla 7-34 se resumen las modalidades de tratamiento.

S. **Esteroides anabolizantes.** Los esteroides anabolizantes constituyen una familia de fármacos que incluyen la hormona masculina natural testosterona y una serie de más de 50 análogos sintéticos de la misma. Se trata de sustancias controladas de la lista III de la Drug Enforcement Agency, cuyo uso para mejorar el rendimiento y el aspecto físico así como la masa muscular está prohibido por la ley. Algunos esteroides anabolizantes de uso común se enumeran en la tabla 7-35. Se cree que 1 millón de norteamericanos ha utilizado esteroides de forma ilícita al menos en una ocasión. Su consumo está aumentando entre los hombres adolescentes y adultos jóvenes. Las personas inclinadas al uso de estas drogas suelen participar en actividades deportivas. El refuerzo ocurre cuando la droga produce el resultado deseado, por ejemplo, un mayor rendimiento o un mejor aspecto. Los consumidores de esteroides anabolizantes suelen emplear diversas drogas ergogénicas (mejoran el rendimiento) para ganar músculo, perder grasa o perder agua antes de las competiciones de culturismo. Estas drogas contienen hormonas tiroideas y estimulantes. La dehidroepiandrosterona (DHEA) y la androstendiona son andrógenos suprarrenales que se comercializan como suplementos alimentarios y se venden sin receta. Los esteroides producen inicialmente euforia e hiperactividad que luego dan paso a hostilidad, irritabilidad, ansiedad, somatización, depresión, síntomas maníacos y arrebatos de furia («rabia esteroidea»). Los esteroides son adictivos. La abstinencia puede causar depresión, ansiedad y preocupación por el aspecto físico. Las complicaciones somáticas del abuso comprenden acné, calvicie prematura, ginecomastia, atrofia testicular, coloración amarillenta de la piel y los ojos, aumento de tamaño del clítoris, alteraciones menstruales e hirsutismo.

Tabla 7-34
**Tratamientos científicamente probados del tabaquismo**

**Terapia psicosocial**
- Terapia conductual

**Tratamiento farmacológico**
- Chicle de nicotina
- Parche de nicotina
- Chicle + parche de nicotina
- Aerosol nasal de nicotina
- Inhalador de nicotina
- Bupropión
- Bupropión + parche de nicotina
- Clonidina[a]
- Nortriptilina[a]

[a] No aprobado por la FDA.
Adaptado de John R. Hughes, M.D.

Tabla 7-35
**Ejemplos de esteroides anabolizantes de uso común**[a]

**Compuestos habitualmente administrados por vía oral**
- Fluoximesterona
- Metandienona (anteriormente llamada metandrostenolona)
- Metiltestosterona
- Mibolerona[b]
- Oxandrolona
- Oximetolona
- Mesterolona
- Estanozol

**Compuestos habitualmente administrados por vía intramuscular**
- Decanoato de nandrolona
- Fenpropionato de nandrolona
- Enantrato de metenolona
- Undecilenato de boldenona
- Estanozol
- Mezclas de ésteres de testosterona
- Cipionato de testosterona
- Enantato de testosterona
- Propionato de testosterona
- Undecanoato de testosterona
- Acetato de trembolona
- Hexahidrobencilcarbonato de trembolona

[a] Muchos de los nombre comerciales son extranjeros, pero se incluyen por su uso ilícito extendido en Estados Unidos a partir de preparaciones extranjeras de esteroides.
[b] Compuesto veterinario.
Adaptado de Harrison G. Pope, Jr., M.D., y Kirk J. Brower, M.D.

El tratamiento consiste en psicoterapia para afrontar las distorsiones de la imagen corporal y los profundos efectos secundarios somáticos del consumo prolongado de esteroides. Como ocurre con otras sustancias de abuso, el objetivo es la abstinencia. Está indicado un análisis frecuente de la orina.

Para una exposición más detallada de este tema, véase *Substance-Related Disorders,* capítulo 11, página 1137, en CTP/VIII. Para una exposición más detallada del alcohol, véase Alcohol-Related Disorders, sección 11.2, página 1168, en CTP/VIII.

# 8
# Esquizofrenia

## I. Definición

La esquizofrenia es un trastorno mental psicótico, de etiología desconocida, caracterizado por alteraciones del pensamiento, del estado de ánimo y del comportamiento. Las alteraciones del pensamiento se manifiestan por una distorsión de la realidad, acompañada a veces de delirios y alucinaciones y de una fragmentación de las asociaciones, que determina un trastorno característico del habla. La alteración del estado de ánimo abarca la ambivalencia y respuestas afectivas inadecuadas o constreñidas. El trastorno del comportamiento puede manifestarse por un retraimiento apático o una actividad grotesca. Se caracteriza por síntomas positivos y negativos (deficitarios) (tabla 8-1). Pese a no tratarse de un trastorno cognitivo, la esquizofrenia suele producir alteraciones de esta índole (p. ej., pensamiento concreto, procesamiento anómalo de la información). La esquizofrenia habitualmente es crónica y su evolución pasa por una fase prodrómica, otra activa y una tercera residual. Las fases prodrómica y residual se caracterizan por formas atenuadas de los síntomas activos, como creencias extrañas y pensamiento mágico, y también por carencias en el cuidado propio y las relaciones interpersonales. La esquizofrenia es un trastorno cerebral bien conocido, con alteraciones estructurales y funcionales reconocibles en los estudios de neuroimagen y un componente genético, detectado en los estudios sobre gemelos. Desde los años 70 ha disminuido en más de un 50% el número de pacientes esquizofrénicos de los hospitales (desinstitucionalización). Más del 80% de los pacientes que reciben tratamiento, lo hacen de forma ambulatoria.

## II. Historia

**1852:** el psiquiatra belga Benedict Morel describe formalmente y por primera vez la esquizofrenia, a la que denomina *démence précoce.*

**1896:** Emil Kraepelin, un psiquiatra alemán, aplica el término *dementia praecox* a un grupo de enfermedades que empiezan en la adolescencia y terminan con una demencia.

**1911:** el psiquiatra suizo Eugen Bleuler introdujo el término *esquizofrenia.* No existe ningún signo y síntoma patognomónico sino, más bien, un conjunto de datos característicos, indicativos del diagnóstico. Bleuler presentó el concepto de los síntomas fundamentales, bautizado como las *cuatro A:* 1) alteraciones asociativas; 2) trastornos afectivos; 3) autismo, y 4) ambivalencia.

## III. Epidemiología

**A. Incidencia y prevalencia.** La prevalencia de la enfermedad a lo largo de la vida alcanza el 1% en Estados Unidos, es decir, 1 de cada 100 personas sufrirá el trastorno a lo largo de su vida. La esquizofrenia ocurre en todas las sociedades y regiones geográficas. Cada año aparecen en el mundo 2 millones de casos nuevos. En Estados Unidos, sólo aproximadamente el 0,05% de la población total recibe tratamiento de la esquizofrenia en un año concreto y únicamente la mitad de todos los pacientes obtienen algún tipo de tratamiento. Hay más de 2 millones de personas aquejadas de esquizofrenia en Estados Unidos.

Tabla 8-1
**Síntomas positivos y negativos**

| Síntomas positivos | Síntomas negativos |
|---|---|
| Delirios | Aplanamiento afectivo |
| Alucinaciones | Alogia |
| Comportamiento desorganizado | Abolición |
| | Anhedonía |

B. **Sexo y edad.** La prevalencia es idéntica en uno y otro sexo, pero el trastorno masculino suele comenzar antes. La edad máxima de inicio varía entre los 15 y los 35 años (la mitad de los casos sucede antes de los 25). Es raro el inicio antes de los 10 (la denominada esquizofrenia de inicio temprano) o después de los 45 (esquizofrenia de inicio tardío).

C. **Infección y estación natal.** Las personas nacidas en invierno son más propensas a la enfermedad que las que lo hacen en primavera o verano (rige tanto para los hemisferios septentrional como meridional). La frecuencia aumenta entre los hijos de madres que han sufrido la gripe durante el embarazo.

D. **Raza y religión.** Los judíos se afectan menos que los protestantes y los católicos y la prevalencia es mayor entre las poblaciones no blancas.

E. **Enfermedades somáticas y psíquicas.** La tasa de mortalidad por accidentes y causas naturales se eleva más que en la población general. La causa principal de muerte de los pacientes esquizofrénicos es el suicidio (el 10% se mata). Más del 40% de los pacientes esquizofrénicos abusan de las drogas y del alcohol.

F. **Aspectos socioeconómicos.** Más frecuente entre los grupos socioeconómicos menos privilegiados; alta prevalencia entre los inmigrantes recientes; más común en las ciudades que superan el millón de habitantes. En Estados Unidos, los costes directos e indirectos derivados del trastorno esquizofrénico exceden los 100.000 millones de dólares al año.

## IV. Etiología

Habida cuenta de la heterogeneidad sintomática y pronóstica de la esquizofrenia, no se puede considerar como causal ningún factor aislado. Por lo común, se aplica un *modelo de diátesis y estrés*, según el cual la persona que padece esquizofrenia presenta una vulnerabilidad biológica específica, o diátesis, desencadenada por el estrés y luego manifiesta los síntomas de la esquizofrenia. El estrés puede ser genético, biológico y psicosocial o ambiental.

A. **Genética.** Se han propuesto teorías monogénicas y poligénicas (tabla 8-2). Aunque ninguna de ellas se ha sustanciado de manera definitiva, la teoría poligénica parece más acorde con la presentación de la esquizofrenia.

1. **Consanguinidad.** La incidencia en las familias es mayor que en la población general y la concordancia entre gemelos monocigotos excede la de los dicigotos (DZ) (tabla 8-3).
2. **Estudios de adopción.**
   a. La prevalencia de la esquizofrenia es mayor entre los padres biológicos de hijos adoptivos esquizofrénicos que entre los padres adoptivos.
   b. Los gemelos monocigotos criados aparte muestran la misma tasa de concordancia que los criados por separado.
   c. Las tasas de esquizofrenia no aumentan entre los hijos nacidos de padres no afectados sino criados por un padre esquizofrénico.

B. **Biología**

1. **Hipótesis dopamínica.** Los síntomas esquizofrénicos pueden obedecer a un incremento en la actividad dopamínica del sistema límbico (síntomas positivos) y a un descenso en la actividad dopamínica frontal (síntomas negativos). La patología dopaminérgica puede resultar

Tabla 8-2
**Rasgos compatibles con una herencia poligénica**[a]

- El trastorno se puede transmitir por dos padres sanos.
- La presentación del trastorno varía desde muy grave hasta menos grave.
- Las personas con una afectación más grave tienen un mayor número de familiares enfermos que aquellas con una afectación leve.
- El riesgo disminuye conforme se reduce el número de genes compartidos.
- El trastorno aparece tanto en la familia materna como paterna.

[a] El número de genes afectados determina el riesgo y el cuadro sintomático de la persona.

Tabla 8-3
**Prevalencia de la esquizofrenia en poblaciones concretas**

| Población | Prevalencia (%) |
|---|---|
| Población general | 1-1,5 |
| Familiar en primer grado[a] | 10-12 |
| Familiar en segundo grado | 5-6 |
| Hijo de dos padres esquizofrénicos | 40 |
| Gemelo dicigoto | 12-15 |
| Gemelo monocigoto | 45-50 |

[a] La esquizofrenia no es un trastorno ligado al cromosoma X; para el riesgo da igual cuál de los padres sufre el trastorno.

secundaria a un número o a una sensibilidad anómalos de los receptores o a una liberación anómala de la dopamina (por exceso o por defecto). Esta teoría se basa en los efectos psicóticos de las drogas o medicamentos que aumentan las cifras de dopamina (p. ej., anfetaminas, cocaína) y en los efectos antipsicóticos de los antagonistas de los receptores dopaminérgicos (p. ej., haloperidol). Se han identificado los receptores dopaminérgicos $D_1$ a $D_5$. El receptor $D_1$ quizá contribuya a los síntomas negativos. Se están desarrollando agonistas y antagonistas específicos de los receptores $D_3$ y $D_4$. Las cifras del metabolito dopamínico ácido homovanílico pueden corresponderse con la intensidad y la capacidad potencial de respuesta al tratamiento de los síntomas psicóticos. Las limitaciones de esta teoría son la capacidad de respuesta de todos los tipos de psicosis a los bloqueadores de la dopamina, que implica anomalías dopaminérgicas en psicosis de causas muy variadas. La interrelación compleja entre los diferentes sistemas neurotransmisores, incluidas las interacciones entre la serotonina y la dopamina, aparte de los efectos de los aminoácidos neurotransmisores sobre las monoaminas hacen que las teorías basadas en un solo neurotransmisor parezcan simplistas e incompletas.

2. **Hipótesis de la noradrenalina.** El incremento en las cifras de noradrenalina en la esquizofrenia aumenta la sensibilización a los estímulos sensoriales.
3. **Hipótesis del ácido γ-aminobutírico (GABA).** La disminución en la actividad de GABA aumenta la actividad de la dopamina.
4. **Hipótesis de la serotonina.** El metabolismo de la serotonina se halla, al parecer, alterado en algunos casos de esquizofrenia crónica. Se ha descrito tanto la hiperserotoninemia como la hiposerotoninemia. En concreto, se ha subrayado que el antagonismo de los receptores $5\text{-}HT_2$ de serotonina es fundamental para reducir los síntomas psicóticos y para que aparezcan los trastornos motores relacionados con el antagonismo de los receptores $D_2$. Los estudios sobre los trastornos del estado de ánimo revelan que la actividad serotonínica está implicada en la conducta suicida e impulsiva que también pueden manifestar los pacientes esquizofrénicos.
5. **Hipótesis del glutamato.** La hipofunción del receptor de glutamato de tipo NDMA (*N*-metil-D-aspartato) se ha propuesto como causa de los síntomas positivos y negativos de la esquizofrenia, basándose en los efectos psicóticos observados con los antagonistas de NMDA fenciclidina y ketamina, además de los efectos terapéuticos hallados (en condiciones experimentales) con los agonistas de NMDA glicina y D-cicloserina.
6. **Teorías sobre el desarrollo neural.** Existen indicios de una migración neuronal anómala durante el segundo trimestre del desarrollo fetal. Este funcionamiento anómalo de las neuronas podría favorecer la aparición de los síntomas durante la adolescencia.

C. **Elementos psicosociales ambientales**

1. **Factores familiares.** Los pacientes cuyas familias expresan las emociones (EE) de forma intensa presentan tasas de recaída más altas que aquellos con una familia menos emotiva. Esta expresión de la emotividad se ha definido como cualquier comportamiento que suponga una implicación excesiva o intrusión, ya sea de carácter hostil y crítico o controlador e

infantil. Las tasas de recaída mejoran cuando el comportamiento familiar cambia hacia una menor expresión de la emotividad. La mayoría de los observadores creen que la disfunción familiar es una consecuencia y no la causa de la esquizofrenia.

2. **Otras cuestiones psicodinámicas.** Si el clínico conoce los elementos psicológicos y ambientales estresantes que propician más fácilmente la descompensación psicótica de un paciente, podrá brindar un apoyo frente a estos elementos y ayudar al paciente a que sienta y mantenga un mayor control durante el proceso.

D. **Teoría infecciosa.** Las pruebas a favor de un virus lento causal son las alteraciones neuropatológicas que delatan una infección previa: gliosis, cicatrización glical y anticuerpos antivíricos en el suero y en el líquido cefalorraquídeo (LCR) de algunos pacientes esquizofrénicos. La mayor frecuencia de complicaciones perinatales y el carácter estacional de los datos de natalidad también respaldan una teoría infecciosa.

## V. Diagnóstico, signos y síntomas

Los criterios diagnósticos actuales se corresponden con los del DSM-IV-TR (tabla 8-4). La esquizofrenia es un diagnóstico fenomenológico basado en la observación y descripción del paciente. Casi todos los componentes del examen mental suelen mostrar anomalías.

A. **Función global.** El grado de actividad del paciente disminuye o no alcanza el nivel esperado.

B. **Contenido del pensamiento.** Anómalo (p. ej., delirios, ideas de referencia, pobreza del contenido). No se precisan delirios y alucinaciones para establecer el diagnóstico si hay otros signos y síntomas.

C. **Forma del pensamiento.** Ilógica (p. ej., descarrilamiento, asociaciones laxas, incoherencia, circunstancialidad, tangencialidad, sobreinclusividad, neologismos, bloqueos, ecolalia, todos ellos integrados como un trastorno del pensamiento).

D. **Percepción.** Distorsionada (p. ej., alucinaciones: visuales, olfatorias, táctiles y, sobre todo, auditivas).

E. **Afecto.** Anómalo (p. ej., plano, embotado, bobo, lábil, inadecuado).

F. **Sentido de lo propio.** Alterado (p. ej., pérdida de los límites del yo, confusión de sexos, incapacidad para diferenciar la realidad interna de la externa).

G. **Volición.** Alterada (p. ej., impulso o motivación inadecuados y ambivalencia marcada).

H. **Función interpersonal.** Anómala (p. ej., retraimiento social y despegamiento emocional, agresividad, hostigamiento sexual).

I. **Conducta psicomotora.** Anómala o modificada (p. ej., agitación frente a retraimiento, gesticulación, adopción de posturas grotescas, rituales, catatonía).

J. **Cognición.** Alterada (p. ej., concreción, inatención, procesamiento anómalo de la información).

## VI. Tipos

### A. Paranoide

1. Caracterizado fundamentalmente por la presencia de delirios de persecución o de grandeza.
2. Alucinaciones auditivas frecuentes referidas a un único tema, habitualmente la persecución.
3. Los pacientes suelen mostrarse tensos, suspicaces, cautelosos, reservados y, a veces, hostiles o agresivos.
4. Ninguno de los siguientes: incoherencia, asociaciones laxas, afecto aplanado o totalmente inadecuado, comportamiento catatónico, comportamiento muy desorganizado. La inteligencia permanece intacta.
5. La edad de comienzo es más tardía que la del tipo catatónico o desorganizado y, cuanto más se demora el inicio, mejor resulta el pronóstico.

### B. Desorganizado (la antigua hebefrenia)

1. Caracterizado por una regresión notable a un comportamiento primitivo, desinhibido y caótico.
2. Incoherencia, disminución notable de la asociación de ideas, afecto aplanado o totalmente inadecuado, trastorno acusado del pensamiento.
3. Aspecto ruinoso, sonrisa abierta e incongruente y gesticulación.

Tabla 8-4
**DSM-IV-TR Criterios para el diagnóstico de esquizofrenia**

A. *Síntomas característicos:* Dos (o más) de los siguientes, cada uno de ellos presente durante una parte significativa de un período de 1 mes (o menos si ha sido tratado con éxito):
(1) ideas delirantes
(2) alucinaciones
(3) lenguaje desorganizado (p. ej., descarrilamiento frecuente o incoherencia)
(4) comportamiento catatónico o gravemente desorganizado
(5) síntomas negativos, por ejemplo, aplanamiento afectivo, alogia o abulia

**Nota:** Sólo se requiere un síntoma del Criterio A si las ideas delirantes son extrañas, o si las ideas delirantes consisten en una voz que comenta continuamente los pensamientos o el comportamiento del sujeto, o si dos o más voces conversan entre ellas.

B. *Disfunción social/laboral:* Durante una parte singificativa del tiempo desde el inicio de la alteración, una o más áreas importantes de actividad, como son el trabajo, las relaciones interpersonales o el cuidado de uno mismo, están claramente por debajo del nivel previo al inicio del trastorno (o, cuando el inicio es en la infancia o adolescencia, fracaso en cuanto a alcanzar el nivel esperable de rendimiento interpersonal, académico o laboral).

C. *Duración:* Persisten signos continuos de la alteración durante al menos 6 meses. Este período de 6 meses debe incluir al menos 1 mes de síntomas que cumplan el Criterio A (o menos si se ha tratado con éxito) y puede incluir los períodos de síntomas prodrómicos y residuales. Durante estos períodos prodrómicos o residuales, los signos de la alteración pueden manifestarse sólo por síntomas negativos o por dos o más síntomas de la lista del Criterio A, presentes de forma atenuada (p. ej., creencias raras, experiencias perceptivas no habituales).

D. *Exclusión de los trastornos esquizoafectivo y del estado de ánimo:* El trastorno esquizoafectivo y el trastorno del estado de ánimo con síntomas psicóticos se han descartado debido a: 1) no ha habido ningún episodio depresivo mayor, maníaco o mixto concurrente con los síntomas de la fase activa; o 2) si los episodios de alteración anímica han aparecido durante los síntomas de la fase activa, su duración total ha sido breve en relación con la duración de los períodos activo y residual.

E. *Exclusión de consumo de sustancias y de enfermedad médica:* El trastorno no es debido a los efectos fisiológicos directos de alguna sustancia (p. ej., una droga de abuso, un medicamento) o de una enfermedad médica.

F. *Relación con un trastorno generalizado del desarrollo:* Si hay historia de trastorno autista o de otro trastorno generalizado del desarrollo, el diagnóstico adicional de esquizofrenia sólo se realizará si las ideas delirantes o las alucinaciones también se mantienen durante al menos 1 mes (o menos si se han tratado con éxito).

*Clasificación del curso longitudinal:*

**Episódico con síntomas residuales interepisódicos** (los episodios están determinados por la reaparición de síntomas psicóticos destacados): *especificar también si*: **con síntomas negativos acusados**

**Episódico sin síntomas residuales interepisódicos**

**Continuo** (existencia de claros síntomas psicóticos a lo largo del período de observación); *especificar también si:* **con síntomas negativos acusados**

**Episodio único en remisión parcial**; *especificar también si:* **con síntomas negativos acusados**

**Episodio único en remisión total**

**Otro patrón no especificado**

**Menos de 1 año desde el inicio de los primeros síntomas de fase activa**



4. Inicio temprano, generalmente antes de los 25 años.
5. No cumple los criterios del tipo catatónico.

C. **Catatónico**

1. El rasgo clásico es un trastorno marcado de la función motora conocido como flexibilidad cérea.
2. Puede haber rigidez, estupor, adopción de posturas grotescas, ecopraxia; los pacientes pueden adoptar posturas incómodas durante mucho tiempo.
3. Excitación sin ningún propósito con riesgo de daño para sí mismo o los demás.
4. Pueden ocurrir trastornos del habla, por ejemplo ecolalia o mutismo.
5. Algunos requieren asistencia médica por la malnutrición, agotamiento o febrícula asociado.

CONSEJO CLÍNICO:

*Los pacientes pueden salir repentinamente del estado estuporoso y exhibir un comportamiento bastante agresivo sin aviso previo.*

**D. Tipo indiferenciado**

**1.** Delirios llamativos, alucinaciones, incoherencia o alteraciones graves del comportamiento.

**2.** No cumple los criterios del tipo paranoide, catatónico o desorganizado.

**E. Tipo residual**

**1.** Ausencia de delirios llamativos, alucinaciones, incoherencia o alteraciones graves de la conducta.

**2.** Signos continuos de alteración de dos o más síntomas residuales (p. ej., embotamiento emocional, retraimiento social).

**F. Otros subtipos**

**1. Tipo I (positivo) y tipo II (negativo).** Otro sistema propone clasificar la esquizofrenia en los tipos I y II. Este sistema se basa en la presencia de los síntomas positivos o negativos. Los síntomas negativos abarcan el aplanamiento o embotamiento afectivo, la pobreza del habla o de su contenido, el bloqueo, el desaliño, la falta de motivación, la anhedonía, el retraimiento social, los defectos cognitivos y los déficits de atención. Los síntomas positivos consisten en asociaciones laxas de ideas, alucinaciones, comportamiento grotesco y locuacidad. Los pacientes de tipo I manifiestan síntomas mayoritariamente positivos y los de tipo II, mayoritariamente negativos.

**2. Parafenia.** Se utiliza a veces como sinónimo de esquizofrenia paranoide. Este término también se emplea para describir la evolución desfavorable y progresiva del trastorno o la presencia de un sistema delirante bien sistematizado. Dada su polisemia, la utilidad de este término se ha visto mermada.

**3. Esquizofrenia deteriorante simple (esquizofrenia simple).** Caracterizada por una pérdida gradual e insidiosa del impulso y de la ambición. Los pacientes con este trastorno no suelen presentar una psicosis manifiesta ni experimentar alucinaciones o delirios persistentes. El síntoma principal es la renuncia del paciente a la vida social y laboral.

**4. Esquizofrenia de comienzo temprano.** Esquizofrenia que aparece en la infancia. Muy rara.

**5. Esquizofrenia de comienzo tardío.** Comienza después de los 45 años. Se da más entre las mujeres, suele adoptar el tipo paranoide y responde bien a la medicación.

**VII. Pruebas de laboratorio y psicológicas**

**A. Electroencefalograma (EEG).** La mayoría de los pacientes esquizofrénicos presenta un EEG normal, pero algunos muestran una actividad alfa reducida y theta y delta aumentada, anomalías paroxísticas y mayor sensibilidad a los métodos de activación (p. ej., privación del sueño).

**B. Estudios con potenciales evocados.** Hipersensibilidad inicial a la estimulación sensorial con supresión compensatoria posterior del procesamiento de la información en los centros corticales superiores.

**C. Estudios inmunológicos.** Se ven linfocitos atípicos y un descenso de los linfocitos citolíticos naturales en algunos casos.

**D. Estudios endocrinológicos.** Algunos pacientes muestran disminución de la hormona luteinizante y de la hormona foliculoestimulante; menor respuesta de la prolactina y de la hormona de crecimiento a la estimulación con la hormona liberadora de gonadotropinas o la hormona liberadora de tirotropina.

**E. Pruebas neuropsicológicas.** La prueba de apercepción temática y la prueba de Rorschach suelen mostrar respuestas extrañas. Si se compara con los padres de los testigos sanos, los padres de los pacientes esquizofrénicos presentan una mayor desviación de los valores normales en las pruebas proyectivas (quizá como consecuencia de la convivencia con un miembro esquizofrénico en la familia). La batería de pruebas de Halstead-Reitan pone de relieve anomalías en la atención e inteligencia, disminución del tiempo de retención y alteración en la capacidad de solución de problemas del 20 al 35% de los pacientes. Los pacientes esquizofrénicos tienen cocientes de inteligencia (CI) más bajos que los no esquizofrénicos, aunque el intervalo de los CI varía mucho. Con la progresión de la enfermedad disminuye el CI.

## VIII. Fisiopatología

**A. Neuropatología.** Ningún defecto estructural uniforme; las lesiones descritas consisten en una disminución del número de neuronas, aumento de la gliosis y desorganización de la arquitectura neuronal. Degeneración del sistema límbico, sobre todo del cuerpo amigdalino, del hipocampo y la corteza del cuerpo calloso, y de los ganglios basales, en especial de la sustancia negra y la porción dorsolateral de la corteza prefrontal. Las anomalías en el funcionamiento de los ganglios basales y del cerebelo pueden explicar los trastornos motores de los pacientes esquizofrénicos.

**B. Estudio de imagen cerebral**

1. **Tomografía computarizada (TC).** Atrofia cortical del 10 al 35% de los pacientes; dilatación de los ventrículos laterales y del tercer ventrículo del 10 al 50% de los pacientes; atrofia de la vermis cerebelosa y disminución de la densidad radiológica del parénquima cerebral. Los signos anómalos en la TC se pueden corresponder con la presencia de los síntomas negativos (p. ej., afecto aplanado, retraimiento social, retraso psicomotor, falta de motivación, alteración neuropsiquiátrica, aumento de la frecuencia de síntomas extrapiramidales debidos a la medicación antipsicótica, y escasos antecedentes personales).
2. **Resonancia magnética (RM).** Los ventrículos de los gemelos homocigotos con esquizofrenia son mayores que los de los hermanos no afectados. Volumen reducido del hipocampo, cuerpo amigdalino y circunvolución parahipocámpica. El volumen límbico reducido se correlaciona con la gravedad de la enfermedad.
3. **Espectroscopia por resonancia magnética.** Metabolismo reducido en la porción dorsolateral de la corteza prefrontal.
4. **Tomografía por emisión de positrones (PET).** En algunos casos disminuye el metabolismo en los lóbulos frontal y parietal, aumenta de forma relativa el metabolismo posterior y se observa una lateralidad anómala.
5. **Flujo sanguíneo cerebral (FSC).** Disminución del flujo sanguíneo frontal en reposo, aumento del flujo sanguíneo parietal y descenso del flujo sanguíneo cerebral total en algunas ocasiones. Si se analizan juntos los resultados de los estudios PET y FSC y la TC, se aprecia sobre todo una disfunción del lóbulo frontal. Sin embargo, la disfunción del lóbulo frontal podría ser secundaria a una enfermedad en otro lugar del cerebro.

**C. Signos físicos.** Se observan signos neurológicos menores (leves) de la mitad a la totalidad de los pacientes: aumento de la prevalencia de reflejos primitivos (p. ej., reflejo de prensión), anomalías estereognósicas y en la discriminación entre dos puntos y disdiadococinesia (alteración de la capacidad para ejecutar movimientos alternantes rápidos). Los movimientos oculares paroxísticos y sacádicos (imposibilidad para seguir los objetos en el espacio con los movimientos oculares suaves) se ven del 50 al 80% de los pacientes esquizofrénicos y del 40 al 45% de los familiares en primer grado de estos pacientes (en comparación con la prevalencia del 8 al 10% entre las personas no esquizofrénicas). Éste podría constituir un marcador neurofisiológico de la vulnerabilidad de la esquizofrenia. Se ha descrito que la frecuencia cardíaca en reposo de los pacientes esquizofrénicos es más alta que la de los testigos, lo que podría reflejar un estado de hipervigilia.

## IX. Factores psicodinámicos

Es imprescindible entender la dinámica del paciente (o de los conflictos y problemas psicológicos) para conocer totalmente el significado simbólico de los síntomas. La experiencia interna del paciente suele caracterizarse por confusión y un desbordamiento de los estímulos sensoriales; los mecanismos de defensa se basan en los intentos del yo por abordar estos afectos poderosos. Hay tres defensas primitivas fundamentales que interfieren en el análisis de la realidad: 1) proyección psicótica o atribución de las sensaciones internas de agresión, sexualidad, caos y confusión al mundo exterior, en lugar de reconocerlas como procedentes del mundo interior; se confunden los límites entre la experiencia interna y externa; la proyección es la defensa principal que subyace a los delirios paranoides; 2) formación reactiva: transformar una idea o impulso molestos en sus antagonistas, y 3) negación psicótica: transformar los estímulos que confunden en delirios y alucinaciones.

## X. Diagnóstico diferencial

A. **Trastornos médicos y neurológicos.** Se manifiestan por alteraciones de la memoria, orientación y cognición; alucinaciones visuales; signos de lesión del SNC. Muchos trastornos neurológicos y médicos pueden dar lugar a síntomas idénticos a los de la esquizofrenia, como la intoxicación por sustancias (p. ej., cocaína, fenciclidina) y el trastorno psicótico inducido por sustancias, las infecciones del sistema nervioso central (SNC) (p. ej., encefalitis herpética), los trastornos vasculares (p. ej., lupus eritematoso generalizado), las crisis parciales complejas (p. ej., epilepsia del lóbulo central) y las enfermedades degenerativas (p. ej., enfermedad de Huntington).

B. **Trastorno esquizofreniforme.** Los síntomas pueden ser idénticos a los de la esquizofrenia pero duran menos de 6 meses. Además, el deterioro es menos acusado y el pronóstico, más favorable.

C. **Trastorno psicótico breve.** Los síntomas duran menos de un mes y vienen precedidos de un estrés psicosocial claramente reconocible.

D. **Trastornos del estado de ánimo.** Los episodios maníacos y también los episodios depresivos mayores del trastorno bipolar I y el trastorno depresivo mayor pueden cursar con síntomas psicóticos. El diagnóstico diferencial reviste especial importancia dada la disponibilidad de tratamientos específicos y eficaces de estos trastornos. En el DSM-IV-TR se señala que los síntomas afectivos de la esquizofrenia han de ser breves, con respecto a los criterios esenciales. Además, si existen alucinaciones y delirios en un trastorno del estado de ánimo, surgen dentro del contexto de ese trastorno y no persisten. Otros elementos que ayudan a separar los trastornos del estado de ánimo de la esquizofrenia son los antecedentes familiares, los antecedentes personales, la evolución (p. ej., edad de comienzo), el pronóstico (p. ej., ausencia de deterioro residual después del episodio psicótico) y la respuesta al tratamiento. Los pacientes pueden experimentar un trastorno depresivo pospsicótico de la esquizofrenia (p. ej., aparece un episodio depresivo mayor durante la fase residual de la esquizofrenia). La depresión verdadera de estos pacientes debe diferenciarse de los efectos adversos inducidos por la medicación, como la sedación, la acinesia o el aplanamiento afectivo.

E. **Trastorno esquizoafectivo.** Los síntomas del estado de ánimo aparecen al mismo tiempo que los de la esquizofrenia, pero los delirios o alucinaciones deben estar presentes durante 2 semanas, sin que haya ningún síntoma afectivo destacado, en alguna fase de la enfermedad. El pronóstico de este trastorno es mejor que el de la esquizofrenia y peor que el de los trastornos del estado de ánimo.

F. **Trastorno psicótico no especificado.** Psicosis atípica con un cuadro clínico confuso (p. ej., alucinaciones auditivas persistentes como único síntoma, muchas psicosis ligadas a ciertas culturas).

G. **Trastornos delirantes.** Delirios sistematizados y no grotescos que duran, como mínimo, 6 meses dentro del contexto de una personalidad intacta y con una función bastante bien conservada, sin alucinaciones llamativas ni otros síntomas esquizofrénicos. Comienza en las etapas intermedias o avanzadas de la vida adulta.

H. **Trastornos de la personalidad.** En general, no hay síntomas psicóticos pero, cuando aparecen, suelen ser pasajeros y no llamativos. Los trastornos más importantes de la personalidad que deben incluirse dentro del diagnóstico diferencial son los trastornos esquizotípico, esquizoide, limítrofe y paranoide.

I. **Trastorno facticio y fingimiento.** Ninguna prueba de laboratorio ni marcador biológico pueden confirmar objetivamente el diagnóstico de la esquizofrenia. Los síntomas esquizofrénicos se pueden, por consiguiente, fingir para obtener una renta secundaria clara (simulación) o motivaciones psicológicas profundas (trastorno facticio).

**J. Trastornos generalizados del desarrollo.** Los trastornos generalizados del desarrollo (p. ej., trastorno autista) suelen reconocerse antes de los 3 años. A pesar del comportamiento grotesco y deteriorado, no hay delirios, alucinaciones ni un claro trastorno formal del pensamiento (p. ej., pérdida de asociación de las ideas).

**K. Retraso mental.** Alteraciones intelectuales, conductuales y afectivas que denotan esquizofrenia. No obstante, el retraso mental no comporta síntomas psicóticos manifiestos y refleja un nivel constantemente reducido de actividad más que un deterioro. Cuando se dan síntomas psicóticos, se puede establecer el diagnóstico simultáneo de esquizofrenia.

**L. Creencias culturales compartidas.** Las creencias aparentemente extrañas que se comparten y aceptan por un grupo cultural no se consideran psicóticas.

## XI. Evolución y pronóstico

**A. Evolución.** Los síntomas prodrómicos de ansiedad, perplejidad, terror o depresión suelen preceder al comienzo de la esquizofrenia, que puede resultar aguda o insidiosa. Los síntomas prodrómicos pueden estar presentes durante meses antes de que se establezca el diagnóstico definitivo. El comienzo ocurre, por lo común, al final de la adolescencia y comienzo de la juventud; las mujeres enferman casi siempre a mayor edad que los hombres. Los episodios precipitantes (p. ej., trauma emocional, uso de drogas, separación) desencadenan algunos episodios entre personas predispuestas. Clásicamente, la evolución de la esquizofrenia se caracteriza por el deterioro a lo largo del tiempo, con brotes agudos superpuestos a un cuadro crónico. La vulnerabilidad frente al estrés persiste durante toda la vida. En la fase residual pueden aparecer episodios depresivos pospsicóticos. Otros trastornos asociados son los trastornos por abuso de sustancias, el trastorno obsesivo-compulsivo, la hiponatremia secundaria a polidipsia, el tabaquismo y la infección por el virus de la inmunodeficiencia humana (VIH).

CONSEJO CLÍNICO:

*Durante el transcurso de la enfermedad, los síntomas psicóticos positivos más floridos, como los delirios y las alucinaciones grotescas suelen disminuir de intensidad, mientras que los síntomas negativos más residuales, como la falta de higiene, la respuesta emocional aplanada y los comportamientos extraños aumentan.*

Las tasas de recaída se aproximan al 40% a los 2 años con el tratamiento farmacológico y al 80% a los 2 años sin medicación. La mitad de los pacientes intenta suicidarse; el 10% lo consigue. La agresión supone un riesgo, sobre todo si el paciente no recibe tratamiento. Los factores de riesgo abarcan los delirios de persecución, los antecedentes violentos y los déficits neurológicos. El riesgo de muerte repentina y enfermedades médicas aumenta y las esperanzas de vida se acortan.

**B. Pronóstico** (tabla 8-5). En cuanto al pronóstico general, algunos investigadores han descrito una regla laxa de tercios: alrededor de un tercio de los pacientes lleva una vida casi normal, otro tercio experimenta síntomas importantes pero puede vivir dentro de la sociedad, y el tercio restante presenta alteraciones importantes y requiere hospitalizaciones frecuentes. Aproximadamente el 10% de este último tercio precisa ingreso prolongado en una institución sanitaria. El pronóstico general de las mujeres es más favorable que el de los hombres.

## XII. Tratamiento

El tratamiento clínico del paciente esquizofrénico abarca el ingreso hospitalario y la medicación antipsicótica, además de tratamientos psicosociales del tipo del tratamiento conductual, familiar, grupal, individual y social y la rehabilitación. Cualquiera de estas modalidades de tratamiento se puede aplicar de manera hospitalaria o ambulatoria. Las indicaciones de hospitalización son el peligro para los demás, la suicidalidad, la sintomatología grave que lleva a una escasa autoestima o riesgo de lesión secundario a desorganización, el estudio diagnóstico, la falta de respuesta al tra-

Tabla 8-5
**Características que denotan un pronóstico favorable o desfavorable en la esquizofrenia**

| Pronóstico favorable | Pronóstico desfavorable |
|---|---|
| Inicio tardío | Comienzo temprano |
| Factores precipitantes claros | Ningún factor precipitante |
| Inicio agudo | Comienzo insidioso |
| Antecedentes sociales, sexuales y laborales satisfactorios antes del trastorno | Antecedentes sociales, sexuales y laborales poco favorables antes del trastorno |
| Síntomas de trastorno afectivo (en especial, trastornos depresivos) | Comportamiento retraído y autista |
| Casados | Solteros, divorciados o viudos |
| Antecedentes familiares de trastornos del estado de ánimo | Antecedentes familiares de esquizofrenia |
| | Malos sistemas de apoyo |
| Buenos sistemas de apoyo | Síntomas negativos |
| Síntomas positivos | Signos y síntomas neurológicos |
| Sexo femenino | Antecedentes de trauma perinatal |
| | Ninguna remisión en 3 años |
| | Muchas recaídas |
| | Antecedentes de agresión |

tamiento en condiciones poco restrictivas, los estados morbosos asociados que producen complicaciones y la necesidad de modificar regímenes de tratamiento farmacológico complejos.

**A. Farmacológico.** Los antipsicóticos abarcan los antagonistas de los receptores de la dopamina y los antagonistas de los receptores de la serotonina, como la risperidona y la clozapina (tabla 8-6).

**1. Selección del medicamento**

**a. Antagonistas de los receptores dopamínicos (antipsicóticos típicos).** Los clásicos antipsicóticos que, a menudo, surten efecto frente a los síntomas positivos de la esquizofre-

Tabla 8-6
**Antipsicóticos de uso frecuente**

| Medicación antipsicótica | Intervalo posológico recomendado (mg/día) | Equivalentes de clorpromazina (mg/día) | Semivida (h) |
|---|---|---|---|
| **Preparados de primera generación (típicos)** | | | |
| Fenotiazinas | | | |
| Clorpromazina | 300-1.000 | 100 | 5-7 |
| Flufenazina | 5-20 | 2 | 32-34 |
| Mesoridazina | 150-400 | 50 | 35-37 |
| Perfenazina | 16-64 | 10 | 9-11 |
| Tifluoperazina | 15-50 | 5 | 23-25 |
| Tioridazina | 300-800 | 100 | 23-25 |
| Butirofenona | | | |
| Haloperidol | 5-20 | 2 | 20-22 |
| Otros | | | |
| Loxapina | 30-100 | 10 | 3-5 |
| Molindona | 30-100 | 10 | 23-25 |
| Tiotixeno | 15-50 | 5 | 33-35 |
| **Preparados de segunda generación (atípicos o modernos)** | | | |
| Aripiprazol | 10-30 | N/A | 74-76 |
| Clozapina | 150-600 | N/A | 11-13 |
| Olanzapina | 10-30 | N/A | 32-34 |
| Quetiapina | 300-800 | N/A | 5-7 |
| Risperidona | 2-8 | N/A | 23-25 |
| Ziprasidona | 120-200 | N/A | 6-8 |

nia. Los preparados de gran potencia (p. ej., haloperidol) tienden a producir más efectos secundarios extrapiramidales, del tipo de acatisia, distonía aguda y seudoparkinsonismo. Los preparados de baja potencia (p. ej., clorpromazina inducen más sedación, hipotensión y efectos anticolinérgicos. Estos preparados pueden ocasionar discinesia tardía, con una frecuencia aproximada del 5% por año de exposición. Una fracción importante de los pacientes no responde o no tolera estos medicamentos. Los antipsicóticos más modernos, de segunda generación —se describen más adelante—, suelen preferirse y se utilizan más a menudo que los antipsicóticos típicos. Su eficacia es la misma, si no mayor, y poseen menos efectos secundarios.

b. **Antagonistas de la serotonina y dopamina** (también llamados antipsicóticos atípicos, modernos o de segunda generación): se trata de los antipsicóticos más recientes que producen un potente bloqueo de los receptores 5-$HT_2$ y grados variables de bloqueo de los receptores $D_2$, además de otros efectos sobre los receptores. Si se compara con los antagonistas de los receptores dopamínicos, estos medicamentos mejoran dos grupos de discapacidad característicos de la esquizofrenia: 1) síntomas positivos, como alucinaciones, delirios, pensamientos organizados y agitación, y 2) síntomas negativos, como retraimiento, afecto plano, anhedonía, pobreza del lenguaje y alteración cognitiva. Producen menos efectos secundarios extrapiramidales, no elevan los valores de prolactina y suelen causar menos discinesia tardía. La clozapina es el más atípico porque motiva efectos secundarios extrapiramidales mínimos o nulos, con independencia de su posología; rara vez induce discinesia tardía, y resulta muy eficaz para tratar a los pacientes refractarios, a pesar del bloqueo débil de los receptores $D_2$. Como grupo, estos preparados inducen mucha sedación y aumento de peso, mayor que el asociado a los antagonistas de los receptores de dopamina (con excepción de la risperidona). Los antagonistas de la serotonina y de la dopamina se prescriben mucho como tratamiento de primera línea a los pacientes con esquizofrenia. Entre ellos se encuentran la risperidona, la olanzapina, la clozapina y la ziprasidona.

2. **Posología.** Se recomienda una dosis fija y moderada, que se mantenga durante 4 a 6 semanas (o más, si la evolución es más crónica) para tratar los episodios psicóticos agudos. Las dosis altas de los antipsicóticos (>1 g de equivalentes de clorpromazina) y la neuroleptización rápida ya no se aconsejan porque aumentan los efectos secundarios sin mejorar la eficacia. La posología terapéutica habitual es de 4 a 6 mg de risperidona al día, 10 a 20 mg de olanzapina al día y 6 a 20 mg de haloperidol al día. Los pacientes con un primer episodio pueden responder satisfactoriamente a dosis más bajas, mientras que aquellos con un trastorno crónico refractario pueden precisar, excepcionalmente, dosis más altas. La respuesta a un antipsicótico se establece gradualmente. La agitación se combate con benzodiazepinas (p. ej., 1 a 2 mg de lorazepam, tres o cuatro veces al día) de manera pautada o según la necesidad, mientras se aguarda la respuesta antipsicótica. Los pacientes incumplidores, por falta de introspección, pueden responder a los antipsicóticos inyectables de larga acción (p. ej., 25 mg de decanoato de flufenazina por vía intramuscular cada 2 semanas o 100 a 200 mg de decanoato de haloperidol por vía intramuscular cada 4 semanas). Hay que tratar primero a los pacientes con preparaciones de estos medicamentos para administración oral a fin de conocer su eficacia y tolerabilidad. Los pacientes que reciban haloperidol de larga acción deben pasar a un medicamento de depósito, a través de una estrategia de saturación de la dosis o con suplementos orales hasta que la preparación de depósito alcance cifras estables (4 meses).

3. **Mantenimiento.** La esquizofrenia suele ser una enfermedad crónica y, de ordinario, requiere tratamiento prolongado con medicación antipsicótica para disminuir el riesgo de recaídas. Si un paciente ha permanecido estable durante cerca de 1 año, entonces se puede reducir poco a poco la medicación hasta la dosis mínima eficaz, posiblemente a razón de 10-20% al mes. Durante la bajada de la dosis, hay que educar a los pacientes y a sus familias para que detecten y notifiquen los signos de alerta de una posible recaída como insomnio, ansiedad, retraimiento y comportamiento extraño. Las estrategias para reducir la dosis se deben

individualizar según la intensidad de los episodios anteriores, la estabilidad de los síntomas y la tolerabilidad de la medicación.

4. **Otros medicamentos.** Si la medicación antipsicótica habitual no surte efecto por sí sola, se puede obtener cierta mejoría con otros medicamentos. La adición de litio ayuda a un porcentaje importante de pacientes; se ha comunicado que el propranolol, las benzodiazepinas, el ácido valproico o el divalproex, y la carbamazepina mejoran a determinados pacientes.

B. **Electrochoque.** Puede ayudar en la psicosis aguda y en el subtipo catatónico. Los pacientes, cuya enfermedad se ha extendido menos de 1 año, responden mejor. El electrochoque supone un tratamiento alentador de los síntomas positivos refractarios. Se ha comprobado que posee una eficacia sinérgica con los medicamentos antipsicóticos.

C. **Psicosocial.** La medicación antipsicótica sola no es tan eficaz para tratar a los pacientes esquizofrénicos como los medicamentos asociados a intervenciones psicosociales.

1. **Terapia conductual.** Las conductas deseadas se refuerzan positivamente compensándolas con regalos concretos, por ejemplo, viajes o privilegios. La idea es generalizar el comportamiento reforzado en el mundo extrahospitalario.
2. **Terapia de grupo.** Se centra en el apoyo y en el desarrollo de las capacidades sociales (actividades de la vida diaria). Los grupos ayudan especialmente a reducir el aislamiento social y a incrementar el análisis de la realidad.
3. **Terapia familiar.** Las técnicas de terapia familiar pueden reducir de forma significativa las tasas de recaída del miembro esquizofrénico de la familia. La expresión emocional intensa de la familia se puede reducir a través de la terapia familiar. La reunión de varios grupos familiares, en la que los parientes de los enfermos esquizofrénicos pueden comentar y compartir las dudas, es muy útil.
4. **Psicoterapia de apoyo.** La psicoterapia tradicional orientada a la introspección no suele recomendarse a los pacientes esquizofrénicos porque sus yo son demasiado frágiles. El tratamiento de apoyo, que puede consistir en asesoramiento, tranquilización, educación, modelado, fijación de límites y análisis de la realidad, constituye habitualmente la opción preferida. La norma reza: tanta introspección cuanta desee y pueda tolerar el paciente. Éste es un objetivo aceptable. Hay un tipo de terapia de apoyo llamada terapia personal que exige mucho de la relación terapéutica mediante la instilación de esperanza y aportación de información.

CONSEJO CLÍNICO:

*Aunque un paciente se encuentre en un estado catatónico o retraído, a menudo son muy conscientes del entorno y saben lo que se está diciendo a su alrededor.*

5. **Educación de las capacidades sociales.** Tentativas para mejorar los déficits sociales como el escaso contacto ocular, la falta de relación, las percepciones inadecuadas de los demás y la incorrección social mediante terapias de apoyo de carácter estructural y, a veces, manual (a menudo, en grupos), con trabajos en casa, cintas de vídeo y juegos de rol.
6. **Gestión del caso.** Responsable de las necesidades concretas del paciente esquizofrénico y de coordinar su asistencia. Los gestores del caso participan en la coordinación de la planificación terapéutica y de la comunicación entre los distintos profesionales. Ayudan a los pacientes a establecer las citas, solicitar los beneficios para la vivienda y la economía, y navegar a través del sistema de atención sanitaria (defensa del paciente), además de proporcionar una gestión de servicios externos y frente a las crisis a fin de mantener el tratamiento de los pacientes.
7. **Grupos de apoyo.** La National Alliance for the Mentally Ill (NAMI), la National Mental Health Association (NMHA) y otros grupos parecidos dan apoyo, información y educación a los pacientes y a sus familias. En la mayoría de los estados hay grupos de apoyo patrocinados por NAMI.

## XIII. Técnicas de entrevista

**A. Comprensión.** La tarea más importante consiste en entender lo mejor posible qué puede sentir y pensar el paciente esquizofrénico. Según las descripciones, los pacientes esquizofrénicos poseen una estructura sumamente frágil del yo, que los expone a una sensación inestable de sí mismos y de los demás; defensas primitivas, y una capacidad muy alterada de modular el estrés externo.

**B. Otras tareas críticas.** La otra tarea crítica para el entrevistador es establecer contacto con el paciente de una manera que permita un equilibrio tolerable entre autonomía e interacción.

1. El paciente tiene un deseo hondo y un miedo terrible al contacto interpersonal que se conoce como *dilema entre necesidad y miedo.*
2. El miedo al contacto puede representar un temor a una intrusión fundamental, que da lugar a terrores delirantes de aniquilación personal y mundial, además de pérdida de control, de la identidad y de lo propio.
3. El deseo de contacto puede representar el miedo a que, sin la relación humana, la persona está muerta, no es humana, es sólo un ente mecánico o está permanentemente atrapada.
4. Los pacientes esquizofrénicos pueden proyectar sus propias imágenes negativas, grotescas y aterradas a los demás, haciendo que el entrevistador se sienta tan incómodo, asustado o enojado como el paciente. Los impulsos agresivos u hostiles atemorizan de manera especial a estos pacientes y pueden causar una desorganización en el pensamiento y en la conducta.
5. Las ofertas de ayuda las perciben como una coerción, como una tentativa para forzar a esa persona a la inutilidad o como una sensación de ser devorados.
6. Al paciente esquizofrénico ninguna palabra del interlocutor le resulta adecuada. La tarea más importante del entrevistador consiste en tratar de reducir el caos interno, la soledad y el terror que siente el paciente esquizofrénico. La misión exige transmitir empatía sin que se considere una intrusión peligrosa.

CONSEJO CLÍNICO:

- *Los esfuerzos por convencer al paciente de que un delirio no es real suelen terminar con un afianzamiento mayor de las ideas delirantes.*
- *El modo en que el paciente experimenta el mundo (p. ej., peligroso, grotesco, desbordante, invasor) se comunica a través del contenido y el proceso de sus pensamientos. Esté atento a los sentimientos que esconden las ideas delirantes: ¿son sentimientos de miedo, tristeza, enojo, desesperanza? ¿Piensa el paciente que carece de privacidad y de control? ¿Cuál es la imagen que tiene de sí mismo?*
- *Admita los sentimientos del paciente de forma sencilla y clara. Así, si el paciente afirma: «Cuando paseo por la habitación, las personas pueden ver mi cerebro y leer mis pensamientos», el clínico puede responder: «¿Qué significa eso para usted?».*
- *Al prestar una atención cuidadosa, el clínico transmite al paciente que es una persona con algo importante que decir.*

Para una exposición más detallada de este tema, véase *Schizophrenia and Other Psychotic Disorders,* capítulo 12, página 1329, en CTP/VIII.

# 9 Trastornos esquizofreniforme, esquizoafectivo, delirante y otros trastornos psicóticos

## I. Trastorno esquizofreniforme

**A. Definición.** Síntomas similares a los de la esquizofrenia, si bien duran al menos un mes y remiten antes de 6 meses para finalmente retornar al grado basal de actividad.

**B. Epidemiología.** No hay datos, pero posiblemente este trastorno resulte la mitad de frecuente que la esquizofrenia.

**C. Etiología.** En general, los pacientes con un trastorno esquizofreniforme presentan más síntomas afectivos y un pronóstico más favorable que los esquizofrénicos. La esquizofrenia sucede con más frecuencia entre familias de pacientes con trastornos del estado de ánimo que entre familias de pacientes con trastorno esquizofreniforme. La causa sigue desconociéndose.

**D. Diagnóstico, signos y síntomas.** Trastornos psicóticos de comienzo rápido, alucinaciones, delirios, o ambos (tabla 9-1).

**E. Diagnóstico diferencial.** Idéntico al de la esquizofrenia. Descartar el trastorno psicótico breve, un trastorno del estado de ánimo con rasgos psicóticos y los signos prodrómicos de la esquizofrenia.

**F. Evolución y pronóstico.** Las manifestaciones pronósticas favorables son la ausencia de embotamiento o aplanamiento afectivo, una buena función antes del trastorno, la confusión y la desorientación en el culmen del episodio psicótico, una duración más corta, el comienzo agudo y el inicio de síntomas psicóticos llamativos en las 4 primeras semanas desde el primer cambio notable de comportamiento. La mitad de los pacientes no remite y continúa con una esquizofrenia. Otros remiten y luego sufren recurrencias periódicas.

**G. Tratamiento.** La medicación antipsicótica está indicada para tratar los síntomas psicóticos. Si la psicosis ha remitido por completo durante 6 meses, se puede plantear la retirada inmediata o gradual de la medicación. La decisión de retirar la medicación debe individualizarse según la respuesta al tratamiento, los efectos secundarios y otros factores. Los episodios recurrentes merecen el ensayo del litio o de antiepilépticos o quizá el tratamiento de mantenimiento con antipsicóticos. La psicoterapia resulta determinante para que los pacientes entiendan y afronten sus experiencias psicóticas.

## II. Trastorno esquizoafectivo

**A. Definición.** Trastorno con manifestaciones concomitantes de esquizofrenia y de un trastorno del estado de ánimo, sin que se puedan diagnosticar uno u otro por separado.

**B. Epidemiología.** La prevalencia a lo largo de la vida es inferior al 1%; se da por igual entre hombres y mujeres. En general, comienza más tarde que la esquizofrenia o el trastorno del estado de ánimo.

**C. Etiología.** Algunos pacientes son diagnosticados de forma errónea; en realidad, padecen una esquizofrenia con síntomas afectivos destacados o bien un trastorno del estado de ánimo con síntomas psicóticos prominentes. La prevalencia de la esquizofrenia no aumenta entre las familias esquizoafectivas, pero sí lo hace la de los trastornos del estado de ánimo.

**D. Diagnóstico, signos y síntomas.** Hay signos y síntomas de esquizofrenia asociados a episodios maníacos o depresivos. El trastorno se divide en dos subtipos: 1) bipolar, si existen ciclos maníacos y depresivos, y 2) depresivo, si el trastorno sólo abarca episodios depresivos mayores (tabla 9-2).

**E. Diagnóstico diferencial.** Todo trastorno médico, psiquiátrico o relacionado con drogas o medicamentos que produzca síntomas psicóticos o del estado de ánimo.

**F. Evolución y pronóstico.** El pronóstico desfavorable se asocia a antecedentes familiares de

Tabla 9-1
**Criterios del DSM-IV-TR para el diagnóstico del trastorno esquizofreniforme**

A. Se cumplen los Criterios A, D y E para la esquizofrenia.
B. Un episodio del trastorno (incluidas las fases prodrómica, activa y residual) dura al menos 1 mes, pero menos de 6 meses. (Cuando el diagnóstico debe hacerse sin esperar a la remisión, se calificará como «provisional».)

*Especificar* si:
**Sin características de buen pronóstico**
**Con características de buen pronóstico:** indicadas por dos (o más) de los siguientes ítems:

(1) inicio de síntomas psicóticos acusados dentro de las primeras 4 semanas del primer cambio importante en el comportamiento o en la actividad habitual
(2) confusión o perplejidad a lo largo del episodio psicótico
(3) buena actividad social y laboral premórbida
(4) ausencia de aplanamiento o embotamiento afectivos

Con permiso de la American Psychiatric Association. *Diagnostic and Statistical Manual of Mental Disorders,* texto revisado, 4.ª ed. Washington, DC: American Psychiatric Association. Copyright 2000.

Tabla 9-2
**Criterios del DSM-IV-TR para el diagnóstico del trastorno esquizoafectivo**

A. Un período continuo de enfermedad durante el que se presenta en algún momento un episodio depresivo mayor, maníaco o mixto, simultáneamente con síntomas que cumplen el Criterio A para la esquizofrenia.
**Nota:** El episodio depresivo mayor debe incluir el Criterio A1: estado de ánimo depresivo.
B. Durante el mismo período de enfermedad ha habido ideas delirantes o alucinaciones durante al menos 2 semanas en ausencia de síntomas afectivos acusados.
C. Los síntomas que cumplen los criterios para un episodio de alteración del estado de ánimo están presentes durante una parte sustancial del total de la duración de las fases activa y residual de la enfermedad.
D. La alteración no es debida a los efectos fisiológicos directos de alguna sustancia (p. ej., una droga de abuso o un medicamento) o a enfermedad médica.

*Codificación* basada en tipo:
**Tipo bipolar:** si la alteración incluye un episodio maníaco o mixto (o un episodio maníaco o mixto y episodios depresivos mayores)
**Tipo depresivo:** si la alteración sólo incluye episodios depresivos mayores

Con permiso de la American Psychiatric Association. *Diagnostic and Statistical Manual of Mental Disorders,* texto revisado, 4.ª ed. Washington, DC: American Psychiatric Association. Copyright 2000.

esquizofrenia, inicio temprano e insidioso sin factores precipitantes, predominio de síntomas psicóticos y escasa actividad social y laboral antes del trastorno. Los pacientes esquizoafectivos muestran un pronóstico mejor que los esquizofrénicos y peor que aquellos con trastornos afectivos. Los pacientes con trastorno esquizoafectivo responden más veces al litio y sufren menos deterioro evolutivo que los esquizofrénicos.

G. **Tratamiento.** Los tratamientos antidepresivos o antimaníacos deberán combinarse con los antipsicóticos para controlar los signos y síntomas psicóticos.

## III. Trastorno delirante

A. **Definición.** Trastorno en el que la única o principal manifestación es un delirio fijo, inquebrantable pero no extraño. Los delirios suelen referirse a situaciones que pueden ocurrir y son posibles en la vida real, como persecuciones, infecciones o romances a distancia. Los delirios extraños se consideran imposibles, como ser fecundado por un extraterrestre.

B. **Epidemiología.** Mucho más raro que la esquizofrenia; se da más en el sexo femenino; casi todos los casos se diagnostican entre los 40 y los 45 años de edad, pero pueden ocurrir también entre adultos jóvenes (tabla 9-3).

Tabla 9-3
**Rasgos epidemiológicos del trastorno delirante**

| | |
|---|---|
| Incidencia[a] | 0,7-3,0 |
| Prevalencia[a] | 24-30 |
| Edad de comienzo (intervalo) | 18-80 (media, 34-45 años) |
| Tipo de comienzo | Agudo o gradual |
| Razón entre sexos | Algo más frecuente en el sexo femenino |
| Pronóstico | Mejor con el comienzo temprano y agudo |
| Manifestaciones asociadas | Viudedad, celibato frecuente, antecedentes de abuso de sustancias, traumatismos craneales no infrecuentes |

[a] La cifras de incidencia y prevalencia se refieren a casos por 100.000 habitantes.
Adaptado con permiso de Kendler KS. Demography of paranoid psychosis (delusional disorder). *Arch Gen Psychiatry* 1982; 39: 890.

**C. Etiología**

1. **Genética.** Los estudios genéticos indican que el trastorno delirante no es ni un subtipo ni un estadio temprano prodrómico de la esquizofrenia o de los trastornos afectivos. El riesgo de esquizofrenia o de un trastorno afectivo no aumenta entre los familiares de primer grado pero se observa un ligero incremento de los pensamientos delirantes, sobre todo la suspicacia, en las familias de los pacientes con trastornos delirantes.
2. **Biológica.** Los pacientes muestran defectos concretos en el sistema límbico y en los ganglios basales.
3. **Psicosocial.** El trastorno delirante tiene un origen fundamentalmente psicosocial. Entre las características de fondo comunes se encuentran los antecedentes de abuso físico o emocional; padres violentos, volubles y poco fiables, y una educación demasiado exigente o perfeccionista. No se establece la confianza básica (Erik Erikson) y el niño piensa que el ambiente es siempre hostil y potencialmente peligroso. Otros elementos psicosociales son los antecedentes de sordera, ceguera, aislamiento social y soledad, migración reciente u otros cambios ambientales bruscos, y una edad avanzada.

**D. Pruebas de laboratorio y psicológicas.** El diagnóstico no se puede confirmar con ninguna prueba de laboratorio. Las pruebas psicológicas proyectivas revelan una preocupación con un contenido paranoide o de grandeza y problemas de inferioridad, incapacidad y ansiedad.

**E. Fisiopatología.** No se conoce la fisiopatología, salvo si el paciente presenta defectos concretos en el sistema límbico o en los ganglios basales.

**F. Factores psicodinámicos.** Defensas empleadas: 1) negación; 2) formación reactiva, y 3) proyección. La principal defensa es la proyección: los síntomas son una defensa frente a las ideas y sentimientos inaceptables. Los pacientes niegan la sensación de vergüenza, humillación e inferioridad; tornan los sentimientos inaceptables en sus contrarios mediante formación reactiva (de inferioridad a grandiosidad), y proyectan los sentimientos inaceptables al exterior, hacia los demás.

**G. Diagnóstico, signos y síntomas.** Los delirios duran como mínimo 1 mes, están bien sistematizados y no resultan extraños ni fragmentados. La respuesta emocional del paciente al sistema delirante es congruente y apropiada al contenido del delirio. La personalidad permanece intacta o se deteriora mínimamente. El hecho de que los pacientes manifiesten, a menudo, hipersensibilidad e hipervigilia los lleva a un aislamiento social, a pesar de su gran capacidad. En circunstancias no estresantes, se puede considerar que el paciente no presenta ningún signo de trastorno mental (tabla 9-4).

Existen varios subtipos de trastorno delirante.

1. **Persecutorio.** Delirio de persecución del paciente por una o más personas malévolas. Es el tipo más común.
2. **Celotípico** (también denominado paranoia conyugal o celos patológicos). Creencia fija y errónea de infidelidad del cónyuge, que puede acompañarse de actos violentos, incluso de homicidio.

Tabla 9-4
**Criterios del DSM-IV-TR para el diagnóstico del trastorno delirante**

A. Ideas delirantes no extrañas (p. ej., que implican situaciones que ocurren en la vida real, como ser seguido, envenenado, infectado, amado a distancia o engañado por el cónyuge o amante, o tener una enfermedad) de por lo menos 1 mes de duración.
B. Nunca se ha cumplido el Criterio A para la esquizofrenia. **Nota:** En el trastorno delirante puede haber alucinaciones táctiles u olfatorias si están relacionadas con el tema delirante.
C. Excepto por el impacto directo de las ideas delirantes o sus ramificaciones, la actividad psicosocial no está deteriorada de forma significativa y el comportamiento no es raro ni extraño.
D. Si se han producido episodios afectivos simultáneamente a las ideas delirantes, su duración total ha sido breve en relación con la duración de los períodos delirantes.
E. La alteración no es debida a los efectos fisiológicos directos de alguna sustancia (p. ej., una droga o un medicamento) o a enfermedad médica.

*Especificar* tipo (se asignan los siguientes tipos en base al tema delirante que predomine):
**Tipo erotomaníaco:** ideas delirantes de que otra persona, en general de un *status* superior, está enamorada del sujeto
**Tipo de grandiosidad:** ideas delirantes de exagerado valor, poder, conocimientos, identidad, o relación especial con una divinidad o una persona famosa
**Tipo celotípico:** ideas delirantes de que el compañero sexual es infiel
**Tipo persecutorio:** ideas delirantes de que la persona (o alguien próximo a ella) está siendo perjudicada de alguna forma
**Tipo somático:** ideas delirantes de que la persona tiene algún defecto físico o una enfermedad médica
**Tipo mixto:** ideas delirantes características de más de uno de los tipos anteriores, pero sin predominio de ningún tema
**Tipo no especificado**

Con permiso de la American Psychiatric Association. *Diagnostic and Statistical Manual of Mental Disorders,* texto revisado, 4.ª ed. Washington, DC: American Psychiatric Association. Copyright 2000.

3. **Erotomaníaco.** El paciente cree que alguien, generalmente de un nivel socioeconómico superior, está enamorado de él o de ella. Más común entre las mujeres. Explica el acecho furtivo a esa persona.
4. **Somático.** Creencia de que el paciente sufre una enfermedad; los delirios habituales aluden a parásitos, malos olores corporales, deformidad de regiones corporales (dismorfofobia) o enfermedad mortal.
5. **Grandiosidad.** Las personas que se creen dotadas de poderes especiales o se sienten dioses.
6. **Trastorno delirante compartido** (también conocido como *folie à deux* o locura de dos). Dos personas comparten la misma creencia delirante. Se da más en las relaciones entre madre e hija. Se expone más adelante.

**H. Diagnóstico diferencial**

1. **Trastorno psicótico debido a una enfermedad médica que cursa con delirios.** Los estados que pueden remedar el trastorno delirante son el hipotiroidismo y el hipertiroidismo, la enfermedad de Parkinson, la esclerosis múltiple, la enfermedad de Alzheimer, los tumores y los traumatismos de los ganglios basales. Muchas enfermedades médicas y neurológicas se pueden manifestar por delirios (tabla 9-5). Los lugares más frecuentes de lesión son los ganglios basales y el sistema límbico.
2. **Trastorno psicótico inducido por sustancias que cursa con delirios.** La intoxicación por simpaticomiméticos (p. ej., anfetaminas, marihuana o levodopa) puede producir síntomas delirantes.
3. **Trastorno paranoide de la personalidad.** No hay delirios verdaderos sino ideas sobrevaloradas que rozan el delirio. Estos pacientes propenden a los trastornos delirantes.
4. **Esquizofrenia paranoide.** Manifiesta con más frecuencia alucinaciones auditivas acusadas, deterioro de la personalidad y un mayor trastorno del rol. La edad de comienzo tiende a ser menor en la esquizofrenia que en el trastorno delirante. Los delirios son más grotescos.

Tabla 9-5
**Trastornos neurológicos y médicos que pueden cursar con delirio**

Trastornos de los ganglios basales: enfermedad de Parkinson, enfermedad de Huntington
Estados carenciales: vitamina $B_{12}$, folato, tiamina, ácido nicotínico
Delirium
Demencia: enfermedad de Alzheimer, enfermedad de Pick
Inducidos por medicamentos: anfetaminas, anticolinérgicos, antidepresivos, antihipertensivos, antituberculosos, antiparkinsonianos, cimetidina, cocaína, disulfiram, alucinógenos
Endocrinopatías: suprarrenales, tiroideas, paratiroideas
Trastornos del sistema límbico: epilepsia, enfermedades cardiovasculares, tumores
Generalizados: encefalopatía hepática, hipercalcemia, hipoglucemia, porfiria, uremia

5. **Trastorno depresivo mayor.** Los pacientes deprimidos pueden referir delirios paranoides secundarios al trastorno depresivo mayor, pero destacan los síntomas afectivos y las características asociadas (p. ej., síntomas vegetativos, antecedentes familiares, respuesta a los antidepresivos).
6. **Trastorno bipolar I.** Los pacientes maníacos pueden padecer delirios de grandeza o paranoides, claramente secundarios al trastorno primario llamativo del estado de ánimo, acompañados de características como euforia o labilidad afectiva, antecedentes familiares positivos y respuesta al litio.

**I. Evaluación y pronóstico.** El trastorno suele ser crónico y no remite del 30 al 50% de los casos. La respuesta a la farmacoterapia es menos satisfactoria que la de los pacientes con síntomas delirantes asociados a la esquizofrenia o a trastornos afectivos. La psicoterapia cuesta por la falta de confianza. El pronóstico favorable se asocia a una actividad psicosocial buena antes del trastorno, el comienzo antes de los 30 años, el inicio repentino y la presencia de factores precipitantes.

**J. Tratamiento.** El paciente rara vez busca por sí mismo el tratamiento; en general, es llevado a la consulta por amigos y familiares preocupados. Resulta difícil entablar una relación, pues la hostilidad del paciente obedece a su miedo. La psicoterapia satisfactoria mejora la adaptación social del paciente a pesar de los delirios persistentes.

1. **Hospitalización.** El ingreso hospitalario está indicado si el paciente no puede controlar su impulso suicida u homicida; si la alteración es extrema (p. ej., rechazo a la alimentación por un delirio referido a intoxicación alimentaria), o si se precisa un estudio médico minucioso.
2. **Psicofarmacoterapia.** Los pacientes suelen rechazar la medicación por su suspicacia. Los pacientes muy agitados precisan medicación antipsicótica por vía intramuscular. En los demás casos se pueden ensayar los antipsicóticos por vía oral. El trastorno delirante responde sobre todo a la pimozida. Los pacientes delirantes tienden más a reaccionar con ideas delirantes a los efectos secundarios de la medicación; por eso, se recomienda un incremento muy gradual de la dosis para disminuir la probabilidad de los efectos adversos molestos. Los antidepresivos pueden ayudar en caso de depresión grave. Los inhibidores selectivos de la recaptación de serotonina resultan útiles frente al tipo somático.

## IV. Trastorno psicótico breve

**A. Definición.** Síndrome psicótico agudo y pasajero, en el que los síntomas duran menos de 1 mes y siguen a un estrés intenso y evidente de la vida del paciente.

**B. Epidemiología.** No hay datos definitivos. Más común entre personas con trastornos previos de la personalidad o que han experimentado situaciones de enorme estrés, como desastres o cambios culturales llamativos. Suele comenzar entre los 20 y los 35 años, y la incidencia es ligeramente mayor entre las mujeres.

**C. Etiología.** Los trastornos del estado de ánimo son más frecuentes en las familias de estos pacientes. El estrés psicosocial desencadena el episodio psicótico. La psicosis se entiende como una respuesta defensiva de una persona con mecanismos insuficientes de afrontamiento.

D. **Diagnóstico, signos y síntomas.** Parecidos a los de los trastornos psicóticos, con un aumento de la volatilidad emocional, comportamiento extraño o grotesco, confusión, desorientación y labilidad afectiva que varía desde la exaltación hasta la suicidabilidad (tabla 9-6).

E. **Diagnóstico diferencial.** Hay que descartar causas médicas, en concreto, intoxicaciones y abstinencia de medicamentos. Hay que plantear también los trastornos epilépticos. Se deben desechar los trastornos facticios, la simulación, la esquizofrenia, los trastornos del estado de ánimo y los episodios psicóticos pasajeros asociados a trastornos limítrofes o esquizotípicos de la personalidad.

F. **Evolución y pronóstico.** El curso de la enfermedad, por definición, es menor de 1 mes. Con tratamiento, la recuperación alcanza hasta el 80% (tabla 9-7).

G. **Tratamiento.** Se puede requerir o no hospitalización breve; no siempre se precisa medicación antipsicótica porque, a menudo, los síntomas desaparecen enseguida por sí solos. Si se necesitara medicación, se empleará la dosis más baja posible y se suspenderá el medicamento cuanto antes. La psicoterapia es muy importante para abordar la naturaleza y la importancia del estrés social concreto que desencadena un episodio psicótico. Los pacientes deben construir un sistema adaptativo mejor y menos devastador para afrontar el estrés en el futuro.

## V. Trastorno psicótico compartido

A. **Definición.** El sistema delirante es compartido por dos o más personas; anteriormente se conocía como *trastorno paranoide inducido* y *folie à deux* (locura de dos).

B. **Epidemiología.** El trastorno es raro; se da más entre mujeres y personas con discapacidad física que dependen de otros. Los familiares, en general dos hermanas, se ven afectados en el 95% de los casos.

C. **Etiología.** La causa es fundamentalmente psicológica; sin embargo, puede haber una influencia genética, porque el trastorno afecta, de ordinario, a miembros de la misma familia. Las familias de las personas con este trastorno corren riesgo de esquizofrenia. Los factores psicológicos o psicosociales abarcan una relación de aislamiento social, en la que una persona se muestra sumisa y dependiente y la otra, la dominante, posee un sistema psicótico establecido.

Tabla 9-6
**Criterios del DSM-IV-TR para el diagnóstico del trastorno psicótico breve**

A. Presencia de uno (o más) de los síntomas siguientes:
(1) ideas delirantes
(2) alucinaciones
(3) lenguaje desorganizado (p. ej., disperso o incoherente)
(4) comportamiento catatónico o gravemente desorganizado
**Nota:** No incluir un síntoma si es un patrón de respuesta culturalmente admitido.

B. La duración de un episodio de la alteración es de al menos 1 día, pero inferior a 1 mes, con retorno completo al nivel premórbido de actividad.

C. La alteración no es atribuible a un trastorno del estado de ánimo con síntomas psicóticos, a un trastorno esquizoafectivo o a esquizofrenia y no es debido a los efectos fisiológicos directos de una sustancia (p. ej., una droga, un medicamento) o de una enfermedad médica.

*Codificación basada en tipo:*

**81 Con desencadenante(s) grave(s)** (psicosis reactiva breve): si los síntomas psicóticos se presentan poco después y en aparente respuesta a uno o más acontecimientos que, solos o en conjunto, serían claramente estresantes para cualquier persona en circunstancias parecidas y en el mismo contexto cultural.

**80 Sin desencadenante(s) grave(s):** si los síntomas psicóticos no se presentan poco después o no parecen una respuesta a acontecimientos que serían claramente estresantes para cualquier persona en circunstancias parecidas y en el mismo contexto cultural.

**De inicio en el posparto:** si el inicio se produce en las primeras 4 semanas del posparto [Para CIE-9-MC especificar además si **Con desencadenante(s) grave(s)** y **Sin desencadenante(s) grave(s).**]

Con permiso de la American Psychiatric Association. *Diagnostic and Statistical Manual of Mental Disorders,* texto revisado, 4.ª ed. Washington, DC: American Psychiatric Association. Copyright 2000.

Tabla 9-7
**Manifestaciones pronósticas favorables en el trastorno psicótico breve**

Buena adaptación antes del trastorno
Pocos rasgos esquizoides anteriores al trastorno
El trastorno es precipitado por una situación estresante grave
Comienzo repentino de los síntomas
Síntomas afectivos
Confusión y perplejidad durante la psicosis
Escaso embotamiento afectivo
Duración corta de los síntomas
Ausencia de familiares esquizofrénicos

CONSEJO CLÍNICO: psicoterapia

- *No discuta ni se enfrente a los delirios del paciente, pues éstos arraigan todavía más si el paciente cree que necesita defensa.*
- *No haga creer que el delirio es verdadero, sino atienda más bien las preocupaciones del paciente por el delirio y trate de entender su significado, sobre todo para la autoestima del paciente.*
- *Responda con empatía al hecho de que el delirio altere y se inserte en la vida del paciente.*
- *Entienda que el sistema delirante puede suponer una forma de sujetar sentimientos profundos de vergüenza e incapacidad y que los pacientes se muestran hipersensibles a cualquier desaire o condescendencia imaginarios.*
- *Sea directo y honrado en todos los tratos con el paciente, porque éste estará siempre vigilante para no ser engañado ni defraudado. Explique los efectos secundarios de los medicamentos y los motivos para su prescripción (p. ej., aliviar la ansiedad, irritabilidad, insomnio, anorexia); mantenga su palabra y sea puntual en las citas; concierte revisiones periódicas.*
- *Examine el desencadenante del primer delirio. Es posible que situaciones o experiencias estresantes similares de la vida del paciente exacerben los síntomas delirantes. Ayude al paciente a elaborar otros métodos para responder a las situaciones estresantes.*

D. **Factores psicodinámicos.** La personalidad psicótica dominante mantiene cierto contacto con la realidad a través de la persona sometida, mientras que la personalidad sumisa siente una ansiedad desesperada de ser cuidada y aceptada por la persona dominante. Las dos sostienen, a menudo, una relación extraordinariamente ambivalente.

E. **Diagnóstico, signos y síntomas.** Los delirios de persecución son los más frecuentes, y la presentación clave es la aceptación compartida y ciega de estos delirios por las dos personas. Puede haber pactos para el suicidio o el homicidio (tabla 9-8).

F. **Diagnóstico diferencial.** Descartar trastornos de la personalidad, simulación y trastornos facticios del paciente sumiso. Hay que plantear siempre las causas médicas.

Tabla 9-8
**Criterios del DSM-IV-TR para el diagnóstico del trastorno psicótico compartido**

A. Se desarrolla una idea delirante en un sujeto en el contexto de una relación estrecha con otra(s) persona(s) que ya tiene(n) una idea delirante establecida.
B. La idea delirante es parecida en su contenido a la de la persona que ya tenía la idea delirante.
C. La alteración no se explica mejor por la presencia de otro trastorno psicótico (p. ej., esquizofrenia) o de un trastorno del estado de ánimo con síntomas psicóticos, y no es debida a los efectos fisiológicos directos de alguna sustancia (p. ej., una droga, un medicamento) o a una enfermedad médica.

**G. Evolución y pronóstico.** Las tasas de recuperación varían desde cifras tan bajas como 10 hasta el 40%. Tradicionalmente, se separa a la pareja sumisa de la dominante y psicótica; el resultado ideal es una disminución rápida de los síntomas psicóticos. Si no remiten los síntomas psicóticos, la persona sumisa puede cumplir los criterios de otro trastorno psicótico, como esquizofrenia o trastorno delirante.

**H. Tratamiento.** Separar a las personas y ayudar a la pareja más sumisa y dependiente a crear otros sistemas de apoyo que compensen la pérdida de la relación. La medicación antipsicótica ayuda a ambas personas.

## VI. Psicosis puerperal

**A. Definición.** Síndrome que ocurre después del parto y se caracteriza por depresión grave y delirios. Casi todos los datos revelan una estrecha relación entre la psicosis puerperal y los trastornos del estado de ánimo.

**B. Epidemiología.** Se da entre uno y dos partos por 1.000. La mayoría de los episodios afecta a las primíparas.

**C. Etiología.** Habitualmente, secundaria a un trastorno mental subyacente (p. ej., esquizofrenia, trastorno bipolar).

1. Los cambios repentinos de los valores hormonales después del parto pueden contribuir.
2. Conflictos psicodinámicos sobre la maternidad: embarazo no deseado, atrapamiento en un matrimonio desgraciado, miedo al rol materno.

**D. Diagnóstico, signos y síntomas.** Casi todos los casos aparecen entre 2 y 3 días después del parto. Las manifestaciones iniciales de insomnio, inquietud y labilidad emocional progresan hacia la confusión, irracionalidad, delirios y preocupaciones obsesivas por el bebé. Son característicos los pensamientos de querer hacer daño al bebé o a sí misma.

**E. Diagnóstico diferencial**

1. **Tristeza puerperal.** La mayoría de las mujeres experimenta una labilidad emocional después del parto que remite espontáneamente sin ninguna manifestación de pensamientos psicóticos.
2. **Trastorno del estado de ánimo inducido por sustancias.** Depresión asociada a estados postanestésicos, por ejemplo, después de la cesárea o de la analgesia con petidina-escopolamina (sueño crepuscular).
3. **Trastorno psicótico debido a enfermedad médica.** Descartar infecciones, desequilibrios hormonales (p. ej., hipotiroidismo), encefalopatía asociada a toxemia del embarazo y preclampsia.

**F. Evolución y pronóstico.** El riesgo de infanticidio, suicidio o ambos es alto si no se trata. Una buena red de apoyo familiar, una personalidad adecuada antes del trastorno y un tratamiento idóneo comportan un pronóstico bueno o excelente.

**G. Tratamiento.** En presencia de ideación suicida, deben adoptarse precauciones. No dejar al bebé solo con la madre si tiene delirios o rumiaciones sobre la salud del pequeño.

1. **Farmacológico.** Medicación para los síntomas primarios: antidepresivos para combatir la ideación suicida y la depresión; ansiolíticos para la agitación y el insomnio (p. ej., 0,5 mg de lorazepam cada 4 a 6 h); litio frente al comportamiento maníaco; antipsicóticos contra los delirios (p. ej., 0,5 mg de haloperidol cada 6 h). Como estas pacientes casi nunca dan de mamar a los hijos, no ha lugar a la transmisión al bebé de los medicamentos maternos.
2. **Psicológico.** Psicoterapia, tanto individual como matrimonial, para abordar los conflictos intrapsíquicos o interpersonales. El alta domiciliaria de la madre y del pequeño sólo debe plantearse después de encontrar a un empleado del hogar que pueda resolver, de forma pasajera, el estrés ambiental asociado al cuidado del recién nacido.

CONSEJO CLÍNICO:

*El riesgo de infanticidio sigue siendo alto, aun cuando existan cuidadores en el hogar.*
*La supervisión cuidadosa de la relación entre la madre y el bebé puede aportar claves esenciales sobre los sentimientos hostiles o amorosos.*

**VII. Trastorno psicótico no especificado**

**A. Definición.** Pacientes cuya presentación psicótica no cumpla los criterios diagnósticos de ningún trastorno psicótico conocido; también se denomina *psicosis atípica*.

**B. Diagnóstico, signos y síntomas.** Esta categoría diagnóstica comprende los trastornos que cursan con manifestaciones psicóticas diversas (p. ej., delirios, alucinaciones, laxitud de las asociaciones, comportamientos catatónicos), pero que no se pueden delimitar como un trastorno concreto. Estos trastornos pueden abarcar la psicosis puerperal y síndromes raros o exóticos (p. ej., síndromes específicos con un vínculo cultural) (tabla 9-9).

1. **Psicosis autoscópica.** Psicosis alucinatoria rara, durante la cual el paciente ve un fantasma o un espectro de su propio cuerpo. Habitualmente, de origen psicógeno, pero hay que sopesar una lesión irritable de los lóbulos temporal y parietal. Responde a las medidas de tranquilización y a la medicación antipsicótica.
2. **Síndrome de Capgras.** Delirio de que las personas del entorno no son reales sino dobles que imitan al paciente o impostores que imitan a otros. Puede formar parte de la esquizofrenia y la disfunción cerebral. Se trata con medicación antipsicótica. La psicoterapia ayuda a entender la dinámica de la creencia delirante (p. ej., desconfianza de ciertas personas reales del ambiente.
3. **Síndrome de Cotard.** Delirios de nihilismo (p. ej., nada existe, el cuerpo se ha desintegrado, el mundo se va a acabar). Habitualmente, forma parte de la esquizofrenia o de un trastorno bipolar grave. Puede constituir un signo temprano de enfermedad de Alzheimer. A veces, responde a la medicación antipsicótica o antidepresiva.

**VIII. Síndromes dependientes de la cultura** (tabla 9-10).

---

Para una exposición más detallada de este tema, véase *Other Psychotic Disorders,* sección 12.16, página 1512 y *Culture-Bound Syndromes,* capítulo 27, página 2282, en CTP/VIII.

---

Tabla 9-9

**Criterios del DSM-IV-TR para el diagnóstico del trastorno psicótico no especificado**

Esta categoría incluye una sintomatología psicótica (p. ej., ideas delirantes, alucinaciones, lenguaje desorganizado, comportamiento catatónico o gravemente desorganizado) sobre la que no se dispone de una información adecuada para establecer un diagnóstico específico o acerca de la cual hay informaciones contradictorias, o trastornos con síntomas psicóticos que no cumplen los criterios para alguno de los trastornos psicóticos específicos.

Algunos ejemplos serían los siguientes:

1. Psicosis posparto que no cumple los criterios para un trastorno del estado de ánimo con síntomas psicóticos, trastorno psicótico breve, trastorno psicótico debido a enfermedad médica o trastorno psicótico inducido por sustancias.
2. Síntomas psicóticos que han durado menos de 1 mes, pero que aún no han remitido y, por tanto, no cumplen los criterios para un trastorno psicótico breve.
3. Alucinaciones auditivas persistentes en ausencia de otras características.
4. Ideas delirantes no extrañas persistentes, con períodos de episodios afectivos superpuestos que han aparecido durante una parte sustancial de la alteración delirante.
5. Situaciones en las que el clínico ha llegado a la conclusión de que hay un trastorno psicótico, pero en las que es incapaz de determinar si es primario, debido a una enfermedad médica o inducido por sustancias.

## Tabla 9-10
## Ejemplos de síndrome vinculados a las culturas

***Amok.*** Episodio disociativo caracterizado por un período de depresión seguido de una manifestación de comportamiento violento, agresivo u homicida, dirigido a personas y objetos. El episodio se desencadena por la percepción de una falta de respeto o de un insulto y parece ser prevalente entre los hombres. El episodio se acompaña frecuentemente de ideas paranoides, automatismo, amnesia, agotamiento y retorno al estado premórbido tras el episodio. En algunas ocasiones, el amok puede aparecer durante la presentación de un episodio psicótico breve o constituir el comienzo de una exacerbación de un proceso psicótico crónico. Los informes originales que utilizaban este término eran de Malasia. Un patrón de comportamiento similar se encuentra en Laos, Filipinas, Polinesia (*cafard* o *cathard*), Papúa-Nueve Guinea y Puerto Rico *(mal de pelea),* y entre la población navaja *(iich'aa).*

**Ataque de nervios.** Una expresión de malestar utilizada entre los latinos del Caribe, pero reconocible entre los grupos latinoamericanos y latinomediterráneos. Los síntomas más frecuentes incluyen gritos y llanto incontrolables, temblor, sofocación y agresión verbal o física. Las experiencias disociativas, los episodios seudocomiciales o de pérdida de conciencia, y los gestos suicidas están presentes en algunos ataques, pero faltan en otros. La característica general de un ataque de nervios es el sentimiento de estar fuera de control. Los ataques de nervios aparecen frecuentemente como resultado directo de un estrés relacionado con la familia (p. ej., noticia de la muerte de un paciente cercano, separación o divorcio de la esposa, conflictos con la esposa o los niños, o presenciar un accidente en el que está implicado un miembro de la familia). Las personas pueden experimentar amnesia para lo que ocurre durante el ataque de nervios, pero volver rápidamente a su estado habitual. Aunque las descripciones de algunos ataques de nervios encajan en la descripción de las crisis de angustia del DSM-IV, se distinguen de ellas por la asociación a un acontecimiento precipitante y la ausencia frecuente de la mayoría de los síntomas de miedo agudo o aprensión, propios del trastorno por crisis de angustia. Los ataques pueden oscilar entre la amplificación de las expresiones normales de malestar no asociado a un trastorno mental y la presentación de síntomas relacionados con los trastornos por ansiedad, del estado de ánimo, disociativos o somatomorfos.

**Bilis y cólera** (también citados como *muina*). La causa de estos síndromes está relacionada con la experiencia de cólera o rabia. La cólera es contemplada entre algunos grupos de latinos como una emoción particularmente poderosa que posee efectos directos sobre el organismo y puede acentuar síntomas ya existentes. El efecto mayor de la cólera es una alteración de la homeostasis central del organismo (entendida como equilibrio entre las valencias calor y frío, y entre los aspectos material y espiritual del organismo). Los síntomas incluyen tensión nerviosa aguda, cefalea, temblor, alteraciones gástricas y, en los casos más graves, pérdida de conciencia. La fatiga crónica puede ser la consecuencia de un episodio agudo.

***Bouffée délirante.*** Se trata de un síndrome observado en el oeste de África y en Haití. Este término de origen francés se refiere a la aparición súbita de un comportamiento agitado y agresivo, confusión acusada y excitación psicomotriz. Puede acompañarse en algunas ocasiones de alucinaciones visuales y auditivas o ideación paranoide. Estos episodios pueden parecerse a una psicosis reactiva breve.

**Agotamiento cerebral.** Término usado inicialmente en el oeste de África para referirse a un estado experimentado por los estudiantes en respuesta a los desafíos planteados por la escuela o la universidad. Los síntomas incluyen dificultades de concentración, de memoria y de pensamiento. Los estudiantes comentan a menudo que sus cerebros están «fatigados». Los síntomas somáticos acompañantes se centran habitualmente alrededor de la cabeza, cuello y nuca, e incluyen algias, tensión o flojedad, visión borrosa, calor o sofoco. El «cansancio cerebral» o la fatiga derivada de «pensar demasiado» se usa como término de queja en bastantes culturas, y los síndromes resultantes pueden parecerse a los trastornos de ansiedad, depresivos y somatomorfos.

***Dhat.*** Término diagnóstico popular utilizado en la India para referirse a aspectos graves de la ansiedad y la hipocondría relacionados con eyaculación, pigmentación blanca de la orina y sensaciones de debilidad y agotamiento. Términos similares: *jiryan* (India), *sukra prameba* (Sri Lanka) y *shen-k'uei* (China).

**Fallo o desconexión temporal.** Estos episodios se dan principalmente entre grupos caribeños y del sur de Estados Unidos. Se caracterizan por un colapso súbito, que muchas veces aparece sin previo aviso y a veces va precedido de sensaciones de inestabilidad o «mareo». La persona está con los ojos abiertos, pero no puede ver, y puede oír y comprender lo que está ocurriendo a su alrededor, pero no puede moverse. Este cuadro clínico podría corresponderse con el diagnóstico de trastorno de conversión o trastorno disociativo.

**Enfermedad de los espíritus.** Se trata de una preocupación por la muerte o los muertos (algunas veces asociada al uso de magia), observada frecuentemente entre los miembros de algunas tribus indias americanas. Varios síntomas pueden ser atribuidos a la enfermedad de los espíritus: pesadillas, debilidad, sensación de peligro, falta de apetito, desmayos, mareos, miedo, ansiedad, alucinaciones, pérdida de conciencia, confusión, sentimientos de futilidad y sofocación.

***Hwa-byung*** (también conocido como *wool-hwa-byung*). Síndrome popular coreano traducido literalmente como «síndrome colérico» y atribuido a la inhibición de la cólera. Los síntomas incluyen insomnio, fatiga, crisis de angustia, miedo a la muerte, disforia, indigestión, anorexia, disnea, palpitaciones, algias generalizadas y sensación de masa en el epigastrio.

*(continúa)*

Tabla 9-10 — *(cont.)*
**Ejemplos de síndrome vinculados a las culturas**

***Koro.*** Término de origen malasio que se refiere a un episodio súbito e intenso de ansiedad, por el hecho de que el pene (o la vulva y las mamas, en la mujer) penetra dentro del organismo y puede causar la muerte. El síndrome ha sido recogido en el sudoeste de Asia, donde es conocido por distintos términos locales, como *shuk yang, shook yong* y *suo yang* (chino); *jinjinia bemar* (Assam), o *rok-joo* (Tailandia). Puede encontrarse ocasionalmente en el oeste. El koro a veces se presenta de forma epidérmica en áreas del este de Asia. Este diagnóstico se incluye en la *Clasificación china de trastornos mentales,* segunda edición (CCMD-2).

***Latah.*** Hipersensibilidad al terror súbito, que se acompaña de ecopraxia, ecolalia, obediencia a la autoridad y comportamiento disociativo o anormal. El término *latah* es de origen malasio o indonesio, pero el síndrome ha sido observado en diversas partes del mundo. Otros términos que lo describen son *amurakh, irkunil, ikota, olan, myriachit* y *menkeiti* (grupos siberianos); *bah tschi, bah-tsi, baah-ji* (Tailandia); *imu* (Ainu, Sakhalin, Japón), y *mali-mali* y *silok* (Filipinas). En Malasia es más frecuente en mujeres de mediana edad.

**Locura.** Término utilizado por los latinos en Estados Unidos y Latinoamérica para referirse a formas graves de psicosis crónicas. Este trastorno es atribuido a una vulnerabilidad hereditaria, al efecto de múltiples dificultades en la vida o a la combinación de ambos factores. Los síntomas presentes en las personas con locura son incoherencia, agitación, alucinaciones auditivas y visuales, dificultad para seguir las reglas de la interacción social, impredecibilidad y posible violencia.

**Mal de ojo.** Concepto ampliamente extendido en las culturas mediterráneas y también en el mundo. El *mal de ojo* es una frase española traducida al inglés como *evil eye.* Los niños son una población en riesgo. Los síntomas incluyen insomnio transitorio, gritos sin causa aparente, diarrea, vómito y fiebre en la infancia o la niñez. Algunas veces los adultos (especialmente mujeres) sufren este trastorno.

**Nervios.** Término que refleja malestar entre los grupos latinos de Estados Unidos y Latinoamérica. Otros grupos étnicos poseen términos similares que reflejan la idea de «nervios» (como *nerva* entre los griegos de Norteamérica). Los nervios se refieren tanto a un estado de vulnerabilidad frente a experiencias de estrés cotidiano como a un síndrome producido por circunstancias difíciles en la vida. El término *nervios* incluye una amplia variedad de síntomas de malestar emocional, alteración somática e incapacidad para la actividad. Los síntomas más frecuentes son cefaleas y «dolor cerebral», irritabilidad, alteraciones gástricas, trastornos del sueño, nerviosismo, llanto fácil, dificultad para concentrarse, temblor, sensación de escalofríos y prurito, y *mareos* (inestabilidad con exacerbaciones ocasionales similares al vértigo). Los nervios tienden a ser un problema continuo, aunque variable en el grado de incapacidad que provoca. Los nervios es un síndrome muy amplio, que va desde casos sin trastorno mental hasta cuadros que se parecen a los trastornos adaptativos, de ansiedad, depresivos, disociativos, somatomorfos o psicóticos. El diagnóstico diferencial dependerá de la constelación de síntomas, del tipo de acontecimientos sociales que van asociados a su inicio y evolución, y del grado de incapacidad.

***Piblokto.*** Se trata de un episodio brusco y disociativo que se acompaña de una extrema excitación de más de 30 min de duración y frecuentemente de crisis convulsivas o coma que dura más de 12 h. Este cuadro se observa principalmente en las comunidades esquimales del ártico y subártico, aunque también hay variaciones regionales con este nombre. El individuo puede estar retraído o ligeramente irritable por un período de horas o días antes de la crisis y presentará una amnesia completa de ella. Durante la crisis, el individuo puede rasgar sus ropas, romper muebles, gritar obscenidades, defecarse, escapar de su refugio o efectuar otros actos irracionales o peligrosos.

**Reacción psicótica de *qi-gong.*** Término que describe un episodio agudo limitado en el tiempo, caracterizado por síntomas disociativos, paranoides u otros síntomas psicóticos o no psicóticos, que pueden aparecer tras la participación en una práctica popular china de *qi-jong* para la mejora de la salud («ejercicio para estimular la energía vital»). Son especialmente vulnerables los individuos que practican esta técnica en grado excesivo. Este diagnóstico está incluido en la *Clasificación china de trastornos mentales,* segunda edición (CCMD-2).

**Rituales mágicos *(rootwork).*** Conjunto de interpretaciones culturales que relacionan la enfermedad con el uso de la magia o la influencia del diablo sobre otra persona. Los síntomas pueden incluir ansiedad generalizada y síntomas gastrointestinales (p. ej., náuseas, vómito y diarrea), debilidad, inestabilidad y miedo a ser envenenado y, en ocasiones, a ser asesinado («muerte por *voodoo*»). Se pueden «poner» «raíces», «objetos mágicos», «palabras mágicas» o «conjuros» sobre otras personas, causándoles diferentes problemas emocionales y psicológicos. La persona «conjurada» puede tener miedo a morir hasta que el «objeto mágico» haya sido «retirado» (eliminado), normalmente a través del trabajo de un «chamán» (un curandero en esta tradición), al que puede llamarse para exorcizar a un enemigo. Los «rituales mágicos» se encuentran en el sur de Estados Unidos entre las poblaciones afroamericanas y euroamericanas y entre las sociedades caribeñas. También son conocidos como el *mal puesto* o *la brujería* en las sociedades latinas.

***Sangue dormido*** («sangre dormida»). Este síndrome se observa en la población portuguesa de las islas de Cabo Verde (y en los inmigrantes de esta isla a Estados Unidos) e incluye dolor, entumecimiento, temblor, parálisis, convulsiones, accidentes vasculares, ceguera, infarto de miocardio, infecciones y pérdida de juicio crítico.

*(continúa)*

### Tabla 9-10 — *(cont.)*
### Ejemplos de síndrome vinculados a las culturas

***Shenjing shuariuo*** («neurastenia»). Se observa en China. Se trata de un estado caracterizado por fatiga física y mental, inestabilidad, cefaleas, otras algias, dificultades de concentración, trastornos del sueño y pérdidas de memoria. Otros síntomas pueden ser problemas gastrointestinales, disfunción sexual, irritabilidad, excitabilidad y diversos signos sugerentes de una alteración del sistema nervioso vegetativo. En algunos casos, los síntomas cumplen los criterios de un trastorno del estado de ánimo o de un trastorno de ansiedad del DSM-IV. Este diagnóstico está incluido en la *Clasificación china de trastornos mentales,* segunda edición (CCMD-2).

***Shen-k'uei*** (Taiwán); ***shenkui*** (China). Se trata de una calificación popular china que describe síntomas de ansiedad o crisis de angustia, que se acompañan de quejas somáticas para las que no existe una causa física demostrable. Los síntomas incluyen inestabilidad, lumbalgia, fatiga, debilidad general, insomnio, pesadillas frecuentes y quejas de disfunción sexual (como eyaculación precoz o impotencia). Los síntomas son atribuidos a una excesiva pérdida de semen, a consecuencia de relaciones sexuales frecuentes, masturbación, poluciones nocturnas y emisión de «orina blanca y turbia», que da la impresión de contener semen. La excesiva pérdida de semen es causa de alarma en la creencia de que representa la pérdida de una esencia vital y puede representar una amenaza para la vida.

***Shin-byung.*** Categoría popular coreana con que se conoce un síndrome que se inicia con ansiedad y quejas somáticas (debilidad general, inestabilidad, miedo, anorexia, insomnio, problemas gastrointestinales), con disociación subsiguiente y posesión por espíritus ancestrales.

**Atracción.** Estado de trance en el que los individuos se «comunican» con parientes ya fallecidos o con espíritus. A veces, este estado se asocia con períodos breves de cambio de personalidad. Este síndrome dependiente de la cultura se observa en afroamericanos y euroamericanos del sur de Estados Unidos. La atracción no es considerada un cuadro clínico en la tradición popular, pero puede ser erróneamente etiquetada como episodio psicótico en el contexto clínico.

**Susto** (*miedo súbito* o *«pérdida del alma»*). Enfermedad popular prevalente entre algunos latinos de Estados Unidos y entre la población mexicana, de América Central y Sudamérica. El susto se conoce también como *espanto, pasmo, tripa ida, pérdida del alma* o *chibih.* El susto es una enfermedad atribuida a un acontecimiento que provoca miedo súbito y causa la salida del alma, dando lugar a sufrimiento y enfermedad. Los individuos que sufren sustos experimentan también dificultades significativas en el contexto social. Los síntomas pueden aparecer tras semanas o años de experimentar el miedo súbito. Se cree que, en casos extremos, el susto puede provocar la muerte. Los síntomas típicos incluyen trastornos del apetito, sueño inadecuado o excesivo, sueño intranquilo o pesadillas, disforia, falta de motivación para cualquier actividad y baja autoestima o valoración negativa. Los síntomas somáticos que acompañan el susto incluyen mialgias, cefaleas, gastralgias y diarrea. Los rituales de salud se orientan en el sentido de recuperar el alma para que vuelva al cuerpo y limpiar a la persona para que restaure el equilibrio corporal y espiritual. Las diferentes experiencias de susto pueden estar relacionadas con un trastorno depresivo mayor, trastorno por estrés postraumático y trastorno somatomorfo. Creencias etiológicas y configuraciones de síntomas similares pueden encontrarse en diversas partes del mundo.

***Taijin kyofu sho.*** Fobia diferenciada culturalmente que se observa en Japón y en algunos aspectos se parece a la fobia social del DSM-IV. Este síndrome se refiere a un miedo intenso del individuo a que su cuerpo, sus partes o funciones ofrendan, molesten o sean desagradables a otras personas, por el aspecto, el olor, las expresiones faciales o los movimientos. Este síndrome se incluye en el sistema diagnóstico oficial japonés de trastornos mentales.

***Zar.*** Término general aplicado en Etiopía, Somalia, Egipto, Sudán, Irán y otras sociedades del norte y medioeste africanas para denominar la experiencia de que los espíritus poseen a un individuo. Las personas poseídas por un espíritu pueden experimentar episodios disociativos que incluyen gritos y susurros, estereotipias, golpes de la cabeza contra la pared, cantar o llorar. Los individuos pueden mostrar apatía y aislamiento, rechazar la comida y las actividades cotidianas o desarrollar una relación duradera con el espíritu que los posee. Este comportamiento no es considerado localmente patológico.

---

Con permiso de la American Psychiatric Association. *Diagnostic and Statistical Manual of Mental Disorders,* texto revisado, 4.ª ed. Washington, DC: American Psychiatric Association. Copyright 2000.

# 10 Trastornos del estado de ánimo

## I. Introducción

Los trastornos del estado de ánimo (anteriormente llamados trastornos afectivos) abarcan un extenso grupo, en el que las alteraciones patológicas del estado de ánimo y otras relacionadas dominan el cuadro clínico. Los trastornos del estado de ánimo comprenden los trastornos depresivos mayores, los trastornos bipolares (tipos I y II), el trastorno distímico, el trastorno ciclotímico, los trastornos del estado de ánimo debidos a enfermedades médicas, los trastornos del estado de ánimo inducidos por sustancias y la categoría general de trastornos depresivos y bipolares no especificados.

El *estado de ánimo* se define como el tono emocional generalizado que influye de manera profunda en la perspectiva personal y en la percepción de uno mismo, los demás y el ambiente. Los trastornos del estado de ánimo son frecuentes, potencialmente mortales y sumamente tratables; los pacientes experimentan depresión o exaltación anormal del ánimo. Las anomalías del estado de ánimo se acompañan de numerosos signos y síntomas que afectan a casi todas las áreas funcionales.

## II. Epidemiología

**Incidencia y prevalencia.** El trastorno depresivo mayor es frecuente y su prevalencia a lo largo de la vida representa del 5 al 12% de los hombres y del 10 al 25% de las mujeres. El trastorno bipolar I es menos común que el trastorno depresivo mayor y su incidencia a lo largo de la vida se aproxima al 1%, como la de la esquizofrenia (tabla 10-1).

**A. Sexo.** La depresión mayor es más frecuente entre las mujeres; el trastorno bipolar I afecta por igual a ambos sexos. Los episodios maníacos son más corrientes entre las mujeres y los depresivos, entre los hombres.

**B. Edad.** El trastorno bipolar I suele comenzar hacia los 30 años de edad pero puede ocurrir también en la infancia y entre personas mayores. La depresión mayor sucede en todo el espectro de edades, incluidos los niños.

Tabla 10-1
**Prevalencia de algunos trastornos del estado de ánimo del DSM-IV-TR a lo largo de la vida**

| Trastorno del estado de ánimo | Prevalencia a lo largo de la vida |
|---|---|
| **Trastornos depresivos** | |
| Trastorno depresivo mayor (TDM) | 10-25% de mujeres; 5-12% de hombres |
| Recurrente, con recuperación completa entre los episodios, superpuesto al trastorno distímico | Aproximadamente 3% de las personas con TDM |
| Recurrente, sin recuperación completa entre los episodios, superpuesto al trastorno distímico (depresión doble) | Aproximadamente 25% de las personas con TDM |
| Trastorno distímico | Aproximadamente 6% |
| **Trastornos bipolares** | |
| Trastorno bipolar I | 0,4-1,6% |
| Trastorno bipolar II | Aproximadamente 0,5% |
| Trastorno bipolar I o trastorno bipolar II con ciclos rápidos | 5-15% de las personas con trastorno bipolar |
| Trastornos ciclotímico | 0,4-1% |

Datos reproducidos con permiso de la American Psychiatric Association. *Diagnostic and Statistical Manual of Mental Disorders,* texto revisado, 4.ª ed. Washington, DC: American Psychiatric Association. Copyright 2000.

C. **Sociocultural.** Los trastornos depresivos se dan más entre las personas solteras y divorciadas que en las casadas. No hay correlación con el estado socioeconómico ni diferencia entre las razas o grupos religiosos.

## III. Etiología

### A. Biológica

1. **Aminas biogénicas.** Disregulación heterogénea de aminas biogénicas, basada en las cifras anómalas de los metabolitos monoamínicos, ácido homovanílico (HVA) (derivado de la dopamina), ácido 5-hidroxiindolacético (5-HIAA) (derivado de la serotonina), y 3-metoxi-4-hidroxifenilglicol (MHPG) (derivado de la noradrenalina) en la sangre, orina y líquido cefalorraquídeo (LCR) de los pacientes con trastornos del estado de ánimo. El descenso de la serotonina se asocia a depresión; por eso, los preparados serotoninérgicos constituyen un tratamiento eficaz de la depresión. Los valores bajos de 5-HIAA se asocian a violencia y suicidio. La actividad de la dopamina posiblemente disminuya en la depresión y aumente en la manía.
2. **Regulación neuroendocrina.** En general, las anomalías neuroendocrinas probablemente reflejan una alteración en la estimulación del hipotálamo por las aminas biogénicas. La hiperactividad del eje hipotálamo-hipófisis-suprarrenal en la depresión eleva la secreción de cortisol. Asimismo, en la depresión disminuye la liberación de tirotropina (TSH, *thyroid-stimulating hormone*), hormona de crecimiento (GH, *growth hormone*), hormona foliculoestimulante (FSH, *follicle-stimulating hormone*), hormona luteinizante (LH, *luteinizing hormone*) y testosterona; la secreción nocturna de melatonina se reduce. En la manía y en la depresión descienden las funciones inmunitarias.
3. **Sueño.** Las anomalías en la depresión comprenden el retraso en el comienzo del sueño, el acortamiento de la latencia del sueño REM (movimientos oculares rápidos, *rapid eye movement*) (tiempo entre la conciliación del sueño y el primer período REM), el alargamiento en la duración del primer período REM y un sueño delta anómalo. Los despertares múltiples y la disminución del período total de sueño son frecuentes en la manía. Se ha observado que la privación del sueño surte efectos antidepresivos.
4. **Sensibilización *(kindling)*.** Los trastornos del estado de ánimo podrían ser consecuencia de una sensibilización de los lóbulos temporales. Éste es un proceso por el que la estimulación subliminal repetida de una neurona genera un potencial de acción. Esta estimulación determina una convulsión a nivel orgánico. La efectividad de los antiepilépticos como estabilizadores del estado de ánimo y la naturaleza periódica de algunos trastornos de la afectividad han llevado a esta teoría.
5. **Genética.** Los trastornos bipolares y los trastornos depresivos se acumulan por familias, pero los indicios son mayores en el primer caso. Las asociaciones genéticas entre los trastornos del estado de ánimo, en particular el trastorno bipolar I y los marcadores genéticos se han notificado para los cromosomas 5, 11 y X (tabla 10-2).
6. **Neuroanatómica.** El sistema límbico, el hipotálamo y los ganglios basales se encuentran afectados.

### B. Psicosocial

1. **Psicoanalítica.** Freud describió la ambivalencia interiorizada hacia un objeto querido (persona), que puede producir una forma patológica de aflicción si se pierde o se cree perder. Esta aflicción adopta la forma de depresión grave con sentimientos de culpa, inutilidad e ideación suicida. La pérdida simbólica o real del objeto querido se percibe como un rechazo. La manía y la exaltación se contemplan como una defensa frente a la depresión subyacente. El Superyó rígido castiga a la persona con sentimientos de culpa acerca de impulsos sexuales o agresivos inconscientes.
2. **Psicodinámica.** En la depresión, la introyección de los objetos queridos y ambivalentes genera una sensación interna de conflicto, culpa, ira, dolor y aversión; la aflicción patológica se torna en depresión porque los sentimientos ambivalentes hacia el objeto introyectado se dirigen contra la propia persona. En la manía, los sentimientos de incapacidad e inutili-

Tabla 10-2
**Herencia de los trastornos del estado de ánimo**

| Trastornos del estado de ánimo | Probabilidad de que aparezca en la descendencia |
|---|---|
| **Trastorno depresivo mayor (TDM)** | |
| Uno de los padres | 10-13% |
| Un gemelo monocigoto | 50% |
| Un gemelo dicigoto | 10-25% |
| **Trastornos bipolares (TB)** | |
| Uno de los padres | 25% |
| Los dos padres | 50-75% |
| Un gemelo monocigoto | 30-90% |
| Un gemelo dicigoto | 5-25% |

dad se transforman en delirios de grandeza a través de la negación, la formación reactiva y la proyección.

3. **Cognitiva.** Tríada cognitiva de Aaron Beck: 1) imagen negativa de sí mismo («las cosas están mal porque me encuentro mal»); 2) interpretación negativa de la experiencia («todo me ha salido siempre mal»), y 3) visión negativa del futuro (anticipación del fracaso).
4. **Indefensión aprendida.** Existe una teoría que atribuye la depresión a la incapacidad de la persona para controlar los acontecimientos. Esta teoría proviene del comportamiento observado entre animales, a los que se les aplica experimentalmente choques aleatorios, inesperados e ineludibles.
5. **Acontecimientos vitales estresantes.** A menudo, preceden a los primeros episodios de los trastornos del estado de ánimo. Estos acontecimientos pueden ocasionar alteraciones neuronales permanentes que predisponen a la persona a sufrir episodios posteriores del trastorno. La pérdida de uno de los padres antes de los 11 años es el acontecimiento vital que más veces se asocia a la aparición posterior de depresión.

## IV. Pruebas de laboratorio, imagen cerebral y psicológicas

**A. Prueba de supresión con dexametasona.** La falta de supresión (resultado positivo de la prueba) delata la hipersecreción de cortisol secundaria a la hiperactividad del eje hipotálamo-hipófisis-suprarrenal. Resulta anómala en la mitad de los pacientes con depresión mayor. De utilidad clínica limitada, debido a la frecuencia de resultados falsos, tanto positivos como negativos. Se ha descrito una liberación reducida de TSH en respuesta a la hormona liberadora de tirotropina (TRH, *thyrotropin-releasing hormone*) en la depresión y en la manía. La liberación de prolactina disminuye en respuesta al triptófano. Estas pruebas no son definitivas.

**B. Estudios de imagen cerebral.** No se ven grandes cambios cerebrales. Dilatación de los ventrículos cerebrales en la tomografía computarizada (TC) de algunos pacientes con manía o depresión psicótica; disminución del flujo sanguíneo por los ganglios basales de algunos pacientes deprimidos. Los estudios con resonancia magnética (RM) también han mostrado que los pacientes con trastornos depresivos mayores muestran núcleos caudados y lóbulos frontales de menor tamaño que los testigos. Los estudios con espectroscopia por resonancia magnética (ERM) de pacientes con trastorno bipolar I han arrojado datos compatibles con la hipótesis de una regulación anómala en el metabolismo de los fosfolípidos de la membrana, que podría intervenir en la fisiopatología del trastorno.

**C. Pruebas psicológicas**

1. **Escalas de evaluación.** Sirven para facilitar el diagnóstico y evaluar la eficacia del tratamiento. El cuestionario de depresión de Beck (BDI, *Beck Depression Inventory*) y la escala de autoevaluación de Zung son puntuados por los pacientes. La escala de evaluación de la depresión de Hamilton (HAM-D, *Hamilton Rating Scale for Depression*), la escala de evaluación de la depresión de Montgomery Asberg (MADRS, *Montgomery Asberg Depression Rating Scale*) y la escala de evaluación de la manía de Young son puntuadas por el examinador.

2. **Prueba de Rorschach.** Conjunto normalizado de 10 manchas puntuadas por el examinador: asociaciones pobres, respuesta lenta en la depresión.
3. **Prueba de apercepción temática.** Serie de 30 dibujos que muestran situaciones ambiguas y acontecimientos interpersonales. El paciente debe relatar una historia sobre cada escena. Las personas depresivas contarán historias tristes y las maníacas, historias grandiosas y espectaculares.

V. **Trastorno bipolar.** Hay dos tipos de trastorno bipolar: el trastorno bipolar I, caracterizado por la aparición de episodios de manía, con un episodio depresivo mayor o sin él, y el trastorno bipolar II, caracterizado por al menos un episodio depresivo, con un episodio maníaco o sin él.

CONSEJO CLÍNICO:

*Si existen antecedentes de un solo episodio maníaco florido, el diagnóstico será siempre un trastorno bipolar I; en el trastorno bipolar II siempre existen antecedentes de un episodio depresivo mayor.*

A. **Depresión (episodio depresivo mayor)** (tabla 10-3)
   1. **Información extraída de la anamnesis**
      a. Depresión del estado de ánimo: sensación subjetiva de tristeza, abatimiento o de «encontrarse hundido» durante mucho tiempo.
      b. Anhedonía: incapacidad para experimentar placer.
      c. Aislamiento social.
      d. Falta de motivación, escasa tolerancia de la frustración.
      e. Signos vegetativos.
         **(1)** Pérdida de la libido.
         **(2)** Adelgazamiento y anorexia.
         **(3)** Aumento de peso e hiperfagia.
         **(4)** Disminución de la energía; fatigabilidad.
         **(5)** Alteraciones menstruales.
         **(6)** Despertar matutino temprano (insomnio terminal); aproximadamente el 75% de los pacientes deprimidos tiene dificultades para dormir, bien insomnio o hipersomnia.
         **(7)** Variación diurna (los síntomas empeoran por la mañana).
      f. Estreñimiento.
      g. Sequedad de boca.
      h. Cefalea.
   2. **Información extraída del examen mental**
      a. **Aspecto general y comportamiento:** retraso o agitación psicomotores, escaso contacto ocular, llanto, abatimiento, falta de atención al aspecto personal.
      b. **Afecto:** constreñido o lábil.
      c. **Estado de ánimo:** deprimido, irritable, frustrado, triste.
      d. **Habla:** escasa o poco espontánea; monosilábica; pausas largas; voz suave, baja y monótona.
      e. **Contenido del pensamiento:** la ideación suicida afecta al 60% de los pacientes deprimidos y el 15% comete suicidio; rumiación obsesiva; sentimientos omnipresentes de desesperanza, inutilidad y culpa; preocupación somática; indecisión; pobreza del contenido del pensamiento y escasez del habla; alucinaciones y delirios congruentes con el estado de ánimo.
      f. **Cognición:** distraibilidad, dificultades de concentración, mala memoria, desorientación aparente; alteración del pensamiento abstracto.
      g. **Introspección y juicio:** alterados por las distorsiones cognitivas de la inutilidad personal.

Tabla 10-3
**Criterios del DSM-IV-TR para el diagnóstico del episodio depresivo mayor**

A. Presencia de cinco (o más) de los siguientes síntomas durante un período de 2 semanas, que representan un cambio respecto a la actividad previa; uno de los síntomas debe ser (1) estado de ánimo depresivo o (2) pérdida de interés o de la capacidad para el placer.
**Nota:** No incluir los síntomas que son claramente debidos a enfermedad médica o las ideas delirantes o alucinaciones no congruentes con el estado de ánimo.
(1) estado de ánimo depresivo la mayor parte del día, casi cada día según lo indica el propio sujeto (p. ej., se siente triste o vacío) o la observación realizada por otros (p. ej., llanto). **Nota:** En los niños y adolescentes el estado de ánimo puede ser irritable
(2) disminución acusada del interés o de la capacidad para el placer en todas o casi todas las actividades, la mayor parte del día, casi cada día (según refiere el propio sujeto u observan los demás)
(3) pérdida importante de peso sin hacer régimen o aumento de peso (p. ej., un cambio de más del 5 % del peso corporal en 1 mes), o pérdida o aumento del apetito casi cada día. **Nota:** En niños hay que valorar el fracaso en lograr los aumentos de peso esperables
(4) insomnio o hipersomnia casi cada día
(5) agitación o enlentecimiento psicomotores casi cada día (observable por los demás, no meras sensaciones de inquietud o de estar enlentecido)
(6) fatiga o pérdida de energía casi cada día
(7) sentimientos de inutilidad o de culpa excesivos o inapropiados (que pueden ser delirantes) casi cada día (no los simples autorreproches o culpabilidad por el hecho de estar enfermo)
(8) disminución de la capacidad para pensar o concentrarse, o indecisión, casi cada día (ya sea una atribución subjetiva o una observación ajena)
(9) pensamientos recurrentes de muerte (no sólo temor a la muerte), ideación suicida recurrente sin un plan específico o una tentativa de suicidio o un plan específico para suicidarse

B. Los síntomas no cumplen los criterios para un episodio mixto (v. página 405).
C. Los síntomas provocan malestar clínicamente significativo o deterioro social, laboral o de otras áreas importantes de la actividad del individuo.
D. Los síntomas no son debidos a los efectos fisiológicos directos de una sustancia (p. ej., una droga, un medicamento) o una enfermedad médica (p. ej., hipotiroidismo).
E. Los síntomas no se explican mejor por la presencia de un duelo (p. ej., después de la pérdida de un ser querido), los síntomas persisten durante más de 2 meses o se caracterizan por una acusada incapacidad funcional, preocupaciones mórbidas de inutilidad, ideación suicida, síntomas psicóticos o enlentecimiento psicomotor.

Con permiso de la American Psychiatric Association. *Diagnostic and Statistical Manual of Mental Disorders,* texto revisado, 4.ª ed. Washington, DC: American Psychiatric Association. Copyright 2000.

3. **Manifestaciones asociadas**
   a. Las manifestaciones somáticas pueden enmascarar la depresión: en particular, los síntomas cardíacos, gastrointestinales y urogenitales; el lumbago y otras molestias ortopédicas.
   b. El contenido de los delirios y las alucinaciones, cuando existen, suele ser congruente con el estado deprimido de ánimo; casi siempre se trata de delirios de culpa, pobreza y persecución merecida, aparte de delirios somáticos y nihilistas (fin del mundo). Los delirios incongruentes con el estado de ánimo son aquellos cuyo contenido no se relaciona en apariencia con el estado predominante del ánimo (p. ej., delirios de inserción, difusión y control del pensamiento, o delirios persecutorios no relacionados con asuntos depresivos).
4. **Manifestaciones propias de la edad.** La depresión puede manifestarse de forma distinta en las diferentes edades.
   a. **Prepuberal:** molestias somáticas, agitación, alucinaciones auditivas de una sola voz, trastornos de ansiedad y fobias.
   b. **Adolescencia:** abuso de sustancias, comportamiento antisocial, inquietud, absentismo escolar, dificultades escolares, promiscuidad, mayor sensibilidad al rechazo, higiene escasa.
   c. **Ancianos:** déficit cognitivos (pérdida de memoria, desorientación, confusión); seudodemencia o síndrome de demencia de la depresión, apatía y distraibilidad.

**B. Manía (episodio maníaco).** Expansión y exaltación persistente al estado de ánimo (tabla 10-4).

**1. Información extraída de la anamnesis**

**a.** Comportamiento errático y desinhibido.

**(1)** Exceso en los gastos o en el juego.

**(2)** Viajes impulsivos.

**(3)** Hipersexualidad, promiscuidad.

**b.** Participación exagerada en actividades y responsabilidades.

**c.** Escasa tolerancia a la frustración con irritabilidad y brotes de ira.

**d.** Signos vegetativos.

**(1)** Aumento de la libido.

**(2)** Adelgazamiento, anorexia.

**(3)** Insomnio (se manifiesta porque no se necesita dormir).

**(4)** Energía excesiva.

**2. Información extraída del examen mental**

**a. Aspecto general y comportamiento:** agitación psicomotora; ropa seductora y llamativa; maquillaje excesivo; poca atención al aspecto personal o combinaciones grotescas de vestidos; intruso; divertido; amenazador; hiperexcitado.

**b. Afecto:** lábil, intenso (con cambios bruscos hacia la depresión).

**c. Estado de ánimo:** eufórico, expansivo, irritable, exigente, coqueto.

**d. Habla:** apresurada, voz alta, llamativa, exagerada; puede ser incoherente.

**e. Contenido del pensamiento:** elevación considerable de la autoestima, grandiosidad, egocentrismo extremo; delirios y, menos veces, alucinaciones (sobre temas congruentes con el estado de ánimo, generalmente de índole grandiosa y paranoide), como valía y poder personales hinchados.

**f. Proceso del pensamiento:** fuga de ideas (si es intensa, puede llevar a la incoherencia); pensamientos fugaces, neologismos, asociaciones fónicas ruidosas, circunstancialidad, tangencialidad.

Tabla 10-4
**Criterios del DSM-IV-TR para el diagnóstico del episodio maníaco**

A. Un período diferenciado de un estado de ánimo anormal y persistentemente elevado, expansivo o irritable, que dura al menos 1 semana (o cualquier duración si es necesaria la hospitalización).
B. Durante el período de alteración del estado de ánimo han persistido tres (o más) de los siguientes síntomas (cuatro si el estado de ánimo es sólo irritable) y ha habido en un grado significativo:
(1) autoestima exagerada o grandiosidad
(2) disminución de la necesidad de dormir (p. ej., se siente descansado tras sólo 3 horas de sueño)
(3) más hablador de lo habitual o verborreico
(4) fuga de ideas o experiencia subjetiva de que el pensamiento está acelerado
(5) distraibilidad (p. ej., la atención se desvía demasiado fácilmente hacia estímulos externos banales o irrelevantes)
(6) aumento de la actividad intencionada (ya sea socialmente, en el trabajo o los estudios, o sexualmente) o agitación psicomotora
(7) implicación excesiva en actividades placenteras que tienen un alto potencial para producir consecuencias graves (p. ej., enzarzarse en compras irrefrenables, indiscreciones sexuales o inversiones económicas alocadas)
C. Los síntomas no cumplen los criterios para el episodio mixto (v. más adelante).
D. La alteración del estado de ánimo es suficientemente grave como para provocar deterioro laboral o de las actividades sociales habituales o de las relaciones con los demás, o para necesitar hospitalización con el fin de prevenir los daños a uno mismo o a los demás, o hay síntomas psicóticos.
E. Los síntomas no son debidos a los efectos fisiológicos directos de una sustancia (p. ej., una droga, un medicamento u otro tratamiento) ni a una enfermedad médica (p. ej., hipertiroidismo).

**Nota:** Los episodios parecidos a la manía que están claramente causados por un tratamiento somático antidepresivo (p. ej., un medicamento, terapéutica electroconvulsiva, terapéutica lumínica) no deben ser diagnosticados como trastorno bipolar I.

Con permiso de la American Psychiatric Association. *Diagnostic and Statistical Manual of Mental Disorders*, texto revisado, 4.ª ed. Washington, DC: American Psychiatric Association. Copyright 2000.

g. **Conciencia:** distraibilidad enorme, dificultades de concentración; memoria generalmente intacta, si no se distrae mucho; pensamiento abstracto generalmente intacto.
h. **Introspección y juicio:** muy alterados; a menudo, negación total de la enfermedad e incapacidad para tomar decisiones organizadas o racionales.

C. **Otros tipos de trastornos bipolares**

1. **Trastorno bipolar con ciclos rápidos.** Cuatro o más episodios depresivos, maníacos o mixtos en 12 meses. El trastorno bipolar con episodios mixtos o con ciclos rápidos sigue, en principio, una evolución más crónica que el trastorno bipolar sin estos episodios alternantes.
2. **Hipomanía.** Elevación del estado de ánimo acompañada de una menor necesidad para dormir, hipoactividad y busca del hedonismo. Menos intensa que la manía sin ningún rasgo psicótico (tabla 10-5).

D. **Trastornos depresivos**

1. **Trastorno depresivo mayor.** Puede ocurrir solo o como parte del trastorno bipolar. En el primer caso, también se habla de *depresión unipolar*. Los síntomas deben estar presentes durante al menos 2 semanas y suponer un cambio con respecto a la función previa. Dos veces más frecuente entre las mujeres. El acontecimiento precipitante se conoce en al menos un 25% de los casos. Variación diurna, con empeoramiento de los síntomas en las primeras horas de la mañana. Presencia de retraso o agitación psicomotores. Asociado a signos vegetativos. Puede haber delirios y alucinaciones congruentes con el estado de ánimo. La edad mediana de comienzo son los 40 años, pero puede aparecer en cualquier momento. Hay un factor genético. El trastorno depresivo mayor puede ocurrir como un único episodio en la vida de la persona o recidivar (v. tabla 10-3).
2. **Otros tipos de trastorno depresivo mayor**
   a. **Melancólico:** grave, con respuesta a la intervención biológica (tabla 10-6).
   b. **Crónico:** presente durante al menos 2 años; más común entre los hombres ancianos, sobre todo si abusan del alcohol o de sustancias; responde peor a la medicación. Da cuenta del 10 al 15% de los casos de trastorno depresivo mayor. También puede ocurrir como parte de los trastornos bipolares I y II.
   c. **Patrón estacional:** depresión que aparece cuando disminuye la luz diurna en el invierno y en el otoño y desaparece durante la primavera y el verano; también se conoce como *trastorno afectivo estacional*. Caracterizada por hipersomnia, hiperfagia y retraso psicomotor. Se relaciona con un metabolismo normal de la melatonina. Se trata con la exposición a luz artificial brillante durante 2 a 6 h/día. Puede también ocurrir como parte de los trastornos bipolares I y II.
   d. **De inicio después del parto:** depresión grave que comienza en las 4 semanas siguientes al parto. Suele afectar a mujeres con un trastorno subyacente o preexistente del estado de ánimo o con otro trastorno psiquiátrico. Los síntomas varían desde el insomnio intenso, la labilidad y la fatiga hasta el suicidio. Puede haber creencias homicidas y delirantes sobre el bebé. A veces, representa una urgencia psiquiátrica, con riesgo para la madre y el bebé. También se aplica a los episodios maníacos o mixtos o al trastorno psiquiátrico breve (v. cap. 9).
   e. **Con síntomas atípicos:** a veces, se denomina *disforia histérica*. Episodio depresivo mayor caracterizado por aumento de peso e hipersomnia, más que adelgazamiento e insomnio. Dos a tres veces más común entre las mujeres. Frecuente en el trastorno depresivo mayor con patrón estacional. Puede también ocurrir como parte de la depresión en el trastorno bipolar I o II y en el trastorno distímico (tabla 10-7).
   f. **Catatónica:** estuporosa, con embotamiento afectivo, aislamiento extremo, negativismo, retraso psicomotor y adopción de posturas extrañas con flexibilidad cérea. Responde al electrochoque.
   g. **Seudodemencia:** trastorno depresivo mayor que se manifiesta por disfunción cognitiva parecida a la demencia. Afecta a personas mayores, sobre todo a pacientes con antecedentes previos de trastornos del estado de ánimo. La depresión es primaria y llamativa y

Tabla 10-5
**Criterios del DSM-IV-TR para el diagnóstico del episodio hipomaníaco**

A. Un período diferenciado durante el que el estado de ánimo es persistentemente elevado, expansivo o irritable durante al menos 4 días y que es claramente diferente del estado de ánimo habitual.
B. Durante el período de alteración del estado de ánimo, han persistido tres (o más) de los siguientes síntomas (cuatro si el estado de ánimo es sólo irritable) y ha habido en un grado significativo:
  (1) autoestima exagerada o grandiosidad
  (2) disminución de la necesidad de dormir (p. ej., se siente descansado tras sólo 3 horas de sueño)
  (3) más hablador de lo habitual o verborreico
  (4) fuga de ideas o experiencia subjetiva de que el pensamiento está acelerado
  (5) distraibilidad (p. ej., la atención se desvía demasiado fácilmente hacia estímulos externos banales o irrelevantes)
  (6) aumento de la actividad intencionada (ya sea socialmente, en el trabajo o los estudios o sexualmente) o agitación psicomotora
  (7) implicación excesiva en actividades placenteras que tienen un alto potencial para producir consecuencias graves (p. ej., enzarzarse en compras irrefrenables, indiscreciones sexuales o inversiones económicas alocadas)
C. El episodio está asociado a un cambio inequívoco de la actividad que no es característico del sujeto cuando está asintomático.
D. La alteración del estado de ánimo y el cambio de la actividad son observables por los demás.
E. El episodio no es suficientemente grave como para provocar un deterioro laboral o social importante o para necesitar hospitalización, ni hay síntomas psicóticos.
F. Los síntomas no son debidos a los efectos fisiológicos directos de una sustancia (p. ej., una droga, un medicamento u otro tratamiento) ni a una enfermedad médica (p. ej., hipertiroidismo).
  **Nota:** Los episodios parecidos a los hipomaníacos que están claramente causados por un tratamiento somático antidepresivo (p. ej., un medicamento, terapéutica electroconvulsiva, terapéutica lumínica) no deben diagnosticarse como trastorno bipolar II.



Tabla 10-6
**Criterios del DSM-IV-TR para la especificación de síntomas melancólicos**

*Especificar* si:
  **Con síntomas melancólicos** (puede aplicarse al episodio depresivo mayor actual o más reciente de un trastorno depresivo mayor y a un episodio depresivo mayor de un trastorno bipolar I o bipolar II sólo en caso de que éste sea el episodio afectivo más reciente)
A. Presencia de uno de los siguientes síntomas durante el período más grave del episodio actual:
  (1) pérdida de placer en todas o casi todas las actividades
  (2) falta de reactividad a los estímulos habitualmente placenteros (no se siente mejor, ni siquiera temporalmente, cuando sucede algo bueno)
B. Tres (o más) de los siguientes:
  (1) una cualidad distintiva del estado de ánimo depresivo (p. ej., el estado de ánimo depresivo se experimenta de forma distinta del tipo de sentimiento experimentado tras la muerte de un ser querido)
  (2) la depresión es habitualmente peor por la mañana
  (3) despertar precoz (al menos 2 horas antes de la hora habitual de despertarse)
  (4) enlentecimiento o agitación psicomotores
  (5) anorexia significativa o pérdida de peso
  (6) culpabilidad excesiva o inapropiada



antecede a los déficits cognitivos. Responde al electrochoque o a la medicación antidepresiva.

h. **Depresión infantil:** no infrecuente. Signos y síntomas parecidos a los de los adultos. La depresión enmascarada se manifiesta por síntomas somáticos, la huida del domicilio, la fobia escolar y el abuso de sustancias. Puede ocurrir el suicidio.

Tabla 10-7
**Criterios del DSM-IV-TR para la especificación de síntomas atípicos**

*Especificar* si:

**Con síntomas atípicos** (puede aplicarse cuando estos síntomas predominan durante las 2 semanas más recientes de un episodio depresivo mayor actual de un trastorno depresivo mayor o en un trastorno bipolar I o bipolar II cuando el episodio depresivo mayor es el tipo más reciente de episodio afectivo, o cuando estos síntomas predominan durante los últimos 2 años de un trastorno distímico; si el episodio depresivo mayor no es actual, se aplica si los síntomas predominan durante un período cualquiera de 2 semanas)

A. Reactividad del estado de ánimo (el estado de ánimo mejora en respuesta a situaciones reales o potencialmente positivas).

B. Dos (o más) de los síntomas siguientes:
(1) aumento significativo del peso o del apetito
(2) hipersomnia
(3) abatimiento (sentir los brazos o las piernas pesados o inertes)
(4) patrón de larga duración de sensibilidad al rechazo interpersonal (no limitado a episodios de alteración del estado de ánimo) que provoca un deterioro social o laboral significativo

C. En el mismo episodio no se cumplen los criterios para los síntomas melancólicos ni para los síntomas catatónicos.



i. **Doble depresión:** desarrollo de trastorno depresivo mayor sobrepuesto a la distimia del paciente (aproximadamente 10-15%).
j. **Trastorno depresivo no especificado:** síntomas depresivos que no cumplen los criterios de ningún trastorno concreto del estado de ánimo (p. ej., trastorno depresivo menor, trastorno depresivo breve recurrente y trastorno disfórico premenstrual).
k. **Con síntomas psicóticos:** alucinaciones o delirios asociados a la depresión.

CONSEJO CLÍNICO:

*Si los delirios son incongruentes con el estado de ánimo, es más probable el diagnóstico de esquizofrenia.*

2. **Trastorno distímico** (anteriormente conocido como *neurosis depresiva*). Menos grave que el trastorno depresivo mayor. Más frecuente y crónico en el sexo femenino. Comienzo insidioso. Suele afectar a personas con antecedentes de estrés prolongado o pérdidas repentinas; coexiste a menudo con otros trastornos psiquiátricos (p. ej., abuso de sustancias, trastornos de la personalidad, trastorno obsesivo-compulsivo). Los síntomas suelen empeorar al final del día. Comienza, de ordinario, entre los 20 y los 35 años, aunque se conoce un tipo de inicio temprano antes de los 21 años. Es más común entre los parientes en primer grado con trastorno depresivo mayor. Los síntomas deben incluir, al menos, dos de los siguientes: apetito escaso, sobrealimentación, problemas de sueño, fatiga, autoestima baja, problemas de concentración o dificultades para tomar decisiones y sentimientos de indefensión (tabla 10-8).
3. **Trastorno ciclotímico.** Trastorno menos grave, con períodos alternantes de hipomanía y depresión moderada. Es un estado crónico y no psicótico. Los síntomas deben estar presentes durante al menos 2 años. Frecuencia equivalente en ambos sexos. Comienzo habitualmente insidioso, al final de la adolescencia o al inicio de la vida adulta. Abuso frecuente de sustancias. El trastorno depresivo mayor y el trastorno bipolar se dan más entre los parientes en primer grado que en la población general. Las oscilaciones recurrentes del estado de ánimo pueden llevar a dificultades sociales y profesionales. Responde, a veces, al litio (tabla 10-9).

## VI. Diagnóstico diferencial

En la tabla 10-10 se enumeran las diferencias clínicas entre la depresión y la manía.

Tabla 10-8
**Criterios del DSM-IV-TR para el diagnóstico del trastorno distímico**

A. Estado de ánimo crónicamente depresivo la mayor parte del día de la mayoría de los días, manifestado por el sujeto u observado por los demás, durante al menos 2 años. **Nota:** En los niños y adolescentes el estado de ánimo puede ser irritable y la duración debe ser de al menos 1 año.
B. Presencia, mientras está deprimido, de dos (o más) de los siguientes síntomas:
  (1) pérdida o aumento de apetito
  (2) insomnio o hipersomnia
  (3) falta de energía o fatiga
  (4) baja autoestima
  (5) dificultades para concentrarse o para tomar decisiones
  (6) sentimientos de desesperanza
C. Durante el período de 2 años (1 año en niños y adolescentes) de la alteración, el sujeto no ha estado sin síntomas de los Criterios A y B durante más de 2 meses seguidos.
D. No ha habido ningún episodio depresivo mayor durante los primeros 2 años de la alteración (1 año para niños y adolescentes); por ejemplo, la alteración no se explica mejor por la presencia de un trastorno depresivo mayor crónico o un trastorno depresivo mayor, en remisión parcial.
  **Nota:** Antes de la aparición del episodio distímico pudo haber un episodio depresivo mayor previo que ha remitido totalmente (ningún signo o síntoma significativos durante 2 meses). Además, tras los primeros 2 años (1 año en niños y adolescentes) de trastorno distímico, puede haber episodios de trastorno depresivo mayor superpuestos, en cuyo caso cabe realizar ambos diagnósticos si se cumplen los criterios para un episodio depresivo mayor.
E. Nunca ha habido un episodio maníaco, un episodio mixto o un episodio hipomaníaco y nunca se han cumplido los criterios para el trastorno ciclotímico.
F. La alteración no aparece exclusivamente en el transcurso de un trastorno psicótico crónico, como son la esquizofrenia o el trastorno delirante.
G. Los síntomas no son debidos a los efectos fisiológicos directos de una sustancia (p. ej., una droga, un medicamento) o a enfermedad médica (p. ej., hipotiroidismo).
H. Los síntomas causan un malestar clínicamente significativo o deterioro social, laboral o de otras áreas importantes de la actividad del individuo.

*Especificar* si:
  **Inicio temprano:** si el inicio es antes de los 21 años
  **Inicio tardío:** si el inicio se produce a los 21 años o con posterioridad

*Especificar* (para los últimos 2 años del trastorno distímico):
  **Con síntomas atípicos**

Con permiso de la American Psychiatric Association. *Diagnostic and Statistical Manual of Mental Disorders,* texto revisado, 4.ª ed. Washington, DC: American Psychiatric Association. Copyright 2000.

A. **Trastorno del estado de ánimo debido a enfermedad médica.** Episodio depresivo, maníaco o mixto o episodio parecido al depresivo mayor y secundario a enfermedad médica (p. ej., tumor cerebral, trastorno metabólico, enfermedad por el virus de la inmunodeficiencia humana (VIH), enfermedad de Parkinson, síndrome de Cushing) (tabla 10-11). Son frecuentes los déficits cognitivos.
   1. **Locura mixedematosa.** Hipotiroidismo asociado a fatigabilidad, depresión e impulsos suicidas. Puede remedar la esquizofrenia, con trastornos del pensamiento, delirios, alucinaciones, paranoia y agitación. Más frecuente entre las mujeres.
   2. **Síndrome del sombrerero loco.** La intoxicación (envenenamiento) crónica por mercurio produce síntomas maníacos (y a veces depresivos).

B. **Trastorno del estado de ánimo inducido por sustancias** (tabla 10-12). Trastornos del estado de ánimo causados por un medicamento o toxina (p. ej., cocaína, anfetamina, propranolol, esteroides). Debe descartarse siempre que un paciente presente síntomas depresivos o maníacos. Los trastornos del estado de ánimo suelen ocurrir de manera simultánea al abuso y dependencia de sustancias.

C. **Esquizofrenia.** La esquizofrenia puede remedar un episodio maníaco, depresivo mayor o mixto con rasgos psicóticos. Para diferenciarlo, guíese de factores tales como los antecedentes familiares, los antecedentes personales y la respuesta a la medicación. El episodio seudodepresivo o seudomaníaco con presencia de rasgos psicóticos incongruentes con el estado de

Tabla 10-9
**Criterios del DSM-IV-TR para el diagnóstico del trastorno ciclotímico**

A. Presencia, durante al menos 2 años, de numerosos períodos de síntomas hipomaníacos y numerosos períodos de síntomas depresivos que no cumplen los criterios para un episodio depresivo mayor. **Nota:** En los niños y adolescentes la duración debe ser de al menos 1 año.
B. Durante el período de más de 2 años (1 año en niños y adolescentes) la persona no ha dejado de presentar los síntomas del Criterio A durante un tiempo superior a los 2 meses.
C. Durante los primeros 2 años de la alteración no se ha presentado ningún episodio depresivo mayor, episodio maníaco o episodio mixto.
**Nota:** Después de los 2 años iniciales del trastorno ciclotímico (1 año en los niños y adolescentes), puede haber episodios maníacos o mixtos superpuestos al trastorno ciclotímico (en cuyo caso se diagnostican ambos trastornos, el ciclotímico y el trastorno bipolar I) o episodios depresivos mayores (en cuyo caso se diagnostican ambos trastornos, el ciclotímico y el trastorno bipolar II).
D. Los síntomas del Criterio A no se explican mejor por la presencia de un trastorno esquizoafectivo y no están supuerpuestos a una esquizofrenia, un trastorno esquizofreniforme, un trastorno delirante o un trastorno psicótico no especificado.
E. Los síntomas no son debidos a los efectos fisiológicos directos de una sustancia (p. ej., una droga, un medicamento) o a una enfermedad médica (p. ej., hipertiroidismo).
F. Los síntomas provocan malestar clínicamente significativo o deterioro social, laboral o de otras áreas importantes de la actividad del individuo.

Con permiso de la American Psychiatric Association. *Diagnostic and Statistical Manual of Mental Disorders*, texto revisado, 4.ª ed. Washington, DC: American Psychiatric Association. Copyright 2000.

ánimo hace pensar en una esquizofrenia. La inserción y difusión del pensamiento, el análisis inadecuado de la realidad y el comportamiento grotesco también pueden indicar una esquizofrenia. El trastorno bipolar con depresión o manía se asocia más a menudo a alucinaciones o delirios congruentes con el estado de ánimo.

D. **Duelo.** No es un trastorno verdadero. Aparece así reflejado en el DSM-IV-TR. Tristeza profunda secundaria a una pérdida importante. La presentación puede asemejarse a la del trastorno depresivo mayor, con anhedonía, retraimiento y signos vegetativos. Remite con el tiempo. Se diferencia del trastorno depresivo mayor por la ausencia de ideación suicida o sentimientos profundos de indefensión o inutilidad. Suele remitir antes de un año. Puede evolucionar hacia un episodio depresivo mayor entre las personas predispuestas.
E. **Trastornos de la personalidad.** Patrón conductual indefinido acompañado de un estilo defensivo rígido; la depresión ocurre más veces después de un acontecimiento vital estresante, dada la inflexibilidad de los mecanismos de afrontamiento. El episodio maníaco también puede suceder con más facilidad entre las personas predispuestas con un trastorno preexistente de la personalidad. A veces se diagnostica simultáneamente un trastorno del estado de ánimo del eje I más un trastorno de la posibilidad del eje II.
F. **Trastorno esquizoafectivo.** Los signos y síntomas de esquizofrenia acompañan a síntomas llamativos del estado de ánimo. La evolución y el pronóstico se sitúan a mitad de camino entre los de la esquizofrenia y los de los trastornos del estado de ánimo.
G. **Trastorno adaptativo con depresión del estado de ánimo.** Depresión moderada en respuesta a un estrés claramente identificable que remite conforme lo hace el estrés. Se considera una respuesta de inadaptación motivada por una alteración funcional o por una intensidad exagerada y desproporcionada de los síntomas. Las personas con trastornos de la personalidad o déficits cognitivos parecen más vulnerables.
H. **Trastornos primarios del sueño.** Pueden causar anergia, disomnia e irritabilidad. Se distinguen de la depresión mayor analizando los signos y síntomas característicos de la depresión y la aparición de las alteraciones del sueño sólo en el contexto de los episodios depresivos. Hay que plantear un estudio polisomnográfico en caso de depresión refractaria.
I. **Otros trastornos mentales.** Los trastornos alimentarios, los trastornos somatoformes y los trastornos de ansiedad se asocian habitualmente a síntomas depresivos y deben incluirse en el diagnóstico diferencial de todo paciente con síntomas depresivos. Quizá, los trastornos de ansiedad

Tabla 10-10
**Diferencias clínicas entre la depresión y la manía**

| | Síndrome depresivo | Síndrome maníaco |
|---|---|---|
| Estado de ánimo | Deprimido, irritable o ansioso (no obstante, el paciente puede sonreír o negar los cambios subjetivos del estado de ánimo y quejarse, en cambio, de dolor o de otras molestias somáticas) | Exaltado, irritable u hostil |
| | Crisis de llanto (sin embargo, el paciente puede quejarse de incapacidad para llorar o experimentar las emociones) | Lagrimeo momentáneo (como parte del estado mixto) |
| Manifestaciones psicológicas asociadas | Falta de autoconfianza; autoestima baja; autorreproches | Autoestima inflada; fanfarronadas; grandiosidad |
| | Mala concentración; indecisión | Fuga del pensamiento; asociaciones fónicas ruidosas (nuevos pensamientos desencadenados por sonidos verbales más que por su significado); distraibilidad |
| | Disminución de la gratificación; pérdida del interés por las actividades habituales; pérdida de los vínculos; aislamiento social | Interés acentuado por actividades y personas nuevas, búsqueda de actos creativos; mayor integración con las personas (que, a menudo, se sienten alienadas por el comportamiento intruso y entrometido del paciente); compras compulsivas; deslices sexuales; inversiones empresariales imprudentes |
| | Expectativas negativas; indefensión; inutilidad; aumento de la dependencia | |
| | Pensamientos recurrentes de muerte y suicidio | |
| Manifestaciones somáticas | Retraso psicomotor; fatiga | Aceleración psicomotora; eutonía (aumento de la sensación de bienestar físico) |
| | Agitación | |
| | Anorexia y adelgazamiento o aumento de peso | Posible adelgazamiento por la mayor actividad y la falta de atención a unos hábitos alimentarios adecuados |
| | Insomnio o hipersomnia | Menor necesidad de dormir |
| | Irregularidades menstruales; amenorrea | |
| | Anhedonía; pérdida del deseo sexual | Aumento del deseo sexual |
| Síntomas psicóticos | Delirios de inutilidad y vicio | Delirios de grandeza con un talento extraordinario |
| | Delirios de referencia y persecución | Delirios de asistencia; delirios de referencia y de persecución |
| | Delirios de mala salud (nihilistas, somáticos o hipocondríacos) | Delirios de poder mental y físico excepcionales |
| | Delirios de pobreza | Delirios de salud, ancestros aristocráticos u otra identidad megalómala |
| | Alucinaciones depresivas en las esferas auditiva, visual y (rara vez) olfatoria | Alucinaciones auditivas o visuales fugaces |

Con permiso de Berkow R, ed. *Merck Manual,* 15.ª ed. Rahway NJ: Merck Sharp & Dohme Research Laboratories, 1987: 1518.

Tabla 10-11
**Causas neurológicas y médicas de los síntomas depresivos (y maníacos)**

| | |
|---|---|
| **Neurológicas** | Puerperio[a] |
| Enfermedades cerebrovasculares | Trastornos tiroideos (hipotiroidismo e hipertiroidismo apático)[a] |
| Demencias (incluida la demencia de tipo Alzheimer con depresión del estado de ánimo) | **Infecciosas e inflamatorias** |
| Epilepsia[a] | Sida[a] |
| Enfermedad de Fahr[a] | Síndrome de fatiga crónica |
| Enfermedad de Huntington[a] | Mononucleosis |
| Hidrocefalia | Neumonía vírica y bacteriana |
| Infecciones (incluida la infección por el VIH y la neurosífilis)[a] | Artritis reumatoide |
| Migrañas[a] | Arteritis de Sjögren |
| Esclerosis múltiple[a] | Lupus eritematoso generalizado[a] |
| Narcolepsia | Artritis temporal |
| Neoplasias[a] | Tuberculosis |
| Enfermedad de Parkinson | **Miscelánea (médica)** |
| Parálisis supranuclear progresiva | Cáncer (en especial, de páncreas u otro del tubo digestivo) |
| Apnea del sueño | Enfermedades cardiorrespiratorias |
| Traumatismos[a] | Porfiria |
| Enfermedad de Wilson[a] | Uremia (y otras enfermedades renales)[a] |
| **Endocrinas** | Carencias vitamínicas (vitamina $B_{12}$, folato, ácido nicotínico, tiamina)[a] |
| Suprarrenal (enfermedad de Cushing, enfermedad de Addison) | |
| Hiperaldosteronismo | |
| Relacionada con la menstruación[a] | |
| Trastornos paratiroideos (hiper e hipotiroidismo) | |

[a] Estos trastornos también se asocian a síntomas maníacos.

acompañados de depresión sean los más difíciles de separar de los trastornos depresivos con una ansiedad importante. La dificultad para efectuar esta separación se refleja en la inclusión de la categoría experimental del trastorno mixto ansiodepresivo en el DSM-IV-TR (v. cap. 11).

## VII. Evolución y pronóstico

El 15% de los pacientes deprimidos acaba suicidándose. Todo episodio depresivo no tratado dura, por término medio, 10 meses. Como mínimo, el 75% de los pacientes afectados sufre un segundo episodio de depresión, generalmente en los primeros 6 meses después del inicial. El número medio de episodios depresivos a lo largo de la vida es de cinco. El pronóstico suele ser favorable: 50% de recuperación, 30% de recuperación parcial y 20% de evolución crónica. Alrededor del 20 al 30% de los pacientes distímicos experimentan, en orden decreciente de frecuencia, trastornos depresivos mayores (la denominada *doble depresión*), trastornos bipolares de tipo II o trastorno bipolares de tipo I. Aproximadamente el 30% de los pacientes con un trastorno ciclotímico sufre un trastorno mayor del estado de ánimo, en general un trastorno bipolar II. El 45% de los episodios maníacos recidiva. Los episodios maníacos no tratados duran de 3 a 6 meses y muestran un alto índice de recurrencias (10, por término medio). Del 80 al 90% de los pacientes maníacos acaba experimentando un episodio depresivo completo. El pronóstico es regular: recuperación del 15%, recuperación parcial del 50 al 60% (múltiples recaídas con buena función entre los episodios) e indicios de síntomas crónicos y deterioro social del tercio restante.

CONSEJO CLÍNICO:

*Hay que hospitalizar a los pacientes deprimidos con ideación suicida si el clínico duda del riesgo. Si el clínico no puede dormir porque está preocupado por un paciente, ese paciente debe estar dentro del hospital.*

Tabla 10-12
**Causas farmacológicas de la depresión y de la manía**

| Causas farmacológicas de depresión | | Causas farmacológicas de manía |
|---|---|---|
| **Fármacos cardíacos y antihipertensivos** | | |
| Betanidina | Digital | Anfetaminas |
| Clonidina | Prazosina | Antidepresivos |
| Guanetidina | Procainamida | Baclofeno |
| Hidralazina | Veratrum | Bromida |
| Metildopa | Lidocaína | Bromocriptina |
| Propranolol | Oxprenolol | Captopril |
| Reserpina | Metoserpidina | Cimetidina |
| **Sedantes e hipnóticos** | | Cocaína |
| Barbitúricos | Benzodiazepinas | Corticoides (incluida la corticotropina) |
| Hidrato de coral | Clorometiazol | Ciclosporina |
| Etanol | Clorazepato | Disulfiram |
| **Esteroides y hormonas** | | Alucinógenos (intoxicación y recurrencias) |
| Corticoides | Triamcinolona | Hidralazina |
| Anticonceptivos orales | Noretisterona | Isoniazida |
| Prednisona | Danazol | Levodopa |
| **Estimulantes y supresores del apetito** | | Metilfenidato |
| Anfetaminas | Dietilpropión | Metrizamida (después de la mielografía) |
| Fenfluramina | Fenmetrazina | Opiáceos |
| **Fármacos psicotropos** | | Fenciclidina |
| Butirofenonas | Fenotiazinas | Procarbazina |
| **Fármacos neurológicos** | | Prociclidina |
| Amantadina | Baclofeno | Yohimbina |
| Bromocriptina | Carbamazepina | |
| Levodopa | Metosuximida | |
| Tetrabenazina | Fenitoína | |
| **Analgésicos y antiinflamatorios** | | |
| Fenoprofeno | Fenacetina | |
| Ibuprofeno | Fenilbutazona | |
| Indometacina | Pentazocina | |
| Opiáceos | Benzidamina | |
| **Antibacterianos y antimicóticos** | | |
| Ampicilina | Griseofulvina | |
| Sulfametoxazol | Metronidazol | |
| Clotrimazol | Nitrofurantoína | |
| Cicloserina | Ácido nalidíxico | |
| Dapsona | Sulfamidas | |
| Etionamida | Estreptomicina | |
| Tetraciclina | Tiocarbanilida | |
| **Antineoplásicos** | | |
| C-asparaginasa | 6-Azauridina | |
| Mitramicina | Bleomicina | |
| Vincristina | Trimetoprima | |
| | Zidovudina | |
| **Miscelánea** | | |
| Acetazolamida | Anticolinesterásicos | |
| Colina | Cimetidina | |
| Ciproheptadina | Difenoxilato | |
| Disulfiram | Lisergida | |
| Metisergida | Mebeverina | |
| Meclizina | Metoclopramida | |
| Pizotifeno | Salbutamol | |

Adaptado con permiso de Cummings JL. *Clinical Neuropsychiatry.* Orlando FL: Grune & Stratton, 1985: 187.

## VIII. Tratamiento

**A. Trastornos depresivos.** Los episodios depresivos mayores del 70 al 80% de los pacientes se pueden tratar. El método más eficaz consiste en integrar la farmacoterapia con las intervenciones psicoterapéuticas.

**1. Psicofarmacológico**

**a.** La mayoría de los clínicos comienza el tratamiento con un inhibidor selectivo de la recaptación de serotonina (ISRS). Los efectos secundarios iniciales y pasajeros comprenden ansiedad, molestias gastrointestinales y dolor de cabeza. El cumplimiento se facilita señalando a los pacientes la naturaleza autolimitada de estos efectos. La disfunción sexual representa, a menudo, un efecto secundario persistente y frecuente que responde a los cambios de medicación o de posología o al tratamiento complementario con un preparado como el bupropión o la buspirona. Los efectos ansiógenos tempranos de los ISRS pueden agravar la ideación suicida y se pueden combatir reduciendo la dosis o añadiendo un ansiolítico (p. ej., 0,5 mg de clonazepam por la mañana y por la noche). El insomnio se alivia con una benzodiazepina, el zolpidem, la trazodona o la mirtazapina. Los pacientes que no respondan o que no toleren un ISRS determinado pueden mejorar con otro. Algunos clínicos cambian a un preparado con un mecanismo diferente de acción, como el bupropión, la venlafaxina, la duloxetina, la mirtazapina, un tricíclico o un inhibidor de la monoaminoxidasa (IMAO). En general, se considera que los tricíclicos y los IMAO constituyen preparados de segunda o tercera línea, debido a sus efectos secundarios y a su posible letalidad en caso de intoxicación.

CONSEJO CLÍNICO:

*El riesgo de suicidio aumenta a medida que los pacientes deprimidos, con suicidalidad, empiezan a mejorar. Entonces, disponen de la energía física para consumar el acto, mientras que antes carecen de ella. Este hecho se conoce como suicidio paradójico.*

**b.** El bupropión es un fármaco noradrenérgico y dopaminérgico con propiedades estimulantes que suele tolerarse bien y puede resultar muy útil ante la depresión caracterizada por alergia y retraso psicomotor. Además, carece de efectos secundarios sexuales. Puede exacerbar la ansiedad y la agitación. Sus propiedades dopaminérgicas acentúan, a veces, la psicosis. Las preocupaciones antiguas por su tendencia a ocasionar crisis se han mitigado con una formulación de liberación sostenida que comporta el mismo riesgo de crisis que los ISRS (0,1%). La dosis media es de 150 a 300 mg/día.

**c.** La venlafaxina y la duloxetina son inhibidores de la recaptación de serotonina y noradrenalina, muy eficaces frente a las depresiones graves o refractarias. Las tasas de respuesta aumentan con las dosis más altas. Los efectos secundarios se asemejan a los de los ISRS. La dosis media de venlafaxina varía entre 75 y 375 mg/día y la de la duloxetina, entre 20 y 60 mg/día.

**d.** La nefazodona es un fármaco de propiedades serotoninérgicas. Su mecanismo principal de acción consiste en un bloqueo postsináptico de $5\text{-HT}_2$. En consecuencia, mejora el sueño y muestra una reducida tasa de efectos secundarios sexuales. Se ha asociado a hepatotoxicidad y debe administrarse con cautela a los pacientes con sospecha de daño hepático. La dosis media es de 300 a 600 mg/día. Sólo se comercializa como especialidad genérica.

**e.** La mirtazapina dispone de acciones antihistamínicas, noradrenérgicas y serotoninérgicas. Bloquea específicamente los receptores $5\text{-HT}_2$ y $5\text{-HT}_3$, de modo que se evitan los efectos secundarios exógenos, sexuales y gastrointestinales de los fármacos serotoninérgicos. En dosis bajas, puede causar una importante sedación y aumento de peso. En dosis altas, predominan los efectos noradrenérgicos sobre los antihistamínicos y tiene más propiedades activadoras. La dosis media varía entre 15 y 30 mg/día.

f. Los tricíclicos son sumamente eficaces pero precisan un ajuste posológico. Sus efectos secundarios comprenden efectos anticolinérgicos, además del posible retraso de la conducción cardíaca y del ortostatismo. Las aminas secundarias, como la nortriptilina, se toleran a menudo mejor que las terciarias, como la amitriptilina. Los valores sanguíneos ayudan a establecer la posología óptima y la idoneidad del ensayo terapéutico. La letalidad de la intoxicación sigue constituyendo un problema.

g. Las estrategias de refuerzo frente a pacientes rebeldes al tratamiento o que responden parcialmente se basan en la liotironina, el litio, las anfetaminas, la buspirona o las asociaciones antidepresivas como la combinación de bupropión más un ISRS.

h. Si los síntomas siguen sin mejorar, se puede ensayar un IMAO, que resulta seguro con una restricción dietética razonable de las sustancias que contienen tiramina. Los episodios depresivos mayores con síntomas atípicos o psicóticos o los que se relacionan con el trastorno bipolar I quizá respondan de preferencia a los IMAO. Los IMAO no deben administrarse en las 2 a 5 semanas después de suspender un ISRS u otro fármaco serotoninérgico (p. ej., 5 semanas para la fluoxetina, 2 semanas para la paroxetina). No se debe administrar ningún ISRS ni otros fármacos serotoninérgicos (p. ej., clomipramina) durante 2 semanas después de suspender un IMAO. Los antagonistas serotoninérgicos-dopaminérgicos se usan también frente a la depresión con síntomas psicóticos.

i. El tratamiento de mantenimiento con antidepresivos durante al menos 5 meses ayuda a prevenir las recaídas. El tratamiento prolongado está indicado ante los pacientes con un trastorno depresivo mayor recurrente. La posología antidepresiva que se necesita para inducir la remisión se debe continuar durante la fase de mantenimiento.

j. El electrochoque es útil en el trastorno depresivo mayor refractario y los episodios depresivos mayores con síntomas psicóticos; asimismo, está indicado cuando se desea una respuesta terapéutica rápida o cuando hay que evitar los efectos secundarios de la medicación antidepresiva. (El electrochoque se intrautiliza como tratamiento antidepresivo de primera línea.)

k. El litio puede representar un antidepresivo de primera línea frente a la depresión del trastorno bipolar. Se puede agregar un antidepresivo heterocíclico o un IMAO, según el caso, pero hay que vigilar cuidadosamente la aparición de síntomas maníacos.

l. La estimulación magnética transcraneal repetida (EMTr) tiene carácter todavía experimental. Puede constituir un tratamiento alentador de la depresión. Se basa en el uso de campos magnéticos para estimular determinadas regiones cerebrales (p. ej., corteza prefrontal izquierda), supuestamente implicadas en la fisiopatología de los trastornos específicos.

m. En algunos casos de depresión se ha aplicado con éxito tratamiento empírico mediante estimulación del nervio vago con electrodos implantados; en estos momentos se investiga su eficacia.

2. **Psicológico.** La psicoterapia, combinada a los antidepresivos surte más efecto frente al trastorno depresivo mayor que cualquiera de los tratamientos por separado.

a. **Cognitivos:** tratamiento a corto plazo por un terapeuta y asignación de tareas domésticas destinadas al análisis y corrección de las cogniciones negativas y los supuestos inconscientes de partida; se basa en la corrección de distorsiones crónicas del pensamiento que llevan a la depresión, en particular la tríada cognitiva de los sentimientos de desesperanza e indefensión sobre uno mismo, su futuro y su pasado.

b. **Conductual:** basada en la teoría del aprendizaje (clásica y condicionamiento operativo). En general, breve y muy estructurada; destinada a comportamientos no deseados específicos y circunscritos. La técnica de condicionamiento operativo, para el refuerzo positivo, puede suponer un complemento eficaz en el tratamiento de la depresión.

c. **Interpersonal:** diseñada como tratamiento específico y breve de la depresión no psicótica ni bipolar de los pacientes ambulatorios. El énfasis se pone en las cuestiones interpersonales momentáneas, en lugar de la dinámica intrapsíquica inconsciente.

**d.** **Orientación psicoanalítica:** terapia orientada a la introspección, de duración indefinida, para entender los conflictos y motivaciones inconscientes que pueden alimentar y sostener la depresión.

**e.** **Apoyo:** terapia de duración indefinida con el fin principal de proporcionar un apoyo emocional. Está especialmente indicada en la crisis aguda, por ejemplo en el duelo, o cuando el paciente empieza a recuperarse de un episodio depresivo mayor pero todavía no puede involucrarse en una terapia interactiva más exigente.

**f.** **Grupo:** no indicada para los pacientes en un estado agudo con suicidalidad. Los demás pacientes deprimidos mejoran por el apoyo, el respiro y el refuerzo positivo de los grupos, así como por la interacción interpersonal y la corrección inmediata de las distorsiones cognitivas y de transferencia por parte de los demás miembros del grupo.

**g.** **Familia:** especialmente indicada si la depresión del paciente altera la estabilidad familiar, la depresión se relaciona con acontecimientos familiares o si es sostenida o mantenida por los patrones familiares.

**B. Trastornos bipolares**

**1. Biológicos**

**a.** El litio, el divalproex y la olanzapina constituyen tratamientos de primera línea para la fase maníaca de trastorno bipolar, pero la carbamazepina es otro tratamiento perfectamente conocido. La gabapentina y la lamotrigina también se utilizan. El topiramato es otro antiepiléptico con efecto frente al trastorno bipolar. El electrochoque es muy eficaz en todas las fases del trastorno bipolar. La carbamazepina, el divalproex y el ácido valproico quizá sean preferibles al litio para tratar la manía mixta o disfórica, los ciclos rápidos y la manía psicótica, así como en el tratamiento de los pacientes con antecedentes de numerosos episodios maníacos o con abuso concomitante de sustancias.

**b.** El tratamiento de los episodios maníacos agudos suele exigir el uso complementario de sedantes potentes. Los fármacos más utilizados al comienzo del tratamiento son el clonazepam (1 mg cada 4 a 6 h) y el lorazepam (2 mg cada 4 a 6 h). El haloperidol (2 a 10 mg/día), la olanzapina (2,5 a 10 mg/día) y la risperidona (0,5 a 6 mg/día) también se utilizan. Los pacientes bipolares son muy sensibles a los efectos secundarios de los antipsicóticos típicos. Los antipsicóticos típicos (p. ej., olanzapina [10 a 15 mg/día]) suelen emplearse en monoterapia o para el control agudo y pueden surtir propiedades antimaníacas intrínsecas. En cuanto el paciente se estabilice, el médico debe intentar reducir paulatinamente estos preparados complementarios.

**c.** El litio sigue siendo una piedra angular del tratamiento de los trastornos bipolares. En general, se necesitan valores sanguíneos de 0,8 a 1,2 mEq/l para controlar los síntomas agudos. El ensayo terapéutico completo debe durar, como mínimo, 4 semanas, manteniendo niveles terapéuticos durante 2 semanas. El estudio previo comprende un hemograma completo, un electrocardiograma (ECG), pruebas de función tiroidea, medición del nitrógeno ureico en sangre y de la creatinina sérica y una prueba de embarazo. El litio cuenta con un margen terapéutico estrecho y sus niveles pueden tornarse en seguida tóxicos si el paciente se deshidrata. Un nivel de 2 mEq o más resulta tóxico. El tratamiento con litio se puede iniciar con 300 mg, tres veces al día. Hay que verificar los niveles a los 5 días y ajustar convenientemente la dosis. La respuesta clínica puede tardar 4 días, una vez conseguidos los valores terapéuticos. Los efectos secundarios habituales consisten en sed, poliuria, temblor, sabor metálico, embotamiento cognitivo y molestias gastrointestinales. El litio puede inducir hipotiroidismo y, rara vez, toxicidad renal. El litio constituye un tratamiento de primera línea de la depresión bipolar y se asocia a una respuesta antidepresiva de la mitad de los pacientes. El litio es más eficaz en la profilaxis de nuevos episodios del estado de ánimo, si los niveles oscilan entre 0,8 a 1,2 mEq/l. Sin embargo, muchos pacientes logran mantener la remisión con cifras más bajas, que se toleran mejor y fomentan un mayor cumplimiento. Los pacientes con brotes depresivos intercurrentes durante el tratamiento con litio necesitan estudio de un posible hipotiroidismo yatrógeno. El litio se excreta intacto por los riñones y debe administrarse con cautela a los pacientes con nefropatía. Como el litio no se metaboliza en el hígado, puede representar la mejor opción para el tratamiento del trastorno bipolar de los pacientes con alteraciones de la función hepática.

**d.** El ácido valproico y el divalproex cuentan con un margen terapéutico amplio y se muestran eficaces en cifras de 50 a 125 mcg/ml. El estudio previo comprende un hemograma completo y pruebas de función hepática. Se necesita una prueba de embarazo porque este fármaco puede ocasionar defectos del tubo neural de los fetos en fase de desarrollo. Además, puede producir trombocitopenia y aumento de las transaminasas, habitualmente benignas y autolimitadas, pero que obligan a una mayor vigilancia sanguínea. Se ha descrito hepatotoxicidad mortal sólo entre niños menores de 10 años que habían recibido varios antiepilépticos. Los efectos secundarios característicos consisten en caída del pelo (que se puede tratar con cinc y selenio), temblor, aumento de peso y sudoración. Las molestias gastrointestinales son frecuentes pero se pueden minimizar administrando comprimidos con recubrimiento entérico (Depakine) y mediante un ajuste gradual de la dosis. El ácido valproico se puede administrar en dosis de carga para el control de los síntomas agudos (20 mg/kg, repartidos en varias tomas). Esta estrategia también se asocia a niveles terapéuticos y a una mejora de los síntomas antes de 7 días. La medicación de los pacientes ambulatorios, con más fragilidad física o con una enfermedad menos intensa se puede iniciar con dosis de 250 a 750 mg/día, que se ajusta paulatinamente hasta alcanzar niveles terapéuticos. Los valores sanguíneos se pueden verificar a los 3 días después de empezar o cambiar una determinada dosis.

**e.** La carbamazepina suele ajustarse en función de la respuesta, más que de los niveles sanguíneos, pero muchos clínicos procuran mantener cifras de 4 a 12 mcg/ml. El estudio previo consiste en pruebas de función hepática y un hemograma completo, además de ECG, electrólitos, reticulocitos y una prueba de embarazo. Los efectos secundarios comprenden náuseas, sedación y ataxia. Rara vez se observan hepatotoxicidad, hiponatremia o mielosupresión. La erupción afecta al 10% de los pacientes. El exantema descamativo (síndrome de Stevens-Johnson) es raro, pero potencialmente mortal. La dosis inicial oscila entre 200 a 600 mg/día y se ajusta cada 5 días, según la respuesta clínica. La mejoría puede tardar entre 7 y 14 días después de obtener la dosis terapéutica. Las interacciones medicamentosas complican el uso de la carbamazepina y probablemente la relegan a una segunda línea de tratamiento. Es un potente inductor enzimático y puede disminuir los niveles de otros psicotropos, como el haloperidol. La carbamazepina induce su propio metabolismo (autoinducción) y con frecuencia hay que incrementar su posología durantes los primeros meses para mantener cifras terapéuticas y la respuesta clínica.

**f.** La lamotrigina y la gabapentina son antiepilépticos con propiedades antidepresivas, antimaníacas y estabilizadoras del ánimo. No precisan vigilancia sanguínea. La gabapentina se excreta únicamente por los riñones. Posee un perfil benigno de efectos secundarios que comprende sedación o activación, mareos o fatiga. No interacciona con otros medicamentos. Hay que disminuir la dosis si el paciente presenta insuficiencia renal. La gabapentina se puede ajustar enérgicamente y se ha descrito una respuesta terapéutica con dosis que varían entre 300 y 3.600 mg/día. Poseen una semivida corta y se dosifica hasta tres veces al día. La lamotrigina requiere un ajuste gradual para disminuir el riesgo de exantema, que se da en un 10% de los casos. El síndrome de Stevens-Johnson afecta al 0,1% de los pacientes tratados con lamotrigina. Otros efectos secundarios comprenden náuseas, sedación, ataxia e insomnio. La posología inicial es de 25 a 50 mg/día durante 2 semanas y se va aumentando lentamente hasta 150 a 250 mg, dos veces al día. El valproato eleva los niveles de lamotrigina. En presencia de valproato, el ajuste de la lamotrigina debe lentificarse y, además, se utilizarán dosis menores (p. ej., 25 mg por vía oral, cuatro veces al día, durante 2 semanas, con incrementos de 25 mg cada 2 semanas hasta un máximo de 150 mg/día). El topiramato se ha mostrado eficaz frente a los trastornos bipolares. Entre sus efectos secundarios se encuentran la fatiga y el embotamiento cognitivo. Este fármaco reúne la propiedad singular de producir adelgazamiento. En una serie de pacientes con trastorno bipolar y sobrepeso se observó una pérdida media del 5% del peso corporal durante el tratamiento con topiramato, como complemento de otros medicamentos. La dosis inicial suele ser de 25 a 50 mg/día y se puede ajustar hasta un máximo de 400 mg/día.

**g.** Los pacientes con enfermedad recurrente precisan tratamiento de mantenimiento. Durante este período, hay que vigilar en el laboratorio los niveles de litio, ácido valproico y carbamazepina. Estos requisitos se esbozan en el capítulo 25.

**h.** Los pacientes que no responden adecuadamente a un estabilizador del ánimo pueden mejorar con un tratamiento combinado. A menudo, se asocian el litio y el ácido valproico, lo que eleva el riesgo de neurotoxicidad, si bien la combinación parece inocua. Otras combinaciones comprenden el litio más la carbamazepina, la carbamazepina más el ácido valproico (exige una mayor vigilancia de las interacciones medicamentosas y la hepatotoxicidad en el laboratorio) y las combinaciones con los antiepilépticos más modernos.

**i.** Otros preparados empleados en el trastorno bipolar son el verapamilo, el nimodipino, la clonidina, el clonazepam y la levotiroxina. Los antipsicóticos atípicos de segunda generación también se pueden emplear en los trastornos bipolares. Se ha probado el uso de la quetiapina y se ha demostrado que la risperidona y la clozapina surten efectos antimaníacos y estabilizadores del ánimo. En la tabla 10-13 se enumeran los fármacos empleados en el tratamiento de la depresión y, en la 10-14, los utilizados frente a la manía.

**j.** El electrochoque debe plantearse en casos refractarios o de urgencia (v. cap. 25 para más detalles).

**2. Psicológico.** La psicoterapia, combinada con los fármacos antimaníacos (p. ej., litio) es más eficaz que cualquiera de los tratamientos por separado. La psicoterapia no está indicada si el paciente experimenta un episodio maníaco. En este caso, lo fundamental es la seguridad del paciente y de los demás y hay que adoptar medidas farmacológicas y físicas para proteger y calmar al paciente.

**a. Cognitiva:** se ha investigado en relación con el mayor cumplimiento del tratamiento con litio por los pacientes con trastorno bipolar.

**b. Conductual:** su eficacia es mayor durante el tratamiento hospitalario de los pacientes maníacos. Ayuda a poner límites al comportamiento impulsivo o inadecuado mediante técnicas como el refuerzo positivo y negativo y la economía de fichas.

**c. Orientación psicoanalítica:** facilita la recuperación y estabilización de los pacientes maníacos si el paciente puede y desea la introspección de los conflictos subyacentes que desencadenan y alimentan los episodios maníacos. Ayuda al paciente a entender la resistencia a la medicación y mejora, en consecuencia, el cumplimiento.

**d. Apoyo:** indicada especialmente en las fases agudas y en la recompensación inicial. Algunos pacientes sólo admiten el tratamiento de apoyo y otros toleran la terapia orientada a la introspección. El tratamiento de apoyo suele estar más veces indicado en el trastorno bipolar crónico de pacientes con síntomas residuales importantes en el intervalo y un deterioro social.

**e. Grupo:** puede servir para afrontar la negación y la grandiosidad defensiva de los pacientes maníacos. Ayuda a abordar aspectos comunes a muchos pacientes maníacos como la soledad, la vergüenza, la incapacidad, el temor a las enfermedades mentales y la pérdida de control. Facilita la reintegración social de los pacientes.

**f. Familia:** muy importante para los trastornos bipolares, porque el trastorno posee un arraigo familiar importante (22-25% de los familiares en primer grado) y porque los episodios maníacos rompen extraordinariamente las relaciones personales y el trabajo de los pacientes. Durante los episodios maníacos, los pacientes pueden gastar cantidades gigantescas del dinero familiar o cometer deslices sexuales; hay que abordar los sentimientos residuales de enfado, culpa y vergüenza entre los miembros de la familia. Se pueden explorar caminos para ayudar al cumplimiento y a la detección de los acontecimientos desencadenantes.

---

Para una exposición más detallada de este tema, véase *Mood Disorders,* capítulo 14, página 1559, en CTP/VIII.

---

Tabla 10-13
**Medicación antidepresiva**

| Nombre genérico | Dosis diaria habitual (mg) | Efectos secundarios frecuentes | Consejos clínicos |
|---|---|---|---|
| **Inhibidores de la recaptación de noradrenalina** | | | |
| Desipramina | 75-300 | Adormecimiento, insomnio, hipotensión, agitación, cardíacos, ↑ peso, anticolinérgicos[a] | La sobredosis puede resultar mortal. Se precisa ajuste posológico. |
| Protriptilina | 20-60 | Adormecimiento, insomnio, agitación, anticolinérgicos[a] | La sobredosis puede resultar mortal. Se precisa ajuste posológico. |
| Nortriptilina | 40-200 | Adormecimiento, ↑ peso, anticolinérgicos[a] | La sobredosis puede resultar mortal. Se precisa ajuste posológico. |
| Maprotilina | 100-225 | Adormecimiento, ↑ peso, anticolinérgicos[a] | La sobredosis puede resultar mortal. Se precisa ajuste posológico. |
| **Inhibidores de la recaptación de serotonina** | | | |
| Citalopram | 20-60 | Todos los ISRS pueden producir insomnio, agitación, sedación, molestias gastrointestinales y disfunción sexual. | Muchos ISRS inhiben diversas isoenzimas del citocromo P450. Se toleran mejor que los tricíclicos y poseen una gran seguridad en caso de intoxicación. Los ISRS de semivida más corta pueden asociarse a síntomas de abstinencia si se retiran bruscamente. |
| Escitalopram | 10-20 | | |
| Fluoxetina | 10-40 | | |
| Fluvoxamina[b] | 100-300 | | |
| Paroxetina | 20-50 | | |
| Sertralina | 50-150 | | |
| **Inhibidores de la recaptación de noradrenalina y serotonina** | | | |
| Amitriptilina | 75-300 | Adormecimiento, ↑ peso, anticolinérgicos[a] | La sobredosis puede resultar mortal. Se precisa ajuste posológico. |
| Doxepina | 75-300 | Adormecimiento, ↑ peso, anticolinérgicos[a] | La sobredosis puede resultar mortal. |
| Duloxetina | 40-60 | Adormecimiento, hipertensión, anticolinérgicos | Midriasis, por eso debe administrarse con cautela en caso de glaucoma. |
| Imipramina | 75-300 | Adormecimiento, insomnio y agitación, molestias gastrointestinales, ↑ peso, anticolinérgicos[a] | La sobredosis puede resultar mortal. |
| Trimipramina | 75-300 | Adormecimiento, ↑ peso, anticolinérgicos[a] | — |
| Venlafaxina | 150-375 | Alteraciones del sueño, molestias gastrointestinales | Las dosis más altas pueden producir hipertensión. Se precisa ajuste posológico. La retirada brusca puede motivar síntomas de abstinencia. |

*(continúa)*

Tabla 10-13 — *(cont.)*
**Medicación antidepresiva**

| Nombre genérico | Dosis diaria habitual (mg) | Efectos secundarios frecuentes | Consejos clínicos |
|---|---|---|---|
| **Preparados activos pre y postsinápticos** | | | |
| Nefazodona | 300-600 | Sedación | Se precisa ajuste posológico. Ninguna disfunción sexual. |
| Mirtazapina | 15-30 | Sedación, ↑ peso | Ninguna disfunción sexual |
| **Inhibidor de la recaptación de dopamina** | | | |
| Bupropión | 200-400 | Insomnio/agitación, molestias gastrointestinales | Dosificación dos veces al día con la fórmula de liberación sostenida. Ninguna disfunción sexual ni aumento de peso |
| **Preparados de la acción mixta** | | | |
| Amoxapina | 100-600 | Adormecimiento, insomnio/ agitación, ↑ peso, anticolinérgicos[a] | Pueden ocurrir trastornos motores. Se precisa ajuste posológico. |
| Clomipramina | 75-300 | Adormecimiento, ↑ peso | Se precisa ajuste posológico. |
| Trazodona | 150-600 | Adormecimiento, molestias gastrointestinales, ↑ peso | Posible priapismo |

Intervalos posológicos para adultos con una buena salud médica general, que no tomen ninguna otra medicación y tengan una edad de 18 a 60 años. Las dosis varían según el preparado, la medicación concomitante, la presencia de trastornos médicos o quirúrgicos, la edad, la constitución genética y otros factores.
[a] Sequedad de boca, visión borrosa, titubeo al orinar y estreñimiento.
[b] No aprobado como antidepresivo en Estados Unidos por la Food and Drug Administration.
ISRS, inhibidor selectivo de la recaptación de serotonina.
Adaptado de A. John Rush. Mood Disorders: Treatment of Deppresion. In comprenhensive Textbook of Psychiatry, 8.ª ed. BJ Sadock & VA Sadock, ed., LWW 2005.

Tabla 10–14
**Medicación antimaníaca**

En este cuadro se enumeran los medicamentos cuyo uso en el tratamiento de la manía aguda está respaldado con datos

| Fármaco | Dosis diaria habitual del adulto | Dosis inicial y ajuste posológico | Dosis o valor sanguíneo máximo recomendado | Efectos secundarios comunes | Vigilancia | Advertencias |
|---|---|---|---|---|---|---|
| **Litio y antiepilépticos** | | | | | | |
| Litio | Valor recomendado de 0,6-1,2 mEq/l | 300-900 mg; incremento de 300 mg/día | Valor plasmático de 1,2 mEq/l | Náuseas, vómitos, diarrea, sedación, temblor, poliuria, polidipsia, aumento de peso, acné, retraso cognitivo | Valores de litio 12 h después de la última dosis y cada semana durante el ajuste posológico; luego, cada 2 meses | Toxicidad del litio |
| Carbamazepina | 800-1.000 mg; ajustar hasta la respuesta clínica (valor recomendado de 4-12 mcg/ml) | Comenzar con 200 mg por la noche, dos o tres veces al día; incremento de 200 mg/día | 1.600 mg/día, valor de 12 mcg/ml | Sedación, mareos, náuseas, alteraciones cognitivas, elevación de los analitos de función hepática, dispepsia, ataxia | Hemograma completo, pruebas de función hepática, valores farmacológicos cada 7-14 días durante el ajuste posológico, luego cada mes durante 4 meses y finalmente cada 6-12 meses | Anemia aplásica, agranulocitosis, crisis, miocarditis |
| Carbamazepina de liberación diferida | 800-1.000 mg; ajustar hasta la respuesta clínica (valor recomendado de 4-12 mcg/ml) | 400 mg/día | 1.600 mg/día; valor de 12 mcg/ml | Sedación, mareos, náuseas, alteraciones cognitivas, elevación de los analitos de función hepática, dispepsia, ataxia | Hemograma completo, pruebas de función hepática, valores farmacológicos cada 7-14 días durante el ajuste posológico, luego cada mes durante 4 meses y finalmente cada 6-12 meses | Anemia aplásica, agranulocitosis, crisis, miocarditis |
| Divalproex | Ajustar hasta 50-150 mg | Comenzar con 250-500 por la noche durante 2 días; incremento de 250 mg/día Alternativamente: dosis de carga oral de 20-30 mg/kg/día | Valor de 150 mEq/l | Náuseas, vómitos, sedación, aumento de peso, alopecia | Hemograma completo con aumento de plaquetas, pruebas de función hepática semanales hasta que se estabilicen, luego mensuales durante 6 meses y, por fin, cada 6-12 meses | Hepatotoxicidad, teratogenia, pancreatitis |

| | | | | | | |
|---|---|---|---|---|---|---|
| Oxcarbazepina | 600-2.400, dosificados dos o tres veces al día | Comenzar con 300 mg, dos veces al día; incremento de 300 mg en días alternos | 2.500 mg | Fatiga, náuseas/ vómitos, mareos, sedación, diplopía, hiponatremia | Electrólitos (sodio) | Ninguna |
| **Antipsicóticos atípicos** | | | | | | |
| Aripiprazol | 15-30 mg | 5-15 mg/día, incremento de 10 mg/semana | 30 mg | Náuseas, dispepsia, somnolencia, vómitos, acatisia | Ninguna | Ninguna |
| Clozapina | 100-900 mg, dosificados dos o una vez al día | 12,5-25 mg, dos veces al día, incremento de 25-50 mg/día | 900 mg | Sedación, salivación, sudoración, taquicardia, hipotensión, estreñimiento, fiebre, aumento de peso, diabetes mellitus | Hemograma completo con fórmula leucocítica cada semana durante 6 meses (con más frecuencia si leucocitos <3.500 o descenso considerable del valor basal); luego, cada quincena de manera indefinida. | Agranulocitosis, crisis, miocarditis, otros efectos cardiovasculares y respiratorios adversos (hipotensión ortostática) |
| Olanzapina | 10-20 mg, dosificados una o dos veces al día | 5-10 mg por la noche; también se comercializa en obleas desleíbles | 40 mg | Somnolencia, sequedad de boca, mareos, astenia, aumento de peso | Peso, glucosa | Ninguna |
| Quetiapina | 200-800 mg, dosificados una o dos veces al día | 25-200 mg por la noche; incremento de 25-50 mg/semana | 800 mg | Somnolencia, sequedad de boca, aumento de peso, mareos | No se requiere ninguna | Ninguna |
| Risperidona | 3 mg | 0,5-1 mg, cada 1-2 días | 6 mg | Somnolencia, hipercinesia, dispepsia, náuseas | No se requiere ninguna | Ninguna |
| Ziprasidona | 40-160 mg, dosificados una o dos veces al día | 20-40 mg, dos veces al día; también se comercializa en una preparación i.m.: 10 mg hasta cada 2 h o 20 mg hasta cada 4 h, máx. 40 mg | 160 mg | Somnolencia, mareos, hipertonía, acatisia, síntomas extrapiramidales | Ninguna | Ninguna |

Adaptado a partir de datos de RMA Hirschfeld HD, RH Perlis, M.D., y LA Vornik, M.Sc.

# 11
# Trastornos de ansiedad

## I. Definición

La ansiedad es un estado que se acompaña de una sensación intensa de temor y de molestias somáticas, como palpitaciones y sudoración, que denotan la hiperactividad del sistema nervioso autónomo. La ansiedad influye en la cognición y tiende a distorsionar la percepción. Se diferencia del miedo, que es una respuesta apropiada a una amenaza conocida; la ansiedad es una respuesta a una amenaza desconocida, vaga o conflictiva. En la tabla 11-1 se enumeran los signos y síntomas de los trastornos de ansiedad.

## II. Clasificación

El DSM-IV-TR contiene una lista de 11 tipos diagnósticos de trastornos de ansiedad, que van desde el trastorno de angustia, con agorafobia y sin ella, hasta el trastorno de ansiedad generalizada de causa desconocida o conocida (p. ej., debido a una enfermedad médica o a abuso de sustancias). Estos trastornos constituyen uno de los grupos más frecuentes de trastornos psiquiátricos y cada uno se expondrá por separado a continuación.

A. **Trastorno de angustia con agorafobia y sin ella.** El trastorno de angustia se caracteriza por crisis espontáneas de angustia (tabla 11-2), bien solitarias o asociadas a agorafobia (miedo a los espacios abiertos, salir solo de casa o estar entre la multitud). La angustia puede evolucionar en etapas: crisis subclínicas, crisis completas de angustia, ansiedad anticipatoria, evitación fóbica de situaciones concretas y agorafobia. Puede llevar al abuso de alcohol o de drogas, depresión y restricciones laborales y sociales. La agorafobia aparece a veces sola, aunque los pacientes suelen sufrir crisis asociadas de angustia. La ansiedad anticipatoria se caracteriza por el miedo a la aparición de angustia, con indefensión o humillación. Los pacientes con un trastorno de angustia presentan, a menudo, molestias somáticas varias, relacionadas con una disfunción del sistema nervioso autónomo; el riesgo es mayor entre las mujeres (tabla 11-3).

B. **Agorafobia sin historia de trastorno de angustia.** La ansiedad que provocan lugares o situaciones, como una multitud, los espacios abiertos o salir de casa, se acompaña de un temor a la imposibilidad de escapar o fugarse. Esta situación se evita o se perpetúa con un sufrimiento intenso, a veces incluso con el miedo a una crisis de angustia. Algunos pacientes con agorafobia no salen nunca de casa o sólo lo hacen en compañía.

C. **Trastorno de ansiedad generalizada.** Implica una preocupación excesiva por circunstancias, acontecimientos o conflictos de la vida cotidiana. Los síntomas pueden fluctuar y solaparse con otras enfermedades médicas y trastornos psiquiátricos (trastorno depresivo y otros trastornos de ansiedad). La ansiedad es difícil de controlar, produce sufrimiento subjetivo y altera áreas importantes de la vida personal. Afecta a los niños y adultos y su prevalencia alcanza el 45% a lo largo de la vida. La razón entre mujeres y hombres es de 2 a 1 (tabla 11-4).

D. **Fobia específica.** La fobia es un miedo irracional a un objeto (p. ej., caballos, alturas, agujas). La persona experimenta una enorme ansiedad al exponerse al objeto temido y trata de evitarlo a toda costa. Hasta el 25% de la población padece fobias específicas. Son más frecuentes entre las mujeres (tabla 11-5).

E. **Fobia social.** La fobia social es un miedo irracional a situaciones públicas (p. ej., hablar en público, comer en público, usar baños públicos [«vejiga tímida»]). Puede acompañarse de crisis de angustia. Suele suceder al comienzo de la adolescencia pero puede aparecer durante la infancia. Afecta hasta al 13% de las personas y no hay diferencias entre los sexos (tabla 11-6).

F. **Trastorno obsesivo-compulsivo.** El trastorno obsesivo-compulsivo comprende ideas, imágenes, rumiaciones, impulsos o pensamientos (obsesiones) intrusas y recurrentes o patrones repetidos de comportamiento o acción (compulsiones). Las obsesiones y las compulsiones son ajenas al Yo y producen ansiedad, si se opone resistencia. Su prevalencia a lo largo de la vida

Tabla 11-1
**Signos y síntomas de los trastornos de ansiedad**

| Signos somáticos | Síntomas psicológicos |
|---|---|
| Temblor, fasciculación, agitación | Sensación de terror |
| Dolor de espalda, cefalea | Dificultades de concentración |
| Tensión muscular | Hipervigilancia |
| Disnea, hiperventilación | Insomnio |
| Fatigabilidad | Disminución de la libido |
| Respuesta de sobresalto | «Nudo en la garganta» |
| Hiperactividad vegetativa | Molestias de estómago («estómago revuelto») |
| Rubefacción y palidez | |
| Taquicardia, palpitaciones | |
| Sudoración | |
| Manos frías | |
| Diarrea | |
| Sequedad de boca (xerostomía) | |
| Polaquiuria | |
| Parestesias | |
| Dificultad para la deglución | |

Tabla 11-2
**Criterios del DSM-IV-TR para el diagnóstico de crisis de angustia**

**Nota:** No se registran las crisis de angustia en un código aislado. Codificar el diagnóstico del trastorno específico en que aparece la crisis de angustia (p. ej., F40.01 Trastorno de angustia con agorafobia [300.21]).

Aparición temporal y aislada de miedo o malestar intensos, acompañada de cuatro (o más) de los siguientes síntomas, que se inician bruscamente y alcanzan su máxima expresión en los primeros 10 min:

(1) palpitaciones, sacudidas del corazón o elevación de la frecuencia cardíaca
(2) sudación
(3) temblores o sacudidas
(4) sensación de ahogo o falta de aliento
(5) sensación de atragantarse
(6) opresión o malestar torácico
(7) náuseas o molestias abdominales
(8) inestabilidad, mareo o desmayo
(9) desrealización (sensación de irrealidad) o despersonalización (estar separado de uno mismo)
(10) miedo a perder el control o volverse loco
(11) miedo a morir
(12) parestesias (sensación de entumecimiento u hormigueo)
(13) escalofríos o sofocaciones

Con permiso de la American Psychiatric Association. *Diagnostic and Statistical Manual of Mental Disorders,* texto revisado, 4.ª ed. Washington, DC: American Psychiatric Association. Copyright 2000.

varía entre el 2 y el 3%. Los hombres se afectan igual que las mujeres. La edad media de comienzo corresponde a los 22 años (tabla 11-7).

G. **Trastornos por estrés postraumático y agudo.** La ansiedad de estos trastornos la produce un acontecimiento extraordinariamente estresante, que se revive durante las pesadillas y los pensamientos diurnos (rememoración). Los síntomas de la experiencia revivida, evitación e hipervigilancia duran más de un mes. Cuando los síntomas del paciente se extienden menos de un mes, el diagnóstico correcto es un trastorno por estrés agudo. Suele afectar dos veces más a las mujeres, sigue una evolución crónica y puede acompañarse de abuso de sustancias y depresión (tabla 11-8).

H. **Trastorno de ansiedad debido a enfermedad médica.** Es amplia la gama de enfermedades médicas y neurológicas que pueden causar síntomas de ansiedad (tabla 11-9).

I. **Trastorno de ansiedad inducido por sustancias.** Multitud de sustancias puede causar síntomas de ansiedad que suelen acompañarse de estados de intoxicación o de abstinencia (tabla 11-10).

Tabla 11-3
**Criterios del DSM-IV-TR para el diagnóstico del trastorno de angustia sin agorafobia**

A. Se cumplen (1) y (2):
  (1) crisis de angustia inesperadas recidivantes
  (2) al menos una de las crisis se ha seguido durante 1 mes (o más) de uno (o más) de los siguientes síntomas:
    (a) inquietud persistente ante la posibilidad de tener más crisis
    (b) preocupación por las implicaciones de la crisis o sus consecuencias (p. ej., perder el control, sufrir un infarto de miocardio, «volverse loco»)
    (c) cambio significativo del comportamiento relacionado con las crisis
B. Ausencia de agorafobia.
C. Las crisis de angustia no se deben a los efectos fisiológicos directos de una sustancia (p. ej., drogas, fármacos) o una enfermedad médica (p. ej., hipertiroidismo).
D. Las crisis de angustia no pueden explicarse mejor por la presencia de otro trastorno mental, como por ejemplo fobia social (p. ej., aparecen al exponerse a situaciones sociales temidas), fobia específica (p. ej., el exponerse a situaciones fóbicas específicas), trastorno obsesivo-compulsivo (p. ej., al exponerse a la suciedad cuando la obsesión versa sobre el tema de la contaminación), trastorno por estrés postraumático (p. ej., en respuesta a estímulos asociados a situaciones altamente estresantes), o trastorno por ansiedad de separación (p. ej., al estar lejos de casa o de los seres queridos).

Con permiso de la American Psychiatric Association. *Diagnostic and Statistical Manual of Mental Disorders,* texto revisado, 4.ª ed. Washington, DC: American Psychiatric Association. Copyright 2000.

Tabla 11-4
**Criterios del DSM-IV-TR para el diagnóstico del trastorno de ansiedad generalizada**

A. Ansiedad y preocupación excesivas (expectación aprensiva) sobre una amplia gama de acontecimientos o actividades (como el rendimiento laboral o escolar), que se prolongan más de 6 meses.
B. Al individuo le resulta difícil controlar este estado de constante preocupación.
C. La ansiedad y preocupación se asocian a tres (o más) de los seis síntomas siguientes (algunos de los cuales han persistido más de 6 meses). **Nota:** En los niños sólo se requiere uno de estos síntomas:
  (1) inquietud o impaciencia
  (2) fatigabilidad fácil
  (3) dificultad para concentrarse o tener la mente en blanco
  (4) irritabilidad
  (5) tensión muscular
  (6) alteraciones del sueño (dificultad para conciliar o mantener el sueño, o sensación al despertarse de sueño no reparador)
D. El centro de la ansiedad y de la preocupación no se limita a los síntomas de un trastorno del Eje I; por ejemplo, la ansiedad o preocupación no hacen referencia a la posibilidad de presentar una crisis de angustia (como en el trastorno de angustia), pasarlo mal en público (como en la fobia social), contraer una enfermedad (como en el trastorno obsesivo-compulsivo), estar lejos de casa o de los seres queridos (como en el trastorno de ansiedad por separación), engordar (como en la anorexia nerviosa), tener quejas de múltiples síntomas físicos (como en el trastorno de somatización) o padecer una enfermedad grave (como en la hipocondría), y la ansiedad y la preocupación no aparecen exclusivamente en el transcurso de un trastorno por estrés postraumático.
E. La ansiedad, la preocupación o los síntomas físicos provocan malestar clínicamente significativo o deterioro social, laboral o de otras áreas importantes de la actividad del individuo.
F. Estas alteraciones no se deben a los efectos fisiológicos directos de una sustancia (p. ej., drogas, fármacos) o a una enfermedad médica (p. ej., hipertiroidismo) y no aparecen exclusivamente en el transcurso de un trastorno del estado de ánimo, un trastorno psicótico o un trastorno generalizado del desarrollo.

Con permiso de la American Psychiatric Association. *Diagnostic and Statistical Manual of Mental Disorders,* texto revisado, 4.ª ed. Washington, DC: American Psychiatric Association. Copyright 2000.

Tabla 11-5
**Criterios del DSM-IV-TR para el diagnóstico de fobia específica**

A. Temor acusado y persistente que es excesivo o irracional, desencadenado por la presencia o anticipación de un objeto o situación específicos (p. ej., volar, precipicios, animales, administración de inyecciones, visión de sangre).
B. La exposición al estímulo fóbico provoca casi invariablemente una respuesta inmediata de ansiedad, que puede tomar la forma de una crisis de angustia situacional o más o menos relacionada con una situación determinada. **Nota:** En los niños la ansiedad puede traducirse en lloros, berrinches, inhibición o abrazos.
C. La persona reconoce que este miedo es excesivo o irracional. **Nota:** En los niños este reconocimiento puede faltar.
D. La(s) situación(es) fóbica(s) se evitan o se soportan a costa de una intensa ansiedad o malestar.
E. Los comportamientos de evitación, la anticipación ansiosa, o el malestar provocados por la(s) situación(es) temida(s) interfieren acusadamente con la rutina normal de la persona, con las relaciones laborales (o académicas) o sociales, o bien provocan un malestar clínicamente significativo.
F. En los menores de 18 años la duración de estos síntomas debe haber sido de 6 meses como mínimo.
G. La ansiedad, las crisis de angustia o los comportamientos de evitación fóbica asociados a objetos o situaciones específicos no pueden explicarse mejor por la presencia de otro trastorno mental, por ejemplo, un trastorno obsesivo-compulsivo (p. ej., miedo a la suciedad en un individuo con ideas obsesivas de contaminación), trastorno por estrés postraumático (p. ej., evitación de estímulos relacionados con un acontecimiento altamente estresante), trastorno de ansiedad por separación (p. ej., evitación de ir a la escuela), fobia social (p. ej., evitación de situaciones sociales por miedo a que resulten embarazosas), trastorno de angustia con agorafobia, o agorafobia sin historia de trastorno de angustia.

*Especificar* tipo:
**Tipo animal**
**Tipo ambiental** (p. ej., alturas, tormentas, agua)
**Tipo sangre-inyecciones-daño**
**Tipo situacional** (p. ej., aviones, ascensores, recintos cerrados)
**Otros tipos** (p. ej., evitación fóbica de situaciones que pueden provocar atragantamiento, vómito o adquisición de una enfermedad; en los niños, evitación de sonidos intensos o personas disfrazadas)



J. **Trastorno mixto ansioso-depresivo.** Este trastorno describe a pacientes con síntomas de ansiedad y depresión que no satisfacen los criterios diagnósticos del trastorno de ansiedad ni los de los trastornos del estado de ánimo. A veces, el diagnóstico se aplica en establecimientos de atención primaria europeos; en ocasiones, se denomina *neurastenia*.

K. **Trastorno de ansiedad no especificado**
   1. **Trastorno adaptativo con ansiedad.** Se aplica al paciente con una situación estresante clara, cuya ansiedad excesiva surge en los 3 primeros meses y no se extiende, en principio, más de 6.
   2. **Ansiedad secundaria a otro trastorno psiquiátrico.** El 70% de los pacientes deprimidos sufre ansiedad. Los pacientes con psicosis —esquizofrenia, manía o trastorno psiquiátrico breve— suelen presentar ansiedad (ansiedad psicótica). La ansiedad es común en el delirium y en la demencia (reacción catastrófica).
   3. **Ansiedad situativa.** Los efectos de la situación estresante desbordan de forma pasajera la capacidad de afrontamiento. Puede darse en situaciones nimias si evocan a la memoria un estrés abrumador previo.
   4. **Ansiedad de muerte.** Suele implicar miedos de indefensión, envejecimiento, pérdida de control y pérdida de seres queridos, además del miedo a la muerte y a la agonía.
   5. **Ansiedad de separación y ansiedad frente a los extraños.** Los adultos con regresión, incluidos algunos con enfermedades médicas, manifiestan a veces ansiedad al separarse de los seres queridos o en respuesta al personal hospitalario.
   6. **Ansiedad relacionada con la pérdida de la autoestima.** Puede constituir una reacción a la enfermedad, al rechazo o a la pérdida del trabajo, sobre todo si se experimenta como una derrota o un fracaso.

Tabla 11-6
**Criterios del DSM-IV-TR para el diagnóstico de fobia social**

A. Temor acusado y persistente por una o más situaciones sociales o actuaciones en público en las que el sujeto se ve expuesto a personas que no pertenecen al ámbito familiar o a la posible evaluación por parte de los demás. El individuo teme actuar de un modo (o mostrar síntomas de ansiedad) que sea humillante o embarazoso. **Nota:** En los niños es necesario haber demostrado que sus capacidades para relacionarse socialmente con sus familiares son normales y han existido siempre, y que la ansiedad social aparece en las reuniones con individuos de su misma edad y no sólo en cualquier interrelación con un adulto.
B. La exposición a las situaciones sociales temidas provoca casi invariablemente una respuesta inmediata de ansiedad, que puede tomar la forma de una crisis de angustia situacional o más o menos relacionada con una situación. **Nota:** En los niños la ansiedad puede traducirse en lloros, berrinches, inhibición o retraimiento en situaciones sociales donde los asistentes no pertenecen al marco familiar.
C. El individuo reconoce que este temor es excesivo o irracional. **Nota:** En los niños puede faltar este reconocimiento.
D. Las situaciones sociales o actuaciones en público temidas se evitan o bien se experimentan con ansiedad o malestar intensos.
E. Los comportamientos de evitación, la anticipación ansiosa, o el malestar que aparece en la(s) situación(es) social(es) o actuación(es) en público temida(s) interfieren acusadamente con la rutina normal del individuo, con sus relaciones laborales (o académicas) o sociales, o bien producen un malestar clínicamente significativo.
F. En los individuos menores de 18 años la duración del cuadro sintomático debe prolongarse como mínimo 6 meses.
G. El miedo o el comportamiento de evitación no se deben a los efectos fisiológicos directos de una sustancia (p. ej., drogas, fármacos) o de una enfermedad médica y no pueden explicarse mejor por la presencia de otro trastorno mental (p. ej., trastorno de angustia con o sin agorafobia, trastorno de ansiedad por separación, trastorno dismórfico corporal, un trastorno generalizado del desarrollo o trastorno esquizoide de la personalidad).
H. Si hay una enfermedad médica u otro trastorno mental, el temor descrito en el Criterio A no se relaciona con estos procesos (p. ej., el miedo no es debido a la tartamudez, a los temblores de la enfermedad de Parkinson o a la exhibición de conductas alimentarias anormales en la anorexia nerviosa o en la bulimia nerviosa).

*Especificar* si:

**Generalizada:** si los temores hacen referencia a la mayoría de las situaciones sociales (considerar también el diagnóstico adicional de trastorno de la personalidad por evitación)



7. **Ansiedad relacionada con la pérdida del autocontrol.** Los pacientes que necesitan sentir el control pueden verse muy amenazados en circunstancias donde éste capitula, como ante enfermedades médicas o una hospitalización. La pérdida de autonomía laboral puede precipitar ansiedad.
8. **Ansiedad relacionada con la dependencia o intimidad.** Cuando no se han satisfecho o resuelto las necesidades previas de dependencia, un paciente puede sentir ansiedad frente a una relación estrecha, que implica cierta dependencia, o en un hospital, donde se entrega el control.
9. **Ansiedad relacionada con la culpa y el castigo.** Si un paciente espera un castigo por un delito imaginario o real, puede sentir ansiedad y buscar activamente o incluso infligirse él mismo el castigo.

## III. Epidemiología

Los trastornos de ansiedad componen el grupo más frecuente de trastornos psiquiátricos. Una de cada cuatro personas ha satisfecho los criterios diagnósticos de, como mínimo, uno de los trastornos de ansiedad enumerados anteriormente y la tasa de prevalencia durante 12 meses se aproxima al 17%. Las mujeres son más vulnerables a los trastornos de ansiedad que los hombres. La prevalencia de los trastornos de ansiedad disminuye conforme se eleva la categoría socioeconómica. En la tabla 11-11 se ofrece una exposición sobre la epidemiología de los trastornos de ansiedad.

Tabla 11-7
**Criterios del DSM-IV-TR para el diagnóstico del trastorno obsesivo-compulsivo**

A. Se cumple para las obsesiones y las compulsiones:
*Las obsesiones* se definen por (1), (2), (3) y (4):
(1) pensamientos, impulsos o imágenes recurrentes y persistentes que se experimentan en algún momento del trastorno como intrusos e inapropiados, y causan ansiedad o malestar significativos
(2) los pensamientos, impulsos o imágenes no se reducen a simples preocupaciones excesivas sobre problemas de la vida real
(3) la persona intenta ignorar o suprimir estos pensamientos, impulsos o imágenes, o bien intenta neutralizarlos mediante otros pensamientos o actos
(4) la persona reconoce que estos pensamientos, impulsos o imágenes obsesivos son el producto de su mente (y no vienen impuestos como en la inserción del pensamiento)
*Las compulsiones* se definen por (1) y (2):
(1) comportamientos (p. ej., lavado de manos, puesta en orden de objetos, comprobaciones) o actos mentales (p. ej., rezar, contar o repetir palabras en silencio) de carácter repetitivo, que el individuo se ve obligado a realizar en respuesta a una obsesión o con arreglo a ciertas reglas que debe seguir estrictamente
(2) el objetivo de estos comportamientos u operaciones mentales es la prevención o reducción del malestar o la prevención de algún acontecimiento o situación negativos; sin embargo, estos comportamientos u operaciones mentales o bien no están conectados de forma realista con aquello que pretenden neutralizar o prevenir o bien resultan claramente excesivos

B. En algún momento del curso del trastorno la persona ha reconocido que estas obsesiones o compulsiones resultan excesivas o irracionales. **Nota:** Este punto no es aplicable en los niños.

C. Las obsesiones o compulsiones provocan un malestar clínico significativo, representan una pérdida de tiempo (suponen más de 1 hora al día) o interfieren marcadamente con la rutina diaria del individuo, sus relaciones laborales (o académicas) o su vida social.

D. Si hay otro trastorno del Eje I, el contenido de las obsesiones o compulsiones no se limita a él (p. ej., preocupaciones por la comida en un trastorno alimentario, arranque de cabellos en la tricotilomanía, inquietud por la propia apariencia en el trastorno dismórfico corporal, preocupación por las drogas en un trastorno por consumo de sustancias, preocupación por estar padeciendo una grave enfermedad en la hipocondría, preocupación por las necesidades o fantasías sexuales en una parafilia o sentimientos repetitivos de culpabilidad en el trastorno depresivo mayor).

E. El trastorno no se debe a los efectos fisiológicos directos de una sustancia (p. ej., drogas, fármacos) o de una enfermedad médica.

*Especificar* si:
**Con poca conciencia de enfermedad:** si, durante la mayor parte del tiempo del episodio actual, el individuo no reconoce que las obsesiones o compulsiones son excesivas o irracionales

Con permiso de la American Psychiatric Association. *Diagnostic and Statistical Manual of Mental Disorders,* texto revisado, 4.ª ed. Washington, DC: American Psychiatric Association. Copyright 2000.

## IV. Etiología

### A. Biológica

**1.** La ansiedad supone una reacción vegetativa exagerada con incremento del tono simpático.
**2.** La liberación de catecolaminas se eleva con la mayor producción de los metabolitos noradrenalínicos (p. ej., 3-metoxi-4-hidroxifenilglicol).
**3.** Puede haber una menor latencia del sueño REM (movimientos oculares rápidos, *rapid eye movement*) y de la etapa IV del sueño (parecida a la depresión).
**4.** La disminución de las cifras de ácido g-aminobutírico (GABA) ocasiona una hiperactividad del sistema nervioso central (SNC) (el GABA inhibe la irritabilidad del SNC y está extendido por todo el cerebro).
**5.** Las alteraciones del sistema serotoninérgico y el incremento en la actividad dopaminérgica se asocian a ansiedad.
**6.** La actividad de la corteza temporal del cerebro aumenta.
**7.** El *locus ceruleus,* un centro cerebral de neuronas noradrenérgicas, se muestra hiperactivo en los estados de ansiedad, en especial en las crisis de angustia.
**8.** Los estudios recientes también apuntan el papel de los neuropéptidos (sustancia P, CRF y colecistocinina), pero por el momento no hay ningún preparado disponible con estas dianas.

Tabla 11-8
**Criterios del DSM-IV-TR para el diagnóstico del trastorno por estrés postraumático**

A. La persona ha estado expuesta a un acontecimiento traumático en el que han existido (1) y (2):
   (1) la persona ha experimentado, presenciado o le han explicado uno (o más) acontecimientos caracterizados por muertes o amenazas para su integridad física o la de los demás
   (2) la persona ha respondido con un temor, una desesperanza o un horror intensos. **Nota:** En los niños estas respuestas pueden expresarse en comportamientos desestructurados o agitados

B. El acontecimiento traumático es reexperimentado persistentemente a través de una (o más) de las siguientes formas:
   (1) recuerdos del acontecimiento recurrentes e intrusos que provocan malestar y en los que se incluyen imágenes, pensamientos o percepciones. **Nota:** En los niños pequeños esto puede expresarse en juegos repetitivos donde aparecen temas o aspectos característicos del trauma
   (2) sueños de carácter recurrente sobre el acontecimiento, que producen malestar. **Nota:** En los niños puede haber sueños terroríficos de contenido irreconocible
   (3) el individuo actúa o tiene la sensación de que el acontecimiento traumático está ocurriendo (se incluye la sensación de estar reviviendo la experiencia, ilusiones, alucinaciones y episodios disociativos de *flashback*, incluso los que aparecen al despertarse o al intoxicarse). **Nota:** Los niños pequeños pueden reescenificar el acontecimiento traumático específico
   (4) malestar psicológico intenso al exponerse a estímulos internos o externos que simbolizan o recuerdan un aspecto del acontecimiento traumático
   (5) respuestas fisiológicas al exponerse a estímulos internos o externos que simbolizan o recuerdan un aspecto del acontecimiento traumático

C. Evitación persistente de estímulos asociados al trauma y embotamiento de la reactividad general del individuo (ausente antes del trauma), tal y como indican tres (o más) de los siguientes síntomas:
   (1) esfuerzos para evitar pensamientos, sentimientos o conversaciones sobre el suceso traumático
   (2) esfuerzos para evitar actividades, lugares o personas que motivan recuerdos del trauma
   (3) incapacidad para recordar un aspecto importante del trauma
   (4) reducción acusada del interés o la participación en actividades significativas
   (5) sensación de desapego o enajenación frente a los demás
   (6) restricción de la vida afectiva (p. ej., incapacidad para tener sentimientos de amor)
   (7) sensación de un futuro limitado (p. ej., no espera obtener un empleo, casarse, formar una familia o, en definitiva, tener la esperanza de una vida normal)

D. Síntomas persistentes de aumento de la activación *(arousal)* (ausente antes del trauma), tal y como indican dos (o más) de los siguientes síntomas:
   (1) dificultades para conciliar o mantener el sueño
   (2) irritabilidad o ataques de ira
   (3) dificultades para concentrarse
   (4) hipervigilancia
   (5) respuestas exageradas de sobresalto

E. Estas alteraciones (síntomas de los Criterios B, C y D) se prolongan más de 1 mes.

F. Estas alteraciones provocan malestar clínico significativo o deterioro social, laboral o de otras áreas importantes de la actividad del individuo.

*Especificar* si:
**Agudo:** si los síntomas duran menos de 3 meses
**Crónico:** si los síntomas duran 3 meses o más
*Especificar* si:
**De inicio demorado:** entre el acontecimiento traumático y el inicio de los síntomas han pasado como mínimo 6 meses

Con permiso de la American Psychiatric Association. *Diagnostic and Statistical Manual of Mental Disorders,* texto revisado, 4.ª ed. Washington, DC: American Psychiatric Association. Copyright 2000.

9. La hiperactividad y la disregulación del complejo amigdalino pueden acompañarse de ansiedad social.

**B. Psicoanalítica.** Según Freud, los impulsos inconscientes (p. ej., sexo o agresión) amenazan con estallar en la conciencia y producir ansiedad. La ansiedad se relaciona, a lo largo del desarrollo, con los temores infantiles a la desintegración, que provienen del miedo a la pérdida real o imaginada de un objeto querido o del miedo a daño físico (p. ej., castración). Freud utilizó el término *angustia señal* para describir la ansiedad no experimentada de modo consciente que desencadena mecanismos de defensa utilizados por la persona para afrontar una situación

**Tabla 11-9**
**Causas médicas y neurológicas de ansiedad**

| Trastornos neurológicos | Estados carenciales |
|---|---|
| Neoplasias cerebrales | Carencia de vitamina $B_{12}$ |
| Traumatismos cerebrales y síndromes posconmocionales | Pelagra |
| Enfermedades cerebrovasculares | **Miscelánea** |
| Migraña | Hipoglucemia |
| Encefalitis | Síndrome carcinoide |
| Sífilis cerebral | Enfermedades malignas generalizadas |
| Esclerosis múltiple | Síndrome premenstrual |
| Enfermedad de Wilson | Enfermedades febriles e infecciones crónicas |
| Enfermedad de Huntington | Porfiria |
| Epilepsia | Mononucleosis infecciosa |
| | Síndrome posthepatítico |
| **Trastornos generalizados** | Uremia |
| Hipoxia | |
| Enfermedades cardiovasculares | **Trastornos tóxicos** |
| Insuficiencia pulmonar | Abstinencia de alcohol y drogas |
| Anemia | Vasopresores |
| | Penicilinas |
| **Trastornos endocrinos** | Sulfamidas |
| Disfunción hipofisaria | Mercurio |
| Disfunción tiroidea | Arsénico |
| Disfunción paratiroidea | Fósforo |
| Disfunción suprarrenal | Compuestos organofosforados |
| Feocromocitoma | Disulfuro de carbono |
| Trastornos virilizantes de la mujer | Benceno |
| | Intolerancia al ácido acetilsalicílico |
| **Enfermedades inflamatorias** | |
| Lupus eritematoso | |
| Artritis reumatoide | |
| Poliarteritis nudosa | |
| Arteritis temporal | |

Adaptado con permiso de Cummings JL: *Clinical Neuropsychiatry.* Orlando FL: Grune & Stratton, 1985: 214.

**Tabla 11-10**
**Algunas sustancias que pueden generar ansiedad**

| Intoxicación | Abstinencia |
|---|---|
| Anfetaminas y otros simpaticomiméticos | Alcohol |
| Nitrito de amilo | Antihipertensivos |
| Anticolinérgicos | Cafeína |
| Cafeína | Opiáceos |
| Cannabis | |
| Sedantes-hipnóticos | |
| Cocaína | |
| Alucinógenos | |
| Teofilina | |
| Yohimbina | |

potencialmente amenazadora (tabla 11-12, con una exposición sobre la psicodinámica de los trastornos de ansiedad).

**C. Teoría del aprendizaje**

1. La ansiedad es producida por una frustración o estrés mantenidos o intensos. La ansiedad se torna, luego, en una respuesta acondicionada a otras situaciones que producen una frustración o estrés menos acusado.

Tabla 11-11
**Epidemiología de los trastornos de ansiedad**

| | Trastorno de angustia | Fobia | Trastorno obsesivo-compulsivo | Trastorno de ansiedad generalizada | Trastorno por estrés postraumático |
|---|---|---|---|---|---|
| Prevalencia a lo largo de la vida | 1,5-4% de la población | Trastorno de ansiedad más frecuente: 10% de la población | 2-3% de la población | 3-8% de la población | 1-3% de la población: 30% de los veteranos de la guerra de Vietnam |
| Razón de masculinidad | 1:1 (sin agorafobia) 1:2 (con agorafobia) | 1:2 | 1:1 | 1:2 | 1:2 |
| Edad de comienzo | Antes de la treintena | Infancia tardía | Adolescencia o primera fase de la vida adulta | Variable: primera fase de la vida adulta | Cualquier edad, incluida la infancia |
| Antecedentes familiares | El 20% de los familiares en primer grado de los pacientes agorafóbicos padece agorafobia | Se acumula en familias, sobre todo el tipo de sangre-inyecciones-daño | 35% en familiares de primer grado | El 25% de familiares en primer grado está afectado | — |
| Estudios con gemelos | Mayor concordancia entre gemelos monocigotos que entre los dicigotos | — | Mayor concordancia entre gemelos monocigotos que entre los dicigotos | 80-90% de concordancia entre gemelos monocigotos; 10-15% entre los dicigotos | — |

Tabla 11-12
**Psicodinámica de los trastornos de ansiedad**

| Trastorno | Defensa | Comentario |
|---|---|---|
| Fobia | Desplazamiento<br>Simbolización | Ansiedad despojada de la idea o situación y desplazada hacia otro objeto simbólico o situación |
| Agorafobia | Proyección<br>Desplazamiento | Hostilidad, rabia o sexualidad reprimidas proyectadas al ambiente, que se considera peligroso |
| Trastorno obsesivo-compulsivo | Anulación<br>Aislamiento<br>Formación reactiva | El Superyó severo actúa contra los impulsos que hacen sentir culpable al paciente; la ansiedad se controla mediante actos o pensamientos repetidos |
| Ansiedad | Regresión | La represión de anhelos sexuales, agresivos o de dependencia prohibidos se desintegra. |
| Angustia | Regresión | La ansiedad desborda la personalidad y se descarga en forma de estado de angustia.<br>Se produce una desintegración total de la defensa represiva y aparece la regresión. |
| Trastorno por estrés postraumático | Regresión<br>Represión<br>Negación<br>Anulación | El trauma reactiva los conflictos inconscientes y el Yo alivia la ansiedad y trata de dominarla. |

2. Se puede aprender a través de la identificación e imitación de los patrones de ansiedad parentales (teoría del aprendizaje social).
3. La ansiedad se asocia a un estímulo aterrador natural (p. ej., accidente). El desplazamiento o transferencia posteriores hacia otro estímulo, a través del condicionamiento, produce una fobia a un objeto o situación nuevos y diferentes.
4. Los trastornos de ansiedad implican patrones erróneos, distorsionados o contraproducentes de pensamiento cognitivo.

**D. Estudios genéticos**

1. La mitad de los pacientes con trastorno de angustia tiene un familiar afectado.
2. Cerca del 5% de las personas con mucha ansiedad muestra una variante polimorfa del gen asociado al metabolismo del transportador de serotonina.

## V. Pruebas psicológicas

**A. Prueba de Rorschach**

1. Los movimientos de animales, las formas no estructuradas y los colores muy intensos generan ansiedad.
2. Las formas anatómicas y el daño físico suscitan una respuesta fóbica.
3. La atención exagerada a los detalles indica una respuesta obsesivo-compulsiva.

**B. Prueba de apercepción temática**

1. Puede haber una mayor producción de fantasía.
2. Los temas de agresión y sexualidad destacan.
3. Pueden aparecer sentimientos de tensión.

**C. Bender-Gestalt**

1. Ningún cambio indicativo de daño cerebral.
2. El uso de una pequeña área puede manifestarse en el trastorno obsesivo-compulsivo.
3. En los estados de ansiedad, el dibujo puede desparramarse por la página.

**D. Dibujos de una persona**

1. En el trastorno obsesivo-compulsivo se ve, en ocasiones, más detalle de la cabeza y general.
2. Puede haber distorsiones de la imagen corporal en las fobias.
3. En los trastornos de ansiedad se puede observar un dibujo rápido.

**E. Cuestionario multifásico de personalidad de Minnesota 2.** Puntuación alta de hipocondría, psicoastenia e histeria en ansiedad.

## VI. Pruebas de laboratorio

A. No se conoce ninguna prueba específica de laboratorio para la ansiedad.

B. La infusión experimental de lactato aumenta las cifras de noradrenalina y produce ansiedad a los pacientes con un trastorno de angustia.

## VII. Fisiopatología y estudios de imagen cerebral

A. No se aprecia ningún cambio patognomónico sistemático.

B. La tomografía por emisión de positrones (PET, *positron emission tomography*) revelan un descenso del metabolismo en la circunvolución orbitaria, núcleos caudados y circunvolución del cuerpo calloso en el trastorno obsesivo-compulsivo.

C. La PET revela un aumento del flujo sanguíneo por la región parahipocámpica derecha del lóbulo frontal en el trastorno de ansiedad generalizada y en los estados de angustia.

D. La resonancia magnética (RM) muestra un aumento del tamaño ventricular en algunos casos, pero no siempre.

E. Algunos pacientes con trastorno de angustia presentan atrofia temporal derecha y en la ansiedad se observa a menudo vasoconstricción.

F. La mitad de los pacientes con trastorno de angustia presenta un prolapso de la válvula mitral de significado clínico incierto.

G. Se pueden observar alteraciones inespecíficas del electroencefalograma (EEG).

**H.** La prueba de supresión con dexametasona no suprime el cortisol de algunos pacientes obsesivo-compulsivos.

**I.** Las sustancias inductoras de angustia comprenden el dióxido de carbono, el lactato de sodio, la metilclorofenilpiperazina (mCPP), las carbolinas, los antagonistas de los receptores $GABA_B$, la cafeína, la isoprenalina y la yohimbina.

## VIII. Diagnóstico diferencial

**A. Trastornos depresivos.** Del 50 al 70% de los pacientes deprimidos manifiestan ansiedad o pensamientos obsesivos; del 20 al 30% de los pacientes con ansiedad primaria también experimentan depresión.

**B. Esquizofrenia.** Los pacientes esquizofrénicos pueden estar angustiados y presentar obsesiones fuertes, además o antes del brote de alucinaciones o delirios.

**C. Trastorno bipolar I.** Durante el episodio maníaco puede ocurrir una ansiedad enorme.

**D. Psicosis atípica (trastorno psicótico no especificado).** Además de los síntomas psicóticos se observa una enorme ansiedad.

**E. Trastorno adaptativo con ansiedad.** El paciente refiere una historia de una situación psicosocial estresante en los primeros 3 meses del inicio.

**F. Enfermedades médicas y neurológicas.** Los trastornos secundarios de ansiedad obedecen a enfermedades médicas concretas o a factores biológicos. Una causa frecuente es el hipertiroidismo no diagnosticado. Las demás causas se exponen en las tablas 11-9 y 11-13.

**G. Trastornos relacionados con sustancias.** La angustia o la ansiedad suelen asociarse a intoxicaciones (en especial, por cafeína, cocaína, anfetaminas, alucinógenos) y estados de abstinencia (v. tabla 11-10).

**H. Trastorno cognitivo.** La ansiedad intensa puede interferir la cognición y causar alteraciones que remiten cuando disminuye la ansiedad, a diferencia de los defectos cognitivos de la demencia.

## IX. Evolución y pronóstico

**A. Trastorno de angustia**

1. La evolución es crónica, con remisiones y exacerbaciones.
2. Las crisis de angustia suelen recidivar de dos a tres veces por semana.
3. Los pacientes con un trastorno de angustia corren más riesgo de cometer suicidio.
4. El pronóstico es favorable con una farmacopsicoterapia combinada.

**B. Trastorno fóbico**

1. La evolución suele ser crónica.
2. Las fobias pueden empeorar o extenderse sin tratamiento.

Tabla 11-13
**Diagnóstico diferencial de las enfermedades médicas comunes que remedan la ansiedad**

| | |
|---|---|
| Angina de pecho/infarto de miocardio (IM) | Electrocardiograma con descenso de ST en la angina de pecho; enzimas cardíacas en el infarto de miocardio. El dolor torácico opresivo suele acompañar a la angina de pecho y al infarto. El dolor de la ansiedad suele ser punzante y más superficial. |
| Síndrome de hiperventilación | Antecedentes de respiraciones profundas y rápidas; palidez peribucal; espasmos carpopedales; responde a la respiración dentro de una bolsa de papel. |
| Hipoglucemia | La glucemia del ayuno suele ser menor de 50 mg/dl; signos de diabetes mellitus: poliuria, polidipsia, polifagia. |
| Hipertiroidismo | Elevación de la triyodotironina ($T_1$), tiroxina ($T_4$); exoftalmia en casos graves. |
| Síndrome carcinoide | La hipertensión acompaña a la ansiedad; elevación de las catecolaminas (ácido 5-hidroxiindolacético [5-HIAA]) en orina. |

3. La agorafobia es la fobia más rebelde.
4. El pronóstico es bueno o excelente con el tratamiento.

C. **Trastorno obsesivo-compulsivo**

1. La evolución es crónica, con fluctuaciones de los síntomas.
2. La farmacoterapia surte más efecto que la psicoterapia, pero la efectividad aumenta si se combina con la terapia cognitivo-conductual (TCC).
3. El pronóstico con el tratamiento es aceptable, pero algunos casos no responden.

D. **Trastorno de ansiedad generalizada**

1. La evolución es crónica y los síntomas pueden disminuir conforme el paciente envejece.
2. Con el tiempo, puede aparecer una depresión secundaria, que no resulta rara si se omite el tratamiento del trastorno.
3. Con el tratamiento, el pronóstico resulta favorable; más del 70% de los pacientes mejora con el tratamiento farmacológico y, aún más, si éste se combina con la psicoterapia.

E. **Trastorno por estrés postraumático**

1. La evolución es crónica.
2. El trauma se revive periódicamente durante varios años.
3. El pronóstico empeora en caso de psicopatología previa.

## X. Tratamiento

El tratamiento de los trastornos de ansiedad comprende un enfoque psicofarmacológico y la psicoterapia (TCC, psicodinámica, terapia limitada en el tiempo, terapia de grupo y terapia familiar).

A. **Farmacológico**

1. **Benzodiazepinas.** Estos fármacos reducen, por lo común, la ansiedad de una manera eficaz. Disminuyen el número y la intensidad de las crisis del trastorno de angustia. Asimismo, ayudan frente a la fobia social y específica. Dada la inquietud que suscita la dependencia física, las benzodiazepinas no son prescritas por los médicos con la frecuencia que debieran. Sin embargo, con una vigilancia psicoterapéutica adecuada, se pueden administrar de forma segura durante largos períodos sin que surja ningún abuso. Puede haber síndromes de abstinencia si el paciente utiliza estos fármacos durante mucho tiempo pero, si la medicación se retira adecuadamente, los signos y los síntomas de abstinencia se controlan con facilidad. Entre los fármacos más habituales de este grupo se encuentran el alprazolam, el clonazepam, el diazepam y el lorazepam. El alprazolam combate con eficacia el trastorno de angustia y la ansiedad asociada a la depresión. El alprazolam se ha asociado a síndrome de abstinencia después de tan sólo 6 a 8 semanas de tratamiento.
2. **Inhibidores selectivos de la recaptación de serotonina (ISRS).** En Estados Unidos se comercializan cinco ISRS con eficacia en el trastorno de ansiedad: citalopram, escitalopram, paroxetina, sertralina y venlafaxina. La paroxetina resulta especialmente útil frente al trastorno de angustia. Los ISRS son más seguros que los tricíclicos porque carecen de efectos anticolinérgicos y no resultan letales en caso de sobredosis. Los efectos secundarios más habituales son las náuseas pasajeras, la cefalea y la disfunción sexual. Algunos pacientes, sobre todo aquellos con trastorno de angustia, notifican un aumento inicial de la ansiedad después de empezar el tratamiento con estos fármacos, que se puede controlar con benzodiazepinas hasta que se despliega el efecto pleno de los ISRS, generalmente al cabo de 2 a 4 semanas. Los ISRS deben administrarse con mucha cautela a los niños y adolescentes, debido a las notificaciones de agitación y actos suicidas impulsivos en esta población como consecuencia de los efectos secundarios de estos medicamentos.
3. **Tricíclicos.** Los fármacos de este grupo reducen la intensidad y la ansiedad en todos los trastornos de la ansiedad, sobre todo en los obsesivo-compulsivos. En razón de sus efectos secundarios (p. ej., efectos anticolinérgicos, cardiotoxicidad y letalidad potencial de la sobredosis [las dosis 10 veces superiores a las diarias recomendadas pueden causar la muerte]) no constituyen el tratamiento de primera línea. Los fármacos habituales de este grupo son la imipramina, la nortriptilina y la clomipramina.

4. **Inhibidores de la monoaminoxidasa (IMAO).** Los IMAO surten efecto en el tratamiento de los trastornos de angustia y otros trastornos de ansiedad, pero no representan fármacos de primera línea como consecuencia de un grave efecto colateral adverso: aparición de crisis hipertensivas secundarias a la ingestión de alimentos con tiramina. Hay que evitar algunos fármacos, como los simpaticomiméticos y los opiáceos (en especial, la petidina), ya que, si se combinan con los IMAO, pueden producir la muerte. Los fármacos más corrientes de este grupo son la fenelzina y la tranilcipromina.
5. **Otros fármacos utilizados en los trastornos de ansiedad**
   a. **Antagonistas de los receptores adrenérgicos (ß-bloqueantes):** los fármacos de este grupo comprenden el propranolol y el atenolol, que actúan suprimiendo los signos somáticos de ansiedad, sobre todo las crisis de angustia. Se ha notificado su eficacia especial para bloquear la ansiedad de la fobia social (p. ej., hablar en público), si se toman en una dosis única aproximadamente 1 h antes del acontecimiento fóbico. Los efectos adversos consisten en bradicardia, hipotensión y adormecimiento. No resultan útiles en la ansiedad crónica, salvo que obedezca a un estado hiperadrenérgico hipersensible.

> CONSEJO CLÍNICO:
>
> *No utilice los β-bloqueantes si el paciente refiere antecedentes de asma o una historia de insuficiencia cardíaca congestiva o diabetes.*

   b. **Venlafaxina:** este fármaco se ha mostrado eficaz en el tratamiento del trastorno de ansiedad generalizada y del trastorno de angustia. Como también actúa como antidepresivo, se utiliza en los estados mixtos. Su indicación principal es el tratamiento de la depresión.
   c. **Buspirona:** este fármaco posee efectos serotoninérgicos leves y resulta más útil frente al trastorno de ansiedad generalizada que en los estados agudos. No muestra tolerancia cruzada con las benzodiazepinas y no se puede emplear frente a los síndromes de abstinencia. Comienza a actuar lentamente y produce mareos y cefalea a algunos enfermos.
   d. **Antiepilépticos ansiolíticos:** los fármacos habituales de este grupo, utilizado en el tratamiento de los trastornos de ansiedad, son la gabapentina, la tiagabina y el valproato. Las notificaciones sobre su eficacia escasean y tienen carácter anecdótico, pero merecen contemplarse como tratamiento de estos trastornos, sobre todo si existen crisis de angustia. En la tabla 11-14 se resume la posología de los fármacos empleados en los trastornos de ansiedad.

B. **Psicológico.** La información siguiente se puede considerar como una introducción al tema que se comentará con más detalle en el capítulo 24.
1. **Psicoterapia de apoyo.** Esta modalidad se basa en el uso de conceptos psicodinámicos y de la alianza terapéutica para fomentar el afrontamiento adaptativo. Hay que alentar y fortalecer las defensas adaptativas y combatir aquellas que suponen una mala adaptación. El terapeuta ayuda al análisis de la realidad y ofrece consejos sobre el comportamiento.
2. **Psicoterapia orientada a la introspección.** El objetivo es aumentar el desarrollo de la introspección del paciente acerca de conflictos psicológicos que, si no se resuelven, pueden manifestarse como un comportamiento sintomático (p. ej., ansiedad, fobias, obsesiones y compulsiones y reacciones postraumáticas de estrés). Esta modalidad está particularmente indicada si 1) los síntomas de ansiedad obedecen claramente a un conflicto inconsciente, 2) la ansiedad continúa después de instituir tratamientos conductuales o farmacológicos, 3) aparecen nuevos síntomas de ansiedad después de que remitan los síntomas originales (cambio de los síntomas), o 4) la ansiedad tiene un carácter más generalizado y menos específico.
3. **Terapia conductual.** La premisa básica es que puede ocurrir un cambio sin que surja la introspección psicológica sobre las causas subyacentes. Las técnicas comprenden el refuerzo positivo y el refuerzo negativo, la desensibilización sistemática, la inundación, la implosión, la exposición gradual, la evitación de la respuesta, el bloqueo del pensamiento, las técnicas de relajación, la terapia para el control de la angustia, la autovigilancia y la hipnosis.

Tabla 11–14
**Posología de los fármacos empleados en los trastornos de ansiedad**

| | Comienzo (mg) | Mantenimiento (mg) | Dosis alta (mg) | Efectos secundarios |
|---|---|---|---|---|
| **ISRS** | | | | |
| Paroxetina | 5-10 | 20-60 | >60 | Náuseas, vómitos, sequedad de boca, cefalea, somnolencia, insomnio, sudoración, temblor, diarrea, disfunción sexual, síndrome de secreción inadecuada de hormona antidiurética, elevación de los sustratos de la isoenzima 2D6 del citocromo P450 por inhibición enzimática (sobre todo, con la paroxetina); el citalopram y el escitalopram no son inhibidores importantes), efectos de abstinencia (fatiga, disforia, cambios psicomotores) |
| Fluoxetina | 2-5 | 20-60 | >80 | |
| Sertralina | 12,5-25 | 50-200 | >300 | |
| Citalopram | 10 | 20-40 | >60 | |
| Escitalopram | 5 | 10-30 | >30 | |
| **Antidepresivos tricíclicos** | | | | |
| Clomipramina | 5-12,5 | 50-125 | >200 | Ortostatismo, defectos de conducción, arritmias ventriculares, taquicardia refleja, efectos anticolinérgicos, aumento de peso, posible letalidad en caso de sobredosis |
| Imipramina | 10-25 | 150-500 | >300 | |
| Desipramina | 10-25 | 150-200 | >300 | |
| **Benzodiazepinas** | | | | |
| Alprazolam | 0,25-0,5, tres veces al día | 0,5-2, tres veces al día | >8 | Ortostatismo, defectos de conducción, arritmias ventriculares, taquicardia refleja, efectos anticolinérgicos, aumento de peso, posible letalidad en caso de sobredosis |
| Clonazepam | 0,25-0,5, dos veces al día | 0,5-2, dos veces al día | >4 | |
| Diazepam | 2-5, dos veces al día | 5-30, dos veces al día | >80 | |
| Lorazepam | 0,25-0,5, dos veces al día | 0,5-2, dos veces al día | >8 | |
| **IMAO** | | | | |
| Fenelzina | 15, dos veces al día | 15-45, dos veces al día | >15 | Ortostatismo, hipotensión, insomnio, aumento de peso, edema, disfunción sexual, crisis hipertensiva si se toman alimentos que contienen tiramina |
| Tranilcipromina | 10, dos veces al día | 10-30, dos veces al día | >70 | |
| **IRSN** | | | | |
| Venlafaxina | 6,25-25 | 50-150 | >375 | Náuseas, somnolencia, mareos, sequedad de boca, nerviosismo, temblor, insomnio, estreñimiento, disfunción sexual, sudoración, anorexia, elevación de la presión arterial, ortostatismo, defectos de conducción, arritmias ventriculares, efectos de abstinencia (fatiga, disforia, cambios psicomotores); en la insuficiencia hepática o renal moderada se utiliza la mitad de la dosis habitual. |
| Venlataxina XR | 37,5 | 37,5 | >225 | |
| **Otros fármacos** | | | | |
| Ácido valproico | 125, dos veces al día | 500-750, dos veces al día | >2.000 | Náuseas, vómitos, indigestión |
| Gabapentina | 100-200 | 600-3.400 | >3.400 | Somnolencia, ataxia, náuseas |
| BuSpar | 5-10 | 10 | >60 | Mareos, fatiga, náuseas |

IMAO, inhibidores de la monoaminoxidasa; IRSN, inhibidores de la recaptación de serotonina y noradrenalina; ISRS, inhibidores selectivos de la recaptación de serotonina.

CONSEJO CLÍNICO:

*Algunos pacientes pueden llevar una pastilla ansiolítica, por ejemplo 5 mg de diazepam, que utilizarán cuando adviertan una crisis de angustia inminente. Saber que tienen una pastilla y que la pueden utilizar en esa situación suele abortar la crisis, ya que se ha establecido el condicionamiento de asociar la pastilla al descenso de la ansiedad.*

**a.** La terapia conductual está indicada frente a comportamientos de mala adaptación claramente delimitados y circunscritos (p. ej., crisis de angustia, fobias, compulsiones, obsesiones). El comportamiento compulsivo suele responder mejor que el pensamiento obsesivo.

**b.** La mayoría de las estrategias actuales para tratar los trastornos de ansiedad se basa en una combinación de intervenciones farmacológicas conductuales.

**c.** En la actualidad se sostiene, por regla general, que, si bien los fármacos reducen pronto la ansiedad, el tratamiento aislado con ellos lleva a una recaída, asimismo temprana. La respuesta de los pacientes que reciben además tratamiento con un enfoque cognitivo y conductual parece significativa y sistemáticamente mejor que la de aquellos que únicamente reciben medicación.

**4. Terapia cognitiva.** Se basa en la premisa de que el comportamiento inadaptado obedece a distorsiones en la forma en que las personas se perciben a sí mismas y en el modo en que los demás las perciben a ellas. El tratamiento es breve e interactivo, con asignación de tareas domésticas que deben ejecutarse entre las sesiones y se centran en la corrección de los supuestos y cogniciones distorsionados. El énfasis se pone en confrontar y examinar situaciones que generan ansiedad interpersonal, con la consiguiente depresión leve.

**5. Terapia de grupo.** Los grupos varían desde aquellos que sólo ofrecen apoyo y una mejora de las capacidades sociales, hasta los que se centran en el alivio de síntomas específicos, pasando por aquellos con una orientación dirigida fundamentalmente a la introspección. Los grupos pueden resultar heterogéneos u homogéneos en cuanto al diagnóstico. Los grupos homogéneos se suelen utilizar para tratar algunos problemas como el trastorno por estrés postraumático, donde la terapia persigue la educación sobre el modo de combatir el estrés.

---

Para una exposición más detallada de este tema, véase *Anxiety Disorders,* capítulo 15, página 1718, en CTP/VIII.

# 12 Trastornos somatomorfos, trastornos facticios y simulación

## I. Trastornos somatomorfos

El término trastorno somatomorfo procede del griego *soma,* que significa cuerpo; estos trastornos se caracterizan por signos y síntomas somáticos que hacen pensar en una enfermedad médica; sin embargo, en la exploración, no se explica totalmente por ningún trastorno médico conocido. Los síntomas adquieren la intensidad suficiente como para producir sufrimiento importante o alteración funcional del paciente.

En el DSM-IV-TR se reconocen cinco trastornos somatomorfos concretos: el trastorno de somatización, el trastorno de conversión, la hipocondría, el trastorno dismórfico corporal y el trastorno por dolor. Dos categorías diagnósticas residuales del DSM-IV-TR son el trastorno somatomorfo indiferenciado y el trastorno somatomorfo no especificado. En la tabla 12-1 se resumen las manifestaciones clínicas de los distintos trastornos somatomorfos, que se comentan a continuación.

### A. Trastorno de somatización

**1. Epidemiología**

- **a.** La prevalencia en la población general varía entre el 0,1 y el 0,5% a lo largo de la vida.
- **b.** Las mujeres padecen el trastorno cinco veces más que los hombres.
- **c.** La prevalencia a lo largo de la vida de las mujeres oscila entre el 1 y el 2%.
- **d.** Más frecuente entre las personas con menos estudios y con una categoría socioeconómica baja.
- **e.** Suele comenzar en la adolescencia y primera fase de la vida adulta.

**2. Etiología**

- **a. Psicosocial:** la supresión o la represión de la cólera contra los demás, que se vuelve contra uno mismo, pueden explicar los síntomas. Es frecuente una autoestima baja. Identificación con uno de los padres que modela el papel de enfermo. Cierta semejanza dinámica con la depresión.
- **b. Genética:** antecedentes familiares positivos; presentes en el 10-20% de las madres y hermanas de los pacientes afectados; gemelos: tasa de concordancia del 29% entre los monocigotos y del 10% entre los dicigotos.

**3. Pruebas de laboratorio psicológicas.** Mínimas alteraciones neuropsicológicas de algunos pacientes (p. ej., evaluación errónea de las aferencias somatosensoriales).

**4. Fisiopatología.** El uso prolongado de medicamentos puede producir efectos adversos no relacionados con la molestia somatizada. Ciertos datos indican que puede intervenir una regulación anómala de las citocinas —mensajeros que influyen en el sistema inmunitario.

**5. Diagnóstico, signos y síntomas**

- **a.** Numerosas molestias somáticas con una anamnesis complicada.
- **b.** Las molestias más frecuentes comprenden el dolor, los síntomas gastrointestinales, los síntomas sexuales y los signos neurológicos (p. ej., mareos, amnesia).
- **c.** Ideación suicida frecuente, pero el suicidio es raro.
- **d.** Puede haber depresión o ansiedad relacionada con las molestias; problemas interpersonales frecuentes (tabla 12-2).

**6. Diagnóstico diferencial**

- **a. Esclerosis múltiple:** debilidad muscular por todo el cuerpo.
- **b. Síndrome de fatiga crónica:** puede estar presente el virus de Epstein-Barr.
- **c. Porfiria:** dolor abdominal, orina roja.
- **d. Esquizofrenia:** trastorno del pensamiento, alucinaciones. Puede haber delirios somáticos.
- **e. Crisis de angustia:** intermitentes, episódicas. Síntomas de ansiedad o de angustia.

Tabla 12–1
**Manifestaciones clínicas de los trastornos somatomorfos**

| Diagnóstico | Presentación clínica | Características demográficas y epidemiológicas | Características diagnósticas | Estrategia de tratamiento | Pronóstico | Trastornos asociados | Diagnóstico diferencial principal | Procesos psicológicos que contribuyen a los síntomas | Motivación para la producción sintomática |
|---|---|---|---|---|---|---|---|---|---|
| Trastorno de somatización | Polisintomático<br>Recurrente y crónico<br>Anamnesis cargada de síntomas | Edad joven<br>Predominio femenino (20:1)<br>Patrón familiar<br>Incidencia del 5-10% entre las poblaciones de atención primaria | Anamnesis por órganos y aparatos con profusión de síntomas<br>Numerosos contactos clínicos<br>Policirugía | Alianza terapéutica<br>Revisiones periódicas<br>Intervención ante las crisis | Malo o regular | Trastorno histriónico de la personalidad<br>Personalidad antisocial<br>Abuso del alcohol y de otras sustancias<br>Múltiples problemas vitales<br>Trastorno de conversión | Enfermedad somática<br>Depresión | Inconscientes<br>Cultura y desarrollo | Factores psicológicos inconscientes |
| Trastorno de conversión | Monosintomático<br>Casi siempre, agudo<br>Simula la enfermedad | Muy prevalente<br>Predominio femenino<br>Edad joven<br>Rural y categoría social baja<br>Pocos estudios y falta de sofisticación psicológica | Simulación incompatible con los mecanismos fisiológicos o la anatomía conocidos | Sugestión y persuasión<br>Múltiples técnicas | Excelente, salvo en el trastorno de conversión crónica | Dependencia del alcohol y de otras sustancias<br>Trastorno antisocial de la personalidad<br>Trastorno de somatización<br>Trastorno histriónico de la personalidad | Depresión<br>Esquizofrenia<br>Enfermedad neurológica | Inconscientes<br>Puede haber un estrés o conflicto psicológicos | Factores psicológicos inconscientes |

| | | | | | | | | | |
|---|---|---|---|---|---|---|---|---|---|
| Hipocondría | Inquietud o preocupación por las enfermedades | Enfermedad física previa<br>Edad intermedia o avanzada<br>Relación equivalente entre hombres y mujeres | La convicción de la enfermedad amplifica los síntomas<br>Obsesión | Documentar los síntomas<br>Revisión psicosocial<br>Psicoterapia | Regular o bueno<br>Fluctúa | Trastorno obsesivo-compulsivo de la personalidad<br>Trastornos depresivos y ansiosos | Depresión<br>Enfermedad somática<br>Trastorno de la personalidad<br>Trastorno delirante | Inconscientes<br>Estrés-duelo<br>Factores del desarrollo | Factores psicológicos inconscientes |
| Trastorno dismórfico corporal | Sentimientos subjetivos de fealdad o preocupación por defectos físicos | Adolescencia o edad adulta joven<br>Predominio femenino<br>En gran parte, desconocido | Preocupación corporal arraigada | Alianza terapéutica<br>Lucha contra el estrés<br>Psicoterapias<br>Medicación antidepresiva | Desconocido | Anorexia nerviosa<br>Sufrimiento psicosocial<br>Trastorno evitador u obsesivo-compulsivo de la personalidad | Trastorno delirante<br>Trastornos depresivos<br>Trastorno de somatización | Inconscientes<br>Factores de autoestima | Factores psicológicos inconscientes |
| Trastorno por dolor | Simulación del síndrome doloroso | Predominio femenino, 2:1<br>Edad avanzada: personas maduras: 4.ª o 5.ª décadas<br>Familiar<br>Hasta el 40% de las poblaciones con dolor | Simulación o intensidad incompatible con los mecanismos fisiológicos sobre la anatomía conocidos | Alianza terapéutica<br>Redefinir los objetivos del tratamiento<br>Medicación antidepresiva | Reservado, variable | Trastornos depresivos<br>Abuso de alcohol y de otras sustancias<br>Trastorno dependiente o histriónico de la personalidad | Depresión<br>Psicofisiológico<br>Enfermedad somática<br>Simulación y síndrome de discapacidad | Inconscientes<br>Situación estresante aguda y del desarrollo<br>Los traumatismos físicos parecen predisponer | Factores psicológicos inconscientes |

Adaptado de Folks DG, Ford CV, Houck CA. Somatoform disorders, factitious disorders, and malingering. En: Stoudemire A, ed. *Clinical Psychiatry for Medical Students.* Philadelphia: JB Lippincott, 1990: 233.

Tabla 12-2
**Criterios del DSM-IV-TR para el diagnóstico del trastorno de somatización**

A. Historia de múltiples síntomas físicos, que empieza antes de los 30 años, persiste durante varios años y obliga a la búsqueda de atención médica o provoca un deterioro significativo social, laboral, o de otras áreas importantes de la actividad del individuo.
B. Deben cumplirse todos los criterios que se exponen a continuación, y cada síntoma puede aparecer en cualquier momento de la alteración:
   (1) *cuatro síntomas dolorosos:* historia de dolor relacionada con al menos cuatro zonas del cuerpo o cuatro funciones (p. ej., cabeza, abdomen, dorso, articulaciones, extremidades, tórax, recto; durante la menstruación, el acto sexual o la micción)
   (2) *dos síntomas gastrointestinales:* historia de al menos dos síntomas gastrointestinales distintos al dolor (p. ej., náuseas, distensión abdominal, vómitos [no durante el embarazo], diarrea o intolerancia a diferentes alimentos)
   (3) *un síntoma sexual:* historia de al menos un síntoma sexual o reproductor al margen del dolor (p. ej., indiferencia sexual, disfunción eréctil o eyaculatoria, menstruaciones irregulares, pérdidas menstruales excesivas, vómitos durante el embarazo)
   (4) *un síntoma seudoneurológico:* historia de al menos un síntoma o déficit que sugiera un trastorno neurológico no limitado a dolor (síntomas de conversión del tipo de la alteración de la coordinación psicomotora o del equilibrio, parálisis o debilidad muscular localizada, dificultad para deglutir, sensación de nudo en la garganta, afonía, retención urinaria, alucinaciones, pérdida de la sensibilidad táctil y dolorosa, diplopía, ceguera, sordera, convulsiones; síntomas disociativos como amnesia; o pérdida de conciencia distinta del desmayo)
C. Cualquiera de las dos características siguientes:
   (1) tras un examen adecuado, ninguno de los síntomas del Criterio B puede explicarse por la presencia de una enfermedad médica conocida o por los efectos directos de una sustancia (p. ej., drogas o fármacos)
   (2) si hay una enfermedad médica, los síntomas físicos o el deterioro social o laboral son excesivos en comparación con lo que cabría esperar por la historia clínica, la exploración física o los hallazgos de laboratorio
D. Los síntomas no se producen intencionadamente y no son simulados (a diferencia de lo que ocurre en el trastorno facticio y en la simulación).



f. **Trastorno de conversión:** menos síntomas con un significado simbólico más claro.

g. **Trastorno facticio:** fingimiento consciente de los síntomas para alcanzar el papel de paciente; anhelo habitual de ingresar en el hospital.

h. **Trastorno por dolor:** el dolor suele ser la única molestia.

7. **Evolución y pronóstico.** Evolución crónica con escasas remisiones; sin embargo, la gravedad de los síntomas fluctúa. Las complicaciones comprenden la cirugía innecesaria, los estudios médicos repetidos, la dependencia de sustancias y los efectos adversos de fármacos prescritos de modo innecesario. La depresión es frecuente.

8. **Tratamiento**

a. **Farmacológico:** evitar los psicotropos, excepto durante el período de ansiedad o depresión agudas, porque los pacientes tienden a experimentar dependencia psíquica. Los antidepresivos son útiles frente a la depresión secundaria.

b. **Psicológico:** se necesita psicoterapia duradera de introspección o de apoyo para entender la dinámica, apoyar al paciente durante acontecimientos vitales molestos, o ambas cosas a la vez; es importante vigilar al paciente para prevenir el abuso de sustancias, la peregrinación de un médico a otro, las intervenciones innecesarias y las pruebas diagnósticas.

**B. Trastorno de conversión**

1. **Definición.** Caracterizado por la alteración o limitación involuntarias de la función física como consecuencia de un conflicto o necesidad psicológicas (anteriormente conocido como histeria).

2. **Epidemiología**

a. Incidencia y prevalencia: 10% de los pacientes ingresados en el hospital y 5-15% de todos los pacientes psiquiátricos ambulatorios.

**b.** Edad: fase temprana de la vida adulta, pero puede ocurrir en edades maduras o avanzadas.
**c.** Dos veces más frecuente entre las mujeres.
**d.** Antecedentes familiares: más común entre los parientes.
**e.** Más habitual entre personas de categoría socioeconómica baja y con menos estudios.

**3. Etiología**

**a. Biológica**

**(1)** Los síntomas dependen de la activación de mecanismos cerebrales inhibitorios.
**(2)** La hiperexcitación cortical desencadena mecanismos inhibitorios en la sinapsis del sistema nervioso central (SNC), el tronco cerebral y el sistema reticular activador que pueden justificar los déficits sensoriales.
**(3)** Mayor vulnerabilidad de los pacientes con traumatismos del lóbulo frontal u otros déficits neurológicos.

**b. Psicológica**

**(1)** Expresión de un conflicto psicológico inconsciente que se reprime.
**(2)** Trastorno premorboso de la personalidad: evitador, histriónico.
**(3)** Impulso (p. ej., sexual o agresivo) inaceptable para el Yo, que se disimula a través de los síntomas.
**(4)** Identificación con un miembro de la familia, que sufre los mismos síntomas motivados por una enfermedad real; aprendido en la infancia.

**c. Psicodinámica**

**(1)** La *belle indifférence* es la falta de preocupación por la enfermedad y se da en algunos casos.
**(2)** La *renta primaria* se refiere a la disminución de la ansiedad con la represión de un impulso inaceptable. Simbolización del impulso a través del síntoma (p. ej., la parálisis del brazo impide expresar el impulso agresivo).
**(3)** La *renta secundaria* se refiere a los beneficios que produce la enfermedad (p. ej., indemnizaciones legales [neurosis de compensación], evitación del trabajo, dependencia de la familia). El paciente no suele tener introspección sobre esta dinámica.

**d.** Otros mecanismos defensivos: formación reactiva, negación, desplazamiento.

**4. Pruebas de laboratorio psicológicas**

**a.** Los potenciales evocados revelan una alteración de la percepción somatosensorial; se encuentran disminuidos o ausentes en el lado del defecto.
**b.** Mínima alteración cognitiva, déficits de atención y cambios visoperceptuales en la batería de Halstead-Reitan.
**c.** El cuestionario multifásico de personalidad de Minnesota 2 (MMPI-2, *Minnesota Multiphasic Personality Inventory-2*) y la prueba de Rorschach revelan un aumento de los impulsos instintivos, la represión sexual y la agresión inhibida.
**d.** Entrevista asistida con medicación: la infusión intravenosa de amobarbital (100-500 mg) suele anular los síntomas de conversión. Así, por ejemplo, un paciente con afonía histérica comenzará a hablar. Esta prueba facilita el diagnóstico pero no resulta siempre fiable.

**5. Fisiopatología.** Ningún cambio; en algunos estudios de imagen cerebral se observa hipometabolismo en el hemisferio dominante e hipermetabolismo en el hemisferio no dominante.

**6. Diagnóstico, signos y síntomas** (tabla 12-3)

**a.** Anomalías motoras: parálisis, ataxia, disfagia, vómitos, afonía.
**b.** Síntomas convulsivos: seudocrisis, inconsciencia.
**c.** Trastornos sensoriales: ceguera, sordera, anosmia, anestesia, analgesia, diplopía, anestesia en guante y calcetín (no sigue las vías sensoriales conocidas).
**d.** Relación temporal clara entre el síntoma y el estrés o la emoción intensa.
**e.** Los síntomas del lado izquierdo son más frecuentes que los del derecho.
**f.** La persona no es consciente de producir voluntariamente los síntomas.

**7. Diagnóstico diferencial.** La tarea fundamental consiste en diferenciarlo de un trastorno orgánico. Finalmente, se diagnostica una enfermedad médica en el 25-50% de los pacientes; por eso, siempre está indicado un estudio médico y neurológico minucioso.

Tabla 12-3
**Criterios del DSM-IV-TR para el diagnóstico del trastorno de conversión**

A. Uno o más síntomas o déficit que afectan las funciones motoras voluntarias o sensoriales y que sugieren una enfermedad neurológica o médica.
B. Se considera que los factores psicológicos están asociados al síntoma o al déficit debido a que el inicio o la exacerbación del cuadro vienen precedidos por conflictos u otros desencadenantes.
C. El síntoma o déficit no está producido intencionadamente y no es simulado (a diferencia de lo que ocurre en el trastorno facticio o en la simulación).
D. Tras un examen clínico adecuado, el síntoma o déficit no se explica por la presencia de una enfermedad médica, por los efectos directos de una sustancia o por un comportamiento o experiencia culturalmente normales.
E. El síntoma o déficit provoca malestar clínicamente significativo o deterioro social, laboral, o de otras áreas importantes de la actividad del sujeto, o requieren atención médica.
F. El síntoma o déficit no se limita a dolor o a disfunción sexual, no aparece exclusivamente en el transcurso de un trastorno de somatización y no se explica mejor por la presencia de otro trastorno mental.

*Código* basado en el tipo de síntoma o déficit:
**4 Con síntoma o déficit motor**
**5 Con crisis y convulsiones**
**6 Con síntoma o déficit sensorial**
**7 De presentación mixta**



a. **Parálisis:** la parálisis del trastorno de conversión no es uniforme ni sigue las vías motoras. No hay reflejos patológicos (p. ej., signo de Babinski). En el trastorno de conversión faltan la parálisis espástica, las clonías y la rigidez en rueda dentada.
b. **Ataxia:** movimientos grotescos en el trastorno de conversión. En las lesiones orgánicas es posible arrastrar los miembros inferiores pero no la circunducción. La *astasia-abasia* es una marcha inestable que no hace que el paciente con un trastorno de conversión se caiga o sufra daño.
c. **Ceguera:** en la ceguera neurológica no se observa ninguna respuesta pupilar (salvo en las lesiones del lóbulo occipital que producen ceguera cortical con una respuesta pupilar intacta). En la ceguera verdadera no hay movimientos de seguimiento ocular. La diplopía monocular, la triplopía y la visión tuneliforme pueden constituir síntomas de conversión. Los oftalmólogos aplican pruebas con prismas de distorsión y lentes de colores para detectar la ceguera histérica.
d. **Sordera:** el ruido alto despierta al paciente durmiente con un trastorno de conversión pero no al paciente con una sordera orgánica. La audiometría revela una respuesta variable en la conversión.
e. **Sensorial:** la pérdida sensitiva no sigue los dermatomas; en el trastorno de conversión se observa una pérdida hemisensorial, que se detiene en la línea media o anestesia en guante y calcetín.
f. **Histeria:** el dolor suele relacionarse con la cabeza, la cara, el dorso y el abdomen. No se aprecia ninguna causa orgánica de dolor.
g. **Seudocrisis:** la incontinencia, la pérdida del control motor y la mordedura de la lengua son raras en las seudocrisis; suele haber aura en la epilepsia orgánica. Examinar las anomalías electroencefalográficas (EEG); sin embargo, los resultados del EEG del 10 al 15% de la población adulta sana son anómalos. El signo de Babinski aparece en las convulsiones orgánicas y en el estado postictal, pero no en las crisis de conversión.
h. **Esquizofrenia:** trastorno del pensamiento.
i. **Trastorno del estado de ánimo:** depresión o manía.
j. **Simulación y trastorno facticio con síntomas somáticos:** difícil de separar, por más que los simuladores saben que fingen los síntomas y tienen introspección de sus actos; los pacientes con un trastorno facticio también saben que están fingiendo, pero lo hacen porque aspiran a ser pacientes y a estar en el hospital.

8. **Evolución y pronóstico.** Tiende a recidivar; los episodios se intercalan con intervalos asintomáticos. El mayor problema consiste en no omitir un síntomas neurológico temprano que progrese después hacia un síndrome florido (p. ej., la esclerosis múltiple puede empezar con una diplopía o hemiparesia que remiten espontáneamente). En la tabla 12-4 se enumeran los factores asociados a un pronóstico favorable o desfavorable.
9. **Tratamiento**
   a. **Farmacológico.** Benzodiazepinas para la ansiedad y la tensión muscular; antidepresivos o fármacos serotoninérgicos para la rumiación obsesiva sobre los síntomas.
   b. **Psicológico**
      **(1)** La terapia orientada a la introspección ayuda al paciente a entender los principios y conflictos dinámicos ocultos bajo los síntomas. El paciente aprende a aceptar los impulsos sexuales o agresivos y a no utilizar el trastorno de conversión como una defensa.
      **(2)** La terapia conductual se utiliza para inducir la relajación.
      **(3)** La hipnosis y la reeducación ayudan en las situaciones no complicadas.
      **(4)** No acusar al paciente de intentar llamar la atención o de no tratar de mejorar.
      **(5)** El narcoanálisis elimina, a veces, los síntomas.

C. **Trastorno por dolor**
1. **Definición.** El trastorno por dolor es una preocupación por el dolor, sin que exista ninguna enfermedad somática que justifique su intensidad. No sigue ninguna distribución neuroanatómica. El estrés y el conflicto pueden correlacionarse estrechamente con el comienzo o la exacerbación del dolor.
2. **Epidemiología.** Puede comenzar a cualquier edad, pero sobre todo a partir de los 30 y de los 40. Es más frecuente entre las mujeres. Según algunos indicios, los pacientes biológicos en primer grado presentan una incidencia elevada de dolor, depresión y alcoholismo.
3. **Etiología**
   a. **Conductual:** los comportamientos dolorosos se refuerzan con la gratificación (p. ej., intensificación de los síntomas del dolor cuando otras personas les prestan atención o evitación de la actividad desagradable).
   b. **Interpersonal:** el dolor es un modo de manipular y obtener ventaja en una relación (p. ej., para estabilizar un matrimonio frágil).
   c. **Biológico:** algunos pacientes pueden sufrir un trastorno por dolor, más que otro trastorno mental, porque las anomalías sensoriales y límbicas, de carácter estructural o químico, les predisponen al dolor.
   d. **Psicodinámica.** El paciente puede expresar simbólicamente un conflicto intrapsíquico a través del cuerpo. Algunas personas consideran, de forma inconsciente, que el dolor emocional es débil y lo desplazan al cuerpo. El dolor puede suponer un modo de obtener amor o se puede utilizar como castigo. Los mecanismos de defensa implicados en el trastorno son el desplazamiento, el reemplazo y la represión.
4. **Diagnóstico**
   a. Molestias dolorosas en un grado clínicamente significativo que produce sufrimiento emocional y alteración social o laboral.

Tabla 12-4
**Factores asociados con un pronóstico favorable o desfavorable en el trastorno de conversión**

| |
|---|
| **Pronóstico favorable** |
| Comienzo repentino |
| Estrés inicial claramente definido |
| Latencia breve entre el comienzo y el tratamiento |
| Coeficiente intelectual por encima de la media |
| Síntomas de parálisis, afonía, ceguera |
| **Pronóstico desfavorable** |
| Trastorno mental asociado |
| Demanda en curso |
| Síntomas de temblor, convulsiones |

**b.** Los factores psicológicos contribuyen decisivamente al comienzo y a la intensidad de los síntomas (tabla 12-5).

**5. Diagnóstico diferencial**

**a. Dolor somático debido a una enfermedad médica:** difícil de separar, puesto que el dolor somático también es sensible a los factores emocionales y situativos. El dolor que no varía, ni sube y baja ni mejora con los analgésicos es más veces psicógeno. La ausencia de una enfermedad médica o quirúrgica, que justifique el dolor, representa un factor importante.

**b. Hipocondría:** suele producir más síntomas que el trastorno por dolor.

**c. Trastorno de conversión:** suele haber más alteraciones motoras y sensoriales que en el trastorno por dolor.

**6. Evolución y pronóstico**

**a.** Evolución variable, aunque con tendencia a la cronicidad.

**b.** Los pacientes con depresión asociada muestran un pronóstico desfavorable, al igual que aquellos con una renta secundaria (p. ej., demanda).

Tabla 12-5
**Criterios del DSM-IV-TR para el diagnóstico del trastorno por dolor**

A. El síntoma principal del cuadro clínico es el dolor localizado en una o más zonas del cuerpo, de suficiente gravedad como para merecer atención médica.
B. El dolor provoca malestar clínicamente significativo o deterioro social, laboral o de otras áreas importantes de la actividad del individuo.
C. Se estima que los factores psicológicos desempeñan un papel importante en el inicio, la gravedad, la exacerbación o la persistencia del dolor.
D. El síntoma o déficit no es simulado ni producido intencionadamente (a diferencia de lo que ocurre en la simulación y en el trastorno facticio).
E. El dolor no se explica mejor por la presencia de un trastorno del estado de ánimo, un trastorno de ansiedad o un trastorno psicótico y no cumple los criterios de dispareunia.

*Codificar* el tipo:

**Trastorno por dolor asociado a factores psicológicos [307.80]:** se cree que los factores psicológicos desempeñan un papel importante en el inicio, la gravedad, la exacerbación o la persistencia del dolor (si hay una enfermedad médica, ésta no desempeña un papel importante en el inicio, la gravedad, la exacerbación o la persistencia del dolor). Este tipo de trastorno por dolor no debe diagnosticarse si se cumplen también los criterios para trastorno de somatización.

**Trastorno por dolor asociado a factores psicológicos y a enfermedad médica [307.89]:** tanto los factores psicológicos como la enfermedad médica desempeñan un papel importante en el inicio, la gravedad, la exacerbación o la persistencia del dolor. La enfermedad médica asociada y la localización anatómica (v. después) se codifican en el Eje III.

*Especificar* (para ambos tipos) si:

**Agudo:** duración menor a 6 meses

**Crónico:** duración igual o superior a 6 meses

**Nota:** el trastorno siguiente no se considera un trastorno mental y se incluye aquí únicamente para facilitar el diagnóstico diferencial.

**Trastorno por dolor asociado a enfermedad médica:** la enfermedad médica desempeña un papel importante en el inicio, la gravedad, la exacerbación o la persistencia del dolor. (Si existen factores psicológicos, no se estima que desempeñen un papel importante en el inicio, la gravedad, la exacerbación o la persistencia del dolor.) El código diagnóstico para el dolor se selecciona en base a la enfermedad médica asociada si se conoce ésta o a la localización anatómica del dolor si la enfermedad médica subyacente no está claramente establecida: por ejemplo, M54.5 Dolor lumbar [724.2], M54.3 Dolor ciático [724.3], R10.2 Dolor pélvico [625.9], R51 Cefalea [784.0], R51 Dolor facial [784.0], R07.4 Dolor torácico [786.50], M25.5 Dolor articular [719.4], M89.8 Dolor óseo [733.90], R10.4 Dolor abdominal [789.0], N64.4 Dolor de mama [611.71], N23 Dolor renal [788.0], H92.0 Dolor de oídos [388.70], H57.1 Dolor de ojos [379.91], R07.0 Dolor de garganta [784.1], K08.8 Dolor de dientes [525.9] y N23 Dolor urinario [788.0].

**7. Tratamiento**

**a. Farmacoterapia**

**(1)** Los antidepresivos, en particular, los inhibidores selectivos de la recaptación de serotonina (ISRS) son útiles.

**(2)** La intensificación del tratamiento con pequeñas dosis de anfetamina puede ayudar a algunos pacientes, pero hay que vigilar cuidadosamente la posología.

**(3)** Evitar la analgesia con opiáceos, por el riesgo de abuso.

**b. Psicoterapia**

**(1)** La terapia psicodinámica se aplica a los pacientes motivados.

**(2)** La terapia cognitiva mejora las actitudes vitales negativas.

**(3)** Otras modalidades son la hipnosis, la biorretroalimentación, la acupuntura y el masaje.

> CONSEJO CLÍNICO:
>
> *No efectúe nunca comentarios de confrontación a los pacientes, por ejemplo, «Todo está en su cabeza». El paciente percibe su dolor como algo real. Para empezar se puede examinar cómo afecta el dolor a la vida del paciente y no si el dolor es imaginario.*

**E. Hipocondría**

**1. Definición.** Miedo o creencia morbosos de que se padece una enfermedad grave, aun cuando no exista ninguna.

**2. Epidemiología**

**a.** Prevalencia: 10% de todos los pacientes médicos.

**b.** Afectación equivalente de hombres y mujeres.

**c.** Ocurre a todas las edades; alcanza el máximo entre los hombres treintañeros y entre las mujeres cuarentonas.

**d.** Se da en gemelos monocigóticos y parientes en primer grado.

**3. Etiología**

**a.** Algunos pacientes presentan hipersensibilidad congénita a las funciones y sensaciones somáticas y un umbral reducido para el dolor o el sufrimiento físico.

**b.** La enfermedad concreta temida puede tener un significado simbólico importante.

**c. Psicógena.** Represión de la cólera contra los demás; desplazamiento de la cólera hacia uno mismo con aparición de molestias somáticas; el dolor y el sufrimiento se utilizan como castigo de impulsos inaceptables de culpa.

**4. Pruebas de laboratorio y psicológicas**

**a.** Los resultados de las exploraciones físicas repetidas para descartar una enfermedad médica son negativas.

> CONSEJO CLÍNICO:
>
> *Los hipocondríacos suelen tranquilizarse cuando se les informa de que el resultado de la prueba de una enfermedad, a la que ellos temen, es negativa. Si el paciente no se tranquiliza de ninguna manera, el clínico deberá sospechar un trastorno delirante de tipo somático.*

**b.** El MMPI-2 muestra una escala histérica elevada.

**c.** Las respuestas cromáticas múltiples con la prueba de Rorschach indican labilidad emocional.

**5. Diagnóstico, signos y síntomas** (tabla 12-6)

**a.** Puede afectar a cualquier órgano o sistema funcional; en general, se alteran los sistemas gastrointestinal y cardiovascular.

**b.** El paciente cree que existe una enfermedad o una disfunción.

Tabla 12-6
**Criterios del DSM-IV-TR para el diagnóstico de hipocondría**

A. Preocupación y miedo a tener, o la convicción de padecer, una enfermedad grave a partir de la interpretación personal de síntomas somáticos.
B. La preocupación persiste a pesar de las exploraciones y explicaciones médicas apropiadas.
C. La creencia expuesta en el Criterio A no es de tipo delirante (a diferencia del trastorno delirante de tipo somático) y no se limita a preocupaciones sobre el aspecto físico (a diferencia del trastorno dismórfico corporal).
D. La preocupación provoca malestar clínicamente significativo o deterioro social, laboral o de otras áreas importantes de la actividad del individuo.
E. La duración del trastorno es de al menos 6 meses.
F. La preocupación no se explica mejor por la presencia de trastorno de ansiedad generalizada, trastorno obsesivo-compulsivo, trastorno de angustia, episodio depresivo mayor, ansiedad por separación u otro trastorno somatomorfo.

*Especificar* si:

**Con poca conciencia de enfermedad:** si durante la mayor parte del episodio el individuo no se da cuenta de que la preocupación por padecer una enfermedad grave es excesiva o injustificada



c. Los resultados negativos de la exploración física o de las pruebas de laboratorio tranquilizan al paciente, pero sólo de manera pasajera; luego, reaparecen los síntomas. (En el delirio somático no se puede tranquilizar al paciente.)
d. El trastorno dura, como mínimo, 6 meses.
e. La creencia no tiene una intensidad delirante.

6. **Diagnóstico diferencial.** El diagnóstico se hace por inclusión y no por exclusión. Hay que descartar trastornos somáticos; sin embargo, del 15 al 30% de los pacientes con un trastorno hipocondríaco sufren problemas físicos. El estudio de la enfermedad médica puede agravar el trastorno al poner excesivo énfasis en la molestia somática.
   a. **Depresión:** el paciente puede referir una molestia somática o la molestia somática puede deformar parte de un síndrome depresivo. Buscar signos de depresión (p. ej., apatía, anhedonía, sentimientos de inutilidad).
   b. **Trastorno de ansiedad:** se manifiesta por una ansiedad intensa o por signos o síntomas obsesivo-compulsivos; no existe la *belle indifférence*.
   c. **Trastornos de somatización:** afecta varios órganos y aparatos; molestias ambiguas.
   d. **Trastorno por dolor:** el dolor es la principal y, habitualmente, la única queja.
   e. **Simulación y trastornos facticios:** la historia se acompaña de hospitalizaciones frecuentes, con una renta secundaria importante; los síntomas carecen de valor simbólico y están sometidos al control de la conciencia. No hay la *belle indifférence*.
   f. **Disfunción sexual:** si existe un síntoma sexual, se diagnostica como trastorno sexual.
7. **Evolución y pronóstico.** Evolución crónica con remisiones. Las exacerbaciones suelen acompañarse de un estrés vital identificable. El pronóstico favorable se da con una personalidad premorbosa muy poco alterada y, el desfavorable, cuando hay antecedentes o se superpone un trastorno somático.
8. **Tratamiento**
   a. **Farmacológico.** Corrección farmacológica de los síntomas; ansiolíticos y antidepresivos frente a la ansiedad y la depresión. Los fármacos serotoninérgicos son útiles en la depresión y en el trastorno obsesivo-compulsivo. La entrevista asistida con medicación puede inducir una catarsis y eliminar los síntomas; sin embargo, este tipo de alivio casi siempre es pasajero.
   b. **Psicoterapia**
      (1) La psicoterapia dinámica orientada a la introspección descubre el significado simbólico de los síntomas y es útil. La relación duradera con el médico o el psiquiatra resulta valiosa, así como la tranquilización de que no hay ninguna enfermedad somática.

(2) La hipnosis y la terapia conductual ayudan a la relajación. La inactividad prolongada puede causar un deterioro físico (p. ej., atrofia o contracturas musculares, osteoporosis), por lo que hay que prestar atención a estos aspectos.

> CONSEJO CLÍNICO:
>
> *Las exploraciones físicas periódicas ayudan a tranquilizar a los pacientes de que no están enfermos y de que sus molestias se toman en serio. Sin embargo, hay que evitar medidas diagnósticas y terapéuticas cruentas.*

### F. Trastorno dismórfico corporal

1. **Definición.** Creencia imaginada (sin proporciones delirantes) de que existe un defecto en el aspecto de todo o parte del cuerpo.
2. **Epidemiología.** Comienzo desde la adolescencia hasta las primeras fases de la vida adulta. Afecta por igual a hombres y mujeres.
3. **Etiología.** Desconocida.
   a. **Biológica:** la capacidad de respuesta a los fármacos serotoninérgicos indica la participación de la serotonina o una relación con otro trastorno psiquiátrico.
   b. **Psicológica:** buscar un conflicto inconsciente relacionado con la región corporal distorsionada.
   c. **Psicodinámica:** los mecanismos de defensa comprenden la represión (del conflicto inconsciente), la distorsión y la simbolización (de la región corporal) y la proyección (creencia de que otras personas también ven la deformidad imaginada).
4. **Pruebas de laboratorio y psicológicas.** La prueba de dibujar una persona muestra una exageración, disminución o ausencia de la región corporal afectada.
5. **Fisiopatología.** No se conoce ninguna alteración patológica. En realidad, pueden existir pequeños déficits corporales sobre los que se construye la creencia imaginaria.
6. **Diagnóstico, signos y síntomas.** Quejas del paciente de un defecto (p. ej., arrugas, caída del pelo, mamas o pene pequeños, manchas propias de la edad, talla). La queja no guarda proporción con la anomalía objetiva. Si existe una discreta anomalía somática, la preocupación de la persona es exagerada; sin embargo, la creencia no tiene una intensidad delirante. La persona admite la posibilidad de que puede exagerar el grado del defecto o de que quizá no haya ningún defecto. En el trastorno delirante, la creencia es fija y no está sujeta a ningún análisis de la realidad (tabla 12-7).
7. **Diagnóstico diferencial.** La distorsión de la imagen corporal se da en la esquizofrenia, los trastornos del estado de ánimo, las enfermedades médicas, la anorexia nerviosa, la bulimia nerviosa, el trastorno obsesivo-compulsivo y los trastornos de identidad sexual (p. ej., *koro* [preocupación por que el pene se contraiga dentro del abdomen]).
8. **Evaluación y pronóstico.** Evolución crónica con visitas repetidas a los médicos, cirujanos plásticos o dermatólogos. A veces, depresión secundaria. En algunos casos, la distorsión corporal imaginaria progresa hacia una creencia delirante.

Tabla 12-7
**Criterios del DSM-IV-TR para el diagnóstico del trastorno dismórfico corporal**

| |
|---|
| A. Preocupación por algún defecto imaginado del aspecto físico. Cuando hay leves anomalías físicas, la preocupación del individuo es excesiva.<br>B. La preocupación provoca malestar clínicamente significativo o deterioro social, laboral o de otras áreas importantes de la actividad del individuo.<br>C. La preocupación no se explica mejor por la presencia de otro trastorno mental (p. ej., insatisfacción con el tamaño y la silueta corporales en la anorexia nerviosa). |
| Con permiso de la American Psychiatric Association. *Diagnostic and Statistical Manual of Mental Disorders,* texto revisado, 4.ª ed. Washington, DC: American Psychiatric Association. Copyright 2000. |

**9. Tratamiento**

**a. Farmacológico:** los fármacos serotoninérgicos (p. ej., fluoxetina, clomipramina) reducen con eficacia los síntomas de, al menos, la mitad de los pacientes. El tratamiento con intervenciones quirúrgicas, dermatológicas y dentales casi nunca surte efecto.

**b. Psicológico:** la psicoterapia es útil; descubre conflictos relacionados con los síntomas y sentimientos de incapacidad.

**G. Trastorno somatomorfo indiferenciado.** El trastorno somatomorfo indiferenciado consiste en signos y síntomas somáticos inexplicables, que no cumplen ninguno de los criterios enumerados anteriormente para el trastorno de somatización, duran como mínimo 6 meses y no se pueden justificar por una enfermedad médica conocida (tabla 12-8). Las molestias se relacionan con el sistema nervioso vegetativo y predominan los síntomas cardiovasculares, gastrointestinales y respiratorios. La fatiga es también frecuente y hay que sopesar el síndrome de fatiga crónica (v. a continuación). El diagnóstico diferencial incluye, asimismo, los trastornos de ansiedad y la depresión.

**H. Trastorno somatomorfo no especificado.** El trastorno somatomorfo no especificado es una categoría residual de los otros trastornos que no se pueden clasificar en ninguna de las categorías citadas más arriba. Un ejemplo es la seudociesis (falso embarazo) (tabla 12-9).

Tabla 12-8
**Criterios del DSM-IV-TR para el diagnóstico del trastorno somatomorfo indiferenciado**

A. Uno o más síntomas físicos (p. ej., fatiga, pérdida del apetito, síntomas gastrointestinales o urinarios).
B. Cualquiera de las dos características siguientes:
   (1) tras un examen adecuado, los síntomas no pueden explicarse por la presencia de una enfermedad médica conocida o por los efectos directos de una sustancia (p. ej., droga de abuso o medicación)
   (2) si hay una enfermedad médica, los síntomas físicos o el deterioro social o laboral son excesivos en comparación con lo que cabría esperar por la historia clínica, la exploración física o los hallazgos de laboratorio
C. Los síntomas provocan un malestar clínico significativo o un deterioro social, laboral o de otras áreas importantes de la actividad del individuo.
D. La duración del trastorno es al menos de 6 meses.
E. La alteración no se explica mejor por la presencia de otro trastorno mental (p. ej., otro trastorno somatomorfo, disfunciones sexuales, trastornos del estado de ánimo, trastornos de ansiedad, trastornos del sueño o trastorno psicótico).
F. Los síntomas no se producen intencionadamente ni son simulados (a diferencia de lo que sucede en el trastorno facticio o en la simulación).

Con permiso de la American Psychiatric Association. *Diagnostic and Statistical Manual of Mental Disorders*, texto revisado, 4.ª ed. Washington, DC: American Psychiatric Association. Copyright 2000.

Tabla 12-9
**Criterios del DSM-IV-TR para el diagnóstico del trastorno somatomorfo no especificado**

En esta categoría se incluyen los trastornos con síntomas somatomorfos que no cumplen los criterios para un trastorno somatomorfo específico. Los ejemplos incluyen:

1. Seudociesis: creencia errónea de estar embarazada, con signos objetivos de embarazo como agrandamiento de la cavidad abdominal (sin protrusión umbilical), flujo menstrual reducido, amenorrea, sensación subjetiva de movimientos fetales, náuseas, secreciones y congestión mamarias y dolores «apropiados» el día esperado del parto. Puede haber cambios de tipo endocrino, pero el síndrome no puede explicarse por la presencia de una enfermedad médica causante de alteraciones endocrinas (p. ej., tumor secretor de hormonas).
2. Un trastorno que implique síntomas hipocondríacos no psicóticos de menos de 6 meses de duración.
3. Un trastorno con síntomas físicos no explicados (p. ej., cansancio o debilidad muscular) de menos de 6 meses de duración que no sea debido a otro trastorno mental.

Con permiso de la American Psychiatric Association. *Diagnostic and Statistical Manual of Mental Disorders*, texto revisado, 4.ª ed. Washington, DC: American Psychiatric Association. Copyright 2000.

## II. Trastornos facticios

**A. Definición.** En los trastornos facticios, el paciente produce intencionadamente signos de trastornos médicos o psiquiátricos y representan equivocadamente los síntomas y la historia de estas alteraciones. El único objetivo aparente es adoptar el papel de pacientes sin ningún incentivo externo. Muchas veces, la hospitalización es el objetivo principal y una forma de vida. Los trastornos poseen una cualidad compulsiva, pero los comportamientos son deliberados y voluntarios, aun cuando no se logren controlar. También se conoce como *síndrome de Munchausen*.

**B. Epidemiología.** Desconocida. Más frecuente en el sexo femenino. Comienza habitualmente en la vida adulta. La enfermedad facticia, en particular la fiebre fingida, responde del 5 al 10% de todos los ingresos hospitalarios. Es más frecuente entre los profesionales sanitarios.

**C. Etiología.** Es característica una enfermedad real temprana unida a abuso o rechazo parentales. El paciente recrea la enfermedad de adulto para lograr la atención amorosa de los médicos. Gratificación masoquista de algunos pacientes que desean operarse. Otros lo identifican con una figura del pasado que sufría una enfermedad psicológica o física. No se han identificado factores etiológicos genéticos ni biológicos.

**D. Psicodinámica.** Represión, identificación con el agresor, regresión, simbolización.

**E. Diagnóstico, signos y síntomas**

1. **Con signos y síntomas somáticos predominantes.** Producción intencionada de síntomas somáticos: náuseas, vómitos, dolor, convulsiones. El paciente puede mezclar intencionadamente las heces o la orina con sangre, aumentar artificiosamente la temperatura corporal o inyectarse insulina para disminuir la glucemia. El signo del abdomen en «parrilla» es el resultado de las cicatrices de numerosas intervenciones quirúrgicas.
2. **Con signos y síntomas psíquicos predominantes.** Producción intencionada de síntomas psiquiátricos: alucinaciones, delirios, depresión, comportamiento grotesco. El paciente puede contar que ha sufrido un importante estrés vital que justifica los síntomas. La *seudología fantástica* consiste en relatar mentiras extravagantes que el paciente se cree. El abuso de sustancias, sobre todo de opiáceos, es frecuente en los dos tipos.
3. **Con signos y síntomas somáticos y psíquicos combinados.** Producción intencionada de síntomas somáticos y psíquicos.
4. **Trastorno facticio no especificado.** Comprende trastornos que no cumplen los criterios del trastorno facticio (p. ej., trastorno facticio por poderes: fingimiento intencionado o síntomas de otra persona, que se encuentra a su cargo, con el fin de adoptar indirectamente el papel del enfermo). El trastorno facticio por poderes se da más entre madres que fingen una enfermedad de su hijo, pero justifica menos de 1.000 de los casi 3 millones de casos de abusos infantiles notificados cada año.

**F. Diagnóstico diferencial**

1. **Enfermedad somática.** Hay que efectuar una exploración y un estudio de laboratorio; los resultados serán negativos. El personal de enfermería debe observar cuidadosamente la elevación deliberada de la temperatura, o la alteración de los líquidos corporales.
2. **Trastorno somatomorfo.** Los síntomas del trastorno facticio son voluntarios y no obedecen a factores inconscientes o simbólicos. No existe la *belle indifférence* en el trastorno facticio. Los hipocondríacos no desean someterse a pruebas o cirugía extensas.
3. **Simulación.** Es el diagnóstico diferencial más difícil. Los simuladores tienen objetivos concretos (p. ej., pago de seguros, evitación de la cárcel). La prueba de una demanda intrapsíquica para sostener el papel de enfermo (p. ej., para satisfacer la necesidad de dependencia) se indica con un trastorno facticio.
4. **Síndrome de Ganser.** Descrito entre prisioneros que dan respuestas aproximadas a las preguntas y hablan más de la cuenta. Se clasifica como un trastorno disociativo no especificado.
5. **Trastorno de la personalidad.** Las personalidades antisociales son manipuladoras pero no suelen fingir enfermedades ni están de acuerdo en intervenciones cruentas o en la hospitalización. Las personalidades limítrofes suelen tener un estilo de vida más caótico, comportamiento parasuicida y relaciones interpersonales más distorsionadas.

G. **Evolución y pronóstico.** La evolución suele ser crónica. Comienza en la vida adulta pero puede hacerlo antes. Consultas frecuentes con médicos y antecedentes de hospitalización a medida que el paciente solicita reiteradamente la asistencia. Alto riesgo de abuso de sustancias con el tiempo. El pronóstico mejora si la depresión o la ansiedad concomitantes responden a la farmacoterapia. Riesgo de muerte si el paciente se somete a varias intervenciones quirúrgicas peligrosas.

H. **Tratamiento**

1. Evitar las pruebas de laboratorio y las intervenciones médicas innecesarias. Confrontar al paciente con el diagnóstico del trastorno facticio y los síntomas fingidos. Los pacientes casi nunca aceptan la psicoterapia debido a su escasa motivación; sin embargo, la alianza operativa con el médico es factible a lo largo del tiempo y el paciente puede obtener introspección sobre su comportamiento. No obstante, el tratamiento adecuado es algo más que la curación. En algunas regiones de Estados Unidos se dispone de un banco de datos sobre pacientes con hospitalizaciones repetidas por trastorno facticio.
2. La terapia psicofarmacológica ayuda frente a la ansiedad o depresión asociadas. Hay que combatir el abuso de sustancias, si existe.
3. Contactar con los servicios de atención infantil si el pequeño corre riesgo (p. ej., en los trastornos facticios por poderes).

## III. Simulación

A. **Definición.** Producción voluntaria de síntomas somáticos o psíquicos para lograr un objetivo concreto (p. ej., recibir pagos del seguro o evitar la cárcel o el castigo.

B. **Diagnóstico, signos y síntomas.** Los pacientes refieren múltiples molestias ambiguas o mal localizadas que exponen con gran detalle; se irritan fácilmente si el médico se muestra escéptico sobre la historia. Los antecedentes psicosociales revelan la necesidad de evitar algún tipo de situación o de obtener dinero o bien la presencia de problemas legales. Examinar el objetivo pretendido (renta secundaria).

C. **Epidemiología.** Desconocida. La simulación es más frecuente en ambientes con un predominio masculino —establecimientos militares, prisiones, fábricas y otros entornos industriales—, aunque este trastorno también se da entre mujeres.

D. **Etiología.** Desconocida. Puede asociarse a un trastorno antisocial de la personalidad.

E. **Diagnóstico diferencial**

1. **Trastornos facticios.** No hay ninguna renta secundaria evidente.
2. **Trastorno somatomorfo.** Componente simbólico o inconsciente del síntoma. Los síntomas no se producen de forma voluntaria e intencionada.

F. **Tratamiento.** Los resultados de las exploraciones físicas y de los análisis de laboratorio suelen ser negativos. Hay que vigilar al paciente como si sufriera una enfermedad real, pero no se debe ofrecer ningún tratamiento. En algún momento, se identificarán las zonas de renta secundaria y se animará al paciente a deshacerse de ellas. Hay que proporcionar vías para combatir el estrés. Es posible que entonces el paciente decida abandonar los síntomas.

CONSEJO CLÍNICO:

*Algunos pacientes necesitan una confrontación directa y forzada por el clínico si éste piensa que aquél está simulando. En ocasiones, es la única manera de que el paciente confiese que está mintiendo acerca de los signos y síntomas.*

---

Para una exposición más detallada de este tema, véase *Somatoform Disorders,* capítulo 15, página 1800; *Factitious Disorders,* capítulo 16, página 1829, y *Malingering,* sección 26.1, página 2247, en CTP/VIII.

# 13

# Trastornos disociativos

## I. Instrucción general

Los trastornos disociativos se definen en el DSM-IV-TR como una alteración de las funciones habitualmente integradoras de la conciencia, la memoria, la identidad y la percepción del entorno. La disociación es una defensa contra el trauma y supone la segregación de los procesos mentales o conductuales del resto de la actividad psíquica de la persona. En el DSM-IV-TR se reconocen cuatro trastornos disociativos específicos: la amnesia disociativa, la fuga disociativa, el trastorno de identidad disociativo y el trastorno de despersonalización, así como el trastorno disociativo no especificado.

## II. Amnesia disociativa

**A. Definición.** Los fenómenos disociativos se limitan a la amnesia. El paciente es incapaz de recordar información personal importante, generalmente de naturaleza estresante o traumática, pero conserva la capacidad para aprender materias nuevas. La amnesia no se explica por una enfermedad médica ni está causada por ningún medicamento o droga.

**B. Diagnóstico.** Los criterios diagnósticos del DSM-IV-TR de la amnesia disociativa enfatizan que la información olvidada suele tener un carácter traumático estresante. Las memorias que se olvidan se relacionan, de ordinario, con la información cotidiana que forma parte habitual de la percepción consciente (es decir, quién es la persona). Los pacientes pueden aprender y recordar datos nuevos y su función cognitiva general y la capacidad para el lenguaje se conservan, por lo común, intactas. El comienzo de la amnesia disociativa suele ser brusco y entre los antecedentes aparece, en general, un trauma emocional precipitante, cargado de emociones dolorosas y conflicto psíquico. Los pacientes saben que han perdido esa memoria y, aunque algunos sufren por ello, otros no parecen preocupados o muestran indiferencia. El paciente suele encontrarse alerta antes y después de la amnesia, pero algunos manifiestan cierta obnubilación durante el período inmediato que rodea al comienzo de la amnesia. La depresión y la ansiedad constituyen factores predisponentes comunes. La amnesia puede proporcionar una renta primaria o secundaria (p. ej., una mujer con amnesia del nacimiento de un bebé muerto). La amnesia disociativa puede adoptar una de varias formas: amnesia localizada (pérdida de la memoria de los acontecimientos durante un tiempo corto), amnesia generalizada (pérdida de la memoria de las experiencias de una época completa de la vida), y amnesia selectiva o sistematizada (incapacidad para rememorar algunos acontecimientos, no todos, durante un tiempo corto). La amnesia no es el resultado de una enfermedad médica ni de la ingestión de sustancia alguna (tabla 13-1).

**C. Epidemiología**

1. Trastorno disociativo más frecuente.
2. Se da más entre mujeres.
3. Es más frecuente entre adolescentes y adultos jóvenes que entre personas de mayor edad.
4. La incidencia aumenta durante las épocas de guerra y desastres naturales.

**D. Etiología**

1. Trauma emocional precipitante.
2. Descartar causas médicas.

**E. Psicodinámica**

1. Las defensas abarcan la represión, la negación y la disociación.
2. La pérdida de memoria obedece a un conflicto psíquico doloroso.

**F. Diagnóstico diferencial** (tabla 13-2)

1. **Demencia o delirium.** La amnesia se asocia a muchos síntomas cognitivos.
2. **Epilepsia.** Alteración repentina de la memoria, asociada a anomalías motoras o electroencefalográficas.

Tabla 13-1
**Criterios del DSM-IV-TR para el diagnóstico de amnesia disociativa**

A. La alteración predominante consiste en uno o más episodios de incapacidad para recordar información personal importante, generalmente un acontecimiento de naturaleza traumática o estresante, que es demasiado amplia para ser explicada a partir del olvido ordinario.
B. La alteración no aparece exclusivamente en el trastorno de identidad disociativo, en la fuga disociativa, en el trastorno por estrés postraumático, en el trastorno por estrés agudo o en el trastorno de somatización, y no es debida a los efectos fisiológicos directos de una sustancia (p. ej., drogas o fármacos) o a una enfermedad médica o neurológica (p. ej., trastorno amnésico por traumatismo craneal).
C. Los síntomas producen malestar clínico significativo o deterioro social, laboral o de otras áreas importantes de la actividad del individuo.

Con permiso de la American Psychiatric Association. *Diagnostic and Statistical Manual of Mental Disorders,* texto revisado, 4.ª ed. Washington, DC: American Psychiatric Association. Copyright 2000.

Tabla 13-2
**Consideraciones diagnósticas diferenciales ante la amnesia disociativa**

Demencia
Delirium
Trastorno amnésico debido a enfermedad médica
- Amnesia anóxica
- Infecciones cerebrales (p. ej., herpes simple de los lóbulos temporales)
- Tumores cerebrales (en particular, límbicos y frontales)
- Epilepsia
- Trastornos metabólicos (p. ej., uremia, hipoglucemia, encefalopatía hipertensiva, porfiria)
- Amnesia posconmocional (postraumática)
- Amnesia postoperatoria

Electrochoque (u otro choque eléctrico intenso)
Inducida por sustancias (p. ej., etanol, sedantes-hipnóticos, anticolinérgicos, esteroides, litio, antagonistas de los receptores adrenérgicos b, pentazocina, fenciclidina, hipoglucemiantes, cannabis, alucinógenos, metildopa)
Amnesia global transitoria
Síndrome de Wernicke-Korsakoff
Amnesia relacionada con el sueño (p. ej., noctambulismo)
Otros trastornos disociativos
Trastorno por estrés postraumático
Trastorno agudo por estrés
Trastornos somatomorfos (trastorno de somatización, trastorno de conversión)
Simulación (sobre todo, si se asocia a actividad criminal)

3. **Amnesia global transitoria.** Asociada a amnesia anterógrada durante el episodio; los pacientes suelen estar más enfadados y preocupados por los síntomas y logran retener la identidad personal; la pérdida de memoria es generalizada y los acontecimientos remotos se recuerdan mejor que los recientes.

G. **Evolución y pronóstico.** Los síntomas de la amnesia disociativa terminan de forma brusca. La recuperación es completa, con pocas recidivas. El trastorno puede durar mucho tiempo en algunos casos, sobre todo si existe una renta secundaria. Los datos olvidados por el paciente se deben recuperar lo antes posible porque, de lo contrario, la memoria reprimida puede crear un núcleo en la mente inconsciente, de donde parten los episodios amnésicos futuros. En general, la recuperación ocurre espontáneamente, pero se acelera con el tratamiento.

H. **Tratamiento**

1. **Psicoterapia.** La psicoterapia ayuda al paciente a incorporar sus memorias al estado consciente. La hipnosis se utiliza sobre todo como forma de relajar al paciente lo suficiente como para que recupere la información olvidada.
2. **Farmacoterapia.** Las entrevistas asistidas con medicamentos, por ejemplo barbitúricos de acción corta, como el tiopental o el amobarbital sódico administrados por vía intravenosa, o benzodiazepinas, ayudan a que el paciente recupere los datos olvidados.

**III. Fuga disociativa**

**A. Definición.** Viaje impulsivo y repentino del hogar o del trabajo habituales e incapacidad para recordar aspectos importantes de la identidad previa (nombre, familia, ocupación). A menudo, se asume una nueva identidad.

**B. Diagnóstico.** La pérdida de memoria es brusca y se asocia a un viaje intencionado, no ambiguo, que suele prolongarse bastante tiempo. Los pacientes pierden parte o toda la memoria de su vida anterior y no suelen darse cuenta de su olvido. Adoptan una identidad nueva aparentemente normal y nada extraña. Sin embargo, pueden manifestar perplejidad y desorientación. Cuando regresan bruscamente a sus identidades anteriores, recuerdan el momento previo a la fuga pero muestran amnesia de todo el período de huída (tabla 13-3).

**C. Epidemiología**

1. Rara, con una tasa de prevalencia del 0,2% en la población general.
2. Suele ocurrir durante las épocas de guerra, durante las catástrofes naturales como consecuencia de crisis personales con un intenso conflicto interno.
3. La relación entre hombres y mujeres y la edad de comienzo varían.

**D. Etiología**

1. Trauma emocional precipitante.
2. Los factores psicosociales comprenden situaciones matrimoniales, económicas, laborales o bélicas estresantes.
3. Los factores predisponentes son los trastornos limítrofe, histriónico y esquizoide de la personalidad; el abuso de alcohol; los trastornos del estado de ánimo; los trastornos orgánicos (en especial, la epilepsia), y los antecedentes de traumatismo craneal.
4. Descartar causas médicas.

**E. Diagnóstico diferencial**

1. **Trastorno cognitivo.** El vagabundeo no tiene una intención ni es tan complejo.
2. **Epilepsia del lóbulo temporal.** En general, no se asume una identidad nueva.
3. **Amnesia disociativa.** No se realizan viajes intencionados ni hay una identidad nueva.
4. **Simulación.** Difícil de separar. Si se detecta una renta secundaria clara, hay que sospechar esta posibilidad.
5. **Trastorno de identidad disociativo.** Los pacientes presentan múltiples formas de amnesia compleja y varias identidades.
6. **Trastorno bipolar.** El paciente puede recordar el comportamiento durante el estado deprimido o maníaco.
7. **Esquizofrenia.** La pérdida de la memoria durante los episodios de vagabundeo se debe a psicosis.

**F. Evolución y pronóstico.** Las fugas parecen breves y duran unas horas o días. La mayoría de las personas se recuperan, pero, en algunos casos, persiste una amnesia disociativa refractaria. La recuperación es espontánea y rápida. Puede haber recurrencias.

**G. Tratamiento.** Las entrevistas psiquiátricas, las entrevistas asistidas con medicamentos y la hipnosis ayudan a revelar al clínico y al paciente los elementos psíquicos estresantes que precipita-

Tabla 13-3
**Criterios del DSM-IV-TR para el diagnóstico de fuga disociativa**

A. La alteración esencial de este trastorno consiste en viajes repentinos e inesperados lejos del hogar o del puesto de trabajo, con incapacidad para recordar el pasado del individuo.
B. Confusión sobre la identidad personal, o asunción de una nueva identidad (parcial o completa).
C. El trastorno no aparece exclusivamente en el transcurso de un trastorno de identidad disociativo y no es debido a los efectos fisiológicos de una sustancia (p. ej., drogas o fármacos) o de una enfermedad médica (p. ej., epilepsia del lóbulo temporal).
D. Los síntomas producen malestar clínico significativo o deterioro social, laboral o de otras áreas importantes de la actividad del individuo.

Con permiso de la American Psychiatric Association. *Diagnostic and Statistical Manual of Mental Disorders,* texto revisado, 4.ª ed. Washington, DC: American Psychiatric Association. Copyright 2000.

ron el episodio de fuga. La psicoterapia permite al paciente incorporar a su psique los elementos estresantes precipitantes de una manera sana e integrada.

## IV. Trastorno de identidad disociativo (trastorno de personalidad múltiple)

**A. Definición.** Trastorno disociativo crónico que suele implicar un episodio traumático, a menudo abusos físicos o sexuales en la infancia. Los pacientes tienen dos o más personalidades o identidades diferentes, que dominan, cuando están presentes, las actitudes, el comportamiento y la visión que la persona tiene de sí misma, como si no existiera ninguna otra personalidad.

**B. Diagnóstico.** El diagnóstico requiere la presencia de dos estados distintos de la personalidad. La personalidad original suele tener un carácter amnésico y no se da cuenta de las demás personalidades. La mediana del número de personalidades varía entre 5 y 10, pero en el DSM-IV-TR se indica una media de 8 personalidades para los hombres y de 15 para las mujeres. En general, en el momento del diagnóstico se advierten dos o tres identidades y las demás se reconocen en el transcurso del tratamiento (tabla 13-4).

La transición de una personalidad a otra suele ser brusca. Durante un estado de la personalidad, el paciente muestra amnesia de los demás estados y acontecimientos que tuvieron lugar cuando dominaba otra personalidad. Algunas personalidades son conscientes de los aspectos de las otras; cada personalidad tiene su propio conjunto de memorias y asociaciones y cada una suele tener su propio nombre o descripción. Las distintas personalidades pueden adoptar características fisiológicas diferentes (p. ej., prescripciones diferentes de gafas) y respuestas diferentes a las pruebas psicométricas (p. ej., puntuaciones diferentes de coeficiente intelectual). Las personalidades pueden corresponder a sexos, edades o razas distintas. Una o más de las personalidades exhibe, en ocasiones, signos de un trastorno psiquiátrico coexistente (p. ej., trastorno del estado de ánimo, trastorno de la personalidad). Los signos del trastorno de identidad disociativo se enumeran en la tabla 13-5.

**C. Epidemiología**

1. Se da en un 5% de los pacientes psiquiátricos.
2. Más común entre las mujeres.
3. Más común al final de la adolescencia y principios de la vida adulta, aunque los síntomas pueden ocurrir durante 5 a 10 años antes del diagnóstico.
4. Más frecuente entre los pacientes biológicos en primer grado.
5. Hasta dos tercios de los pacientes intentan suicidarse.

**D. Etiología**

1. Abuso sexual y psíquico grave en la infancia.
2. Falta de apoyo de las personas próximas.
3. Puede haber epilepsia.
4. Descartar causas médicas.

**E. Psicodinámica.** El abuso psíquico y físico intenso obliga a tomar una distancia profunda del horror y del dolor. Cada personalidad expresa alguna emoción o estado (p. ej., rabia, sexualidad,

Tabla 13-4
**Criterios del DSM-IV-TR para el diagnóstico del trastorno de identidad disociativo**

A. Presencia de dos o más identidades o estados de personalidad (cada una con un patrón propio y relativamente persistente de percepción, interacción y concepción del entorno y de sí mismo).
B. Al menos dos de estas identidades o estados de personalidad controlan de forma recurrente el comportamiento del individuo.
C. Incapacidad para recordar información personal importante, que es demasiado amplia para ser explicada por el olvido ordinario.
D. El trastorno no es debido a los efectos fisiológicos directos de una sustancia (p. ej., comportamiento automático o caótico por intoxicación alcohólica) o a una enfermedad médica (p. ej., crisis parciales complejas). **Nota:** En los niños los síntomas no deben confundirse con juego fantasiosos o compañeros de juego imaginarios.

Con permiso de la American Psychiatric Association. *Diagnostic and Statistical Manual of Mental Disorders,* texto revisado, 4.ª ed. Washington, DC: American Psychiatric Association. Copyright 2000.

**Tabla 13-5**
**Signos del trastorno de identidad disociativo**

1. Notificaciones de distorsiones, lapsos o discontinuidades temporales.
2. Otras personas cuentan al paciente episodios conductuales que éste no recuerda.
3. Otras personas lo reconocen o lo llaman por un nombre distinto que el paciente no reconoce.
4. Un observador fiable describe cambios notables en el comportamiento del paciente: el paciente puede llamarse a sí mismo por un nombre distinto o referirse a sí mismo en tercera persona.
5. Bajo la hipnosis o durante entrevistas con amobarbital surgen otras personalidades.
6. Uso de la palabra «nosotros» en el transcurso de la entrevista.
7. Descubrimiento de escritos, dibujos u otras producciones u objetos (p. ej., carnet de identidad, ropa) entre las pertenencias del paciente que no se reconocen o que no se pueden justificar.
8. Cefaleas
9. Escucha voces del interior que no identifica como distintas.
10. Antecedentes de trauma emocional o físico intenso en la infancia (generalmente, antes de los 5 años).

Con permiso de Cummings JL. Dissociative states, depersonalization, multiple personality, episodic memory lapses. En: Cummings JL, ed. *Clinical Neuropsychiatry.* Orlando, FL: Grune & Stratton, 1985: 122.

extravagancia, competencia) que la personalidad original no se atreve a expresar. Durante el abuso, el niño trata de protegerse del trauma disociándolo de los actos que le aterrorizan, convirtiéndose en esencia en otra persona o personas que no sufren el abuso y que no pueden ser sometidas a él. Las identidades disociadas se tornan en un método arraigado y duradero de autoprotección frente a las amenazas emocionales percibidas.

**F. Diagnóstico diferencial**

1. **Esquizofrenia.** Las distintas entidades tienen un carácter delirante y los pacientes muestran trastornos formales del pensamiento y deterioro social.
2. **Simulación.** El diagnóstico diferencial más difícil; una renta secundaria clara obliga a sospecharla. La entrevista asistida con medicamentos puede ayudar.
3. **Trastorno limítrofe de la personalidad.** El carácter errático del estado de ánimo y del comportamiento y la inestabilidad interpersonal pueden remedar el trastorno de identidad disociativa.
4. **Trastorno bipolar con ciclos rápidos.** No hay distintas personalidades.
5. **Trastornos neurológicos.** Los síntomas de la epilepsia parcial compleja son los que más veces pueden recordar el trastorno de identidad disociativa.

CONSEJO CLÍNICO:

*No confunda las compañías imaginarias que empiezan en la infancia y pueden persistir hasta la vida adulta con una personalidad múltiple. La compañía se reconoce como un ser diferente que puede o no comunicarse con el paciente; la compañía es siempre conocida y jamás suplanta la personalidad del paciente.*

**G. Evolución y pronóstico.** Cuanto antes comience el trastorno de identidad disociativo, peor resulta el pronóstico. Es el trastorno disociativo más crónico y grave. El grado de alteración varía desde moderado a intenso, en función del número, el tipo y la cronicidad de las distintas personalidades. La recuperación suele ser incompleta. Cada personalidad tiene sus propios trastornos mentales, del estado de ánimo o de la personalidad; los más frecuentes son los otros trastornos disociativos.

**H. Tratamiento**

1. **Psicoterapia.** La psicoterapia orientada a la introspección, a menudo combinada con la hipnoterapia o la entrevista asistida con medicamentos, es la modalidad más eficaz. La hipnoterapia ayuda a obtener la historia adicional, identificando las identidades no conocidas hasta entonces y fomentando una abreacción. El tratamiento psicoterápico se inicia confirmando el diagnóstico y reconociendo y caracterizando las distintas personalidades. Los objetivos del tratamiento consisten en la reconciliación de los afectos dispares y extendidos, ayudando al paciente a entender que las razones originales para la disociación (rabia desbordante, miedo y

confusión debidos al abuso) ya han desaparecido y que los afectos los puede expresar una única personalidad sin destruirse a sí mismo. En algunos casos, se precisa la hospitalización.

2. **Farmacoterapia.** La entrevista asistida con medicamentos ayuda a obtener la historia adicional y a reconocer las demás identidades. Los antidepresivos y los ansiolíticos son útiles como complemento de la psicoterapia. Algunos pacientes mejoran con medicación antiepiléptica, como la carbamazepina.

## V. Trastorno de despersonalización

**A. Definición.** Episodios persistentes y recurrentes con sensación de distanciamiento de uno mismo o del cuerpo (p. ej., sensación autómata o como de una pesadilla). Estos episodios son egodistónicos y los pacientes perciben la irrealidad de los síntomas.

**B. Diagnóstico.** Los criterios diagnósticos del DSM-IV-TR para el trastorno de despersonalización comprenden episodios persistentes o recurrentes de despersonalización, que causan un sufrimiento importante al paciente o alteran sus relaciones sociales, laborales o personales. El análisis de la realidad permanece intacto. Los procesos mentales internos del paciente y de los acontecimientos externos no sufren cambios pero dejan, aparentemente, de guardar relación o relevancia para la persona. La característica central de este trastorno es una sensación de irrealidad y extrañeza. Las distorsiones en el sentido del tiempo y del espacio, la sensación de que las extremidades son excesivamente grandes o pequeñas y la desrealización (sensación de extrañeza del mundo exterior) son frecuentes (tabla 13-6).

**C. Epidemiología**

1. Los episodios ocasionales y aislados de despersonalización son frecuentes y se dan hasta en un 70% de una población determinada. La despersonalización patológica es rara.
2. Más común entre las mujeres.
3. La edad media de aparición corresponde a los 16 años. Es rara a partir de los 40.

**D. Etiología**

1. Los factores predisponentes son la ansiedad, la depresión y el estrés intenso.
2. Puede obedecer a una enfermedad psíquica, neurológica o generalizada.
3. Asociado a una serie de sustancias, como alcohol, barbitúricos, benzodiazepinas, escopolamina, ß-bloqueantes, marihuana y prácticamente cualquier sustancia parecida a la fenciclidina (PCP) o alucinógena.
4. Se asocia a menudo a trastornos de ansiedad, trastornos depresivos y esquizofrenia.

**E. Diagnóstico diferencial.** La despersonalización, como síntoma, puede ocurrir en muchos síndromes, tanto psiquiátricos como médicos. Hay que descartar trastornos del estado de ánimo, trastornos de ansiedad, esquizofrenia, trastornos de identidad disociativa, uso de sustancias, efectos adversos de la medicación, tumores o lesiones cerebrales y trastornos epilépticos (p. ej., epilepsia del lóbulo temporal). El trastorno de despersonalización describe el estado donde predomina la despersonalización. La despersonalización se diferencia de los trastornos psicóticos porque se preserva el análisis de la realidad (tabla 13-7).

Tabla 13-6
**Criterios del DSM-IV-TR para el diagnóstico del trastorno de despersonalización**

A. Experiencias persistentes o recurrentes de distanciamiento o de ser un observador externo de los propios procesos mentales o del cuerpo (p. ej., sentirse como si se estuviera en un sueño).
B. Durante el episodio de despersonalización, el sentido de la realidad permanece intacto.
C. La despersonalización provoca malestar clínicamente significativo o deterioro social, laboral o de otras áreas importantes de la actividad del individuo.
D. El episodio de despersonalización no aparece exclusivamente en el transcurso de otro trastorno mental como la esquizofrenia, los trastornos de ansiedad, el trastorno por estrés agudo u otro trastorno disociativo, y no se debe a los efectos fisiológicos directos de una sustancia (p. ej., drogas o fármacos) o a una enfermedad médica (p. ej., epilepsia del lóbulo temporal).

**Tabla 13-7**
**Causas de despersonalización**

| Causas (1) | Causas (2) |
|---|---|
| **Trastornos neurológicos** | **Trastornos metales idiopáticos** |
| Epilepsia | Esquizofrenia |
| Migraña | Trastornos depresivos |
| Tumores cerebrales | Trastornos maníacos |
| Enfermedad cerebrovascular | Trastorno de conversión |
| Traumatismos cerebrales | Trastornos de ansiedad |
| Encefalitis | Trastorno obsesivo-compulsivo |
| Paresia general | Trastornos de la personalidad |
| Demencia de tipo Alzheimer | Síndrome de despersonalización fóbico-ansioso |
| Enfermedad de Huntington | **Personas sanas** |
| Degeneración espinocerebelosa | Agotamiento |
| **Trastornos tóxicos y metabólicos** | Aburrimiento: privación sensorial |
| Hipoglucemia | Shock emocional |
| Hipoparatiroidismo | **Hemidespersonalización** |
| Intoxicación por monóxido de carbono | Lesión cerebral focal lateralizada (generalmente, parietal derecha) |
| Intoxicación por mescalina | |
| Botulismo | |
| Hiperventilación | |
| Hipotiroidismo | |

Adaptado con permiso de Cummings JL. Dissociative states, depersonalization, multiple personality, episodic memory lapses. En: Cummings JL, ed. *Clinical Neuropsychiatry,* Orlando, FL: Grune & Stratton 1985: 123.

**F. Evolución y pronóstico**

1. Los síntomas aparecen bruscamente, casi siempre entre los 15 y los 30 años.
2. El trastorno dura mucho tiempo en más de la mitad de los casos.

**G. Tratamiento.** Suele responder a los ansiolíticos y a la terapia de apoyo y orientada a la introspección. Conforme disminuye la ansiedad, se reducen los episodios de despersonalización.

## VI. Trastorno disociativo no especificado

**A. Definición.** Trastornos, en los que la característica predominante es un síntoma disociativo (es decir, una anomalía o alteración de las funciones normalmente integradoras de la identidad, memoria o conciencia) que no cumplen los criterios de un trastorno disociativo específico.

**B. Ejemplos**

1. **Síndrome de Ganser:** ofrece respuestas aproximadas a preguntas (p. ej., 2 + 2 = 5) o habla más de la cuenta; se asocia habitualmente a otros síntomas (p. ej., amnesia, desorientación, trastornos perceptuales, fuga, síntomas de conversión).
2. **Trastorno disociativo de trance:** alteraciones de la conciencia, identidad o memoria que son inherentes a lugares o culturas concretas (p. ej., *amok* [reacción airada], *pibloktoq* [conducta autolesiva]). Los estados de trance son estados alterados de la conciencia, con una capacidad de respuesta muy disminuida o selectiva a los estímulos ambientales. Estos estados pueden seguir a abusos físicos o traumas en la infancia.
3. **Síndrome de la memoria recuperada:** recuperación de un dato o de una experiencia o conflicto dolorosos de la memoria durante la hipnosis o psicoterapia (p. ej., abuso sexual o físico). El paciente no sólo recuerda la experiencia, sino que también la revive con la consiguiente respuesta afectiva (proceso llamado *abreacción*).
4. Estados disociativos de personas que han sido sometidas a períodos de persuasión coercitiva prolongada e intensa (p. ej., lavado de cerebro o adoctrinamiento tras ser capturado por terroristas o miembros de sectas).

Todos los trastornos disociativos se revisan en la tabla 13-8.

Para una exposición más detallada de este tema, véase *Dissociative Disorders,* capítulo 17, página 1844; en CTP/VIII.

Tabla 13–8
**Resumen de los trastornos disociativos**

| | Amnesia disociativa | Fuga disociativa | Trastorno de identidad disociativo | Trastorno de despersonalización |
|---|---|---|---|---|
| Signos y síntomas | Pérdida de memoria, generalmente de inicio brusco<br>El paciente es consciente de la pérdida<br>Alerta antes y después de la pérdida | Vagabundeo intencionado, a menudo a larga distancia<br>Amnesia de la vida anterior<br>A menudo, ignora la pérdida de memoria<br>A menudo, asume una identidad nueva<br>Comportamiento normal durante la fuga | Más de una personalidad distinta de la misma persona, que domina, cuando está presente, el comportamiento y el pensamiento de la persona<br>Transición repentina de una personalidad a otra<br>Generalmente, amnesia de las demás personalidades | Sensación persistente de irrealidad sobre el cuerpo y sobre sí mismo<br>Análisis intacto de la realidad<br>Egodinámico |
| Epidemiología | Trastorno disociativo más común<br>Más frecuente después de catástrofes o durante la guerra<br>Mujeres > hombres<br>Adolescencia, jóvenes adultos | Raro<br>Más frecuente después de catástrofes o durante la guerra<br>Relación variable entre ambos sexos y edad diversa de comienzo | No tan raro como se pensaba<br>Afecta hasta del 5% de los pacientes psiquiátricos<br>Adolescentes y adultos jóvenes (pero puede empezar mucho antes)<br>Mujeres > hombres<br>Aumenta entre los parientes en primer grado | Aunque el trastorno puro es raro, los episodios intermitentes de despersonalización son frecuentes<br>Raro después de los 40 años<br>Posiblemente más común entre las mujeres |
| Etiología | Trauma emocional precipitante (p. ej., violencia doméstica)<br>Descartar causas médicas | Enfermedad emocional precipitante<br>El abuso intenso de alcohol predispone<br>Los trastornos limítrofes, histriónico y esquizoide de la personalidad predisponen<br>Descartar causas médicas | Abuso sexual y psíquico intenso en la infancia<br>Falta de apoyo de las personas próximas<br>Puede haber epilepsia<br>Descartar causas médicas | El estrés intenso, la ansiedad y la depresión predisponen<br>Descartar causas médicas |
| Evolución y pronóstico | Terminación brusca<br>Pocas recurrencias | Habitualmente breve, durante horas o días<br>Puede durar meses e implicar un viaje largo<br>Recuperación habitualmente espontánea y rápida<br>Recurrencias raras | Trastorno disociativo más grave y crónico<br>Recuperación incompleta | Comienzo habitualmente repentino<br>Tiende a ser crónico |

# 14 Disfunciones sexuales, parafilias y trastornos de la identidad sexual

**I. Disfunciones sexuales**

**A. Definición.** La función sexual se modifica por los factores biológicos, psicológicos y sociológicos. El trastorno de una o más de estas áreas puede motivar una disfunción sexual. Varios episodios de disfunción sexual generan ansiedad sobre la función sexual y esta ansiedad agrava y tiende a perpetuar la disfunción. La disfunción puede ser **de toda la vida** o **adquirida** (es decir, aparecer tras un período de función normal); **general** o **situacional** (es decir, limitada a una determinada pareja o situación concreta); y consecuencia de **factores fisiológicos, psicológicos** o **combinados.**

En el DSM-IV-TR se define la disfunción sexual como una alteración en el ciclo de respuesta sexual o el dolor durante el acto sexual. En el DSM-IV-TR se enumeran siete grandes categorías de disfunción sexual: trastornos del deseo sexual, trastornos de la excitación sexual, trastornos del orgasmo, trastornos sexuales por dolor, disfunción sexual debida a una enfermedad médica, disfunción sexual inducida por sustancias y disfunción sexual no especificada. En la tabla 14-1 se relaciona cada fase del ciclo de respuesta sexual del DSM-IV-TR con las disfunciones sexuales habitualmente asociadas a ella.

**B. Trastornos del deseo sexual.** Los trastornos del deseo sexual se dividen en dos categorías: trastornos por deseo sexual hipoactivo, caracterizado por la deficiencia o la ausencia de fantasías sexuales y de deseos de actividad sexual, y trastorno por aversión sexual, caracterizado por la aversión y la evitación del contacto sexual genital o de la masturbación por la pareja.

Los pacientes con problemas de deseo pueden utilizar la inhibición del deseo como defensa para protegerse frente a miedos inconscientes acerca del sexo. La falta de deseo también se acompaña, a veces, de ansiedad o depresión crónicas o del consumo de diversos fármacos psicotropos y otros que deprimen el sistema nervioso central (SNC). La falta de deseo es uno de los motivos más frecuentes de consulta entre las parejas casadas que acuden a consultas de terapia sexual y se da más entre las mujeres.

**C. Trastornos de la excitación sexual.** Los trastornos de la excitación sexual se dividen en el DSM-IV-TR en el trastorno de la excitación sexual femenina, caracterizado por la falta parcial o completa, persistente o recurrente, de obtener o mantener la respuesta de lubricación y tumefacción durante la excitación sexual hasta que se culmina el acto sexual, y el trastorno de la erección en el hombre, caracterizado por la falta parcial o completa, recurrente o persistente, para alcanzar y mantener la erección hasta culminar el acto sexual.

1. **Mujeres.** La prevalencia del trastorno de la excitación sexual en la mujer suele infravalorarse. Según un estudio de parejas felizmente casadas, el 33% de las mujeres describía problemas de excitación. La dificultad para mantener la excitación puede reflejar conflictos psíquicos (p. ej., ansiedad, culpa y miedo) o problemas fisiológicos. Se ha implicado a cambios en las cifras de testosterona, estrógenos, prolactina, serotonina, dopamina y tiroxina en los trastornos de excitación, así como a medicamentos antihistamínicos (tabla 14-2).
2. **Hombres.** La prevalencia del trastorno de la erección, o impotencia, de los hombres jóvenes se calcula como el 8%. Este trastorno puede manifestarse en otras épocas más tardías. Ciertas intervenciones, algunas de ellas benignas y otras cruentas, permiten separar la impotencia de causa orgánica (es decir, fisiológica) de la impotencia funcional (es decir, psicológica). La intervención más habitual es la monitorización de la intumescencia peneana nocturna (erecciones que suceden durante el sueño), normalmente asociada al sueño REM (movimiento oculares rápidos, *rapid eye movement*) (tabla 14-3).

   Para establecer la causa es imprescindible una buena anamnesis. Los antecedentes de erecciones espontáneas, erecciones matutinas o erecciones satisfactorias con la masturbación o con

Tabla 14-1
**Fases del ciclo de respuesta sexual del DSM-IV-TR y disfunciones sexuales asociadas**[a]

| Fases | Características | Disfunción |
|---|---|---|
| 1. Deseo | Distinto a cualquier deseo que se reconozca exclusivamente por la fisiología; refleja las motivaciones, impulsos y personalidad del paciente; se caracteriza por fantasías sexuales y el deseo de realizar el acto sexual. | Trastorno por deseo sexual hipoactivo; trastorno por aversión al sexo; trastorno por deseo sexual hipoactivo debido a una enfermedad médica (masculina o femenina); disfunción sexual inducida por sustancias con alteración del deseo. |
| 2. Excitación | Sensación subjetiva de placer sexual y cambios fisiológicos concomitantes; todas las respuestas fisiológicas señaladas en las fases de excitación y meseta por Masters y Johnson se combinan en esta fase. | Trastorno o excitación sexual en la mujer; trastorno de la erección en el hombre (también puede ocurrir en las etapas 3.ª y 4.ª); trastorno de la erección en el hombre debido a una enfermedad médica; dispareunia debida a enfermedad médica (masculina o femenina); disfunción sexual inducida por sustancias con alteración de la excitación. |
| 3. Orgasmo | Apogeo del placer sexual, con liberación de la tensión sexual y contracción rítmica de los músculos perineales y de los órganos reproductores de la pelvis. | Trastorno orgásmico femenino; trastorno orgásmico masculino; eyaculación precoz; otra disfunción sexual debida a enfermedad médica (masculina o femenina); disfunción sexual inducida por sustancias con alteración del orgasmo. |
| 4. Resolución | Sensación de relajación general, bienestar y relajación muscular; los hombres se muestran resistentes al orgasmo durante un período de tiempo, que aumenta con la edad, mientras que las mujeres pueden presentar varios orgasmos sin ningún período refractario. | Disforia poscoital; cefalea poscoital. |

[a] En el DSM-IV-TR se consolidan las fases de excitación y meseta de Masters y Johnson en una única fase de excitación, que va precedida de la fase del deseo (apetito sexual). Las fases del orgasmo y la resolución se mantienen idénticas a las descritas originalmente por Masters y Johnson.

Tabla 14-2
**Criterios del DSM-IV-TR para el diagnóstico del trastorno de la excitación sexual en la mujer**

A. Incapacidad, persistente o recurrente, para obtener o mantener la respuesta de lubricación propia de la fase de excitación, hasta la terminación de la actividad sexual.
B. El trastorno provoca malestar acusado o dificultades en las relaciones interpersonales.
C. El trastorno sexual no se explica mejor por la presencia de otro trastorno del Eje I (excepto otra disfunción sexual) y no es debido exclusivamente a los efectos fisiológicos directos de una sustancia (p. ej., drogas o fármacos) o a una enfermedad médica.

*Especificar* tipo:
**De toda la vida**
**Adquirido**

*Especificar* tipo:
**General**
**Situacional**

*Especificar:*
**Debido a factores psicológicos**
**Debido a factores combinados**

Tabla 14-3
**Criterios del DSM-IV-TR para el diagnóstico del trastorno de la erección en el hombre**

A. Incapacidad, persistente o recurrente, para obtener o mantener una erección apropiada hasta el final de la actividad sexual.
B. La alteración provoca malestar acusado o dificultades de relación interpersonal.
C. El trastorno eréctil no se explica mejor por la presencia de otro trastorno del Eje I (que no sea disfunción sexual) y no es debido exclusivamente a los efectos fisiológicos directos de una sustancia (p. ej., drogas o fármacos) o a una enfermedad médica.

*Especificar* tipo:
**De toda la vida**
**Adquirido**

*Especificar* tipo:
**Situacional**
**General**

*Especificar:*
**Debido a factores psicológicos**
**Debido a factores combinados**

Con permiso de la American Psychiatric Association. *Diagnostic and Statistical Manual of Mental Disorders,* texto revisado, 4.ª ed. Washington, DC: American Psychiatric Association. Copyright 2000.

parejas distintas de las habituales indican una impotencia funcional. Las causas psicológicas de la disfunción eréctil comprenden una conciencia o un Superyó punitivos, la desconfianza y los sentimientos de incapacidad. La disfunción eréctil también puede reflejar una relación difícil entre la pareja.

**D. Trastornos orgásmicos**

**1. Femenino** (tabla 14-4). El trastorno orgásmico femenino (anorgasmia) es un retraso recurrente o persistente en el orgasmo, o la ausencia de éste, después de una fase de excitación sexual normal. El porcentaje estimado de mujeres casadas y mayores de 35 años, que jamás han alcanzado el orgasmo, llega al 5% y se eleva más aún entre las mujeres no casadas y las jóvenes. La prevalencia total del organismo femenino inhibido es del 30%. Los factores psíquicos asociados al orgasmo inhibido comprenden los miedos al embarazo o al rechazo de la pareja, la hostilidad contra los hombres, los sentimientos de culpa por los impulsos sexuales o los conflictos matrimoniales.

Tabla 14-4
**Criterios del DSM-IV-TR para el diagnóstico del trastorno orgásmico femenino**

A. Ausencia o retraso persistente o recurrente del orgasmo tras una fase de excitación sexual normal. Las mujeres muestran una amplia variabilidad en el tipo o intensidad de la estimulación que desencadena el orgasmo. El diagnóstico de trastorno orgásmico femenino debe efectuarse cuando la opinión médica considera que la capacidad orgásmica de una mujer es inferior a la que correspondería por edad, experiencia sexual y estimulación sexual recibida.
B. La alteración provoca malestar acusado o dificultad en las relaciones interpersonales.
C. El trastorno orgásmico no se explica mejor por la presencia de otro trastorno del Eje I (excepto otro trastorno sexual) y no es debido exclusivamente a los efectos fisiológicos directos de una sustancia (p. ej., drogas o fármacos) o a una enfermedad médica.

*Especificar* tipo:
**De toda la vida**
**Adquirido**

*Especificar* tipo:
**General**
**Situacional**

*Especificar:*
**Debido a factores psicológicos**
**Debido a factores combinados**

Con permiso de la American Psychiatric Association. *Diagnostic and Statistical Manual of Mental Disorders,* texto revisado, 4.ª ed. Washington, DC: American Psychiatric Association. Copyright 2000.

2. **Masculino.** En el trastorno orgásmico masculino (orgasmo masculino inhibido), el hombre alcanza la eyaculación durante el coito con extrema dificultad, si llega a hacerlo. El orgasmo masculino inhibido durante toda la vida suele indicar un problema psicopatológico más grave. La inhibición adquirida de la eyaculación refleja, con frecuencia, dificultades interpersonales. La razón biológica más habitual de este trastorno es el tratamiento con inhibidores selectivos de la recaptación de serotonina (ISRS), que demoran el orgasmo.
3. **Eyaculación precoz.** La eyaculación precoz es el motivo principal de queja del 35 al 40% de los hombres tratados por trastornos sexuales. El hombre alcanza el orgasmo y eyacula de forma persistente o recurrente antes de lo que desearía. Su prevalencia es mayor entre los jóvenes, aquellos con una pareja nueva o los universitarios, en comparación con los que tienen menos estudios; se cree que está relacionado con la preocupación por la satisfacción de la pareja.

   La dificultad para controlar la eyaculación puede acompañarse de ansiedad sobre el acto sexual y de temores inconscientes sobre la vagina. Puede también obedecer al condicionamiento, si las experiencias sexuales anteriores del hombre sucedieron en circunstancias en las que su descubrimiento hubiera resultado embarazoso. Las dificultades matrimoniales exacerban el trastorno.

   Esta disfunción es una de las más fáciles de curar si se incluyen técnicas conductuales en el tratamiento. Sin embargo, un subgrupo de eyaculadores precoces parece tener una predisposición biológica y es más vulnerable a la estimulación simpática o presenta una latencia nerviosa acortada del reflejo bulbocavernoso, por lo que precisa tratamiento farmacológico con ISRS o antidepresivos. Uno de los efectos secundarios de estos fármacos es la inhibición de la eyaculación.

**E. Trastornos sexuales por dolor**

1. **Vaginismo.** El vaginismo es una constricción muscular involuntaria del tercio inferior de la vagina que impide la penetración del pene y el coito. Esta disfunción aflige sobre todo a mujeres de los grupos socioeconómicos más altos. La causa puede residir en un traumatismo sexual, como una violación o abusos sexuales en la infancia. La educación religiosa estricta, que asocia el sexo al pecado o los problemas en la relación de pareja también se da en estos casos.
2. **Dispareunia.** La dispareunia es el dolor genital recurrente o persistente, que sucede antes, durante o después del coito. Hay que descartar, en estos casos, causas médicas (endometriosis, vaginitis, cervicitis y otros trastornos pélvicos).

   El dolor pélvico crónico es una molestia frecuente de las mujeres con antecedentes de violación o de abusos sexuales infantiles. El coito doloroso puede obedecer a la tensión y la ansiedad. La dispareunia es rara entre los hombres y suele asociarse a una enfermedad médica (p. ej., enfermedad de Peyronie).

**F. Disfunción sexual debida a enfermedad médica**

1. **Trastorno de la erección en el hombre.** Las estadísticas señalan que el trastorno de la erección tiene una base médica en la mitad de los casos. Las causas médicas de la disfunción eréctil masculina se enumeran en la tabla 14-5.
2. **Dispareunia.** Las enfermedades pélvicas dan cuenta del 30 al 40% de las dispareunias entre mujeres que acuden a consultas de terapia sexual. Se calcula que el 30% de las operaciones sobre la pelvis o genitales femeninos produce, asimismo, una dispareunia pasajera. Sin embargo, en la mayoría de los casos, los factores dinámicos se consideran los causantes.

   Las enfermedades que ocasionan dispareunia comprenden los restos irritados o infectados del himen, las cicatrices de episiotomía, la infección de una glándula de Bartolino, diversas formas de vaginitis y cervicitis, la endometriosis y la atrofia vaginal posmenopáusica.
3. **Trastorno por deseo sexual hipoactivo.** El deseo suele disminuir después de una enfermedad importante o de la cirugía mayor, sobre todo si se afecta la imagen corporal, por ejemplo tras la mastectomía, ileostomía, histerectomía y prostatectomía. Los fármacos que deprimen el SNC, disminuyen las concentraciones de testosterona o dopamina, o aumentan las de serotonina o prolactina pueden disminuir el deseo.
4. **Otras disfunciones sexuales masculinas.** La disfunción orgásmica masculina puede tener causas fisiológicas y ocurrir después de la cirugía del tracto genitourinario. También se ha aso-

Tabla 14-5
**Enfermedades médicas implicadas en la disfunción eréctil**

**Enfermedades infecciosas y parasitarias**
- Elefantiasis
- Parotiditis

**Enfermedades cardiovasculares**
- Enfermedad aterosclerótica
- Aneurisma de aorta
- Síndrome de Leriche
- Insuficiencia cardíaca

**Enfermedades renales y urológicas**
- Enfermedad de Peyronie
- Insuficiencia renal crónica
- Hidrocele y varicocele

**Trastornos hepáticos**
- Cirrosis (habitualmente, asociada a dependencia del alcohol)

**Enfermedades pulmonares**
- Insuficiencia respiratoria

**Trastornos genéticos**
- Síndrome de Klinefelter
- Anomalías congénitas, vasculares y estructurales, del pene

**Trastornos nutricionales**
- Malnutrición
- Carencias vitamínicas

**Trastornos endocrinos**
- Diabetes mellitus
- Disfunción del eje hipófisis-suprarrenal-testículo
- Acromegalia
- Enfermedad de Addison
- Adenoma cromófobo
- Neoplasia suprarrenal
- Mixedema
- Hipertiroidismo

**Enfermedades neurológicas**
- Esclerosis múltiple
- Mielitis transversa
- Enfermedad de Parkinson
- Epilepsia del lóbulo temporal
- Enfermedades traumáticas y neoplásicas de la médula espinal
- Tumores del sistema nervioso central
- Esclerosis lateral amiotrófica
- Neuropatía periférica
- Paresia general
- Tabes dorsal

**Factores farmacológicos contribuyentes**
- Alcohol y otras sustancias inductoras de dependencia (heroína, metadona, morfina, cocaína, anfetaminas y barbitúricos)
- Fármacos de prescripción con receta (psicotropos, antihipertensivos, estrógenos y antiandrógenos)

**Intoxicaciones**
- Plomo (saturnismo)
- Herbicidas

**Intervenciones quirúrgicas**
- Prostatectomía perineal
- Resección abdomino-perineal del colon
- Simpatectomía (suele interferir en la eyaculación)
- Cirugía aortoilíaca
- Cistectomía radical
- Linfadenectomía retroperitoneal

**Miscelánea**
- Radioterapia
- Fractura pélvica
- Cualquier enfermedad generalizada o trastorno debilitante graves

ciado a la enfermedad de Parkinson y otros trastornos neurológicos que afectan a los segmentos lumbar o sacro de la médula espinal. Ciertos fármacos (p. ej., monosulfato de guanitidina) se han implicado en el retraso de la eyaculación (tabla 14-6).

5. **Otras disfunciones sexuales femeninas.** Algunas enfermedades médicas —en concreto, ciertas enfermedades endocrinas, como el hipotiroidismo, la diabetes mellitus y la hiperprolactinemia primaria— pueden influir en la capacidad de la mujer para experimentar el orgasmo.

**G. Disfunción sexual inducida por sustancias.** En general, la función sexual se ve afectada negativamente por los preparados serotoninérgicos, los antagonistas de la dopamina, los fármacos que aumentan la prolactina y aquellos que modifican el sistema nervioso autónomo. Con las sustancias de abuso más frecuentes, la disfunción ocurre durante el mes de intoxicación o de retirada de la sustancia. Algunas sustancias (p. ej., anfetamina) pueden aumentar, en pequeñas dosis, el rendimiento sexual, pero el abuso altera las capacidades eréctil, orgásmica y eyaculadora.

Esta interrelación entre la disfunción sexual femenina y los fármacos se ha investigado menos que las reacciones masculinas. Se ha señalado que los anticonceptivos orales reducen la libido de algunas mujeres y que algunos fármacos con efectos secundarios anticolinérgicos pueden alterar tanto la excitación como el orgasmo. Se ha notificado que las benzodiazepinas disminuyen la libido pero, sin embargo, la menor ansiedad de algunos pacientes, inducida por estos medicamentos, mejora la función sexual. Los preparados psicoactivos pueden aumentar o disminuir la libido. Es difícil separar estos efectos del trastorno de base o de la mejora del mismo. La disfunción sexual asociada al uso de un medicamento o droga desaparece con su retirada. En la tabla 14-7 se enumeran fármacos psiquiátricos que pueden inhibir el orgasmo femenino.

**Tabla 14-6**
**Fármacos implicados en la disfunción sexual masculina**

| Fármaco | Altera la erección | Altera la eyaculación |
|---|---|---|
| *Fármacos psiquiátricos* | | |
| Inhibidores selectivos de la recaptación de serotonina[a] | | |
| Citalopram | — | + |
| Fluoxetina | — | + |
| Paroxetina | — | + |
| Sertralina | — | + |
| Fármacos cíclicos | | |
| Imipramina | + | + |
| Protriptilina | + | + |
| Desipramina | + | + |
| Clomipramina | + | + |
| Amitriptilina | + | + |
| Inhibidores de la monoaminoxidasa | | |
| Tranilcipromina | + | |
| Fenelzina | + | + |
| Pargilina | — | + |
| Isocarboxazida | — | + |
| Otros fármacos con acción sobre el estado de ánimo | | |
| Litio | + | |
| Anfetaminas | + | + |
| Trazodona[b] | — | — |
| Venlafaxina | — | + |
| Antipsicóticos[c] | | |
| Flufenazina | + | + |
| Tioridazina | + | + |
| Clorprotixeno | — | + |
| Mesoridazina | — | + |
| Perfenazina | — | + |
| Trifluoroperazina | — | + |
| Reserpina | + | + |
| Haloperidol | — | + |
| Ansiolíticos[d] | | |
| Clordiazepóxido | — | + |
| *Antihipertensivos* | | |
| Clonidina | + | |
| Metildopa | + | + |
| Espironolactona | + | — |
| Hidroclorotiazida | + | — |
| Guanetidina | + | + |
| *Sustancias de abuso común* | | |
| Alcohol | + | + |
| Barbitúricos | + | + |
| Cannabis | + | — |
| Cocaína | + | + |
| Heroína | + | + |
| Metadona | + | — |
| Morfina | + | + |
| *Miscelánea* | | |
| Antiparkinsonianos | + | + |
| Clofibrato | + | — |
| Digoxina | + | — |
| Glutetimida | + | + |
| Indometacina | + | — |
| Fentolamina | — | + |
| Propranolol | + | — |

[a] Los ISRS también alteran el deseo.
[b] La trazodona ha producido algunos casos de priapismo.
[c] La alteración de la función sexual es menos probable con los antipsicóticos atípicos. Se ha descrito priapismo ocasional asociado al uso de los antipsicóticos.
[d] Se ha señalado que las benzodiazepinas disminuyen la libido, pero el descenso de la ansiedad de algunos pacientes, motivado por estos fármacos, mejora la función sexual.

Tabla 14-7
**Algunos fármacos psiquiátricos que inhiben el orgasmo femenino**

| |
|---|
| **Antidepresivos tricíclicos** |
| Imipramina |
| Clomipramina |
| Nortriptilina |
| **Inhibidores de la monoaminoxidasa** |
| Tranilcipromina |
| Fenelzina |
| Isocarboxazida |
| **Antagonistas de los receptores dopaminérgicos** |
| Tioridazina |
| Trifluoroperazina |
| **Inhibidores selectivos de la recaptación de serotonina** |
| Fluoxetina |
| Paroxetina |
| Sertralina |
| Fluvoxamina |
| Citalopram |

H. **Disfunción sexual no especificada.** Abarca las disfunciones sexuales que no cumplen los criterios de ninguna disfunción concreta. Algunos ejemplos son la anhedonía orgásmica (es decir, no se experimenta placer durante el orgasmo) y el comportamiento sexual compulsivo.

I. **Tratamiento.** Los métodos que han resultado eficaces, solos o combinados, son 1) formación en las capacidades conductuales y sexuales, 2) desensibilización sistemática, 3) terapia matrimonial dirigida, 4) medidas psicodinámicas, 5) terapia de grupo, 6) farmacoterapia, 7) cirugía, y 8) hipnoterapia. La evaluación y el tratamiento deben abordar la posibilidad de trastornos de la personalidad y de trastornos físicos concomitantes.

1. **Terapia sexual con orientación analítica.** Una de las modalidades de tratamiento más eficaces es la integración de la terapia sexual (formación en las capacidades conductuales y sexuales) mediante una psicoterapia de orientación psicodinámica y psicoanalítica. Las conceptualizaciones psicodinámicas se suman a las técnicas conductuales para tratar a los pacientes con trastornos sexuales asociados a otros problemas psicopatológicos.

2. **Técnicas conductuales.** El objetivo de estas técnicas consiste en establecer o restablecer la comunicación verbal y sexual entre la pareja. Se prescriben ejercicios concretos para ayudar a la persona o a la pareja en su problema específico. Todos los ejercicios se deben llevar a cabo en la intimidad, nunca en presencia del terapeuta.

Los ejercicios iniciales se centran en el intercambio verbal y luego en una acentuación de la percepción sensorial visual, táctil y olfatoria. Inicialmente, se prohíbe el coito y los miembros de la pareja se acarician entre sí, sin estimulación de los genitales. La ansiedad por el rendimiento disminuye, porque no se precisa las respuestas de excitación genital y orgasmo para completar los primeros ejercicios.

Durante estos ejercicios de carácter sensorial, los pacientes reciben ánimos y refuerzo para disminuir su ansiedad. Se les insta a utilizar la fantasía para distraerles de su preocupación obsesiva con el rendimiento (comportamiento del espectador). Se fomenta la expresión de las necesidades mutuas. Las resistencias, por ejemplo las quejas de fatiga o de falta de tiempo para terminar los ejercicios, son frecuentes y el terapeuta debe solucionarlas. Al final, se suma la estimulación genital a la estimulación general del cuerpo. Por último, se permiten la penetración y el coito. Las sesiones de terapia siguen a cada nuevo período de ejercicio y se van comentando los problemas y las satisfacciones, tanto sexuales como los relacionados con otras áreas de la vida de los pacientes.

a. **Técnicas y ejercicios propios de la disfunción.** Se utilizan diferentes técnicas para cada disfunción.

(1) **Vaginismo:** se recomienda a la mujer que dilate el orificio vaginal con sus dedos o con dilatadores.

(2) **Eyaculación precoz:** para aumentar el umbral de excitabilidad peneana se utiliza una técnica, que consiste en que el paciente o su pareja exprimen con fuerza la cresta coronal del glande cuando se nota la primera sensación de eyaculación inminente. La erección disminuye y se inhibe la eyaculación. La técnica de parar-iniciar supone una variante. La estimulación se interrumpe en cuanto aumenta la excitación, pero no se exprime el glande.

(3) **Trastorno de la erección en el hombre:** a veces se le pide al hombre que se masturbe para comprobar que puede alcanzar una erección y eyaculación completas.

(4) **Trastorno orgásmico femenino (anorgasmia primaria):** se le pide a la mujer que se masturbe, a veces con un vibrador. Se alienta el uso de la fantasía.

(5) **Retraso de la eyaculación:** se combate mediante la eyaculación extravaginal al principio y la penetración vaginal gradual tras la estimulación hasta el punto próximo a la eyaculación.

b. **Técnicas conductuales.** Surten efecto, en principio, del 40 al 85% de las ocasiones. El 10% de los casos refractarios precisa psicoterapia individual. Cerca de un tercio de las parejas con disfunción, que no responden a las técnicas conductuales únicamente, requieren algún tipo de combinación de terapia matrimonial y sexual.

3. **Biológico**

a. **Farmacoterapia.** Casi todos los tratamientos farmacológicos se refieren a disfunciones sexuales masculinas. Se están efectuando estudios para ensayar el uso de fármacos para tratar a las mujeres. La farmacoterapia se utiliza para combatir los trastornos sexuales de causa fisiológica, psíquica o mixta. En estos dos últimos casos, el tratamiento farmacológico suele añadirse a alguna forma de psicoterapia.

(1) **Tratamiento del trastorno de la erección y de la eyaculación precoz.** El sildenafilo, un potenciador del óxido nítrico, facilita durante unas 4 h la entrada de sangre en el pene, imprescindible para la erección. Esta medicación no actúa si no hay estimulación sexual. Su uso por las personas que toman nitratos orgánicos está contraindicado. El vardenafilo y el tadalafilo son nuevos potenciadores del óxido nítrico. La eficacia del tadalafilo se extiende hasta 36 h.

> CONSEJO CLÍNICO:
>
> *Cuando prescriba alguno de estos fármacos, asegúrese de explicar al paciente que la pastilla no produce ninguna erección espontánea, pues se necesita la estimulación sexual para que ocurra la erección.*

Los demás fármacos actúan como vasodilatadores del pene y comprenden prostaglandinas por vía oral; alprostadilo, una fentolamina inyectable, y alprostadilo en supositorio transuretral.

Los preparados α-adrenérgicos, como el metilfenidato, la dextroanfetamina y la yohimbina, también se utilizan para tratar el trastorno eréctil.

Los ISRS y los antidepresivos heterocíclicos alivian la eyaculación precoz, debido a su efecto secundario inhibidor del orgasmo.

(2) **Tratamiento del trastorno por aversión al sexo.** Los antidepresivos cíclicos y los ISRS son utilizados cuando las personas con esta disfunción muestran fobia a los genitales.

b. **Cirugía.** Implantes y revascularización peneanos.

## II. Trastornos de la identidad sexual

A. **Definición.** Grupo de trastornos que presentan, como síntoma principal, una preferencia persistente por el rol del sexo opuesto y la sensación de que uno ha nacido con el sexo equivocado. El descontento con el sexo biológico propio se etiqueta como *disforia sexual.*

Las personas con una identidad sexual trastornada tratan de vivir o pasar como miembros del sexo opuesto. Los *transexuales* solicitan tratamiento biológico (cirugía, hormonas) para cambiar su sexo biológico y adquirir las características anatómicas del sexo opuesto. Estos trastornos pueden coexistir con otras alteraciones o resultar circunscritos, en cuyo caso el paciente muestra una actividad normal en muchas áreas de su vida.

**B. Diagnóstico, signos y síntomas** (tabla 14-8)

**C. Epidemiología**

**1.** Desconocida, pero rara.

**2.** Razón de masculinidad de 4 a 1.

**a.** Casi todas las mujeres con una alteración de la identidad sexual muestran una orientación homosexual.

**b.** La mitad de los hombres con alteraciones de la identidad sexual manifiesta una orientación homosexual y la otra mitad, una orientación heterosexual, bisexual o asexual.

**3.** La tasa de prevalencia del transexualismo es de 1 por 10.000 en los hombres y de 1 por 30.000 en las mujeres.

**D. Etiología**

**1. Biológica.** La testosterona influye en las neuronas cerebrales que contribuyen a la masculinización del cerebro en áreas como el hipotálamo. Se discute si la testosterona contribuye a los

Tabla 14-8
**Criterios del DSM-IV-TR para el diagnóstico del trastorno de la identidad sexual**

A. Identificación acusada y persistente con el otro sexo (no sólo el deseo de obtener las supuestas ventajas relacionadas con las costumbres culturales).
En los niños el trastorno se manifiesta por cuatro o más de los siguientes rasgos:
(1) deseos repetidos de ser, o insistencia en que uno es, del otro sexo
(2) en los niños, preferencia por el transvestismo o por simular vestimenta femenina; en las niñas, insistencia en llevar puesta solamente ropa masculina
(3) preferencias marcadas y persistentes por el papel del otro sexo o fantasías referentes a pertenecer al otro sexo
(4) deseo intenso de participar en los juegos y en los pasatiempos propios del otro sexo
(5) preferencia marcada por compañeros del otro sexo
En los adolescentes y adultos la alteración se manifiesta por síntomas tales como un deseo firme de pertenecer al otro sexo, ser considerado como del otro sexo, un deseo de vivir o ser tratado como del otro sexo o la convicción de experimentar las reacciones y las sensaciones típicas del otro sexo.

B. Malestar persistente con el propio sexo o sentimiento de inadecuación con su rol.
En los niños la alteración se manifiesta por cualquiera de los siguientes rasgos: en los niños, sentimientos de que el pene o los testículos son horribles o van a desaparecer, de que sería mejor no tener pene o aversión hacia los juegos violentos y rechazo a los juguetes, juegos y actividades propios de los niños; en las niñas, rechazo a orinar en posición sentada, sentimientos de tener o de presentar en el futuro un pene, de no querer poseer pechos ni tener la regla o aversión acentuada hacia la ropa femenina.
En los adolescentes y en los adultos la alteración se manifiesta por síntomas como preocupación por eliminar las características sexuales primarias y secundarias (p. ej., pedir tratamiento hormonal, quirúrgico u otros procedimientos para modificar físicamente los rasgos sexuales y de esta manera parecerse al otro sexo) o creer que se ha nacido con el sexo equivocado.

C. La alteración no coexiste con una enfermedad intersexual.

D. La alteración provoca malestar clínicamente significativo o deterioro social, laboral o de otras áreas importantes de la actividad del individuo.

*Codificar* según la edad actual:
**F64.2 Trastorno de la identidad sexual en niños [302.6]**
**F64.0 Trastorno de la identidad sexual en adolescentes o adultos [302.85]**

*Codificar* si (para individuos sexualmente maduros):
**Con atracción sexual por los hombres**
**Con atracción sexual por las mujeres**
**Con atracción sexual por ambos sexos**
**Sin atracción sexual por ninguno**

denominados patrones de comportamiento masculino o femenino en los trastornos de la identidad sexual. Los esteroides sexuales influyen en la expresión del comportamiento sexual de los hombres y mujeres maduros (es decir, la testosterona puede aumentar la libido y la agresividad de las mujeres y los estrógenos y la progesterona reducir la libido y la agresividad de los hombres).

2. **Psicosocial.** La falta de modelos de rol del mismo sexo y el aliento explícito o implícito por los cuidadores para comportarse como el otro sexo contribuyen al trastorno de la identidad sexual en la infancia. Las madres pueden encontrarse deprimidas o retraídas. Los rasgos temperamentales innatos explican, en ocasiones, que los muchachos sean sensibles y delicados y las muchachas, enérgicas y agresivas. Los abusos físicos y sexuales parecen predisponer.

**E. Diagnóstico diferencial**

1. **Fetichismo transvertista.** Cambio de ropa para lograr la excitación sexual; puede coexistir (diagnóstico dual).
2. **Estados intersexuales** (tabla 14-9)
3. **Esquizofrenia.** Rara vez aparecen delirios verdaderos de pertenecer al otro sexo.

**F. Evolución y pronóstico**

1. **Niños.** La evolución varía. Los síntomas pueden disminuir espontáneamente o con el tratamiento. El pronóstico depende de la edad de comienzo y de la intensidad de los síntomas. El trastor-

Tabla 14-9
**Clasificación de los trastornos intersexuales**[a]

| Síndrome | Descripción |
|---|---|
| Hiperplasia suprarrenal virilizante (síndrome adrenogenital) | Se debe a un exceso de andrógenos de fetos con genotipo XX; trastorno intersexual femenino más frecuente; se asocia a hipertrofia del clítoris, fusión de los labios mayores e hirsutismo en la adolescencia. |
| Síndrome de Turner | Se debe a la falta del segundo cromosoma sexual femenino (XO); se asocia a membranas cervicales, enanismo, deformidad cubital en valgo y falta de producción de hormonas sexuales; esterilidad; suele asignarse al sexo femenino, porque los genitales tienen aspecto femenino. |
| Síndrome de Klinefelter | Genotipo XXY: hábito masculino con pene pequeño y testículos rudimentarios debido a la escasa producción de andrógenos; libido baja; suelen asignarse como hombres. |
| Síndrome de insensibilidad a los andrógenos (síndrome de feminización testicular) | Trastorno congénito recesivo, ligado al cromosoma X, que impide que los tejidos respondan a los andrógenos; aspecto femenino de los genitales externos y criptorquidia; se asignan como mujeres, aun cuando el fenotipo es XY; en su forma extrema, el paciente muestra mamas, genitales externos normales, vagina corta y ciega y falta de pelo en el pubis y en las axilas. |
| Defectos enzimáticos del genotipo XY (p. ej., carencia de 5-α-reductasa, carencia de 17-hidroxiesteroides) | Interrupción congénita en la producción de testosterona que determina genitales ambiguos y un hábito femenino; habitualmente, se asigna como mujer por el aspecto femenino de los genitales. |
| Hermafroditismo | El hermafroditismo verdadero es raro y se caracteriza por la presencia de testículos y ovarios en una misma persona (pueden ser 46 XX o 46 XY). |
| Seudohermafroditismo | Casi siempre obedece a un defecto endocrino o enzimático (p. ej., hiperplasia suprarrenal) de personas con cromosomas normales; los seudohermafroditas femeninos presentan genitales de aspecto masculino y dotación XX; los seudohermafroditas masculinos tienen testículos rudimentarios y genitales externos y una dotación XY; son asignados como hombres o mujeres, según la morfología de los genitales |

[a] Los trastornos intersexuales comprenden una variedad de síndromes que determinan aspectos anatómicos o fisiológicos macroscópicos del sexo opuesto.

no en los niños comienza antes de los 4 años y el conflicto con los compañeros se establece hacia los 7 u 8 años. El comportamiento marimacho suele tolerarse mejor. La edad de comienzo en las niñas es también temprana, pero la mayoría abandona el comportamiento masculino en la adolescencia. Menos del 10% de los niños de uno u otro sexo acaban en el transexualismo.

2. **Adultos.** La evolución tiende a ser crónica.

   **Transexualismo:** disconformidad con el sexo biológico propio después de la pubertad y deseo de erradicar las características sexuales primarias y secundarias y contraer las del otro sexo. La mayoría de los transexuales ha manifestado un trastorno de la identidad sexual en la infancia; es frecuente usar la ropa del otro sexo; los trastornos psiquiátricos asociados se dan con frecuencia, sobre todo el trastorno limítrofe de la personalidad del trastorno depresivo; el suicidio supone un riesgo, pero algunas personas se mutilan sus órganos para coaccionar a los cirujanos a que efectúen una cirugía de cambio de sexo.

**G. Tratamiento**

1. **Niños.** Mejorar los modelos existentes de rol o, en su defecto, proporcionar uno de la familia o de otro lugar (p. ej., hermano o hermana mayores). Hay que ayudar a los cuidadores a fomentar un comportamiento y actitudes adecuados al sexo. Hay que corregir los posibles trastornos psiquiátricos asociados.
2. **Adolescentes.** Difíciles de tratar por la coexistencia de las crisis normales de identidad y la confusión en la identidad sexual. Es frecuente el paso a la acción; los adolescentes casi nunca tienen una motivación suficiente para modificar sus roles transexuales estereotipados.
3. **Adultos**
   a. **Psicoterapia:** fijar como objetivo ayudar al paciente a sentirse a gusto con la identidad sexual que desee; la finalidad no es crear una persona con una identidad sexual convencional. La terapia explora también la cirugía de cambio de sexo así como las indicaciones y contraindicaciones de estas intervenciones, que los pacientes con una gran disconformidad y ansiedad suelen decidir de forma impulsiva.
   b. **Cirugía de cambio de sexo:** definitiva e irreversible. El paciente debe someterse a un período transvestista de prueba durante 3 a 12 meses y recibir hormonoterapia. Del 70 al 80% de los pacientes se sienten satisfechos con los resultados. La insatisfacción se correlaciona con la intensidad del trastorno psicopatológico previo. El 2% comete suicidio.
   c. **Tratamientos hormonales:** muchos pacientes son tratados con hormonas en lugar de cirugía.

## III. Parafilias

Estos trastornos se caracterizan por impulsos sexuales, fantasías o prácticas inusitadas, atípicas o extravagantes. Es más común entre los hombres. Se ignora la causa. La predisposición biológica (anomalía electroencefalográfica, cifras hormonales) se puede reforzar por factores psicológicos, como el abuso infantil. La teoría psicoanalítica sostiene que la parafilia obedece a la fijación en una de las fases psicosexuales del desarrollo o al esfuerzo para evitar la angustia de castración. La teoría del aprendizaje dice que la asociación del acto con el despertar sexual durante la infancia lleva al aprendizaje condicionado.

La actividad parafílica suele ser compulsiva. Los pacientes se implican de forma reiterada en comportamientos pervertidos y no logran controlar los impulsos. En caso de estrés, ansiedad o depresión, el paciente es más proclive al comportamiento pervertido. El paciente puede tomar muchas resoluciones para frenar su comportamiento, pero generalmente no logra abstenerse durante mucho tiempo y el paso a la acción se sigue de sentimientos intensos de culpa. Las técnicas de tratamiento, con un resultado tan sólo moderado, se basan en la psicoterapia orientada a la introspección, la terapia conductual y la farmacoterapia, sola o combinada. En la tabla 14-10 se enumeran las parafilias más frecuentes.

---

Para una exposición más detallada de este tema, véase *Normal Human Sexuality and Sexual and Gender Identity Disorder,* capítulo 18, página 1902; en CTP/VIII.

---

Tabla 14–10
**Parafilias**

| Trastorno | Definición | Consideraciones generales | Tratamiento |
|---|---|---|---|
| Exhibicionismo | Exposición pública de los genitales; rara entre las mujeres | La persona desea asombrar a las mujeres, cuya reacción afirma al paciente de que su pene se encuentra intacto | Psicoterapia orientada a la introspección, condicionamiento aversivo. La mujer debe intentar ignorar al hombre exhibicionista si molesta pero no resulta peligroso, o bien llamar a la policía |
| Fetichismo | Excitación sexual con objetos inanimados (p. ej., zapatos, pelo, ropa) | Casi siempre entre hombres. El comportamiento suele seguirse de culpa | Psicoterapia orientada a la introspección, condicionamiento aversivo; implosión, es decir, el paciente se masturba con el fetiche hasta que desaparece su efecto excitador (saciedad masturbadora) |
| Froterismo | Roce de los genitales con una mujer para lograr la excitación y el orgasmo | Ocurre en lugares aglomerados, como los vagones suburbanos, generalmente por hombres pasivos, poco enérgicos | Psicoterapia orientada a la introspección, condicionamiento aversivo; terapia de grupo, medicación antiandrógena |
| Pedofilia | Actividad sexual con niños menores de 12 años; parafilia más común | 95% heterosexuales, 5% homosexuales. Alto riesgo de comportamiento repetido. Temor a la sexualidad del adulto o del paciente; baja autoestima. El 10-20% de los niños han sufrido molestias antes de los 18 años | Llevar al paciente a una unidad de tratamiento; terapia de grupo; psicoterapia orientada a la introspección; medicación antiandrógena para disminuir el impulso sexual |
| Masoquismo sexual | Placer sexual derivado del abuso físico o mental o de la humillación (masoquismo moral) | Defensa contra sentimientos de culpa relacionados con sexo: interiorización del castigo | Psicoterapia orientada a la introspección; terapia de grupo |
| Sadismo sexual | Excitación sexual procedente del sufrimiento mental o físico causados a otra persona | Más frecuente en los hombres. Nombrado así por el marqués de Sade. Puede progresar hasta la violación en algunos casos | Psicoterapia orientada a la introspección; condicionamiento aversivo |
| Fetichismo transvestista | Vestir ropa del otro sexo | Más frecuente en el despertar heterosexual. Lo más habitual es que el hombre vista ropa de mujer. No confundir con el transexualismo o deseo de pertenecer al sexo contrario | Psicoterapia orientada a la introspección |
| Voyeurismo | Excitación sexual al contemplar actos sexuales (p. ej., coito o una persona desnuda). Puede afectar a las mujeres, pero es más común entre los hombres. Escuchar conversaciones eróticas (p. ej., teléfonos eróticos) constituye una variante | La masturbación suele ocurrir durante la actividad voyeurista. Arrestos frecuentes por merodear o acechar | Psicoterapia orientada a la introspección; condicionamiento aversivo |
| Otras parafilias<br>Parafilias excretoras | Defecación (coprofilia) o micción (urofilia) sobre la pareja o viceversa | Fijación en la etapa anal del desarrollo; clismafilia (enemas) | Psicoterapia orientada a la introspección |
| Zoofilia | Sexo con animales | Más frecuente en áreas rurales; puede ser oportunista | Modificación conductual, psicoterapia orientada a la introspección |

# 15 Trastornos de la conducta alimentaria y obesidad

**I. Introducción general**

Los trastornos de la conducta alimentaria se caracterizan por una notable alteración de ésta; los dos más importantes son la *anorexia nerviosa* y la *bulimia nerviosa*. La obesidad también se trata en este capítulo, pero no es una categoría diagnóstica del DSM-IV-TR.

**II. Anorexia nerviosa**

**A. Definición.** Trastorno grave y potencialmente mortal, caracterizado por una distorsión de la imagen corporal y restricciones alimentarias severas y autoimpuestas que suelen llevar a una desnutrición grave. Los pacientes adelgazan gracias al descenso espectacular del aporte total de alimentos, la realización de programas de ejercicio rigurosos o la práctica de atracones regulares seguidos de purgas. El intervalo de mortalidad varía entre el 5 y el 18%.

**B. Diagnóstico.** Existen dos tipos de anorexia nerviosa: el *tipo restrictivo* (sin atracones) y el *tipo compulsivo/purgativo*. Las personas con anorexia nerviosa restrictiva limitan la selección de alimentos, toman la menor cantidad posible de calorías y, a menudo, manifiestan rasgos obsesivo-compulsivos con respecto a los alimentos. Las personas que se dan atracones y luego se purgan comparten muchos rasgos con la bulimia nerviosa sin anorexia nerviosa. Suele haber familiares obesos y ellos mismos refieren antecedentes de mayor peso corporal antes del trastorno (tabla 15-1).

**C. Epidemiología**

1. La prevalencia entre las mujeres varía entre el 0,5 y el 3,7% a lo largo de la vida.
2. Suele comenzar entre los 10 y los 30 años y, a menudo, se asocia a un episodio estresante de la vida.
3. La razón de masculinidad varía entre 1:10 y 1:20.
4. Más habitual entre las profesiones que exigen delgadez (p. ej., modelos, ballet) y en los países desarrollados.

**D. Etiología**

1. **Biológica.** Tasas mayores de concordancia entre gemelos monocigotos que entre dicigotos. Se ha descrito un incremento en la depresión familiar, dependencia del alcohol o trastornos de la conducta alimentaria. También se han apuntado ciertos indicios de mayor anorexia nerviosa entre las hermanas. Desde el punto de vista neurobiológico, el descenso del 3-metoxi-4-hidroxifenilglicol (MHPG) en orina y en el líquido cefalorraquídeo (LCR) hace pensar en un menor recambio y actividad noradrenalínicos. La actividad opioide endógena está, al parecer, disminuida como consecuencia del ayuno. En un estudio PET (tomografía por emisión de positrones, *positron emission tomography*) se halló un metabolismo más acentuado en el núcleo caudado durante el estado anoréxico que después del aumento de peso. En la resonancia magnética (RM) puede haber un déficit volumétrico de la sustancia gris durante la enfermedad, que a veces persiste en la fase de recuperación. Puede existir una predisposición genética.
2. **Psicológica.** Parece constituir una reacción a la demanda de independencia y a la actividad social o sexual de la adolescencia.
3. **Social.** Énfasis de la sociedad en la delgadez y el ejercicio físico. El paciente parece tener una relación estrecha, pero difícil, con los padres.

**E. Diagnóstico diferencial**

1. **Enfermedades médicas y trastornos por abuso de sustancias.** Enfermedad médica (p. ej., cáncer, tumor cerebral, trastornos gastrointestinales, abuso de fármacos o de drogas) que pueda explicar el adelgazamiento.

Tabla 15-1
**Criterios del DSM-IV-TR para el diagnóstico de anorexia nerviosa**

A. Rechazo a mantener el peso corporal igual o por encima del valor mínimo normal considerando la edad y la talla (p. ej., pérdida de peso que da lugar a un peso inferior al 85% del esperable, o fracaso en conseguir el aumento de peso normal durante el período de crecimiento, dando como resultado un peso corporal inferior al 85% del peso esperable).
B. Miedo intenso a ganar peso o a convertirse en obeso, incluso estando por debajo del peso normal.
C. Alteración de la percepción del peso o la silueta corporales, exageración de su importancia en la autoevaluación o negación del peligro que comporta el bajo peso corporal.
D. En las mujeres pospuberales, presencia de amenorrea; por ejemplo, ausencia de al menos tres ciclos menstruales consecutivos. (Se considera que una mujer presenta amenorrea cuando sus menstruaciones aparecen únicamente con tratamientos hormonales, p. ej., con la administración de estrógenos.)

*Especificar* el tipo:

**Tipo restrictivo:** durante el episodio de anorexia nerviosa, el individuo no recurre regularmente a atracones o a purgas (p. ej., provocación del vómito o uso excesivo de laxantes, diuréticos o enemas)

**Tipo compulsivo/purgativo:** durante el episodio de anorexia nerviosa, el individuo recurre regularmente a atracones o purgas (p. ej., provocación del vómito o uso excesivo de laxantes, diuréticos o enemas)



2. **Trastorno depresivo.** El paciente muestra menos apetito; el paciente con anorexia nerviosa dice tener un apetito normal y sentir hambre (la pérdida del apetito sólo ocurre en las fases finales). No hay preocupación por el contenido calórico de los alimentos. No hay un miedo intenso a la obesidad o a la distorsión de la imagen corporal. Se ha descrito una depresión mayor o distimia comórbidas en la mitad de los pacientes con anorexia.
3. **Trastorno de somatización.** El adelgazamiento no es tan intenso; no hay un miedo morboso al sobrepeso; la amenorrea es rara.
4. **Esquizofrenia.** Delirios sobre la alimentación (p. ej., los pacientes creen que los alimentos están envenenados). El paciente rara vez teme la obesidad y no es tan hiperactivo.
5. **Bulimia nerviosa.** El adelgazamiento del paciente casi nunca excede del 15%. La bulimia nerviosa se da del 30 al 50% de los pacientes con anorexia nerviosa en los dos primeros años desde el inicio de ésta.

CONSEJO CLÍNICO:

*Los pacientes con anorexia nerviosa suelen referir antecedentes de poca o ninguna relación sexual y, por lo común, tienen una libido baja; los pacientes con bulimia suelen mantener la actividad sexual con una libido normal o alta.*

F. **Evolución y pronóstico.** La evolución varía mucho: recuperación espontánea sin tratamiento, recuperación después de varios tratamientos, evolución fluctuante con aumento de peso seguido de recaída, evolución con deterioro gradual que produce la muerte por las complicaciones del ayuno. En un estudio se halló que los pacientes de tipo restrictivo se recuperan peor que aquellos con el tipo compulsivo/purgativo. Aproximadamente la mitad de los pacientes con anorexia nerviosa presentará algún síntoma de bulimia, casi siempre en el primer año.

G. **Tratamiento**

1. **Hospitalización.** La primera consideración al tratar la anorexia nerviosa es restablecer el estado nutricional del paciente. Si el peso se encuentra un 20% por debajo del teórico para la talla, se aconseja un programa de tratamiento hospitalario; si el peso se encuentra por debajo del 30% del teórico para la talla, se requiere ingreso en un servicio de psiquiatría entre 2 y 6 meses. Los programas de tratamiento psiquiátrico hospitalario suelen basarse en una combinación de terapia conductual, psicoterapia individual o, educación y terapia familiares y, en muchos casos, medicación psicotropa. A largo plazo, el paciente debe manifestar su voluntad

de participación para que el tratamiento surta efecto. Después del alta, el clínico suele continuar con la vigilancia ambulatoria de los problemas de los pacientes y sus familias.

2. **Psicológico**
   a. **Terapia cognitivo-conductual.** Los principios de la terapia cognitiva y conductual se pueden aplicar en los medios ambulatorio y hospitalario. La terapia conductual ayuda a inducir un aumento de peso. Se enseña a los pacientes a vigilar el aporte de alimentos, sus sentimientos y emociones, sus conductas compulsivas y purgativas y sus problemas de relación interpersonal. Asimismo, se les instruye para reconocer los pensamientos automáticos y desafiar sus creencias nucleares (es decir, reestructuración cognitiva). Los pacientes aprenden a pensar y elaborar estrategias para afrontar sus problemas relacionados con la alimentación y las relaciones interpersonales (solución de problemas).
   b. **Psicoterapia dinámica.** Esta forma de psicoterapia se torna difícil y penosa con la resistencia del paciente. Los clínicos deben manifestar flexibilidad y constancia ante la tendencia de los pacientes a frustrar cualquier ayuda que se les ofrezca. La fase inicial del proceso de psicoterapia debe orientarse a la creación de una alianza terapéutica. Como el paciente contempla sus síntomas como el núcleo de su naturaleza especial, los terapeutas no deben invertir esfuerzos innecesarios tratando de modificar las conductas alimentarias. Los terapeutas que subrayan la perspectiva del paciente y se toman un interés activo por lo que el paciente piensa y siente transmiten a éste un respeto por su autonomía.
   c. **Terapia familiar.** Debe realizarse un análisis familiar de todos los pacientes con anorexia que vivan con su familia. A partir de este análisis, el clínico podrá determinar qué tipo de terapia o de asesoramiento familiar se necesita. En algunos casos, no es posible la terapia familiar y se recurre a la terapia individual para abordar los problemas en la relación familiar. La mayoría de los clínicos proporciona terapia individual y algún tipo de asesoramiento familiar.
   d. **Farmacológico.** Los pacientes con anorexia nerviosa suelen rechazar la medicación y no existe ningún fármaco de eficacia probada. En algunas publicaciones se apoya el uso de ciproheptadina, que puede inducir un aumento de peso. Otros medicamentos ensayados, con resultados variables, son la clomipramina, la pimozida y la clorpromazina. Los ensayos con la fluoxetina se han seguido de aumento de peso, según los informes, y los preparados serotoninérgicos parecen útiles. Los antidepresivos se utilizan cuando coexiste un trastorno depresivo mayor. Existe el peligro de que el uso de los antidepresivos tricíclicos por pacientes deprimidos, de bajo peso, aumente el riesgo de hipotensión, arritmias y deshidratación; sin embargo, el riesgo de los efectos secundarios disminuye una vez que se alcanza un estado nutricional adecuado.

## III. Bulimia nerviosa

A. **Definición.** Ingestión episódica, descontrolada, compulsiva y rápida de grandes cantidades de alimentos en un período corto (atracón) seguida de vómitos autoinducidos, uso de laxantes o diuréticos, ayuno o ejercicio vigoroso para evitar el aumento de peso (atracón y purgación).

B. **Diagnóstico.** Según el DSM-IV-TR, los rasgos esenciales de la bulimia nerviosa son los atracones recurrentes; la sensación de pérdida de control sobre la alimentación durante los atracones; los vómitos autoinducidos, el uso inadecuado de laxantes o diuréticos, el ayuno o el ejercicio excesivo para evitar el aumento de peso, y la autoevaluación permanente modulada por la silueta y el peso corporales (tabla 15-2). Existen dos tipos de bulimia: el tipo *purgativo* y el tipo *no purgativo*. Los pacientes con el tipo no purgativo suelen tener menos distorsión de su imagen corporal y menos ansiedad y propenden a la obesidad. Los pacientes de tipo purgativo corren el riesgo de complicaciones médicas, como hipopotasemia por los vómitos o el abuso de laxantes y alcalosis hipoclorémica.

C. **Epidemiología**
   1. La prevalencia se aproxima al 1% en la población general y al 1-3% entre las mujeres jóvenes.
   2. La edad de inicio suele variar entre los 16-18 años.
   3. La razón de masculinidad es de 1:10.

Tabla 15-2
**Criterios del DSM-IV-TR para el diagnóstico de bulimia nerviosa**

A. Presencia de atracones recurrentes. Un atracón se caracteriza por:
  (1) ingesta de alimento en un corto espacio de tiempo (p. ej., en un período de 2 horas) en cantidad superior a la que la mayoría de las personas ingerirían en un período de tiempo similar y en las mismas circunstancias
  (2) sensación de pérdida de control sobre la ingesta del alimento (p. ej., sensación de no poder parar de comer o no poder controlar el tipo o la cantidad de comida que se está ingiriendo)

B. Conductas compensatorias inapropiadas, de manera repetida, con el fin de no ganar peso, como son provocación del vómito; uso excesivo de laxantes, diuréticos, enemas u otros fármacos; ayuno, y ejercicio excesivo.

C. Los atracones y las conductas compensatorias inapropiadas tienen lugar, como promedio, al menos dos veces a la semana durante un período de 3 meses.

D. La autoevaluación está exageradamente influida por el peso y la silueta corporales.

E. La alteración no aparece exclusivamente en el transcurso de la anorexia nerviosa.

*Especificar* tipo:
  **Tipo purgativo:** durante el episodio de bulimia nerviosa, el individuo se provoca regularmente el vómito o usa laxantes, diuréticos o enemas en exceso
  **Tipo no purgativo:** durante el episodio de bulimia nerviosa, el individuo emplea otras conductas compensatorias inapropiadas, como el ayuno o el ejercicio intenso, pero no recurre regularmente a provocarse el vómito ni usa laxantes, diuréticos o enemas en exceso



**D. Etiología**

1. **Biológica.** Los estudios metabólicos revelan una disminución de la actividad y del recambio de noradrenalina y serotonina. Los valores plasmáticos de las endorfinas (mecanismo remunerador del cerebro) de algunos pacientes con bulimia nerviosa se elevan después del vómito, lo que refuerza esta conducta. Según el DSM-IV-TR, se observa una mayor frecuencia del trastorno entre los familiares en primer grado.
2. **Social.** Refleja el valor de la delgadez para la sociedad. Se trata de pacientes generalmente perfeccionistas, que persiguen el triunfo social. Muchos pacientes están deprimidos y se observa una mayor frecuencia de depresión familiar. Las disputas, el rechazo y el desprecio familiares son más frecuentes que en la anorexia nerviosa.
3. **Psicológico.** Estos pacientes tienen problemas con las exigencias de la adolescencia, pero son más extrovertidos e impulsivos y se enfadan más que aquellos con anorexia nerviosa. Generalmente se observan dificultades previas para la separación de los cuidadores. Los síntomas de ansiedad y depresión son frecuentes; el suicidio supone un riesgo. Se observa abuso del alcohol y aproximadamente un tercio comete hurtos (de alimento).

**E. Diagnóstico diferencial**

1. **Enfermedad neurológica.** Equivalentes epilépticos, tumores del sistema nervioso central (SNC), síndrome de Klüver-Bucy (aumento de la actividad oral y sexual), síndrome de Kleine-Levin (hipersomnia, aumento del apetito).
2. **Trastorno límite de la personalidad.** A veces, los pacientes se dan atracones, pero la alimentación se asocia a otros signos del trastorno.
3. **Trastorno depresivo mayor.** Los pacientes rara vez manifiestan actitudes peculiares o pautas idiosincrásicas con relación a los alimentos.

**F. Evolución y pronóstico.** La evolución suele ser crónica, pero no invalidante, si no se complica con alteraciones electrolíticas y acidosis metabólica. El 60% se recupera completamente, pero la tasa de recaídas puede llegar al 50% durante un período de 5 años. Se observan remisiones espontáneas de algunos casos de bulimia nerviosa no tratada al cabo de 1 a 2 años.

**G. Tratamiento**

1. **Hospitalización.** Las alteraciones electrolíticas, la acidosis metabólica y la suicidalidad pueden exigir la hospitalización. Hay que prestar especial atención a las complicaciones médicas de la bulimia (p. ej., caries, esofagitis), algunas de ellas potencialmente mortales.

CONSEJO CLÍNICO:

*Los pacientes con bulimia deben acudir a revisiones minuciosas por el dentista, puesto que el contenido de ácido del vómito suele erosionar el esmalte dental.*

2. **Psicológico**
   a. **Terapia cognitivo-conductual.** Debe considerarse el primer tratamiento de la bulimia nerviosa. El éxito depende de una observancia estricta de los tratamientos, rigurosamente aplicados, sumamente pormenorizados, y guiados por un manual; comprenden aproximadamente 20 sesiones a lo largo de 5 a 6 meses. Se aplican diversos procedimientos cognitivos y conductuales para 1) interrumpir el círculo conductual vicioso de atracón y purga y 2) modificar las cogniciones y creencias disfuncionales de la persona sobre el alimento, el peso, la imagen corporal y el concepto general de uno mismo.
   b. **Psicoterapia dinámica.** El tratamiento psicodinámico ha manifestado una tendencia a concretar los mecanismos introyectivos y proyectivos de defensa. De manera análoga a la escisión, los pacientes separan el alimento en dos categorías: aquellos que nutren y aquellos que dañan. Los alimentos denominados nutritivos se pueden ingerir y conservar porque, de forma inconsciente, simbolizan introyecciones positivas, mientras que los alimentos basura simbolizan la destrucción, el odio y la maldad y, por consiguiente, son expulsados (es decir, proyectados) con el vómito.
3. **Farmacológico.** Al parecer, los antidepresivos surten más efecto que en la anorexia nerviosa. La imipramina, la desipramina, la trazodona y los inhibidores de la monoaminoxidasa (IMAO) (p. ej., fenelzina) han reducido los síntomas en algunos estudios. La fluoxetina también ayuda a disminuir los atracones y los episodios purgativos subsiguientes. La carbamazepina y el litio no han ofrecido resultados llamativos frente a los atracones, pero se han utilizado para el tratamiento de los pacientes con trastornos asociados del estado de ánimo.

## IV. Trastorno de la conducta alimentaria no especificado

Se trata de una categoría residual del DSM-IV-TR aplicada a los trastornos de la conducta alimentaria que no satisface los criterios de ningún trastorno específico (tabla 15-3). En esta categoría se incluye el trastorno por atracón: atracones recurrentes en ausencia de una conducta compensatoria

Tabla 15-3
**Criterios del DSM-IV-TR para el diagnóstico del trastorno de la conducta alimentaria no especificado**

La categoría trastorno de la conducta alimentaria no especificada se refiere a los trastornos de la conducta alimentaria que no cumplen los criterios para ningún trastorno de la conducta alimentaria específica. Algunos ejemplos son:

1. En mujeres se cumplen todos los criterios diagnósticos para la anorexia nerviosa, pero las menstruaciones son regulares.
2. Se cumplen todos los criterios diagnósticos para la anorexia nerviosa excepto que, a pesar de existir una pérdida de peso significativa, el peso del individuo se encuentra dentro de los límites de la normalidad.
3. Se cumplen todos los criterios diagnósticos para la bulimia nerviosa, con la excepción de que los atracones y las conductas compensatorias inapropiadas aparecen menos de 2 veces por semana o durante menos de 3 meses.
4. Empleo regular de conductas compensatorias inapropiadas después de ingerir pequeñas cantidades de comida por parte de un individuo de peso normal (p. ej., provocación del vómito después de haber comido dos galletas).
5. Masticar y expulsar, pero no tragar, cantidades importantes de comida.
6. Trastorno por atracón: se caracteriza por atracones recurrentes en ausencia de la conducta compensatoria inapropiada típica de la bulimia nerviosa (v. pág. 660 para los criterios que se sugieren).

Con permiso de la American Psychiatric Association. *Diagnostic and Statistical Manual of Mental Disorders,* texto revisado, 4.ª ed. Washington, DC: American Psychiatric Association. Copyright 2000.

inapropiada y típica de la bulimia nerviosa (tabla 15-4). Estos pacientes no tienen fijación con la silueta y el peso corporales.

## V. Obesidad

**A. Definición.** La obesidad es un trastorno caracterizado por la acumulación excesiva de grasa en el cuerpo.

**B. Diagnóstico.** La obesidad se establece, por convención, cuando el peso corporal excede el 20% del peso normalizado indicado en los cuadros habituales de peso y talla. Otra medida más precisa de la obesidad es la cantidad de grasa del cuerpo o el índice de masa corporal (IMC). En general, un IMC saludable varía entre 20 y 25. Las personas obesas se dejan seducir de forma extraordinaria por las señales alimentarias del entorno, el sabor de los alimentos y no pueden dejar de comer si disponen de alimento. En general, son muy sensibles a todos los estímulos externos que invitan a la alimentación, pero mantienen una resistencia relativa a las señales internas habituales de hambre. Algunos no logran separar el hambre de otros tipos de disforia.

**C. Epidemiología**

1. Más de la mitad de la población estadounidense es obesa.
2. La obesidad es más común entre las mujeres.
3. La obesidad se da seis veces más entre las mujeres de los estratos socioeconómicos más bajos que entre aquellas con una categoría socioeconómica superior.

**D. Etiología**

1. **Biológica.** Según una teoría, la señal metabólica dirigida a los receptores del hipotálamo después de comer se altera, por lo que se mantiene la sensación de hambre y la persona continúa comiendo. Otra teoría establece que la leptina, una hormona sintetizada por las células adiposas, actúa como un termostato de la grasa. Si los valores sanguíneos de leptina están reducidos, se consume más grasa; si están elevados, se consume menos grasa. Se requiere más investigación. Hay pruebas de que el sistema nervioso central, en particular las áreas lateral y ventromedial del hipotálamo, regulan el aporte de alimentos en respuesta a la demanda energética cambiante a fin de mantener los depósitos de grasa en unos valores basales establecidos por un determinado punto de ajuste. Este punto de ajuste varía de una persona a otra y depende de la talla y de la constitución corporales.

Tabla 15-4
**Criterios del DSM-IV-TR de investigación para el trastorno por atracón**

A. Episodios recurrentes de atracones. Un episodio de atracón se caracteriza por las dos condiciones siguientes:
(1) ingesta, en un corto período de tiempo (p. ej., en 2 horas), de una cantidad de comida definitivamente superior a la que la mayoría de gente podría consumir en el mismo tiempo y bajo circunstancias similares
(2) sensación de pérdida del control sobre la ingesta durante el episodio (p. ej., sensación de que uno no puede parar de comer o controlar qué o cuánto está comiendo)

B. Los episodios de atracón se asocian a tres (o más) de los siguientes síntomas:
(1) ingesta mucho más rápida de lo normal
(2) comer hasta sentirse desagradablemente lleno
(3) ingesta de grandes cantidades de comida a pesar de no tener hambre
(4) comer a solas para esconder su voracidad
(5) sentirse a disgusto con uno mismo, depresión, o gran culpabilidad después del atracón

C. Profundo malestar al recordar los atracones.

D. Los atracones tienen lugar, como media, al menos 2 días a la semana durante 6 meses.
**Nota:** El método para determinar la frecuencia difiere del empleado en el diagnóstico de la bulimia nerviosa; futuros trabajos de investigación aclararán si el mejor método para establecer un umbral de frecuencia debe basarse en la cuantificación de los días en que hay atracones o en la cuantificación de su número.

E. El atracón no se asocia a estrategias compensatorias inadecuadas (p. ej., purgas, ayuno, ejercicio físico excesivo) y no aparecen exclusivamente en el transcurso de una anorexia nerviosa o una bulimia nerviosa.

Con permiso de la American Psychiatric Association. *Diagnostic and Statistical Manual of Mental Disorders,* texto revisado, 4.ª ed. Washington, DC: American Psychiatric Association. Copyright 2000.

2. **Genética.** Aproximadamente el 80% de los pacientes obesos refiere antecedentes familiares de obesidad. Gemelos idénticos, criados en ambientes diferentes, pueden ser obesos, observación que apunta hacia un factor hereditario. Hasta la fecha, no se ha identificado ningún marcador genético específico de la obesidad.
3. **Actividad física.** La disminución notable de la actividad física en las sociedades opulentas desempeña un gran papel en el aumento de la obesidad. La inactividad física restringe el consumo de energía. Es verdad que el aporte alimentario aumenta conforme lo hace el consumo de energía en un abanico amplio de demandas energéticas, pero no disminuye proporcionalmente cuando la actividad física se reduce por debajo de un determinado mínimo.
4. **Fármacos psicotropos.** Los antipsicóticos atípicos olanzapina, clozapina y quetiapina aumentan el peso como efecto secundario. Entre los estabilizadores del ánimo, el litio, el ácido valproico y la carbamazepina también se asocian a un incremento del peso. El antiepiléptico topiramato no tiende a aumentar el peso, sino que actúa como supresor del apetito en algunos casos. Los inhibidores selectivos de la recaptación de serotonina (ISRS) se asocian a aumento de peso con su uso prolongado. La fluoxetina puede inducir un adelgazamiento inicial.
5. **Psicológico.** Aunque los factores psicológicos son, por supuesto, cruciales para el desarrollo de la obesidad, se ignora de qué manera la favorecen. El mecanismo regulador de los alimentos es sensible a las influencias ambientales y se ha comprobado que los factores culturales, familiares y psicodinámicos contribuyen al desarrollo de la obesidad. Las personas con sobrepeso pueden presentar cualquier trastorno psiquiátrico imaginable, proveniente de multitud de trastornos distorsionados. Muchas personas obesas presentan alteraciones emocionales y, como disponen de alimento en su entorno, aprenden a servirse de la hiperfagia como forma de afrontar los problemas psicológicos. Algunos pacientes manifiestan signos de trastornos mentales graves cuando alcanzan un peso normal, porque ya no cuentan con este mecanismo de afrontamiento.
6. **Otros factores clínicos.** La enfermedad de Cushing se asocia a una distribución característica de la grasa (joroba de búfalo). El mixedema se acompaña de aumento de peso, pero no siempre. Otros trastornos neuroendocrinos son la distrofia posogenital (síndrome de Fröhlich), que se caracteriza por obesidad y anomalías sexuales y óseas.

**E. Diagnóstico diferencial**

1. **Síndrome de alimentación nocturna.** Precipitado por circunstancias vitales y estresantes; una vez que aparece, tiende a recidivar cada día hasta que desaparece el estrés.
2. **Bulimia nerviosa.** Los episodios de sobrealimentación son periódicos y suelen relacionarse, más veces, con circunstancias precipitantes concretas.
3. **Síndrome de Pickwick.** Existe cuando la persona tiene un peso que excede el deseable en un 100%, junto con trastornos respiratorios y cardiovasculares asociados.
4. **Trastorno dismórfico corporal (dismorfofobia).** Estas personas creen que son obesas pero muestran un ligero sobrepeso.

**F. Evolución y pronóstico.** La obesidad ejerce efectos adversos sobre la salud y se acompaña de multitud de enfermedades (tabla 15-5). Los hombres obesos, con independencia del hábito tabáquico, mueren más por cánceres de colon, recto y próstata que los hombres con un peso normal. Las mujeres obesas mueren más por cáncer de la vesícula biliar, vías biliares, mama (después de la menopausia), útero (incluido el cuello uterino y el endometrio) y ovarios que las mujeres con un peso normal. La hipertensión es tres veces más frecuente entre las personas con sobrepeso y la hipercolesterolemia, dos veces más. La obesidad se asocia, en conjunto, a una mortalidad más temprana.

El pronóstico para el adelgazamiento es sombrío y la obesidad suele progresar de forma inexorable. De entre los pacientes que adelgazan mucho, el 90% acaba por recuperar el peso. El pronóstico resulta particularmente desfavorable si la persona presentaba obesidad en la infancia, puesto que suele ser más intensa y rebelde al tratamiento y se asocia, más veces, a alteraciones emocionales.

**G. Tratamiento**

1. **Dieta.** En general, el método preferible de adelgazamiento se basa en una dieta equilibrada de 1.100 a 1.200 calorías. Hay que mantener la dieta durante largos períodos y debe completarse

Tabla 15-5
**Trastornos supuestamente causados o exacerbados por la obesidad**

***Corazón***
Enfermedad coronaria prematura
Hipertrofia ventricular izquierda
Angina de pecho
Muerte súbita (arritmias ventriculares)
Insuficiencia cardíaca congestiva
***Aparato vascular***
Hipertensión
Trastornos cerebrovasculares (infarto o hemorragia cerebrales)
Congestión venosa (con edema de miembros inferiores, venas varicosas)
***Aparato respiratorio***
Apnea obstructiva del sueño
Síndrome de Pickwick (hipoventilación alveolar)
Policitemia secundaria
Hipertrofia ventricular derecha (a veces, causante de insuficiencia)
***Hígado y vías biliares***
Colelitiasis y colecistitis
Esteatosis hepática
***Funciones hormonales y metabólicas***
Diabetes mellitus (insulinodependiente)
Gota (hiperuricemia)
Hiperlipidemias (hipertrigliceridemia e hipercolesterolemia)
***Riñones***
Proteinuria y, en caso de obesidad muy grave, nefrosis
Trombosis de las venas renales
***Aparato locomotor***
Artrosis de rodillas
Espolones óseos del talón
Artrosis de la columna (entre las mujeres)
Empeoramiento de las malas posturas
***Neoplasia***
Mujeres: mayor riesgo de cáncer de endometrio, mama, cuello uterino, ovario, vesícula biliar y vías biliares
Hombres: mayor riesgo de cáncer de colon, recto y próstata

Con permiso de Van Itallie TB: Obesity: adverse effects on health and longevity. *Am J Clin Nutr* 1979; 32: 2723.

con vitaminas, sobre todo hierro, ácido fólico, cinc y vitamina $B_6$. Los ayunos simples se utilizan para el adelgazamiento rápido pero se asocian a morbilidad, como hipotensión ortostática, pérdida de sodio en la orina y alteración del balance nitrogenado. Las dietas novedosas y extrañas resultan tentadoras para las personas obesas. Pese a su eficacia inicial, en cuanto se suspende la dieta y se retorna a la conducta habitual, los incentivos para devorar se multiplican.

CONSEJO CLÍNICO:

*Conviene explicar cómo controlar las porciones a los pacientes que se embarquen en una dieta adelgazante. Ninguna porción debe ser mayor que la palma de una mano. Ésta es una forma sencilla de modificar los hábitos de alimentación a fin de adelgazar.*

2. **Ejercicio.** El incremento de la actividad física puede, en efecto, reducir el aporte de alimentos de personas anteriormente sedentarias. La combinación del mayor gasto calórico y el menor aporte de alimentos convierte la actividad física en una característica sumamente deseable de todo programa de adelgazamiento. El ejercicio ayuda, asimismo, a mantener el peso perdido.
3. **Farmacoterapia.** Ciertos fármacos, unos con más eficacia que otros, se utilizan en el tratamiento de la obesidad. En la tabla 15-6 se enumeran algunos de ellos. Se puede efectuar un

Tabla 15-6
**Fármacos para el tratamiento de la obesidad**

| Nombre genérico | Posología habitual (mg/día) |
|---|---|
| Orlistat[a] | 260 |
| Sibutramina[b] | 10-20 |
| Fentermina | 15-37,5 |
| Fendimetrazina | 70-105 |
| Benzfetamina | 75-150 |
| Dietilpropión | 75 |
| Mazindol | 3-9 |

[a] Inhibidor de la lipasa que reduce la absorción de grasas en un 30%.
[b] Inhibidor de la recaptación de serotonina y noradrenalina.

período inicial de prueba de 4 semanas con un fármaco concreto; si el paciente adelgaza, se continúa entonces con ese fármaco hasta saber si aparece tolerancia. Si el fármaco sigue siendo eficaz, se puede dispensar hasta alcanzar el peso deseado. Algunos fármacos (p. ej., sibutramina, orlistat) se emplean también para mantener un peso saludable.

4. **Cirugía.** La *derivación gástrica* es una intervención en la que se reduce el tamaño del estómago, seccionándolo o grapando una de sus curvaturas. En la *gastroplastia* se reduce el tamaño del orificio gástrico para que el alimento pase más despacio. Los resultados son satisfactorios, pero pueden ocurrir vómitos, alteraciones electrolíticas y obstrucción. El síndrome de *vaciamiento rápido,* consistente en palpitaciones, debilidad y sudoración, puede complicar las intervenciones quirúrgicas de algunos pacientes que ingieren grandes cantidades de hidratos de carbono en una misma comida. La extirpación quirúrgica de la grasa *(lipectomía)* se aplica con fines estéticos y carece de efectos sobre el adelgazamiento a largo plazo.
5. **Psicoterapia.** La modificación conductual es la psicoterapia más satisfactoria. Se enseña a los pacientes a reconocer las señales alimentarias y a elaborar patrones de conducta adecuados. Las terapias de condicionamiento operativo, basadas en remuneraciones, como alabanzas o ropa nueva para reforzar el adelgazamiento, también han surtido efecto. La terapia de grupo ayuda a mantener la motivación, fomentar la identificación entre los miembros que han adelgazado y promover la educación nutricional. La psicoterapia orientada a la introspección generalmente no da resultado.
6. **Tratamiento integral.** Se basa en instalaciones (p. ej., salas de medición metabólica) y personal (dietistas y fisiólogos expertos en ejercicio) en un mismo centro; no obstante, rara vez se dispone de él. Se pueden diseñar programas de gran calidad si se dispone de recursos (p. ej., manuales de tratamiento) y se hace un uso juicioso de un enfoque integral que combine el ejercicio, la psicoterapia y la farmacoterapia.

Para una exposición más detallada de este tema, véase *Eating Disorders,* capítulo 19, página 2002, y *Obesity,* Sección 24.3, página 2124 en CTP/VIII.

# 16
# Trastornos del sueño

## I. Introducción general

Aproximadamente el 30% de los adultos estadounidenses experimenta un trastorno del sueño a lo largo de su vida y más de la mitad no solicita tratamiento. La falta de sueño puede llevar a una incapacidad para concentrarse, problemas de memoria, déficit en las pruebas neuropsicológicas y disminución de la libido. Además, los trastornos del sueño pueden acarrear consecuencias nefastas, incluso accidentes mortales debido a la somnolencia. El trastorno del sueño constituye un diagnóstico primario por sí mismo o bien un componente de otra enfermedad médica o psiquiátrica (tabla 16-1). Son imprescindibles un diagnóstico cuidadoso y un tratamiento específico. El sexo femenino, la edad avanzada, las enfermedades médicas y los trastornos psiquiátricos y el abuso de sustancias se asocian a una mayor prevalencia de trastornos del sueño.

**A. Etapas del sueño.** El sueño consta de dos etapas fisiológicas: el sueño de movimientos oculares rápidos (REM, *rapid eye movement*) y el sueño sin movimientos oculares rápidos (NREM, *nonrapid eye movement*). El sueño NREM se clasifica en cuatro etapas, de I a IV. Las ensoñaciones ocurren sobre todo durante el sueño REM, pero también en las etapas III y IV. El sueño se mide con un polisomnógrafo que registra simultáneamente la actividad cerebral (electroencefalograma [EEG]), los movimientos oculares (electrooculograma) y el tono muscular (electromiograma). Durante el sueño se pueden aplicar otras pruebas fisiológicas, que se registran junto con las anteriores. Los datos EEG sirven para describir las etapas del sueño (tabla 16-2).

Las personas tardan de 15 a 20 min en caer dormidos; ésta es la latencia del sueño. Durante los 45 min siguientes, se desciende desde las etapas I y II del sueño hasta las etapas III y IV. Las eta-

Tabla 16-1
**Causas frecuentes de insomnio**

| Síntoma | Insomnio secundario a enfermedades médicas | Insomnio secundario a trastornos psiquiátricos o estados ambientales |
|---|---|---|
| Dificultad para conciliar el sueño | Cualquier trastorno doloroso o molesto<br>Lesiones del SNC<br>Trastornos enumerados a continuación (a veces) | Ansiedad<br>Ansiedad por tensión muscular<br>Cambios ambientales<br>Trastornos del ritmo circadiano |
| Dificultad para mantener el sueño | Síndromes de apnea del sueño<br>Mioclonías nocturnas y síndrome de piernas inquietas<br>Factores alimentarios (probable)<br>Acontecimientos episódicos (parasomnias)<br>Efectos directos de sustancias (incluido el alcohol)<br>Efectos de la abstinencia de sustancias (incluido el alcohol)<br>Interacciones entre sustancias<br>Enfermedades endocrinas o metabólicas<br>Enfermedades infecciosas, neoplásicas o de otra naturaleza<br>Estados de dolor o molestia<br>Lesiones o enfermedades del tronco encefálico o del hipotálamo<br>Envejecimiento | Depresión, sobre todo depresión primaria<br>Cambios ambientales<br>Trastornos del ritmo circadiano<br>Trastorno por estrés postraumático<br>Esquizofrenia |

Cortesía de Ernest L. Hartmann, M.D.

**Tabla 16-2**
**Etapas del sueño**

| | |
|---|---|
| Despierto: | Voltaje bajo, aleatorio, muy rápido |
| Somnoliento: | Ondas alfa (8-12 cps), aleatorias y rápidas |
| Etapa I: | Ondas theta (3-7 cps), enlentecimiento ligero |
| Etapa II: | Enlentecimiento mayor, complejo K (complejos trifásicos), husos del sueño, comienzo verdadero del sueño |
| Etapa III: | Ondas delta (0,5-2 cps), ondas lentas de gran amplitud |
| Etapa IV: | Como mínimo, 50% de ondas lentas. Las etapas III y IV comprenden el sueño delta. |
| REM: | Ondas en dientes de sierra, parecidas al registro del EEG del adormecimiento |

cps, ciclos por segundo.

pas III y IV comprenden el sueño más profundo, es decir, se requiere un estímulo mayor para despertar a la persona en estos períodos. Aproximadamente 45 min después del estadio IV empieza el primer período REM. Luego, la latencia media del REM (tiempo desde el comienzo del sueño hasta el inicio de REM) es de 90 min. A lo largo de la noche se suceden los ciclos que recorren las cuatro etapas del sueño y terminan con el sueño REM, respectivamente. A medida que avanza la noche, cada período REM se va alargando y desaparecen los estadios III y IV. Por eso, al final de la noche, las personas tienen un sueño más ligero y presentan más ensoñaciones (fundamentalmente, sueño REM). Las etapas del sueño de un adulto se corresponden aproximadamente con un 25% de sueño REM y un 75% de sueño NREM que, a su vez, consta de un 5% de la etapa I, 45% de la etapa II, 12% de la etapa III y 13% de la etapa IV.

**B. Características del sueño REM (también denominado sueño paradójico)**

1. Inestabilidad vegetativa
   a. Aumento de la frecuencia cardíaca (FC), la presión arterial (PA) y la frecuencia respiratoria (FR).
   b. Aumento de la variabilidad en la FC, PA y FR de un minuto a otro.
   c. Aspecto EEG parecido al de una persona despierta.
2. Inhibición del tono de la musculatura esquelética que lleva a la parálisis.
3. Movimientos oculares rápidos.
4. Ensoñación.
5. Disminución del estímulo respiratorio hipercápnico, sin aumento del volumen corriente conforme desciende la presión del dióxido de carbono.
6. Poiquilotermia (frialdad) relativa.
7. Tumescencia peneana o lubricación vaginal.
8. Sordera.

En el DSM-IV-TR, los trastornos del sueño se clasifican sobre la base de criterios diagnósticos clínicos y de la etiología presunta. Las tres categorías fundamentales son: 1) trastornos primarios del sueño; 2) trastornos del sueño relacionados con otro trastorno mental, y 3) otros trastornos del sueño (debidos a una enfermedad médica o inducidos por sustancias).

## II. Trastornos primarios del sueño

Trastornos del sueño causados por un mecanismo anómalo del sueño-vigilia. Los trastornos primarios del sueño no obedecen a otro trastorno mental, un trastorno físico o una sustancia. Los trastornos primarios del sueño se clasifican como disomnias y parasomnias.

**A. Disomnias.** Caracterizadas por anomalías en la calidad, cantidad o cronología del sueño.

1. **Insomnio primario.** Se diagnostica cuando el motivo de consulta es la dificultad para iniciar o mantener el sueño o el sueño no resulta reparador durante al menos un mes.
   a. El insomnio es el tipo más frecuente de trastorno del sueño.
   b. Las causas se enumeran en la tabla 16-1.
   c. El tratamiento se basa en técnicas de deshabituamiento, meditación trascendental, cintas de relajación, fármacos sedantes-hipnóticos y medidas inespecíficas, como unos buenos hábitos de dormir, que se describen en la tabla 16-3.

**Tabla 16-3**
**Medidas inespecíficas para inducir el sueño (hábitos saludables para dormir)**

1. Despertarse todos los días a la misma hora.
2. Limitar cada día el tiempo invertido en la cama a la cantidad habitual antes del trastorno.
3. Retirar cualquier fármaco o droga que actúe sobre el sistema nervioso central (cafeína, nicotina, alcohol, estimulantes).
4. Evitar las siestas durante el día (salvo si la gráfica del sueño revela que inducen un mejor sueño nocturno).
5. Fomentar la forma física a través de un programa gradual de ejercicio vigoroso en las primeras horas de la mañana.
6. Evitar la estimulación vespertina; sustituir la televisión por la radio o una lectura relajada.
7. Probar con baños muy calientes, durante 20 min, que eleven la temperatura corporal poco antes de acostarse.
8. Comer cada día a las mismas horas; evitar cenas copiosas antes de acostarse.
9. Ejercitar rutinas de relajación vespertina, por ejemplo, relajación muscular progresiva o meditación.
10. Mantener las condiciones confortables para dormir.

De Regestein QR. Sleep disorders. En: Stoudemire A, ed. *Clinical Psychiatry for Medical Students*. Philadelphia: Lippincott, 1990: 578.

**2. Hipersomnia primaria.** Se diagnostica cuando no se descubre otra causa de la somnolencia excesiva (somnolencia diurna) o de las cantidades excesivas de sueño diurno durante más de un mes.
- **a.** Suele comenzar en la infancia.
- **b.** El tratamiento se basa en fármacos estimulantes.

**3. Narcolepsia**
- **a.** La narcolepsia presenta estas características:
  - **(1)** La somnolencia diurna excesiva (ataques de sueño) es el síntoma principal de la narcolepsia.
    - **(a)** Se diferencia de la fatiga por los ataques irresistibles de sueño, de duración corta (menos de 15 min).
    - **(b)** Los ataques de sueño son precipitados por una actividad monótona o sedentaria.
    - **(c)** Las siestas son muy reparadoras y sus efectos suelen durar de 30 a 120 min.
  - **(2)** Cataplejía.
    - **(a)** Descrita por más de la mitad de los pacientes narcolépticos.
    - **(b)** Episodios breves (de segundos a minutos) de debilidad o parálisis musculares.
    - **(c)** Si el episodio es breve, no se pierde la conciencia.
    - **(d)** Una vez superada la crisis, el paciente está totalmente normal.
    - **(e)** Puede manifestarse como una pérdida parcial del tono muscular (debilidad, habla entrecortada, rodillas arqueadas, mandíbula caída).
    - **(f)** Suele desencadenarse por cualquiera de éstos:
      - **(i)** Risa (frecuente).
      - **(ii)** Enfado (frecuente).
      - **(iii)** Actividad deportiva.
      - **(iv)** Excitación o exaltación.
      - **(v)** Coito.
      - **(vi)** Miedo.
      - **(vii)** Vergüenza.
    - **(g)** Algunos pacientes manifiestan un afecto aplanado o falta de expresividad en un intento de controlar las emociones.
    - **(h)** El diagnóstico de cataplejía lleva automáticamente al de narcolepsia. Si no hay cataplejía, deben concurrir algunas otras características para diagnosticar la narcolepsia.
  - **(3)** Parálisis del sueño.
    - **(a)** Parálisis pasajera, parcial o completa, en las transiciones sueño-vigilia.
    - **(b)** Consciente, pero incapaz de mover o abrir los ojos.

**(c)** Suele ocurrir al despertar.
**(d)** En general, se describe como un episodio de «miedo» que genera ansiedad.
**(e)** En general, dura menos de 1 min.
**(f)** Notificado por el 25 al 50% de la población general, aunque durante períodos mucho más cortos.

**(4)** Alucinaciones hipnagógicas e hipnopómpicas.
**(a)** Experiencia parecida al ensueño durante la transición de la vigilia al sueño y viceversa.
**(b)** Alucinaciones o ilusiones auditivas o visuales vívidas.

**(5)** Períodos REM al comienzo del sueño (SOREMP, *sleep-onset REM periods*).
**(a)** Se define como la aparición de REM en los 15 primeros minutos desde el inicio del sueño (normalmente, se tardan 90 min).
**(b)** La narcolepsia se distingue de otros trastornos con somnolencia diurna excesiva por la aparición de SOREMP en el registro polisomnográfico.
**(c)** La prueba de la latencia múltiple del sueño (MSLT, *multiple sleep latency test*) mide la somnolencia excesiva. La MSLT consta de, al menos, cuatro siestas registradas en intervalos de 2 h. La presencia de dos o más SOREMP se considera diagnóstica de la narcolepsia (se da en el 70% de los pacientes con narcolepsia y en menos del 10% de los pacientes con otras hipersomnias).

**b.** Aumento de la incidencia de otras manifestaciones clínicas en la narcolepsia:
**(1)** Movimientos periódicos de los miembros inferiores.
**(2)** Apnea del sueño, de predominio central.
**(3)** Latencia corta del sueño.
**(4)** Despertares nocturnos frecuentes; del sueño REM se pasa a la etapa I o a la vigilia y el paciente no suele percibir el despertar.
**(5)** Problemas de memoria.
**(6)** Síntomas oculares: borrosidad, diplopía, parpadeo.
**(7)** Depresión.
**(8)** Pueden ocurrir conductas automáticas, que la persona no recuerda.

**c.** Inicio y evolución clínica.
**(1)** Habitualmente, el síndrome florido emerge al final de la adolescencia o a comienzos de la vida adulta.
**(2)** Una vez establecido, el trastorno sigue una evolución crónica sin remisiones importantes.
**(3)** Puede haber una gran latencia entre los primeros síntomas (somnolencia excesiva) y la aparición tardía de cataplejía.

**d.** Causas.
**(1)** Al parecer, obedece a una anomalía de los mecanismos inhibidores del REM.
**(2)** Antígeno leucocítico humano (HLA)-DR2 y narcolepsia.
**(a)** Asociación poderosa (>70%) entre la narcolepsia y HLA-DR2, un tipo de antígeno linfocítico humano.
**(b)** El HLA-DR2 se detecta también hasta en un 30% de las personas no afectadas.

**(3)** La investigación reciente con la hipocretina, un neurotransmisor, indica que los pacientes con narcolepsia muestran una reducción significativa de ella.

**e.** Tratamiento.
**(1)** Horario regular para acostarse.
**(2)** Programación de siestas diurnas a una hora regular del día.
**(3)** Cautelas de seguridad, por ejemplo al conducir o evitación de muebles de bordes puntiagudos.
**(4)** Estimulantes (p. ej., modafinilo) para la somnolencia diurna. El propranolol en dosis altas puede ser eficaz.
**(5)** Tricíclicos e inhibidores selectivos de la recaptación de serotonina (ISRS) para combatir los síntomas relacionados con REM, sobre todo la cataplejía. Los demás tratamientos se enumeran en la tabla 16-4.

Tabla 16-4
**Fármacos actualmente disponibles contra la narcolepsia**

| Nombre genérico | Dosis diaria máxima (mg) (todos los fármacos se administran por v.o.) |
|---|---|
| *Tratamiento de la somnolencia diurna excesiva (SDE)* | |
| Estimulantes | |
| Ondas alfa (8-12 cps), aleatorias y rápidas | |
| Metilfenidato | ≤60 |
| Pemolina | ≤150 |
| Modafinilo | ≤400 |
| Anfetamina-dextroanfetamina | ≤60 |
| Dextroanfetamina | ≤60 |
| Fármacos de efecto complementario (es decir, mejoran la SDE si se asocian a un estimulante) | |
| Protriptilina | ≤10 |
| *Tratamiento de la cataplejía, parálisis del sueño y alucinaciones hipnagógicas* | |
| Antidepresivos tricíclicos (con efectos secundarios atropínicos) | |
| Protriptilina | ≤20 |
| Imipramina | ≤200 |
| Clomipramina | ≤200 |
| Desipramina | ≤200 |
| Antidepresivos (sin efectos secundarios atropínicos importantes) | |
| Bupropión | ≤300 |
| ISRS | |
| Sertralina | ≤200 mg |
| Citalopram | ≤40 mg |

Adaptado con permiso de Guilleminault C. Narcolepsy syndrome. En: Kryger MH, Roth T, Dement WC, eds. *Principles and Practice of Sleep Medicine*. Philadelphia: Saunders, 1989: 344.

4. **Trastorno del sueño relacionado con la respiración.** Caracterizado por una alteración del sueño, causada por un trastorno respiratorio relacionado con el sueño que lleva a somnolencia excesiva, insomnio o hipersomnia. Los trastornos respiratorios comprenden apneas, hipoapneas y desaturaciones del oxígeno.
   a. **Apnea.** Los tres tipos de apnea del sueño son: 1) obstructiva; 2) central, y 3) mixta. Más del 40% de los pacientes con somnolencia sometidos a polisomnografía presentan una apnea del sueño. La apnea del sueño puede justificar algunas muertes inexplicables.
      **(1) Apnea obstructiva del sueño**
         **(a)** Causada por el cese del flujo de aire por la nariz o por la boca, en presencia de movimientos respiratorios torácicos continuados, que reduce la saturación arterial de oxígeno y determina un despertar pasajero, después del cual se reanuda normalmente la respiración.
         **(b)** Suele afectar a hombres maduros con sobrepeso (síndrome de Pickwick).
         **(c)** También se da más entre los pacientes con mandíbulas pequeñas o micrognatismo, acromegalia e hipotiroidismo.
         **(d)** Los síntomas fundamentales consisten en ronquera con intervalos de apnea.
         **(e)** Otros síntomas son la somnolencia diurna extrema, con ataques prolongados de sueño diurno, no reparador.
         **(f)** Otros síntomas comprenden las cefaleas matutinas intensas, la confusión matutina, la depresión y la ansiedad.
         **(g)** Las manifestaciones consisten en hipertensión, arritmias, insuficiencia cardíaca derecha y edema periférico con deterioro progresivo si no se aplica tratamiento.
         **(h)** Episodios de apnea en los sueños REM (más intensos) y NREM (más frecuentes).
         **(i)** Cada episodio dura de 10 a 20 s.
         **(j)** Suele haber entre 5 y 10 episodios por hora de sueño.

**(k)** En los casos graves, los pacientes pueden sufrir más de 300 episodios de apnea cada noche.

**(l)** Los pacientes desconocen los episodios de apnea.

**(m)** El tratamiento consiste en la CPAP nasal (presión continua positiva en la vía respiratoria, *continuous positive airway pressure*), la uvulofaringopalatoplastia, el adelgazamiento, la buspirona y los ISRS, así como los tricíclicos (para disminuir los períodos REM, la etapa durante la que suele resultar más frecuente la apnea obstructiva). Si se descubre una anomalía específica de la vía respiratoria alta, está indicada la intervención quirúrgica.

**(n)** Hay que evitar los sedantes y el alcohol.

**(2) Apnea central del sueño**

**(a)** Cese del flujo de aire como consecuencia de la falta de esfuerzo respiratorio.

**(b)** Rara, habitualmente de los ancianos.

**(c)** El tratamiento consiste en ventilación mecánica o CPAP nasal.

**(3) Tipo mixto.** Elementos de la apnea obstructiva y central del sueño.

**b. Hipoventilación alveolar central.** Apnea central seguida de una fase obstructiva.

**(1)** Alteración de la ventilación que aparece o empeora considerablemente sólo durante el sueño y en la que no hay episodios importantes de apnea.

**(2)** La disfunción ventilatoria se caracteriza por un volumen corriente o una frecuencia respiratoria insuficientes durante el sueño.

**(3)** Puede ocurrir la muerte durante el sueño (mal de Ondina).

**(4)** La hipoventilación alveolar central se trata mediante ventilación mecánica (p. ej., ventilación nasal).

**5. Trastornos del ritmo circadiano.** Comprende un gran abanico de trastornos caracterizados por un desajuste entre los períodos deseados y reales de sueño.

**a.** Los tipos de trastorno son: 1) retraso de la fase del sueño; 2) desfase por el vuelo; 3) trabajo en turnos, y 4) no especificado (p. ej., patrón de sueño-vigilia irregular o desorganizado con adelanto de la fase del sueño y ritmo distinto de 24 h).

**b.** La calidad del sueño es, en esencia, normal.

**c.** Desaparece espontáneamente, en cuanto el cuerpo se reajusta al nuevo ciclo de sueño-vigilia.

**d.** Adaptarse al adelanto del sueño cuesta más que a su retraso.

**e.** El tratamiento más eficaz de los trastornos del ritmo de sueño-vigilia se basa en un esquema regular de tratamiento con luz brillante para inducir el ciclo de sueño. Surte más efecto frente a los trastornos pasajeros y no persistentes. La melatonina, una hormona natural que induce el sueño y es producida por la hipófisis, se ha administrado por vía oral para modificar los ciclos nictemerales, pero su efecto se desconoce.

**6. Disomnia no especificada**

**a. Trastorno por movimientos periódicos de los miembros inferiores** (antiguas *mioclonías nocturnas*).

**(1)** Movimientos periódicos y estereotipados de los miembros inferiores (cada 20 a 60 s) durante el sueño NREM (como mínimo, 5 movimientos por hora).

**(2)** Ninguna actividad comicial.

**(3)** Más prevalente entre pacientes de más de 55 años.

**(4)** Despertares frecuentes.

**(5)** Sueño no reparador.

**(6)** La somnolencia diurna constituye un síntoma fundamental.

**(7)** El paciente desconoce los episodios mioclónicos.

**(8)** Se asocia a enfermedades renales, ferropenia y carencia de vitamina $B_{12}$. Puede también acompañarse de un trastorno por déficit de atención con hiperactividad (TDAH).

**(9)** Se conocen algunos fármacos útiles, como el clonazepam, los opiáceos, la quinina y la levodopa.

**(10)** Otros tratamientos comprenden los programas de lucha contra el estrés y alivio de la ansiedad.

**b. Síndrome de piernas inquietas (síndrome de Ekbom)**
   **(1)** Sensaciones desagradables en los miembros inferiores en reposo.
   **(2)** Alcanza el máximo a edades intermedias; afecta al 5% de la población.
   **(3)** Puede dificultar la conciliación, pero los síntomas no se limitan al sueño.
   **(4)** Se alivia con el movimiento.
   **(5)** El paciente puede manifestar mioclonías asociadas, relacionadas con el sueño.
   **(6)** Se asocia al embarazo, enfermedades renales, ferropenia y carencia de vitamina $B_{12}$.
   **(7)** El tratamiento consiste en benzodiazepinas, levodopa, quinina, opiáceos, propranolol, valproato, carbamazepina y carbidopa. Se ha descrito un nuevo fármaco eficaz, el ropinirol.

**c. Síndrome de Kleine-Levin**
   **(1)** Trastornos periódicos de hipersomnolencia episódica.
   **(2)** Suele afectar a los jóvenes de sexo masculino de 10 a 21 años.
   **(3)** Somnolencia excesiva durante varias semanas y despertar únicamente para comer (con voracidad).
   **(4)** Se asocia a hipersexualidad, hostilidad extrema, irritabilidad y, a veces, alucinaciones durante el episodio.
   **(5)** Los episodios se siguen de amnesia.
   **(6)** Puede remitir espontáneamente al cabo de varios años.
   **(7)** El paciente se encuentra normal en el intervalo.
   **(8)** El tratamiento consiste en estimulantes (anfetaminas, metilfenidato y pemolina) para la hipersomnia y medidas profilácticas frente a los demás síntomas. El litio también se ha utilizado con éxito.

**d. Síndrome asociado a la menstruación.** Algunas mujeres experimentan una hipersomnia marcada e intermitente, con patrones alterados de conducta y voracidad alimentaria en el momento de la menstruación o poco antes.

**e. Sueño insuficiente.** Caracterizado por molestias de somnolencia diurna, irritabilidad, incapacidad para concentrarse y alteración del juicio de una persona que nunca duerme bastante como para estar alerta durante la vigilia.

**f. Borrachera de sueño**
   **(1)** Incapacidad para estar totalmente alerta durante un período sostenido después de despertar.
   **(2)** Es más frecuente entre personas con apnea del sueño o tras una privación sostenida del sueño.
   **(3)** Puede ocurrir como un trastorno aislado.
   **(4)** No hay tratamiento específico. Los estimulantes poseen una utilidad limitada.

**g. Insomnio de las grandes alturas**
   **(1)** Insomnio secundario a un cambio en el punto de ajuste ventilatorio para el inicio del sueño con los consiguientes problemas respiratorios.
   **(2)** Más intenso en las grandes altitudes, porque disminuye la concentración de oxígeno.
   **(3)** El paciente puede despertarse con apnea.
   **(4)** La acetazolamida puede aumentar el estímulo respiratorio y reducir la hipoxemia.

**B. Parasomnias.** Se caracterizan por fenómenos extraños o poco deseables durante el sueño o en el umbral de la vigilia.

**1. Pesadillas**
   **a.** Las pesadillas son sueños vívidos, de los que uno se despierta atemorizado.
   **b.** Casi siempre ocurren durante el sueño REM.
   **c.** Pueden aparecer a cualquier hora de la noche, generalmente al final de la noche.
   **d.** Recuerdo adecuado (y bastante pormenorizado).
   **e.** Menos ansiedad, vocalización, motilidad y descarga vegetativa que en los terrores nocturnos.
   **f.** No hay tratamiento específico; las benzodiazepinas, los tricíclicos y los ISRS pueden resultar útiles.

**2. Terrores nocturnos**
   **a.** Despertar repentino, casi siempre sentándose en la cama con una enorme angustia.

**b.** Hiperestimulación vegetativa, movimientos, llanto, aumento de la aceleración de la frecuencia cardíaca y diaforesis.
**c.** Muy frecuente entre los niños, sobre todo del sexo masculino.
**d.** El paciente no recuerda el episodio por la mañana.
**e.** Ocurre durante el sueño profundo, no REM, generalmente en las etapas III o IV.
**f.** Suele suceder en las primeras horas del sueño.
**g.** Su aparición en la adolescencia o en una etapa posterior puede constituir el primer síntoma de una epilepsia del lóbulo temporal.
**h.** En la infancia rara vez precisa tratamiento.
**i.** Si se despierta al niño durante varios días antes de que surja el terror, pueden desaparecer estos episodios durante largos períodos.
**j.** En raros casos, cuando se precisa medicación, puede ayudar el diazepam en pequeñas dosis al acostarse.

**3. Sonambulismo**

**a.** Actividad compleja con episodios breves de abandono de la cama y deambulación sin plena conciencia.
**b.** Suele empezar entre los 4 y los 8 años y alcanza una prevalencia máxima hacia los 12; en general, desaparece espontáneamente con la edad.
**c.** Más frecuente en los muchachos.
**d.** Los pacientes suelen referir antecedentes familiares de otras parasomnias.
**e.** Amnesia del episodio: el paciente no recuerda el episodio.
**f.** Ocurre durante el sueño profundo NREM (etapas III y IV).
**g.** Se inicia durante el primer tercio de la noche.
**h.** En general, se deja llevar otra vez a la cama.
**i.** A veces comienza cuando un niño, en la etapa IV del sueño, se pone de pie.
**j.** Entre los adultos y personas mayores puede reflejar una alteración psicopatológica: descartar lesiones del sistema nervioso central (SNC).
**k.** Los fármacos que suprimen la etapa IV del sueño, como las benzodiazepinas, se pueden utilizar para tratar el sonambulismo.
**l.** Potencialmente peligroso. Hay que tomar precauciones, por ejemplo protegiendo las ventanas o con otras medidas para evitar las lesiones.
**m.** El tratamiento se basa en la educación y la tranquilización.

**4. Parasomnia no especificada**

**a. Bruxismo (castañeteo dental) nocturno**

**(1)** Ocurre por la noche, sobre todo en las etapas I y II del sueño o durante los despertares parciales o las transiciones.
**(2)** Afecta a más del 5% de la población.
**(3)** El tratamiento consiste en colocar placas de descarga que impidan el daño de las piezas dentales.

**b. Trastorno conductual durante el sueño REM**

**(1)** Pérdida de la atonía durante el sueño REM, con aparición de comportamientos complejos y, a menudo, violentos (paso al acto de los sueños).
**(2)** Crónico y progresivo, generalmente entre hombres ancianos.
**(3)** Puede causar daños graves.
**(4)** En muchos casos se observa una causa neurológica, como un pequeño ictus o una enfermedad de Parkinson precoz.
**(5)** Puede ocurrir como un rebote por la privación de sueño.
**(6)** A veces afecta a pacientes tratados con estimulantes e ISRS.
**(7)** Se trata con 0,5 a 2,0 mg de clonazepam al día o 100 mg de carbamazepina, tres veces al día.

**c. Somniloquia**

**(1)** Acompaña, a veces, a los terrores nocturnos y al sonambulismo.
**(2)** Se detecta en todas las etapas del sueño.

**(3)** No requiere tratamiento.

**d. Trastorno por movimientos rítmicos *(jactatio capitis nocturna)***

**(1)** Movimientos rítmicos de la cabeza o del cuerpo justo antes o durante el sueño; pueden extenderse al sueño ligero.

**(2)** Suelen limitarse a la infancia.

**(3)** La mayoría de los lactantes y niños pequeños no precisa tratamiento. Se puede almohadillar la cuna o utilizar cascos. La modificación conductual, las benzodiazepinas y los tricíclicos resultan eficaces.

**e. Parálisis del sueño (no asociada a narcolepsia)**

**(1)** Síntoma aislado.

**(2)** El episodio termina con el contacto, el ruido (algún estímulo externo) o los movimientos oculares voluntarios y repetidos.

**f. Otros.** Despertares confusionales, comienzos del sueño, calambres nocturnos en las piernas, erecciones peneanas anómalas o dolorosas relacionadas con el sueño, parada sinusal relacionada con el sueño REM, enuresis nocturna, distonía paroxística nocturna, síndrome de deglución anómala relacionada con el sueño y ronquera primaria.

**III. Trastornos del sueño relacionados con otro trastorno mental.** Caracterizados por insomnio relacionado con un trastorno psiquiátrico (p. ej., trastorno depresivo mayor, trastorno de angustia con esquizofrenia) que dura por lo menos un mes.

Una persona que refiera insomnio durante más de un año tiene una probabilidad 40 veces mayor que cualquier otra de presentar un trastorno psiquiátrico diagnosticable. La causa de base del 35% de los casos que acuden a los centros de trastornos del sueño, quejándose de insomnio, es un trastorno psiquiátrico. La mitad de estos pacientes sufre depresión mayor. Casi el 80% de los pacientes con depresión mayor refiere insomnio. Entre los pacientes con depresión mayor, el sueño comienza de forma relativamente normal pero ocurren despertares repetidos en la segunda mitad de la noche, despertar matutino temprano, disminución de las etapas III y IV del sueño, latencia corta de REM y un primer período REM largo. El tratamiento del insomnio del paciente deprimido se puede efectuar con un antidepresivo sedante, como por ejemplo la amitriptilina. Los pacientes con un trastorno por estrés postraumático suelen describir insomnio y pesadillas.

La hipersomnia relacionada con un trastorno mental suele detectarse en diversos estados, como las etapas iniciales del trastorno depresivo leve, el duelo, los trastornos de la personalidad, los trastornos disociativos y los trastornos somatomorfos.

**IV. Otros trastornos del sueño**

**A. Trastorno del sueño debido a una enfermedad médica**

**1.** El insomnio, la hipersomnia, la parasomnia o una combinación de éstos pueden obedecer a una enfermedad médica general, del tipo de:

**a.** Crisis epilépticas relacionadas con el sueño: las convulsiones ocurren casi exclusivamente durante el sueño (epilepsia nocturna).

**b.** Cefaleas agrupadas relacionadas con el sueño y la migraña paroxística crónica.

**(1)** Las cefaleas agrupadas relacionadas con el sueño son intensas y unilaterales, suelen aparecer durante el sueño y se caracterizan por un patrón de activación y desactivación de los episodios.

**(2)** La migraña paroxística nocturna es una cefalea unilateral, frecuente y de inicio repentino (sólo ocurre durante el sueño REM).

**c.** Asma relacionada con el sueño: asma que se exacerba con el sueño; puede causar trastornos importantes del sueño de algunas personas.

**d.** Síntomas relacionados con el sueño: asociados a trastornos del ritmo cardíaco, insuficiencia cardíaca congestiva, valvulopatías y variabilidad de la presión arterial que puede inducirse o exacerbarse por los cambios en la fisiología cardiovascular durante el sueño.

**e.** Reflujo gastroesofágico relacionado con el sueño: el paciente se despierta del sueño con un dolor urente retrosternal, sensación de opresión o dolor en el tórax o un sabor ácido en la boca. Se asocia, a menudo, con hernia de hiato. El trastorno por reflujo gastroesofágico (RGE) puede también causar asma relacionada con el sueño debida al reflujo pulmonar.

**f.** Hemólisis relacionada con el sueño (hemoglobinuria paroxística nocturna): anemia hemolítica crónica rara y adquirida. La hemólisis y la hemoglobinuria consiguientes se aceleran durante el sueño, por lo que la orina matutina adopta un color rojo o pardusco.

**g.** Los estados de dolor, como la artrosis, pueden producir insomnio.

**2.** El tratamiento, en la medida de lo posible, debe corregir la enfermedad médica.

**B. Trastorno del sueño inducido por sustancias.** Insomnio, hipersomnia, parasomnia o una combinación de éstos causados por el uso de una medicación o por la intoxicación o retirada de un fármaco o droga adictivos.

**1.** La somnolencia puede relacionarse con la tolerancia o con la abstinencia de un estimulante central o con el uso sostenido de sustancias depresoras del SNC.

**2.** El insomnio se asocia a tolerancia o abstinencia de los fármacos sedantes-hipnóticos y ocurre con el uso de los estimulantes centrales y el consumo prolongado de alcohol.

**3.** Los problemas del sueño pueden manifestarse como un efecto secundario de muchos fármacos (p. ej., antimetabolitos, preparaciones tiroideas, antiepilépticos, antidepresivos).

## V. Sueño y envejecimiento

### A. Notificaciones subjetivas de los ancianos

**1.** El tiempo invertido en la cama aumenta.
**2.** El número de despertares nocturnos aumenta.
**3.** El tiempo total de sueño nocturno disminuye.
**4.** La latencia del sueño aumenta.
**5.** Insatisfacción con el sueño.
**6.** Cansancio y somnolencia diurnos.
**7.** Siestas más frecuentes.

### B. Pruebas objetivas de los cambios del ciclo del sueño relacionados con el envejecimiento

**1.** Disminución del sueño REM total.
**2.** Disminución de las etapas III y IV.
**3.** Despertares frecuentes.
**4.** Menor duración del sueño nocturno.
**5.** Necesidad de siestas diurnas.
**6.** Propensión al adelanto de la fase.

### C. Algunos trastornos del sueño son más frecuentes entre los ancianos

**1.** Mioclonías nocturnas.
**2.** Síndrome de piernas inquietas.
**3.** Trastorno conductual durante el sueño REM.
**4.** Apnea del sueño.
**5.** Agitación vespertina (confusión por la sedación).

### D. Los medicamentos y las enfermedades médicas también contribuyen al problema

---

Para una exposición más detallada de este tema, véase *Sleep Disorders,* capítulo 20, página 2022, CTP/VIII.

---

# 17

# Trastornos del control de los impulsos y adaptativos

**I. Trastornos del control de los impulsos**

**A. Definición.** Los pacientes con trastornos del control de los impulsos no saben resistirse a los impulsos o fuerzas que resultan, o no, dañinos para sí mismos o para los demás. Antes de actuar de manera impulsiva, el paciente percibe un aumento de la tensión o de la vigilia; después, experimenta placer, satisfacción, sensación de libertad o remordimiento, culpa o autorreproche. Hay seis categorías de trastornos del control impulsivo en el DSM-IV-TR.

1. **Trastorno explosivo intermitente:** episodios de agresión que producen daño a terceros (tabla 17-1).
2. **Cleptomanía:** hurtos repetidos en las tiendas (tabla 17-2).
3. **Piromanía:** provocación deliberada de incendios (tabla 17-3).
4. **Juego patológico:** episodios repetidos de juego que dan lugar a una desadaptación socioeconómica, deudas y actividades ilegales (tabla 17-4).
5. **Tricotilomanía:** arrancamiento compulsivo del pelo que produce clapas de calvicie (alopecia areata) (tabla 17-5).
6. **Trastorno del control de los impulsos no especificado:** categoría residual. Ejemplos: compras compulsivas, adicción a Internet, conducta sexual compulsiva (también conocida como adicción al sexo).

**B. Epidemiología**

1. Trastorno explosivo intermitente, juego patológico y piromanía: afecta más a los hombres.
2. Cleptomanía y tricotilomanía: afecta más a las mujeres. La razón de femineidad es de 3 a 1 en las muestras clínicas.
3. Juego patológico: se da hasta en un 3% de la población adulta estadounidense. El trastorno es más frecuente entre los hombres y su tasa se eleva más en aquellas localidades donde el juego es legal.

**C. Etiología.** Habitualmente se desconoce. Algunos trastornos (p. ej., trastorno de explosión intermitente) pueden asociarse a resultados anómalos del electroencefalograma (EEG), dominancia cerebral mixta o signos neurológicos ambiguos. El alcohol y las drogas (p. ej., marihuana) reducen la capacidad del paciente para controlar los impulsos (desinhibición).

**D. Psicodinamia.** El paso al acto de los impulsos obedece a la necesidad de expresar el impulso sexual o agresivo. El juego suele asociarse a una depresión de base y representa una necesidad inconsciente de perder y experimentar el castigo.

**E. Diagnóstico diferencial** (tabla 17-6).

1. **Epilepsia del lóbulo temporal.** Los focos característicos de anomalías EEG en el lóbulo temporal responden de brotes agresivos, cleptomanía o piromanía.
2. **Traumatismo craneal.** Los estudios de imagen del cerebro pueden mostrar signos residuales de traumatismo.
3. **Trastorno bipolar I.** El juego puede representar una manifestación asociada de los episodios maníacos.
4. **Trastorno relacionado con sustancias.** Los antecedentes de uso de drogas o de alcohol o un resultado positivo en un análisis de tóxicos pueden indicar que la conducta está relacionada con las drogas o el alcohol.
5. **Enfermedad médica.** Descartar tumores cerebrales, enfermedad cerebral degenerativa y enfermedades endocrinas (p. ej., hipertiroidismo) en función de las características de cada uno.
6. **Esquizofrenia.** Los delirios o las alucinaciones responden del comportamiento impulsivo.

**F. Evolución y pronóstico.** La evolución de todos los trastornos del control de los impulsos suele ser crónica (tabla 17-6).

Tabla 17-1
**Criterios del DSM-IV-TR para el diagnóstico del trastorno explosivo intermitente**

A. Varios episodios aislados de dificultad para controlar los impulsos agresivos, que dan lugar a violencia o a destrucción de la propiedad.
B. El grado de agresividad durante los episodios es desproporcionado con respecto a la intensidad de cualquier estresante psicosocial precipitante.
C. Los episodios agresivos no se explican mejor por la presencia de otro trastorno mental (p. ej., trastorno antisocial de la personalidad, trastorno límite de la personalidad, trastorno psicótico, episodio maníaco, trastorno disocial o trastorno por déficit de atención con hiperactividad) y no son debidos a los efectos fisiológicos directos de una sustancia (p. ej., drogas, medicamentos) o a una enfermedad médica (p. ej., traumatismo craneal, enfermedad de Alzheimer).

Con permiso de la American Psychiatric Association. *Diagnostic and Statistical Manual of Mental Disorders,* texto revisado, 4.ª ed. Washington, DC: American Psychiatric Association. Copyright 2000.

Tabla 17-2
**Criterios del DSM-IV-TR para el diagnóstico de cleptomanía**

A. Dificultad recurrente para controlar los impulsos de robar objetos que no son necesarios para el uso personal o por su valor económico.
B. Sensación de tensión creciente inmediatamente antes de cometer el robo.
C. Bienestar, gratificación o liberación en el momento de cometer el robo.
D. El robo no se comete para expresar cólera o por venganza y no es en respuesta a una idea delirante o a una alucinación.
E. El robo no se explica por la presencia de un trastorno disocial, un episodio maníaco o un trastorno antisocial de la personalidad.

Con permiso de la American Psychiatric Association. *Diagnostic and Statistical Manual of Mental Disorders,* texto revisado, 4.ª ed. Washington, DC: American Psychiatric Association. Copyright 2000.

Tabla 17-3
**Criterios del DSM-IV-TR para el diagnóstico de piromanía**

A. Provocación deliberada e intencionada de un incendio en más de una ocasión.
B. Tensión o activación emocional antes del acto.
C. Fascinación por, interés en, curiosidad acerca de o atracción por el fuego y su contexto situacional (p. ej., parafernalia, usos, consecuencias).
D. Bienestar, gratificación o liberación cuando se inicia el fuego, o cuando se observa o se participa en sus consecuencias.
E. El incendio no se provoca por móviles económicos, como expresión de una ideología sociopolítica, para ocultar una actividad criminal, para expresar cólera o venganza, para mejorar las propias circunstancias de la vida, en respuesta a una idea delirante o a una alucinación, o como resultado de una alteración del juicio (p. ej., en la demencia, retraso mental, intoxicación por sustancias).
F. La provocación del incendio no se explica por la presencia de un trastorno disocial, un episodio maníaco, o un trastorno antisocial de la personalidad.

Con permiso de la American Psychiatric Association. *Diagnostic and Statistical Manual of Mental Disorders,* texto revisado, 4.ª ed. Washington, DC: American Psychiatric Association. Copyright 2000.

**Tabla 17-4**
**Criterios del DSM-IV-TR para el diagnóstico de juego patológico**

A. Comportamiento de juego desadaptativo, persistente y recurrente, como indican por lo menos cinco (o más) de los siguientes ítems:
 (1) preocupación por el juego (p. ej., preocupación por revivir experiencias pasadas de juego, compensar ventajas entre competidores o planificar la próxima aventura, o pensar formas de conseguir dinero con el que jugar)
 (2) necesidad de jugar con cantidades crecientes de dinero para conseguir el grado de excitación deseado
 (3) fracaso repetido de los esfuerzos para controlar, interrumpir o detener el juego
 (4) inquietud o irritabilidad cuando intenta interrumpir o detener el juego
 (5) el juego se utiliza como estrategia para escapar de los problemas o para aliviar la disforia (p. ej., sentimientos de desesperanza, culpa, ansiedad, depresión)
 (6) después de perder dinero en el juego, se vuelve otro día para intentar recuperarlo (tratando de «cazar» las propias pérdidas)
 (7) se engaña a los miembros de la familia, terapeutas u otras personas para ocultar el grado de implicación con el juego
 (8) se cometen actos ilegales, como falsificación, fraude, robo o abuso de confianza, para financiar el juego
 (9) se han arriesgado o perdido relaciones interpersonales significativas, trabajo y oportunidades educativas o profesionales debido al juego
 (10) se confía en que los demás proporcionen dinero que alivie la desesperada situación financiera causada por el juego

B. El comportamiento de juego no se explica mejor por la presencia de un episodio maníaco.



**Tabla 17-5**
**Criterios del DSM-IV-TR para el diagnóstico de tricotilomanía**

A. Arrancamiento del propio pelo de forma recurrente, que da lugar a una pérdida perceptible de pelo.
B. Sensación de tensión creciente inmediatamente antes del arrancamiento de pelo o cuando se intenta resistir la práctica de ese comportamiento.
C. Bienestar, gratificación o liberación cuando se produce el arrancamiento del pelo.
D. La alteración no se explica mejor por la presencia de otro trastorno mental y no se debe a una enfermedad médica (p. ej., enfermedad dermatológica).
E. La alteración causa malestar clínicamente significativo o deterioro social, laboral o de otras áreas importantes de la actividad del individuo.



### G. Tratamiento

1. **Trastorno explosivo intermitente.** La eficacia máxima se obtiene combinando los fármacos con la psicoterapia. A veces, hay que ensayar distintos medicamentos (p. ej., bloqueantes beta, antiepilépticos [carbamazepina, litio]) antes de obtener un buen resultado. Los fármacos serotoninérgicos, como la buspirona, la trazodona y los inhibidores selectivos de la recaptación de serotonina (ISRS) (p. ej., fluoxetina) parecen útiles. Las benzodiazepinas pueden empeorar el trastorno por la desinhibición. Otras medidas son la psicoterapia de apoyo, la terapia conductual con fijación de límites y la terapia familiar. La terapia de grupo debe aplicarse con cautela si el paciente propende a la agresión contra otros miembros del grupo.

CONSEJO CLÍNICO:

*Se ha descrito una respuesta satisfactoria a los antagonistas de la serotonina y la dopamina (quetiapina) para controlar el paso al acto de los impulsos.*

Tabla 17-6
**Diagnóstico diferencial, evolución y pronóstico de los trastornos del control de los impulsos**

| Trastorno | Diagnóstico diferencial | Evolución y pronóstico |
|---|---|---|
| Trastorno explosivo intermitente | Delirium, demencia<br>Cambio de la personalidad de tipo agresivo debido a una enfermedad médica.<br>Intoxicación o abstinencia de sustancias<br>Trastorno negativista desafiante, trastorno disocial, trastorno antisocial, episodio maníaco, esquizofrenia<br>Comportamiento intencionado, fingimiento<br>Epilepsia del lóbulo temporal | La gravedad puede aumentar con el tiempo |
| Cleptomanía | Hurto ordinario<br>Simulación<br>Trastorno antisocial de la personalidad, trastorno disocial<br>Episodio maníaco<br>Delirios, alucinaciones (p. ej., esquizofrenia)<br>Demencia<br>Epilepsia del lóbulo temporal | Arrestos frecuentes por robar en tiendas |
| Piromanía | Incendio provocado: provecho, sabotaje, revancha, declaración política<br>Experimentación en la infancia<br>Trastorno disocial<br>Episodio maníaco<br>Trastorno antisocial de la personalidad<br>Delirios, alucinaciones (p. ej., esquizofrenia)<br>Demencia<br>Retraso mental<br>Intoxicación por sustancias<br>Epilepsia del lóbulo temporal | Suele provocar incendios cada vez más importantes conforme pasa el tiempo |
| Juego patológico | Juego social o profesional<br>Episodio maníaco<br>Trastorno antisocial de la enfermedad | Progresivo, con pérdidas económicas crecientes, firma de talones sin fondos, deterioro completo |
| Tricotilomanía | Alopecia areata, calvicie con patrón masculino, lupus eritematoso discoide crónico, liquen plano piloso u otra causa de alopecia<br>Trastorno obsesivo-compulsivo<br>Trastorno de movimientos estereotípicos<br>Delirio, alucinación<br>Trastorno facticio | Remisiones y exacerbaciones |

2. **Cleptomanía.** La psicoterapia orientada a la introspección ayuda a entender la motivación (p. ej., culpa, necesidad de castigo) y a controlar el impulso. Terapia conductual para aprender nuevos patrones de comportamiento. Los ISRS, los tricíclicos, la trazodona, el litio y el valproato pueden ser eficaces en algunos casos.
3. **Juego patológico.** El objetivo es la abstinencia total. Se recomienda una psicoterapia orientada a la introspección, asociada a grupos de apoyo de otros pacientes, sobre todo, Jugadores Anónimos. No obstante, la tasa de abandonos es alta. Tratar la depresión, la manía o el abuso de sustancias asociados. La terapia familiar puede ayudar.
4. **Piromanía.** Terapia orientada a la introspección, terapia conductual. Los pacientes requieren una supervisión cuidadosa porque provocan incendios repetidos con el daño consiguiente para otras personas. A veces se requiere la hospitalización, un hospital de noche u otro establecimiento estructurado. Los incendios provocados por niños se deben tratar oportunamente. El tratamiento abarcará la terapia familiar y una supervisión estrecha.

5. **Tricotilomanía.** El tratamiento suele exigir la colaboración de psiquiatras y dermatólogos. Las terapias de apoyo y la psicoterapia orientada a la introspección son útiles, pero también se precisan medicamentos: benzodiazepinas si el paciente tiene mucha ansiedad; antidepresivos, en particular preparados serotoninérgicos (p. ej., ISRS, clomipramina) si el paciente presenta, o no, depresión. La hipnosis y la biorretroalimentación también ayudan.

## II. Trastornos adaptativos

**A. Definición.** Se definen como síntomas emocionales o conductuales, con repercusión clínica, que surgen en respuesta a uno o varios elementos estresantes psicosociales conocidos.

**B. Diagnóstico.** Malestar importante como reacción a un estresante. La reacción es desproporcionada a la naturaleza del elemento estresante y la actividad social u ocupacional se ve seriamente afectada. Los estresantes se corresponden con los habituales (p. ej., nacimiento de un hijo, terminación de la escuela, matrimonio, pérdida del trabajo, divorcio, enfermedad) (tabla 17-7).

**C. Epidemiología.** Más frecuente en la adolescencia, pero puede ocurrir a cualquier edad. Según los cálculos, afecta al 2-8% de la población general.

**D. Etiología**

1. **Genética.** El temperamento muy ansioso propende más a reaccionar en exceso a un acontecimiento estresante y a experimentar el consiguiente trastorno adaptativo.
2. **Biológica.** Mayor vulnerabilidad si hay antecedentes de enfermedades médicas graves o discapacidad.
3. **Psicosocial.** Mayor vulnerabilidad entre las personas que han perdido a uno de los padres durante la lactancia o que han tenido una experiencia desagradable durante la crianza. La capacidad para tolerar la frustración en la vida adulta se correlaciona con la gratificación de las necesidades básicas durante la lactancia.

**E. Diagnóstico diferencial**

1. **Trastornos agudos y por estrés postraumático.** El elemento estresante psicosocial determina el diagnóstico. Este elemento estresante excede el abanico de la experiencia humana habitual (p. ej., guerra, violación, catástrofe masiva, inundación, secuestro).
2. **Trastorno psicótico breve.** Caracterizado por alucinaciones, delirios y comportamiento desorganizado.

Tabla 17-7
**Criterios del DSM-IV-TR para el diagnóstico de trastornos adaptativos**

A. La aparición de síntomas emocionales o comportamentales en respuesta a un estresante identificable tiene lugar dentro de los 3 meses siguientes a la presencia del estresante.
B. Estos síntomas o comportamientos se expresan, clínicamente del siguiente modo:
(1) malestar mayor de lo esperable en respuesta al estresante
(2) deterioro significativo de la actividad social o laboral (o académica)
C. La alteración relacionada con el estrés no cumple los criterios para otro trastorno específico del Eje I y no constituye una simple exacerbación de un trastorno preexistente del Eje I o el Eje II.
D. Los síntomas no responden a una reacción de duelo.
E. Una vez ha cesado el estresante (o sus consecuencias), los síntomas no persisten más de 6 meses.

*Especificar* si:
**Agudo:** si la alteración dura menos de 6 meses
**Crónico:** si la alteración dura 6 meses o más

Los trastornos adaptativos son codificados según el subtipo, que se selecciona de acuerdo con los síntomas predominantes. El estresante específico puede señalarse en el Eje IV.
**F43.20 Con estado de ánimo depresivo [309.0]**
**F43.28 Con ansiedad [309.24]**
**F43.22 Mixto, con ansiedad y estado de ánimo depresivo [309.28]**
**F43.24 Con trastorno de comportamiento [309.3]**
**F43.25 Con alteración mixta de las emociones y el comportamiento [309.4]**
**F43.9 No especificado [309.9]**

Con permiso de la American Psychiatric Association. *Diagnostic and Statistical Manual of Mental Disorders,* texto revisado, 4.ª ed. Washington, DC: American Psychiatric Association. Copyright 2000.

3. **Duelo no complicado.** Ocurre antes, inmediatamente o poco después de la muerte de un ser querido; la actividad ocupacional social se altera dentro de los límites esperados y remite espontáneamente.
4. **Ansiedad y trastornos del estado de ánimo.** Los síntomas no se relacionan directamente con el elemento estresante y ocurren con frecuencia.

F. **Evolución y pronóstico.** La mayoría de los pacientes retorna al grado previo de actividad en 3 meses. Algunas personas (sobre todo adolescentes) con un trastorno adaptativo sufren más tarde trastornos del estado de ánimo o relacionados con el consumo de sustancias. Los adolescentes suelen tardar más en recuperarse que los adultos.

G. **Tratamiento**

1. **Psicológico**
   a. **Psicoterapia:** tratamiento preferido. Explorar el significado del elemento estresante para el paciente, dar apoyo, fomentar otras vías de afrontamiento, manifestar empatía. Biorretroalimentación, técnicas de relajación e hipnosis para los estados de ansiedad.
   b. **Intervención en la crisis:** sirve para que la persona resuelva rápidamente la situación mediante técnicas de apoyo, sugestión, tranquilización, modificaciones ambientales y hospitalización, si es necesario.
2. **Farmacológico.** Se puede tratar a los pacientes con ansiolíticos o antidepresivos según el tipo de trastorno adaptativo (p. ej., con ansiedad, con depresión), pero procurando evitar la dependencia farmacológica, sobre todo si se utilizan las benzodiazepinas.

---

Para una exposición más detallada de este tema, véase *Impulse-Control Disorders Not Elsewhere Classified,* capítulo 21, página 2035, en CTP/VIII.

---

# 18
# Medicina psicosomática

**I. Trastornos psicosomáticos**

**A. Definición.** La medicina psicosomática enfatiza la unidad de mente y cuerpo y su interacción. Trata de la relación entre los factores psicológicos y fisiológicos que intervienen en la génesis o en el mantenimiento de los estados morbosos. Aunque la mayoría de los trastornos somáticos están influidos por el estrés, el conflicto o la ansiedad generalizada, algunos se ven más afectados que otros.

**B. Clasificación.** En el DSM-IV-TR, los trastornos psicosomáticos se clasifican bajo el epígrafe *factores psicológicos que afectan al estado físico* (tabla 18-1).

**C. Diagnóstico.** Para cumplir los criterios diagnósticos de los factores psicológicos que afectan al estado físico, deben reunirse los dos criterios siguientes: 1) presencia de una enfermedad médica, y 2) factores psicológicos que afecten negativamente (p. ej., el estímulo ambiental, con significado psicológico, se relaciona temporalmente con el inicio de la exacerbación de un trastorno o enfermedad somáticos específicos). El trastorno somático debe obedecer bien a una enfermedad orgánica (p. ej., artritis reumatoide) o a un proceso fisiopatológico conocido (p. ej., migraña). Algunas enfermedades médicas cumplen estos criterios y se enumeran en la tabla 18-2.

**D. Etiología**

**1. Factores estresantes.** Esta teoría etiológica afirma que cualquier estrés prolongado puede causar cambios fisiológicos que determinen un trastorno somático. Cada persona posee un órgano genéticamente vulnerable al estrés: algunos pacientes reaccionan con el corazón, otros con el estómago, otros con la piel. Las personas con ansiedad o depresión crónica son más vulnerables a las enfermedades somáticas o psicosomáticas. En la tabla 18-3 se enumeran los factores estresantes vitales que pueden preludiar un trastorno psicosomático.

**2. Factores psicológicos**

**a.** Hans Selye describió el *síndrome de adaptación general,* que es la suma de todas las reacciones sistémicas inespecíficas del cuerpo que siguen al estrés prolongado. El eje hipotálamo-hipófisis-suprarrenal está afectado y la secreción excesiva de cortisol produce daño estructural a varios sistemas orgánicos.

**b.** George Engel propuso que, en el estado de estrés, todos los mecanismos neurorreguladores experimentan cambios funcionales que reducen los mecanismos homeostáticos corporales, de modo que el organismo queda expuesto a infecciones y otros trastornos. Las vías neurofisiológicas que supuestamente median en las reacciones de estrés son la corteza cerebral, el sistema límbico, el hipotálamo, la médula suprarrenal y los sistemas nerviosos simpático y parasimpático. Los neuromensajeros comprenden hormonas, como el cortisol y la tiroxina (tabla 18-4).

**c.** Walter Cannon demostró que, bajo el estrés, se activa el sistema nervioso vegetativo para preparar al organismo a una respuesta de «lucha o huida». Cuando no hay ninguna posibilidad de lucha o de huida, pueden surgir los trastornos psicosomáticos.

**E. Diagnóstico diferencial.** Multitud de enfermedades médicas y neurológicas (tabla 18-5) puede presentarse con síntomas psiquiátricos, que deben diferenciarse de los trastornos psiquiátricos. Algunos trastornos psiquiátricos manifiestan síntomas somáticos asociados. En general, no hay una lesión orgánica patológica que justifique los síntomas (p. ej., afonía en el trastorno de conversión) (tabla 18-6).

**F. Tratamiento**

**1. Enfoque colaborador.** Colabore con el internista o con el cirujano que traten el trastorno somático y con el psiquiatra que atienda los aspectos psiquiátricos.

**2. Psicoterapia**

**a. Psicoterapia de apoyo.** Cuando el paciente establece una alianza terapéutica con el psi-

Tabla 18-1
**Criterios del DSM-IV-TR para el diagnóstico de los factores psicológicos que afectan a enfermedades médicas**

A. Presencia de una enfermedad médica (codificada en el Eje III).
B. Los factores psicológicos afectan negativamente a la enfermedad médica en alguna de estas formas:
(1) los factores han influido el curso de la enfermedad médica como puede observarse por la íntima relación temporal entre los factores psicológicos y el desarrollo o la exacerbación de la enfermedad médica, o el retraso de su recuperación
(2) los factores interfieren en el tratamiento de la enfermedad médica
(3) los factores constituyen un riesgo adicional para la salud de la persona
(4) las respuestas fisiológicas relacionadas con el estrés precipitan o exacerban los síntomas de la enfermedad médica

*Escoger* nombre basándose en la naturaleza de los factores psicológicos (si hay más de un factor, indicar el más prominente):

**Trastorno mental que afecta a... *(indicar enfermedad médica)*** (p. ej., un trastorno del Eje I como trastorno depresivo mayor que retrasa la recuperación de un infarto de miocardio)

**Síntomas psicológicos que afectan a... *(indicar enfermedad médica)*** (p. ej., síntomas depresivos que retrasan una recuperación quirúrgica; ansiedad que exacerba una crisis de asma)

**Rasgos de personalidad o estilo de afrontamiento que afectan a... *[indicar enfermedad médica]*** (p. ej., negación patológica de la necesidad de cirugía en un paciente con cáncer; comportamiento hostil e impaciente que contribuye a la enfermedad cardiovascular)

**Comportamientos desadaptativos que afectan a... *(indicar enfermedad médica)*** (p. ej., sobrealimentación, falta de ejercicio, comportamientos sexuales de riesgo)

**Respuesta fisiológica relacionada con el estrés que afecta a... *(indicar enfermedad médica)*** (p. ej., exacerbación de una úlcera relacionada con el estrés, hipertensión, arritmia o cefalea tensional)

**Otros factores psicológicos o no especificados que afectan a... *(indicar enfermedad médica)*** (p. ej., factores interpersonales, culturales o religiosos)

Con permiso de la American Psychiatric Association. *Diagnostic and Statistical Manual of Mental Disorders,* texto revisado, 4.ª ed. Washington, DC: American Psychiatric Association. Copyright 2000.

quiatra, puede disipar sus temores de enfermedad, en particular sus fantasías de muerte. Muchos pacientes tienen necesidades de dependencia fuerte que se ven parcialmente recompensadas con el tratamiento.

b. **Psicoterapia dinámica orientada a la introspección.** Explorar los conflictos inconscientes sobre el sexo y la agresión. La ansiedad asociada a estresantes vitales debe examinarse y han de establecerse defensas maduras. Hay más pacientes con enfermedades psicosomáticas que mejoran con la psicoterapia de apoyo que con la terapia orientada a la introspección.

c. **Terapia de grupo.** La terapia de grupo se aplica a los pacientes con trastornos somáticos similares (p. ej., pacientes con colitis, pacientes sometidos a hemodiálisis). Estos pacientes comparten sus experiencias y aprenden unos de otros.

d. **Terapia familiar.** Se exploran las relaciones y los procesos familiares y se pone énfasis en el modo en que el trastorno del paciente afecta a otros miembros de la familia.

e. **Terapia cognitivo-conductual.**
   (1) **Cognitiva.** Los pacientes aprenden de qué manera el estrés y el conflicto se traducen en enfermedades somáticas. Se examinan y corrigen los pensamientos negativos de la enfermedad.
   (2) **Conductual.** Las técnicas de relajación y de biorretroalimentación influyen positivamente en el sistema nervioso vegetativo. Se utilizan en el asma, las alergias, la hipertensión y la cefalea.

f. **Hipnosis.** Eficaz para dejar de fumar y mejorar los cambios alimentarios.

g. **Biorretroalimentación.** Control de algunas funciones del sistema nervioso vegetativo a través del entrenamiento. Se utiliza frente a las cefaleas tensionales, las migrañas y la hipertensión.

h. **Acupresión y acupuntura.** Tratamientos alternativos utilizados con resultados variables en casi todos los trastornos psicosomáticos.

**Tabla 18-2**
**Trastornos somáticos afectados por los factores psicológicos**

| Trastorno | Observaciones/comentarios/teoría/enfoque |
|---|---|
| Angina, arritmias, espasmos coronarios | La personalidad de tipo A es agresiva, irritable, se frustra con facilidad y propende a la enfermedad coronaria. Arritmias frecuentes en los estados de ansiedad. Muerte repentina por arritmias ventriculares de algunos pacientes que experimentan choques psicológicos o catástrofes masivas. Cambios de los hábitos de vida: cese del tabaquismo, disminución importante del consumo de alcohol, adelgazamiento, disminución del colesterol para limitar los factores de riesgo. El propranolol se prescribe a los pacientes que experimentan taquicardia como parte de la fobia social: protege frente a la arritmia y el descenso del flujo sanguíneo coronario. |
| Asma | Crisis precipitadas por el estrés, infecciones respiratorias y alergia. Examinar la dinámica familiar, sobre todo si el paciente es un niño. Buscar la sobreprotección e intente fomentar actividades independientes adecuadas. El propranolol y los betabloqueantes están contraindicados frente a la ansiedad de los pacientes asmáticos. Teorías psicológicas: fuerte dependencia y ansiedad por la separación; las sibilancia asmática es un grito reprimido que suspira por cariño y protección. |
| Enfermedades del tejido conjuntivo: lupus eritematoso diseminado, artritis reumatoide | La enfermedad puede ir precedida de un estrés vital importante, en particular la muerte de un ser querido. Empeora con el estrés crónico, la rabia o la depresión. Conviene que el paciente mantenga la actividad para minimizar las deformidades articulares. Tratar la depresión con antidepresivos o psicotropos y el espasmo y la tensión musculares con benzodiazepinas. |
| Cefaleas | La cefalea tensional se debe a la contracción de los músculos del cuello, que constriñen el flujo sanguíneo. Se asocia a ansiedad, estrés situacional. La terapia de relajación y los ansiolíticos ayudan. Las migrañas son unilaterales y pueden desencadenarse con el estrés, el ejercicio, los alimentos ricos en tiramina. Tratar con ergotamina. La profilaxis con propranolol puede causar una depresión concomitante. El sumatriptán se puede emplear para tratar los episodios de migraña no hemipléjica ni basilar. |
| Hipertensión | El estrés agudo produce catecolaminas (adrenalina), que elevan la presión sistólica. Estrés crónico asociado a la hipertensión esencial. Examinar los hábitos de vida. Prescribir ejercicio, terapia de relajación y biorretroalimentación. Las benzodiazepinas se usan frente al estrés agudo si la presión arterial se eleva durante los episodios. Teorías psicológicas: rabia reprimida, sentimiento de culpa sobre impulsos hostiles, necesidad de recibir la aprobación de la autoridad. |
| Síndrome de hiperventilación | Acompaña al trastorno de angustia, trastorno de ansiedad generalizada con hiperventilación, taquicardia y vasoconstricción asociadas. Puede resultar peligroso para los pacientes con insuficiencia coronaria. Los ansiolíticos resultan útiles: algunos pacientes responden a los inhibidores de la monoaminoxidasa, antidepresivos tricíclicos o preparados serotoninérgicos. |
| Enfermedad inflamatoria intestinal: enfermedad de Crohn, síndrome del intestino irritable, colitis ulcerosa | Depresión asociada a la enfermedad; el estrés exacerba los síntomas. Comienzo después de un estrés vital importante. El paciente responde a una relación estable con el médico y a la psicoterapia de ayuda, aparte de la medicación intestinal. Teorías psicológicas: personalidad pasiva, intimidación infantil, rasgos obsesivos, miedo al castigo, hostilidad enmascarada. |
| Trastornos metabólicos y endocrino | Tirotoxicosis después de un estrés repentino e intenso. Glucosuria en el miedo y en la ansiedad crónicos. La depresión altera el metabolismo hormonal, en particular el de la corticotropina (ACTH). |
| Neurodermatitis | Eccema de los pacientes con múltiples estresantes psicosociales, sobre todo muerte de un ser querido, conflicto sobre la sexualidad, enfado reprimido. Algunos síntomas responden al tratamiento con hipnosis. |
| Obesidad | La hiperfagia reduce la ansiedad. El síndrome de alimentación nocturna se asocia a insomnio. Incapacidad para percibir el apetito, el hambre y la saciedad. Teorías psicológicas: conflictos sobre la oralidad y dependencia patológica. Las técnicas conductuales, los grupos de apoyo, el asesoramiento nutricional y la psicoterapia de apoyo son útiles. Tratar la depresión subyacente. |
| Artrosis | La corrección de los hábitos de vida se basa en el adelgazamiento, ejercicios isométricos para fortalecer la musculatura articular, el mantenimiento de la actividad física, y el control del dolor. Tratar la ansiedad o la depresión concomitantes con psicoterapia de apoyo. |

*(continúa)*

### Tabla 18-2 — *(cont.)*
### Trastornos somáticos afectados por los factores psicológicos

| Trastorno | Observaciones/comentarios/teoría/enfoque |
|---|---|
| Enfermedad ulcerosa péptica | El tipo idiopático no se relaciona con ninguna bacteria o estímulo físico específico. Aumento del ácido clorhídrico y de la pepsina en relación con la resistencia de la mucosa: ambos son sensibles a la ansiedad, estrés, café y alcohol. Cambios en los hábitos de vida. Terapia de relajación. Teorías psicológicas: necesidades de dependencia fuertemente frustradas, imposibilidad para expresar el enojo, autosuficiencia superficial. |
| Enfermedad de Raynaud | Vasoconstricción periférica asociada a tabaquismo, estrés, cambios en los hábitos de vida: cese del tabaquismo, ejercicio moderado. La biorretroalimentación puede elevar la temperatura corporal al aumentar la vasodilatación. |
| Síncope, hipotensión | El reflejo vasovagal por la ansiedad o el miedo agudos produce hipotensión y desvanecimiento. Más común entre pacientes con un sistema nervioso vegetativo hiperreactivo. Se agrava con la anemia y la medicación antidepresiva (produce hipotensión como efecto secundario). |
| Urticaria, angioedema | El tipo idiopático no está relacionado con ningún alergeno o estímulo físico específicos. Puede acompañarse de estrés, ansiedad crónica, depresión. El prurito empeora con la ansiedad; el rascado se asocia a hostilidad reprimida. Algunas fenotiazinas poseen efecto antipruriginoso. Teorías psicológicas: conflicto entre dependencia e independencia, sentimientos inconscientes de culpa, picor, desplazamiento sexual. |

### Tabla 18-3
### Lista de los 10 principales factores estresantes vitales

1. Fallecimiento del cónyuge
2. Divorcio
3. Fallecimiento de un familiar cercano
4. Separación matrimonial
5. Lesión o enfermedad personal graves
6. Despido laboral
7. Ingreso en prisión
8. Muerte de un amigo íntimo
9. Embarazo
10. Reconversión laboral

Adaptado de Richard H. Rahe, M.D., y Thomas Holmes.

### Tabla 18-4
### Respuestas funcionales al estrés

**Respuesta de los neurotransmisores**

Aumento en la síntesis de la noradrenalina cerebral
Aumento en el recambio de la serotonina con posible agotamiento final de la serotonina
Aumento de la transmisión dopaminérgica

**Respuesta endocrina**

Aumento de la corticotropina (ACTH), con estimulación del cortisol suprarrenal
Disminución de la testosterona con el estrés prolongado
Disminución de la hormona tiroidea

**Respuesta inmunitaria**

Activación inmunitaria con liberación de factores inmunitarios hormonales (citocinas) en el estrés agudo.
El número y la actividad de las células citolíticas naturales disminuye en el estrés crónico

## Tabla 18–5
## Problemas médicos que se manifiestan por síntomas psiquiátricos

| Enfermedad | Prevalencia por sexos y edades | Síntomas médicos frecuentes | Síntomas y alteraciones psiquiátricas | Alteración de la función y del comportamiento | Problemas diagnósticos |
|---|---|---|---|---|---|
| Sida | Hombres > mujeres; adictos a drogas por vía i.v., homosexuales, parejas femeninas de hombres bisexuales | Linfadenopatía, fatiga, infecciones oportunistas, sarcoma de Kaposi | Depresión, ansiedad, desorientación | Demencia con alteración generalizada | La seropositividad para el VIH resulta diagnóstica en presencia de los signos clínicos |
| Hipertiroidismo (tirotoxicosis) | Mujeres 3:1, de 20 a 50 años | Temblor, sudoración, adelgazamiento y pérdida de fuerza, intolerancia al calor | Ansiedad, depresión | Hiperactividad ocasional o comportamiento megalómano | Latencia prolongada; el comienzo rápido simula un episodio de ansiedad |
| Hipotiroidismo (mixedema) | Mujeres 5:1, de 30 a 50 años | Cara hinchada, piel seca, intolerancia al frío | Letargo, ansiedad con irritabilidad, trastorno del pensamiento, delirios somáticos, alucinaciones | Locura mixedematosa; comportamiento delirante, paranoide, beligerante | La locura puede remedar la esquizofrenia; el estado de conciencia está despejado, incluso durante las fases de comportamiento más alterado |
| Hiperparatiroidismo | Mujeres 3:1, de 40 a 60 años | Debilidad, anorexia, fracturas, cálculos, úlceras pépticas | | | La anorexia y la fatiga del adenoma de crecimiento lento asemeja una depresión involutiva |
| Hipoparatiroidismo | Mujeres de 40 a 60 años | Hiperreflexia, espasmos, tetania | Cualquiera de los estados puede producir ansiedad, hiperactividad e irritabilidad o depresión, apatía y retraimiento | Cualquiera de estos estados puede seguirse de psicosis tóxica: confusión, desorientación y obnubilación | Ninguno, estado raro, salvo después de la cirugía |
| Hipercortisolismo (enfermedad de Cushing) | Adultos, ambos sexos | Aumento de peso, alteración de la grasa, fatiga rápida | Varía; depresión, ansiedad, trastornos del pensamiento con delirios somáticos | Rara vez produce comportamiento aberrante | Delirios somáticos grotescos causados por alteraciones corporales; se parecen a los de la esquizofrenia |
| Insuficiencia corticosuprarrenal (enfermedad de Addison) | Adultos, ambos sexos | Adelgazamiento, hipotensión, pigmentación cutánea | Depresión —negativismo, apatía; trastorno del pensamiento—, suspicacia | Psicosis tóxica con confusión y agitación | Latencia prolongada; adelgazamiento, apatía, remeda una depresión involutiva |
| Porfiria aguda intermitente | Mujeres de 20 a 40 años | Crisis abdominales parestesias, debilidad | Ansiedad de inicio repentino, intensa; oscilaciones del ánimo | Extremos de excitación o retraimiento; brotes emocionales o de ira | Los pacientes suelen manifestar estilos de vida auténticamente neuróticos; las crisis se parecen a las reacciones de conversión o a los episodios de ansiedad |

| | | | | | |
|---|---|---|---|---|---|
| Anemia perniciosa | Mujeres de 40 a 60 años | Adelgazamiento, debilidad, glositis, neuritis de las extremidades | Depresión con sentimientos de culta e inutilidad | Daño cerebral final con confusión y pérdida de memoria | Latencia larga, a veces de muchos meses: se confunde fácilmente con una depresión involutiva; los resultados normales de los primeros análisis de sangre pueden dar una sensación falsa de tranquilidad |
| Degeneración hepatolenticular (enfermedad de Wilson) | Hombres 2:1, adolescencia | Síntomas hepáticos y extrapiramidales | Oscilaciones bruscas y cambiantes del estado de ánimo; explosiones de ira | Finalmente, daño cerebral con pérdida de memoria y de coeficiente de inteligencia; combatividad | A finales de la adolescencia puede simular una tormenta del adolescente, incorregibilidad o esquizofrenia |
| Hipoglucemia (adenoma de células de los islotes) | Adultos, ambos sexos | Temblor, sudoración, hambre, fatiga, mareos | Ansiedad, miedo y temor, depresión más fatiga | Agitación, confusión; daño cerebral final | Puede remedar una crisis de ansiedad o alcoholismo agudo; el comportamiento grotesco puede desviar la atención de los síntomas somáticos |
| Tumores intracraneales | Adultos, ambos sexos | Ninguno temprano; cefalea, vómitos, edema de papila posterior | Variado; depresión, ansiedad, cambios de la personalidad | Pérdida de memoria; juicio; autocrítica; obnubilación | La localización del tumor no siempre determina los primeros síntomas |
| Carcinoma de páncreas | Hombres 3:1, de 50 a 70 años | Adelgazamiento, dolor abdominal, debilidad, ictericia | Depresión, sensación de fatalidad inminente pero sin culpa grande | Pérdida de los estímulos y de la motivación | Latencia prolongada; duración exacta y edad y síntomas iguales a los de la depresión involutiva |
| Feocromocitoma | Adultos, ambos sexos | Cefalea, sudoración durante la elevación de la presión arterial | Ansiedad, angustia, miedo, aprehensión, temblores | Incapacidad para actuar durante la crisis | Síntomas clásicos de la crisis de ansiedad; las presiones arteriales normales en el intervalo desaniman a continuar el estudio |
| Esclerosis múltiple | Mujeres de 20 a 40 años | Pérdidas motoras o sensitivas, habla entrecortada, nistagmo | Variado; trastornos de la personalidad, oscilaciones del ánimo, depresión; euforias frecuentes sin sentido | Comportamiento inapropiado por los trastornos de personalidad | Latencia prolongada; los primeros síntomas neurológicos remedan la histeria y los trastornos de conversión |
| Lupus eritematoso diseminado | Mujeres 8:1, de 20 a 40 años | Síntomas múltiples de los aparatos cardiovascular, genitourinario, digestivo u otros | Variado; trastornos del pensamiento, depresión, confusión | Psicosis tóxica no relacionada con el tratamiento esteroide | Latencia prolongada, a veces de muchos años; el cuadro psiquiátrico varía con el tiempo; el trastorno de pensamiento recuerda la esquizofrenia o la psicosis por esteroides |

Adaptado de Maurice J. Martin, M.D.

Tabla 18-6
**Estados que remedan los trastornos psicosomáticos**

| Diagnóstico | Definición y ejemplo |
|---|---|
| Trastorno de conversión | Ocurre una alteración de la función somática que hace pensar en un trastorno somático, pero que es la expresión de un conflicto psicológico (p. ej., afonía psicógena). Los síntomas tienen una distribución falsamente neuroanatómica, adoptan un carácter simbólico y permiten una gran renta secundaria. |
| Trastorno dismórfico corporal | Preocupación por un defecto físico imaginario del aspecto de una persona normal (p. ej., preocupación por el pelo de la cara). |
| Hipocondría | Preocupación imaginaria exagerada por una enfermedad somática cuando no se detecta ninguna en la exploración objetiva (p. ej., angina de pecho con un funcionamiento normal del corazón). |
| Trastorno de somatización | Síntomas somáticos y físicos recurrentes sin ningún trastorno físico probado, a pesar de las exploraciones físicas repetidas, y sin causa orgánica. |
| Trastorno por dolor | Preocupación por el dolor sin una enfermedad somática que justifique su intensidad. No sigue ninguna distribución neuroanatómica. Puede existir una correlación estrecha entre el estrés y el comienzo o la exacerbación del dolor. |
| Síntomas somáticos asociados a trastornos psicológicos clásicos | Concomitante somático de la depresión (p. ej., debilidad, astenia). |
| Síntomas somáticos asociados al trastorno por abuso de sustancias | Bronquitis y tos asociados a la dependencia de nicotina y del tabaco. |

**3. Farmacoterapia**

**a.** Tomar siempre los síntomas no psiquiátricos en serio y utilizar la medicación pertinente (p. ej., laxantes para el estreñimiento simple). Consultar con el médico remitente.

**b.** Utilizar los antipsicóticos si existe una psicosis asociada. Estar atentos a los efectos secundarios y a su repercusión en el trastorno.

**c.** Los ansiolíticos disminuyen la ansiedad dañina durante los períodos de estrés agudo. Limitar su uso para evitar la dependencia, pero no dudar en prescribirlos durante un período concreto.

**d.** Los antidepresivos se pueden utilizar cuando la depresión se deba a una enfermedad médica. Los inhibidores selectivos de la recaptación de serotonina (ISRS) pueden ayudar si el paciente se obsesiona o rumia su enfermedad.

## II. Psiquiatría de enlace

Los psiquiatras actúan como consultores de sus colegas médicos (bien otro psiquiatra o, más a menudo, un médico no psiquiatra) o de otros profesionales de salud mental (psicólogo, asistente social o enfermero). Además, los psiquiatras de enlace ofrecen consultas sobre pacientes, ingresados en servicios médicos o quirúrgicos, y pueden efectuar un tratamiento psiquiátrico de seguimiento, si fuera necesario. La psiquiatría de enlace se asocia a todos los servicios diagnósticos, terapéuticos, experimentales y docentes que los psiquiatras prestan en el hospital general y sirve de puente entre la psiquiatría y otras especialidades.

Como más del 50% de los pacientes médicos ingresados presenta problemas psiquiátricos que pueden precisar tratamiento, el psiquiatra de enlace es importante en el medio hospitalario. La tabla 18-7 enumera los problemas de enlace más comunes en los hospitales generales.

## III. Circunstancias médicas especiales

Además de los servicios médicos habituales del hospital, algunas circunstancias especiales provocan formas raras pero nítidas de estrés.

**A. UVI.** En las UVI hay pacientes en estado crítico con enfermedades potencialmente mortales (p. ej., unidades coronarias). Entre las reacciones defensivas se observan el miedo, la ansiedad,

Tabla 18-7
**Problemas más frecuentes de la psiquiatría de enlace**

| Motivo de consulta | Comentarios |
|---|---|
| Tentativa o amenaza de suicidio | Los factores de riesgo comprenden ser hombre mayor de 45 años, falta de apoyo social, dependencia del alcohol, tentativa previa, enfermedad médica incapacitante con dolor e ideación suicida. Si existe riesgo, traslado a un servicio de psiquiatría u observación por personal de enfermería durante las 24 h. |
| Depresión | Hay que evaluar los riesgos de suicidio de cualquier paciente deprimido (v. más arriba); la presencia de efectos cognitivos en la depresión puede ocasionar un dilema diagnóstico con la demencia; verificar los antecedentes de abuso de sustancias o de toma de fármacos depresores (p. ej., reserpina, propranolol); administrar con cautela los antidepresivos a los cardiópatas por sus efectos secundarios sobre la conducción y la hipotensión ortostática. |
| Agitación | A menudo, se relaciona con trastornos cognitivos, abstinencia de drogas (p. ej., opiáceos, alcohol, sedantes e hipnóticos); el haloperidol es el fármaco más útil para la agitación excesiva; utilice las restricciones físicas con mucha cautela; examinar si el paciente sufre alucinaciones auditivas que le obliguen a obedecer órdenes o tiene una ideación paranoide a la que responde de forma agitada; descartar una reacción tóxica a la medicación. |
| Alucinaciones | La causa más frecuente en el hospital es el delirium tremens; comienza de 3 a 4 días después de la hospitalización. Verificar el aislamiento sensorial en las unidades de vigilancia intensiva. Descartar un trastorno psiquiátrico grave, esquizofrenia o un trastorno cognitivo. Tratar con antipsicóticos. |
| Trastorno del sueño | La causa más frecuente es el dolor; el despertar matutino temprano se asocia a la depresión; la dificultad el sueño se asocia a la ansiedad. Emplear ansiolíticos antidepresivos, según la causa. Estos fármacos carecen de efecto analgésico, por lo que se puede prescribir analgésicos en cantidad suficiente. Descartar una abstinencia temprana de sustancias. |
| Síntomas sin causa orgánica | Descartar un trastorno de conversión, un trastorno de somatización, un trastorno facticio o simulación; anestesia en guante y calcetín con síntomas nerviosos vegetativos en el trastorno de conversión; numerosas molestias somáticas en el trastorno de somatización; deseo de hospitalización en el trastorno facticio; renta secundaria clara en la simulación (p. ej., caso de indemnización). |
| Desorientación | Delirium frente a demencia; revisar el estado metabólico, los signos neurológicos, los antecedentes de consumo de sustancias. Prescribir pequeñas dosis de antipsicóticos para la agitación mayor; las benzodiazepinas pueden empeorar el trastorno y causar un síndrome de agitación vespertina (ataxia, confusión); modificar el ambiente para que el paciente no experimente una privación sensorial. |
| Incumplimiento o rechazo del consentimiento a la intervención | Explorar la relación entre el paciente y el médico terapeuta; la transferencia negativa es la causa más frecuente de incumplimiento; el temor a la medicación o al procedimiento precisan educación y tranquilización. El rechazo para dar el consentimiento es un problema de juicio; si está alterado el juicio, se puede declarar incompetente al paciente, aunque esto sólo lo puede decidir el juez; el trastorno cognitivo es la causa más común de alteración del juicio de los pacientes hospitalizados. |

el paso al acto, la firma en contra del consejo médico, la hostilidad, la dependencia, la depresión, el duelo y el delirium.

**B. Hemodiálisis.** Los pacientes hemodializados muestran una dependencia indefinida de las máquinas y de los profesionales sanitarios. Tienen problemas de dependencia prolongada, regresión a los estados infantiles, hostilidad y negativismo para seguir las instrucciones de los médicos. Conviene que todos los pacientes, en los que se plantee la diálisis, se sometan a una evaluación psicológica. La demencia dialítica es un trastorno caracterizado por la pérdida de las funciones cognitivas, distonías y crisis convulsivas. Suele acabar con la muerte. Tiende a afectar a los pacientes dializados durante largos períodos.

**C. Cirugía.** Los pacientes que se han sometido a intervenciones quirúrgicas importantes pueden mostrar una diversidad de reacciones psicológicas, en función de la personalidad premorbosa y de la naturaleza de la cirugía. Estas reacciones se resumen en la tabla 18-8.

Tabla 18-8
**Problemas durante el trasplante y la cirugía**

| Órgano | Factores biológicos | Factores psicológicos |
|---|---|---|
| Riñón | Tasa de éxito del 50-90%; a veces no se trasplanta si el paciente tiene más de 55 años; uso creciente de riñones cadavéricos en lugar de riñones de donantes vivos | Los donantes vivos deben mostrar estabilidad emocional; los padres son los mejores donantes, los hermanos pueden resultar ambivalentes; los donantes son propensos a la depresión. Los pacientes con angustia antes de la cirugía posiblemente tengan un peor pronóstico; la alteración de la imagen corporal con el miedo al rechazo orgánico es frecuente. La terapia de grupo resulta útil para el paciente. |
| Médula ósea | Se utiliza en las anemias aplásicas y en las enfermedades del sistema inmunitario | Los pacientes suelen estar postrados y temen afrontar la muerte y la agonía; el cumplimiento es importante. La intervención suele aplicarse a niños que presentan problemas de dependencia prolongada; los hermanos suelen actuar como donantes y pueden mostrar enfado o ambivalencia acerca del trasplante. |
| Corazón | Enfermedad coronaria y miocardiopatía terminales | El donante está legalmente muerto; los familiares del donante pueden rechazar el permiso o manifestar ambivalencia. Si se rechaza el órgano no hay posibilidad de plan alternativo; el paciente que rechaza un riñón puede continuar con la hemodiálisis. Algunos pacientes solicitan el trasplante con la esperanza de morir. El 25% de los pacientes sufre delirium poscardiotomía. |
| Mama | Mastectomía radical frente a bultectomía | La reconstrucción de la mama en el momento de la cirugía lleva a una adaptación postoperatoria; las pacientes más veteranas suelen aconsejar a las nuevas; las pacientes sometidas a bultectomía están más abiertas a la cirugía y a las relaciones sexuales que las mastectomizadas; el apoyo de grupo es útil. |
| Útero | La histerectomía se aplica al 10% de las mujeres mayores de 20 años | Un pequeño porcentaje de las mujeres presenta miedo a perder el atractivo sexual, con la disfunción sexual consiguiente; la pérdida de la fecundidad resulta desagradable. |
| Cerebro | La localización anatómica de la lesión determina el cambio conductual | El síndrome de dependencia ambiental de los tumores del lóbulo frontal se caracteriza por la incapacidad de mostrar iniciativa; los trastornos de la memoria se dan en la cirugía periventricular; se observan alucinaciones en la cirugía de la región parieto-occipital. |
| Próstata | La cirugía del cáncer tiene una repercusión psicobiológica más negativa y ofrece más dificultades técnicas que la cirugía de la hipertrofia benigna | La disfunción sexual es frecuente, salvo en la prostatectomía transuretral. La prostatectomía perineal determina la falta de emisión, eyaculación y erección; se puede utilizar un implante de pene. |
| Colon y recto | La colostomía y la ostomía se utilizan con frecuencia, sobre todo en el cáncer | Un tercio de los pacientes colostomizados se siente peor que antes de la cirugía intestinal; la vergüenza y la conciencia del estoma se pueden aliviar abordando estos problemas a través de grupos de autoayuda. |
| Miembros | Amputación en caso de lesión masiva, diabetes o cáncer | El fenómeno del miembro fantasma se da en un 98% de los casos; la experiencia puede durar años; a veces, la sensación es dolorosa y debe descartarse un neurinoma del muñón; este estado no tiene ni causa ni tratamiento conocidos; puede ceder espontáneamente. |

## IV. Dolor

El dolor es un síntoma complejo que se caracteriza por una sensación, que subyace a una enfermedad potencial, con el consiguiente estado emocional. El dolor agudo es una respuesta biológica refleja a la lesión. El dolor crónico, por definición, es aquel que dura por lo menos 6 meses. En la tabla 18-9 se enumera una clasificación fisiológica del dolor y en la tabla 18-10, las características del mismo.

## V. Analgesia

La analgesia es la desaparición o falta de dolor. Los analgésicos más eficaces son los opiáceos (fármacos derivados del opio o de una sustancia opiácea), que alivian el dolor, modifican el estado de ánimo y el comportamiento y pueden causar dependencia y tolerancia. *Opiáceo* es un término genérico que abarca los fármacos que se unen a los receptores opioides y producen un efecto narcótico. Se utilizan fundamentalmente para tratar el dolor intenso, agudo y grave a corto plazo. El objetivo

Tabla 18-9
**Clasificación fisiológica del dolor**

| Tipo | Subtipo | Ejemplo | Comentario |
|---|---|---|---|
| Nociceptivo | Somático<br>Visceral | Metástasis óseas<br>Obstrucción intestinal | Causado por la activación de fibras sensibles al dolor; habitualmente, molestia o presión |
| Neuropático | Periférico<br>Central<br>Somático<br>Visceral<br>Dependiente del sistema simpático<br>Independiente del sistema simpático | Causalgia<br>Dolor talámico<br>Causalgia<br>Dolor visceral de los parapléjicos<br>Dolor postherpético<br>Dolor fantasma | Causado por la interrupción de las vías aferentes. Fisiopatología poco conocida; la mayoría de los síndromes probablemente obedece a alteraciones del sistema nervioso periférico y central. Habitualmente, disestesias, en ocasiones urentes y lancinantes |
| Psicógeno | Trastorno de somatización<br>Dolor psicógeno<br>Hipocondría<br>Diagnósticos específicos de dolor con contribución orgánica | Falta de respuesta del lumbago a la cirugía<br>Dolor facial atípico<br>Cefalea crónica | No abarca los trastornos facticios (es decir, simulación, síndrome de Munchausen) |

Adaptado con permiso de Berkow R. ed. *Merck Manual* 15.ª ed. Rahway, NJ: Merck, Sharp y Dohme Research Laboratories, 1987: 1341.

Tabla 18-10
**Características del dolor somático y neuropático**

| Dolor somático | Dolor neuropático |
|---|---|
| Estímulo nociceptivo generalmente claro | Ningún estímulo nociceptivo evidente |
| Habitualmente bien localizado; el dolor visceral puede referirse a otras regiones | A menudo, localizado |
| Parecido a los demás dolores somáticos experimentados por el paciente | Poco habitual, distinto del dolor somático |
| Se alivia con antiinflamatorios o analgésicos opiáceos | Sólo se alivia parcialmente con los opiáceos |

Adaptado de Braunwald E, Isselbacher K, Petersdorf RG et al. *Harrison's Principles of Internal Medicine.* 11.ª ed. *Companion Handbook.* Nueva York: McGraw-Hill, 1988: 1.

es disminuir el grado de dolor para que el paciente pueda comer y dormir con una molestia mínima. Según una norma, la medicación debe darse a petición del paciente. La autoadministración por el paciente con dolor de cantidades precisas de opiáceos a través de una bomba de infusión intravenosa, si se lleva a cabo dentro del hospital, representa una nueva modalidad que está resultando eficaz en la lucha contra el dolor. Los principales analgésicos opiáceos se enumeran en la tabla 18-11.

**A. Analgésicos no opiáceos.** El ácido acetilsalicílico es un miembro característico de este grupo. A diferencia de los opiáceos, que actúan sobre el sistema nervioso central (SNC), los salicilatos actúan en la periferia o localmente, en el lugar donde se origina el dolor. Generalmente, se toman cada 3 h.

Las concentraciones plasmáticas máximas de la mayoría de los analgésicos se alcanzan a los 45 min y el efecto analgésico entre 3 y 4 h. Se pueden utilizar otros antiinflamatorios no esteroideos (AINE) para la analgesia (200 a 400 mg de ibuprofeno cada 4 h). Equivalentes posológicos: 650 mg de ácido acetilsalicílico = 32 mg de codeína = 65 mg de propoxifeno = 50 mg de pentazocina.

**B. Placebos.** Sustancias carentes de actividad farmacológica conocida que actúan a través de la sugestión más que de la acción biológica. Sin embargo, recientemente, se ha demostrado que la naloxona, un antagonista opiáceo, puede bloquear los efectos analgésicos de un placebo, lo que hace pensar que algunos efectos placebo se explican por una liberación de opioides endógenos. El tratamiento prolongado con placebos no debe aplicarse nunca si el paciente ha manifestado una clara objeción a este tipo de tratamiento. Además, los tratamientos frustrados con placebo socavan seriamente la confianza del paciente en los médicos. Por último, los placebos no deben administrarse si se dispone de un tratamiento eficaz.

## VI. Medicina alternativa (o complementaria)

Se utiliza cada vez más. Una de cada tres personas utiliza estos tratamientos en algún momento por males frecuentes, como depresión, ansiedad, dolor crónico, lumbago, cefaleas y problemas digestivos. En la tabla 18-12 se enumeran algunas preparaciones herbarias, de uso común, con propiedades psicoactivas.

---

Para una exposición más detallada de este tema, véase *Psychological Factors Affecting Medical Conditions,* capítulo 24, página 2105, en CTP/VIII.

---

**Tabla 18-11**
**Analgésicos opiáceos para combatir el dolor canceroso**

| Fármaco y potencia equianalgésica relativa de la dosis | Dosis (mg por vía i.m. o v.o.) | Semivida plasmática (h) | Dosis inicial por vía oral[a] (mg) | Preparaciones comerciales |
|---|---|---|---|---|
| **Agonistas opiáceos** | | | | |
| Morfina | 10 i.m.<br>60 v.o. | 3-4 | 30-60 | Oral: comprimidos, líquido, comprimidos de liberación retardada<br>Rectal: 5-30 mg<br>Inyectable: s.c., i.m., i.v., epidural, intratecal |
| Hidromorfona | 1,5 i.m.<br>7,5 v. o. | 2-3 | 2-48 | Oral: comprimidos de 1, 2 y 4 mg<br>Inyectable: s.c., i.m., i.v.<br>2, 3 y 10 mg/ml |
| Metadona | 10 i.m.<br>20 v.o. | 12-24 | 5-10 | Oral: comprimidos, líquido inyectable: s.c., i.m., i.v. |
| Levorfanol | 2 i.m.<br>4 v.o. | 12-16 | 2-4 | Oral: comprimidos<br>Inyectable: s.c., i.m., i.v. |
| Oximorfona | 1 i.m. | 2-3 | ND | Rectal: 10 mg<br>Inyectable: s.c., i.m., i.v. |
| Heroína | 5 i.m.<br>60 v.o. | 3-4 | ND | ND |
| Petidina | 75 i.m.<br>300 v.o. | 3-4<br>(norpetidina 12-16) | 75 | Oral: comprimidos<br>Inyectable: s.c., i.m., i.v. |
| Codeína | 30 i.m.<br>200 v.o. | 3-4 | 60 | Oral: comprimidos y asociación con ácido acetilsalicílico, paracetamol, líquido |
| Oxicodona | 15 v.o.<br>30 v.o.<br>80 v.o. | —<br>Acción prolongada (12 h) | 5 | Oral: comprimidos, líquido, formulación oral en combinación con paracetamol (comprimidos y líquido) y ácido acetilsalicílico |

La analgesia máxima entre los pacientes sin tolerancia aparece al cabo de media hora a una hora, y los efectos duran entre 4 y 6 h. El efecto analgésico máximo se demora y la duración se prolonga tras la administración oral.

[a] Dosis inicial recomendada por vía intramuscular; la dosis óptima para cada paciente depende del ajuste; la dosis máxima está limitada por los efectos adversos.
Adaptado con permiso de Foley K. Management of cancer pain. En: DeVita VT, Hellmon S, Rosenberg SA, eds. *Cancer: Principles and Practice of Oncology,* 4.ª ed. Philadelphia: Lippincott, 1993: 22.

Tabla 18–12
**Hierbas medicinales con efectos psicotropos**

| Nombre | Componente | Uso | Efectos adversos | Interacciones | Posología[a] | Comentarios |
|---|---|---|---|---|---|---|
| Equinácea *(Echinacea purpurea)* | Flavonoides[b], polisacáridos, derivados del ácido cafeico, alquilamidas | Estimula el sistema inmunitario; para combatir el letargo, el malestar, las infecciones del tracto respiratorio y de las vías urinarias bajas | Reacción alérgica, fiebre, náuseas, vómitos | No determinadas | 1-3 g/día | Su uso por los pacientes infectados por el VIH y con sida suscita controversia |
| Efedra, ma-huang *(Ephedra sinica)* | Efedrina, seudoefedrina | Estimulante: para combatir el letargo, el malestar y las enfermedades de la vía respiratoria | Sobrecarga simpaticomimética: arritmias, aumento de la presión arterial, cefalea, irritabilidad, náuseas, vómitos | Sinergia con los simpaticomiméticos, serotoninérgicos. Evitar con los IMAO | 1-2 g/día | Administrar durante períodos cortos, ya que puede ocurrir taquifilaxia y dependencia |
| Ginkgo *(Ginkgo biloba)* | Flavonoides[b], ginkgólidos, A, B | Alivio sintomático del delirium, demencia; mejora los problemas de concentración y de memoria; posible antídoto de la disfunción sexual inducida por los ISRS | Reacciones cutáneas alérgicas, molestias gastrointestinales, espasmos musculares, cefalea | Anticoagulante: debe utilizarse con cautela por sus efectos inhibitorios del factor activador plaquetario; posible aumento de las hemorragias | 120-240 mg/día | Los estudios revelan una mejora de la cognición de los pacientes con enfermedad de Alzheimer a las 4-5 semanas de su uso, posiblemente por un incremento el flujo sanguíneo |
| Ginseng *(Panax ginseng)* | Triterpenos, ginsenósidos | Estimulante: para combatir la fatiga, exaltación del estado de ánimo | Insomnio, hipertonía y edema (llamado *síndrome por abuso de ginseng*) | No debe administrarse con sedantes, hipnóticos, IMAO, antidiabéticos o esteroides | 1-2 g/día | Se conocen algunas variedades: coreano (el más apreciado), chino, japonés, norteamericano *(Panax quinquefolius)* |

| | | | | | | |
|---|---|---|---|---|---|---|
| Kava kava *(Piperis methysticum rhizoma)* | Lactosas de kava, pirona de kava | Sedante-hipnótico, espasmolítico | Letargo, alteración de la cognición, dermatitis con el uso oculto prolongado | Sinergia con ansiolíticos, alcohol; evitar con levodopa y preparados dopaminérgicos | 600-800 mg/día | Puede actuar con propiedades gabaérgicas. Contraindicado para los pacientes con depresión endógena; puede aumentar el riesgo de suicidio |
| Hierba de San Juan (*Hypericum perforatum)* | Hipericina, flavonoides, xantonas | Antidepresivo, sedante, ansiolítico | Cefaleas, fotosensibilidad (a veces intensa), estreñimiento | Notificación de reacción maníaca si se toma con la sertralina. No combinar con ISRS o IMAO; posible síndrome serotonínico. No utilizar con alcohol, opiáceos | 100-950 mg/día | En investigación por los National Institutes of Health. Puede actuar como IMAO o ISRS. Hacer un ensayo de 4 a 6 semanas en la depresión leve; si no se observa mejoría aparente, cambiar a otro tratamiento |
| Valeriana *(Valeriana officinalis)* | Valepotriatos, ácido valerénico, ácido cafeico | Sedante, miorrelajante, hipnótico | Alteración cognitiva y motora, molestias digestivas, hepatotoxicidad; con el consumo prolongado: alergia de contacto, cefalea, inquietud, insomnio, midriasis, disfunción cardíaca | Evitar el uso concomitante con el alcohol o las sustancias depresoras del sistema nervioso central | 1-2 g/día | Puede mostrar inestabilidad química |

[a] No hay datos fiables, sistemáticos o válidos sobre las dosis o efectos adversos de la mayoría de las hierbas medicinales.
[b] Los flavonoides son comunes a muchas hierbas. Se trata de subproductos vegetales que actúan como antioxidantes (es decir, sustancias que evitan el deterioro de material, como el ADN; a través de la oxidación).
IMAO, inhibidor de la monoaminoxidasa; GABA, ácido $\gamma$-aminobutírico; ISRS, inhibidor selectivo de la recaptación de serotonina; VIH, virus de la inmunodeficiencia humana.

# 19
# Trastornos de la personalidad

## I. Introducción general

**A. Definición.** La *personalidad* es el término universal utilizado para describir el comportamiento característico de una persona en respuesta a sus experiencias internas y externas; es previsible y estable. El trastorno de la personalidad se diagnostica cuando el comportamiento difiere del intervalo de variación hallado en la mayoría de las personas y se acusa y desvía tanto que produce sufrimiento personal o una alteración significativa de la capacidad de adaptación.

**B. Clasificación.** En el DSM-IV-TR se clasifican los trastornos de la personalidad en tres grupos.

1. **Grupo A.** El *grupo extraño y excéntrico* lo forman los trastornos paranoide, esquizoide y esquizotípico de la personalidad. Estos trastornos implican el uso de la fantasía y de la proyección y se asocian a una tendencia hacia el pensamiento psicótico. Los pacientes pueden manifestar vulnerabilidad biológica hacia la desorganización cognitiva en caso de estrés.
2. **Grupo B.** El *grupo dramático, emocional y errático* comprende los trastornos histriónico, narcisista, antisocial y límite de la personalidad. Estos trastornos implican el uso de la disociación, la negación, la escisión y el paso al acto. Los trastornos del estado de ánimo son frecuentes.
3. **Grupo C.** El *grupo ansioso o temeroso* comprende los trastornos de la personalidad por evitación, o por dependencia y los trastornos obsesivo-compulsivos de la personalidad. Estos trastornos implican el uso del aislamiento, la agresión pasiva y la hipocondría.
4. En el apéndice del DSM-IV-TR se incluyen algunos trastornos de la personalidad (trastorno depresivo de la personalidad y trastorno pasivo-agresivo de la personalidad). También se enumera el trastorno de la personalidad no especificado. Si un paciente cumple los criterios de más de un trastorno de la personalidad, el clínico debe diagnosticar cada uno de ellos; esta circunstancia no es rara.

## II. Grupo extraño y excéntrico

### A. Trastorno paranoide de la personalidad

1. **Definición.** Los pacientes con un trastorno paranoide de la personalidad suelen caracterizarse por una enorme suspicacia y desconfianza hacia los demás. Rehúsan la responsabilidad de sus propias acciones y suelen proyectar su responsabilidad a los demás. A menudo, se manifiestan hostiles, irritables, hipersensibles, envidiosos o enfadados. Puede tratarse de intolerantes, cosechadores de injusticias, cónyuges con celos patológicos o litigantes excéntricos.
2. **Epidemiología**
   - **a.** La prevalencia llega al 0,5-2,5% de la población general, al 10-30% entre los pacientes ingresados y al 2-10% entre los pacientes ambulatorios.
   - **b.** La prevalencia se eleva entre las minorías, los inmigrantes y los sordos.
   - **c.** La incidencia aumenta entre los familiares de los pacientes con esquizofrenia y trastornos delirantes.
   - **d.** El trastorno es más común en el sexo masculino.
3. **Etiología**
   - **a.** Se ha establecido un componente genético.
   - **b.** Suele haber dificultades familiares tempranas e inespecíficas. Son frecuentes los antecedentes de abuso infantil.
4. **Psicodinámica**
   - **a.** Las defensas clásicas comprenden la proyección, la negación y la racionalización
   - **b.** La vergüenza es un rasgo prominente.
   - **c.** El Superyó se proyecta contra la autoridad.
   - **d.** Los problemas no resueltos de separación y autonomía influyen.

5. **Diagnóstico.** El rasgo esencial de estos pacientes es una tendencia arraigada e injustificada a percibir las acciones de los demás como deliberadamente despectivas o amenazadoras. Esta tendencia se inicia en la primera parte de la vida adulta. Los pacientes esperan ser explotados o perjudicados por los otros y suelen cuestionar la lealtad y honradez de la familia, los amigos o los allegados sin ninguna justificación. Son personas desconfiadas que se muestran educadas, con una considerable tensión muscular y escrutan el entorno. Generalmente, carecen de humor y están serios. Aunque las premisas de sus argumentos puedan ser, en ocasiones, equivocadas, el habla tiene un propósito y sigue una lógica. Emplean la proyección y tienen bastantes prejuicios. Algunos se implican en grupos extremistas. En las relaciones matrimoniales y sexuales suelen evidenciar celos patológicos y dudan de la fidelidad de sus parejas. Tienden a interiorizar sus propias emociones y utilizan la defensa de la proyección. Atribuyen a los demás los impulsos y pensamientos que son incapaces de aceptar por sí mismos. Son frecuentes las ideas de referencia y las creencias defendidas de manera lógica (tabla 19-1).
6. **Diagnóstico diferencial**
   a. **Trastorno delirante.** El paciente muestra delirios fijos.
   b. **Esquizofrenia paranoide.** El paciente tiene alucinaciones y un trastorno formal del pensamiento.
   c. **Trastornos esquizoide, límite y antisocial de la personalidad.** El paciente no muestra una implicación activa análoga con los demás y es menos estable.
   d. El abuso de sustancias (p. ej., estimulantes) puede producir rasgos paranoides.
7. **Evolución y pronóstico.** El trastorno de algunos pacientes es indefinido, mientras que el de otros preludia la esquizofrenia. En general, los pacientes con un trastorno paranoide de la personalidad tienen problemas para trabajar y convivir. Son frecuentes los problemas laborales y matrimoniales.
8. **Tratamiento**
   a. **Psicoterapia.** La psicoterapia es el tratamiento preferido. Los terapeutas deben ser directos y recordar que la confianza y la tolerancia de la intimidad son cuestiones difíciles para estos pacientes. La terapia de grupo no es un método adecuado en estos casos, pero puede ayudar a mejorar las relaciones sociales y disminuir la suspicacia.
   b. **Farmacoterapia.** La farmacoterapia ayuda a combatir la agitación y la ansiedad. En la ma-

Tabla 19-1
**Criterios del DSM-IV-TR para el diagnóstico del trastorno paranoide de la personalidad**

A. Desconfianza y suspicacia general desde el inicio de la edad adulta, de forma que las intenciones de los demás son interpretadas como maliciosas, que aparecen en diversos contextos, como lo indican cuatro (o más) de los siguientes puntos:
   (1) sospecha, sin base suficiente, que los demás se van a aprovechar de ellos, les van a hacer daño o les van a engañar
   (2) preocupación por dudas no justificadas acerca de la lealtad o la fidelidad de los amigos y socios
   (3) reticencia a confiar en los demás por temor injustificado a que la información que compartan vaya a ser utilizada en su contra
   (4) en las observaciones o los hechos más inocentes vislumbra significados ocultos que son degradantes o amenazadores
   (5) alberga rencores durante mucho tiempo, por ejemplo, no olvida los insultos, injurias o desprecios
   (6) percibe ataques a su persona o a su reputación que no son aparentes para los demás y está predispuesto a reaccionar con ira o a contraatacar
   (7) sospecha repetida e injustificadamente que su cónyuge o su pareja le es infiel

B. Estas características no aparecen exclusivamente en el transcurso de una esquizofrenia, un trastorno del estado de ánimo con síntomas psicóticos u otro trastorno psicótico y no son debidas a los efectos fisiológicos directos de una enfermedad médica.

**Nota:** Si se cumplen los criterios antes del inicio de una esquizofrenia, añadir «premórbido», por ejemplo, «trastorno paranoide de la personalidad (premórbido)».

Con permiso de la American Psychiatric Association. *Diagnostic and Statistical Manual of Mental Disorders,* texto revisado, 4.ª ed. Washington, DC: American Psychiatric Association. Copyright 2000.

yoría de los casos, basta con un ansiolítico, el diazepam o el clonazepam. A veces, hay que utilizar un antipsicótico, como la olanzapina o el haloperidol, en dosis bajas y durante períodos breves, para combatir la agitación y el pensamiento casi delirante. El antipsicótico pimozida ha resultado útil para disminuir la ideación paranoide de algunos pacientes.

**B. Trastorno esquizoide de la personalidad**

**1. Definición.** Los pacientes se caracterizan por una vida solitaria y la falta de interés por las relaciones sociales. A menudo, son tratados como personas excéntricas, introvertidas o solitarias.

**2. Epidemiología**

**a.** Este trastorno puede afectar al 7,5% de la población general.

**b.** La incidencia aumenta entre los familiares de probandos con trastornos esquizofrénico o esquizotípico de la personalidad.

**c.** La incidencia es mayor entre los hombres, con una posible razón de masculinidad de 2 a 1.

**3. Etiología**

**a.** Es probable la intervención de factores genéticos.

**b.** Suele observarse una historia de alteración en las relaciones familiares tempranas.

**4. Psicodinámica**

**a.** La inhibición social se arraiga.

**b.** Las necesidades sociales se reprimen para defenderse contra la agresión.

**5. Diagnóstico.** Estos pacientes se encuentran incómodos con los demás y no suelen mantener el contacto ocular. El afecto generalmente se constriñe o es frío o inadecuadamente serio. El humor parece adolescente o fuera de lugar. Ofrecen respuestas breves, evitan el habla espontánea y utilizan algunas metáforas poco comunes. Algunos se sienten fascinados por los objetos inanimados o los constructos metafísicos o se interesan por las matemáticas, la astronomía o los movimientos filosóficos. Su conciencia se encuentra intacta, al igual que la memoria y las interpretaciones de los refranes son abstractas y apropiadas (tabla 19-2).

**6. Diagnóstico diferencial**

**a. Trastorno paranoide de la personalidad.** El paciente se relaciona con otros, refiere antecedentes de comportamiento agresivo y proyecta sus sentimientos hacia los demás.

**b. Trastorno esquizotípico de la personalidad.** El paciente exhibe una conducta extraña y excéntrica, familiares esquizofrénicos y, a menudo, una historia laboral frustrante.

**c. Trastorno de la personalidad por evitación.** El paciente está aislado, pero desea relacionarse con los demás.

**d. Esquizofrenia.** El paciente manifiesta un trastorno de la personalidad y un pensamiento delirantes.

Tabla 19-2
**Criterios del DSM-IV-TR para el diagnóstico del trastorno esquizoide de la personalidad**

A. Un patrón general de distanciamiento de las relaciones sociales y de restricción de la expresión emocional en el plano interpersonal, que comienza al principio de la edad adulta y se da en diversos contextos, como lo indican cuatro (o más) de los siguientes puntos:
(1) ni desea ni disfruta de las relaciones personales, incluido el formar parte de una familia
(2) escoge casi siempre actividades solitarias
(3) tiene escaso o ningún interés en tener experiencias sexuales con otra persona
(4) disfruta con pocas o ninguna actividad
(5) no tiene amigos íntimos o personas de confianza, aparte de los familiares de primer grado
(6) se muestra indiferente a los halagos o las críticas de los demás
(7) muestra frialdad emocional, distanciamiento o aplanamiento de la afectividad

B. Estas características no aparecen exclusivamente en el transcurso de una esquizofrenia, un trastorno del estado de ánimo con síntomas psicóticos u otro trastorno psicótico y no son debidas a los efectos fisiológicos directos de una enfermedad médica.

**Nota:** Si se cumplen los criterios antes del inicio de una esquizofrenia, añadir «premórbido», por ejemplo, «trastorno paranoide de la personalidad (premórbido)».

Con permiso de la American Psychiatric Association. *Diagnostic and Statistical Manual of Mental Disorders,* texto revisado, 4.ª ed. Washington, DC: American Psychiatric Association. Copyright 2000.

7. **Evolución y pronóstico.** Este trastorno suele comenzar en la primera infancia. Su evolución es prolongada pero no necesariamente indefinida. Puede haber estas complicaciones: trastorno delirante, esquizofrenia, otras psicosis o depresión.
8. **Tratamiento**
   a. **Psicoterapia.** A diferencia del trastorno paranoide de la personalidad, los pacientes esquizoides suelen ser introspectivos y pueden convertirse en pacientes exclusivos, aunque distantes, de la psicoterapia. Según va estableciendo la confianza, el paciente puede revelar una plétora de fantasías, amigos imaginarios y temores o una dependencia insoportable, incluso de unión al terapeuta. En la terapia de grupo, los pacientes esquizoides pueden permanecer en silencio durante largos períodos, pero no se alejan por completo de la participación. Los demás miembros del grupo se tornan, con el paso del tiempo, importantes para el paciente y a veces representan sus únicos contactos sociales.
   b. **Farmacoterapia.** Las pequeñas dosis de antipsicóticos, antidepresivos y psicotropos han resultado eficaces para algunos pacientes. Las preparaciones serotoninérgicas pueden reducir la sensibilidad de los pacientes o el rechazo. Las benzodiazepinas se emplean para disminuir la ansiedad frente a otras personas.

**C. Trastorno esquizotípico de la personalidad**

1. **Definición.** Los pacientes con un trastorno esquizotípico de la personalidad se caracterizan por una conducta, pensamiento, afecto o habla y apariencia enormemente extraños o inusitados. Sucumben al pensamiento mágico y tienen ideas peculiares, ideas de referencia e ilusiones, además de experimentar, a menudo, episodios de desrealización.
2. **Epidemiología**
   a. La prevalencia de este trastorno llega al 3%.
   b. La prevalencia aumenta entre las familias de los probandos esquizofrénicos. Se ha constatado una concordancia mayor entre los gemelos monocigotos.
   c. Se ignora la relación entre los sexos, pero se diagnostica con frecuencia a mujeres con el síndrome del cromosoma X frágil.
3. **Etiología.** Pueden regir los modelos etiológicos de la esquizofrenia (v. cap. 8).
4. **Psicodinámica.** Dinámica de pensamiento mágico, escisión y aislamiento del afecto.
5. **Diagnóstico.** El trastorno esquizotípico de la personalidad se diagnostica sobre la base del pensamiento, comportamiento y aspecto extraños del paciente. Es difícil efectuar la anamnesis de estos pacientes debido a su modo grotesco de comunicarse. Algunos pacientes son supersticiosos o reclaman poderes de clarividencia y creen que tienen otros poderes especiales de pensamiento e introspección. Algunos se aíslan y tienen pocos amigos, debido a su incapacidad para conservar las relaciones personales y sus actos inadecuados. En caso de estrés, el paciente se puede descompensar y manifestar síntomas psicóticos (tabla 19-3).
6. **Diagnóstico diferencial**
   a. **Trastorno paranoide de la personalidad.** El paciente es suspicaz y reservado, pero no se comporta de manera extraña.
   b. **Trastorno esquizoide de la personalidad.** El paciente no manifiesta ninguna excentricidad particular.
   c. **Trastorno límite de la personalidad.** El paciente muestra inestabilidad e intensidad emocionales e impulsividad.
   d. **Esquizofrenia.** El paciente pierde el análisis de la realidad.
7. **Evolución y pronóstico.** Hasta un 10% de los pacientes comete suicidio. Algunos pueden experimentar esquizofrenia. El pronóstico es reservado.
8. **Tratamiento**
   a. **Psicoterapia.** El tratamiento de los pacientes con un trastorno esquizotípico de la personalidad se parece al de los pacientes esquizoides. Los pacientes manifiestan patrones excéntricos de pensamiento y algunos participan en cultos, prácticas religiosas extrañas y ritos ocultistas. El clínico no debe manifestar escepticismo ni ridiculizar o juzgar a los pacientes esquizotípicos por sus creencias.

Tabla 19-3
**Criterios del DSM-IV-TR para el diagnóstico del trastorno esquizotípico de la personalidad**

A. Un patrón general de déficit sociales e interpersonales asociados a malestar agudo y una capacidad reducida para las relaciones personales, así como distorsiones cognoscitivas o perceptivas y excentricidades del comportamiento, que comienzan al principio de la edad adulta y se dan en diversos contextos, como lo indican cinco (o más) de los siguientes puntos:
(1) ideas de referencia (excluidas las ideas delirantes de referencia)
(2) creencias raras o pensamiento mágico que influye en el comportamiento y no es consistente con las normas subculturales (p. ej., superstición, creer en la clarividencia, telepatía o «sexto sentido»; en niños y adolescentes, fantasías o preocupaciones extrañas)
(3) experiencias perceptivas inhabituales, incluidas las ilusiones corporales
(4) pensamiento y lenguaje raros (p. ej., vago, circunstancial, metafórico, sobreelaborado o estereotipado)
(5) suspicacia o ideación paranoide
(6) afectividad inapropiada o restringida
(7) comportamiento o apariencia rara, excéntrica o peculiar
(8) falta de amigos íntimos o de confianza aparte de los familiares de primer grado
(9) ansiedad social excesiva que no disminuye con la familiarización y que tiende a asociarse con los temores paranoides más que con juicios negativos sobre uno mismo

B. Estas características no aparecen exclusivamente en el transcurso de una esquizofrenia, un trastorno del estado de ánimo con síntomas psicóticos u otro trastorno psicótico o de un trastorno generalizado del desarrollo.

**Nota:** Si se cumplen los criterios antes del inicio de una esquizofrenia, añadir «premórbido», por ejemplo, «Trastorno esquizotípico de la personalidad (premórbido)».

Con permiso de la American Psychiatric Association. *Diagnostic and Statistical Manual of Mental Disorders,* texto revisado, 4.ª ed. Washington, DC: American Psychiatric Association. Copyright 2000.

**b. Farmacoterapia.** Para combatir las ideas de referencia, las ilusiones y otros síntomas son útiles los antipsicóticos, que se pueden combinar con la psicoterapia. Los antidepresivos se utilizan en casos de depresión.

## III. Grupo dramático, emocional y errático

### A. Trastorno antisocial de la personalidad

**1. Definición.** El trastorno antisocial de la personalidad se caracteriza por la incapacidad de aceptar las normas sociales que gobiernan el comportamiento de la gente. Habitualmente se asocia con la violencia, pero no es estrictamente sinónimo de ésta. Los pacientes son impulsivos, egocéntricos, irresponsables, impacientes y no toleran la frustración; rechazan la autoridad o la disciplina; y carecen de un desarrollo adecuado de la conciencia.

**2. Epidemiología**

**a.** La prevalencia llega al 3% de los hombres (puede alcanzar incluso al 7%) y al 1% de las mujeres de la población general. Entre las poblaciones de reclusos, la cifra puede elevarse hasta el 75%.

**b.** En algunas familias se observa un conglomerado de trastornos antisociales de la personalidad, trastornos de somatización y alcoholismo. El trastorno se da cinco veces más entre los familiares de sexo masculino en primer grado que entre los testigos.

**c.** El trastorno es más frecuente en los grupos socioeconómicos menos favorecidos.

**d.** Los estados predisponentes comprenden el trastorno por déficit de atención con hiperactividad (TDAH) y el trastorno disocial.

**3. Etiología**

**a.** Los estudios de adopción revelan la participación de factores genéticos en este trastorno.

**b.** La lesión o la disfunción cerebrales constituyen un rasgo de este trastorno, que puede obedecer a daños como una lesión cerebral perinatal, un traumatismo craneal o encefalitis.

**c.** Son muy frecuentes los antecedentes de abandono o abuso parentales. Se cree que los castigos repetidos, arbitrarios o duros de los padres contribuyen.

**4. Psicodinámica**

**a.** Los pacientes con este trastorno sucumben a los impulsos y muestran defectos asociados del Yo para la planificación y el juicio.

**b.** Se observan defectos o lagunas del Superyó; la conciencia es primitiva o está poco desarrollada.
**c.** Las dificultades relacionales con los objetos son llamativas, con una falta de empatía, cariño y confianza básica.
**d.** Los rasgos agresivos son prominentes.
**e.** Otras manifestaciones comprenden el sadomasoquismo, el narcisismo y la depresión.

**5. Diagnóstico.** Los pacientes con un trastorno antisocial de la personalidad pueden confundir al clínico más experto. Aparentan serenidad y credibilidad pero, bajo esa fachada, subyacen tensión, hostilidad, irritabilidad y rabia. Para desvelar el trastorno se precisa, en ocasiones, una entrevista estresante, en la que se confronte enérgicamente a los pacientes con las incoherencias de su relato. El estudio diagnóstico debe incluir una exploración neurológica minuciosa. A menudo, se observan resultados electroencefalográficos (EEG) anómalos y signos neurológicos inespecíficos de lesión cerebral mínima durante la infancia. Las mentiras, el absentismo laboral, la fuga del domicilio, los hurtos, las huidas, el abuso de sustancias y las actividades ilegales son experiencias características, que empiezan en la infancia. La promiscuidad, el abuso del cónyuge, el abuso de los niños y la conducción en estado ebrio se observan con frecuencia. Los pacientes no muestran remordimiento por sus acciones y aparentan no tener conciencia de ellas (tabla 19-4).

**6. Diagnóstico diferencial**
**a. Trastorno antisocial del adulto.** El paciente no cumple todos los criterios de la tabla 19-4.
**b. Trastornos por abuso de sustancias.** El paciente puede manifestar una conducta antisocial como consecuencia del abuso y la dependencia de sustancias.
**c. Retraso mental.** El paciente puede manifestar un comportamiento antisocial como consecuencia de las alteraciones del intelecto y del juicio.
**d. Psicosis.** El paciente puede emprender un comportamiento antisocial como consecuencia del delirio psicótico.
**e. Trastorno límite de la personalidad.** El paciente suele intentar el suicidio y manifiesta autoaversión y una vinculación intensa y ambivalente.
**f. Trastorno narcisista de la personalidad.** El paciente es respetuoso con las leyes.
**g. Cambio de la personalidad secundario a una enfermedad médica.** El paciente manifiesta una personalidad premorbosa diferente o muestra rasgos de un trastorno orgánico.
**h. TADH.** Se observan dificultades cognitivas y descontrol de los impulsos.

Tabla 19-4
**Criterios del DSM-IV-TR para el diagnóstico del trastorno antisocial de la personalidad**

A. Un patrón general de desprecio y violación de los derechos de los demás que se presenta desde la edad de 15 años, como lo indican tres (o más) de los siguientes ítems:
(1) fracaso para adaptarse a las normas sociales en lo que respecta al comportamiento legal, como lo indica el perpetrar repetidamente actos que son motivo de detención
(2) deshonestidad, indicada por mentir repetidamente, utilizar un alias, estafar a otros para obtener un beneficio personal o por placer
(3) impulsividad o incapacidad para planificar el futuro
(4) irritabilidad y agresividad, indicados por peleas físicas repetidas o agresiones
(5) despreocupación imprudente por su seguridad o la de los demás
(6) irresponsabilidad persistente, indicada por la incapacidad de mantener un trabajo con constancia o de hacerse cargo de obligaciones económicas
(7) falta de remordimientos, como lo indica la indiferencia o la justificación del haber dañado, maltratado o robado a otros

B. El sujeto tiene al menos 18 años.
C. Existen pruebas de un trastorno disocial (v. pág. 107) que comienza antes de la edad de 15 años.
D. El comportamiento antisocial no aparece exclusivamente en el transcurso de una esquizofrenia o un episodio maníaco.

Con permiso de la American Psychiatric Association. *Diagnostic and Statistical Manual of Mental Disorders,* texto revisado, 4.ª ed. Washington, DC: American Psychiatric Association. Copyright 2000.

7. **Evolución y pronóstico.** El pronóstico del trastorno antisocial de la personalidad varía. El trastorno suele mejorar significativamente después de la fase inicial o madura de la vida adulta. Las complicaciones comprenden muerte por actos violentos, abuso de sustancias, suicidio, lesiones somáticas, dificultades legales y económicas y trastornos depresivos.

8. **Tratamiento**
   a. **Psicoterapia.** La psicoterapia es bastante difícil pero no imposible. Mejora si el paciente es recluido en la institución de manera que impida el paso al acto. Los grupos de autoayuda, en particular con otras personalidades antisociales, resultan, a menudo, útiles. Antes de iniciar el tratamiento es imprescindible fijar límites rígidos. El clínico debe afrontar el comportamiento autodestructivo de los pacientes. Es necesario frustrar el deseo del paciente de huir de encuentros humanos honrados y este debe superar el miedo a la intimidad. Al hacerlo así, el terapeuta afronta la dificultad de separar el control frente al castigo y la necesidad de confrontación frente al miedo inconsciente del paciente al rechazo.
   b. **Farmacoterapia.** La farmacoterapia sirve para corregir síntomas como la ansiedad, la ira y la depresión, pero los fármacos deben administrarse de forma juiciosa dado el riesgo de abuso de sustancias. Si el paciente manifiesta rasgos de TADH, se pueden emplear psicotropos como el metilfenidato. Se ha intentado modificar el metabolismo catecolamínico con fármacos y controlar el comportamiento impulsivo con antiepilépticos, como la carbamazepina o el valproato, sobre todo en casos de anomalías de las ondas EEG. Se han utilizado preparados ß-bloqueantes para reducir la agresión.

**B. Trastorno límite de la personalidad**

1. **Definición.** Los pacientes con un trastorno límite de la personalidad se caracterizan por un estado de ánimo, afectividad, comportamiento, relaciones con los objetivos e imagen propia muy inestables. Se encuentran en el límite entre la neurosis y la psicosis y destacan por la impulsividad, los actos suicidas, la automutilación, los problemas de identidad y los sentimientos de vacío o aburrimiento. Esta categoría diagnóstica se ha denominado también esquizofrenia ambulatoria, personalidad «como si», esquizofrenia seudoneurótica y trastorno psicótico del carácter.

2. **Epidemiología**
   a. La prevalencia del trastorno límite de la personalidad se aproxima al 2% de la población, al 10% de los pacientes ambulatorios, al 20% de los pacientes ingresados y del 30 al 60% de los pacientes con trastornos de la personalidad.
   b. Se da más entre las mujeres.
   c. El 90% de estos pacientes presenta otro diagnóstico psiquiátrico y el 40%, dos.
   d. La prevalencia de los trastornos del estado de ánimo y relacionados con sustancias, así como del trastorno antisocial de la personalidad está aumentada en las familias.
   e. El trastorno es cinco veces más frecuente entre los familiares de los probandos afectados. La prevalencia del trastorno límite de la personalidad aumenta entre las madres de los pacientes con un trastorno límite.

3. **Etiología**
   a. Puede haber un daño cerebral que representa lesión perinatal del cerebro, encefalitis, traumatismo craneal u otros trastornos cerebrales.
   b. Los antecedentes de abuso físico y sexual, abandono o sobreactuación son la norma.

4. **Psicodinámica**
   a. **Escisión.** El paciente divide a las personas según le gusten o le disgusten y en aquellas que son siempre «buenas» y siempre «malas». Estos sentimientos cambian y pueden suponer un problema para el equipo que trata al paciente.
   b. **Idealización primitiva**
   c. **Identificación proyectiva.** El paciente atribuye rasgos positivos o negativos a otra persona y luego procura implicarla en diversas actuaciones que confirman la creencia del paciente. El paciente trata de forma inconsciente de inducir al terapeuta para que represente el papel proyectado.
   d. El paciente posee unas necesidades intensas de agresión y un hambre intensa de objetos que, a menudo, se alternan.

**e.** El paciente tiene un enorme miedo al abandono.
**f.** La subfase de separación-individualización del acercamiento (teoría de M. Mahler) no está resuelta; la constancia del objeto se altera, con lo que falla la estructuralización y el control internos.
**g. La vuelta hacia Sí mismo.** La vuelta hacia Sí mismo —aversión y abominación de Sí mismo— es llamativa.
**h.** La disfunción generalizada del Yo origina un trastorno de identidad.

**5. Diagnóstico.** Los pacientes con un trastorno límite de la personalidad se caracterizan por la inestabilidad inveterada y exagerada de sus afectos, imagen personal y relaciones personales y por una impulsividad clara. Suelen manifestar episodios micropsicóticos, a menudo con síntomas de paranoia o disociación transitoria. Con frecuencia se observan gestos, amenazas o actos autodestructivos, automutilantes o suicidas. Son personas impulsivas en cuestiones de dinero y de actividad sexual y se implican en el abuso de sustancias, la conducción temeraria o la alimentación compulsiva. Pueden manifestar una corta latencia de REM (movimientos oculares rápidos, *rapid eye movement*), alteraciones en la continuidad del sueño y resultados anómalos en la prueba de supresión con dexametasona (DST) y también en la prueba con la hormona liberadora de tirotropina (TRH). Son frecuentes, además, la ansiedad generalizada y la sexualidad caótica. Los pacientes con un trastorno límite de la personalidad siempre parecen estar en crisis. El estado de ánimo oscila a menudo (tabla 19-5).

**6. Diagnóstico diferencial**
**a. Trastorno psicótico.** Persiste una anomalía en el análisis de la realidad.
**b. Trastornos del estado de ánimo.** El trastorno del estado de ánimo no suele ser reactivo. El trastorno depresivo mayor con rasgos atípicos constituye, a menudo, un diagnóstico diferencial difícil. A veces, sólo el ensayo terapéutico desvela la causa. Sin embargo, los pacientes atípicos suelen padecer episodios sostenidos de depresión.
**c. Cambio de la personalidad secundario a enfermedad médica.** Los resultados de los análisis de la enfermedad médica son positivos.
**d. Trastorno esquizotípico de la personalidad.** Los problemas afectivos son menos acusados.
**e. Trastorno antisocial de la personalidad.** Los defectos de la conciencia y la capacidad de apego son más graves.

Tabla 19-5
**Criterios del DSM-IV-TR para el diagnóstico del trastorno límite de la personalidad**

Un patrón general de inestabilidad en las relaciones interpersonales, la autoimagen y la efectividad, y una notable impulsividad, que comienzan al principio de la edad adulta y se dan en diversos contextos, como lo indican cinco (o más) de los siguientes ítems:
(1) esfuerzos frenéticos para evitar un abandono real o imaginado. **Nota:** No incluir los comportamientos suicidas o de automutilación que se recogen en el Criterio 5
(2) un patrón de relaciones interpersonales inestables e intensas caracterizado por la alternancia entre los extremos de idealización y devaluación
(3) alteración de la identidad: autoimagen o sentido de sí mismo acusada y persistentemente inestable
(4) impulsividad en al menos dos áreas, que es potencialmente dañina para sí mismo (p. ej., gastos, sexo, abuso de sustancias, conducción temeraria, atracones de comida). **Nota:** No incluir los comportamientos suicidas o de automutilación que se recogen en el Criterio 5
(5) comportamientos, intentos o amenazas suicidas recurrentes, o comportamiento de automutilación
(6) inestabilidad afectiva debida a una notable reactividad del estado de ánimo (p. ej., episodios de intensa disforia, irritabilidad o ansiedad, que suelen durar unas horas y rara vez unos días)
(7) sentimientos crónicos de vacío
(8) ira inapropiada e intensa o dificultades para controlar la ira (p. ej., muestras frecuentes de mal genio, enfado constante, peleas físicas recurrentes)
(9) ideación paranoide transitoria relacionada con el estrés o síntomas disociativos graves

Con permiso de la American Psychiatric Association. *Diagnostic and Statistical Manual of Mental Disorders,* texto revisado, 4.ª ed. Washington, DC: American Psychiatric Association. Copyright 2000.

f. **Trastorno histriónico de la personalidad.** El suicidio y la automutilación se dan menos. Los pacientes suelen mantener relaciones personales más estables.
g. **Trastorno narcisista de la personalidad.** La formación de la identidad es más estable.
h. **Trastorno de la personalidad por dependencia.** El apego es estable.
i. **Trastorno paranoide de la personalidad.** La suspicacia es más extrema y constante.

7. **Evolución y pronóstico.** El pronóstico varía; puede haber cierta mejoría en los años posteriores. Entre las posibles complicaciones se encuentran el suicidio, las autoagresiones, los trastornos del estado de ánimo, los trastornos somatomorfos, las psicosis, el abuso de sustancias y los trastornos de la conducta sexual.
8. **Tratamiento.** Los pacientes con un trastorno límite pueden resultar problemáticos. El paciente presenta a veces «tormentas afectivas» y requiere mucha atención.
   a. **Psicoterapia.** La psicoterapia es el tratamiento preferido, aunque resulte difícil para el terapeuta y el paciente. El paciente experimenta regresiones con facilidad, pasa sus impulsos al acto y manifiesta transferencias, negativas o positivas, lábiles o fijas, que cuesta analizar. La identificación proyectiva y la escisión también dificultan el tratamiento; por eso, se prefiere un enfoque orientado a la realidad para explorar el inconsciente. La terapia conductual ayuda a controlar los impulsos y brotes de ira y a reducir la sensibilidad a las críticas y al rechazo. La formación en las capacidades sociales mejora el comportamiento interpersonal. La terapia conductual dialéctica puede aplicarse a los casos de comportamiento parasuicida, por ejemplo, con cortes frecuentes. La psicoterapia intensiva en el entorno hospitalario se aplica tanto de forma individual como en grupos.
   b. **Farmacoterapia.** Los antipsicóticos ayudan a controlar la ira, la hostilidad y los episodios psicóticos breves. Los antidepresivos ayudan a mejorar el estado de ánimo deprimido. Los inhibidores de la monoaminoxidasa (IMAO) pueden modular, con eficacia, el comportamiento de los impulsos. Las benzodiazepinas, sobre todo el alprazolam, alivian la ansiedad y la depresión pero algunos pacientes manifiestan una desinhibición con estos fármacos. Los antiepilépticos, como la carbamazepina, mejoran la actividad general. Los preparados serotoninérgicos, como la fluoxetina, se han mostrado útiles.

C. **Trastorno histriónico de la personalidad**

1. **Definición.** Los pacientes con un trastorno histriónico de la personalidad se caracterizan por su comportamiento extravagante, dramático, excitable e hiperreactivo que trata de llamar la atención. Suelen ser dependientes e inmaduros y, muchas veces, seductores. Estos pacientes no pueden mantener vínculos profundos y duraderos.
2. **Epidemiología**
   a. La prevalencia del trastorno histriónico de la personalidad oscila entre el 2 y el 3%. Del 10 al 15% de los pacientes tratados presentan este trastorno.
   b. La prevalencia es mayor entre las mujeres, pero el problema posiblemente se infradiagnostica entre los hombres.
   c. Este trastorno puede acompañarse de un trastorno de somatización, trastornos del estado de ánimo o consumo de alcohol.
3. **Etiología**
   a. Las dificultades personales tempranas quizá se resolvieron con un comportamiento dramático.
   b. Uno de los patrones consiste en un padre distante o severo y una madre seductora.
4. **Psicodinámica**
   a. Es característica la fantasía de «representar el papel» con emocionalidad y un estilo dramático.
   b. Las defensas frecuentes comprenden represión, regresión, identificación, somatización, conversión, disociación, negación y exteriorización.
   c. A menudo, se advierte una identificación equivocada con el padre del mismo sexo y una relación ambivalente y seductora con el padre del sexo contrario.
   d. Fijación en la etapa genital temprana.
   e. Rasgos orales prominentes.
   f. Miedo a la sexualidad, pese a la seducción manifiesta.

5. **Diagnóstico.** Los pacientes con un trastorno histriónico de la personalidad suelen colaborar y están deseando recibir ayuda. La gesticulación y el registro dramático de la conversación son frecuentes y el lenguaje resulta colorido. Los resultados de las pruebas cognitivas suelen ser normales, pero la falta de perseverancia se reconoce en las tareas aritméticas o de concentración. La emocionalidad es, a veces, superficial o poco sincera y los pacientes se olvidan del material cargado de afecto. Tienden a exagerar los pensamientos y los sentimientos para llamar la atención y manifiestan rabietas, lloros y acusaciones cuando no reciben la atención que desean. Hay que tranquilizarlos en todo momento y sus relaciones tienden a ser superficiales (tabla 19-6).
6. **Diagnóstico diferencial**
   a. **Trastorno límite de la personalidad.** Desesperación y rasgos suicidas y automutilantes más claros; ambos trastornos pueden coexistir.
   b. **Trastorno de somatización.** Las manifestaciones somáticas predominan.
   c. **Trastorno de conversión.** Los síntomas somáticos son prominentes.
   d. **Trastorno de la personalidad por dependencia.** Falta la extravagancia emocional.
7. **Evolución y pronóstico.** La evolución es variable. A menudo, los pacientes presentan menos síntomas con la edad; sin embargo, como les falta la energía de los primeros años, la disminución de los síntomas puede resultar más aparente que real. Entre las posibles complicaciones se encuentran los trastornos de somatización, los trastornos de conversión, los trastornos disociativos, los trastornos sexuales, los trastornos del estado de ánimo y el abuso de sustancias.
8. **Tratamiento**
   a. **Psicoterapia.** Los pacientes histriónicos no se dan, muchas veces, cuenta de sus sentimientos reales, por lo que resulta esencial aclarar sus sentimientos para el proceso terapéutico. El tratamiento suele basarse en la psicoterapia individual, orientada a la introspección o de apoyo, dependiendo de la fuerza del Yo. El énfasis se pone en los sentimientos más profundos del paciente y en el uso del drama superficial como una defensa contra ellos.
   b. **Farmacoterapia.** La farmacoterapia puede ayudar si se dirige a los síntomas. Los antidepresivos pueden aliviar la depresión y las molestias somáticas. Los ansiolíticos combaten la ansiedad. Los antipsicóticos se emplean frente a la desrealización y las ilusiones.

**D. Trastorno narcisista de la personalidad**

1. **Definición.** Patrón persistente de grandiosidad, sensación exagerada de importancia de uno mismo, preocupación por las fantasías del éxito final, respuestas exageradas a la crítica, inquietud excesiva por la autoestima y la imagen propia y alteración de las relaciones personales.
2. **Epidemiología**
   a. La prevalencia conocida entre la población general es menor del 1%.
   b. La prevalencia entre la población clínica varía del 2 al 16%.
   c. Es más frecuente entre los hombres.
   d. Se sospecha una transmisión familiar.

Tabla 19-6
**Criterios del DSM-IV-TR para el diagnóstico del trastorno histriónico de la personalidad**

Un patrón general de excesiva emotividad y una búsqueda de atención, que empiezan al principio de la edad adulta y que se dan en diversos contextos, como lo indican cinco (o más) de los siguientes ítems:
(1) no se siente cómodo en las situaciones en las que no es el centro de la atención
(2) la interacción con los demás suele estar caracterizada por un comportamiento sexualmente seductor o provocador
(3) muestra una expresión emocional superficial y rápidamente cambiante
(4) utiliza permanentemente el aspecto físico para llamar la atención sobre sí mismo
(5) tiene una forma de hablar excesivamente subjetiva y carente de matices
(6) muestra autodramatización, teatralidad y exagerada expresión emocional
(7) es sugestionable, por ejemplo, fácilmente influenciable por los demás o por las circunstancias
(8) considera sus relaciones más íntimas de lo que son en realidad

3. **Etiología.** Un factor común, entre los citados, es la falta de empatía materna, con un rechazo o pérdida tempranos.
4. **Psicodinámica.** La grandiosidad y la falta de empatía defienden frente a la agresión primitiva. La grandiosidad se contempla, a menudo, como compensación del sentimiento de inferioridad.
5. **Diagnóstico.** Los pacientes con un trastorno narcisista de la personalidad tienen un sentido grandioso de su propia importancia, ya sea a través de fantasías o del comportamiento. Están muy necesitados de admiración, carecen de empatía y suelen revelar una envidia intensa y crónica. No saben aceptar la crítica ni la derrota; se vuelven iracundos o deprimidos. La fragilidad en la autoestima y en las relaciones personales es evidente. Los tipos de estrés más frecuentes motivados por su comportamiento son las dificultades personales, los problemas laborales, el rechazo y la pérdida (tabla 19-7).
6. **Diagnóstico diferencial**
   a. **Trastorno antisocial de la personalidad.** El paciente desprecia de forma clara la ley y los derechos de los demás.
   b. **Esquizofrenia paranoide.** El paciente presenta delirios manifiestos.
   c. **Trastorno límite de la personalidad.** El paciente presenta mayor emocionalidad e inestabilidad.
   d. **Trastorno histriónico de la personalidad.** El paciente exhibe más emoción.
7. **Evolución y pronóstico.** El trastorno sigue, a veces, una evolución crónica y posee un tratamiento difícil. El envejecimiento se acepta mal porque es una agresión contra el narcisismo; por eso, son más vulnerables a las crisis de la vida madura. Entre las posibles complicaciones se encuentran los trastornos del estado de ánimo, las psicosis pasajeras, los trastornos somatomorfos y los trastornos por consumo de sustancias. El pronóstico general es reservado.
8. **Tratamiento**
   a. **Psicoterapia.** Los pacientes deben renunciar al narcisismo para efectuar progresos, por lo que el tratamiento resulta bastante complejo. Algunos clínicos proponen enfoques psicoanalíticos para inducir el cambio, pero se precisa más investigación. La terapia de grupo ha resultado útil para ayudar a los pacientes a compartir las cosas con los demás y elaborar una respuesta empática hacia los otros.
   b. **Farmacoterapia.** El litio resulta útil para los pacientes con oscilaciones del estado de ánimo. Los antidepresivos, en particular los serotoninérgicos, ayudan frente a la depresión.

Tabla 19-7
**Criterios del DSM-IV-TR para el diagnóstico del trastorno narcisista de la personalidad**

| |
|---|
| Un patrón general de grandiosidad (en la imaginación o en el comportamiento), una necesidad de admiración y una falta de empatía, que empiezan al principio de la edad adulta y que se dan en diversos contextos como lo indican cinco (o más) de los siguientes ítems:<br>(1) tiene un grandioso sentido de autoimportancia (p. ej., exagera los logros y capacidades, espera ser reconocido como superior, sin unos logros proporcionados)<br>(2) está preocupado por fantasías de éxito ilimitado, poder, brillantez, belleza o amor imaginarios<br>(3) cree que es «especial» y único y que sólo puede ser comprendido por, o sólo puede relacionarse con otras personas (o instituciones) que son especiales o de alto *status*<br>(4) exige una admiración excesiva<br>(5) es muy pretencioso, por ejemplo, expectativas irrazonables de recibir un trato de favor especial o de que se cumplan automáticamente sus expectativas<br>(6) es interpersonalmente explotador, por ejemplo, saca provecho de los demás para alcanzar sus propias metas<br>(7) carece de empatía: es reacio a reconocer o identificarse con los sentimientos y necesidades de los demás<br>(8) frecuentemente envidia a los demás o cree que los demás le envidian a él<br>(9) presenta comportamientos o actitudes arrogantes o soberbios |
| Con permiso de la American Psychiatric Association. *Diagnostic and Statistical Manual of Mental Disorders*, texto revisado, 4.ª ed. Washington, DC: American Psychiatric Association. Copyright 2000. |

## IV. Grupo ansioso o temeroso

### A. Trastorno obsesivo-compulsivo de la personalidad

1. **Definición.** Caracterizado por perfeccionismo, orden, inflexibilidad, tenacidad, constricción emocional e indecisión. También se llama *trastorno anancástico de la personalidad.*
2. **Epidemiología**
   a. La prevalencia alcanza al 1% de la población general y del 3 al 10% en la población de pacientes ambulatorios.
   b. La prevalencia es mayor entre los hombres.
   c. Es probable la transmisión familiar.
   d. La concordancia aumenta entre los gemelos monocigotos.
   e. El trastorno se diagnostica generalmente a niños mayores.
3. **Etiología.** Los pacientes provienen de un fondo caracterizado por la disciplina férrea.
4. **Psicodinámica**
   a. Las defensas clásicas comprenden el aislamiento, la formación reactiva, la inacción, la intelectualización y la racionalización.
   b. Existe recelo de las emociones.
   c. Los problemas de resistencia y sumisión revisten importancia psicológica.
   d. Fijación en el período anal.
5. **Diagnóstico.** Los pacientes con un trastorno obsesivo-compulsivo de la personalidad muestran una conducta estricta, formal y rígida. Carecen de espontaneidad y su estado de ánimo suele ser serio. En una entrevista, el paciente puede estar angustiado por no tener el control y sus respuestas a las preguntas son inusitadamente detalladas. Los pacientes con un trastorno obsesivo-compulsivo de la personalidad están preocupados por las normas, las regulaciones, el orden, la limpieza y los detalles. Carecen de facilidad para las relaciones personales; a menudo, no tienen sentido del humor, se granjean la antipatía de las personas y no desean comprometerse. Sin embargo, les gusta complacer a las figuras poderosas y ejecutar los deseos de estas personas de forma autoritaria (tabla 19-8).
6. **Diagnóstico diferencial.** El paciente con un trastorno obsesivo-compulsivo presenta obsesiones o compulsiones verdaderas, mientras que aquel con un trastorno obsesivo-compulsivo de la personalidad no lo hace.
7. **Evolución y pronóstico.** La evolución del trastorno resulta variable e imprevisible. El pacien-

Tabla 19-8
**Criterios del DSM-IV-TR para el diagnóstico del trastorno obsesivo-compulsivo de la personalidad**

| |
|---|
| Un patrón general de preocupación por el orden, el perfeccionismo y el control mental e interpersonal, a expensas de la flexibilidad, la espontaneidad y la eficiencia, que empieza al principio de la edad adulta y se da en diversos contextos, como lo indican cuatro (o más) de los siguientes ítems:<br>(1) preocupación por los detalles, las normas, las listas, el orden, la organización o los horarios, hasta el punto de perder de vista el objeto principal de la actividad<br>(2) perfeccionismo que interfiere con la finalización de las tareas (p. ej., es incapaz de acabar un proyecto porque no cumple sus propias exigencias, que son demasiado estrictas)<br>(3) dedicación excesiva al trabajo y a la productividad con exclusión de las actividades de ocio y las amistades (no atribuible a necesidades económicas evidentes)<br>(4) excesiva terquedad, escrupulosidad e inflexibilidad en temas de moral, ética o valores (no atribuible a la identificación con la cultura o la religión)<br>(5) incapacidad para tirar los objetos gastados o inútiles, incluso cuando no tienen un valor sentimental<br>(6) es reacio a delegar tareas o trabajo en otros, a no ser que éstos se sometan exactamente a su manera de hacer las cosas<br>(7) adopta un estilo avaro en los gastos para él y para los demás; el dinero se considera algo que hay que acumular con vistas a catástrofes futuras<br>(8) muestra rigidez y obstinación |
| Con permiso de la American Psychiatric Association. *Diagnostic and Statistical Manual of Mental Disorders,* texto revisado, 4.ª ed. Washington, DC: American Psychiatric Association. Copyright 2000. |

te puede involucrarse en planes que requieren un trabajo metódico o pormenorizado. La vida personal del paciente posiblemente resulte estéril. Pueden aparecer complicaciones, trastornos de la ansiedad, trastornos depresivos y trastornos somatomorfos.

8. **Tratamiento**
   a. **Psicoterapia.** Los pacientes con un trastorno obsesivo-compulsivo de la personalidad son conscientes de su sufrimiento y suelen solicitar tratamiento por sí mismos. El tratamiento, a menudo, es prolongado y complejo y son frecuentes los problemas de contratransferencia. Los pacientes valoran la asociación libre y la terapia no dirigida.
   b. **Farmacoterapia.** El clonazepam ayuda a reducir los síntomas. La clomipramina y los preparados serotoninérgicos, como la fluoxetina en dosis de 60 a 80 mg/día, ayudan si irrumpen signos y síntomas obsesivo-compulsivos. Los antipsicóticos atípicos, como la quetiapina, están indicados en los casos graves.

**B. Trastorno de la personalidad por evitación**

1. **Definición.** Los pacientes tienen una personalidad retraída o tímida y despliegan una hipersensibilidad frente al rechazo. No son asociales y manifiestan enormes deseos de compañía; sin embargo, muestran una enorme necesidad de ser tranquilizados y la garantía de una aceptación sin críticas. A veces, se describe que tienen un complejo de inferioridad.
2. **Epidemiología**
   a. La prevalencia entre la población general varía entre el 0,05 y el 1% y entre los pacientes ambulatorios, llega al 10%.
   b. Entre los posibles factores predisponentes se encuentran el trastorno por evitación de la infancia o de la adolescencia o un trastorno físico deformante.
3. **Etiología.** El desprecio o la sobreprotección parentales manifiestos o los rasgos fóbicos de los propios padres constituyen posibles factores etiológicos.
4. **Psicodinámica**
   a. La evitación y la inhibición poseen carácter defensivo.
   b. Los temores manifiestos al rechazo abarcan una agresión subyacente, bien edípica o preedípica.
5. **Diagnóstico.** En las entrevistas clínicas, los pacientes suelen desplegar ansiedad por la charla con el entrevistador. Su comportamiento nervioso y tenso parece fluctuar con su percepción sobre si tendrá la complacencia del entrevistador. Los pacientes se muestran vulnerables a los comentarios y propuestas del entrevistador y pueden percibir como crítica una aclaración o una interpretación (tabla 19-9).
6. **Diagnóstico diferencial**
   a. **Trastorno esquizoide de la personalidad.** El paciente no muestra ningún deseo claro de relacionarse con otros.

Tabla 19-9
**Criterios del DSM-IV-TR para el diagnóstico del trastorno de la personalidad por evitación**

Un patrón general de inhibición social, unos sentimientos de incapacidad y una hipersensibilidad a la evaluación negativa, que comienzan al principio de la edad adulta y se dan en diversos contextos, como lo indican cuatro (o más) de los siguientes ítems:
(1) evita trabajos o actividades que impliquen un contacto interpersonal importante debido al miedo a las críticas, la desaprobación o el rechazo
(2) es reacio a implicarse con la gente si no está seguro de que va a agradar
(3) demuestra represión en las relaciones íntimas debido al miedo a ser avergonzado o ridiculizado
(4) está preocupado por la posibilidad de ser criticado o rechazado en las situaciones sociales
(5) está inhibido en las situaciones interpersonales nuevas a causa de sentimientos de incapacidad
(6) se ve a sí mismo socialmente inepto, personalmente poco interesante o inferior a los demás
(7) es extremadamente reacio a correr riesgos personales o a implicarse en nuevas actividades debido a que pueden ser comprometedoras

b. **Fobia social.** Se evitan situaciones sociales específicas, más que las relaciones personales. Ambos trastornos pueden coexistir.
c. **Trastorno de la personalidad por dependencia.** El paciente no evita los vínculos y tiene mayor miedo al abandono. Ambos trastornos pueden coexistir.
d. **Trastornos histriónico y límite de la personalidad.** El paciente es vindicativo, irritable e imprevisible.

7. **Evolución y pronóstico.** Los pacientes se sienten mejor en un entorno protegido. Las posibles complicaciones comprenden la fobia social y los trastornos del estado de ánimo.
8. **Tratamiento**
   a. **Psicoterapia.** El tratamiento psicoterápico depende de que se consolide una alianza con el paciente. Conforme se establece la confianza, es fundamental que el clínico transmita una actitud de aceptación de los miedos del paciente, sobre todo del miedo al rechazo. Los clínicos deben tener cuidado antes de asignar ejercicios al paciente para que practique las nuevas capacidades sociales fuera de la terapia, ya que el fracaso puede reforzar la escasa autoestima del paciente. La terapia de grupo ayuda a conocer los efectos que la sensibilidad al rechazo tiene sobre uno mismo y los demás. La educación asertiva en la terapia conductual puede enseñar a los pacientes a expresar con franqueza sus necesidades y reforzar su autoestima.
   b. **Farmacoterapia.** La farmacoterapia ayuda a combatir la ansiedad y la depresión. Los antagonistas de los receptores ß-adrenérgicos, como el atenolol, permiten controlar la hiperactividad del sistema nervioso vegetativo, que se eleva de manera especial al acercarse a las situaciones temidas. Los preparados serotoninérgicos alivian la sensibilidad al rechazo. Los dopaminérgicos pueden fomentar el comportamiento curioso de estos pacientes, pero el paciente ha de estar psicológicamente preparado frente a las nuevas experiencias que pueden devenir.

C. **Trastorno de la personalidad por dependencia**

1. **Definición.** El paciente es fundamentalmente dependiente y sumiso. Carece de confianza propia y prefiere que otros asuman la responsabilidad sobre los aspectos fundamentales de su vida.
2. **Epidemiología**
   a. El trastorno es más prevalente entre las mujeres pero quizá se infradiagnostique en el sexo masculino.
   b. El trastorno es común y, posiblemente, da cuenta del 2,5% de todos los trastornos de la personalidad.
   c. Más frecuente entre los niños pequeños que entre los mayores.
3. **Etiología.** La enfermedad física crónica, la angustia de la separación o pérdida parental en la infancia pueden predisponer.
4. **Psicodinámica**
   a. Hay conflictos de separación no resueltos.
   b. El estado de dependencia supone una defensa contra la agresión.
5. **Diagnóstico.** Las personas con un trastorno de la personalidad por dependencia tienen una necesidad intensa de ser cuidados, lo que les lleva a aferrarse a los demás, someterse a ellos, sentir miedo de la separación y elaborar una dependencia personal. Durante las entrevistas parecen bastante conformistas; tratan de colaborar, acogen las preguntas concretas y piden orientación. Son pasivos y les cuesta expresar la disconformidad. Los pacientes son pesimistas, pasivos, indecisos, y temen expresar los sentimientos sexuales o agresivos. En la *folie à deux* (trastorno psicótico compartido), un miembro de la pareja suele presentar este trastorno; la pareja sumisa acepta el sistema delirante de la pareja más agresiva y asertiva, de la que depende (tabla 19-10).
6. **Diagnóstico diferencial**
   a. **Agorafobia.** El paciente tiene miedo de abandonar o salir de casa.
   b. **Trastornos histriónico y límite de la personalidad.** El paciente muestra una serie de relaciones dependientes y es muy manipulador.

Tabla 19-10
**Criterios del DSM-IV-TR para el diagnóstico del trastorno de la personalidad por dependencia**

Una necesidad general y excesiva de que se ocupen de uno, que ocasiona un comportamiento de sumisión y adhesión y temores de separación, que empieza al inicio de la edad adulta y se da en varios contextos, como lo indican cinco (o más) de los siguientes ítems:

(1) tiene dificultades para tomar las decisiones cotidianas si no cuenta con un excesivo aconsejamiento y reafirmación por parte de los demás
(2) necesidad de que otros asuman la responsabilidad en las principales parcelas de su vida
(3) tiene dificultades para expresar el desacuerdo con los demás debido al temor a la pérdida de apoyo o aprobación.
**Nota:** No se incluyen los temores reales a un castigo
(4) tiene dificultades para iniciar proyectos o para hacer las cosas a su manera (debido a la falta de confianza en su propio juicio o en sus capacidades más que a una falta de motivación o de energía)
(5) va demasiado lejos llevado por su deseo de lograr protección y apoyo de los demás, hasta el punto de presentarse voluntario para realizar tareas desagradables
(6) se siente incómodo o desamparado cuando está solo debido a sus temores exagerados a ser incapaz de cuidar de sí mismo
(7) cuando termina una relación importante, busca urgentemente otra relación que le proporcione el cuidado y el apoyo que necesita
(8) está preocupado de forma no realista por el miedo a que le abandonen y tenga que cuidar de sí mismo



7. **Evolución y pronóstico.** La evolución del trastorno de la personalidad por dependencia varía. Si la relación se pierde, pueden surgir complicaciones depresivas. El pronóstico parece favorable con el tratamiento. El paciente no siempre tolera el paso «saludable» que supone dejar una relación de abuso sobre él.
8. **Tratamiento**
   a. **Psicoterapia.** Las terapias orientadas a la introspección ayudan a que el paciente entienda los antecedentes de su comportamiento y pueda volverse más independiente, firme y confiado en sí mismo. La terapia conductual, la educación en la asertividad, la terapia de familia y la terapia de grupo también han resultado útiles. El clínico debe respetar los sentimientos de vinculación del paciente en las relaciones patológicas.
   b. **Farmacoterapia.** La farmacoterapia se ha empleado para combatir los síntomas específicos, como ansiedad o depresión. El alprazolam ayuda a los pacientes que experimentan crisis de angustia. Si los síntomas de depresión o retraimiento de un paciente responden a los psicótropos, se pueden emplear estos. Las benzodiazepinas y los preparados serotoninérgicos también se han administrado con éxito.

## V. Otros trastornos de la personalidad

### A. Trastorno pasivo-agresivo de la personalidad

1. **Definición.** Los pacientes con este trastorno despliegan una agresión por vías pasivas, caracterizada por obstruccionismo, postergación, tenacidad e ineficiencia. También se conoce como *trastorno negativista de la personalidad.*
2. **Epidemiología.** Desconocida.
3. **Etiología**
   a. Puede representar un comportamiento aprendido y una modelación parental.
   b. Son frecuentes las dificultades tempranas con la autoridad.
4. **Psicodinámica**
   a. Conflictos con la autoridad, la autonomía y la dependencia.
   b. Utiliza vías pasivas para expresar la resistencia y la agresión.
5. **Diagnóstico.** Los pacientes con un trastorno pasivo-agresivo de la personalidad son pasivos, hoscos y discutidores. Se resisten a las demandas de rendimiento adecuado en las tareas sociales y ocupa-

cionales y critican y desdeñan la autoridad sin razones claras. Se quejan de no ser bien entendidos ni apreciados y exageran su infortunio personal. Son envidiosos y resentidos con aquellos que, en su opinión, poseen más fortuna. Suelen alternar entre una resistencia hostil y la culpa (tabla 19-11).

6. **Diagnóstico diferencial**
   - **a. Trastornos histriónico y límite de la personalidad.** El comportamiento del paciente es más extravagante, dramático y claramente agresivo.
   - **b. Trastorno antisocial de la personalidad.** La resistencia del paciente es clara.
   - **c. Trastorno obsesivo-compulsivo de la personalidad.** El paciente es claramente perfeccionista y sumiso.
7. **Evolución y pronóstico.** En la mitad de las ocasiones se acompaña de trastornos depresivos y abuso del alcohol. El pronóstico, sin tratamiento, es reservado.
8. **Tratamiento**
   - **a. Psicoterapia.** La psicoterapia puede ayudar a estos pacientes, pero obliga al clínico a señalar las consecuencias de los comportamientos pasivo-agresivos cuando aparezcan. Estas confrontaciones ayudan más que la interpretación correcta de la conducta cambiante del paciente. Los clínicos deben tratar los gestos suicidas como una expresión encubierta de ira más que como una pérdida del objeto en el trastorno depresivo mayor.
   - **b. Farmacoterapia.** Los antidepresivos se utilizan cuando existen las indicaciones clínicas de depresión o ideación suicida. Algunos pacientes responden a las benzodiazepinas y a los psicotropos, en función de sus manifestaciones clínicas.

**B. Trastorno depresivo de la personalidad**

1. **Definición.** Los pacientes se caracterizan por rasgos depresivos permanentes, como pesimismo, duda sobre uno mismo e insatisfacción crónica. Suelen ser calmados, cumplidores del deber, introvertidos y pasivos.
2. **Epidemiología**
   - **a.** El trastorno parece ser frecuente, pero no hay datos.
   - **b.** Probablemente afecta por igual a hombres y mujeres.
   - **c.** Probablemente se da en familias con depresión.
3. **Etiología.** La enfermedad física crónica, la angustia de la separación o la pérdida parental en la infancia parecen predisponer.
4. **Psicodinámica**
   - **a.** Hay conflictos de separación no resueltos.
   - **b.** El estado de dependencia supone una defensa contra la agresión.
5. **Diagnóstico.** Los pacientes con un trastorno depresivo de la personalidad suelen tener una sensación crónica de insatisfacción. Confiesan que su autoestima es baja y tienen problemas para

Tabla 19-11
**Criterios del DSM-IV-TR de investigación para el trastorno pasivo-agresivo de la personalidad**

A. Patrón permanente de actitudes de oposición y respuestas pasivas ante las demandas que exigen un rendimiento adecuado, que se inicia a principios de la edad adulta y se refleja en una gran variedad de contextos, y que se caracteriza por cuatro (o más) de los siguientes síntomas:
(1) resistencia pasiva a rendir en la rutina social y en las tareas laborales
(2) quejas de incomprensión y de ser despreciado por los demás
(3) hostilidad y facilidad para discutir
(4) crítica y desprecio irracionales por la autoridad
(5) muestras de envidia y resentimiento hacia los compañeros aparentemente más afortunados que él
(6) quejas abiertas y exageradas por su mala suerte
(7) alternancia de amenazas hostiles y arrepentimiento
B. El patrón comportamental no aparece exclusivamente en el transcurso de episodios depresivos mayores y no se explica mejor por la presencia de un trastorno distímico.

Con permiso de la American Psychiatric Association. *Diagnostic and Statistical Manual of Mental Disorders*, texto revisado, 4.ª ed. Washington, DC: American Psychiatric Association. Copyright 2000.

encontrar la alegría, la esperanza o el optimismo en sus vidas. Son autocríticos y peyorativos y suelen denigrar su trabajo, su persona y sus relaciones con los demás. Su fisonomía suele reflejar su estado de ánimo: postura inadecuada, cara deprimida, voz suave y retraso psicomotor (tabla 19-12).

**6. Diagnóstico diferencial**

**a. Trastorno distímico.** Las fluctuaciones del estado de ánimo son mayores que en el trastorno depresivo de la personalidad.

**b. Trastorno de la personalidad por evitación.** El paciente suele manifestar más angustia que depresión.

**7. Evolución y pronóstico.** Es probable que exista riesgo de padecer un trastorno distímico, un trastorno depresivo mayor y un trastorno del estado de ánimo actual o a lo largo de la vida.

**8. Tratamiento**

**a. Psicoterapia.** La psicoterapia orientada a la introspección hace que el paciente obtenga introspección sobre la psicodinámica de su enfermedad y aprecie el efecto que tiene en sus relaciones personales. La terapia cognitiva corrige la manifestación cognitiva de su baja autoestima y el pesimismo. La terapia de grupo, la terapia interpersonal y las medidas de autoayuda también son útiles.

**b. Farmacoterapia.** La farmacoterapia para los pacientes con un trastorno depresivo de la personalidad se basa en el uso de medicación antidepresiva. Los preparados serotoninérgicos son particularmente útiles. Las pequeñas dosis de psicotropos, como la anfetamina (5-15 mg/día), han ayudado en algunos casos. Estas medidas se deben combinar con la psicoterapia para obtener los mejores resultados.

**C. Trastorno sadomasoquista de la personalidad.** No representa una categoría diagnóstica oficial en el DSM-IV-TR pero ha constituido un tema de gran interés para los médicos tanto clínica como históricamente. Se caracteriza por elementos de sadismo, el deseo infligir a otros dolor sexual, físico o psicológico, y el masoquismo que consiste en infligir dolor a uno mismo en el ámbito sexual o moral. El tratamiento mediante psicoterapia orientada a la introspección, incluido el psicoanálisis, puede surtir efecto.

**D. Trastorno sádico de la personalidad.** Los pacientes muestran un patrón arraigado de comportamiento cruel, despectivo y agresivo hacia los demás. La crueldad y la violencia físicas se emplean para infligir dolor a los demás sin ningún objetivo real. Estos pacientes suelen sentir fascinación por las armas, la violencia, las lesiones y la tortura. A menudo, se relaciona con un abuso parental.

Tabla 19-12
**Criterios del DSM-IV-TR de investigación para el trastorno depresivo de la personalidad**

A. Patrón permanente de comportamientos y funciones cognoscitivos depresivos que se inicia al principio de la edad adulta y se refleja en una amplia variedad de contextos y que se caracteriza por cinco (o más) de los siguientes síntomas:
   (1) el estado de ánimo habitual está presidido por sentimientos de abatimiento, tristeza, desánimo, desilusión e infelicidad
   (2) la concepción que el sujeto tiene de sí mismo se centra principalmente en sentimientos de impotencia, inutilidad y baja autoestima
   (3) se critica, se acusa o se autodescalifica
   (4) cavila y tiende a preocuparse por todo
   (5) critica, juzga y lleva la contraria a los otros
   (6) se muestra pesimista
   (7) tiende a sentirse culpable o arrepentido

B. Los síntomas no aparecen exclusivamente en el transcurso de episodios depresivos mayores y no se explican mejor por la presencia de un trastorno distímico.

Con permiso de la American Psychiatric Association. *Diagnostic and Statistical Manual of Mental Disorders*, texto revisado, 4.ª ed. Washington, DC: American Psychiatric Association. Copyright 2000.

E. **Trastorno autodestructivo de la personalidad.** Los pacientes se caracterizan por la evitación de situaciones placenteras y su inclinación hacia situaciones o relaciones que suponen un sufrimiento. Rechazan la ayuda o los buenos resultados y muestran una respuesta disfórica frente al éxito.

F. **Trastorno de personalidad debido a una enfermedad médica.** Los pacientes se caracterizan por un cambio notable de la personalidad y de los rasgos anteriores a la enfermedad. Puede haber un factor orgánico causal que precede al comienzo del cambio de la personalidad. En general, se procede a tratar el trastorno orgánico subyacente cuando es posible. A veces, se requiere un tratamiento psicofarmacológico de los síntomas concretos. Hay que evitar el alcohol y reducir los compromisos sociales si el paciente tiende a actuar de una manera claramente ofensiva.

G. **Trastorno de la personalidad no especificado.** Este diagnóstico se establece cuando el paciente tiene un trastorno de la personalidad con rasgos mixtos de otros trastornos de la personalidad.

---

Para una exposición más detallada de este tema, véase *Personality Disorders,* capítulo 23, página 2063, en CTP/VIII.

---

# 20
# Suicidio, violencia y otras urgencias psiquiátricas

## I. Suicidio

### A. Definición

1. La palabra *suicidio* deriva del latín y significa «matarse a sí mismo». Si se culmina, se trata de un acto mortal que satisface el deseo de la persona de morir. En la tabla 20-1 se dan definiciones de términos relacionados con el suicidio.
2. La identificación del paciente potencialmente suicida es una de las tareas más importantes de la psiquiatría.

### B. Incidencia y prevalencia

1. Aproximadamente 35.000 personas cometen suicidio cada año en Estados Unidos.
2. La tasa es de 12,5 por 100.000 habitantes.
3. Alrededor de 250.000 personas intentan suicidarse cada año.
4. Estados Unidos se encuentra en un lugar intermedio en el mundo en cuanto al número de suicidios (p. ej., 25 por 100.000 habitantes en los países escandinavos). La tasa es más baja en España y en Italia.

### C. Factores asociados de riesgo.

En la tabla 20-2 se enumeran los factores de riesgo alto y bajo que deben contemplarse al evaluar el riesgo de suicidio.

1. **Sexo.** Los hombres se suicidan tres veces más que las mujeres, pero éstas intentan suicidarse cuatro veces más que aquellos.
2. **Método.** La tasa más alta de suicidios consumados por los hombres se relaciona con los métodos utilizados (p. ej., armas de fuego, ahorcamiento), mientras que las mujeres suelen tomar una sobredosis de sustancias psicotropas o un veneno.
3. **Edad.** Las tasas aumentan con la edad.
   a. La tasa de suicidio masculino alcanza el máximo a partir de los 45 años; la del femenino, lo hace a partir de los 65.
   b. Las personas mayores se intentan suicidar menos, pero tienen más éxito cuando lo hacen.
   c. Las tasas de suicidio aumentan en ambos sexos a partir de los 75 años.
   d. En la actualidad, el ascenso más rápido se da entre los hombres de 15 a 24 años.
4. **Raza.** Dos de cada tres suicidios son cometidos por hombres blancos. El riesgo es menor entre las personas que no son blancas. Las tasas de suicidio entre los norteamericanos nativos e inuits superan la media.
5. **Religión.** La tasa más alta se da entre los protestantes y la más baja, entre los católicos, judíos y musulmanes.
6. **Estado civil.** La tasa se duplica entre las personas solteras en comparación con las casadas. Las personas divorciadas, separadas o viudas muestran tasas 4 o 5 veces superiores a las de las personas casadas. Los hombres divorciados registran 69 suicidios por 100.000 frente a 18 por 100.000 de las mujeres divorciadas. La muerte del cónyuge aumenta el riesgo. La presencia de niños pequeños en el hogar protege a las mujeres frente al suicidio. Las personas homosexuales corren más riesgo que las heterosexuales.
7. **Salud física.** Las enfermedades médicas o quirúrgicas suponen un factor de alto riesgo, sobre todo si se asocian a dolor o a enfermedad crónica o terminal (tabla 20-3).
8. **Enfermedad mental**
   a. **Trastornos depresivos.** Los trastornos del estado de ánimo son los que más veces se asocian al suicidio. La mitad de las personas que cometen suicidio está deprimida. El 15% de los pacientes deprimidos se mata. Los pacientes con trastornos del estado de ánimo, acompañados de crisis de angustia o de ansiedad, corren el riesgo máximo.

### Tabla 20-1
### Definición de términos

- Suicidio: muerte autoinfligida con signos (explícitos e implícitos) de que la persona intentaba morir.
- Tentativa de suicidio: comportamiento autodestructivo con un resultado distinto de la muerte, que se acompaña de signos (explícitos e implícitos) de que la persona ha intentado morir.
- Tentativa abortada de suicidio: comportamiento potencialmente autodestructivo con signos (explícitos o implícitos) de que la persona intentaba morir pero detuvo la tentativa antes de que ocurriera daño físico.
- Parasuicida: pacientes que se lesionan mediante automutilaciones (p. ej., cortes en la piel) pero que, en general, no desean morir.
- Ideación suicida: pensamientos sobre el deseo de morir; su gravedad varía en función de la especificidad de los planes suicidas y el grado de intento suicida.
- Intento suicida: expectativa subjetiva y deseo de poner fin a la vida propia.
- Letalidad del comportamiento suicida: peligro objetivo para la vida asociado a un método o acción suicidas (p. ej., saltar desde las alturas resulta muy letal, mientras que hacerse cortes en las muñecas lo es menos).

De Assessment and Treatment of Patients with Suicidal Behaviors. *The American Psychiatric Association's Practice Guidelines*, 2004.

### Tabla 20-2
### Evaluación del riesgo de suicidio

| Variable | Riesgo alto | Riesgo bajo |
|---|---|---|
| **Perfil demográfico y social** | | |
| Edad | Más de 45 años | Menos de 45 años |
| Sexo | Masculino | Femenino |
| Estado civil | Divorciado o viudo | Casado |
| Empleo | Desempleado | Trabajador |
| Relación personal | Conflictiva | Estable |
| Trasfondo familiar | Caótico y conflictivo | Estable |
| **Salud** | | |
| Física | Enfermedad crónica | Buena salud |
| | Hipocondría | Sensación saludable |
| | Consumo excesivo de sustancias | Consumo bajo de sustancias |
| Mental | Depresión grave | Depresión leve |
| | Psicosis | Neurosis |
| | Trastorno grave de la personalidad | Personalidad normal |
| | Abuso de sustancias | Bebedor social |
| | Desesperación | Optimismo |
| **Actividad suicida** | | |
| Ideación suicida | Frecuente, intensa, prolongada | Infrecuente, baja intensidad, transitoria |
| Tentativa de suicidio | Varias tentativas | Primera tentativa |
| | Planeado | Impulsivo |
| | Posibilidades reducidas de rescate | Rescate inevitable |
| | Deseo inequívoco de morir | Deseo primario de cambiar |
| | Comunicación interiorizada (autoinculpación) | Comunicación exteriorizada (rabia) |
| | Método letal y asequible | Método de escasa letalidad o difícilmente asequible |
| **Recursos** | | |
| Personales | Pocos logros | Muchos logros |
| | Poca introspección | Introspección |
| | Afecto inexistente o mal controlado | Afecto existente y adecuadamente controlado |
| Sociales | Malas relaciones | Buenas relaciones |
| | Aislamiento social | Integración social |
| | Familia no respondedora | Familia preocupada |

Con permiso de Adam K. Attempted suicide. *Psychiatric Clin North Am* 1985; 8: 183.

Tabla 20-3
**Enfermedades médicas y trastornos mentales asociados a un mayor riesgo de suicidio**

- Sida
- Amnesia
- Trastorno por déficit de atención con hiperactividad (TDAH)
- Trastorno bipolar
- Trastorno límite de la personalidad
- Delirium
- Demencia
- Trastornos distímicos
- Trastorno de la conducta alimentaria
- Trastornos del control de los impulsos
- Discapacidad para el aprendizaje
- Depresión mayor
- Trastorno por angustia
- Trastorno por estrés postraumático
- Trastorno esquizoafectivo
- Esquizofrenia
- Trastornos por abuso de sustancias

b. **Esquizofrenia.** La esquizofrenia suele comenzar en la adolescencia o en la primera infancia y la mayoría de los pacientes que comete suicidio lo hace durante los primeros años de la enfermedad. En Estados Unidos, se calcula que 4.000 pacientes esquizofrénicos se suicidan cada año. El 10% de las personas que cometen suicidio son esquizofrénicos con delirios prominentes. Los pacientes que sufren alucinaciones auditivas, con voces que les obligan a infligirse daño a sí mismos, corren más riesgo.

c. **Dependencia del alcohol y de otras sustancias.** La dependencia del alcohol aumenta el riesgo de suicidio, sobre todo si la persona se encuentra también deprimida. En los estudios al respecto se ha comprobado que muchos pacientes dependientes del alcohol que acaban finalmente suicidándose habían sido diagnosticados de depresión durante el ingreso hospitalario y que hasta dos tercios manifestaban síntomas de un trastorno del estado de ánimo durante el período en el que cometieron suicidio. La tasa de suicidio entre las personas dependientes de la heroína o de otras drogas es aproximadamente 20 veces mayor que en la población general.

d. **Trastornos de la personalidad.** El trastorno límite de la personalidad se asocia a una tasa elevada de comportamiento parasuicida. Se cree que el 5% de las personas con un trastorno antisocial de la personalidad comete suicidio, sobre todo los reclusos de prisiones. Los presos muestran la tasa más alta de suicidio de cualquier grupo.

e. **Demencia y delirium.** Mayor riesgo entre los pacientes con demencia y delirium, sobre todo secundario al abuso de alcohol o acompañado de síntomas psicóticos.

f. **Trastorno de ansiedad.** Casi el 20% de los pacientes con un trastorno de angustia y fobia social efectúa tentativas frustradas de suicidio. El riesgo de suicidio aumenta cuando la depresión constituye una manifestación concomitante. El trastorno por angustia se ha diagnosticado en el 1% de las personas que consuman el suicidio.

9. **Otros factores de riesgo**

a. Deseo inequívoco de morir.
b. Desempleados.
c. Sensación de desesperanza.
d. Pocas posibilidades de rescate.
e. Acopio de pastillas.
f. Acceso a medios letales o armas de fuego.
g. Antecedentes familiares de suicidio o de depresión.
h. Fantasías de reunión con los seres queridos ya muertos.
i. Ocupación: dentista, médico, enfermero, investigador, oficial de policía, campesino.
j. Tentativa previa de suicidio.
k. Antecedentes de abuso físico o sexual en la infancia.
l. Antecedentes de comportamiento impulsivo o agresivo.

D. **Tratamiento del paciente suicida.** En la tabla 20-4 se ofrece una estrategia general para evaluar y tratar a los pacientes suicidas.

1. No dejar nunca solo al paciente suicida; eliminar cualquier objeto potencialmente peligroso de la habitación.

Tabla 20-4
**Estrategia general para la evaluación de los pacientes**

**I. Protegerse uno mismo**
- A. Extraer la mayor cantidad posible de información sobre el estado del paciente antes de reunirse con él.
- B. Dejar las técnicas de restricción física en manos de las personas que las dominen.
- C. Estar atentos a cualquier riesgo de violencia inminente.
- D. Vigilar la seguridad del entorno físico (p. ej., acceso a la puerta, objetos de la habitación).
- E. Pedir la presencia de otras personas durante la evaluación, si fuera necesario.
- F. Pedir la presencia cercana de otras personas.
- G. Tratar de establecer una alianza con el paciente (p. ej., no enfrentarse ni amenazar a los pacientes con psicosis paranoides).

**II. Prevenir el daño**
- A. Prevenir el daño propio y el suicidio. Utilizar los métodos que resulten necesarios para que el paciente no se dañe durante la evaluación.
- B. Evitar la violencia contra otros. Evaluar brevemente el riesgo de violencia del paciente. Si se considera importante, plantear estas opciones:
  1. Informar al paciente de que no se admitirá la violencia.
  2. Acercarse al paciente sin amenazas.
  3. Tranquilizar y calmar al paciente o ayudarle en el análisis de la realidad.
  4. Ofrecerle medicación.
  5. Informar al paciente de que se utilizarán restricciones o aislamiento, en caso de necesidad.
  6. Disponer de equipos dispuestos a contener al paciente.
  7. Una vez contenido el paciente, observarlo siempre de cerca y verificar con frecuencia sus constantes vitales. Aislar a los pacientes con restricciones de los estímulos agitadores. Planear de inmediato el siguiente paso: medicación, tranquilización, evaluación médica.

**III. Descartar trastornos cognitivos**

**IV. Descartar una psicosis inminente**

---

2. Examinar si la tentativa estaba prevista o era impulsiva. Establecer la letalidad del método, las posibilidades de descubrimiento (si el paciente estaba solo o lo había notificado a alguna persona) y la reacción al ser salvado (si se sintió frustrado o aliviado). Averiguar, asimismo, si han cambiado los factores que motivaron la tentativa.
3. Los pacientes con depresión grave pueden recibir tratamiento ambulatorio si sus familias son capaces de vigilarlos estrechamente y si es posible iniciar con rapidez el tratamiento. En los demás casos se necesita la hospitalización.
4. La ideación suicida de los pacientes alcohólicos suele remitir con la abstinencia en unos días. Si la depresión persiste después de que hayan desaparecido los signos psicológicos de la abstinencia del alcohol, debe sospecharse claramente una depresión mayor. Todos los pacientes suicidas intoxicados por el alcohol o las drogas necesitan una nueva evaluación cuando se encuentren sobrios.
5. Las ideas suicidas de los pacientes esquizofrénicos se deben tomar en serio, porque tienden a emplear métodos violentos, sumamente letales y, a veces, extraños.
6. Los pacientes con trastornos de la personalidad responden sobre todo a la confrontación empática y la ayuda para resolver el problema que precipitó la tentativa de suicidio y al que ellos, por lo general, contribuyeron.
7. Se aconseja una socialización prolongada para combatir el trastorno que contribuye a la automutilación; la hospitalización breve no suele influir en este comportamiento habitual. Los pacientes parasuicidas pueden mejorar con una rehabilitación duradera; a veces, se precisan ingresos hospitalarios breves e intermitentes, pero no cabe esperar que un tratamiento corto modifique significativamente la evolución.

**E. Dilemas legales**

1. El suicidio consumado es una de las causas mayores de litigio contra los psiquiatras.
2. Los tribunales admiten que no se pueden prevenir todos los suicidios, pero exigen una evaluación meticulosa del riesgo del suicidio y un plan cuidadoso de tratamiento.

CONSEJO CLÍNICO: Suicidio

- *Preguntar por las ideas suicidas, en particular los planes para hacerse daño. Las preguntas sobre el suicidio no siembran la idea.*
- *No dudar en preguntar al paciente si «desea morir». El enfoque directo es el más eficaz.*
- *Realizar la entrevista en un lugar seguro. Se conocen casos de pacientes que se arrojaron por la ventana.*
- *No ofrecer una tranquilización falsa (p. ej., «la mayoría de la gente piensa en matarse a sí misma alguna vez»).*
- *Interrogar siempre por las tentativas anteriores de suicidio, que podrían relacionarse con otras tentativas futuras.*
- *Preguntar siempre por el acceso a las armas de fuego; el acceso a las armas aumenta el riesgo del paciente suicida.*
- *No soltar a los pacientes del servicio de urgencias si no se tiene la certeza de que no se harán daño a sí mismos.*
- *No creer nunca que la familia o los amigos sabrán vigilar a un paciente durante las 24 h del día. Si el paciente necesita esta supervisión, hay que ingresarlo en el hospital.*

**3.** La documentación minuciosa de los pacientes suicidas es imprescindible, incluido un registro del proceso de toma de decisiones (p. ej., alta del paciente del hospital a su domicilio, provisión de asistencia durante el seguimiento).

## II. Violencia

### A. Definición

**1.** Acto intencionado de causar daño físico a otra persona.
**2.** Comprende el ataque, la violación, el robo y el homicidio.
**3.** El abuso físico y sexual de los adultos, niños y ancianos se incluye dentro de los actos violentos.

### B. Incidencia y prevalencia

**1.** Cada año se cometen en Estados Unidos cerca de 8 millones de actos violentos.
**2.** El riesgo de ser víctima de un homicidio, a lo largo de la vida, representa 1 sobre 85 entre los hombres y 1 sobre 280 entre las mujeres. Los hombres son más veces víctimas de la violencia que las mujeres.

**C. Trastornos asociados a la violencia.** Los trastornos psiquiátricos que más se asocian a la violencia son los trastornos psicóticos, como la esquizofrenia y la manía (sobre todo, si el paciente es paranoide o experimenta alucinaciones auditivas de voces que le dan órdenes), intoxicación por alcohol y drogas, abstinencia del alcohol y de los sedantes-hipnóticos, excitación catatónica, depresión agitada, trastornos de la personalidad caracterizados por ira y escaso control de los impulsos (p. ej., trastornos límite y antisocial de la personalidad) y trastornos cognitivos (sobre todo, los asociados con una afectación de los lóbulos frontal y temporal).

**D. Cómo predecir el comportamiento violento** (tabla 20-5). Los elementos pronósticos más adecuados son los actos previos de violencia. Examinar todo lo siguiente:

**1.** Actos muy recientes de violencia, incluso destrucción de la propiedad.
**2.** Amenazas verbales o físicas.
**3.** Transporte de armas u otros objetos que puedan utilizarse como armas (p. ej., tenedores, ceniceros).
**4.** Agitación psicomotora progresiva.
**5.** Intoxicación por alcohol o drogas.
**6.** Rasgos paranoides de un paciente psiquiátrico.
**7.** Alucinaciones auditivas que incitan a la violencia.
**8.** Enfermedades cerebrales (p. ej., tumores, demencia [generalizada o con signos del lóbulo frontal; la violencia es menos común si hay focalidad ante el lóbulo temporal]).
**9.** Excitación catatónica.

**Tabla 20-5**
**Cómo evaluar y predecir el comportamiento violento**

**Signos de violencia inminente**
- Actos recientes de violencia, incluida la violencia en el domicilio
- Amenazas verbales o físicas
- Transporte de armas u otros objetos que se puedan utilizar como tales (p. ej., tenedores, ceniceros)
- Agitación psicomotora progresiva
- Intoxicación por alcohol u otras sustancias
- Rasgos paranoides de un paciente psicótico
- Alucinaciones auditivas con voces que incitan a la violencia; algunos pacientes, no todos, corren un alto riesgo
- Enfermedades cerebrales con signos generalizados del lóbulo frontal; menos frecuente si hay focalidad del lóbulo temporal (controvertido)
- Excitación catatónica
- Algunos episodios maníacos
- Algunos episodios de depresión agitada
- Trastornos de la personalidad (rabia, violencia o falta de control de los impulsos)

**Evaluar el riesgo de violencia**
- Considerar la ideación, el deseo, la intención o el plan violentos, la disponibilidad de medios, la aplicación del plan, el deseo de ayuda
- Considerar las características demográficas: sexo (masculino), edad (15 a 24 años), estado socioeconómico (bajo), apoyo social (escaso)
- Considerar la historia del paciente: violencia, actos antisociales no violentos, falta de control de los impulsos (p. ej., juego, abuso de sustancias, suicidio o autolesión, psicosis)
- Considerar los elementos estresantes manifiestos (p. ej., conflicto matrimonial, pérdida real o simbólica)

**10.** Manía.

**11.** Depresión agitada.

**12.** Pacientes con trastornos de la personalidad propensos a la ira, violencia e impulsividad.

**13.** Antecedentes de crueldad con los animales.

**E. Evaluación y tratamiento**

**1.** Protegerse uno mismo. Admitir siempre la violencia como posibilidad y ponerse en guardia frente a un acto violento repentino. Jamás entrevistar a un paciente armado. El paciente debe entregar siempre el arma a un guarda de seguridad. Informarse lo más posible acerca del paciente antes de la entrevista. Jamás entrevistar a un paciente potencialmente violento solo o, en una consulta, con la puerta cerrada. Sopesar la retirada de corbatas, collares u otros artículos de la indumentaria o de bisutería que usted pueda llevar y de los que el paciente pueda agarrarse o tirar. Permanecer en un lugar situado al alcance visual de otros miembros del equipo sanitario. Dejar las restricciones físicas a los miembros del equipo formados para colocarlas. No permitir al paciente acceso a las áreas donde existan armas (p. ej., carrito de reanimación o sala de tratamiento). No sentarse cerca de un paciente paranoide que pueda sentirse amenazado. Mantenerse, como mínimo, a una distancia, equivalente a la longitud del miembro superior, si el paciente parece violento. No discutir ni enfrentarse a un paciente psicótico. Estar atento a los signos de violencia inminente. Dejarse siempre una vía de escape rápido por si el paciente le ataca. No dar nunca la espalda al paciente.

**2.** Los signos de violencia inminente comprenden actos violentos recientes contra las personas o la propiedad, oclusión de los dientes o de los puños, amenazas verbales, posesión de armas u objetos que puedan utilizarse como tales, agitación psicomotora (considerada un indicador importante), intoxicación por alcohol o drogas, delirios paranoides y alucinaciones auditivas de voces que dan órdenes.

**3.** Cerciorarse de que hay suficientes miembros del equipo sanitario a mano para contener al paciente con seguridad. Pedir la ayuda del personal antes de que aumente la agitación del paciente. Muchas veces, una demostración de fuerza, con la presencia de varios miembros corpulentos del equipo, basta para evitar los actos violentos.

4. Las restricciones físicas deberán aplicarlas las personas con la formación adecuada. Si se sospecha una intoxicación por fenciclidina, no debe procederse a la restricción física (hay que evitar, en particular, las restricciones en los miembros) porque el paciente puede autolesionarse. En general, inmediatamente después de aplicar las restricciones físicas se administra como restricción química una benzodiazepina o un antipsicótico, pero la elección del fármaco depende del diagnóstico. Proporcionar un ambiente que no estimule la violencia.
5. Efectuar una evaluación diagnóstica definitiva. Hay que examinar las constantes vitales del paciente, realizar una exploración física y obtener la historia psiquiátrica. Evaluar el riesgo de suicidio del paciente y elaborar un plan de tratamiento que combata la posible violencia posterior. Unas constantes vitales altas pueden indicar una abstinencia del alcohol o de sedantes-hipnóticos.
6. Explorar las posibles intervenciones psicosociales para reducir el riesgo de violencia. Si la violencia se relaciona con una situación o persona concretas, tratar de separar al paciente de esa situación o de esa persona. Ensayar las intervenciones familiares y otras modificaciones del ambiente. ¿Seguiría manifestando el paciente una violencia potencial mientras viviera con otros familiares?
7. La hospitalización puede estar indicada para contener al paciente y evitar la violencia. A veces, se precisa una observación constante, incluso en un servicio hospitalario de psiquiatría con el paciente aislado.
8. Si no procede el tratamiento psiquiátrico, se puede involucrar a la policía y al sistema legal.
9. Hay que prevenir a las posibles víctimas del peligro constante (p. ej., si el paciente no está hospitalizado).

CONSEJO CLÍNICO: Pacientes violentos

- *Si el paciente es llevado al servicio de urgencias por la policía con un tipo de dispositivo de contención (p. ej., esposas), no retirarlas de inmediato.*
- *Realizar la entrevista en un entorno seguro, con la posibilidad de llamar a otras personas si el paciente se agita.*
- *Colocarse en una posición en la que el paciente no pueda impedir la salida de la sala de exploración.*
- *No entrevistar al paciente si existen objetos punzantes o potencialmente peligrosos en la habitación (p. ej., un abridor de cartas sobre el escritorio).*
- *Hacer caso de las sensaciones propias. Si nota aprensión o miedo, termine la entrevista.*
- *Preguntar por tentativas anteriores de violencia (incluida la crueldad con los animales). Éstas predicen futuros episodios violentos.*
- *Ingresar en observación al paciente si se duda de que pueda dañar a otros.*

F. **Historia clínica y diagnóstico.** Los factores de riesgo para la violencia comprenden la declaración de intenciones, la formulación de un plan concreto, los medios que existen disponibles, el sexo masculino, la juventud (15 a 24 años), una categoría socioeconómica baja, un sistema de apoyo social escaso, los antecedentes previos de violencia, otros actos antisociales, un escaso control de los impulsos, los antecedentes de tentativas de suicidio y los elementos estresantes recientes. Los antecedentes de violencia constituyen el mejor elemento pronóstico. Otros factores importantes son los antecedentes de abusos infantiles; los antecedentes de la tríada de enuresis, provocación de incendios y crueldad con los animales en la infancia; los antecedentes penales; el servicio militar o policial; la conducción temeraria, y los antecedentes familiares de violencia (v. más factores de riesgo en la tabla 20-6).

G. **Farmacoterapia**

1. El tratamiento farmacológico depende del diagnóstico concreto.
2. Las benzodiazepinas y los antipsicóticos suelen utilizarse para tranquilizar al paciente. Al principio, se puede ensayar con el haloperidol, en dosis de 5 mg por vía oral o intramuscular; la

**Tabla 20-6**
**Factores de riesgo para la violencia**

**Datos actuales sobre el estado mental**
Hostil, irritable
Agitación
Identificación aparente de la víctima o víctimas
Armas disponibles
**Trastornos**
Manía (si se caracteriza por irritabilidad llamativa), como en el trastorno bipolar o en el trastorno esquizoafectivo de tipo bipolar
Esquizofrenia paranoide
Abuso de esteroides anabolizantes
Cambio de la personalidad (con desinhibición, p. ej., síndrome del lóbulo frontal)
Demencia
Delirium
Retraso mental
Trastorno paranoide de la personalidad
Trastorno antisocial de la personalidad
Trastorno límite de la personalidad
Intoxicación por alcohol
Intoxicación por estimulantes (cocaína, anfetaminas)
Trastorno explosivo intermitente
Trastorno delirante
**Antecedentes personales**
Antecedentes de comportamiento violento en circunstancias similares
Antecedentes de abuso físico en la infancia
Crecimiento dentro de una familia donde los padres se manifestaban violencia recíproca
Antecedentes infantiles de enuresis, crueldad con los animales y provocación de incendio («tríada»)
**Datos demográficos**
Hombres > mujeres
Jóvenes (final de la adolescencia o principio de la vida adulta) > personas mayores

risperidona, en dosis de 2 mg por vía oral, o el lorazepam, en dosis de 2 mg por vía oral o intramuscular.

3. Si el paciente ya está tomando un antipsicótico, continúe con ese mismo fármaco. Si la agitación del paciente no disminuye al cabo de 20 a 30 min, repita la dosis.
4. Evitar los antipsicóticos si el paciente corre el riesgo de convulsiones.
5. Las benzodiazepinas pueden resultar ineficaces, si el paciente manifiesta tolerancia y, a veces, producen desinhibición que, en ocasiones, exacerba la violencia.
6. Ante los pacientes epilépticos, ensaye primero un antiepiléptico (p. ej., carbamazepina o gabapentina) y luego una benzodiazepina (p. ej., clonazepam). A veces, los pacientes con violencia crónica responden a los ß-bloqueantes (p. ej., propranolol).

## III. Otras urgencias psiquiátricas

La urgencia psiquiátrica es una alteración de los pensamientos, sentimientos o acciones que requiere tratamiento inmediato. Puede obedecer o acompañar a una enfermedad médica o quirúrgica que precisen una evaluación o tratamiento oportunos. Las urgencias pueden ocurrir en cualquier lugar: domicilio, consulta, calle y servicios de medicina, cirugía y psiquiatría. En condiciones ideales, el paciente será trasladado a una unidad psiquiátrica de urgencias donde los médicos y psiquiatras especialistas en la medicina de urgencias evaluarán la situación e instituirán el tratamiento. En la tabla 20-7 se enumera un elenco amplio de trastornos que corresponden a la categoría de urgencias psiquiátricas.

Para una exposición más detallada de este tema, véase *Psychiatric Emergencies,* capítulo 29, página 2442, en CTP/VIII.

**Tabla 20-7**
**Urgencias psiquiátricas frecuentes**

| Síndrome o síntomas iniciales | Problema urgente | Aspectos del tratamiento urgente |
|---|---|---|
| Abuso de niños o de adultos | ¿Hay otra explicación? Proteger del daño adicional | Tratamiento de los problemas médicos; evaluación psiquiátrica; notificación a los servicios de protección. |
| Sida | Preocupación no realista u obsesiva por la posibilidad de contraer la enfermedad; cambios de comportamiento, secundarios a efectos orgánicos; síntomas de depresión o de ansiedad de alguien con la enfermedad; duelo por la pérdida de un amigo o de un amante con sida. | Explorar la preocupación fundamental del paciente; si hay una posibilidad realista de que el paciente haya contraído el virus, disponer el asesoramiento y pedir el título de VIH; descartar un componente orgánico del paciente seropositivo, facilitar el duelo del paciente que haya sufrido una pérdida reconociendo la depresión y remitiendo al paciente para un tratamiento psicoterápico breve o un grupo de autoayuda en el sida. |
| Trastorno adaptativo | Agitación, trastorno del sueño o depresión; abuso de sustancias; ansiedad. | Explorar brevemente el significado de la pérdida que haya precipitado la reacción adaptativa; remitir a una terapia dirigida y breve; no prescribir medicación para los síntomas del trastorno adaptativo en el servicio de urgencias, porque muchos de ellos desaparecen en cuanto el paciente se da cuenta de su origen y se le ofrece la posibilidad de abordar los sentimientos asociados. |
| Crisis de la adolescencia | Ideación o tentativas suicidas, comportamiento de huída, uso de drogas, embarazo, psicosis, comportamiento agresivo hacia los familiares, trastornos de la conducta alimentaria. | La intervención de la familia en la crisis resulta ideal si se puede llevar a efecto; si el adolescente está totalmente apartado de la familia, indagar por algún familiar o amigo adultos interesados o que puedan ayudar; evaluar el abuso sexual o físico; evaluar la ideación suicida; remitir a servicios de ayuda frente a las crisis de la adolescencia, si existen; considerar la hospitalización si procede. |
| Acatisia | ¿Es reciente? ¿Está tomando el paciente antipsicóticos de mantenimiento? | Determinar el agente causal; difenhidramina por vía oral o intravenosa, o benztropina por vía oral o intramuscular. Explicar la causa del síntoma al paciente y a su familia. |
| Urgencias relacionadas con el alcohol | Confusión; psicosis; conducta agresiva; ideación o comportamiento suicida; alucinaciones. | Determinar la alcoholemia; las concentraciones mayores de 300 mg/dl indican un abuso bastante prolongado del alcohol; evaluar la necesidad de intervención en urgencias; antipsicóticos, según sea necesario, para los síntomas psicóticos; confrontar al paciente con el grado de abuso de alcohol y retenerlo en el servicio de urgencias hasta que los niveles disminuyan lo suficiente para una evaluación adecuada de la suicidalidad y del juicio; remitir a un programa de tratamiento del alcoholismo. |

*(continúa)*

Tabla 20-7 — *(cont.)*
**Urgencias psiquiátricas frecuentes**

| Síndrome o síntomas iniciales | Problema urgente | Aspectos del tratamiento urgente |
|---|---|---|
| Intoxicación etílica idiosincrásica | Comportamiento muy agresivo o violento; «¡el paciente no tiene control de sí mismo (o de sí misma)!». | Descartar una causa orgánica; benzodiazepinas, según sea necesario, para calmar al paciente; disminuir los estímulos externos y aplicar restricciones, si es necesario; después de determinar si el paciente puede recibir el alta sin ningún problema, avisar al paciente sobre la probabilidad de que la reacción idiosincrásica recurra si continúa bebiendo. |
| Abstinencia del alcohol | Irritabilidad, agitación: confusión y desorientación; constantes vitales anómalas; hipertermia e hipertensión. | Benzodiazepinas, según proceda, para reducir los síntomas; observar estrechamente al paciente y vigilar las constantes vitales durante varias horas para detectar el delirium tremens; cuando el paciente esté listo para el alta, informarle con firmeza del diagnóstico de la dependencia del alcohol y remitirlo para tratamiento. |
| Síndrome de Korsakoff, encefalopatía de Wernicke | Confusión, amnesia; múltiples síntomas orgánicos, entre ellos ataxia, confusión y alteración de los músculos oculares. | Determinar el comienzo, si es posible; instituir tratamiento con tiamina, averiguar la capacidad del paciente para cuidar de sí mismo; hospitalizar, en caso de necesidad; informar al paciente con firmeza sobre el diagnóstico del alcoholismo. |
| Amnesia | Identificación; diagnóstico diferencial, sobre todo del componente orgánico. | Explorar las circunstancias en las que el paciente acudió al servicio de urgencias; considerar una entrevista bajo amobarbital; evaluar al paciente para descartar una causa orgánica. |
| Intoxicación por anfetaminas, cocaína o sustancias anfetamínicas | Psicosis; agitación o comportamiento agresivo; paranoia. | Disminuir la estimulación, plantear restricciones y antipsicóticos para controlar el comportamiento, considerar la hospitalización porque los trastornos psicóticos inducidos por anfetaminas pueden persistir durante semanas o meses; la abstinencia de cocaína puede producir sentimientos suicidas. |
| Ansiedad aguda | Diagnóstico diferencial, sobre todo con causas médicas inducidas por sustancias; tratamiento de la sintomatología aguda. | Explorar la capacidad de introspección del paciente con respecto al factor precipitante; remitir para tratamiento psiquiátrico ambulatorio; evitar la prescripción de medicamentos en el servicio de urgencias porque los fármacos más importantes y eficaces suelen ser también objeto de abuso. |
| Trastorno límite de la personalidad | Averiguar la necesidad inmediata de la visita al servicio de urgencias; determinar los planes del paciente. | Evaluar la intención suicida aguda; plantear la hospitalización si el médico no está cómodo; fijar con la mayor claridad posible los límites; declarar un plan de seguimiento preciso. |
| Catatonía | Diagnóstico diferencial de una causa orgánica; tratamiento de los síntomas agudos. | Descartar causas orgánicas; considerar una tranquilización rápida si el servicio de urgencias dispone de posibilidades para observar al paciente durante unas horas. |

*(continúa)*

Tabla 20-7 — *(cont.)*
**Urgencias psiquiátricas frecuentes**

| Síndrome o síntomas iniciales | Problema urgente | Aspectos del tratamiento urgente |
|---|---|---|
| Delirium, demencia | Nivel de conciencia fluctuante; determinar la agudeza; diagnóstico diferencial; necesidad de restricción física mientras se examine al paciente. | Evaluar las causas orgánicas; recordar que los medicamentos prescritos constituyen causas muy frecuentes de trastornos cognitivos agudos. |
| Delirios | Grado en que las creencias delirantes impiden la capacidad del paciente para negociar las actividades de la vida diaria; grado en que la respuesta del paciente a estas creencias delirantes puede ocasionar problemas al paciente. | Explorar el momento de inicio, la duración de los delirios y el grado en que las creencias delirantes impiden la actividad diaria del paciente, sobre todo si se sospecha que el paciente puede tratar de dañarse a sí mismo o a otros como consecuencia de los delirios; descartar causas orgánicas; remitir para tratamiento continuado u hospitalizar al paciente si existe una amenaza vital inmediata o se necesita una evaluación orgánica más amplia. |
| Depresión | Reconocimiento del diagnóstico; comienzo; riesgo de suicidio; evaluar la necesidad de proteger al paciente. | Explorar el comienzo de los síntomas; evaluar la ideación suicida; examinar las causas no psiquiátricas; depresión relacionada con medicamentos; sopesar la hospitalización si el paciente no responde al encuentro en el servicio de urgencias o parece desesperado o indefenso, incluso después de la exploración; indicar al paciente el diagnóstico o la sospecha y remitirlo para tratamiento; el comienzo del tratamiento farmacológico de la depresión no debe efectuarse en el servicio de urgencias, salvo que se ofrezca una asistencia continuada al paciente en ese mismo sistema. |
| Distonía aguda | Molestia psicológica y física del paciente; identificación de la sustancia causal. | Determinar la causa; tratar con difenhidramina o benzotropina y contactar con el organismo o médico que prescribió la medicación para proceder al seguimiento; remitir de nuevo al paciente al organismo responsable después de explicarle la sustancia causal de los síntomas. |
| Crisis familiar, crisis matrimonial | Determinar el peligro para los miembros de la familia; resolución de la crisis con el grado suficiente para que la pareja o la familia salgan del servicio de urgencias. | Ofrecer la oportunidad a la unidad familiar de una reunión próxima para abordar el conflicto que los llevó al servicio de urgencias; no efectuar recomendaciones que se expliquen por sí solas, porque siempre hay algo más allá de lo que ve el ojo cuando la crisis impulsa a la familia a acudir a un servicio de urgencias; descartar problemas de violencia doméstica, abuso de menores o abuso de sustancias; remitir según corresponda. |
| Crisis geriátrica | Identificación de los problemas médicos o farmacológicos contribuyentes; identificación del plan familiar. | Determinar la agudeza; tratar de descubrir el plan familiar; descartar causas orgánicas, sobre todo si guardan relación con el motivo actual de consulta al servicio de urgencias, descartar el abuso de los ancianos; remitir cuando corresponda. |

*(continúa)*

**Tabla 20-7** — *(cont.)*
**Urgencias psiquiátricas frecuentes**

| Síndrome o síntomas iniciales | Problema urgente | Aspectos del tratamiento urgente |
|---|---|---|
| Duelo | Identificar las reacciones excesivas o patológicas; determinar la necesidad de remisión a un profesional; facilitar el proceso de duelo en el servicio de urgencias. | Explorar cualquier reacción extrema o patológica a la pérdida, sobre todo uso indebido de medicación, drogas o alcohol; descartar un trastorno depresivo mayor; reconocer la validez de los sentimientos y remitir para tratamiento adecuado o a grupos de apoyo, según convenga; evitar la prescripción de medicamentos en el servicio de urgencias salvo que exista la capacidad para continuar la asistencia y el seguimiento. |
| Alucinaciones | Comienzo; diagnóstico diferencial, sobre todo de una causa médica o relacionada con sustancias. | Evaluar una posible causa orgánica, sobre todo ante alucinaciones visuales, táctiles u olfatorias; evaluar el contenido suicida u homicida y plantear la hospitalización o la remisión para tratamiento inmediato, si está indicada. |
| Fiebre alta | Posible riesgo para la vida; determinar la causa; entre los posibles desencadenantes se encuentran el litio, los anticolinérgicos, la agranulocitosis inducida por la clozapina o las fenotiazinas; síndrome maligno por neurolépticos. | Tratamiento urgente de la fiebre alta; retirada de la medicación nociva, y tratamiento de la causa. |
| Conducta homicida y agresiva | Peligro para el personal o los demás pacientes; determinación del riesgo de suicidio; causa del comportamiento. | Averiguar si hay un trastorno psiquiátrico agudo que explique el comportamiento homicida o agresivo; recurrir a personal y restricciones suficientes para garantizar la seguridad del personal y de los demás pacientes; descartar componentes médicos o relacionados con sustancias. |
| Hiperventilación | Síntomas somáticos; ansiedad del paciente sobre los síntomas. | Explicar brevemente al paciente que los síntomas se deben a la hiperventilación; instruir al paciente para que respire sobre una bolsa de papel durante unos minutos; vale la pena alentar al paciente a que hiperventile otra vez en presencia del clínico para confirmar la causa de los síntomas. |
| Insomnio | Determinar el factor precipitante agudo; identificar la preocupación principal del paciente. | Averiguar la causa y los síntomas, descartar una depresión o psicosis incipiente; remitir según proceda, no prescribir medicamentos para tratar el trastorno en el servicio de urgencias. |
| Toxicidad del litio | Inestabilidad médica; enfermedades médicas contribuyentes. | Vigilar la inestabilidad médica importante y considerar la hospitalización; suspender de inmediato el litio; instituir medidas de soporte según esté indicado. |
| Manía | Peligro para uno mismo o los demás; necesidad de restricciones antes de que escape al control el comportamiento en el servicio de urgencias. | Reducir la estimulación y plantear el uso de restricciones; descartar una causa orgánica si no hay antecedentes de trastorno bipolar o si los síntomas empeoran significativamente; plantear la hospitalización, sobre todo si el paciente no escapa de valorar la necesidad de tratamiento. |

*(continúa)*

Tabla 20-7 — *(cont.)*
**Urgencias psiquiátricas frecuentes**

| **Síndrome o síntomas iniciales** | **Problema urgente** | **Aspectos del tratamiento urgente** |
|---|---|---|
| Síndrome maligno por neurolépticos | Inestabilidad médica; identificación correcta del problema; necesidad de respuesta rápida. | Instituir medidas de reanimación, según convenga; la enfermedad puede progresar con rapidez; hospitalizar; aclarar el diagnóstico de sospecha al médico receptor. |
| Intoxicación por abstinencia de opiáceos | Identificación correcta del problema. | Administrar naloxona en caso de sobredosis; la abstinencia de opiáceos no pone en peligro la vida y el paciente puede recibir tratamiento sintomático para aliviar las molestias; remitir a un programa adecuado de tratamiento. |
| Reacciones de angustia | Identificar el factor precipitante agudo; respuesta a la necesidad de alivio inmediato del paciente. | Hacer que el paciente se calme; buscar una causa orgánica, sobre todo del primer episodio; tratar de identificar el elemento precipitante agudo, pero se trata de un problema crónico que debe remitirse para tratamiento adecuado; pruebas de que, si se alienta al paciente a afrontar el estímulo precipitante cuanto antes, se minimiza la discapacidad prolongada que acompaña a las reacciones de angustia. |
| Paranoia | Psicosis subyacente; posible causa orgánica. | Considerar una psicosis de base; el abuso de estimulantes es la causa orgánica más común de los síntomas paranoides; remitir al paciente según convenga o plantear la hospitalización si la paranoia supone una amenaza para la vida del paciente o de los demás; el comportamiento suicida no es infrecuente en la paranoia aguda. |
| Parkinsonismo | Identificación de la causa (es decir, idiopática frente a efectos secundarios de la medicación). | Prescribir un antiparkinsoniano y remitir al paciente al médico original o a un neurólogo o a un psiquiatra, según convenga. |
| Intoxicación por fenciclidina | Identificación de la sustancia causal; peligro para sí mismo o para los demás. | Reducir la estimulación; observar las alteraciones fisiológicas importantes, como elevación de la temperatura; evitar los antipsicóticos; hospitalizar, en caso de necesidad, para proteger al paciente durante la intoxicación, que puede durar varios días. |
| Fobias | Motivo de la visita actual al servicio de urgencias. | Evaluar el comienzo de los síntomas y el grado en el que interfieren la vida inmediata del paciente; remitir para tratamiento prolongado, posiblemente a un programa de terapia conductual. |
| Fotosensibilidad o erupción | Confirmar la causa (fenotiazinas). | Recomendar al paciente las cautelas necesarias (protector solar, sombrero, evitación de la luz solar intensa). |
| Trastorno por estrés postraumático | Identificación del elemento precipitante; identificación de los síntomas que pueden alterar sobremanera la actividad normal, como el abuso de sustancias, las alteraciones del sueño o el aislamiento. | Evaluar el comienzo de los síntomas; tratar de identificar el elemento precipitante de esa visita; remitir para un programa de tratamiento breve si se identifica un elemento precipitante específico. |
| Priapismo | Molestia, ansiedad; averiguar si el paciente está tomando trazodona. | Suspender la trazodona; consultar con el urólogo, si persiste el síntoma. |

*(continúa)*

Tabla 20-7 — *(cont.)*
**Urgencias psiquiátricas frecuentes**

| Síndrome o síntomas iniciales | Problema urgente | Aspectos del tratamiento urgente |
|---|---|---|
| Psicosis | Agudeza; diagnóstico diferencial; peligro para sí mismo o los demás derivados de la ideación suicida o de la ideación psicótica. | Evaluar las causas orgánicas; explorar los posibles elementos precipitantes; tomar las medidas necesarias para proteger al paciente y a los demás; considerar la neuroleptización rápida si se puede descartar claramente una causa médica o relacionada con sustancias. |
| Violación | Identificación de cualquier manifestación extrema de la agresión; necesidad de apoyo; componentes médicos. | Cerciorarse de que han abordado todas las cuestiones médicas y forenses, como la cadena de pruebas, la prevención del embarazo y las enfermedades de transmisión sexual; facilitar la exploración de los sentimientos del paciente sobre la agresión; facilitar el acceso a un asesoramiento sobre crisis por violación. |
| Repetidores | Motivo de la nueva visita; problemas urgentes; peligro para sí mismo o los demás: motivo para el fracaso del tratamiento o de la remisión previos. | Una vez descartadas las razones genuinas de la nueva visita, revisar de qué manera el servicio de urgencias puede alentar al paciente a utilizar un método para recibir asistencia y atención en lugar de los conductos más tradicionales; considerar el abuso de sustancias o una enfermedad médica como posibles causas omitidas. |
| Esquizofrenia | Comienzo; motivo de la visita actual al servicio de urgencias; investigar si hay una quiebra del tratamiento prolongado del caso. | Averiguar el motivo de la visita al servicio de urgencias en lugar del programa de tratamiento adjudicado al paciente; contactar con el programa antes de tomar ninguna decisión sobre el tratamiento o la hospitalización; considerar el potencial suicida. |
| Intoxicación por sedantes | Tratamiento médico; exploración de la motivación (¿se trataba de un acto suicida?) para la intoxicación. | Iniciar el tratamiento, según proceda; considerar el intento suicida aun cuando el paciente lo niegue. |
| Abuso de sustancias | Comienzo; motivo de la visita al servicio de urgencias; identificación de la sustancia; grado de necesidad de tratamiento (intoxicación, abstinencia o deseo de abstinencia). | Instituir el tratamiento que proceda a los pacientes médicamente inestables; remitir a los demás a programas de tratamiento formal y no iniciar el tratamiento en el servicio de urgencias. |
| Comportamiento suicida | Seriedad del intento; seriedad de la tentativa; necesidad de intervención médica; necesidad de hospitalización. | Sopesar la hospitalización, sobre todo si el paciente ha cometido tentativas previas; refiere antecedentes familiares de suicidio; ha sufrido una pérdida reciente de un ser querido, sobre todo por suicidio, y no parece responder a la interacción personal con el médico; hospitalizar, si hay dudas. |
| Pensamientos o amenazas suicidas | Seriedad del intento; capacidad del paciente para controlar los pensamientos; determinación de la utilidad del tratamiento psiquiátrico previo. | Como antes. |
| Discinesia tardía | Incomodidad del paciente; motivo de la visita al servicio de urgencias; indagar si ha habido una quiebra del tratamiento ambulatorio. | Este es un problema duradero, y no agudo; la disminución del antipsicótico suele aumentar los síntomas de la discinesia tardía; remitir al paciente para que reciba tratamiento psiquiátrico adecuado. |

*(continúa)*

Tabla 20-7 — *(cont.)*
**Urgencias psiquiátricas frecuentes**

| **Síndrome o síntomas iniciales** | **Problema urgente** | **Aspectos del tratamiento urgente** |
|---|---|---|
| Temblor | ¿Inicio reciente? Determinar la causa, por ejemplo, una intoxicación por litio, discinesia tardía, abstinencia de sustancias, o ansiedad. | Tratar en función de la causa. |
| Violencia | Peligro para los demás; determinación de la base psiquiátrica subyacente a ese comportamiento. | Aplicar una fuerza suficiente (referida al número de la competencia del personal) y restricciones para controlar rápidamente el comportamiento; la demora o la duda puede hacer que aumente la violencia; evaluar y tratar al paciente según esté indicado en función de la causa; presentar los cargos si ha habido daño o lesión a causa del comportamiento del paciente. |

De Beverly J. Fauman, M.D.

# 21 Trastornos de los lactantes, niños y adolescentes

## I. Principios para el estudio diagnóstico de los niños y adolescentes

La evaluación completa de un niño abarca la entrevista con los padres, el niño y la familia; la recogida de información sobre la actividad escolar instantánea del niño, y, a menudo, un examen normalizado de la función intelectual y del rendimiento académico del niño: A veces, se utilizan medidas estandarizadas del grado de desarrollo y evaluaciones neuropsicológicas. Los exámenes psiquiátricos de los niños casi nunca se inician a instancias del paciente, por lo que los clínicos deben recabar información de la familia y de la escuela para entender los motivos del estudio. A veces, el tribunal o un organismo de protección infantil inician la evaluación psiquiátrica. Los niños suelen tener problemas con la cronología de los síntomas y manifiestan, a veces, reticencia a notificar comportamientos que les ocasionen problemas. Los niños más pequeños no pueden, a menudo, articular verbalmente sus experiencias y manifiestan mejor sus sentimientos y preocupaciones durante el juego.

El examinador debe cerciorarse de que se cubran las áreas siguientes.

**A.** Datos complementarios de las entrevistas con el paciente, con información de los familiares, tutores, profesores y organismos externos.

**B.** Entender el desarrollo normal para saber con exactitud qué representa una anomalía a una determinada edad. En la tabla 21-1 se muestran los hitos del desarrollo.

**C.** Familiarizarse con los criterios diagnósticos actuales de los trastornos para poder orientar la anamnesis sobre el estado mental.

**D.** Entender los antecedentes psiquiátricos familiares, algo necesario dada la predisposición genética y las influencias ambientales asociadas a numerosos trastornos.

## II. Desarrollo infantil

El desarrollo es consecuencia de una interrelación entre la maduración del sistema nervioso central (SNC), el aparato neuromuscular y el sistema endocrino y diversos efectos ambientales (p. ej., padres y profesores, que pueden facilitar o frustrar la consecución del desarrollo infantil en todo su potencial). Este potencial es propio de la predisposición genética de cada persona hacia 1) la función intelectual y 2) los trastornos mentales, el temperamento y probablemente ciertos rasgos de la personalidad.

El desarrollo es continuo e indefinido, pero sucede con más rapidez en los primeros instantes de la vida. El cerebro neonatal pesa 350 g, triplica prácticamente su peso a los 18 meses y alcanza casi el peso del adulto, de 1.350 g, a los 7 años. La neurogénesis está habitualmente finalizada al nacer, pero la arborización de los axones y las dendritas continúa durante muchos años. Ésta y la sinaptogénesis están influidas, al parecer, por el entorno. Dada la plasticidad del cerebro, algunas conexiones se fortalecen y otras se desarrollan como respuesta a los estímulos ambientales. La mielinización continúa durante decenios.

Los teóricos más citados en el desarrollo infantil han sido Sigmund Freud, Margaret Mahler, Erik Erikson y Jean Piaget; su trabajo se esboza en la tabla 21-2.

## III. Trastornos del aprendizaje

El trastorno del aprendizaje se diagnostica cuando la capacidad para la lectura, la escritura y las matemáticas se encuentran significativamente por debajo del valor esperado. En el texto revisado de la cuarta edición del *Manual diagnóstico y estadístico de los trastornos mentales* (DSM-IV-TR) se ofrecen cuatro categorías diagnósticas de los trastornos del aprendizaje: trastorno de la lectura, trastorno del cálculo, trastorno de la expresión escrita y trastorno del aprendizaje no especificado.

Tabla 21–1
**Referencias sobre el desarrollo conductual normal**

| Edad | Comportamiento motor y sensitivo | Comportamiento adaptativo | Comportamiento personal y social |
|---|---|---|---|
| Desde el nacimiento hasta las 4 semanas | Reflejo de la mano a la boca, reflejo de prensión<br>Reflejo de búsqueda (fruncir los labios en respuesta a la estimulación peribucal); reflejo de Moro (extensión de los dedos con el sobresalto); reflejo de succión; reflejo de Babinski (separación de los dedos del pie al tocar la planta)<br>Diferencia los sonidos (se orienta hacia la voz humana) y los sabores dulce y ácido<br>Seguimiento visual<br>Distancia focal fija de 20 cm<br>Efectúa movimientos alternantes de gateo<br>Mueve la cabeza hacia un lado al colocarlo en decúbito prono | Comportamiento anticipatorio de aproximación al alimento a los 4 días<br>Responde al ruido del sonajero y la campana<br>Mira instantáneamente a los objetos en movimiento | Capacidad de respuesta a la cara, ojos y voz de la madre a las pocas semanas de vida<br>Sonrisa endógena<br>Juego independiente (hasta los 2 años)<br>Se calma cuando se le coge<br>Cara impasible |
| 4 semanas | Predominan las posturas con un reflejo tónico del cuello<br>Cierra el puño<br>Se le cae la cabeza, pero puede mantenerla erguida durante unos segundos<br>Fijación visual, visión estereoscópica (12 semanas) | Sigue los objetos en movimiento hasta la línea media<br>No manifiesta interés y tira enseguida los objetos | Mira la cara y reduce la actividad<br>Responde al habla<br>Sonríe sobre todo a la madre |
| 16 semanas | Predominan las posturas simétricas<br>Mantiene la cabeza balanceada<br>Levanta la cabeza 90º cuando se le coloca en decúbito prono sobre los antebrazos<br>Acomodación visual | Sigue bien los objetos que se mueven lentamente<br>Los brazos se agitan al ver objetos suspendidos | Sonrisa social espontánea (exógena)<br>Percibe las situaciones extrañas |
| 28 semanas | Se sienta recto, se inclina hacia delante con las manos<br>Salta sin parar cuando se le pone de pie | Acerca una mano y sujeta los juguetes<br>Golpea y agita el sonajero<br>Traslada los juguetes | Lleva los pies a la boca<br>Se divierte con las imágenes especulares<br>Comienza a imitar los sonidos y acciones de la madre |
| 40 semanas | Se sienta solo con buena coordinación<br>Se arrastra<br>Se impulsa hasta ponerse de pie<br>Apunta con el dedo índice | Empareja dos objetos situados en la línea media<br>Trata de imitar los garabatos | Manifiesta ansiedad de separación si se le aparta de la madre<br>Responde al juego social, por ejemplo, dar palmas o «cucú tras»<br>Toma galletas y sujeta el biberón solo |
| 52 semanas | Camina cogido de una mano<br>Se pone de pie solo durante breves momentos | Busca la novedad | Colabora al vestirse |
| 15 meses | Hace pinitos<br>Sube las escaleras a gatas | | Apunta o vocaliza los deseos<br>Lanza los objetos durante el juego o cuando se enfada |

| | | | |
|---|---|---|---|
| 18 meses | Marcha coordinada, rara vez se cae<br>Lanza la pelota<br>Sube escaleras ayudado de una mano | Construye una torre de 3 o 4 cubos<br>Garabatea espontáneamente e imita un trazo escrito | Se alimenta a veces solo, salpica<br>Ensarta juguetes en una cuerda<br>Lleva o acaricia un juguete especial, por ejemplo, un muñeco<br>Imita algunos patrones conductuales con cierto retraso |
| 2 años | Corre perfectamente, sin caerse<br>Da patadas a balones grandes<br>Sube y baja las escaleras solo<br>Aumento de la pericia motora fina | Construye una torre de 6 o 7 cubos<br>Alinea los cubos, imitando un tren<br>Imita los trazos verticales y circulares<br>Desarrolla comportamientos originales | Se pone ropa sencilla<br>Mimetismo doméstico<br>Alude a sí mismo por el nombre<br>Dice «no» a la madre<br>Empieza a disminuir la ansiedad por separación<br>Manifestaciones organizadas de cariño y protesta<br>Juego paralelo (juega al lado de otros niños, sin relacionarse con ellos) |
| 3 años | Monta en el triciclo<br>Salta desde los escalones inferiores<br>Cambia de pie al subir las escaleras | Construye torres de 9 o 10 cubos<br>Imita un puente de 3 cubos<br>Copia un círculo y una cruz | Se calza<br>Se desabrocha los botones<br>Se alimenta correctamente<br>Entiende cómo dar la vuelta |
| 4 años | Baja las escaleras de peldaño en peldaño<br>Se apoya sobre un pie durante 5 a 8 s | Copia una cruz<br>Repite cuatro dígitos<br>Cuenta tres objetos señalándolos correctamente | Se lava y seca la cara<br>Se cepilla los dientes<br>Juego social o acompañado (juega con otros niños |
| 5 años | Salta, cambiando de pie<br>Generalmente, tiene un control completo de los esfínteres<br>Mejora de la coordinación fina | Copia un cuadrado<br>Dibuja a una persona reconocible con cabeza, cuerpo y extremidades<br>Cuenta 10 objetos con exactitud | Se viste y se desviste solo<br>Escribe algunas letras<br>Juega a ejercicios de competición |
| 6 años | Monta en la bicicleta | Escribe su nombre<br>Copia un triángulo | Se ata los cordones de los zapatos |

Adaptado de Arnold Gessell, M.D., y Stella Chess, M.D.

Tabla 21–2
**Síntesis de los teóricos del desarrollo**

| Edad (años) | Margaret Mahler | Sigmund Freud | Erik Erikson | Jean Piaget | Comentarios |
|---|---|---|---|---|---|
| 0-1 | En la primera fase autista normal (desde el nacimiento hasta las 4 semanas)<br>• Estado de semisueño y semivigilia<br>• La tarea fundamental en esta fase es lograr un equilibrio homeostático con el ambiente<br>Fase simbiótica normal (de las 3-4 semanas a los 4-5 meses)<br>• Ligera percepción del cuidador, pero el lactante sigue actuando como si él y el cuidador estuvieran en un estado de indiferenciación o de fusión<br>• Sonrisa social característica (2-4 meses)<br>Subfases de separación-individualización propiamente dichas<br>Primera subfase: diferenciación (5-10 meses)<br>• Proceso de salida del cascarón autista (es decir, desarrollo de una conciencia más alerta que refleja la maduración cognitiva y neurológica)<br>• Comienzo del escrutinio comparativo (es decir, comparación de quién es la madre y quién no lo es) | Fase oral (desde el nacimiento hasta el primer año)<br>• El lugar principal de tensión y gratificación corresponde a la boca, los labios y la lengua, y abarca actividades de mordida y succión | Confianza elemental frente a desconfianza elemental (oral sensorial) (desde el nacimiento hasta el primer año)<br>• Desconfianza social manifestada a través de la facilidad para la alimentación, la profundidad del sueño, la relajación intestinal<br>• Depende de la uniformidad e identidad de la experiencia proporcionada por el cuidador<br>• La erupción de los dientes y la mordida del segundo semestre hacen que el lactante pase de «recibir a tomar»<br>• El destete lleva a la «nostalgia por el paraíso perdido»<br>• Si la confianza elemental es fuerte, el niño mantiene una actitud esperanzada | Fase sensitivomotora (desde el nacimiento hasta los 2 años)<br>• La inteligencia se basa sobre todo en las acciones y movimientos coordinados bajo los esquemas: (el esquema es un patrón de comportamiento en respuesta a un estímulo ambiental concreto.)<br>• El entorno se domina a través de la asimilación y de la acomodación: (la asimilación es la incorporación de nuevos estímulos ambientales; la acomodación es la modificación del comportamiento para adaptarse a los nuevos estímulos.)<br>• La permanencia del objeto se alcanza a los 2 años de edad. El objeto sigue existiendo en la mente aun cuando desaparezca de la visión: búsqueda del objeto oculto<br>• Comienza la reversibilidad de la acción | A diferencia de Mahler, otros observadores de parejas madre-bebé destacan la relación recíproca y complementaria (sin autismo ni fusión), que sienta las bases para el parentesco y el desarrollo del lenguaje, como si existiera un circuito preliminar ya preparado. Piaget y otros enfatizan el impulso activo de los lactantes para manipular el entorno inanimado. Esto complementa el trabajo de Freud porque la motivación de comportamiento del lactante y del niño pequeño no responde simplemente al alivio de la tensión de los impulsos y a la consecución de una gratificación oral, anal y fálica. |

| | | | | | |
|---|---|---|---|---|---|
| | • Ansiedad característica: ansiedad más intensa que implica curiosidad y miedo (más prevalente hacia los 8 meses)<br>• Ansiedad característica: ansiedad más intensa que implica curiosidad y miedo (más prevalente hacia los 8 meses) | | | | |
| 1-2 | Ejercicio de la segunda subfase (10-16 meses)<br>• El comienzo de esta fase se caracteriza por la locomoción erguida: el niño tiene una nueva perspectiva y también una exaltación del ánimo<br>• La madre es la referencia del domicilio<br>• Ansiedad característica: ansiedad por la separación<br>Tercera subfase: acercamiento (16-24 meses)<br>• El bebé hace ahora pinitos y se da más cuenta de la separación física, que amortigua su ánimo exaltado<br>• El niño trata de tender un puente para superar la laguna entre sí mismo y la madre, que se concreta en la entrega de objetos a la madre<br>• Los esfuerzos de la madre por ayudar al pequeño no suelen considerarse útiles y son características las rabietas | Fase anal (1-3 años)<br>• El ano y el área circundante constituyen el foco principal de interés<br>• Adquisición del control voluntario de los esfínteres (educación esfinteriana) | Autonomía frente a vergüenza y duda (muscular-anal) (1-3 años)<br>• Biológicamente supone el aprendizaje a caminar, a alimentarse solo y a hablar<br>• La maduración muscular establece la base para «sujetarse y salir»<br>• Necesidad de control externo, firmeza del cuidador antes de que surja la autonomía<br>• La vergüenza ocurre cuando el niño manifiesta una conciencia exagerada de sí mismo a través de una exposición negativa<br>• La duda propia puede surgir si los padres avergüenzan en exceso al niño (p. ej., por la defecación) | Fase preoperativa (2-7 años)<br>• Aparición de funciones simbólicas, asociadas con la adquisición del lenguaje<br>• Egocentrismo: el niño entiende todo exclusivamente desde su perspectiva<br>• El pensamiento es ilógico y mágico<br>• Pensamiento irreversible con falta de conversación<br>— *Animismo:* creencia de que los objetos inanimados están vivos (es decir, poseen sentimientos e intenciones)<br>— «*Justicia inminente*»: creencia de que es inevitable el castigo al portarse mal | Como complemento del trabajo de Freud y Mahler, los teóricos han propuesto que los problemas graves de relación entre la madre y el bebé o niño pequeño contribuyen a la formación de los rasgos patológicos del carácter, los trastornos de la identidad sexual o los trastornos de la personalidad.<br>Los cuidadores enfadados, frustrados o narcisistas suelen generar niños y adultos enfadados y vindicativos que no pueden tolerar las frustraciones normales y los disgustos en las relaciones y cuya formación del carácter se ve manifiestamente alterada. |

*(continúa)*

Tabla 21–2 — *(cont.)*
**Síntesis de los teóricos del desarrollo**

| Edad (años) | Margaret Mahler | Sigmund Freud | Erik Erikson | Jean Piaget | Comentarios |
|---|---|---|---|---|---|
| | • Acontecimiento característico: crisis de acercamiento, deseo de ser sosegado por la madre pero incapacidad para admitir su ayuda<br>• Símbolo de acercamiento: el niño se coloca en el umbral de la puerta sin saber qué camino tomar, frustración indefensa<br>• La resolución de la crisis tiene lugar cuando las capacidades del niño mejoran y puede recibir la gratificación para hacer las cosas por él mismo | | | | |
| 2-3 | Cuarta subfase: consolidación y constancia del objeto (24-36 meses)<br>• El niño afronta mejor la ausencia de la madre y la presencia de los sustitutos<br>• El niño empieza a notarse cómodo con las ausencias de la madre al saber que volverá<br>• Interiorización gradual de la imagen de la madre como fiable y estable<br>• El niño puede tolerar los retrasos y soportar las separaciones a través de una mayor pericia verbal y un mejor sentido del tiempo | | | | |

| | | | |
|---|---|---|---|
| 3-4 | Fase fálica-edípica (3-5 años)<br>• El foco de interés, estimulación y excitación es el genital<br>• El pene es el órgano que interesa a ambos sexos | Iniciativa frente a culpa (locomotor-genital) (3-5 años)<br>• Nace la *iniciativa* en relación con tareas de búsqueda de actividad, tanto motora como intelectual<br>• Puede surgir *culpa* por los objetivos contemplados (en particular, los agresivos)<br>• Deseo de imitar el mundo de los adultos: la participación en la lucha edípica lleva a una resolución por vía de la identificación social<br>• Rivalidad fraterna frecuente | Los investigadores han modificado el trabajo de Freud. Los niños de ambos sexos exploran y son conscientes de sus propios genitales durante el segundo año de vida y, si reciben un refuerzo parental adecuado, empiezan a identificarse correctamente a sí mismos como niñas o niños. La envidia del pene no es universal ni normativa. |
| 4-5 | • Masturbación genital frecuente<br>• Preocupación intensa por la *ansiedad de castración* (miedo a la pérdida o lesión genitales)<br>• La *envidia del pene* (descontento con los genitales propios y deseo de poseer los genitales masculinos) ocurre en esta fase entre las niñas<br>• *Complejo de Edipo* universal: el niño quiere tener relaciones sexuales y casarse con el padre del sexo contrario y liberarse, al mismo tiempo, del padre del mismo sexo | | Según Freud, en la psicopatogenia influyen sobremanera los problemas de resolución del complejo de Edipo, pero su teoría sólo explica una parte de los rasgos psicopatológicos. |
| 5-6 | Fase de latencia (de los 5-6 años a los 11-12 años)<br>• Estado de quiescencia relativa o del impulso sexual con desaparición del complejo de Edipo | | Contrariamente a Freud, hoy se considera que el inicio de la latencia (edad escolar o parte central de la infancia) representa sobre todo una consecuencia de |

*(continúa)*

Tabla 21–2 — *(cont.)*
**Síntesis de los teóricos del desarrollo**

| Edad (años) | Margaret Mahler | Sigmund Freud | Erik Erikson | Jean Piaget | Comentarios |
|---|---|---|---|---|---|
| | | • Los impulsos sexuales se vinculan hacia objetivos sociales más adecuados (es decir, colegio y deportes) | | | cambios en el SNC y depende menos de la quiescencia y sublimación, imposibles de demostrar, del impulso sexual. |
| 6-11 | | • Formación del *Superyó,* una de las tres estructuras psíquicas de la mente que responden del desarrollo moral y ético, entre otros de la conciencia<br>• Otras dos estructuras psíquicas son el *Yo,* un grupo de actividades que median entre los impulsos y el ambiente exterior, y el *Ello,* un repositorio de impulsos sexuales y agresivos<br>• El Ello está presente al nacer y el Yo se establece gradualmente a partir de la estructura rudimentaria existente en ese momento | Laboriosidad frente a inferioridad (latencia) (6-11 años)<br>• El niño está ocupado construyendo, creando o acometiendo tareas<br>• Recibe instrucción sistemática y los fundamentos de la tecnología<br>• Peligro por la sensación de insuficiencia e inferioridad si el niño desespera de sus instrumentos/pericias y de su situación entre los compañeros<br>• Edad decisiva en el plano social | Fase concreta (operativa) (7-11 años)<br>• Emergencia de pensamiento lógico (causa-efecto) que comprende la reversibilidad y la posibilidad de secuenciar y seriar.<br>• Entendimiento de las relaciones entre la parte y el todo y de las clasificaciones<br>• El niño es capaz de aceptar los puntos de vista de otros<br>• Retención de números, longitud, peso y volumen | Durante el sexto al octavo años, las alteraciones del SNC se reflejan en la progresión del desarrollo, de la actividad perceptivo-sensitivo-motora y de los procesos del pensamiento. En la estructura de Piaget, se trata de la transición de la fase preoperativa a la concreta (operativa). En comparación con los preescolares, los niños con latencia pueden aprender más, llevar una vida independiente y socializarse. Las amistades se establecen con una menor dependencia de los padres (y menos preocupación por las rivalidades edípicas intrafamiliares). En estos momentos, el desarrollo del Superyó se considera un proceso gradual más prolongado y menos relacionado con la desaparición del complejo de Edipo |
| Más de 11 | | Fase genital (de los 11-12 años en adelante) | Identidad frente a difusión del rol (desde los 11 años hasta el final de la adolescencia) | Fase formal (abstracta) (de los 11 años hasta el final de la adolescencia) | La interrelación entre el niño y el cuidador se enfatiza en la teoría del vínculo de |

| | | | | |
|---|---|---|---|---|
| | • Etapa final del desarrollo psicosexual: comienza con la pubertad y con la capacidad biológica para el orgasmo, pero implica la capacidad de una intimidad verdadera<br>• Peligro de *confusión* del rol, dudas sobre la identificación sexual y vocacional<br>• *Moratoria psicosocial*, estadio entre la madurez aprendida por el niño y la ética que debe desarrollar cuando sea adulto | • Lucha para desarrollar la *identidad del Yo* (sensación de mismidad y continuidad internas)<br>• Preocupación por el aspecto, veneración de ídolos, ideología<br>• Aparece la *identidad de grupo* (compañeros)<br>• Surgen estructuras combinadas que permiten la agrupación flexible de los elementos dentro de un sistema<br>• Capacidad para utilizar simultáneamente dos sistemas de referencia<br>• Capacidad para entender el concepto de probabilidades | • Razonamiento hipotético-deductivo, no sólo sobre la base de los objetos sino también sobre la base de hipótesis o proposiciones<br>• Capacidad para pensar sobre los pensamientos propios | John Bowlby. Mary Ainsworth elaboró el protocolo de «situación extraña» para examinar las separaciones entre el lactante y el cuidador. La «bondad del ajuste» entre el niño y el cuidador también se subraya en el trabajo sobre temperamento de Chess y Thomas. El niño presenta diferencias congénitas en algunas dimensiones conductuales, como el grado de actividad, el enfoque o el abstraimiento, y la intensidad de la reacción. El modo en que los padres responden a estos comportamientos influye en el desarrollo.<br>Lawrence Kohlberg, que estaba influido por Piaget, describió tres grados de desarrollo moral: preconvencial, en el que las decisiones morales se toman para evitar el castigo; conformidad con el rol convencional, donde las decisiones se adoptan para mantener las amistades, y principios morales aceptados por uno mismo en la adolescencia (es decir, cumplimiento voluntario de los principios éticos). |

Adaptado de Sylvia Karasu, M.D., y Richard Oberfield, M.D.

**A. Trastorno de la lectura.** Anteriormente conocido como *dislexia*, el trastorno de la lectura se caracteriza por la incapacidad para reconocer las palabras, una mala comprensión y una lectura lenta e inexacta.

1. **Diagnóstico.** La capacidad para la lectura se halla significativamente por debajo de la esperada para un niño de la misma edad, educación e inteligencia. Suele reconocerse a la edad de 7 años (segundo de primaria); sin embargo, a veces, si el trastorno se asocia a una inteligencia alta, puede no desvelarse hasta los 9 años (cuarto de primaria). Los problemas concomitantes consisten en dificultades para el lenguaje y para la secuenciación correcta de las palabras. Los niños más pequeños suelen avergonzarse y sentirse humillados, mientras que los de mayor edad suelen enfadarse y deprimirse y manifestar una baja autoestima (tabla 21-3).
2. **Epidemiología**
   a. Afecta al 4% de los escolares.
   b. La prevalencia oscila entre el 2 y el 8%.
   c. Tasas equivalentes entre ambos sexos.
3. **Etiología**
   a. Posible vínculo con los cromosomas 6 y 15.
   b. Se ha establecido un vínculo entre las lesiones del lóbulo occipital y la anomalía hemisférica.
   c. Se da del 35 al 40% de los familiares en primer grado.
4. **Diagnóstico diferencial**
   a. **Retraso mental.** La lectura, y otras habilidades, se hallan por debajo del nivel esperado para la edad cronológica del niño.
   b. **Trastorno por déficit de atención con hiperactividad (TDAH).** Las dificultades con las habilidades lingüísticas no son sistemáticas. La lectura mejora con la medicación.
   c. **Alteraciones auditivas y visuales.** Deben descartarse mediante pruebas de cribado.
5. **Evolución y pronóstico.** La mayoría de los escolares no precisa ningún curso especial después de la escuela primaria; únicamente si el trastorno es grave, se precisa ayuda durante la enseñanza secundaria.
6. **Tratamiento**
   a. **Cursos especiales.** Los programas especiales comienzan por enseñar al niño a establecer asociaciones precisas entre las letras y los sonidos. Una vez dominadas estas capacidades, el plan puede dirigirse hacia componentes más extensos de la lectura, como las sílabas y las palabras. Las estrategias de afrontamiento positivo comprenden grupos de lectura pequeños y estructurados donde se ofrece una asistencia individual.
   b. **Psicoterapia.** Los problemas emocionales y conductuales coexistentes se tratan con medidas psicoterapéuticas adecuadas. El asesoramiento parental resulta útil. La mejora de las habilidades sociales es un elemento importante de la psicoterapia.
   c. **Farmacoterapia.** Sólo se utiliza si hay un trastorno psiquiátrico asociado, como el TDAH.

Tabla 21-3
**Criterios del DSM-IV-TR para el diagnóstico del trastorno de la lectura**

A. El rendimiento en lectura, medido mediante pruebas de precisión o comprensión normalizadas y administradas individualmente, se sitúa sustancialmente por debajo de lo esperado dados la edad cronológica del sujeto, su coeficiente de inteligencia y la escolaridad propia de su edad.
B. La alteración del Criterio A interfiere significativamente el rendimiento académico o las actividades de la vida cotidiana que exigen habilidades para la lectura.
C. Si hay un déficit sensorial, las dificultades para la lectura exceden de las habitualmente asociadas a él.
**Nota de codificación.** Si hay una enfermedad médica (p. ej., neurológica) o un déficit sensorial, se codificarán en el Eje III.

**B. Trastorno del cálculo.** El niño tiene dificultad con el aprendizaje y la memorización de números, el recuerdo y la aplicación de hechos básicos acerca de los números y efectúa cálculos lentos e inexactos.

**1. Diagnóstico.** La capacidad matemática se encuentra significativamente por debajo de la esperada para la edad, los estudios y la inteligencia del niño. Los niños tienen dificultades para aprender los nombres de los números y los signos de sumar y restar, memorizar las tablas de multiplicación, aplicar cálculos a problemas de razonamiento matemático y efectuar cálculos con una velocidad razonable (tabla 21-4).

**2. Epidemiología**

**a.** Afecta aproximadamente al 1% de los escolares.

**b.** Quizá sea más frecuente en el sexo femenino.

**3. Etiología**

**a.** Se debe, en parte, a factores genéticos.

**b.** Posible déficit del hemisferio derecho, principalmente de zonas del lóbulo occipital.

**4. Diagnóstico diferencial**

**a. Retraso mental.** Las dificultades para la aritmética se acompañan de una alteración generalizada de la función intelectual.

**b. TDAH o trastorno disocial.** No debe omitirse durante el diagnóstico.

**5. Evolución y pronóstico.** El trastorno suele identificarse hacia los 8 años (tercero de primaria); sin embargo, puede ya verse a los 6 (primero de primaria) o incluso a los 10 (quinto de primaria). Los niños con un trastorno moderado del cálculo que no se someten a ninguna intervención pueden presentar complicaciones del tipo de dificultades académicas constantes, vergüenza, mal concepto de sí mismo, frustración y depresión. Estas complicaciones pueden crear rechazo hacia la escuela, absentismo escolar y pérdida de la esperanza en el éxito académico.

**6. Tratamiento**

**a. Cursos especiales.** Combina la señal eficaz de los conceptos matemáticos con un ejercicio continuado.

**b. Psicoeducación.** Proporciona una retroalimentación positiva para fomentar un buen rendimiento en los dominios sociales.

**C. Trastornos de la expresión escrita.** Se caracterizan por errores gramaticales y de puntuación frecuentes, así como mala caligrafía y ortografía.

**1. Diagnóstico.** El rendimiento del niño en los ejercicios de redacción es más bajo que el de niños de una edad y capacidad intelectual similares. El niño tiene mala caligrafía y ortografía y organiza mal los relatos escritos. Estas manifestaciones ocurren en la escuela primaria. Casi siempre, el pequeño se enfada y se siente frustrado por su falta de capacidad y el fracaso académico. En los casos graves, puede haber trastornos depresivos (tabla 21-5).

Tabla 21-4
**Criterios del DSM-IV-TR para el diagnóstico del trastorno de cálculo**

A. La capacidad para el cálculo, evaluada mediante pruebas normalizadas administradas individualmente, se sitúa sustancialmente por debajo de la esperada dados la edad cronológica del sujeto, su coeficiente de inteligencia y la escolaridad propia de su edad.
B. El trastorno del Criterio A interfiere significativamente el rendimiento académico o las actividades de la vida cotidiana que requieren capacidad para el cálculo.
C. Si hay un déficit sensorial las dificultades para el rendimiento en cálculo exceden de las habitualmente asociadas a él.

**Nota de codificación.** Si hay una enfermedad médica (p. ej., neurológica) o un déficit sensorial, se codificarán en el Eje III.

Tabla 21-5
**Criterios del DSM-IV-TR para el diagnóstico del trastorno de la expresión escrita**

A. Las habilidades para escribir, evaluadas mediante pruebas normalizadas administradas individualmente (o evaluaciones funcionales de las habilidades para escribir), se sitúan sustancialmente por debajo de las esperadas dados la edad cronológica del sujeto, su coeficiente de inteligencia evaluada y la escolaridad propia de su edad.
B. El trastorno del Criterio A interfiere significativamente el rendimiento académico o las actividades de la vida cotidiana que requieren la realización de textos escritos (p. ej., escribir frases gramaticalmente correctas y párrafos organizados).
C. Si hay un déficit sensorial, las dificultades en la capacidad para escribir exceden de las asociadas habitualmente a él.
**Nota de codificación.** Si hay una enfermedad médica (p. ej., neurológica) o un déficit sensorial, se codificarán en el Eje III.

Con permiso de la American Psychiatric Association. *Diagnostic and Statistical Manual of Mental Disorders*, texto revisado, 4.ª ed. Washington, DC: American Psychiatric Association. Copyright 2000.

2. **Epidemiología**
   - **a.** Afecta aproximadamente al 4% de los escolares.
   - **b.** Es tres veces más frecuente en el sexo masculino.
3. **Etiología**
   - **a.** Se cree que las causas se asemejan a las del trastorno de la lectura.
   - **b.** Fuerte concordancia entre los niños y familiares en primer grado con el trastorno de la expresión escrita.
4. **Diagnóstico diferencial.** Los efectos generadores de confusión del TDAH y del trastorno depresivo pueden interferir en la capacidad de concentración. Por eso, el tratamiento de estos trastornos puede mejorar la capacidad de expresión escrita del pequeño. El trastorno de la expresión escrita puede suceder junto con otros trastornos del lenguaje y del aprendizaje, como el trastorno de la lectura, el trastorno mixto receptivo-expresivo del lenguaje, el trastorno expresivo del lenguaje, el trastorno del cálculo, el trastorno del desarrollo de la coordinación, el trastorno por déficit de atención y comportamiento perturbador.
5. **Evolución y pronóstico.** En los casos graves, los síntomas aparecen a los 7 años (segundo de primaria); en los menos graves, pueden retrasarse hasta los 10 años (quinto de primaria) o más. Los pacientes con una alteración leve o moderada suelen evolucionar satisfactoriamente si reciben una educación especial desde el principio de la escuela elemental. Los casos graves requieren un tratamiento especial continuado y extenso hasta el bachillerato y la universidad. El pronóstico depende de la intensidad del trastorno, la edad o el curso en que se aplique la intervención, la duración y la continuidad del tratamiento y la presencia o la ausencia de problemas emocionales o conductuales asociados o secundarios.
6. **Tratamiento**
   - **a. Curso especial.** El tratamiento se basa en el ejercicio continuado de la ortografía y la redacción de frases, así como un repaso de la gramática. La terapia intensiva y creativa de redacción, adaptada a cada caso, puede aportar beneficios adicionales.
   - **b. Psicoterapia.** La terapia psicológica, entre otras la individual, la grupal o la familiar, pueden ayudar en los casos de problemas conductuales y emocionales secundarios.

**D. Trastorno del aprendizaje no especificado.** Categoría del DSM-IV-TR para los trastornos que no cumplen los criterios de ningún trastorno específico del aprendizaje pero que causan una anomalía y reflejan unas capacidades de aprendizaje inferiores a las esperadas para la inteligencia, la educación y la edad del niño (tabla 21-6). Un ejemplo es el déficit para la ortografía.

## IV. Trastorno de las habilidades motoras: trastorno del desarrollo de la coordinación

Se caracteriza por un rendimiento pobre en las actividades diarias que exigen coordinación. Puede manifestarse por retrasos en la consecución de hitos motores como sentarse, gatear y caminar. El

Tabla 21-6
**Criterios del DSM-IV-TR para el diagnóstico del trastorno del aprendizaje no especificado**

| Esta categoría incluye trastornos del aprendizaje que no cumplen los criterios de cualquier trastorno del aprendizaje específico. Esta categoría puede referirse a deficiencias observadas en las tres áreas (lectura, cálculo, expresión escrita) que interfieran significativamente el rendimiento académico aun cuando el rendimiento en las pruebas que evalúan cada una de estas habilidades individuales no se sitúe sustancialmente por debajo del esperado dado la edad cronológica de la persona, su coeficiente de inteligencia evaluada y la enseñanza propia de su edad. |
|---|
| Con permiso de la American Psychiatric Association. *Diagnostic and Statistical Manual of Mental Disorders*, texto revisado, 4.ª ed. Washington, DC: American Psychiatric Association. Copyright 2000. |

trastorno también se refleja en una torpeza para la motricidad gruesa y fina que da lugar a un rendimiento deportivo bajo y una caligrafía mala.

A. **Diagnóstico.** El trastorno puede manifestarse ya en la lactancia. El diagnóstico se basa en los antecedentes de retraso para la consecución de hitos motores tempranos. El diagnóstico puede acompañarse de puntuaciones inferiores a las normales en los subapartados de las pruebas normalizadas de inteligencia y puntuaciones normales o superiores a las normales en los subapartados verbales (tabla 21-7).

B. **Epidemiología**
   1. La prevalencia se aproxima al 5% de los escolares.
   2. La razón de masculinidad varía entre 2:1 y 4:1, pero podría estar sesgada.

C. **Etiología**
   1. Desconocida, pero posiblemente multifactorial.
   2. Los factores de riesgo abarcan la prematuridad, la hipoxia, la desnutrición perinatal y el bajo peso al nacer.
   3. Descrito a menudo entre niños con hiperactividad y trastornos del aprendizaje.

D. **Diagnóstico diferencial**
   1. **Trastornos neuromusculares.** Los pacientes pueden manifestar alteración muscular y neurológica más extensa.
   2. **Trastorno por déficit de atención con hiperactividad.** Descartar una negligencia física entre las personas con TDAH.
   3. **Retraso mental.** La coordinación no suele sobresalir como déficit más característico, si se compara con otras capacidades.

E. **Evolución y pronóstico.** Existen pocos datos sobre la evolución. Aunque la torpeza pueda continuar, algunos niños pueden compensarla mostrando interés por otras capacidades. La torpeza persiste, por regla general, hasta la adolescencia y la vida adulta.

F. **Tratamiento.** En general, se basa en versiones de programas de integración sensorial y formas modificadas de educación física. Los programas de integración sensorial se componen de actividades físicas que aumentan la percepción de la función motora y sensorial. Los programas adaptativos de educación física incorporan ciertos ejercicios deportivos, como golpear o lanzar un balón. Los pacientes pueden mejorar con los grupos sociales de ayuda social y otras intervenciones socializadoras. Los problemas académicos y emocionales secundarios y los trastornos coexistentes de comunicación se tratarán de forma individualizada. El asesoramiento parental puede ayudar a reducir la ansiedad de la culpa parentales, aumentar una conciencia de los padres y facilitar su confianza.

## V. Trastornos de la comunicación

Los trastornos de la comunicación se caracterizan por una anomalía en el entendimiento y la expresión del lenguaje y la producción del habla. Existen cuatro grandes trastornos de la comunicación: dos trastornos del lenguaje (trastorno del lenguaje expresivo y trastorno mixto del lenguaje receptivo-expresivo) y dos trastornos del habla (trastorno fonológico y tartamudeo).

Tabla 21-7
**Criterios del DSM-IV-TR para el diagnóstico del trastorno del desarrollo de la coordinación**

A. El rendimiento en las actividades cotidianas que requieren coordinación motora es sustancialmente inferior al esperado dada la edad cronológica del sujeto y su coeficiente de inteligencia. Puede manifestarse por retrasos significativos en la adquisición de los hitos motores (p. ej., caminar, gatear, sentarse), caérsele los objetos de la mano, «torpeza», mal rendimiento en deportes o caligrafía deficiente.
B. El trastorno del Criterio A interfiere significativamente el rendimiento académico o las actividades de la vida cotidiana.
C. El trastorno no se debe a una enfermedad médica (p. ej., parálisis cerebral, hemiplejía o distrofia muscular) y no cumple los criterios de trastorno generalizado del desarrollo.
D. Si hay retraso mental, las deficiencias motoras exceden de las asociadas habitualmente a él.
**Nota de codificación.** Si hay una enfermedad médica (p. ej., neurológica) o un déficit sensorial, se codificará en el Eje III.



A. **Trastorno del lenguaje expresivo.** Caracterizado por defectos del vocabulario, tiempos verbales, elaboración de frases complejas y recuerdo de palabras.
   1. **Diagnóstico.** El paciente manifiesta carencias selectivas en las capacidades para el lenguaje, acompañadas de una función normal en los dominios no verbales y en las capacidades receptivas. El diagnóstico se debe confirmar mediante pruebas normalizadas del lenguaje expresivo y de la inteligencia no verbal. La intensidad del trastorno se establece por el lenguaje verbal y de signos del niño en diversos lugares (es decir, en el patio de recreo, la clase, el hogar y la sala de juegos) y su relación con los otros niños. En los casos graves, el trastorno se manifiesta hacia los 18 meses (tabla 21-8).
   2. **Epidemiología**
      a. Afecta al 3-5% de los escolares.
      b. De dos a tres veces más frecuente en el sexo masculino.
      c. Antecedentes familiares de otros trastornos de la comunicación.
   3. **Etiología**
      a. El daño cerebral sutil y los retrasos en la maduración del cerebro pueden representar la causa.
      b. Se da más entre las personas zurdas y ambidiestras.
      c. Concordancia entre gemelos monocigotos.
      d. Los factores genéticos, ambientales y educativos parecen influir.
   4. **Diagnóstico diferencial**
      a. **Retraso mental.** El niño tiene una anomalía general de la capacidad intelectual y la capacidad intelectual no verbal no se halla dentro de límites normales.
      b. **Trastorno mixto del lenguaje receptivo-expresivo.** La comprensión del lenguaje (desciframiento) se halla por debajo del nivel esperado para la edad.
      c. **Trastorno generalizado del desarrollo.** El niño carece del lenguaje interno y no utiliza adecuadamente los gestos, además de mostrar muy poca o ninguna frustración ante la incapacidad de comunicarse verbalmente.
      d. **Afasia o disfasia.** El niño refiere antecedentes de desarrollo temprano y normal del lenguaje; el trastorno del lenguaje comienza después de un traumatismo craneal o de otra alteración neurológica (p. ej., trastorno epiléptico).
      e. **Mutismo selectivo.** El niño refiere antecedentes de un desarrollo normal del lenguaje.
   5. **Evolución y pronóstico.** La rapidez y el grado de recuperación dependen de la intensidad del trastorno, la motivación del niño para participar en la terapia y la institución oportuna de logoterapia y otras medidas. Hasta la mitad de los niños con afectación leve se recupera espontáneamente, mientras que aquellos con un trastorno grave siguen manifestando ciertos rasgos de alteración del lenguaje.

Tabla 21-8
**Criterios del DSM-IV-TR para el diagnóstico del trastorno del lenguaje expresivo**

A. Las puntuaciones obtenidas mediante evaluaciones del desarrollo del lenguaje expresivo, normalizadas y administradas individualmente, quedan sustancialmente por debajo de las obtenidas mediante evaluaciones normalizadas tanto de la capacidad intelectual no verbal como del desarrollo del lenguaje receptivo. El trastorno puede manifestarse clínicamente a través de unos síntomas que incluyen un vocabulario sumamente limitado, cometer errores en los tiempos verbales o experimentar dificultades en la memorización de palabras o en la producción de frases de longitud o complejidad propias del nivel evolutivo del sujeto.
B. Las dificultades del lenguaje expresivo interfieren el rendimiento académico o laboral o la comunicación social.
C. No se cumplen criterios de trastorno mixto del lenguaje receptivo-expresivo ni de trastorno generalizado del desarrollo.
D. Si hay retraso mental, déficit sensorial o motor del habla, o privación ambiental, las deficiencias del lenguaje deben exceder de las habitualmente asociadas a tales problemas.

**Nota de codificación.** Si está presente un déficit sensorial o motor del habla o una enfermedad neurológica, se codificará en el Eje III.



6. **Tratamiento**
   a. **Cursos especiales.** Con la logoterapia se persigue utilizar las palabras para mejorar las estrategias de comunicación y las relaciones sociales.
   b. **Psicoterapia.** Se puede tomar como modelo positivo para una comunicación más eficaz y para ampliar las capacidades sociales de los pacientes, cuya alteración del lenguaje merme la autoestima. El asesoramiento parental complementario puede resultar útil en algunos casos.

B. **Trastorno mixto receptivo-expresivo del lenguaje.** Estos niños tienen problemas para entender y expresar el lenguaje. Las calificaciones de las pruebas normalizadas del lenguaje tanto receptivo (comprensión) como expresivo resultan sustancialmente menores que las obtenidas en las mediciones normalizadas de la capacidad intelectual no verbal. Según el DSM-IV-TR, se desaconseja diagnosticar el trastorno del lenguaje receptivo si no existen trastornos del lenguaje expresivo.

1. **Diagnóstico.** Las mediciones del lenguaje, tanto receptivo como expresivo, se encuentran por debajo de las mediciones de la capacidad intelectual no verbal. En general, los síntomas aparecen antes de los 4 años; en los casos graves se adelantan hasta los 2 años y en los leves se retrasan hasta los 7 (segundo de primaria) o más (tabla 21-9).
2. **Epidemiología**
   a. La prevalencia entre los escolares es del 3%.
   b. Es dos veces más frecuente en el sexo masculino.
3. **Etiología**
   a. Indicios de acumulación familiar del trastorno mixto receptivo-expresivo del lenguaje.
   b. Los estudios con gemelos revelan una contribución genética, pero no se ha demostrado el mecanismo de transmisión.
4. **Diagnóstico diferencial**
   a. **Trastorno del lenguaje expresivo.** El desciframiento se mantiene dentro de límites normales.
   b. **Trastorno fonológico o tartamudeo.** La competencia para el lenguaje expresivo y receptivo es normal a pesar de las anomalías del habla.
5. **Evolución y pronóstico.** El pronóstico varía en función de la naturaleza y gravedad del daño. El pronóstico resulta menos favorable que el del trastorno aislado del lenguaje expresivo. Algunos niños logran funciones del lenguaje casi normales. El trastorno de los niños pequeños suele resultar grave, el pronóstico a corto plazo es sombrío y las probabilidades de experimentar un trastorno del aprendizaje en el futuro se consideran elevadas.

Tabla 21-9
**Criterios del DSM-IV-TR para el diagnóstico del trastorno mixto del lenguaje receptivo-expresivo**

A. Las puntuaciones obtenidas mediante una batería de evaluaciones del desarrollo del lenguaje receptivo y expresivo, normalizadas y administradas individualmente, quedan sustancialmente por debajo de las obtenidas mediante evaluaciones normalizadas de la capacidad intelectual no verbal. Los síntomas incluyen los propios del trastorno del lenguaje expresivo, así como dificultades para comprender palabras, frases o tipos específicos de palabras, tales como términos espaciales.
B. Las deficiencias del lenguaje receptivo y expresivo interfieren significativamente el rendimiento académico o laboral, o la comunicación social.
C. No se cumplen los criterios de trastorno generalizado del desarrollo.
D. Si hay retraso mental, déficit sensorial o motor del habla o privación ambiental, las deficiencias del lenguaje exceden de las habitualmente asociadas a estos problemas.
**Nota de codificación.** Si hay un déficit sensorial o motor del habla o una enfermedad neurológica, se codificarán en el Eje III.



6. **Tratamiento**
   a. **Cursos especiales.** La mayoría de los pacientes mejora en un entorno educativo especial y reducido que permita un aprendizaje más individualizado.
   b. **Psicoterapia.** Ayuda a los pacientes con problemas emocionales y conductuales asociados. El asesoramiento familiar, mediante el cual los padres y los niños pueden establecer medios de comunicación más eficaces y menos frustrantes, resulta beneficioso.

C. **Trastorno fonológico.** El niño muestra una anomalía en la emisión del sonido al reemplazar un sonido por otro u omitir sonidos que forman parte de las palabras.

1. **Diagnóstico.** Retraso o incapacidad para emitir los sonidos del habla propios de la edad de desarrollo, acompañados de un desarrollo normal del lenguaje. El niño es incapaz de articular ciertos fonemas de manera correcta y puede omitir, reemplazar o distorsionar los fonemas afectados. La mayoría de los niños suele compensar el trastorno al llegar a tercero de primaria, pero la recuperación espontánea ya no resulta probable una vez pasado cuarto de primaria (tabla 21-10).
2. **Epidemiología**
   a. Prevalencia variable del 0,5% al llegar a la fase media o tardía de la adolescencia.
   b. De dos a tres veces más frecuente en el sexo masculino.
   c. Común entre los familiares en primer grado.

Tabla 21-10
**Criterios del DSM-IV-TR para el diagnóstico del trastorno fonológico**

A. Incapacidad para utilizar los sonidos del habla esperables evolutivamente y propios de la edad e idioma del sujeto (p. ej., errores de la producción, utilización, representación u organización de los sonidos tales como sustituciones de un sonido por otro (utilización del sonido /t/ en lugar de /k/ u omisiones de sonidos tales como consonantes finales).
B. Las deficiencias de la producción de los sonidos del habla interfieren el rendimiento académico o laboral, o la comunicación social.
C. Si hay un retraso mental, un déficit sensorial o motor del habla, o una privación ambiental, las deficiencias del habla exceden de las habitualmente asociadas a estos problemas.
**Nota de codificación.** Si hay un déficit sensorial o motor del habla o una enfermedad neurológica, se codificarán en el Eje III.

3. **Etiología**
   a. Posiblemente abarque problemas perinatales, alteraciones genéticas, problemas para el procesamiento auditivo, anomalías de la audición y anomalías estructurales relacionadas con el habla.
   b. Los estudios genéticos revelan una alta concordancia entre los gemelos monocigotos.
4. **Diagnóstico diferencial**
   a. Hay que descartar anomalías físicas que determinen errores fonológicos.
   b. La disartria tiende menos a remitir espontáneamente.
   c. Hay que descartar alteraciones de la audición, retraso mental y trastornos generalizados del desarrollo.
5. **Evolución y pronóstico.** La remisión espontánea de los síntomas es frecuente entre los niños que sólo cometen errores al articular algunos fonemas. Los problemas de articulación, que persisten más allá de los 5 años, pueden asociarse a otras anomalías del habla y del lenguaje. Los problemas de percepción acústica se dan más entre los niños con problemas fonológicos a partir de los 5 años. La remisión espontánea rara vez ocurre después de los 8 años (cuarto de primaria).
6. **Tratamiento.** La logoterapia constituye el tratamiento más satisfactorio y está indicada cuando la inteligibilidad del pequeño es mala; el niño tiene más de 8 años; el problema del habla dificulta las relaciones con los compañeros, el aprendizaje o la imagen propia; el trastorno es tan intenso que se articulan mal numerosas consonantes, y los errores comprenden omisiones o reemplazos de fonemas más que distorsiones. Pueden ayudar el asesoramiento parental y la supervisión de las relaciones del niño con sus compañeros, así como la conducta escolar.

**D. Tartamudeo.** Trastorno caracterizado por interrupciones involuntarias del flujo del habla.

1. **Diagnóstico.** Alteración en la fluidez normal y estructuración temporal del habla. El tartamudeo aparece entre los 18 meses y los 9 años de edad y alcanza un máximo entre los 2 y los 3,5 años, así como entre los 5 y los 7 años. Los síntomas se establecen de forma gradual durante semanas o meses, con una repetición de las primeras consonantes (tabla 21-11).
2. **Epidemiología**
   a. La prevalencia varía entre el 3 y el 4%.
   b. Afecta al sexo masculino entre tres y cuatro veces más.
   c. El comienzo ocurre, en general, entre los 2 y los 7 años con un máximo a los 5.
   d. Remisión espontánea de cerca del 80% de los niños pequeños.
3. **Etiología.** Desconocida. Se han propuesto modelos orgánicos y del aprendizaje.

Tabla 21-11
**Criterios del DSM-IV-TR para el diagnóstico de tartamudeo**

A. Alteración de la fluidez y la organización temporal normales del habla (inadecuadas para la edad del sujeto), caracterizada por ocurrencias frecuentes de uno o más de los siguientes fenómenos:
   (1) repeticiones de sonidos y sílabas
   (2) prolongaciones de sonidos
   (3) interjecciones
   (4) palabras fragmentadas (p. ej., pausas dentro de una palabra)
   (5) bloqueos audibles o silenciosos (pausas en el habla)
   (6) circunloquios (sustituciones de palabras para evitar palabras problemáticas)
   (7) palabras producidas con un exceso de tensión física
   (8) repeticiones de palabras monosilábicas (p. ej., «Yo-yo-yo le veo»)

B. La alteración de la fluidez interfiere el rendimiento académico o laboral, o la comunicación social.

C. Si hay un déficit sensorial o motor del habla, las deficiencias del habla son superiores a las habitualmente asociadas a estos problemas.

**Nota de codificación.** Si hay un déficit sensorial o motor del habla o una enfermedad neurológica, se codificarán en el Eje III.

4. **Diagnóstico diferencial**
   a. **Anomalía de la fluidez normal del habla.** Los pacientes carecen de fluidez en el habla pero no muestran ninguna incomodidad aparente.
   b. **Disfonía espástica.** Los pacientes manifiestan un patrón respiratorio anómalo.
   c. **Taquifemia.** Los pacientes no son conscientes de la alteración del habla.
5. **Evolución y pronóstico.** La evolución suele ser larga, con períodos de remisiones y exacerbaciones. Del 50 al 80% de los pacientes se recupera espontáneamente, sobre todo en los casos leves.
6. **Tratamiento**
   a. **Plan especial.** Se han aplicado la logoterapia, las técnicas de relajación y los ejercicios respiratorios. Otras medidas basadas en la distracción consisten en enseñar al paciente a hablar al ritmo de los movimientos del brazo, de la mano o de los dedos, aunque este gesto sólo elimina el tartamudeo de forma temporal. Las técnicas de relajación se basan en la premisa de que el estado de relajación es incompatible con el tartamudeo.
   b. **Psicoterapia.** El psicoanálisis clásico, la psicoterapia orientada a la introspección, la terapia de grupo y otras técnicas de psicoterapia no han surtido efecto frente al tartamudeo, si bien la psicoterapia individual puede ayudar si el trastorno se acompaña de una pobre imagen de uno mismo, ansiedad o depresión. La terapia familiar debe plantearse cuando exista una disfunción familiar, la familia contribuya a los síntomas u ocurra un estrés familiar motivado por el intento de afrontar o de aliviar el tartamudeo.
   c. **Farmacoterapia.** Se han utilizado tratamientos como el haloperidol para tratar de fomentar la relajación, pero no hay ningún dato sobre su eficacia.

E. **Trastorno de la comunicación no especificado.** Trastornos que no cumplen los criterios diagnósticos de ningún trastorno de la comunicación. Algunos ejemplos son el trastorno de la voz, en el que hay una anomalía en la tonalidad, el volumen, la cualidad, el tono o la resonancia de la voz; y el trastorno taquifémico, en el que la frecuencia y el ritmo distorsionados del habla impiden su inteligibilidad (tabla 21-12).

## VI. Trastornos generalizados del desarrollo

Grupo de trastornos de la comprensión y la expresión del lenguaje y de la emisión del habla. Estos trastornos afectan a varios dominios del desarrollo, se manifiestan tempranamente y causan una disfunción persistente. En el DSM-IV-TR se señalan cinco trastornos generalizados del desarrollo: el trastorno autista, el trastorno de Rett, el trastorno desintegrativo infantil, el trastorno de Asperger y el trastorno generalizado del desarrollo no especificado.

A. **Trastorno autista.** El trastorno autista se caracteriza por defectos cualitativos de la interacción social recíproca y de las capacidades de comunicación y por patrones restrictivos de comportamiento.
   1. **Diagnóstico.** Entre los principales criterios para el diagnóstico del autismo se encuentran los defectos en el desarrollo del lenguaje y la dificultad para utilizar la comunicación verbal. A primera vista, los pacientes no muestran signos físicos del trastorno pero sí pequeñas anomalías físicas como malformaciones de la oreja. Los niños autistas no prestan ninguna atención especial a las personas importantes de sus vidas y despliegan un contacto ocular y un comportamiento afectivo anómalos hacia los miembros de la familia, además de caren-

Tabla 21-12
**Criterios del DSM-IV-TR para el diagnóstico del trastorno de la comunicación no especificado**

| Esta categoría se reserva para trastornos de la comunicación que no cumplen los criterios de ningún trastorno de la comunicación específico; por ejemplo, un trastorno de la voz (esto es, una anormalidad del volumen, calidad, tono o resonancia vocales). |
|---|
| Con permiso de la American Psychiatric Association. *Diagnostic and Statistical Manual of Mental Disorders,* texto revisado, 4.ª ed. Washington, DC: American Psychiatric Association. Copyright 2000. |

cias notables en la relación con los compañeros. Una manera de describir la cognición de los niños con autismo expresa su incapacidad para establecer atribuciones sobre la motivación o las intenciones de los demás y, en consecuencia, estos niños no pueden desarrollar la empatía. Las actividades y el juego suelen ser rígidos, repetitivos y monótonos. Los problemas habituales de conducta comprenden la hipercinesia, la hipocinesia, la agresión, los cabezazos, las mordeduras, los arañazos, los tirones de pelo y la resistencia a cambiar la rutina. Un pequeño subgrupo manifiesta capacidades cognitivas o vasomotoras prodigiosas (eruditos idiotas o autistas) (tabla 21-13).

**2. Epidemiología**

**a.** Afecta al 0,05% de los niños.

**b.** De cuatro a cinco veces más frecuente en el sexo masculino; las niñas con el trastorno presentan más veces retraso mental grave.

**c.** Comienza antes de los 3 años.

**3. Etiología**

**a.** Mayor concordancia entre los gemelos monocigotos que entre los dicigotos; como mínimo se afectan del 2 al 4% de los hermanos.

**b.** Factores biológicos implicados, dadas las tasas tan altas del trastorno epiléptico y del retraso mental.

**c.** La incompatibilidad inmunitaria y las agresiones pre y perinatales pueden constituir factores contribuyentes.

Tabla 21-13
**Criterios del DSM-IV-TR para el diagnóstico del trastorno autista**

A. Un total de 6 (o más) ítems de (1), (2) y (3), con por lo menos dos de (1), y uno de (2) y de (3):
- (1) Alteración cualitativa de la interacción social, manifestada al menos por dos de las siguientes características:
  - (a) importante alteración del uso de múltiples comportamientos no verbales, como son contacto ocular, expresión facial, posturas corporales y gestos reguladores de la interacción social
  - (b) incapacidad para desarrollar relaciones con compañeros adecuadas al nivel de desarrollo
  - (c) ausencia de la tendencia espontánea para compartir con otras personas disfrutes, intereses y objetivos (p. ej., no mostrar, traer o señalar objetos de interés)
  - (d) falta de reciprocidad social o emocional
- (2) Alteración cualitativa de la comunicación manifestada al menos por dos de las siguientes características:
  - (a) retraso o ausencia total del desarrollo del lenguaje oral (no acompañado de intentos para compensarlo mediante modos alternativos de comunicación, tales como gestos o mímica)
  - (b) en sujetos con un habla adecuada, alteración importante de la capacidad para iniciar o mantener una conversación con otros
  - (c) utilización estereotipada y repetitiva del lenguaje o lenguaje idiosincrásico
  - (d) ausencia de juego realista espontáneo, variado, o de juego imitativo social propio del nivel de desarrollo
- (3) Patrones de comportamiento, intereses y actividades restringidos, repetitivos y estereotipados, manifestados por lo menos mediante una de las siguientes características:
  - (a) preocupación absorbente por uno o más patrones estereotipados y restrictivos de interés que resulta anormal, sea en su intensidad, sea en su objetivo
  - (b) adhesión aparentemente inflexible a rutinas o rituales específicos, no funcionales
  - (c) manierismos motores estereotipados y repetitivos (p. ej., sacudir o girar las manos o dedos, o movimientos complejos de todo el cuerpo)
  - (d) preocupación persistente por partes de objetos

B. Retraso o funcionamiento anormal en por lo menos una de las siguientes áreas, que aparece antes de los 3 años de edad: (1) interacción social, (2) lenguaje utilizado en la comunicación social o (3) juego simbólico o imaginativo.

C. El trastorno no se explica mejor por la presencia de un trastorno de Rett o de un trastorno desintegrativo infantil.

Con permiso de la American Psychiatric Association. *Diagnostic and Statistical Manual of Mental Disorders,* texto revisado, 4.ª ed. Washington, DC: American Psychiatric Association. Copyright 2000.

d. Los estudios de resonancia magnética (RM) revelan un incremento del volumen cerebral en los lóbulos occipitales, parietales y temporales.
e. Se han descrito cifras anómalas de metabolitos de la dopamina y de la serotonina en el líquido cefalorraquídeo (LCR) de algunos subgrupos.
f. Los elementos estresantes psicosociales y familiares se asocian a una exacerbación de los síntomas.

4. **Diagnóstico diferencial**
   a. **Esquizofrenia de comienzo infantil.** Es rara entre los niños menores de 5 años y se acompaña de alucinaciones o delirios, con una menor incidencia de convulsiones y retraso mental y un coeficiente intelectual (CI) más homogéneo (tabla 21-14).
   b. **Retraso mental con síntomas conductuales.** Los niños suelen relacionarse con los adultos y con otros niños, de acuerdo con su edad mental; utilizan el lenguaje para comunicarse con los demás, y poseen un perfil relativamente uniforme de alteraciones sin precocidad funcional en ninguna área.
   c. **Afasia adquirida con convulsiones.** El niño se muestra normal durante varios años antes de perder el lenguaje receptivo y expresivo. La mayoría sufre algunas convulsiones y alteraciones electroencefalográficas (EEG) generalizadas al comienzo, que luego desaparecen. A continuación, se observa un trastorno profundo para la comprensión del lenguaje, caracterizado por un patrón desviado del habla y una alteración de la misma.
   d. **Sordera o hipoacusia grave de naturaleza congénita.** Los lactantes muestran antecedentes de un balbuceo relativamente normal, que va desapareciendo gradualmente y puede detenerse entre los 6 meses y el año de vida. Los niños sólo responden a los soni-

Tabla 21-14
**Trastorno autista frente a esquizofrenia de comienzo infantil**

| Criterio | Trastorno autista | Esquizofrenia (de comienzo antes de la pubertad) |
|---|---|---|
| Edad de comienzo | Antes de los 38 meses | No antes de los 5 años |
| Influencia | 2-5 por 10.000 | Desconocida, posiblemente igual o más rara |
| Razón entre sexos (M:F) | 3-4:1 | 1,67:1 (casi igual o ligero predominio masculino) |
| Antecedentes familiares de esquizofrenia | No (o probablemente no) aumentados | Aumentados |
| Categoría socioeconómica | Sobrerrepresentación de los grupos socioeconómicos superiores (artefacto) | Más común entre los grupos socioeconómicos inferiores |
| Complicaciones prenatales y perinatales y disfunción cerebral | Más común en el trastorno autista | Menos común en la esquizofrenia |
| Características conductuales | Incapacidad para establecer relaciones; o ausencia del habla o ecolalia; frases estereotipadas; comprensión nula o escasa del lenguaje; insistencia en las mismas cosas y estereotipos | Alucinaciones y delirios; trastorno del pensamiento |
| Actividad adaptativa | Casi siempre, alterada | Deterioro de la actividad |
| Grado de inteligencia | En la mayoría de los casos, por debajo del normal, con frecuencia muy alterado (70% ≤ 70) | Generalmente, dentro de la normalidad, la mayoría completamente normal (15% ≤ 70) |
| Patrón de coeficiente de inteligencia | Gran heterogeneidad | Más uniformidad |
| Crisis de gran mal | 4-32% | Ausente o incidencia más baja |

Cortesía de Magda Campbell, M.D., y Wayne Green, M.D.

dos altos. Los potenciales auditivos o auditivos evocados revelan una sordera importante. Estos niños suelen relacionarse con los padres, buscan su afecto y disfrutan de ser tratados como lactantes.

e. **Privación psicosocial.** Los niños mejoran enseguida cuando se les emplaza en un medio psicológico favorable y más idóneo.

5. **Evolución y pronóstico.** El trastorno autista suele durar toda la vida y posee un pronóstico reservado. Dos tercios de los niños continúan con una minusvalía y dependencia graves. El pronóstico mejora si el CI > 70 y se aprecian capacidades de comunicación entre los 5 y 7 años.

6. **Tratamiento**
   a. **Cursos especiales.** El método más eficaz de tratamiento consiste en una dedicación estructurada en la clase, junto con los métodos conductuales. A menudo, se precisan planes académicos especiales, que incluyan el lenguaje.
   b. **Psicoterapia.** Los padres suelen estar muy turbados y necesitan apoyo y asesoramiento.
   c. **Farmacoterapia.** La administración de medicación antipsicótica reduce el comportamiento agresivo o autolesivo. Se han utilizado antagonistas de la serotonina y de la dopamina, como la risperidona, la olanzapina, la quetiapina, la clozapina y la ziprasidona.

B. **Trastorno de Rett.** Deterioro grave del desarrollo después de un período normal de, al menos, 6 meses.

1. **Diagnóstico.** Enfermedad neurodegenerativa con manifestaciones características tras un período de, al menos, 6 meses de actividad y crecimiento normales. Los signos consisten en microcefalia, falta de movimientos intencionados de la mano, movimientos estereotipados, mala comunicación receptiva y expresiva, marcha apráxica y mala coordinación (tabla 21-15).
2. **Epidemiología.** La prevalencia llega a 6-7 por 100.000 mujeres.
3. **Etiología**
   a. La progresión se corresponde con un trastorno metabólico.
   b. Concordancia total entre gemelos monocigotos.
4. **Diagnóstico diferencial.** El trastorno autista no presenta deterioro de los hitos del desarrollo, el perímetro cefálico o el crecimiento general.
5. **Evolución y pronóstico.** La evolución es progresiva. Los pacientes que viven hasta la vida adulta mantienen un nivel cognitivo y social equivalente al del primer año de vida.
6. **Tratamiento.** El tratamiento se basa en la intervención sintomática. La fisioterapia alivia la disfunción muscular y, en general, se precisa tratamiento antiepiléptico para combatir las convulsiones. La terapia conductual y la medicación ayudan a mitigar los comportamientos autolesivos y a regular las alteraciones respiratorias.

Tabla 21-15
**Criterios del DSM-IV-TR para el diagnóstico del trastorno de Rett**

A. Todas las características siguientes:
(1) desarrollo prenatal y perinatal aparentemente normal
(2) desarrollo psicomotor aparentemente normal durante los primeros 5 meses después del nacimiento
(3) circunferencia craneal normal en el nacimiento

B. Aparición de todas las características siguientes después del período de desarrollo normal:
(1) desaceleración del crecimiento craneal entre los 5 y 48 meses de edad
(2) pérdida de habilidades manuales intencionales previamente adquiridas entre los 5 y 30 meses de edad, con el subsiguiente desarrollo de movimientos manuales estereotipados (p. ej., escribir o lavarse las manos)
(3) pérdida de implicación social en el inicio del trastorno (aunque con frecuencia la interacción social se desarrolla posteriormente)
(4) mala coordinación de la marcha o de los movimientos del tronco
(5) desarrollo del lenguaje expresivo y receptivo gravemente afectado, con retraso psicomotor grave

Con permiso de la American Psychiatric Association. *Diagnostic and Statistical Manual of Mental Disorders,* texto revisado, 4.ª ed. Washington, DC: American Psychiatric Association. Copyright 2000.

C. **Trastorno desintegrativo infantil.** Desintegración de la función intelectual, social y del lenguaje después de, al menos, 2 años de desarrollo normal.

1. **Diagnóstico.** Desarrollo normal durante al menos 2 años, seguido de anomalías en la relación social recíproca, la capacidad de comunicación y el comportamiento estereotipado. Las manifestaciones cardinales consisten en una alteración en la capacidad para el lenguaje, el comportamiento social, el comportamiento adaptativo, el control de los esfínteres rectal o vesical y las capacidades motoras. El comienzo suele darse entre los 3 y los 4 años (tabla 21-16).
2. **Epidemiología**
   a. Afecta al 0,005% de los niños.
   b. De cuatro a ocho veces más frecuente en el sexo masculino.
3. **Etiología.** Desconocida, pero puede asociarse a otros trastornos neurológicos, como la epilepsia, la esclerosis tuberosa y diversas enfermedades metabólicas.
4. **Diagnóstico diferencial**
   a. **Trastorno autista.** El paciente no manifiesta un deterioro en los hitos del desarrollo.
   b. **Trastorno de Rett.** El comienzo es más temprano.
5. **Evolución y pronóstico.** La evolución es variable, alcanzándose una meseta en la mayoría de los casos. Casi todos los pacientes presentan un retraso mental residual moderado.
6. **Tratamiento.** Enfoque parecido al del trastorno autista; medicación antipsicótica.

D. **Trastorno de Asperger.** El paciente presenta una alteración de las relaciones sociales y patrones restrictivos e iterativos de comportamiento. No se observan demoras significativas en el lenguaje, el desarrollo cognitivo o las capacidades de autoayuda propias de la edad.

1. **Diagnóstico.** Las manifestaciones comprenden, como mínimo, dos de éstas: gestos de comunicación no verbal completamente anómalos, incapacidad para establecer relaciones con los compañeros, falta de reciprocidad social y emocional y alteración en la capacidad de expresar placer por la felicidad de los demás. Siempre se observa una restricción de los intereses y de los patrones de comportamiento (tabla 21-17).
2. **Epidemiología.** La prevalencia es mayor que la del trastorno autista.
3. **Etiología.** Se desconoce la causa del trastorno de Asperger. Los estudios familiares revelan una posible relación con el trastorno autista, que respalda la presencia de factores contribuyentes de naturaleza genética, metabólica, infecciosa y perinatal.

Tabla 21-16
**Criterios del DSM-IV-TR para el diagnóstico del trastorno desintegrativo infantil**

A. Desarrollo aparentemente normal durante por lo menos los primeros 2 años posteriores al nacimiento, manifestado por la presencia de comunicación verbal y no verbal, relaciones sociales, juego y comportamiento adaptativo apropiados a la edad del sujeto.
B. Pérdida clínicamente significativa de habilidades previamente adquiridas (antes de los 10 años de edad) en por lo menos dos de las siguientes áreas:
(1) lenguaje expresivo o receptivo
(2) habilidades sociales o comportamiento adaptativo
(3) control intestinal o vesical
(4) juego
(5) habilidades motoras
C. Anormalidades en por lo menos dos de las siguientes áreas:
(1) alteración cualitativa de la interacción social (p. ej., alteración de comportamientos no verbales, incapacidad para desarrollar relaciones con compañeros, ausencia de reciprocidad social o emocional)
(2) alteraciones cualitativas de la comunicación (p. ej., retraso o ausencia de lenguaje hablado, incapacidad para iniciar o sostener una conversación, utilización estereotipada y repetitiva del lenguaje, ausencia de juego realista variado)
(3) patrones de comportamiento, intereses y actividades restrictivos, repetitivos y estereotipados, en los que se incluyen estereotipias motoras y manierismos
D. El trastorno no se explica mejor por la presencia de otro trastorno generalizado del desarrollo o de esquizofrenia.

Tabla 21-17
**Criterios del DSM-IV-TR para el diagnóstico del trastorno de Asperger**

A. Alteración cualitativa de la interacción social, manifestada al menos por dos de las siguientes características:
(1) importante alteración del uso de múltiples comportamientos no verbales como contacto ocular, expresión facial, posturas corporales y gestos reguladores de la interacción social
(2) incapacidad para desarrollar relaciones con compañeros apropiadas al nivel de desarrollo del sujeto
(3) ausencia de la tendencia espontánea a compartir disfrutes, intereses y objetivos con otras personas (p. ej., no mostrar, traer o enseñar a otras personas objetos de interés)
(4) ausencia de reciprocidad social o emocional
B. Patrones de comportamiento, intereses y actividades restrictivos, repetitivos y estereotipados, manifestados al menos por una de las siguientes características:
(1) preocupación absorbente por uno o más patrones de interés estereotipados y restrictivos que son anormales, sea por su intensidad, sea por su objetivo
(2) adhesión aparentemente inflexible a rutinas o rituales específicos, no funcionales
(3) manierismos motores estereotipados y repetitivos (p. ej., sacudir o girar manos o dedos, o movimientos complejos de todo el cuerpo)
(4) preocupación persistente por partes de objetos
C. El trastorno causa un deterioro clínicamente significativo de la actividad social, laboral y otras áreas importantes de la actividad del individuo.
D. No hay retraso general del lenguaje clínicamente significativo (p. ej., a los 2 años de edad utiliza palabras sencillas, a los 3 años de edad utiliza frases comunicativas).
E. No hay retraso clínicamente significativo del desarrollo cognoscitivo ni del desarrollo de habilidades de autoayuda propias de la edad, comportamiento adaptativo (distinto de la interacción social) y curiosidad acerca del ambiente durante la infancia.
F. No cumple los criterios de otro trastorno generalizado del desarrollo ni de esquizofrenia.



4. **Diagnóstico diferencial.** El retraso para el lenguaje es la manifestación cardinal del trastorno autista.
5. **Evolución y pronóstico.** La evolución y el pronóstico varían. El pronóstico favorable depende de un valor normal del coeficiente de inteligencia y de buenas capacidades sociales.
6. **Tratamiento.** El tratamiento depende del grado de adaptación. Se aplican técnicas similares (es decir, medicación antipsicótica) a las del trastorno autista si el paciente sufre una alteración social grave.

**E. Trastorno generalizado no especificado.** Trastorno con una anomalía generalizada y grave de las relaciones sociales o de la capacidad de comunicación o presencia de comportamiento, intereses y actividades estereotipados que carecen de los criterios de un trastorno específico y generalizado del desarrollo, la esquizofrenia, el trastorno esquizotípico o un trastorno de la personalidad por evitación (tabla 21-18).

## VII. Trastornos por déficit de atención

Trastornos con un patrón persistente y marcado de inatención, hiperactividad y comportamiento impulsivo. Comprende el trastorno por déficit de atención con hiperactividad y el trastorno por déficit de atención con hiperactividad no especificado.

**A. Trastorno por déficit de atención con hiperactividad.** Se caracteriza por un patrón persistente y una atención o hiperactividad y comportamiento impulsivo que es más intenso del esperado para niños con una edad y grado de desarrollo parecidos. Los síntomas deben aparecer antes de los 7 años y darse, al menos, en dos circunstancias, además de impedir la actividad social, académica y extracurricular correspondientes.

1. **Diagnóstico.** Los signos principales se basan en los patrones de desarrollo del niño y en la observación directa en situaciones que precisan atención. Los signos característicos comprenden el habla en exceso, la perseverancia, el nerviosismo, las interrupciones frecuentes, la impaciencia, la dificultad para organizar y terminar las tareas, la distraibilidad y los olvidos (tabla 21-19).

Tabla 21-18
**Criterios del DSM-IV-TR para el diagnóstico del trastorno generalizado del desarrollo no especificado (incluyendo autismo atípico)**

| |
|---|
| Esta categoría debe utilizarse cuando existe una alteración grave y generalizada del desarrollo de la interacción social recíproca o de las habilidades de comunicación verbal o no verbal, o cuando hay comportamientos, intereses y actividades estereotipadas, pero no se cumplen los criterios de un trastorno generalizado del desarrollo específico, esquizofrenia, trastorno esquizotípico de la personalidad o trastorno de la personalidad por evitación. Por ejemplo, esta categoría incluye el «autismo atípico»: casos que no cumplen los criterios de trastorno autista por una edad de inicio posterior, una sintomatología atípica o una sintomatología subliminal, o por todos estos hechos a la vez. |
| Con permiso de la American Psychiatric Association. *Diagnostic and Statistical Manual of Mental Disorders,* texto revisado, 4.ª ed. Washington, DC: American Psychiatric Association. Copyright 2000. |

2. **Epidemiología**
   a. Afecta al 3-7% de los niños de la escuela primaria.
   b. La razón de masculinidad varía entre 3:1 y 5:1.
   c. Los síntomas suelen aparecer a los 3 años.
3. **Etiología**
   a. Entre las posibles causas se cuentan el traumatismo perinatal y los factores genéticos y psicosociales.
   b. Signos de disfunción noradrenérgica y dopaminérgica de los sistemas neurotransmisores.
   c. También se han descrito hipoperfusión del lóbulo frontal y tasas metabólicas más bajas en este lóbulo.
   d. Se observan más veces signos neurológicos inespecíficos entre los niños con TDAH.
4. **Diagnóstico diferencial**
   a. **Trastorno bipolar I.** Los síntomas fluctúan más.
   b. **Maniaco.** La irritabilidad posiblemente es más común que la euforia.
   c. **Trastornos del aprendizaje.** Los problemas para el cálculo o la lectura no se deben a la inatención.
   d. **Trastorno depresivo.** Se diferencia por la hipoactividad y el retraimiento.
   e. **Trastorno de ansiedad.** Puede manifestarse por hiperactividad y distraibilidad fáciles.
5. **Evolución y pronóstico.** La evolución es variable. La mayoría de los pacientes experimenta una remisión parcial. A menudo, el último síntoma en remitir es la inatención. Los pacientes se muestran vulnerables al comportamiento antisocial, los trastornos por consumo de sustancias y los trastornos del estado de ánimo. Los problemas de aprendizaje continúan, a menudo, durante toda la vida.
6. **Tratamiento**
   a. **Psicoterapia.** Con frecuencia se precisa un tratamiento multimodal del niño y de la familia a base de grupos de ayuda social, intervenciones conductuales, psicoterapia individual, terapia familiar y educación especial en los casos indicados.
   b. **Farmacoterapia.** Los fármacos con un registro importante de eficacia y seguridad extraordinaria son los estimulantes centrales, el metilfenidato y las asociaciones de dextroanfetamina y sales de anfetamina. Entre los preparados de segunda línea se encuentran los antidepresivos, como el bupropión, la venlafaxina y los agonistas de los receptores adrenérgicos alfa clonidina y guanfacina. La atomoxetina, un inhibidor de la recaptación de noradrenalina, también se utiliza.

B. **Trastorno por déficit de atención con hiperactividad no especificado.** Categoría residual para los trastornos con síntomas llamativos de inatención o hiperactividad que no cumplen los criterios de TDAH. El tratamiento se basa en el uso de anfetaminas o metilfenidato (tabla 21-20).

Tabla 21-19
**Criterios del DSM-IV-TR para el diagnóstico del trastorno por déficit de atención con hiperactividad**

A. (1) o (2):

(1) Seis (o más) de los siguientes síntomas de **desatención** han persistido por lo menos durante 6 meses con una intensidad que es desadaptativa e incoherente en relación con el nivel de desarrollo:

*Desatención*

(a) a menudo no presta atención suficiente a los detalles o incurre en errores por descuido en las tareas escolares, en el trabajo o en otras actividades
(b) a menudo tiene dificultades para mantener la atención en tareas o en actividades lúdicas
(c) a menudo parece no escuchar cuando se le habla directamente
(d) a menudo no sigue instrucciones y no finaliza tareas escolares, encargos, u obligaciones en el centro de trabajo (no se debe a comportamiento negativista o a incapacidad para comprender instrucciones)
(e) a menudo tiene dificultades para organizar tareas y actividades
(f) a menudo evita, le disgusta o es renuente en cuanto a dedicarse a tareas que requieren un esfuerzo mental sostenido (como trabajos escolares o domésticos)
(g) a menudo extravía objetos necesarios para tareas o actividades (p. ej., juguetes, ejercicios escolares, lápices, libros o herramientas)
(h) a menudo se distrae fácilmente por estímulos irrelevantes
(i) a menudo es descuidado en las actividades diarias

(2) Seis (o más) de los siguientes síntomas de **hiperactividad-impulsividad** han persistido por lo menos durante 6 meses con una intensidad que es desadaptativa e incoherente en relación con el nivel de desarrollo:

*Hiperactividad*

(a) a menudo mueve en exceso manos o pies, o se remueve en su asiento
(b) a menudo abandona su asiento en la clase o en otras situaciones en que se espera que permanezca sentado
(c) a menudo corre o salta excesivamente en situaciones en que es inapropiado hacerlo (en adolescentes o adultos puede limitarse a sentimientos subjetivos de inquietud)
(d) a menudo tiene dificultades para jugar o dedicarse tranquilamente a actividades de ocio
(e) a menudo «está en marcha» o suele actuar como si tuviera un motor
(f) a menudo habla en exceso

*Impulsividad*

(g) a menudo precipita respuestas antes de haber sido completadas las preguntas
(h) a menudo tiene dificultades para guardar turno
(i) a menudo interrumpe o se inmiscuye en las actividades de otros (p. ej., se entromete en conversaciones o juegos)

B. Algunos síntomas de hiperactividad-impulsividad o desatención que causaban alteraciones estaban presentes antes de los 7 años de edad.

C. Algunas alteraciones provocadas por los síntomas se presentan en dos o más ambientes (p. ej., en la escuela [o en el trabajo] y en casa).

D. Deben existir pruebas claras de un deterioro clínicamente significativo de la actividad social, académica o laboral.

E. Los síntomas no aparecen exclusivamente en el transcurso de un trastorno generalizado del desarrollo, esquizofrenia u otro trastorno psicótico, y no se explican mejor por la presencia de otro trastorno mental (p. ej., trastorno del estado de ánimo, trastorno de ansiedad, trastorno disociativo o un trastorno de la personalidad).

*Códigos* basados en el tipo:

**F90.0 Trastorno por déficit de atención con hiperactividad, tipo combinado [314.01]:** si se satisfacen los Criterios A1 y A2 durante los últimos 6 meses

**F90.8 Trastorno por déficit de atención con hiperactividad, tipo con predominio del déficit de atención [314.00]:** si se satisface el Criterio A1, pero no el Criterio A2 durante los últimos 6 meses

**F90.0 Trastorno por déficit de atención con hiperactividad, tipo con predominio hiperactivo-impulsivo [314.01]:** si se satisface el Criterio A2, pero no el Criterio A1 durante los últimos 6 meses

**Nota de codificación.** En el caso de sujetos (en especial adolescentes y adultos) que actualmente tengan síntomas que ya no cumplen todos los criterios, debe especificarse en «remisión parcial».

Tabla 21-20
**Criterios del DSM-IV-TR para el diagnóstico del trastorno por déficit de atención con hiperactividad no especificado**

Esta categoría incluye trastornos con síntomas prominentes de desatención o hiperactividad-impulsividad que no satisfacen los criterios del trastorno por déficit de atención con hiperactividad.
Los ejemplos incluyen:
1. Individuos cuyos síntomas y alteraciones satisfacen los criterios de trastorno por déficit de atención con hiperactividad, del tipo con predominio del déficit de atención, pero en los que la edad de inicio del trastorno es de 7 años o más.
2. Individuos con alteraciones clínicamente significativas que presentan inatención y cuyo patrón de síntomas no cumple todos los criterios del trastorno, sino que presentan un patrón de comportamiento caracterizado por lentitud, ensoñación e hipoactividad.

Con permiso de la American Psychiatric Association. *Diagnostic and Statistical Manual of Mental Disorders,* texto revisado, 4.ª ed. Washington, DC: American Psychiatric Association. Copyright 2000.

## VIII. Trastornos por comportamiento perturbador

Comprenden dos constelaciones persistentes de síntomas perturbadores que se clasifican como trastorno negativista desafiante y trastorno disocial, que originan una anomalía en la actividad social o académica del niño.

**A. Trastorno negativista desafiante.** Patrón arraigado de comportamiento negativo y hostil sin una infracción grave de las normas o reglas sociales.

**1. Diagnóstico.** Patrón de conducta desafiante, irritada y negativa que se mantiene durante al menos 6 meses. El niño pierde con frecuencia el temple, está resentido y se enfada con facilidad y desafía de manera activa cualquier petición o norma en presencia de los familiares adultos y de los compañeros (tabla 21-21).

**2. Epidemiología**

**a.** La frecuencia varía entre el 2 y el 16% de los niños.

**b.** Puede empezar ya a los 3 años y suele advertirse a los 8 años de edad, pero habitualmente no después de la adolescencia.

**c.** Es más frecuente entre los niños antes de la pubertad; después de la pubertad, se iguala la distribución en ambos sexos.

Tabla 21-21
**Criterios del DSM-IV-TR para el diagnóstico del trastorno negativista desafiante**

A. Un patrón de comportamiento negativista, hostil y desafiante que dura por lo menos 6 meses, estando presentes cuatro (o más) de los siguientes comportamientos:
(1) a menudo se encoleriza e incurre en pataletas
(2) a menudo discute con adultos
(3) a menudo desafía activamente a los adultos o rehúsa cumplir sus demandas
(4) a menudo molesta deliberadamente a otras personas
(5) a menudo acusa a otros de sus errores o mal comportamiento
(6) a menudo es susceptible o fácilmente molestado por otros
(7) a menudo es colérico y resentido
(8) a menudo es rencoroso o vengativo
**Nota.** Considerar que se cumple un criterio sólo si el comportamiento se presenta con más frecuencia de la observada típicamente en sujetos de edad y nivel de desarrollo comparables.
B. El trastorno de conducta provoca deterioro clínicamente significativo en la actividad social, académica o laboral.
C. Los comportamientos en cuestión no aparecen exclusivamente en el transcurso de un trastorno psicótico o de un trastorno del estado de ánimo.
D. No se cumplen los criterios de trastorno disocial, y, si el sujeto tiene 18 años o más, tampoco los de trastorno antisocial de la personalidad.

Con permiso de la American Psychiatric Association. *Diagnostic and Statistical Manual of Mental Disorders,* texto revisado, 4.ª ed. Washington, DC: American Psychiatric Association. Copyright 2000.

3. **Etiología**
   a. Posible resultado de conflictos no resueltos.
   b. Puede representar un comportamiento aprendido y reforzado.
4. **Diagnóstico diferencial**
   a. **Comportamiento negativista de la etapa del desarrollo.** La duración es más corta y no suele ser tan frecuente o intenso.
   b. **Trastorno adaptativo.** El comportamiento negativista desafiante ocurre de forma pasajera en respuesta al estrés.
   c. **Trastorno disocial.** Se infringen los derechos elementales de los demás.
5. **Evolución y pronóstico.** La evolución depende de la intensidad de los síntomas infantiles y de la capacidad del niño para elaborar respuestas más adaptativas frente a la autoridad. La estabilidad a lo largo del tiempo varía. La persistencia de los síntomas plantea un riesgo adicional de otros trastornos, como el trastorno disocial y los trastornos por consumo de sustancias. El pronóstico depende del grado de actividad de la familia y del desarrollo de una psicopatología comórbida.
6. **Tratamiento**
   a. **Psicoterapia.** El tratamiento fundamental consiste en la intervención familiar mediante el adiestramiento directo de los padres en las capacidades para tratar al niño y en una evaluación cuidadosa de las relaciones familiares. La terapia conductual se centra en el refuerzo selectivo y la valoración del comportamiento adecuado así como la ignorancia o la falta de refuerzo del comportamiento no deseado. La psicoterapia individual se basa en las respuestas adaptativas.
   b. **Farmacoterapia.** Los trastornos asociados (es decir, ansiedad o depresión) se tratan con fármacos.

B. **Trastorno disocial.** Se caracteriza por la agresión y las infracciones de los derechos de los demás. El DSM-IV-TR exige tres comportamientos específicos sobre una lista de 15, que comprenden las amenazas o intimidación a otras personas, que comienzan antes de los 13 años.

1. **Diagnóstico.** Los pacientes manifiestan un patrón repetitivo de infracción de los derechos elementales de los demás sobre las normas o reglas sociales principales. El comportamiento antisocial comprende intimidación, agresión física y comportamiento cruel con los compañeros. Los niños pueden manifestar hostilidad, abuso verbal y desafío. Son frecuentes las mentiras constantes, el absentismo escolar y el vandalismo. En los casos graves se observan hurtos y violencia física. La promiscuidad y el consumo de tabaco y drogas ilegales suele comenzar pronto. Son frecuentes los pensamientos, los gestos y los actos suicidas (tabla 21-22).
2. **Epidemiología**
   a. La prevalencia varía entre el 1 y el 10% en los estudios.
   b. La razón de masculinidad oscila entre 4:1 y 12:1.
3. **Etiología**
   a. Multifactorial.
   b. Los comportamientos agresivos e inadaptados se asocian a inestabilidad familiar, padecimiento de abusos físicos y sexuales, factores socioeconómicos y negligencia.
   c. A menudo coexiste con el TDAH, los trastornos de aprendizaje o los trastornos de la comunicación.
   d. Un subgrupo puede manifestar cifras plasmáticas bajas de dopamina y de ß-hidroxilasa. Se ha implicado a valores anómalos de la serotonina.
4. **Diagnóstico diferencial**
   a. **Trastorno negativista desafiante.** La hostilidad y el negativismo se quedan a muy poca distancia de la infracción seria de los derechos de los demás.
   b. **Trastornos del estado de ánimo.** Son frecuentes entre los niños que manifiestan irritabilidad y comportamiento agresivo.
   c. **Trastorno depresivo mayor y trastorno bipolar I.** Deben descartarse.
   d. **TDAH.** El comportamiento impulsivo y agresivo no es tan intenso.

Tabla 21-22
**Criterios del DSM-IV-TR para el diagnóstico del trastorno disocial**

A. Un patrón repetitivo y persistente de comportamiento en el que se violan los derechos básicos de otras personas o normas sociales importantes propias de la edad, manifestándose por la presencia de tres (o más) de los siguientes criterios durante los últimos 12 meses y por lo menos de un criterio durante los últimos 6 meses:

**Agresión a personas y animales**

(1) a menudo fanfarronea, amenaza o intimida a otros
(2) a menudo inicia peleas físicas
(3) ha utilizado un arma que puede causar daño físico grave a otras personas (p. ej., bate, ladrillo, botella rota, navaja, pistola)
(4) ha manifestado crueldad física con personas
(5) ha manifestado crueldad física con animales
(6) ha robado enfrentándose a la víctima (p. ej., ataque con violencia, arrebatar bolsos, extorsión, robo a mano armada)
(7) ha forzado a alguien a una actividad sexual

**Destrucción de la propiedad**

(8) ha provocado deliberadamente incendios con la intención de causar daños graves
(9) ha destruido deliberadamente propiedades de otras personas (distinto de provocar incendios)

**Fraudulencia o robo**

(10) ha violentado el hogar, la casa o el automóvil de otra persona
(11) a menudo miente para obtener bienes o favores o para evitar obligaciones (esto es, «tima» a otros)
(12) ha robado objetos de cierto valor sin enfrentamiento con la víctima (p. ej., robos en tiendas, pero sin allanamientos o destrozos; falsificaciones)

**Violaciones graves de normas**

(13) a menudo permanece fuera de casa de noche a pesar de las prohibiciones paternas, iniciando este comportamiento antes de los 13 años de edad
(14) se ha escapado de casa durante la noche por lo menos dos veces, viviendo en la casa de sus padres o en un hogar sustitutivo (o sólo una vez sin regresar durante un largo período de tiempo)
(15) suele hacer novillos en la escuela, iniciando esta práctica antes de los 13 años de edad

B. El trastorno disocial provoca deterioro clínicamente significativo de la actividad social, académica o laboral.

C. Si el individuo tiene 18 años o más, no cumple criterios de trastorno antisocial de la personalidad.

*Especificar* el tipo en función de la edad de inicio:

**Tipo de inicio infantil:** se inicia por lo menos una de las características criterio de trastorno disocial antes de los 10 años de edad

**Tipo de inicio adolescente:** ausencia de cualquier característica criterio de trastorno disocial antes de los 10 años de edad

*Especificar* la gravedad:

**Leve:** pocos o ningún problema de comportamiento exceden de los requeridos para establecer el diagnóstico y los problemas de comportamiento sólo causan daños mínimos a otros

**Moderado:** el número de problemas de comportamiento y su efecto sobre otras personas son intermedios entre «leves» y «graves»

**Grave:** varios problemas de comportamiento exceden de los requeridos para establecer el Diagnóstico **o** los problemas de comportamiento causan daños considerables a otros.



5. **Evolución y pronóstico.** El pronóstico es reservado entre los grupos de menor edad, aquellos que presentan un mayor número de síntomas y los que expresan síntomas más frecuentes. Los casos graves presentan más vulnerabilidad frente a otros trastornos asociados en épocas posteriores de la vida, como los trastornos por consumo de sustancias y los trastornos del estado de ánimo. En los casos leves, el pronóstico es favorable si no existe ningún trastorno psicopatológico asociado y se preserva la función intelectual.
6. **Tratamiento**
   a. **Psicoterapia.** Abarca la terapia individual o familiar, las clases y las tutorías parentales, así como la enfatización de intereses especiales. En determinadas circunstancias, es necesario apartar al niño del hogar.

b. **Farmacoterapia.** Los antipsicóticos, como el haloperidol, la risperidona y la olanzapina, ayudan a controlar el comportamiento agresivo y violento. El litio ayuda a algunos agresivos con trastornos bipolares asociados o sin ellos. Se pueden utilizar estimulantes si existe un TDAH asociado.

C. **Trastorno por comportamiento perturbador no especificado.** Trastorno disocial o trastorno negativista desafiante que no cumple los criterios diagnósticos de los anteriores pero en el que se observa una alteración notable (tabla 21-23).

## IX. Trastornos de la ingestión y de la conducta alimentaria de la infancia o la niñez

Síntomas persistentes de alimentación insuficiente, regurgitación recidivante y nueva masticación de la comida o ingestión de sustancias no nutritivas. Abarca la pica, el trastorno por rumiación y el trastorno de ingestión de la infancia o la niñez.

A. **Pica.** Ingestión repetida de una sustancia no nutritiva durante al menos un mes. El comportamiento debe resultar inadecuado para el desarrollo, ajeno a la cultura y suficientemente grave como para merecer la atención clínica.

1. **Diagnóstico.** Ingestión de sustancias no comestibles después de los 18 meses de vida. Estas sustancias no comestibles abarcan la pintura, el yeso, cuerdas, pelo, ropa, suciedad, heces, piedras y papel. Suele comenzar entre los 12 y 24 meses de vida y la incidencia disminuye con la edad. La implicación clínica puede resultar benigna o muy peligrosa según los objetos ingeridos (tabla 21-24).
2. **Epidemiología**
   a. Más común en los preadolescentes.
   b. Afecta hasta el 15% de aquellos con retraso mental grave.
   c. Se distribuye por igual en ambos sexos.
3. **Etiología**
   a. Asociada a retraso mental, desprecio y carencias nutricionales (p. ej., hierro o cinc).
   b. Suele empezar entre el primero y el segundo años de vida.
   c. Incidencia mayor de la esperada entre los familiares.
4. **Diagnóstico diferencial**
   a. Carencias de hierro y de cinc.

Tabla 21-23
**Criterios del DSM-IV-TR para el diagnóstico del trastorno de comportamiento perturbador no especificado**

| |
|---|
| Esta categoría incluye trastornos caracterizados por un comportamiento negativista desafiante que no cumple los criterios de trastorno disocial ni de trastorno negativista desafiante. Por ejemplo, incluye cuadros clínicos que no cumplen todos los criterios ni de trastorno negativista desafiante ni de trastorno disocial, pero en los que se observa deterioro clínicamente significativo. |
| Con permiso de la American Psychiatric Association. *Diagnostic and Statistical Manual of Mental Disorders*, texto revisado, 4.ª ed. Washington, DC: American Psychiatric Association. Copyright 2000. |

Tabla 21-24
**Criterios del DSM-IV-TR para el diagnóstico de pica**

| |
|---|
| A. Ingestión persistente de sustancias no nutritivas durante un período de por lo menos 1 mes.<br>B. La ingestión de sustancias no nutritivas es inapropiada para el nivel de desarrollo.<br>C. La conducta ingestiva no forma parte de prácticas sancionadas culturalmente.<br>D. Si la conducta ingestiva aparece exclusivamente en el transcurso de otro trastorno mental (p. ej., retraso mental, trastorno generalizado del desarrollo, esquizofrenia) es de suficiente gravedad como para merecer atención clínica independiente. |
| Con permiso de la American Psychiatric Association. *Diagnostic and Statistical Manual of Mental Disorders*, texto revisado, 4.ª ed. Washington, DC: American Psychiatric Association. Copyright 2000. |

b. Puede asociarse a esquizofrenia, trastorno autista, síndrome de Kleine-Levin y anorexia nerviosa.

5. **Evolución y pronóstico.** El pronóstico es variable. Los niños con inteligencia normal remiten espontáneamente. La pica infantil suele desaparecer con la edad; entre las mujeres embarazadas, se limita habitualmente al período de gestación. La pica de algunos adultos, sobre todo de aquellos con retraso mental, puede persistir durante años.
6. **Tratamiento.** En caso de desprecio o malos tratos, estas circunstancias deben corregirse. Hay que eliminar la exposición a sustancias tóxicas (p. ej., plomo). Los tratamientos comprenden medidas psicosociales, ambientales, conductuales y de orientación familiar. La terapia suave o de refuerzo negativo (es decir, una descarga eléctrica ligera, un ruido desagradable o un fármaco emético) han resultado útiles. También se han empleado el refuerzo positivo, la modelación, el moldeamiento conductual y la sobrecorrección.

B. **Trastorno por rumiación.** Regurgitación o nueva masticación repetidas del alimento después de un período de alimentación normal. Los síntomas duran al menos un mes, no se deben a una enfermedad médica y revisten la intensidad suficiente como para atraer la atención clínica.

1. **Diagnóstico.** La manifestación esencial es la regurgitación repetida del alimento durante al menos un mes después de un período de alimentación normal. No se debe a ningún trastorno gastrointestinal ni es secundario a la anorexia nerviosa o a la bulimia nerviosa. El alimento deglutido es regurgitado hacia la boca sin náuseas, eructos o repugnancia. Luego, es expulsado o masticado y deglutido nuevamente (tabla 21-25).
2. **Epidemiología**
   a. Raro. Ocurre entre los 3 y los 12 meses.
   b. Posiblemente se da más en el sexo masculino.
3. **Etiología**
   a. Asociado a madres inmaduras y emocionalmente descuidadas.
   b. Implicación de un sistema nervioso vegetativo disfuncional.
   c. Posible vínculo con reflujo gastroesofágico o hernia de hiato.
   d. Se han propuesto sobreestimulación y tensión.
4. **Diagnóstico diferencial.** La estenosis pilórica se acompaña de vómitos en proyectil y suele manifestarse antes de los 3 meses.
5. **Evolución y pronóstico.** La tasa de remisión espontánea es alta. En la evolución pueden también observarse desnutrición, fallo de medro o incluso muerte.
6. **Tratamiento.** A menudo, se precisan la guía parental y técnicas conductuales. El análisis de la relación maternofilial puede revelar defectos, susceptibles de corrección mediante guía materna. Las intervenciones conductuales, como verter zumo de limón sobre la boca del niño, pueden reducir este comportamiento de manera eficaz. Los fármacos, como la metoclopramida, la cimetidina y los antipsicóticos (es decir, haloperidol) han resultado útiles.

C. **Trastorno de la ingestión alimentaria de la infancia o la niñez.** Incapacidad persistente para alimentarse de forma adecuada durante al menos un mes.

Tabla 21-25
**Criterios del DSM-IV-TR para el diagnóstico del trastorno de rumiación**

| |
|---|
| A. Regurgitaciones y nuevas masticaciones repetidas de alimento durante un período de por lo menos 1 mes después de un período de funcionamiento normal. |
| B. La conducta en cuestión no se debe a una enfermedad gastrointestinal ni a otra enfermedad médica asociada (p. ej., reflujo esofágico). |
| C. La conducta no aparece exclusivamente en el transcurso de una anorexia nerviosa o de una bulimia nerviosa. Si los síntomas aparecen exclusivamente en el transcurso de un retraso mental o de un trastorno generalizado del desarrollo, son de suficiente gravedad como para merecer atención clínica independiente. |
| Con permiso de la American Psychiatric Association. *Diagnostic and Statistical Manual of Mental Disorders*, texto revisado, 4.ª ed. Washington, DC: American Psychiatric Association. Copyright 2000. |

1. **Diagnóstico.** Incapacidad para comer adecuadamente durante al menos un mes sin que exista ninguna enfermedad médica o psiquiátrica y con la imposibilidad posterior de ganar peso o incluso con adelgazamiento subsiguiente (tabla 21-26).
2. **Epidemiología**
   a. Afecta al 1,5% de los lactantes, al 3% de los lactantes con síndromes de fallo de medro y al 50% de los lactantes con trastornos de la ingestión alimentaria.
   b. Comienza antes de los 6 años.
3. **Etiología.** Los estudios genéticos denotan una alta concordancia entre los gemelos monocigotos.
4. **Diagnóstico diferencial.** Debe diferenciarse de las anomalías gastrointestinales que contribuyen a las molestias durante la alimentación.
5. **Evolución y pronóstico.** El fallo de medro puede evitarse con la intervención. Los niños con un comienzo más tardío manifiestan a veces defectos en el crecimiento y desarrollo si el trastorno se extiende durante varios meses. El 70% de los niños con un trastorno persistente durante el primer año continúa con ciertos problemas de alimentación a lo largo de la niñez.
6. **Tratamiento.** El asesoramiento del cuidador es fundamental si existen retrasos asociados del desarrollo o un temperamento difícil. La intervención cognitivo-conductual puede resultar útil.

## X. Trastornos de tics

Grupo de trastornos neuropsiquiátricos que comienzan en la niñez o en la adolescencia y pueden ser constantes o fluctuar con el tiempo. En el DSM-IV-TR se especifican el trastorno de la Tourette, el trastorno de tics motores o vocales crónicos, el trastorno de tics transitorios y el trastorno de tics no especificados.

A. **Trastorno de la Tourette.** Tics motores múltiples y uno o más tics vocales que suceden varias veces al día durante más de un año.

1. **Diagnóstico.** Tics motores múltiples y uno o más tics vocales; pueden ser simples o complejos. Los tics motores simples aparecen primero en la cara y en el cuello y consisten en parpadeos, sacudidas de la cabeza y gesticulaciones faciales que se extienden hacia abajo. Los tics motores complejos implican darse patadas o saltar. Los tics vocales simples consisten en toser, gruñir o esnifar. Los tics vocales complejos abarcan la coprolalia (uso de palabras soeces), la palilalia (repetición de las propias palabras) y la ecolalia (repetición de las palabras de otra persona). El TDAH, los problemas de aprendizaje y los síntomas obsesivo-compulsivos acompañan al trastorno y aumentan de frecuencia entre los familiares en primer grado (tabla 21-27).
2. **Epidemiología**
   a. De 4 a 5 casos por 10.000.
   b. El componente motor suele aparecer a los 7 años; los tics vocales surgen, en general, a los 11.
   c. La razón de masculinidad es de 3 a 1.

Tabla 21-26
**Criterios del DSM-IV-TR para el diagnóstico del trastorno de la ingestión alimentaria de la infancia o de la niñez**

A. Alteración de la alimentación manifestada por una dificultad persistente para comer adecuadamente, con incapacidad significativa para aumentar de peso o con pérdidas significativas de peso durante por lo menos 1 mes.
B. La alteración no se debe a una enfermedad gastrointestinal ni a otra enfermedad médica asociada (p. ej., reflujo esofágico).
C. El trastorno no se explica mejor por la presencia de otro trastorno mental (p. ej., trastorno de rumiación) o por la no disponibilidad de alimentos.
D. El inicio es anterior a los 6 años de edad.

Tabla 21-27
**Criterios del DSM-IV-TR para el diagnóstico del trastorno de la Tourette**

A. En algún momento a lo largo de la enfermedad ha habido tics motores múltiples y uno o más tics vocales, aunque no necesariamente de modo simultáneo. (Tic es una vocalización o movimiento súbito, rápido, recurrente, no rítmico y estereotipado.)
B. Los tics aparecen varias veces al día (habitualmente en oleadas) casi cada día o intermitentemente a lo largo de un período de más de 1 año, y durante este tiempo nunca hay un período libre de tics superior a más de 3 meses consecutivos.
C. El inicio es anterior a los 18 años de edad.
D. La alteración no se debe a los efectos fisiológicos directos de un fármaco (p. ej., estimulante) o de una enfermedad médica (p. ej., enfermedad de Huntington o encefalitis posvírica).

Con permiso de la American Psychiatric Association. *Diagnostic and Statistical Manual of Mental Disorders,* texto revisado, 4.ª ed. Washington, DC: American Psychiatric Association. Copyright 2000.

3. **Etiología**
   a. La contribución genética se apoya firmemente en la mayor prevalencia entre los familiares en primer grado y en las tasas más altas de concordancia entre los gemelos monocigotos con respecto a los dicigotos.
   b. Hay pruebas de anomalías electroencefalográficas (EEG) neurobiológicas, no específicas de ningún sustrato, y signos anómalos en la tomografía computarizada (TC).
   c. Es posible que los niveles de dopamina no sean adecuados, porque los antagonistas dopaminérgicos suelen disminuir los tics y los estimulantes los empeoran o los precipitan. Además, se han detectado cifras anómalas del ácido homovanílico en el LCR.
4. **Diagnóstico diferencial.** Los tics de los trastornos con movimientos estereotipados parecen voluntarios y suelen producir una sensación agradable.
5. **Evolución y pronóstico.** Si no se trata, el trastorno suele resultar crónico con síntomas fluctuantes. Las personas gravemente afectadas pueden tener problemas emocionales serios, incluido el trastorno depresivo mayor.
6. **Tratamiento**
   a. **Psicoterapia.** Comprende técnicas de educación y aprendizaje para la familia y el paciente. Las técnicas conductuales y la farmacoterapia pueden mostrar un efecto sinérgico.
   b. **Farmacoterapia.** Los antipsicóticos de gran potencia, como el haloperidol, mejoran al 85% de los pacientes, pero se asocian a reacciones distónicas agudas y síntomas parkinsonianos. Se han sustituido por los preparados atípicos, como la risperidona o la olanzapina, con un éxito similar. La clonidina, un antagonista noradrenérgico, mejora al 40-70% de los pacientes, aunque su uso no esté por el momento aprobado en el trastorno de la Tourette. También se utiliza otro agonista α-adrenérgico, la guanfacina.

B. **Trastorno de tics motores o vocales crónicos.** Las contracciones musculares involuntarias, rápidas y repetidas, determinan movimientos o vocalizaciones. El trastorno debe comenzar antes de los 18 años.

1. **Diagnóstico.** Igual que el trastorno de la Tourette, salvo que el paciente presenta bien tics motores únicos o múltiples o tics vocales, pero no ambos. Los tics vocales crónicos son menos llamativos que en el trastorno de la Tourette y bastante más raros que los tics motores crónicos. Los tics vocales no poseen un volumen o una intensidad elevados y se producen fundamentalmente por las cuerdas vocales. Suelen comenzar en la primera infancia (tabla 21-28).
2. **Epidemiología**
   a. Es de 100 a 1.000 veces más común que el trastorno de la Tourette; según los cómputos, varía entre el 1 y el 2%.
   b. Los escolares del sexo masculino corren más riesgo.
3. **Etiología**
   a. El trastorno de tics motores o vocales crónicos y el trastorno de la Tourette se acumulan en algunas familias.
   b. Alta concordancia entre gemelos monocigotos.

Tabla 21-28

**Criterios del DSM-IV-TR para el diagnóstico del trastorno de tics motores o vocales crónicos**

A. En algún momento a lo largo de la enfermedad ha habido tics vocales o motores simples o múltiples (esto es, vocalizaciones o movimientos súbitos, rápidos, recurrentes, no rítmicos ni estereotipados), pero no ambos.
B. Los tics aparecen varias veces al día casi cada día o intermitentemente a lo largo de un período de más de 1 año, y durante este tiempo nunca hay un período libre de tics superior a 3 meses consecutivos.
C. El inicio es anterior a los 18 años de edad.
D. El trastorno no se debe a los efectos fisiológicos directos de una sustancia (p. ej., estimulantes) ni a una enfermedad médica (p. ej., enfermedad de Huntington o encefalitis posvírica).
E. Nunca se han satisfecho criterios del trastorno de la Tourette.

Con permiso de la American Psychiatric Association. *Diagnostic and Statistical Manual of Mental Disorders,* texto revisado, 4.ª ed. Washington, DC: American Psychiatric Association. Copyright 2000.

4. **Diagnóstico diferencial.** Los tics motores crónicos deben diferenciarse de otros trastornos motores como los movimientos coreiformes, las mioclonías, el síndrome de piernas inquietas, la acatisia y las distonías. La emisión involuntaria de sonidos vocales puede darse en enfermedades neurológicas, como las de Huntington o de Parkinson.
5. **Evolución y pronóstico.** Los niños, cuyos tics empiezan entre los 6 y los 8 años, muestran el mejor pronóstico. Los síntomas suelen durar de 4 a 6 años y cesan al principio de la adolescencia. Los niños con tics en los miembros o en el tronco evolucionan, en general, peor que aquellos con tics faciales.
6. **Tratamiento**
   a. **Psicoterapia.** El tratamiento depende de la intensidad y la frecuencia de los tics; el sufrimiento subjetivo del paciente; los efectos de los tics sobre el colegio, el trabajo o el rendimiento laboral y las relaciones sociales, y la presencia de algún trastorno psiquiátrico asociado. La psicoterapia sirve para minimizar los problemas emocionales secundarios causados por los tics. Las terapias conductuales, en particular la terapia de inversión de los hábitos, son eficaces.
   b. **Farmacoterapia.** La medicación antipsicótica ha resultado útil en algunos casos, pero hay que sopesar el riesgo frente a los posibles beneficios clínicos, dados los efectos secundarios, entre otros la aparición de discinesia tardía.

C. **Trastorno de tics transitorios.** Contracciones musculares involuntarias, rápidas y repetidas que determinan movimientos o vocalizaciones o ambos durante menos de 12 meses.

1. **Diagnóstico.** Los tics son motores, únicos o múltiples, o vocales y ocurren varias veces al día, casi todos los días, durante al menos 4 semanas pero no más de 12 meses consecutivos. El paciente no refiere antecedentes del trastorno de la Tourette ni del trastorno de tics motores o vocales crónicos (tabla 21-29).
2. **Epidemiología**
   a. Los movimientos transitorios de tipo tic y las fasciculaciones musculares son frecuentes entre los niños.
   b. Del 5 al 24% de los escolares refieren antecedentes de tics.
   c. Comienza antes de los 18 años.
   d. Tres veces más frecuente en el sexo masculino.
3. **Etiología**
   a. El origen es psicógeno, orgánico o mixto. En la mayoría de los casos es psicógeno y aumenta durante el estrés; luego remite espontáneamente.
   b. Algunos tics evolucionan hacia el trastorno de la Tourette o el trastorno de tics motores o vocales crónicos; generalmente, éstos se asocian más veces a causas psicógenas y orgánicas.
4. **Diagnóstico diferencial.** La única forma de diferenciarlo del trastorno de la Tourette o del trastorno de tics motores o vocales crónicos consiste en observar la progresión temporal de los síntomas.

Tabla 21-29
**Criterios del DSM-IV-TR para el diagnóstico del trastorno de tics transitorios**

A. Tics motores y/o vocales simples o múltiples (esto es, vocalizaciones o movimientos súbitos, rápidos, recurrentes, no rítmicos y estereotipados).
B. Los tics aparecen varias veces al día, casi cada día durante por lo menos 4 semanas, pero no más de 12 meses consecutivos.
C. El inicio es anterior a los 18 años de edad.
D. La alteración no se debe a los efectos fisiológicos directos de una sustancia (p. ej., estimulantes) ni a una enfermedad médica (p. ej., enfermedad de Huntington o encefalitis posvírica).
E. Nunca se han cumplido criterios de trastorno de la Tourette ni de trastorno de tics crónicos motores o vocales.
*Especificar* si:
**Episodio simple** o **recurrente**

Con permiso de la American Psychiatric Association. *Diagnostic and Statistical Manual of Mental Disorders,* texto revisado, 4.ª ed. Washington, DC: American Psychiatric Association. Copyright 2000.

5. **Evolución y pronóstico.** La mayoría no evoluciona hacia un trastorno de tics más grave. Los tics desaparecen bien de forma permanente o recidivan durante los períodos de estrés.
6. **Tratamiento.** Los tics no suelen precisar tratamiento. Los tics graves requieren una exploración psiquiátrica y neurológica pediátrica completa. En función de los resultados de las evaluaciones, se aconsejan técnicas conductuales o psicoterapia para los casos graves. La medicación se reserva sólo para los casos invalidantes.

**D. Trastorno de tics no especificado.** Se refiere a trastornos caracterizados por tics que no cumplen los criterios de ningún trastorno de tics específico (tabla 21-30).

## XI. Trastornos de la eliminación

Estos trastornos se sospechan cuando el niño ha traspasado la edad cronológica y la etapa del desarrollo en las que cabe esperar un control de las funciones excretoras. Estos trastornos comprenden la encopresis y la enuresis.

**A. Encopresis.** Patrón involuntario o intencionado de deposición en lugares inadecuados.

1. **Diagnóstico.** Emisión repetida de heces en lugares inadecuados, bien de forma involuntaria o intencionada, que ocurre, como mínimo, a los 4 años de edad de una manera regular (al menos, una vez al mes) durante 3 meses. En el DSM-IV-TR se establecen dos tipos: con estreñimiento e incontinencia por rebosamiento y sin estreñimiento ni incontinencia por rebosamiento (tabla 21-31).
2. **Epidemiología**
   a. La prevalencia se aproxima al 1% entre los niños de 5 años.
   b. De tres a cuatro veces más frecuente en el sexo masculino, cualquiera que sea el grupo de edad.
3. **Etiología**
   a. El estreñimiento con incontinencia por rebosamiento puede obedecer a una alimentación equivocada; enfermedad estructural del ano, recto o colon; efectos secundarios de la medicación, o trastornos endocrinos.
   b. Los niños sin estreñimiento ni incontinencia por rebosamiento (con control) suelen manifestar un trastorno negativista desafiante o un trastorno disocial.

Tabla 21-30
**Criterios del DSM-IV-TR para el diagnóstico del trastorno de tics no especificado**

Esta categoría comprende trastornos caracterizados de tics, pero que no cumplen los criterios de un trastorno de tics específico. Los ejemplos incluyen tics que duran menos de 4 semanas o tics que se inician después de los 18 años de edad.

Con permiso de la American Psychiatric Association. *Diagnostic and Statistical Manual of Mental Disorders,* texto revisado, 4.ª ed. Washington, DC: American Psychiatric Association. Copyright 2000.

**Tabla 21-31**
**Criterios del DSM-IV-TR para el diagnóstico de encopresis**

A. Evacuación repetida de heces en lugares inadecuados (p. ej., vestidos o suelos), sea involuntaria o intencionada.
B. Por lo menos un episodio al mes durante un mínimo de 3 meses.
C. La edad cronológica es por lo menos de 4 años (o un nivel de desarrollo equivalente).
D. El comportamiento no se debe exclusivamente a los efectos fisiológicos directos de una sustancia (p. ej., laxantes) ni a una enfermedad médica, excepto a través de un mecanismo que implique estreñimiento.

*Codificar* del modo siguiente:
**R15 Con estreñimiento e incontinencia por rebosamiento [787.6]** *(también código K59.0 Estreñimiento en Eje III)*
**F98.1 Estreñimiento ni incontinencia por rebosamiento [307.7]**



c. Además (sin control), la educación insuficiente de los esfínteres o las razones emocionales pueden contribuir al control inadecuado de los esfínteres. El nacimiento de un hermano o la separación parental pueden precipitarlo.

4. **Diagnóstico diferencial**
   a. **Enfermedad de Hirschsprung.** El paciente puede tener el recto vacío y ningún deseo de defecar pero sigue presentando rebosamiento fecal; los síntomas aparecen poco después del nacimiento.
   b. Efectos fisiológicos de una sustancia, como un laxante.
5. **Evolución y pronóstico.** La evolución depende de la causa, la cronicidad de los síntomas y los problemas conductuales asociados. Muchos casos remiten espontáneamente y rara vez persisten más allá de la etapa central de la adolescencia.
6. **Tratamiento.** Para corregir la causa y la vergüenza se recurre a la psicoterapia individual y a técnicas de relajación. Las técnicas conductuales son útiles. En general, se precian guía parental y terapia familiar. Los trastornos, como el fecaloma y las fisuras anales, requieren la consulta con un pediatra.

**B. Enuresis.** Micción repetida en la cama o en la ropa.

1. **Diagnóstico.** Micción repetida en la cama o en la ropa, tanto involuntaria como intencionada, que sucede como mínimo a los 5 años. El comportamiento puede ocurrir dos veces por semana durante un período de al menos 3 meses. Se desglosa en tres tipos: sólo nocturna, sólo diurna, y nocturna y diurna (tabla 21-32).
2. **Epidemiología**
   a. 7% a los 5 años; 3% a los 10 años, y 1% a los 18 años.
   b. Mucho más frecuente en el sexo masculino.
   c. El subtipo diurno es menos prevalente y más común entre las niñas.
   d. Los trastornos psiquiátricos se dan en un 20% de los casos.
3. **Etiología**
   a. Componente genético fuerte; mayor concordancia entre gemelos monocigotos que entre los dicigotos.
   b. La educación esfinteriana puede resultar insuficiente y algunos pacientes tienen vejigas pequeñas que necesitan vaciar con frecuencia.
   c. Los elementos psicosociales estresantes, como el nacimiento de un hermano o la separación parental, pueden precipitarla.
4. **Diagnóstico diferencial**
   a. Lesiones genitourinarias del tipo de uropatía obstructiva, espina bífida oculta y cistitis.
   b. Diabetes insípida y diabetes mellitus.
   c. Crisis convulsivas, sonambulismo y efectos secundarios de fármacos como antipsicóticos o diuréticos.

**Tabla 21-32**
**Criterios del DSM-IV-TR para el diagnóstico de enuresis**

A. Emisión repetida de orina en la cama o en los vestidos (sea voluntaria o intencionada).
B. El comportamiento en cuestión es clínicamente significativa, manifestándose por una frecuencia de 2 episodios semanales durante por lo menos 3 meses consecutivos o por la presencia de malestar clínicamente significativo o deterioro social, académico (laboral) o de otras áreas importantes de la actividad del individuo.
C. La edad cronológica es de por lo menos 5 años (o el nivel de desarrollo equivalente).
D. El comportamiento no se debe exclusivamente al efecto fisiológico directo de una sustancia (p. ej., un diurético) ni a una enfermedad médica (p. ej., diabetes, espina bífida, trastorno convulsivo).

*Especificar* tipo:
**Sólo nocturna**
**Sólo diurna**
**Nocturna y diurna**



5. **Evolución y pronóstico.** Generalmente, autolimitada; las remisiones son frecuentes entre los 6 y los 8 años y durante la pubertad.
6. **Tratamiento**
   a. **Terapia conductual.** El tratamiento más eficaz es el condicionamiento clásico con una alarma de enuresis. Otros enfoques consisten en gratificaciones por la demora en la micción y restringir los líquidos antes de acostarse.
   b. **Psicoterapia.** No es un tratamiento eficaz por sí solo, pero ayuda a solucionar los problemas psiquiátricos coexistentes y las dificultades emocionales y familiares.
   c. **Farmacoterapia.** La medicación no representa el tratamiento inicial, debido a la elevada tasa de remisiones espontáneas y al éxito de las intervenciones conductuales. La imipramina y la desmopresina (DDAVP) han resultado útiles para reducir o eliminar la enuresis.

## XII. Otros trastornos de la lactancia, la niñez o la adolescencia

### A. Trastorno de ansiedad por separación

1. **Diagnóstico.** Debe caracterizarse por tres de los síntomas siguientes durante al menos 4 semanas: 1) preocupación persistente y excesiva por la pérdida o el posible daño de las personas con las que se tiene un gran vínculo; 2) preocupación persistente y excesiva de que un suceso desgraciado producirá la separación de una persona a la que se está muy vinculada; 3) rechazo persistente a estar sin las personas más queridas (es decir, rechazo a ir a la escuela); 4) miedo o rechazo persistentes y excesivos a quedarse solo o sin las personas a las que se está más vinculado; 5) pesadillas repetidas con un contenido de separación; 6) quejas constantes de síntomas somáticos (es decir, cefaleas, dolores de estómago) en previsión de la separación, y 7) sufrimiento excesivo y recurrente cuando se prevé o se establece la separación. La anticipación de la separación puede manifestarse por náuseas, vómitos, dolores de estómago, mareos, desmayos o síntomas seudogripales (tabla 21-33).
2. **Epidemiología**
   a. La prevalencia estimada es del 4% de los escolares.
   b. Más frecuente entre los niños de 7 y 8 años que entre los adolescentes o preescolares.
   c. La frecuencia se reparte por igual en ambos sexos.
3. **Etiología**
   a. Se acumula en familias, pero no está clara la transmisión genética.
   b. La descendencia biológica de los adultos con trastornos de ansiedad y trastorno de angustia con agorafobia es más propensa al trastorno de ansiedad por separación.
   c. Existe una correlación neurofisiológica con la inhibición conductual (timidez extrema).
   d. Se ha constatado un aumento en la actividad del sistema nervioso vegetativo.

Tabla 21-33
**Criterios del DSM-IV-TR para el diagnóstico del trastorno de ansiedad por separación**

A. Ansiedad excesiva e inapropiada para el nivel de desarrollo del sujeto, concerniente a su separación respecto del hogar o de las personas con quienes está vinculado, puesta de manifiesto por tres (o más) de las siguientes circunstancias:
   (1) malestar excesivo recurrente cuando ocurre o se anticipa una separación respecto del hogar o de las principales figuras vinculadas
   (2) preocupación excesiva y persistente por la posible pérdida de las principales figuras vinculadas o a que éstas sufran un posible daño
   (3) preocupación excesiva y persistente por la posibilidad de que un acontecimiento adverso dé lugar a la separación de una figura vinculada importante (p. ej., extraviarse o ser secuestrado)
   (4) resistencia o negativa persistente a ir a la escuela o a cualquier otro sitio por miedo a la separación
   (5) resistencia o miedo persistente o excesivo a estar en casa solo o sin las principales figuras vinculadas, o sin adultos significativos en otros lugares
   (6) negativa o resistencia persistente a ir a dormir sin tener cerca una figura vinculada importante o a ir a dormir fuera de casa
   (7) pesadillas repetidas con temática de separación
   (8) quejas repetidas de síntomas físicos (como cefaleas, dolores abdominales, náuseas o vómitos) cuando ocurre o se anticipa la separación respecto de figuras importantes de vinculación

B. La duración del trastorno es de por lo menos 4 semanas.
C. El inicio se produce antes de los 18 años de edad.
D. La alteración provoca malestar clínicamente significativo o deterioro social, académico (laboral) o de otras áreas importantes de la actividad del individuo.
E. La alteración no ocurre exclusivamente en el transcurso de un trastorno generalizado del desarrollo, esquizofrenia u otro trastorno pospsicótico, y en adolescentes y adultos no se explica mejor por la presencia de un trastorno de angustia con agorafobia.

*Especificar* si:
**Inicio temprano:** si el inicio tiene lugar antes de los 6 años de edad

Con permiso de la American Psychiatric Association. *Diagnostic and Statistical Manual of Mental Disorders,* texto revisado, 4.ª ed. Washington, DC: American Psychiatric Association. Copyright 2000.

4. **Diagnóstico diferencial**
   a. **Trastorno de ansiedad generalizada.** La ansiedad no se centra en la separación.
   b. **Trastorno de angustia con agorafobia.** No suele manifestarse hasta los 18 años de edad.
   c. **Trastorno disocial.** El niño se va de casa y no experimenta ansiedad por la separación.
5. **Evolución y pronóstico.** La evolución y el pronóstico varían y dependen de la edad de comienzo, la duración de los síntomas y la aparición de trastornos asociados de ansiedad y depresión. La recuperación es más lenta cuando el comienzo es más temprano y la edad de diagnóstico, más tardía. El pronóstico es reservado si coexiste una depresión.
6. **Tratamiento**
   a. **Psicoterapia.** La terapia cognitivo-conductual se recomienda ampliamente como medida inicial. Hay que centrarse en las actitudes y los sentimientos acerca de los peligros ambientales exagerados. La intervención familiar es importantísima, sobre todo si el niño se niega a acudir a la escuela. La modificación conductual comprende estrategias graduales de adaptación para lograr el retorno a la escuela y la separación de los padres.
   b. **Farmacoterapia.** La difenhidramina se puede utilizar a corto plazo para controlar los trastornos del sueño, pero con cautela, porque algunos niños experimentan una reacción paradójica de excitación. La benzodiazepina alprazolam puede ayudar a controlar los síntomas de ansiedad. Se puede emplear el clonazepam para controlar los síntomas de angustia. Se pueden ensayar los tricíclicos.

B. **Mutismo selectivo.** Trastorno infantil, en el que el niño, capaz de hablar y entender, se niega a hablar en situaciones sociales durante al menos un mes.
   1. **Diagnóstico.** Incapacidad para hablar en situaciones sociales durante al menos un mes, cuando está claro que el niño posee una capacidad suficiente para el lenguaje en otras circunstancias. El mutismo puede establecerse de forma gradual o repentina tras una experien-

cia desagradable. En general, se manifiesta en la escuela y, rara vez, en el hogar. El niño suele exhibir ansiedad social, trastorno de ansiedad por separación y una adquisición tardía del lenguaje (tabla 21-34).

2. **Epidemiología**
   a. La prevalencia estimada oscila entre 3 y 8 por 10.000 niños, pero puede llegar hasta el 0,5%.
   b. Más común en el sexo femenino y entre los niños pequeños.
   c. Comienza entre los 4 y los 8 años.
3. **Etiología**
   a. Muchos niños refieren antecedentes de un comienzo tardío del habla o de anomalías del habla.
   b. El 90% cumple los criterios de fobia social, por lo que podría constituir un subtipo de fobia social.
4. **Diagnóstico diferencial**
   a. **Timidez.** El niño manifiesta un mutismo transitorio en situaciones nuevas que provocan ansiedad y manifiesta antecedentes de no hablar en presencia de extraños, así como de colgarse de la madre.
   b. **Mutismo.** El niño mejora espontáneamente al ingresar en el colegio.
   c. **Retraso mental, trastornos generalizados del desarrollo y trastornos del lenguaje expresivo.** Los síntomas tienen carácter generalizado y el niño no puede comunicarse normalmente.
   d. **Mutismo secundario a un trastorno de conversión.** El mutismo es generalizado.
5. **Evolución y pronóstico.** El trastorno suele remitir con tratamiento o sin él. La mayoría de los casos dura tan sólo unas semanas o meses. Los niños que no mejoran antes de los 10 años siguen una evolución prolongada y tienen un pronóstico menos favorable. Un tercio de los niños con este trastorno puede experimentar otros trastornos psiquiátricos, en particular otros trastornos de ansiedad y depresión, con independencia de que reciba tratamiento o no.
6. **Tratamiento**
   a. **Psicoterapia.** Se recomienda un enfoque multimodal basado en intervenciones individuales, cognitivo-conductuales y familiares. Las guarderías especializadas resultan terapéuticas para los niños preescolares. La terapia cognitivo-conductual individual representa el tratamiento preferido para los escolares. La educación y la colaboración familiares son beneficiosas.
   b. **Farmacoterapia.** Los inhibidores selectivos de la recaptación de serotonina (ISRS) constituyeron un elemento aceptado para el tratamiento, pero ya no se justifica su uso pediátrico.

C. **Trastorno reactivo de la vinculación de la infancia o la niñez.** Relación social inadecuada en la mayoría de los contextos. Comprende dos tipos: el tipo inhibido, en el que el trastorno

Tabla 21-34
**Criterios del DSM-IV-TR para el diagnóstico de mutismo selectivo**

| |
|---|
| A. Incapacidad persistente para hablar en situaciones sociales específicas (en las que se espera que hable, p. ej., en la escuela) a pesar de hacerlo en otras situaciones.<br>B. La alteración interfiere el rendimiento escolar o laboral o la comunicación social.<br>C. La duración de la alteración es de por lo menos 1 mes (no limitada al primer mes de escuela).<br>D. La incapacidad para hablar no se debe a una falta de conocimiento o de fluidez del lenguaje hablado requerido en la situación social.<br>E. El trastorno no se explica mejor por la presencia de un trastorno de la comunicación (p. ej., tartamudeo) y no aparece exclusivamente en el transcurso de un trastorno generalizado del desarrollo, esquizofrenia u otro trastorno psicótico. |
| Con permiso de la American Psychiatric Association. *Diagnostic and Statistical Manual of Mental Disorders*, texto revisado, 4.ª ed. Washington, DC: American Psychiatric Association. Copyright 2000. |

se caracteriza por la incapacidad constante para iniciar y responder a la mayoría de las relaciones sociales, y el tipo desinhibido, en el que el trastorno se caracteriza por una sociabilidad discriminada y poco selectiva.

1. **Diagnóstico.** Trastorno llamativo de la relación social de un niño menor de 5 años en el contexto de una desatención persistente de las necesidades físicas y emocionales del niño o un cambio repetido del cuidador. No se observan las relaciones sociales ni la viveza esperadas. Los lactantes muestran un fallo de medro de causa inorgánica. Desde el punto de vista somático, el perímetro cefálico es normal, el peso muy bajo y la talla algo corta. Se asocia a una categoría socioeconómica desfavorable y a madres deprimidas, aisladas o que han experimentado abuso (tabla 21-35).
2. **Epidemiología.** No hay datos concretos sobre la prevalencia, la relación entre sexos o el patrón familiar. A menudo, es diagnosticado y tratado por los pediatras.
3. **Etiología.** Vinculado con los malos tratos, entre ellos abandono y abuso físico.
4. **Diagnóstico diferencial**
   a. **Trastorno autista.** El niño suele estar bien nutrido, tiene una talla y peso adecuados a la edad y se muestra alerta y activo; no mejora de inmediato si se le aleja del hogar.
   b. **Retraso mental.** Los niños muestran una disposición social adecuada para su edad mental y una secuencia de desarrollo parecida a la de los niños sanos.
5. **Evolución y pronóstico.** La evolución y el pronóstico dependen de la duración y de la gravedad del abandono y de la crianza patológica, así como de las complicaciones asociadas, como el fallo de medro. La evolución varía desde la muerte en uno de los extremos hasta el desarrollo sano del niño en el otro. En general, cuanto antes intervenga, más revierte el trastorno.
6. **Tratamiento.** En la mayoría de los casos, es necesario alejar al niño del hogar. La malnutrición y otros problemas médicos precisan hospitalización. La educación parental y la in-

Tabla 21-35
**Criterios del DSM-IV-TR para el diagnóstico del trastorno reactivo de la vinculación de la infancia o la niñez**

A. Relaciones sociales en la mayor parte de los contextos sumamente alteradas e inadecuadas para el nivel de desarrollo del sujeto, iniciándose antes de los 5 años de edad, y puestas de manifiesto por (1) o (2):
   (1) incapacidad persistente para iniciar la mayor parte de las interacciones sociales o responder a ellas de un modo apropiado al nivel de desarrollo, manifestada por respuestas excesivamente inhibidas, hipervigilantes, o sumamente ambivalentes y contradictorias (p. ej., el niño puede responder a sus cuidadores con una mezcla de acercamiento, evitación y resistencia a ser consolado, o puede manifestar una vigilancia fría)
   (2) vínculos difusos manifestados por una sociabilidad indiscriminada con acusada incapacidad para manifestar vínculos selectivos apropiados (p. ej., excesiva familiaridad con extraños o falta de selectividad en la elección de figuras de vinculación)

B. El trastorno del Criterio A no se explica exclusivamente por un retraso del desarrollo (como en el retraso mental) y no cumple criterios de trastorno generalizado del desarrollo.

C. La crianza patogénica se manifiesta al menos por una de las siguientes características:
   (1) desestimación permanente de las necesidades emocionales básicas del niño relacionadas con el bienestar, la estimulación y el afecto
   (2) desestimación persistente de las necesidades físicas básicas del niño
   (3) cambios repetidos de cuidadores primarios, lo que impide la formación de vínculos estables (p. ej., cambios frecuentes en los responsables de la crianza)

D. Se supone que el tipo de crianza descrita en el Criterio C es responsable de comportamiento alterado descrito en el criterio A (p. ej., las alteraciones del criterio A empezaron tras la instauración de los cuidados patogénicos que aparecen en el Criterio C).

*Código* basado en el tipo:
**Tipo inhibido:** si predomina el Criterio A1 en la presentación clínica
**Tipo desinhibido:** si predomina el Criterio A2 en la presentación clínica

Con permiso de la American Psychiatric Association. *Diagnostic and Statistical Manual of Mental Disorders,* texto revisado, 4.ª ed. Washington, DC: American Psychiatric Association. Copyright 2000.

corporación de una persona que cuide la casa o dé ayuda económica pueden mejorar las condiciones para que el niño regrese.

**D. Trastorno de movimientos estereotipados.** Comportamiento motor repetitivo, no funcional, que parece convulsivo.

1. **Diagnóstico.** El diagnóstico requiere comportamientos repetitivos, aparentemente no funcionales, que duren al menos 4 semanas e impidan las actividades normales o produzcan daño físico. Los comportamientos más comunes son agitar las manos, dar cabezazos, morderse las uñas, hurgarse la nariz y arrancarse los pelos. En casos extremos se observan mutilaciones y autoagresiones graves; estos traumatismos pueden determinar infecciones secundarias y septicemia (tabla 21-36).
2. **Epidemiología**
   - **a.** Del 10 al 20% de los niños con retraso mental se ven afectados por estos síntomas.
   - **b.** Más prevalente en el sexo masculino.
3. **Etiología**
   - **a.** Parece asociarse a un incremento en la actividad dopamínica.
   - **b.** Frecuente en el retraso mental y la ceguera.
4. **Diagnóstico diferencial**
   - **a. Trastornos de tics.** Los tics suelen acompañarse de sufrimiento.
   - **b. Trastorno obsesivo-compulsivo (TOC).** Las compulsiones deben ser egodistónicas.
5. **Evolución y pronóstico.** La duración y la evolución varían según fluctúan los síntomas. Si se manifiestan en las etapas finales de la infancia o de un modo desagradable, los síntomas oscilan desde episodios breves que suceden durante el estrés hasta un patrón continuo en el contexto de un trastorno crónico (es decir, retraso mental o trastorno generalizado del desarrollo).
6. **Tratamiento**
   - **a. Conductual.** Las técnicas basadas en el refuerzo y en el moldeamiento conductual surten resultado en algunos casos.
   - **b. Farmacoterapia.** Los agonistas dopaminérgicos y los antagonistas de los opiáceos han reducido el comportamiento autolesivo. La fenfluramina puede disminuir los comportamientos estereotipados de los niños autistas. La clomipramina y la fluoxetina disminuyen los movimientos autolesivos y otros de tipo estereotipado.

**E. Trastornos de la infancia, la niñez o la adolescencia no especificados.** Trastornos que comienzan en la lactancia, la niñez o la adolescencia y no reúnen los criterios de ningún trastorno específico (tabla 21-37).

Tabla 21-36

**Criterios del DSM-IV-TR para el diagnóstico del trastorno de movimientos estereotipados**

A. Comportamiento motor repetitivo, que parece impulsivo, y no funcional (p. ej., sacudir o agitar las manos, balancear el cuerpo, dar cabezazos, mordisquear objetos, automorderse, pinchar la piel o los orificios corporales, golpear el propio cuerpo).
B. El comportamiento interfiere las actividades normales o da lugar a lesiones corporales autoinfligidas que requieren tratamiento médico (o que provocarían una lesión si no se tomaran medidas preventivas).
C. Si hay retraso mental, el comportamiento estereotipado o autolesivo es de gravedad suficiente para constituir un objetivo terapéutico.
D. El comportamiento no se explica mejor por una compulsión (como en el trastorno obsesivo-compulsivo), un tic (como en el trastorno por tics), una estereotipia que forma parte de un trastorno generalizado del desarrollo o una tracción del cabello (como en la tricotilomanía).
E. El comportamiento no se debe a los efectos fisiológicos directos de una sustancia ni a una enfermedad médica.
F. El comportamiento persiste durante 4 semanas o más.

*Especificar* si:

**Con comportamiento autolesivo:** si el comportamiento da lugar a daño corporal que requiera tratamiento específico (o que daría lugar a daño corporal si no se tomaran medidas protectoras)

Tabla 21-37
**Criterios del DSM-IV-TR para el diagnóstico del trastorno de la infancia, la niñez o la adolescencia no especificado**

| Esta categoría es una categoría residual para trastornos que se inician en la infancia, la niñez o la adolescencia y que no cumplen los criterios de ningún trastorno específico de esta clasificación. |
|---|
| Con permiso de la American Psychiatric Association. *Diagnostic and Statistical Manual of Mental Disorders*, texto revisado, 4.ª ed. Washington, DC: American Psychiatric Association. Copyright 2000. |

## XIII. Trastornos del estado de ánimo de los niños y adolescentes

Los síntomas nucleares se asemejan a los de los adultos; las manifestaciones se expresan de manera distinta, según la edad y la maduración de la persona.

### A. Diagnóstico

1. **Trastorno depresivo mayor.** Resulta más fácil de diagnosticar en la niñez si tiene carácter agudo y afecta a un niño sin síntomas psiquiátricos previos. El comienzo generalmente es insidioso y el trastorno se da en niños que llevan varios años con dificultades motivadas por la hiperactividad, trastornos por ansiedad de la separación o síntomas depresivos intermitentes. Los síntomas consisten en depresión o irritabilidad, pérdida del interés o del placer, incapacidad para aumentar de peso, insomnio o hipersomnia diarios, agitación o retrasos psicomotores, disminución de la capacidad para pensar o concentrarse e ideas recurrentes de muerte. La anhedonía, la desesperanza, el retraso psicomotor y los delirios son más frecuentes entre los adolescentes y adultos.
2. **Trastorno distímico.** El comienzo en la niñez y en la adolescencia se caracteriza por un estado deprimido o irritable del ánimo la mayor parte del día, durante casi todos los días, a lo largo de un período mínimo de 1 año. Los pacientes pueden haber sufrido un episodio depresivo mayor previo. La edad media de comienzo se adelanta, en varios años, a la del trastorno depresivo mayor.
3. **Trastorno bipolar I.** Los criterios diagnósticos para los niños y adolescentes son los mismos que para los adultos. Las manifestaciones consisten en una variabilidad extrema del ánimo, comportamiento agresivo intermitente, distraibilidad considerable y una merma en la capacidad de atención. Los pacientes tienen una actividad pobre, requieren ingreso en un hospital, experimentan síntomas de depresión y refieren, a menudo, antecedentes de TDAH. Si sobreviene la manía en la adolescencia, la incidencia de rasgos psicóticos es mayor que entre los adultos.

### B. Epidemiología

1. Es sumamente rara entre los preescolares. La prevalencia aumenta con la edad.
2. La manía suele aparecer por primera vez en la adolescencia.

### C. Etiología

1. La incidencia aumenta entre los hijos de padres con trastornos del estado de ánimo y familiares de niños con trastornos del estado de ánimo.
2. Los niños con trastornos depresivos manifiestan una mayor secreción de hormonas del crecimiento durante el sueño.
3. Posible vínculo entre la disminución de las hormonas tiroideas y la depresión.
4. La disfunción del eje hipotalamohipofisario puede contribuir a la depresión de los adolescentes.

### D. Diagnóstico diferencial

1. Separar las formas psicóticas de los trastornos del estado de ánimo o de la esquizofrenia.
2. Diferenciar entre los episodios con depresión agitada o manía y el TDAH, que manifiesta una actividad persistente y excesiva.

### E. Evolución y pronóstico.

La edad temprana de inicio y la presencia de varios trastornos auguran un pronóstico más sombrío. La duración media de un episodio de depresión mayor en la niñez o en la adolescencia es de unos 9 meses. La recidiva del episodio depresivo mayor alcanza hasta el 40% en los 2 años siguientes y el 70% en los 5 años siguientes. Los episodios distímicos duran, por término medio, 4 años y se asocian a depresión mayor (70%), trastorno bipolar (13%), abuso de sustancias (15%) y suicidio (12%).

F. **Tratamiento**

1. **Hospitalización.** La hospitalización está indicada si el paciente manifiesta suicidalidad o sufre un abuso o dependencia asociados de sustancias.
2. **Psicoterapia.** La terapia cognitivo-conductual de la depresión moderadamente grave trata de cuestionar las creencias de mala adaptación y reforzar las capacidades para la solución de problemas y la competencia social. Los tratamientos «activos», como las técnicas de relajación, son útiles frente a la depresión leve o moderada. Se precisan educación y participación de la familia frente a la depresión. Las técnicas de modelación y juego del rol pueden ayudar a fomentar unas capacidades adecuadas para la solución de problemas.
3. **Farmacoterapia.** Los ISRS, como la fluoxetina, la sertralina, la fluvoxamina y el citalopram, se han empleado satisfactoriamente en otras épocas para tratar la depresión de los niños y adolescentes. Sin embargo, estos fármacos ya no se administran a los niños, salvo que resulte absolutamente imprescindible, debido a los efectos secundarios de agitación y activación de los impulsos suicidas. El bupropión surte efecto frente a la depresión y el TDAH. La venlafaxina se emplea para tratar la depresión adolescente. El litio se ha utilizado en el tratamiento de los trastornos bipolares I y II de la niñez y la adolescencia. Se puede ensayar el valproato y, al parecer, la risperidona combate los síntomas maníacos.

## XIV. Esquizofrenia de comienzo temprano

Suele comenzar al final de la adolescencia o primera parte de la vida adulta y rara vez antes de los 10 años. El comienzo infantil es, conceptualmente, idéntico al de la adolescencia y la vida adulta.

A. **Diagnóstico.** Los delirios, las alucinaciones y los trastornos del pensamiento son difíciles de diagnosticar en la niñez. El inicio es insidioso y pueden encontrarse todos los síntomas de la esquizofrenia del adulto. El niño puede experimentar un deterioro funcional junto con la aparición de síntomas psicóticos y no alcanzar los hitos del desarrollo. Son frecuentes las alucinaciones auditivas, las alucinaciones visuales y los delirios. El niño puede oír voces que le hacen comentarios críticos o voces que le ordenan que se suicide. Las alucinaciones visuales suelen resultar aterradoras.

B. **Epidemiología**

1. Menos frecuente que el trastorno autista (0,05 %).
2. Más común en el sexo masculino.

C. **Etiología**

1. La prevalencia es mayor entre los familiares en primer grado y hay una mayor concordancia entre los gemelos monocigotos que entre los dicigotos.
2. Los estresantes psicosociales pueden también interaccionar con los mecanismos de vulnerabilidad biológica y desencadenar síntomas.

D. **Diagnóstico diferencial**

1. **Trastorno esquizotípico de la personalidad.** No se ven síntomas psicóticos manifiestos.
2. **Trastorno depresivo mayor.** Los delirios y las alucinaciones no son tan grotescos.
3. **Trastornos generalizados del desarrollo.** No hay alucinaciones, delirios ni trastornos formales del pensamiento.

E. **Evolución y pronóstico.** Los niños con retrasos del desarrollo, trastornos del aprendizaje y trastornos conductuales premorbosos, como TDAH y trastorno bisocial, responden mal a la farmacoterapia de la esquizofrenia y muestran, en principio, un pronóstico reservado. Algunos niños diagnosticados de esquizofrenia son calificados, después, de un trastorno del estado de ánimo cuando se continúa su seguimiento hasta la adolescencia.

F. **Tratamiento**

1. **Psicoterapia.** La educación familiar y las intervenciones familiares continuadas resultan esenciales. También es importante establecer un medio adecuado para la educación. La forma más eficaz de tratamiento se basa en una psicoterapia duradera, intensiva y de apoyo,

asociada a la farmacoterapia. Los psicoterapeutas deben tener en cuenta el grado de desarrollo del niño. Hay que apoyar en todo momento al niño para efectuar un análisis adecuado de la realidad y tener delicadeza con el sentimiento propio del niño.

2. **Farmacoterapia.** Los agonistas de la serotonina y de la dopamina, como la risperidona, la olanzapina y la clozapina, han reemplazado a los antagonistas de los receptores dopaminérgicos en el tratamiento de la esquizofrenia de inicio temprano.

## XV. Abuso de sustancias en la adolescencia

**A. Diagnóstico.** Comprende la dependencia de sustancias, el abuso de sustancias, la intoxicación por sustancias y la abstinencia de sustancias que se diagnostican en la vida adulta. El diagnóstico se establece a través de una cuidadosa anamnesis. Los resultados del laboratorio y una historia recogida a partir de una fuente fiable.

**B. Epidemiología**

1. **Alcohol**
   - **a.** Problema importante para el 10-20% de los adolescentes.
   - **b.** Al alcanzar el último curso de bachillerato, el 88% de los estudiantes indica que bebe alcohol; la distancia entre los bebedores masculinos y femeninos está disminuyendo.
2. **Marihuana**
   - **a.** Es el elemento pronóstico más poderoso del consumo de cocaína.
   - **b.** El 10, 23 y el 36% de los jóvenes de 14, 16 y 18 años, respectivamente, consume marihuana.
   - **c.** Las tasas de prevalencia más altas se dan entre los norteamericanos nativos y los adolescentes blancos de uno y otro sexo. Las tasas más bajas se observan entre las jóvenes latinoamericanas y afroamericanas y los jóvenes norteamericanos (ambos sexos) de origen asiático.
3. **Cocaína**
   - **a.** El consumo anual de cocaína se ha reducido entre los estudiantes de los últimos cursos de bachillerato en más de un 30% desde 1990 hasta 2000.
   - **b.** Se ha notificado un consumo diario de cocaína y de *crack* por el 0,1 y el 0,05%, respectivamente.
4. **Dietilamida del ácido lisérgico (LSD)**
   - **a.** Las tasas actuales de consumo de LSD son las más bajas en dos decenios.
   - **b.** En algún momento, el 2,7, el 5,6 y el 8,8% de los adolescentes de 14, 16 y 18 años, respectivamente, han notificado su consumo.
5. **Inhalantes**
   - **a.** Más común entre los adolescentes más jóvenes que entre los de mayor edad.
   - **b.** El 17,6, el 15,7 y el 17,6% de los adolescentes de 14, 16 y 18 años, respectivamente, consumen inhalantes.

**C. Etiología**

1. La concordancia para el alcoholismo es mayor entre los gemelos monocigotos que entre los dicigotos.
2. La escasa supervisión parental también se ha asociado con un consumo más temprano de drogas.

**D. Tratamiento**

1. **Psicoterapia.** El entorno y la estrategia de tratamiento deben decidirse después de establecer, a través de cribado, el tipo y la intensidad de la o las sustancias objeto de abuso. Los entornos terapéuticos son las unidades hospitalarias, las instalaciones de tratamiento en residencias sanitarias, los centros de rehabilitación, las casas para grupos, los programas hospitalarios parciales y las policlínicas. Los elementos básicos consisten en la psicoterapia individual, el asesoramiento específico sobre drogas, los grupos de autoayuda (p. ej., Alcohólicos Anónimos [AA], Narcóticos Anónimos [NA]), los programas de educación sobre el abuso de sustancias y prevención de recaídas y los análisis aleatorios de la orina para descartar la presencia de tóxicos. La terapia cognitivo-conductual suele exigir la motivación

del adolescente para participar en el tratamiento y abstenerse del consumo continuado de sustancias. Se puede añadir la terapia familiar.

2. **Farmacoterapia.** En caso de un trastorno del estado de ánimo, se pueden emplear antidepresivos. A veces, se administra la medicación para bloquear el efecto reforzador de la droga ilícita (es decir, naltrexona en caso de abuso de opiáceos). La clonidina se ha empleado para la abstinencia de la heroína. Los tratamientos eficaces para dejar el tabaco comprenden los chicles, los parches o los aerosoles o inhaladores de nicotina. El bupropión ayuda a dejar de fumar.

## XVI. Otros problemas de la infancia

**A. Abuso y abandono infantiles.** Cada año, un millón de niños estadounidenses es objeto de abuso o de abandono, problema que determina de 2.000 a 4.000 muertes. El niño sometido a abuso suele tener un bajo peso al nacer o nace de forma prematura (la mitad de todos los niños objeto de abuso), o presenta minusvalías (retraso mental, parálisis cerebral) o dificultades (p. ej., negativista, hiperactivo). Generalmente, la madre, que también ha sufrido abusos, suele ser quien abusa del pequeño. Los padres que abusan de los niños generalmente son impulsivos, abusan de sustancias, están deprimidos, mantienen un comportamiento antisocial o bien son personas narcisistas.

Cada año se notifican entre 150.000 y 200.000 casos nuevos de abuso sexual. De todas las alegaciones, del 2 al 8% parecen falsas y muchas otras no se pueden sustanciar. El perpetrador de los abusos sexuales infantiles suele ser un hombre, conocido para el niño, en 8 de cada 10 casos. En la mitad, el agresor es uno de los padres, un tutor o un familiar.

**B. Función intelectual límite.** El niño posee un CI en el intervalo 71 a 84 y presenta anomalías de la adaptación.

**C. Problema académico.** Niño o adolescente con dificultades académicas importantes que no parecen obedecer a un trastorno concreto del aprendizaje o de la comunicación o relacionarse directamente con un trastorno mental o psiquiátrico.

**D. Trastorno antisocial de la niñez o de la adolescencia.** Niño o adolescente con un comportamiento no motivado por un trastorno mental y que abarca actos antisociales aislados sin un patrón conductual. Estos actos violan los derechos de los demás, por ejemplo los actos de agresión y violencia y los actos encubiertos de mentira, hurto, absentismo escolar o fuga del hogar.

**E. Problema de identidad.** En el DSM-IV-TR no se admite este problema como un trastorno mental, pero puede manifestarse en determinados trastornos psiquiátricos, como los trastornos del estado de ánimo, los trastornos psicóticos y los trastornos límite de la personalidad. Alude a la incertidumbre sobre conflictos relacionados con la identidad, como objetivos, elección vocacional, amistades, comportamiento sexual, valores morales y lealtades de grupo.

**F. Obesidad.** Afecta al 5-20% de los niños y adolescentes. Un pequeño porcentaje manifiesta un síndrome de obesidad-hipoventilación parecido al síndrome de Pickwick de los adultos. Estos niños pueden sufrir disnea y su sueño se caracteriza por ronquera, estridor, posible apnea e hipoxia con desaturación del oxígeno. Puede ocurrir la muerte. Hay que descartar otros trastornos como el hipotiroidismo o el síndrome de Prader-Willi.

**G. Sida.** El sida ofrece multitud de problemas a los psiquiatras infantiles y adolescentes. Por ejemplo, la asistencia de los pacientes más jóvenes de grupos socioeconómicos desfavorecidos, claramente insuficiente por falta de recursos, se agrava por la enfermedad relacionada con el virus de la inmunodeficiencia humana (VIH) o la muerte de los padres y familiares. Los pacientes jóvenes con problemas psiquiátricos que muestran una serología positiva sin síntomas y requieren tratamiento en residencias sanitarias son rechazados por temor al contagio de la enfermedad. En la adolescencia, el sida complica todavía más la sexualidad y el problema del abuso de sustancias.

## XVII. Retraso mental

**A. Diagnóstico.** El diagnóstico se puede establecer, una vez que la anamnesis, una evaluación intelectual normalizada y la medida de la capacidad de adaptación revelan que el comportamiento actual del niño se halla significativamente por debajo del nivel esperado (tabla 21-38). El trastorno del 85% de las personas con retraso mental es leve, y se considera que pueden recibir educación y llegar hasta aproximadamente el sexto grado escolar. Alrededor del 10% presenta un retraso moderado y puede llegar a la educación del segundo grado escolar. Del 3 al 4% sufre un retraso grave y del 1 al 2%, profundo.

**B. Epidemiología**

**1.** Afecta al 1% de la población.

**2.** La relación de masculinidad es de 1,5 a 1.

**C. Etiología**

**1. Genética**

**a.** Efectos congénitos del metabolismo (p. ej., fenilcetonuria, enfermedad de Tay-Sachs).

**b.** Presencia de tres cromosomas 21 (síndrome de Down [trisomía 21]).

**c.** Mutación del cromosoma X (síndrome del cromosoma X frágil).

**d.** Pequeña deleción del cromosoma 15 (síndrome de Prader-Willi).

**e.** Rasgo mendeliano autosómico recesivo simple (fenilcetonuria).

**f.** Trastorno de Rett.

**g.** Carencia de una enzima que interviene en el metabolismo de las purinas (síndrome de Lesch-Nyhan).

**2. Psicosocial.** El retraso mental leve puede obedecer a una falta crónica de estimulación intelectual.

**3. Otro.** Secuelas de infecciones, toxinas o traumatismos cerebrales sostenidos antes de nacer, al nacer o después (p. ej., síndrome de la rubéola congénita o del alcoholismo fetal [microcefalia, hipoplasia del esqueleto medio de la cara, fisura palpebral corta, tórax excavado, posible cardiopatías, talla corta]).

**D. Tratamiento**

**1. Educacional.** Escuelas especiales o clases especiales (según la necesidad), tutorías, formación vocacional y formación en las capacidades sociales. Los padres pueden beneficiarse del asesoramiento continuo y de la terapia familiar y hay que concederles la oportunidad de expresar sus sentimientos de culpa, desesperación, angustia, negación recurrente y miedo acerca del trastorno y del futuro del niño.

**2. Psicoterapia.** La terapia conductual se utiliza para modelar y reforzar los comportamientos sociales y controlar y minimizar el comportamiento agresivo y destructivo. La terapia cog-

Tabla 21-38
**Criterios del DSM-IV-TR para el diagnóstico del retraso mental**

A. Capacidad intelectual significativamente inferior al promedio: un CI aproximadamente de 70 o inferior en un test de CI administrado individualmente (en el caso de niños pequeños, un juicio clínico de capacidad intelectual significativamente inferior al promedio).

B. Déficit o alteraciones concurrentes de la actividad adaptativa actual (esto es, la eficacia de la persona para satisfacer las exigencias planteadas para su edad y por su grupo cultural), en por lo menos dos de las áreas siguientes: comunicación, cuidado personal, vida doméstica, habilidades sociales/interpersonales, utilización de recursos comunitarios, autocontrol, habilidades académicas funcionales, trabajo, ocio, salud y seguridad.

C. El inicio es anterior a los 18 años.

*Código* basado en la gravedad correspondiente al nivel de afectación intelectual:

| | |
|---|---|
| **F70.9 Retraso mental leve [317]:** | CI entre 50-55 y aproximadamente 70 |
| **F71.9 Retraso mental moderado [318.0]:** | CI entre 35-40 y 50-55 |
| **F72.9 Retraso mental grave [318.1]:** | CI entre 20-25 y 35-40 |
| **F73.9 Retraso mental profundo [318.2]:** | CI inferior a 20 o 25 |

**F79.9 Retraso mental de gravedad no especificada [319]:** cuando existe clara presunción de retraso mental, pero la inteligencia del sujeto no puede ser evaluada mediante los test usuales

Con permiso de la American Psychiatric Association. *Diagnostic and Statistical Manual of Mental Disorders,* texto revisado, 4.ª ed. Washington, DC: American Psychiatric Association. Copyright 2000.

nitiva, como la disipación de falsas creencias y las técnicas de relajación con instrucciones automáticas, se recomienda a aquellos que pueden seguir estas instrucciones. La terapia psicodinámica se utiliza para reducir los conflictos sobre las expectativas que generan ansiedad persistente, rabia y depresión. Las personas con alteración leve y buenas capacidades verbales pueden mejorar con otras psicoterapias de los trastornos concomitantes.

3. **Farmacoterapia.** Los trastornos psiquiátricos asociados, como el TDAH o la depresión, pueden precisar tratamiento con estimulantes o antidepresivos, respectivamente. La agitación, la agresión y las rabietas suelen responder a los antipsicóticos. Se prefieren los antipsicóticos atípicos (p. ej., risperidona, olanzapina) porque suelen producir menos síntomas extrapiramidales y discinesia. Muchos pacientes con retraso mental, recluidos en instituciones, reciben una escasa vigilancia de la medicación. El litio se utiliza frente a los comportamientos agresivos o autolesivos. La carbamazepina, el valproato y el propranolol se pueden administrar para combatir el comportamiento agresivo y las rabietas. Su eficacia está peor probada que la de los antipsicóticos o el litio (tabla 21-39).

---

Para una exposición más detallada de este tema, véase *Child Psychiatry,* capítulo 32, pág. 3015; *Psychiatric Examination of the Infant, Child, and Adolescent,* capítulo 33, pág. 3044; *Mental Retardation,* capítulo 34, pág. 3076; *Learning Disorders,* capítulo 35, pág. 3107; *Motor Skills Disorder: Developmental Coordination Disorder,* capítulo 36, pág. 3130; *Communication Disorders,* capítulo 37, pág. 3136; *Pervasive Developmental Disorders,* capítulo 38, pág. 3164; *Attention-Deficit Disorders,* capítulo 39, pág. 3183; *Disruptive Behavior Disorders,* capítulo 40; pág. 3205; *Feeding and Eating Disorders of Infancy and Early Childhood,* capítulo 41, pág. 3217; *Tic Disorders,* capítulo 42, pág. 3228; *Elimination Disorders,* capítulo 43, pág. 3237; *Other Disorders of Infancy, Childhood, and Adolescence,* capítulo 44, pág. 3248; *Mood Disorders in Children and Adolescents,* capítulo 45, pág. 3262; *Anxiety Disorders in Children*, capítulo 46, pág. 3280; *Early-Onset Schizophrenia,* capítulo 47, pág. 3307; *Child Psychiatry: Psychiatric Treatment*, capítulo 48, pág. 3325; y *Child Psychiatry: Special Areas of Interest,* capítulo 49, pág. 3401, en CTP/VIII.

---

Tabla 21–39
**Fármacos psicotropos frecuentes en la infancia y adolescencia**

| Fármaco | Indicaciones | Posología[a] | Reacciones adversas comunes o graves y vigilancia |
|---|---|---|---|
| **Antipsicóticos**, conocidos también como *tranquilizantes mayores y neurolépticos*<br>Divididos en<br>1) Típicos, convencionales<br>a) De gran potencia, en dosis bajas (p. ej., haloperidol, pimozida)<br>b) De baja potencia, en dosis altas (más sedantes) (p. ej., clorpromazina; tioridazina)<br>2) Atípicos (p. ej., clozapina), risperidona, olanzapina, quetiapina, ziprasidona y aripiprazol | Esquizofrenia; trastorno bipolar; comportamiento agitado, agresivo o autolesivo del retraso mental, trastorno generalizado del desarrollo, trastorno disocial y trastorno de la Tourette: haloperidol y pimozida<br>Clozapina: esquizofrenia refractaria en la adolescencia | Todos se pueden administrar en varias dosis o combinados en una dosis después de un ascenso gradual<br>Haloperidol: niños: 0,5-6 mg/día; adolescentes: 0,5-16 mg/día<br>Clozapina: no se ha establecido la posología para los niños; adolescentes: <600 mg/día<br>Risperidona: 0,5-3 mg/día<br>Olanzapina: 2,5-10 mg/día<br>Quetiapina: 25-500 mg/día<br>Ziprasidona: hasta 40 mg/día<br>Aripiprazol: 2,5-15 mg/día | Todos los casos: sedación, síntomas extrapiramidales, discinesia tardía (menos con los atípicos), reacciones distímicas, hepatotoxicidad<br>Algunos casos: aumento de peso, diabetes, síndrome metabólico, prolongación de QT (sobre todo con tioridazina y ziprasidona), agranulocitosis (clozapina), hiperprolactinemia, disminución del umbral comicial (sobre todo, con clozapina)<br>**Vigilar**<br>Todos: hemograma; enzimas hepáticas; glucosa en ayunas; lípidos y colesterol<br>Algunos: ECG, EEG, examen de la retina para descartar retinopatía pigmentaria, si se administran dosis altas de tioridazina |
| **Estimulantes**<br>Se dividen en anfetaminas y metilfenidato y se subdividen como de acción corta (4 h) o largas (8 y 12 h) | | | |
| Dextroanfetamina y combinación de sales de anfetaminas aprobadas por la FDA para niños de 3 o más años | En TDAH para combatir la hiperactividad, la impulsividad y la inatención<br>Narcolepsia | La dextroanfetamina de acción corta y el metilfenidato suelen administrarse a las 8 de la mañana y al mediodía | Insomnio, anorexia, adelgazamiento (posible retraso del crecimiento), hiperactividad de rebote, cefalea, dolor de estómago, taquicardia, precipitación o exacerbación de trastornos de tic |
| Metilfenidato: aprobado por la FDA para niños de 6 o más años | | La dextroanfetamina y la combinación de sales de anfetaminas se administran en la mitad de la dosis que el metilfenidato<br>Metilfenidato: 10-60 mg/día o hasta 0,5 mg/kg por dosis | |
| Atomoxetina[b], denominado "no estimulante", los efectos duran todo el día | TDAH | Comienza con una dosis baja, hasta 1,2 mg/kg al día; no sobrepasar 100 mg/día | Anorexia, taquicardia pasajera, elevación de presión arterial |
| Modafinilo | TDAH, pero hay pocos estudios. Narcolepsia | 100-300 mg/día | Insomnio, náuseas, cefalea |

*(continúa)*

Tabla 21–39 — *(cont.)*
**Fármacos psicotropos frecuentes en la infancia y adolescencia**

| Fármaco | Indicaciones | Posología[a] | Reacciones adversas comunes o graves y vigilancia |
|---|---|---|---|
| **Estabilizadores del ánimo**<br>Litio: también posee propiedades antiagresivas | Trastorno bipolar. Retraso mental y trastorno disocial para combatir los comportamientos agresivos y autolesivos; se puede utilizar por la misma razón en el trastorno generalizado del desarrollo. | 600-2100 mg en dos o tres tomas; mantener los niveles sanguíneos en 0,4-1,2 mEq/l. | Náuseas, vómitos, poliuria, cefalea, temblor, aumento de peso, hipotiroidismo.<br>Vigilar la función tiroidea.<br>La experiencia con los adultos hace pensar en la necesidad de vigilar la función renal. |
| Divalproex, un antiepiléptico | Trastorno bipolar, agresión | Hasta 20 mg/kg al día; los niveles sanguíneos terapéuticos parecen oscilar entre 50 y 100 µg/ml. | Vigilar el hemograma y las pruebas de función hepáticas para descartar posibles discrasias sanguíneas y hepatotoxicidad.<br>Náuseas, vómitos, sedación, caída del pelo, aumento de peso, posible poliquistosis ovárica (en un estudio). |
| Carbamazepina, un antiepiléptico | Agresión o falta de control en el retraso mental o trastorno disocial<br>Trastorno bipolar, si fracasan los demás estabilizadores del ánimo | Comenzar con 10 mg/kg al día, se puede aumentar hasta 20-30 mg/kg al día; los niveles sanguíneos terapéuticos parecen oscilar entre 4 y 12 mg al día. | Somnolencia, náuseas, erupción, vértigo, irritabilidad<br>Vigilar el hemograma y las pruebas de función hepática para descartar discrasias sanguíneas y hepatotoxicidad; medir los niveles sanguíneos. |
| **Antidepresivos**[c]<br>Se dividen en inhibidores selectivos de la recaptación de serotonina (ISRS) y tricíclicos | | | |
| **ISRS**: fluoxetina, sertralina, fluvoxamina, paroxetina, citalopram, escitalopram | Trastorno depresivo mayor, trastorno distímico, trastorno obsesivo-compulsivo, anorexia nerviosa, bulimia nerviosa, comportamientos repetitivos del retraso mental o del trastorno generalizado del desarrollo. Fobias sociales (p. ej., trastorno de ansiedad generalizado) | Dosis menores que las de los adultos. Empezar con una dosis baja según la edad (p. ej., 5 mg/día de fluoxetina; 12,5 mg/día de sertralina) e ir ajustando al alza. | Náuseas, cefalea, nerviosismo, insomnio, sequedad de boca, diarrea, somnolencia, desinhibición (p. ej., agitación, explosividad), manía, fenómenos suicidas (raros), disfunción sexual |
| **Bupropión** | Depresión, TDAH (segunda línea) | Empezar con dosis bajas y aumentar hasta una cantidad de entre 100 y 250 mg/día | Desinhibición, insomnio, sequedad de boca, problemas gastrointestinales, temblor y disminución del umbral comicial (depende de la dosis) |

| | | | |
|---|---|---|---|
| **Antidepresivos tricíclicos:** imipramina, nortriptilina, clomipramina | Trastorno depresivo mayor, trastorno de ansiedad de la separación, bulimia nerviosa, enuresis; a veces, se utiliza en TDAH, sonambulismo y trastorno por terrores nocturnos<br>La clomipramina es eficaz frente al trastorno obsesivo compulsivo de la niñez y, a veces, frente al trastorno generalizado del desarrollo | Imipramina: comenzar con varias tomas hasta un total de 1,5 mg/kg al día; se puede aumentar hasta no más de 5 mg/kg al día y combinar, si es necesario, en una dosis, que suele consistir en 50-100 mg antes de acostarse<br>Clomipramina: comenzar con 50 mg/día; se puede aumentar hasta no más de 3 mg/kg al día o de 200 mg/día | Sequedad de boca, estreñimiento, taquicardia, arritmia, desinhibición. La clomipramina reduce el umbral comicial<br>Vigilar con el ECG.<br>Confianza elemental frente a desconfianza elemental (oral sensorial) (desde el nacimiento hasta el primer año) |
| **Benzodiazepinas ansiolíticas** | | | |
| Clonazepam | Trastorno por angustia, trastorno de ansiedad generalizada | Empezar con dosis bajas; aumentar hasta 0,5 mg-2 mg/día | Todos: somnolencia, desinhibición. Posibilidad de abuso o adicción |
| Alprazolam | Trastorno de ansiedad de la separación | Empezar con dosis bajas; aumentar hasta 1,5 mg/día | |
| Diazepam | Terror nocturno, sonambulismo | Empezar con dosis bajas; aumentar hasta 0,5 mg-2 mg/día | |
| **Antagonistas de los receptores $\alpha_2$-adrenérgicos** | | | |
| Clonidina | TDAH (segunda línea), trastorno de la Tourette, agresión | 0,5-0,4 mg/día | Sedación, bradicardia, arritmia, hipotensión, hipertensión con la retirada |
| Guanfacina | Igual que la clonidina | 0,5-4 mg/día | Igual que la clonidina (pero menos sedante), más cefalea y dolor de estómago |
| **Antagonistas de los receptores $\beta$-adrenérgicos (bloqueantes beta)** | | | |
| Propranolol | Agresión impulsiva si fracasan los demás medicamentos | 20-200 mg/día | Contraindicados en el asma, hipoglucemia y diabetes<br>Sedación, mareos, broncoconstricción<br>La bradicardia y la hipotensión requieren una vigilancia cuidadosa. Reducir la medicación si el pulso es <60 lpm, la presión sistólica es <90 mmHg o la diastólica <60 mmHg |

*(continúa)*

Tabla 21–39 — *(cont.)*

**Fármacos psicotropos frecuentes en la infancia y adolescencia**

| Fármaco | Indicaciones | Posología[a] | Reacciones adversas comunes o graves y vigilancia |
|---|---|---|---|
| **Otros fármacos** | | | |
| Naltrexona | Hiperactividad o comportamiento autolesivo del autismo o retraso mental. | 0,5-1 mg/kg al día. | Somnolencia, vómitos, anorexia, cefalea, congestión nasal, convulsiones hiponatrémicas. |
| Desmopresina | Enuresis nocturna. | 20-40 µg en comprimidos o aerosol intranasal antes de acostarse. | Cefalea, congestión nasal, convulsiones hiponatrémicas (raras). |
| **Hipnóticos:** no hay normas claras para los niños, pero se puede ensañar con la clonidina, las benzodiazepinas y la melatonina | | | |

[a] Cuanto más moderno es el fármaco, peor conocido resulta el intervalo posológico.
[b] Advertencia en negrita de hepatotoxicidad grave.
[c] Advertencia de caja negra sobre el uso de antidepresivos en la niñez y adolescencia. Los antidepresivos aumentan el riesgo del pensamiento y el comportamiento suicidas (suicidalidad) entre los niños y adolescentes con trastorno depresivo mayor (TDM) y otros trastornos psiquiátricos. Por eso, todo facultativo que se plantee el uso de un antidepresivo en la niñez o adolescencia debe sopesar este riesgo frente a la necesidad clínica.
ECG, electrocardiograma; EEG, electroencefalograma; FDA, Food and Drug Administration; TDAH, trastorno por déficit de atención con hiperactividad.
Tabla de Richard Perry, M.D.

# 22 Psiquiatría geriátrica

## I. Introducción

La psiquiatría geriátrica se ocupa de la prevención, el diagnóstico y el tratamiento de los trastornos psíquicos de los adultos mayores, así como de fomentar la longevidad. Se ha comprobado que las personas con una adaptación mental sana a la vida viven más que aquellas que sufren con los problemas emocionales.

## II. Demografía

**A.** Se considera que la edad adulta avanzada o vejez comienza a los 65 años. Se establece una división entre los menos viejos (viejos-jóvenes) de 65 a 74 años, los viejos (viejos-viejos) de 75 a 84 años, y los muy viejos, de 85 o más. También se habla de los mayores sanos y de los mayores enfermos, con enfermedades que interfieren su actividad diaria y que exigen tratamiento médico o psiquiátrico.

**B.** La esperanza de vida en Estados Unidos se aproxima a los 80 años, con una media de 74 para los hombres y de 81 para las mujeres. Las mujeres viven aproximadamente 7 años más que los hombres. Hoy, las personas que cuentan con, al menos, 85 años representan el 10% de las mayores de 65 años y constituyen el segmento de la población mayor que más crece.

## III. Biología del envejecimiento

**A.** El proceso del envejecimiento (senescencia) se caracteriza por un descenso gradual de la actividad de todos los sistemas corporales, entre ellos, el cardiovascular, el respiratorio, el endocrino y el inmunitario. En la tabla 22-1 se exponen todos los cambios biológicos.

**B.** Cognición

1. Pérdida frecuente y leve de la memoria que se conoce como olvidos seniles benignos. Pueden aprender cosas nuevas, pero necesitan repetir y practicar más que las personas jóvenes. El coeficiente de inteligencia no disminuye.
2. Las personas de un estrato socioeconómico bajo corren más riesgo de sufrir un deterioro cognitivo que las de los grupos superiores. El deterioro cognitivo se retrasa entre las personas que continúan con el aprendizaje y la estimulación.

## IV. Enfermedades médicas

Las cinco causas principales de muerte entre los ancianos son las cardiopatías, el cáncer, el ictus, la enfermedad de Alzheimer y la neumonía. Las alteraciones del sistema nervioso central (SNC) y los trastornos psicopatológicos representan causas frecuentes de morbilidad, como la artrosis y los síntomas relacionados. La hiperplasia prostática benigna aflige a tres cuartas partes de los hombres mayores de 75 años. Se cree que la incontinencia urinaria afecta hasta a una quinta parte de los ancianos, asociándose a veces a demencia. Estas enfermedades frecuentes modifican el comportamiento. La artrosis, por ejemplo, restringe la actividad y la calidad de vida. Los ancianos, como los demás adultos, sienten una profunda vergüenza por los problemas urinarios y restringen sus actividades u ocultan o niegan su discapacidad para conservar la autoestima. Las enfermedades cardiovasculares suponen una causa importante de morbilidad y mortalidad en la vejez. La hipertensión afecta hasta al 40% de los ancianos, muchos de ellos en tratamiento con diuréticos o antihipertensivos. La propia hipertensión puede ocasionar efectos centrales, que van desde las cefaleas hasta el ictus, y la farmacoterapia de este trastorno determina, a veces, alteraciones del estado de ánimo y de la cognición (p. ej., trastornos electrolíticos por el tratamiento diurético). La aterosclerosis, asociada a la enfermedad cardiovascular y a la hipertensión, se ha relacionado con las formas principales de demencia, no sólo la vascular sino también la enfermedad de Alzheimer. La senescencia también se acompaña de alteraciones sensoriales. Un tercio de

## Tabla 22-1
## Cambios biológicos asociados al envejecimiento

**Célula**
- Cambio de las estructuras del ADN y del ARN celulares: degeneración de los orgánulos intracelulares
- Degeneración neuronal del sistema nervioso central, sobre todo de las circunvoluciones precentral temporal superior y temporal inferior; no se destruyen los núcleos del tronco encefálico
- Alteración de los receptores y de su sensibilidad
- Menor anabolismo y catabolismo de las sustancias transmisoras celulares
- Aumento del colágeno y de la elastina intercelulares

**Sistema inmunitario**
- Aumento en la respuesta de los linfocitos T a los antígenos
- Aumento en la función de los anticuerpos autoinmunitarios
- Aumento de la sensibilidad a las infecciones y a las neoplasias
- Ningún cambio de los leucocitos. Disminución de los linfocitos T
- Aumento (inespecífico) de la sedimentación eritrocítica

**Aparato locomotor**
- Disminución de la talla por acortamiento de la columna vertebral (pérdida de 5 cm de las personas de ambos sexos desde la segunda hasta la séptima década de la vida)
- Disminución de la masa muscular magra y de la fuerza; hundimiento de la caja torácica
- Aumento de la grasa corporal
- Elongación de la nariz y de las orejas
- Pérdida de la matriz ósea, con osteoporosis
- Degeneración de las superficies articulares con posible artrosis
- Riesgo de fractura de cadera del 10-25% a los 90 años
- Cierre continuo de las suturas craneales (la sutura parietomastoidea no se cierra por completo hasta los 80 años)
- Los hombres aumentan de peso hasta los 60 años y luego adelgazan; las mujeres aumentan de peso hasta los 70 y luego adelgazan.

**Piel y anejos**
- Pelo cano, por menor producción de melanina en los folículos pilosos (la mitad de todas las personas de ambos sexos tiene, como mínimo, un 50% de pelos canos al llegar a los 50; el pelo del pubis es el último en tornarse cano).
- Arrugas generales de la piel
- Glándulas sudoríparas menos activas
- Disminución de la mesalina
- Pérdida de la grasa subcutánea
- Enlentecimiento del crecimiento ungueal

**Aparato genitourinario y reproductor**
- Disminución de la tasa de filtración glomerular y del flujo sanguíneo renal
- Disminución de la dureza de la erección y del chorro eyaculatorio
- Disminución de la lubricación vaginal
- Aumento de tamaño de la próstata
- Incontinencia

**Órganos sensoriales**
- Engrosamiento del cristalino, disminución de la visión periférica
- Incapacidad para la acomodación (presbicia)
- Sordera para sonidos de alta frecuencia (presbiacusia): el 25% presenta pérdida al llegar a los 60 y el 65% al llegar a los 80.
- Amarilleamiento del cristalino
- Disminución de la agudeza del sabor, olor y tacto
- Disminución de la adaptación a la oscuridad

**Neuropsiquiátrico**
- Tarda más tiempo en aprender nuevas materias pero puede completar el aprendizaje.
- El coeficiente de inteligencia permanece estable hasta los 80.
- La capacidad verbal se mantiene con la edad.
- La velocidad psicomotora disminuye.

**Memoria**
- Las tareas que precisan desviaciones atencionales se ejecutan con dificultad.
- La capacidad de codificación disminuye (transferencia de la memoria a corto plazo hasta la memoria a largo plazo y viceversa).
- El reconocimiento de la respuesta verdadera a los tests con varias opciones permanece intacto.
- La rememoración sencilla disminuye.

**Neurotransmisores**
- La noradrenalina disminuye en el sistema nervioso central.
- Aumento de la monoaminoxidasa y de la serotonina en el cerebro.

**Cerebro**
- Disminución del peso bruto del cerebro, próxima al 17% al llegar a los 80 años, en ambos sexos
- Ensanchamiento de los surcos, circunvoluciones más pequeñas y atrofia de las mismas
- Aumento de tamaño de los ventrículos
- Aumento del transporte por la barrera hematoencefálica
- Disminución del flujo sanguíneo y de la oxigenación cerebrales

**Cardiovascular**
- Aumento en el tamaño y en el peso del corazón (contiene pigmento lipofuscínico derivado de los lípidos)
- Disminución de la elasticidad de las válvulas cardíacas
- Aumento del colágeno de los vasos sanguíneos
- Aumento de la sensibilidad a las arritmias
- Alteración en la homeostasia de la presión arterial
- Mantenimiento del gasto cardíaco en ausencia de enfermedad coronaria

**Aparato digestivo**
- Riego de gastritis atrófica, hernia de hiato, diverticulosis
- Disminución del flujo sanguíneo al intestino e hígado
- Disminución del flujo salival
- Alteración en la absorción del tracto digestivo (riesgo de síndrome de malabsorción y de avitaminosis)
- Estreñimiento

**Endocrino**
- Los valores de estrógenos de las mujeres disminuyen.
- Los andrógenos suprarrenales disminuyen.
- La producción masculina de testosterona disminuye.
- Aumento de la hormona foliculoestimulante (FSH) y de la hormona luteinizante (LH) de las mujeres posmenopáusicas
- Tiroxina ($T_4$) y tirotropina (TSH) séricas normales, triyodotironina ($T_3$) reducida
- Disminución de la tolerancia a la glucosa

**Aparato respiratorio**
- Disminución de la capacidad vital
- Disminución del reflejo tusígeno
- Disminución de la actividad ciliar del epitelio bronquial

las personas mayores sufre cierto grado de discapacidad auditiva. Según un estudio, casi la mitad de las personas de 75 a 85 años sufre cataratas y más del 70%, glaucoma. Las dificultades de convergencia, acomodación y la degeneración macular representan, asimismo, fuentes de discapacidad visual en la vejez. Estas alteraciones sensoriales suelen interaccionar con las discapacidades psicopatológicas, magnificando el déficit psicopatológico y coloreando los síntomas.

## V. Trastornos psiquiátricos

Los trastornos psiquiátricos más frecuentes de los mayores son el trastorno depresivo, los trastornos cognitivos (demencia), los trastornos fóbicos y los trastornos por consumo de alcohol. Los adultos mayores (de más de 75 años) presentan, asimismo, uno de los riesgos más altos de suicidio. Muchos trastornos psiquiátricos seniles se pueden prevenir, mejorar e incluso revertir. Especial importancia merecen las causas reversibles de delirium y demencia; si no se diagnostican de manera exacta ni se tratan oportunamente, estos trastornos pueden evolucionar hacia un estado irreversible que exija el ingreso del paciente en una institución sanitaria.

## VI. Trastornos demenciantes

Aproximadamente el 5% de los estadounidenses mayores de 65 años sufre una demencia grave y el 15%, una demencia leve. Entre los octogenarios, alrededor del 20% muestra una demencia grave. Los factores conocidos de riesgo para la demencia son la edad, los antecedentes familiares y el sexo femenino. Las alteraciones características de la demencia afectan a la cognición, la memoria, el lenguaje y las funciones visuoespaciales, pero también se observan alteraciones conductuales, como agitación, inquietud, deambulación errante, rabia, violencia, chillidos, desinhibición social y sexual, impulsividad, alteraciones del sueño y delirios. Los delirios y las alucinaciones suceden en el transcurso de casi el 75% de las demencias. Del 10 al 15% de todos los pacientes que manifiestan síntomas de demencia presentan un trastorno potencialmente tratable (tabla 22-2).

A. **Demencia de tipo Alzheimer** (v. cap. 5)

1. **Diagnóstico, signos y síntomas.** Es el tipo de demencia más común y más frecuente en el sexo femenino. Caracterizada por un inicio gradual y un declinar progresivo de las funciones cognitivas. La memoria se altera y se observa, como mínimo, uno de los siguientes: afasia, apraxia, agnosia y trastornos de la función ejecutiva. Finalmente, acaban apareciendo déficits neurológicos (p. ej., trastornos de la marcha, afasia, apraxia y agnosia). Aproximadamente la mitad de los pacientes con enfermedad de Alzheimer experimenta síntomas psicóticos; véase la tabla 22-3 para diferenciar estas dos entidades.
2. **Etiología.** Destrucción selectiva de las neuronas colinérgicas. Disminución del volumen de las circunvoluciones de los lóbulos frontal y temporal. Las alteraciones microscópicas abarcan placas seniles y ovillos neurofibrilares.
3. **Tratamiento.** No se conoce ningún tipo de prevención o curación. El tratamiento es paliativo. Algunos pacientes con demencia de tipo Alzheimer mejoran la cognición y la función con el donepezilo. También se utilizan fármacos como la memantina, que protege a las neuronas frente a la estimulación excesiva por el glutamato. La psicosis de tipo Alzheimer se trata con fármacos (tabla 22-4).

B. **Demencia vascular.** El segundo tipo más frecuente de demencia es la vascular, que cursa con signos y síntomas neurológicos focales. Además, comienzan de manera repentina y sin una evolución escalonada y progresiva.

C. **Otras demencias.** Las demencias por enfermedad de Huntington, hidrocefalia normotensiva, enfermedad de Parkinson y otras causas se tratan en el capítulo 5.

## VII. Trastornos depresivos

Presentes en el 15% de todos los ancianos que viven en la comunidad o en residencias. Los signos y síntomas habituales de los trastornos depresivos consisten en disminución de la energía y de la concentración, problemas del sueño (sobre todo, despertar a primera hora de la mañana y también y con frecuencia durante la noche), disminución del apetito, adelgazamiento y síntomas somáticos. Las alteraciones cognitivas de los ancianos deprimidos se conocen como *síndro-*

Tabla 22-2
**Algunos trastornos potencialmente reversibles que pueden simular una demencia**

**Sustancias**
- Anticolinérgicos
- Antihipertensivos
- Antipsicóticos
- Corticoides
- Digitálicos
- Narcóticos
- Antiinflamatorios no esteroideos
- Fenitoína
- Polimedicación
- Sedantes-hipnóticos

**Trastornos psiquiátricos**
- Ansiedad
- Depresión
- Manía
- Trastornos delirantes (paranoides)

**Trastornos metabólicos y endocrinos**
- Enfermedad de Addison
- Síndrome de Cushing
- Insuficiencia hepática
- Hipercapnia (enfermedad pulmonar obstructiva crónica)
- Hipernatremia
- Hiperparatiroidismo
- Hipertiroidismo
- Hipoglucemia
- Hiponatremia
- Hipotiroidismo
- Insuficiencia renal
- Disminución de volumen

**Miscelánea**
- Fecalota
- Hospitalización
- Dificultades para la audición o la visión

Cortesía de Gary W. Small, M.D.

Tabla 22-3
**Psicosis de la enfermedad de Alzheimer frente a esquizofrenia de las personas mayores: características clínicas**

| Característica | Esquizofrenia | Psicosis de la enfermedad de Alzheimer |
|---|---|---|
| Prevalencia | 1% de la población general | 50% de los pacientes con enfermedad de Alzheimer |
| Delirios grotescos o complejos | Frecuentes | Raros |
| Alucinaciones habituales | Auditivas | Visuales |
| Síntomas de primer rango | Frecuentes | Raros |
| Ideación suicida activa | Frecuente | Rara |
| Antecedentes personales de psicosis | Muy frecuentes | Raros |
| Antecedentes familiares de psicosis | Ocasionales | Poco comunes |
| Remisión final de la psicosis | Poco común | Frecuente |
| Necesidad de antipsicóticos durante años | Muy común | Poco común |
| Dosis óptima de antipsicóticos (% de la dosis de un adulto joven con esquizofrenia) | 50% | 20% |

Forester BP, Dukoff R. *Primary Psychiatry*. Vol 11, n.º 1: 2004.

Tabla 22-4
**Antipsicóticos atípicos utilizados para tratar la psicosis de la enfermedad de Alzheimer**

| Nombre genérico | Dosis inicial (mg/día) | Dosis de mantenimiento (mg/día) |
|---|---|---|
| Clozapina | 6,25-12,5 | 25-75 |
| Risperidona | 0,025-0,5 | 0,5-1,5 |
| Olanzapina | 2,5-5 | 5-10 |
| Quetiapina | 12,5-5 | 50-150 |
| Ziprasidona | Datos mínimos | |
| Aripiprazol | 10 | 10-15 |

*me demenciante de la depresión (seudodemencia),* que se confunde fácilmente con una demencia verdadera. La seudodemencia aflige al 15% de los mayores deprimidos y al 25-50% de los pacientes con demencia que están deprimidos.

A. **Trastorno bipolar I**

1. **Diagnóstico, signos y síntomas.** Suele comenzar en la fase central de la vida adulta. La vulnerabilidad frente a las recidivas continúa, por lo que un paciente con antecedentes de trastorno bipolar I puede experimentar un episodio maníaco en otras épocas de la vida. Los signos y síntomas de los mayores se parecen a los de los adultos más jóvenes, a saber, elevación, exaltación o irritabilidad del ánimo; menor necesidad de dormir; distraibilidad; impulsividad, y, a menudo, consumo excesivo de alcohol. Suele haber una conducta hostil o paranoide.
2. **Tratamiento.** El litio sigue siendo el tratamiento preferido de la manía, pero hay que vigilar cuidadosamente su uso por las personas mayores, porque la disminución de la aclaración renal aumenta considerablemente el riesgo de toxicidad del litio. Los efectos neurotóxicos se dan, asimismo, más entre las personas mayores. La tabla 22-5 enumera otros fármacos empleados para tratar el trastorno bipolar de los ancianos.

B. **Esquizofrenia**

1. **Diagnóstico, signos y síntomas.** Las alteraciones psicopatológicas pierden intensidad conforme el paciente envejece. Los signos y los síntomas consisten en embotamiento emocional, retraimiento social, comportamiento excéntrico y pensamiento ilógico. Los delirios y las alucinaciones son raros.
2. **Epidemiología.** Suele empezar en la adolescencia o comienzo de la vida adulta y persiste a lo largo de la vida. Las mujeres muestran, más veces, esquizofrenia de inicio tardío. Alrededor del 20% de los esquizofrénicos no presenta ningún síntoma activo al llegar a los 65 años. El 80% exhibe una alteración variable.
3. **Tratamiento.** Las personas mayores con síntomas de esquizofrenia responden bien a los antipsicóticos. La medicación se administrará de forma juiciosa; con frecuencia, los ancianos responden bien a dosis menores de las habituales (tabla 22-6).

C. **Trastorno delirante**

1. **Diagnóstico, signos y síntomas.** Puede ocurrir bajo un estrés físico o psíquico y precipitarse por el fallecimiento del cónyuge, la pérdida del empleo, la jubilación, el aislamiento social, circunstancias económicas desfavorables, enfermedades médicas o cirugía invalidantes, alteraciones de la visión y sordera.

Tabla 22-5
**Dosis geriátricas de fármacos utilizados de manera habitual para tratar el trastorno bipolar**

| Nombre genérico | Intervalo posológico geriátrico (mg/día) |
|---|---|
| Carbonato de litio | 75-900 |
| Carbamazepina | 200-1.200 |
| Valproato (ácido valpropico, divalproex) | 250-1.000 |

Tabla 22-6
**Antipsicóticos atípicos: esquizofrenia del anciano**

| Nombre genérico | Dosis inicial (mg/día) | Dosis de mantenimiento (mg/día) |
|---|---|---|
| Clozapina | 12,5-25 | 50-150 |
| Risperidona | 0,5-1 | 1-3 |
| Olanzapina | 5-7,5 | 10-15 |
| Quetiapina | 25-50 | 100-250 |
| Ziprasidona | Datos mínimos | |
| Aripiprazol | 10 | 10-15 |

Forester BP, Dukoff R. *Primary Psychiatry,* Vol. 11, n.º 1; 2004.

2. **Epidemiología.** Suele ocurrir entre los 40 y los 55 años. Los delirios adoptan distintas formas: la mayoría son persecutorios y el paciente cree que está siendo espiado, vigilado, envenenado o acosado de alguna manera.
3. **Etiología.** Puede obedecer a la medicación o constituir el primer signo de un tumor cerebral.

D. **Trastorno de ansiedad.** Comprende el trastorno de angustia, las fobias, el trastorno obsesivo-compulsivo, el trastorno de ansiedad generalizada, el trastorno por estrés agudo y el trastorno por estrés postraumático.

1. **Diagnóstico, signos y síntomas.** Los signos y síntomas de la fobia de los mayores son menos intensos que los de las personas más jóvenes, pero sus efectos resultan igual de debilitantes, si no más. Las obsesiones y las compulsiones pueden manifestarse por primera vez en un anciano, aunque las personas mayores con trastornos obsesivo-compulsivos generalmente presentaban algún indicio del trastorno (p. ej., manía por el orden, perfeccionismo, puntualidad y parsimonia) cuando eran más jóvenes. En presencia de síntomas, los pacientes pueden exagerar sus deseos de orden, los rituales y la monotonía.
2. **Epidemiología.** Los trastornos de ansiedad comienzan al principio o en la mitad de la vida adulta, pero algunos lo hacen a partir de los 60 años. Los más habituales son las fobias (4 a 8%). La tasa del trastorno por angustia es del 1%.
3. **Tratamiento.** El tratamiento debe adaptarse a cada caso, tomando en cuenta la interacción biopsicosocial causante del trastorno. Se necesita farmacoterapia y psicoterapia.

E. **Trastornos somatomorfos**

1. **Diagnóstico, signos y síntomas.** Caracterizados por síntomas somáticos que remedan enfermedades médicas; de interés para la psiquiatría geriátrica, porque los ancianos presentan, a menudo, manifestaciones somáticas.
2. **Epidemiología.** Más del 80% de las personas mayores de 65 años presentan, al menos, una enfermedad crónica, en general artrosis o problemas cardiovasculares. A partir de los 75 años, el 20% sufre diabetes y un promedio de cuatro enfermedades crónicas diagnosticadas que precisan asistencia médica. La hipocondría es común entre las personas de más de 60 años, si bien su incidencia máxima se da entre los 40 y los 50 años.
3. **Tratamiento.** El tratamiento suele ser crónico y el pronóstico, reservado. Las exploraciones físicas repetidas ayudan a tranquilizar a los pacientes de que no tienen una enfermedad mortal; conviene, no obstante, evitar los procedimientos diagnósticos invasivos y de alto riesgo, salvo que exista una indicación médica. El clínico ha de saber cuándo la queja es real, existe un dolor auténtico y así lo percibe el paciente, con lo que está indicado el tratamiento psicológico o farmacológico del problema.

F. **Trastorno por consumo de alcohol y de otras sustancias**

1. **Diagnóstico, signos y síntomas.** Las personas mayores con dependencia del alcohol suelen referir antecedentes de una ingestión excesiva ya desde la juventud o madurez. En general, presentan enfermedades médicas, sobre todo hepáticas, y están divorciados o viudos o son hombres que nunca se casaron. La presentación clínica de los ancianos con trastornos por consumo de alcohol y de otras sustancias varía y abarca la confusión, la higiene personal

escasa, la depresión, la malnutrición y los efectos de la exposición y las caídas. Todo problema gastrointestinal, psicológico o metabólico no filiado supone un aviso al clínico de un posible abuso de sustancias que se adquieren sin receta.

2. **Epidemiología.** El 20% de los ancianos, que viven en residencias, presenta dependencia del alcohol. Los trastornos por consumo de alcohol y de otras sustancias dan cuenta del 10% de los problemas emocionales de las personas mayores; la dependencia de esas sustancias, como hipnóticos, ansiolíticos y narcóticos, es más frecuente en geriatría de lo que suele creerse. El 35% de los mayores toma analgésicos sin receta y el 30% utiliza laxantes.

**G. Alteraciones del sueño**

1. **Diagnóstico, signos y síntomas.** Debido a la menor duración del ciclo diario de sueño-vigilia, las personas mayores sin actividades diarias, en particular los que viven en residencias, pueden experimentar un adelanto en la fase del sueño, es decir, se acuestan pronto y se despiertan en mitad de la noche. Los cambios en la estructura del sueño de las personas mayores de 65 años afectan tanto al sueño REM (movimientos oculares rápidos, *rapid eye movement*) como al sueño no REM. Los cambios REM suponen una redistribución de esta fase del sueño durante la noche, un aumento de los episodios REM, un acortamiento de cada episodio REM y una duración total menor del sueño REM. Los cambios del sueño no REM consisten en un descenso en la amplitud de las ondas delta, un menor porcentaje de las etapas III y IV del sueño y un mayor porcentaje de las etapas I y II.
2. **Epidemiología.** Los problemas que afectan más a las personas mayores que a los jóvenes son los problemas del sueño, la somnolencia diurna, las siestas diurnas y el consumo de hipnóticos. Entre los trastornos primarios del sueño destacan las disomnias, en particular el insomnio primario, las mioclonías nocturnas, el síndrome de las piernas inquietas y la apnea del sueño.
3. **Etiología.** El deterioro en la calidad del sueño de las personas mayores se debe a la alteración en el horario y la consolidación del sueño. Las causas de las alteraciones del sueño de los ancianos abarcan los trastornos primarios del sueño, otros trastornos mentales, enfermedades médicas y factores sociales y ambientales. El consumo de alcohol también interfiere la calidad del sueño y determina una fragmentación del mismo, así como despertares matutinos tempranos.

**H. Riesgo de suicidio**

1. **Diagnóstico, signos y síntomas.** Los pacientes mayores con enfermedades médicas importantes o que han perdido recientemente a un ser querido necesitan evaluación para descartar síntomas de depresión o ideación o planes suicidas. No debe existir ninguna reticencia para preguntar a los pacientes sobre el suicidio, porque no hay ninguna prueba de que la pregunta aumente la probabilidad de la conducta suicida.
2. **Epidemiología.** Los ancianos corren más riesgo de suicidio que el resto de la población. La tasa de suicidio de los hombres blancos de más de 65 años es cinco veces mayor que la de la población general. Un tercio de los ancianos refiere la soledad como motivo principal para plantearse el suicidio. Aproximadamente el 10% de los ancianos con ideación suicida argumenta problemas económicos, mala salud o depresión como motivos para sus pensamientos suicidas. El 75% de los que intentan suicidarse toma una sobredosis de algún medicamento, y el 20% se corta o se acuchilla. Entre los ancianos víctimas de suicidio hay más viudos y menos solteros, separados o divorciados que entre los adultos suicidas más jóvenes.

**I. Otros trastornos de la vejez**

1. **Vértigo.** La sensación de vértigo o mareo, una queja frecuente de los mayores, hace que muchos de ellos no hagan nada por temor a las caídas. Las causas del vértigo varían: anemia, hipotensión, arritmias cardíacas, enfermedades cerebrovasculares, insuficiencia basilar, enfermedades del oído medio, neurinoma acústico y enfermedad de Ménière. El abuso de ansiolíticos puede causar mareos y somnolencia diurna. El tratamiento con meclizina en dosis de 25 a 100 mg al día ha surtido efecto entre muchos pacientes con vértigo.
2. **Síncope.** La pérdida repentina del conocimiento, asociada al síncope, se debe a una disminución del flujo sanguíneo cerebral y a hipoxia encefálica. En la tabla 22-7 se ofrece un esquema detallado para descartar las distintas causas.

Tabla 22-7
**Causas de síncope**

**Cardiopatías**
- Anatómicas/valvulares
  - Estenosis aórtica
  - Prolapso e insuficiencia mitrales
  - Miocardiopatía hipertrófica
  - Mixoma
- Eléctricas
  - Taquiarritmia
  - Bradiarritmia
  - Bloqueo cardíaco
  - Síndrome del nódulo sinusal
- Funcionales
  - Isquemia e infarto

**Hipotensión situativa**
- Deshidratación (diarrea, ayuno)
- Hipotensión ortostática
- Hipotensión posprandial
- Micción, defecación, tos, deglución

**Reflejos cardiovasculares anómalos**
- Síndrome del seno carotídeo
- Síncope vasovagal

**Fármacos**
- Vasodilatadores
- Antagonistas del calcio
- Diuréticos
- Bloqueantes beta

**Anomalías del sistema nervioso central**
- Insuficiencia cerebrovascular
- Crisis epilépticas

**Anomalías metabólicas**
- Hipoxemia
- Hipoglucemia o hiperglucemia
- Anemia

**Enfermedades pulmonares**
- Enfermedad pulmonar obstructiva crónica
- Neumonía
- Embolia pulmonar

3. **Sordera.** Alrededor del 30% de las personas mayores de 65 años sufre una pérdida importante de la audición (presbiacusia). A partir de los 65 años, la cifra se eleva hasta el 50%. Las causas varían. Los clínicos deben estar atentos a la sordera de los pacientes que se quejan de que pueden oír, pero no entienden lo que se les dice o que ruegan que se repita la pregunta. La mayoría de los ancianos con sordera responde al tratamiento con audífonos.
4. **Abuso de los ancianos.** Se cree que el 10% de las personas mayores de 65 años sufre *abuso,* definido por la American Medical Association como «todo acto u omisión que origine daño o pueda originar daño para la salud o el bienestar de una persona mayor». Los malos tratos abarcan el abuso y el desprecio, tanto físico, psíquico, económico o material. Se dan casos de abuso sexual. Los tipos de abuso de los ancianos se enumeran en la tabla 22-8.
5. **Pérdida del cónyuge.** Los datos demográficos indican que el 51% de las mujeres y el 14% de los hombres mayores de 65 años enviudarán, como mínimo, una vez. La pérdida del cónyuge es una de las experiencias vitales más desagradables que existen. Los ancianos que sobreviven al suicidio cometido por el cónyuge se muestran especialmente vulnerables, al igual que aquellos con trastornos psiquiátricos.

## VIII. Psicoterapia del anciano

Los procesos psicológicos fundamentales del anciano no difieren de los de los adultos más jóvenes. Sin embargo, el envejecimiento y las alteraciones asociadas generan problemas psicológicos bastante peculiares de este grupo etario. Algunos dilemas terapéuticos frecuentes son las relaciones evolutivas y cambiantes del anciano con los hijos adultos. Así, en presencia de enfermedad, el anciano puede manifestar el deseo de independencia y, en el contexto social actual, tener expectativas poco realistas sobre sus hijos adultos. Los hijos adultos, a su vez, pueden albergar resentimientos hacia los padres, que persisten desde la infancia o, por el contrario, manifestar unos sentimientos poco realistas de culpa sobre lo que deberían hacer por sus padres en el caso de que éstos experimentaran alguna enfermedad o traumatismo.

La terapia de familia, en consecuencia, puede resultar de gran valor para los ancianos, a veces sumada a una psicoterapia de grupo o individual. Otros objetivos de la terapia individual del anciano comprenden el mantenimiento de la autoestima a pesar de los cambios físicos, matrimoniales y sociales; el uso cabal del mayor tiempo de recreo, y la clarificación de opciones en el contexto de los cambios físicos y sociales más o menos abrumadores. En general, la psicoterapia de los ancianos está relativamente orientada hacia la situación y el problema, y procura soluciones

### Tabla 22-8
### Tipos de abuso del anciano

**Abusos físicos o sexuales**
- Magulladuras (bilaterales, en distintas fases de curación)
- Verdugones
- Laceraciones
- Pinchazos
- Fracturas
- Pruebas de administración excesiva de medicamentos
- Quemaduras
- Restricciones físicas (ataduras a las camas, etc.)
- Malnutrición y deshidratación
- Falta de aseo personal
- Calefacción insuficiente
- Falta de alimentos y agua
- Ropas de vestir o de cama sucias
- Falta de la medicación necesaria
- Falta de gafas, audífonos, prótesis dentales
- Dificultad para caminar o sentarse
- Enfermedades venéreas
- Dolor o picor, magulladuras o sangrado en los genitales externos, en la zona vaginal o en la región anal

**Abusos psíquicos** (los adultos vulnerables reaccionan manifestando resignación, temor, depresión, confusión, enojo, ambivalencia, insomnio)
- Amenazas
- Agresiones
- Acoso
- Retirada de la seguridad y del afecto
- Órdenes crueles
- Negativa de la familia o de los cuidadores a facilitar el viaje, las visitas de amigos u otros familiares, la asistencia a la iglesia.

**Explotación**
- Uso inadecuado del salario o de otros recursos económicos del adulto vulnerable (la víctima es la mejor fuente de información, pero en la mayoría de los casos ha dejado la gestión de los asuntos económicos en manos de otra persona y, en consecuencia, puede haber cierta confusión sobre el estado económico).

**Abuso médico**
- Retirada o administración inadecuada de la medicación o del tratamiento médico necesario para un trastorno o retirada de las ayudas que la persona pudiera necesitar, como prótesis dentales, gafas, audífonos
- Puede ser causa de:
- Confusión
- Desorientación
- Alteraciones de la memoria
- Agitación
- Letargo
- Abandono de sí mismo

**Abandono**
- Conducta de un adulto vulnerable o de otras personas que da lugar a la privación del cuidado necesario para mantener la salud física y mental
- Puede manifestarse por:
- Malnutrición
- Escasa higiene personal
- Cualquiera de los indicadores de abuso médico

Reproducido con permiso de Washington State Medical Association. *Elder Abuse: Guidelines for intervention by Physicians and Other Service Providers.* Seattle: Washington State Medical Association; 1985.

que se ajusten al marco conocido de la personalidad más que a un cambio desbordante de ésta. No obstante, muchas personas mayores responden llamativamente bien a cambios aparentemente abrumadores y tragedias personales (p. ej., pérdida de la salud, pérdida del cónyuge) y manifiestan una fuerza social y una capacidad de adaptación que no se habían visto hasta entonces.

Tabla 22-9
**Estadios funcionales del desarrollo humano normal y de la enfermedad de Alzheimer**

| Edad aproximada | Capacidades adquiridas | Capacidades perdidas | Enfermedad de Alzheimer |
|---|---|---|---|
| +12 años | Trabajar | Trabajar | 3 INCIPIENTE |
| 8-12 años | Gestionar economías sencillas | Gestionar economías sencillas | 4 LEVE |
| 5-7 años | Elegir la ropa adecuada | Elegir la ropa adecuada | 5 MODERADA |
| 5 años | Vestirse sin ayuda | Vestirse sin ayuda | 6a MODERADAMENTE INTENSA |
| 4 años | Ducharse sin ayuda | Ducharse sin ayuda | b |
| 4 años | Usar el retrete sin ayuda | Usar el retrete sin ayuda | c |
| 3-4.5 años | Control de la orina | Control de la orina | d |
| 2-3 años | Control de las heces | Control de las heces | e |
| 15 meses | Hablar 5 o 6 palabras | Hablar 5 o 6 palabras | 7a INTENSA |
| 1 año | Hablar una palabra | Hablar una palabra | b |
| 1 año | Caminar | Caminar | c |
| 6-10 meses | Sentarse | Sentarse | d |
| 2-4 meses | Sonreír | Sonreír | e |
| 1-3 meses | Sostener la cabeza | Sostener la cabeza | f |

Con permiso de Reisberg B: Dementia: a systematic approach to identifying reversible causes. *Geriatrics* 1986; 41(4): 30-46; Reisberg B: Functional assessment staging (FAST). *Psychopharmacol Bull* 1988; 24: 653-659, y Reisberg B, Franssen EH, Souren LEM, Auer S, Kenowsky S: Progression of Alzheimer's disease: variability and consistency; ontogenic models, their applicability and relevance. *J Neural Transm Suppl* 1998; 54: 9-20.

La demencia plantea problemas psicoterapéuticos especiales. En un fenómeno denominado *retrogénesis,* que se da en la demencia de Alzheimer y, en grado variable, en otros trastornos demenciantes, los cambios cognitivos, funcionales y fisiológicos del paciente revierten los patrones del desarrollo humano normal. Así se ilustra en la tabla 22-9, con los cambios funcionales de la enfermedad de Alzheimer. Por eso, cada etapa funcional de la enfermedad de Alzheimer puede formularse como una edad de desarrollo correspondiente a la infancia. La edad de desarrollo del paciente

Tabla 22-10
**Necesidades de tratamiento durante el desarrollo normal y del paciente con enfermedad de Alzheimer a la edad de desarrollo correspondiente**

| Deterioro general y estadio funcional del envejecimiento y la enfermedad de Alzheimer | Edad de desarrollo | Necesidades de tratamiento de la persona mayor y del paciente con enfermedad de Alzheimer |
|---|---|---|
| 1 | Adulto | Ninguna |
| 2 | Adulto | Ninguna |
| 3 | +12 años | Ninguna |
| 4 | 8-12 años | Es posible todavía la supervivencia independiente |
| 5 | 5-7 años | El paciente no puede sobrevivir en la comunidad sin una ayuda a tiempo parcial |
| 6 | 2-5 años | El paciente requiere una vigilancia todo el tiempo |
| 7 | 0-2 años | El paciente requiere tratamiento continuado |

Adaptado con permiso de Reisberg B, Franssen EH, Souren LEM, Auer S, Kenowsky S: Progression of Alzheimer's disease: variability and consistency; ontogenic models, their applicability and relevance. *J Neural Transm Suppl* 1998; 54: 9-20.

con enfermedad de Alzheimer da una idea inmediata de sus necesidades generales de tratamiento y asistencia (tabla 22-10). Así, un paciente en estadio 7 con enfermedad de Alzheimer grave precisa aproximadamente el mismo tipo de cuidados que un lactante. De modo análogo, a un paciente con enfermedad de Alzheimer leve, en estadio 4, se le puede dejar solo gran parte del tiempo, de la misma manera que un niño de 8 a 12 años únicamente necesita una vigilancia limitada. La edad de desarrollo del paciente con enfermedad de Alzheimer también ayuda a entender sus necesidades emocionales, las alteraciones conductuales y las necesidades físicas. Como ya se ha indicado, estos principios se aplican, hasta cierto punto, a los demás trastornos demenciantes distintos de la enfermedad de Alzheimer.

---

Para una exposición más detallada de este tema, véase *Geriatric Psychiatry,* capítulo 51, página 3587, en CTP/VIII.

---

# 23
# Asistencia terminal, muerte, agonía y duelo

## I. Asistencia terminal

La asistencia terminal se ocupa de todos los aspectos sanitarios que precisa el enfermo terminal y comienza cuando acaba el tratamiento curativo. La atención paliativa es el componente principal de esta fase. Se incluyen también otros dilemas complejos, como la eutanasia, el suicidio asistido por el médico y otros dilemas éticos.

**A. Tratamiento paliativo.** Se define como el tratamiento destinado a aliviar el dolor y el sufrimiento de los pacientes moribundos. Aunque suele asociarse a la administración de analgésicos, el paraguas paliativo cubre muchas otras intervenciones médicas y quirúrgicas, que ayudan a mejorar el confort del paciente. Estas medidas persiguen el alivio del dolor y el apoyo emocional, social y espiritual, incluido el tratamiento psiquiátrico, cuando está justificado. La consulta con el psiquiatra está indicada si el paciente presenta ansiedad intensa, ideas suicidas, depresión o una psicosis manifiesta. En cada uno de estos casos, se puede prescribir la medicación psiquiátrica adecuada para aliviar al enfermo. El tratamiento del dolor se comenta con más detalle al final de este capítulo.

**B. Eutanasia y suicidio asistido por el médico.** La eutanasia se define como un acto deliberado del médico para causar la muerte de un paciente, administrando una dosis letal de un medicamento o de otra sustancia (a veces se habla de «matar por compasión»). Es ilegal y atenta contra la ética. El suicidio asistido por el médico se define como la información o la provisión de medios por parte de éste para que una persona acabe deliberadamente con su vida. El suicidio asistido por el médico y la eutanasia no deben confundirse con el tratamiento paliativo, concebido para aliviar el sufrimiento de los pacientes moribundos.

**C. Dilemas éticos.** La American Medical Association y la American Psychiatric Association se oponen a la eutanasia y al suicidio asistido por el médico. Los médicos de Oregón tienen permiso legal para prescribir medicación letal a los pacientes que se encuentran en un estado terminal (Ley de la muerte con dignidad de Oregón de 1994) (tabla 23-1).

**D. Últimas voluntades.** El principio de la autonomía del paciente obliga al médico a respetar la decisión del paciente de renunciar a un tratamiento sostenedor de la vida. Éste se define como cualquier tratamiento médico que prolongue la vida sin revertir el trastorno médico de base. Abarca, entre otros, la ventilación mecánica, la diálisis renal, las transfusiones de sangre, la quimioterapia, los antibióticos y la nutrición y la hidratación artificiales. Jamás debe forzarse a un paciente en una *situación terminal* a soportar un sufrimiento prolongado e intolerable sólo para prolongar su vida.

## II. Pesar, luto y duelo

En general se utilizan como sinónimos para describir un síndrome precipitado por la pérdida de un ser querido. Se han tratado de caracterizar los estadios del duelo, que se enumeran en la tabla 23-2. Las características del duelo de los padres y de los hijos aparecen en la tabla 23-3.

El duelo puede ocurrir por motivos distintos al fallecimiento real de un ser querido, por ejemplo: 1) pérdida del ser querido por separación, divorcio o encarcelación; 2) pérdida de un objeto o de una circunstancia con una carga emocional (p. ej., una posesión preciada o un trabajo o una posición valiosos); 3) pérdida de un objeto querido y representado en la fantasía (p. ej., aborto terapéutico o muerte de un feto dentro del útero), y 4) pérdida por una agresión narcisista (p. ej., amputación, mastectomía).

El duelo es normal y difiere de la depresión en algunos aspectos (tabla 23-4). Los factores de riesgo para un episodio depresivo mayor después de la muerte de un cónyuge se enumeran en la tabla 23-5. Las complicaciones del duelo se exponen en la tabla 23-6.

### Tabla 23-1
### Ley del suicidio asistido de Oregón

- Los residentes de Oregón, cuyos médicos dictaminen que tienen unas esperanzas de vida inferiores a 6 meses, pueden solicitar medicación para el suicidio.
- Un segundo médico deberá dictaminar si el paciente está mentalmente capacitado para tomar la decisión y no sufre ningún trastorno mental, como una depresión.
- La ley no obliga a los médicos a satisfacer la petición de los pacientes de medicación para el suicidio.
- Los médicos que estén de acuerdo en facilitar la medicación deberán recibir la petición del paciente por escrito, firmada por dos testigos. Esta solicitud por escrito se realizará 48 h antes de que el médico efectúe la prescripción. Inmediatamente antes de que el médico extienda la receta, tendrá lugar una segunda petición verbal.
- Los farmacéuticos que se opongan al suicidio pueden negarse a rellenar la prescripción.
- La ley no especifica qué medicación debe utilizarse. Los partidarios de la ley declaran que probablemente deba emplearse una sobredosis de barbitúricos combinada con medicación antiemética.

### Tabla 23-2
### Pesar y duelo

| Estadio | John Bowlby | Estadio | CM Parkes |
|---|---|---|---|
| 1 | **Insensibilidad o protesta.** Caracterizado por disgusto, miedo y enfado. El shock puede durar unos momentos, varios días o algunos meses. | 1 | **Alarma.** Estado de estrés caracterizado por cambios fisiológicos (p. ej., elevación de la presión arterial y aceleración de la frecuencia cardíaca); parecido al primer estadio de Bowlby. |
| 2 | **Añoranza y búsqueda de la persona desaparecida.** El mundo parece vacío y sin sentido, pero la autoestima permanece intacta. Caracterizado por la preocupación por la persona desaparecida, la agitación física, el llanto y el enfado. Puede durar varios meses o incluso años. | 2 | **Insensibilidad.** La persona parece afectada superficialmente por la pérdida, pero en realidad se protege a sí misma del sufrimiento agudo. |
| 3 | **Desorganización y desesperanza.** Inquietud y falta de objetivos. Aumento de la preocupación somática, retraimiento, introversión e irritabilidad. Vivencia repetida de los recuerdos. | 3 | **Suspiro (búsqueda).** La persona busca o recuerda al ser querido. Se parece al segundo estadio de Bowlby. |
| | | 4 | **Depresión.** La persona se desespera por el futuro, no quiere seguir viviendo y se aparta de la familia y de los amigos. |
| 4 | **Reorganización.** Con el establecimiento de nuevos patrones, objetos y bienes, la pena remite y se sustituye por recuerdos queridos. Se produce una identificación saludable con la persona fallecida. | 5 | **Recuperación y reorganización.** La persona se da cuenta de que su vida continuará con nuevos ajustes y cosas diferentes. |

### Tabla 23-3
### Duelo por los padres y por los hijos

| Duelo por el padre o la madre | Duelo por el hijo |
|---|---|
| **Fase de protesta.** El hijo siente un intenso deseo de tener al padre o la madre fallecidos. | Puede constituir una experiencia más intensa que la muerte de un adulto. |
| **Fase de desesperación.** El hijo experimenta desesperación, retraimiento y apatía. | Los sentimientos de culpa y de desesperación pueden resultar desbordantes. |
| **Fase de desapego.** El hijo abandona el apego emocional al padre o la madre fallecidos. | Se observan fases de shock, negación, enojo, negociación y aceptación. |
| El hijo transfiere, a veces, la necesidad del padre o de la madre a uno o más adultos. | Las manifestaciones del duelo pueden durar toda la vida. |
| | Casi la mitad de los matrimonios acaba en divorcio cuando se muere un hijo. |

Tabla 23-4
**Duelo frente a depresión**

| Duelo | Depresión |
|---|---|
| Identificación normal con el difunto. Escasa ambivalencia hacia el difunto | Sobreidentificación anormal con el difunto<br>Aumento de la ambivalencia y enfado inconsciente hacia el difunto |
| Llanto, adelgazamiento, disminución de la libido, retraimiento, insomnio, irritabilidad, disminución de la concentración y atención | Similar |
| Ideas raras de suicidio | Ideas frecuentes de suicidio |
| La autoinculpación depende de cómo se tratara al difunto | Autoinculpación general. La persona cree que suele ser mala o inútil |
| | Ningún sentimiento generalizado de inutilidad |
| Provoca empatía y simpatía | Suele provocar contrariedad e irritación de otras personas |
| Los síntomas desaparecen con el tiempo. Son autolimitados y generalmente terminan en un plazo de 6 meses a un año | Los síntomas no desaparecen y pueden empeorar. Pueden continuar incluso varios años después |
| Vulnerable a las enfermedades médicas | Vulnerable a las enfermedades médicas |
| Responde a la tranquilización y a los contactos sociales | No responde a la tranquilización y rechaza los contactos sociales |
| No mejora con la medicación antidepresiva | Mejora con la medicación antidepresiva |

Tabla 23-5
**Factores de riesgo para el episodio depresivo mayor tras el fallecimiento del cónyuge**

Antecedentes de depresión, trastorno depresivo mayor, trastorno distímico, trastorno depresivo de la personalidad, trastorno bipolar
Edad menor de 30 años
Salud general mala
Sistema limitado de apoyo social
Desempleo
Mala adaptación a la pérdida

Tabla 23-6
**Complicaciones del duelo**

- Alteraciones en el proceso del duelo
  - Ausencia o retraso del duelo
  - Duelo exagerado
  - Duelo prolongado
- Aumento de la vulnerabilidad a los efectos adversos
  - Morbilidad médica general
  - Mortalidad
  - Trastornos psiquiátricos
    - Trastornos de ansiedad
    - Trastornos por consumo de sustancias
    - Trastornos depresivos

Adaptado y cortesía de Sidney Zisook, M.D.

### CONSEJO CLÍNICO: ACTITUD FRENTE AL DUELO Y TRATAMIENTO

*Alentar que se ventilen los sentimientos. Dejar al paciente que hable de los seres queridos.*
*La evocación de las experiencias positivas ayuda.*
*No pedir a una persona en duelo que no grite o que no se enfade.*
*Intentar que un pequeño grupo de personas, que conociera al difunto o difunta, hablen sobre él o sobre ella en presencia de la persona en duelo.*
*No prescribir ansiolíticos o antidepresivos de manera regular. Si la persona experimenta una agitación aguda, más vale ofrecer confort verbal que una pastilla. No obstante, las dosis pequeñas de medicación (5 mg de diazepam) ayudan a corto plazo.*
*Las visitas cortas y frecuentes son preferibles a las largas y espaciadas.*
*Esté atento a la reacción tardía de duelo, que ocurre algún tiempo después de la muerte y puede manifestarse por cambios conductuales, como agitación, labilidad del estado de ánimo y abuso de sustancias. Estas reacciones pueden ocurrir cerca del aniversario de la muerte (reacción de aniversario).*
*Se observa una reacción anticipatoria del duelo antes de la pérdida que puede mitigar la reacción aguda en el momento de la pérdida real. Éste es un proceso útil si se sabe reconocer cuando aparece.*
*Recuerde que la persona que manifiesta duelo por un familiar fallecido por suicidio posiblemente no desee hablar de sus sentimientos de estigmatización.*

## III. Muerte y agonía

Las reacciones de los pacientes cuando un médico les dice que sufren una enfermedad terminal varía. Estas reacciones han sido descritas como una serie de etapas por la tanatóloga Elisabeth Kübler-Ross (tabla 23-7).

Recuerde que estas etapas no siempre ocurren de manera secuencial. Puede haber desplazamientos de una etapa a otra. Más aún, los niños menores de 5 años no se dan cuenta de la muerte y la ven como una separación, parecida al sueño. Entre los 5 y los 10 años, son cada vez más conscientes de que la muerte es algo que ocurre a otras personas, sobre todo a los padres. A partir de los 10 años los niños conceptualizan la muerte como algo que les puede pasar a ellos. En la tabla 23-8 se resumen algunos rasgos esenciales para tratar al paciente moribundo.

### CONSEJO CLÍNICO: CÓMO LUCHAR CONTRA LAS MALAS NOTICIAS

*No manifieste una actitud rígida (p. ej., «siempre se lo digo al paciente»); deje que el paciente le guíe. Muchos pacientes desean saber el diagnóstico y otros no. Averigüe qué sabe ya el paciente y qué conoce sobre el pronóstico.*
*No ahogue la esperanza ni interrumpa la negación de un paciente si ésta es su principal defensa.*
*Si el paciente rechaza la ayuda como consecuencia de la negación, ayúdele de una manera suave y gradual a entender que el auxilio es necesario y lo tiene a su disposición.*
*Tranquilice al paciente de que le cuidará, cualquiera que sea su comportamiento.*
*Permanezca con el paciente un tiempo después de informarle de su estado o del diagnóstico.*
*Anímele a que pregunte cualquier duda y dele respuestas veraces. Indíquele que contestará cualquier duda nueva que pueda albergar el paciente o su familia.*
*Realice una nueva visita unas horas más tarde, si es posible, para comprobar la reacción del paciente. Si el paciente manifiesta una ansiedad excesiva, le puede prescribir 5 mg de diazepam, según la demanda, durante 24 a 48 h.*
*Advierta a los familiares de los hechos médicos. Anímeles a que visiten al paciente y a que éste les cuente sus temores.*
*Compruebe siempre si existe algún documento de últimas voluntades o algún deseo del paciente o de la familia de no reanimar. Trate de anticiparse a los deseos sobre cualquier intervención sostenedora de la vida.*
*Alivie el dolor y el sufrimiento. No hay razón para abstenerse de los opiáceos por temor a la dependencia de un paciente moribundo. El tratamiento del dolor ha de ser enérgico.*

Tabla 23-7
**Muerte y agonía (reacciones de los pacientes moribundos)**

| | **Elisabeth Kübler-Ross** |
|---|---|
| Primera etapa | **Shock y negación.** La primera reacción del paciente es un shock, seguido de la negación de que algo pueda ir mal. Algunos pacientes jamás superan esta etapa y pueden ir de médico en médico hasta que alguno les apoya en su postura. |
| Segunda etapa | **Enfado.** Los pacientes se sienten frustrados, irritables y enojados por la enfermedad y se preguntan: «¿por qué yo?» Es difícil tratar a los pacientes en esta etapa, porque desplazan su enfado al médico, al personal hospitalario y a la familia. A veces, el enfado se dirige contra ellos mismos, al pensar que el mal es un castigo por alguna acción equivocada. |
| Tercera etapa | **Negociación.** El paciente trata de negociar con los médicos, los amigos o incluso Dios y realiza una o muchas promesas (p. ej., efectuar una donación benéfica, asistir regularmente a la iglesia) a cambio de la curación. |
| Cuarta etapa | **Depresión.** El paciente manifiesta los signos clínicos de depresión, retraimiento, retraso psicomotor, alteraciones del sueño, desesperanza y posiblemente ideación suicida. La depresión puede constituir una reacción a los efectos de la enfermedad sobre su vida (p. ej., pérdida de trabajo, estrechez económica, aislamiento de los amigos y de la familia) o bien una anticipación a la pérdida real de la vida que tendrá lugar en breve. |
| Quinta etapa | **Aceptación.** La persona se da cuenta de que la muerte resulta inevitable y acepta su universalidad. |

Tabla 23-8
**Aspectos esenciales para el tratamiento del paciente moribundo**

- **Interés:** la empatía, la compasión y la implicación son esenciales; el interés es la cualidad más apreciada por los pacientes.
- **Competencia:** las capacidades y el conocimiento pueden resultar igual de tranquilizadores que el calor y el interés. En concreto, los profesionales sanitarios deben tratar con pericia las complicaciones médicas y psiquiátricas principales de la enfermedad terminal: dolor, náuseas, disnea y desesperación. A los pacientes les alivia muchísimo saber que sus médicos no los dejarán vivir ni morir con dolor.
- **Comunicación:** las vías abiertas de comunicación son esenciales en cada una de las etapas de la enfermedad y de la agonía, sin ningún tipo de excepción.
- **Hijos:** en general, se recomienda autorizar a los hijos o a los familiares que visiten al paciente moribundo; la familia consuela a estos enfermos.
- **Cohesión:** la cohesión entre el paciente, los familiares y los cuidadores aumenta al máximo el apoyo del paciente que ayuda a la familia a superar el duelo.
- **Buen humor:** un sentido delicado y adecuado del humor puede resultar paliativo; hay que evitar las actitudes sombrías o de angustia.
- **Continuidad:** la atención continuada y persistente es muy apreciada por los pacientes que, con frecuencia, temen resultar una carga y ser abandonados; la atención continuada del médico mitiga estos temores.

## IV. Tratamiento del dolor

Los pacientes que temen la muerte temen sobre todo el dolor. Los que temen menos a la muerte también aspiran a una muerte sin dolor (es decir, dulce). Por eso, jamás se subrayará lo suficiente la importancia del tratamiento analgésico. Un buen régimen analgésico precisa, en ocasiones, varios fármacos o el mismo fármaco utilizado de forma diferente y administrado por vías distintas. Así, por ejemplo, la morfina por vía intravenosa se puede completar con dosis de rescate «por vía oral», administradas por el propio paciente, o una infusión epidural continua puede suplementarse con dosis en bolos intravenosos. Los parches transdérmicos proporcionan las concentraciones basales a los pacientes con dificultades de acceso intravenoso u oral (tabla 23-9).

Para una exposición más detallada de este tema, véase *End-of-Life and Palliative Care,* sección 28.4, página 2336, y *Death, Dying, and Bereavement,* sección 28.5, página 2367, en CTP/VIII.

Tabla 23-9
**Analgésicos opiáceos utilizados frente al dolor**

| Fármaco y dosis equianalgésica Potencia relativa | Dosis (mg i.v. u oral) | Semivida plasmática (h)[a] | Dosis oral inicial | Preparaciones comerciales existentes |
|---|---|---|---|---|
| Morfina | 10 i.m.<br>60 oral | 3-4 | 30-60 | Oral: comprimidos, líquido, comprimidos de liberación lenta<br>Rectal: 5-30 mg<br>Inyectable: s.c., i.m., i.v., epidural, intratecal |
| Hidromorfona | 1,5 i.m.<br>7,5 oral | 2-3 | 2-18 | Oral: comprimidos: 1, 2, 4 mg<br>Inyectable: s.c., i.m., i.v., 2, 3 y 10 mg/ml |
| Metadona | 10 i.m.<br>20 oral | 12-24 | 5-10 | Oral: comprimidos<br>Inyectable: s.c., i.m., i.v. |
| Levorfanol | 2 i.m.<br>4 oral | 12-16 | 2-4 | Oral: comprimidos, líquido<br>Inyectable: s.c., i.m., i.v. |
| Oximorfona | 10 oral | 2-3 | NP | Rectal: 10 mg<br>Inyectable: s.c., i.m., i.v. |
| Heroína | 5 i.m.<br>60 oral | 3-4 | NP | NP |
| Petidina | 75 i.m.<br>300 oral | 3-4<br>(norpetidina 12-16) | 75 | Oral: comprimidos<br>Inyectable: s.c., i.m., i.v. |
| Codeína | 60 oral | 3-4 | 30-60 | Oral: comprimidos y asociación con ácido acetilsalicílico, paracetamol, líquidos |
| Oxicodona | 15 oral<br>30 oral | — | 5 | Oral: comprimidos, líquido, formulación oral asociada al paracetamol (comprimidos y líquido) y ácido acetilsalicílico (comprimidos) |

[a] El momento de máxima analgesia de los pacientes sin tolerancia varía entre media hora y 1 h y la duración de los efectos, entre 4 y 6 h.

# 24
# Psicoterapia

## I. Definición

La psicoterapia es el tratamiento de los trastornos psiquiátricos y del comportamiento, mediante el cual una persona formada establece un contrato profesional con un paciente y trata de aliviar la alteración emocional, revertir o modificar los patrones desadaptativos de la conducta y fomentar el crecimiento y el desarrollo de la personalidad a través de la comunicación terapéutica, tanto verbal como no verbal. Se diferencia de otras formas de tratamiento psiquiátrico, como los tratamientos somáticos (p. ej., psicofarmacología y tratamientos convulsivantes).

## II. Psicoanálisis y psicoterapia psicoanalítica

Estas dos modalidades se basan en las teorías del inconsciente dinámico y del conflicto psíquico de Sigmund Freud. El objetivo fundamental de estos tipos de terapia es ayudar al paciente a tener una introspección de los conflictos inconscientes, sustentados en deseos no resueltos de la infancia y manifestados como síntomas, así como a elaborar unos patrones de interacción y comportamiento propios del adulto.

**A. Psicoanálisis.** El psicoanálisis es una teoría de los fenómenos mentales y del comportamiento humano, un método de investigación y experimentación psíquicas y una forma de psicoterapia formulada originalmente por Freud. Como método de tratamiento, constituye la modalidad más intensiva y rigurosa de psicoterapia. El paciente acude habitualmente de tres a cinco veces por semana, como mínimo, varios centenares de horas a lo largo de unos años. El paciente se tumba en un diván y el analista se sienta detrás, fuera del campo visual del paciente. El paciente intenta hablar con libertad y sin censura de todo lo que se le ocurra en ese momento, asociar libremente las ideas y seguir, con la profundidad que le resulte posible, el tren de los pensamientos hasta sus raíces primitivas. El psicoanálisis, como técnica de exploración de los procesos mentales, abarca el uso de la asociación libre y el análisis y la interpretación de los sueños, las resistencias y las transferencias. El analista recurre a la interpretación y clarificación para ayudar al paciente a elaborar y resolver los conflictos que han influido en su vida, a menudo de manera inconsciente. El psicoanálisis requiere una estabilidad, una gran motivación, la verbalización y una orientación psíquica del paciente. El paciente, además, ha de soportar el sufrimiento generado por el análisis sin responder con regresión, angustia o impulsividad exageradas. Como modalidad de psicoterapia, se vale de la técnica investigadora, guiada por las teorías de la libido y del instinto de Freud y por la psicología del Yo, para obtener una introspección sobre las motivaciones inconscientes, los conflictos y los símbolos de la persona, y poder, en consecuencia, cambiar su comportamiento desadaptativo.

**B. Psicoterapia con orientación psicoanalítica.** Se basa en los mismos principios y técnicas que el psicoanálisis clásico pero con una intensidad rebajada. Existen dos modalidades: 1) psicoterapia orientada a la introspección o expresiva, y 2) psicoterapia de apoyo o de relación. Los pacientes acuden una o dos veces por semana y se sientan delante del psiquiatra. El objetivo de resolución del conflicto psicológico inconsciente es parecido al del psicoanálisis, pero se presta mayor énfasis en las cuestiones de la realidad cotidiana y menos en el desarrollo de la transferencia. Los pacientes que pueden seguir psicoanálisis también resultan idóneos para esta terapia, así como aquellos con un abanico más amplio de problemas sintomáticos y caracterológicos. Los pacientes con trastornos de la personalidad también pueden mejorar con esta terapia. En la tabla 24-1 se comparan el psicoanálisis y la psicoterapia con orientación psicoanalítica.

En la psicoterapia de apoyo, el elemento esencial es el apoyo más que la introspección. Este tipo de terapia suele constituir el tratamiento preferido para los pacientes con una vulnerabilidad grave del Yo, en particular los pacientes psicóticos. También se puede aplicar a pacientes

Tabla 24-1
**Alcance del ejercicio psicoanalítico: espectro clínico continuo**[a]

| | | Psicoterapia analítica | |
|---|---|---|---|
| **Características** | **Psicoanálisis** | **Modo expresivo** | **Modo de apoyo** |
| Frecuencia | Periódica, cuatro a cinco sesiones por semana, de 30-50 min cada una. | Periódica, una a tres sesiones por semana, de media a 1 h. | Flexible, una vez por semana o menos o según la necesidad, de media a 1 h. |
| Duración | Prolongada, habitualmente de 3 a más de 5 años. | Corta o larga, desde varias sesiones hasta meses o años. | Corta o larga e intermitente; desde una sola sesión a toda la vida. |
| Medio | El paciente se tumba casi siempre en el diván y el analista se queda fuera de su campo visual. | El paciente y el terapeuta se sientan cara a cara; uso esporádico del diván. | El paciente y el terapeuta se sientan cara a cara; el diván está contraindicado. |
| *Modus operandi* | Análisis sistemático de toda transferencia (positiva y negativa) y resistencia; foco primario en el analista y en los sucesos que ocurren durante la sesión; facilitación de la neurosis de transferencia; estimulación de la regresión. | Análisis parcial de la dinámica y las defensas; foco sobre los sucesos interpersonales actuales y la transferencia a otros fuera de las sesiones; análisis de la transferencia negativa; la transferencia positiva se queda sin explorar, salvo que impida avanzar; se fomenta una regresión limitada. | Creación de una alianza terapéutica y de una relación de objeto real; el análisis de la transferencia está contraindicado, con raras excepciones; foco en los sucesos externos conscientes; rechazo de la regresión. |
| Rol del analista-terapeuta | Neutralidad absoluta; frustración del paciente; reflector: importancia mínima. | Neutralidad modificada; gratificación implícita del paciente y gran actividad. | Neutralidad suspendida; gratificación explícita limitada, dirección y divulgación. |
| Posibles elementos de cambio | La introspección predomina en un entorno de relativa privación. | Introspección con entorno empático; identificación con el objeto benevolente. | Yo auxiliar o sucedáneo como sustituto temporal; entorno retraído; introspección posible hasta cierto punto. |
| Población de pacientes | Neurosis; psicopatología leve del carácter. | Neurosis; psicopatología leve o moderada del carácter, en particular trastornos narcisista y límite de la personalidad. | Trastornos graves del carácter; psicosis latente o manifiesta; crisis aguda; enfermedad somática. |
| Requisitos del paciente | Gran motivación; mentalidad abierta a la psicología; relaciones de objeto previas satisfactorias; capacidad para mantener la neurosis de transferencia; buena tolerancia a la frustración. | Motivación elevada o moderada y mentalidad abierta a la psicología; capacidad para crear una alianza terapéutica; cierta tolerancia a la frustración. | Cierto grado de motivación y capacidad para crear una alianza terapéutica. |

*(continúa)*

Tabla 24-1 — *(cont.)*
**Alcance del ejercicio psicoanalítico: espectro clínico continuo**[a]

| | | Psicoterapia analítica | |
|---|---|---|---|
| **Características** | **Psicoanálisis** | **Modo expresivo** | **Modo de apoyo** |
| Objetivos fundamentales | Reorganización estructural de la personalidad; resolución de los conflictos inconscientes; introspección de los sucesos intrapsíquicos; alivio de los síntomas como resultado indirecto. | Reorganización parcial de la personalidad y las defensas; resolución de las derivadas preconscientes y conscientes de los conflictos; introspección de los sucesos interpersonales actuales; mejora de las relaciones de objeto; alivio de los síntomas como objetivo o preludio para continuar la exploración. | Reintegración de sí mismo y capacidad de afrontamiento; estabilización o restablecimiento del equilibrio anterior; fortalecimiento de las defensas; mejor adaptación o aceptación del trastorno; alivio de los síntomas y reestructuración ambiental como objetivos principales. |
| Técnicas fundamentales | Predomina el método de la asociación libre; interpretación totalmente dinámica (incluye la confrontación, la clarificación y la elaboración), con énfasis en la reconstrucción genética. | Asociación libre limitada; predominan la confrontación, clarificación e interpretación parcial, con énfasis en la interpretación «aquí y ahora» e interpretación genética limitada. | Método de la asociación libre contraindicado; predomina la sugestión (asesoramiento); abreacción útil; confrontación, clarificación e interpretación «aquí y ahora» secundarias; interpretación genética contraindicada. |
| Tratamiento complementario | En principio, se evita; cuando se aplica, hay que analizar a fondo todos los significados e implicaciones negativos y positivos. | Puede ser necesario (p. ej., psicótropos de forma pasajera); si se aplican, hay que explorar y difundir las implicaciones negativas. | A menudo, necesario (p. ej., psicótropo, terapia familiar, tratamiento rehabilitador u hospitalización); si se aplica, se enfatizarán sus implicaciones positivas. |

[a] Esta división no es categórica; toda la práctica se basa en un espectro clínico continuo.
Cuadro de Toksoz Byram Karasu, M.D.

en una situación crítica, como un duelo agudo. Esta terapia se puede mantener a largo plazo, durante muchos años, sobre todo si el paciente sufre problemas crónicos. El apoyo puede adoptar la forma de fijación de límites, incremento del análisis de la realidad, tranquilización, asesoramiento y ayuda para alcanzar las capacidades sociales.

C. **Psicoterapia dinámica breve.** Tratamiento de corta duración, generalmente distribuido en 10 a 40 sesiones durante un período inferior a un año. El objetivo, basado en la teoría psicodinámica, es elaborar la introspección de los conflictos subyacentes; esta introspección fomenta los cambios psíquicos y conductuales.

Esta terapia supone una confrontación mayor que las terapias orientadas a la introspección, ya que el terapeuta participa activamente, dirigiendo una y otra vez las asociaciones y los pensamientos del paciente hacia las zonas conflictivas. El número de horas lo acuerdan explícitamente el terapeuta y el paciente antes de iniciar la terapia, y como eje del tratamiento se escoge un área concreta y circunscrita de conflicto. No se intenta inducir un cambio más extenso. Los pacientes adecuados para esta terapia deben definir un problema específico central, que deseen solucionar, y mostrarse muy motivados, con disposición psicológica y capacidad para tolerar el incremento transitorio en la ansiedad o en la tristeza que puede suscitar este tipo de terapia. Los pacientes que no pueden recibir esta terapia son aquellos con una estructura frágil del Yo (p. ej., pacientes suicidas o psicóticos) o con un escaso control de los impulsos (p. ej., pacientes con un trastorno límite, con abuso de sustancias o con una personalidad antisocial).

## III. Terapia conductual

La terapia conductual pone la mira en el comportamiento evidente y observable y se sirve de diversas técnicas de condicionamiento derivadas de la teoría del aprendizaje a fin de modificar directamente la conducta del paciente. Esta terapia se dirige exclusivamente a la mejora de los síntomas, sin abordar las causas psicodinámicas. La terapia conductual se basa en los principios de la teoría del aprendizaje, entre otros el condicionamiento operante y el clásico. El condicionamiento operante se basa en la premisa de que el comportamiento está modelado por sus consecuencias; si se refuerza positivamente la conducta, aumentará y, si se castiga, disminuirá; si no ocurre ninguna respuesta, se extinguirá. El condicionamiento clásico se basa en la premisa de que el comportamiento está moldeado por su acoplamiento o desacoplamiento a estímulos generadores de ansiedad. De la misma manera que los perros de Iván Pavlov estaban condicionados para salivar al oír la campana, una vez asociada la campana a la comida, se puede condicionar a una persona a sentir miedo en situaciones neutras que acabaron generando ansiedad. Al desacoplar la ansiedad de la situación, la conducta de evitación y de angustia disminuye.

La terapia conductual surte, al parecer, más efecto frente a comportamientos desadaptativos circunscritos y claramente delimitados (p. ej., fobias, convulsiones, sobrealimentación, consumo de cigarrillos, tartamudeo y disfunciones sexuales). Las terapias conductuales se pueden emplear para inducir la relajación y disminuir los elementos estresantes agravantes de trastornos en los que influyen poderosamente los factores psíquicos (p. ej., hipertensión, asma, dolor e insomnio) (tabla 24-2). Existen varias técnicas de terapia conductual.

A. **Economía de fichas.** Una modalidad de *refuerzo positivo* utilizada con los pacientes ingresados, a quienes se recompensa con diversas fichas si siguen el comportamiento deseado (p. ej., se visten con la ropa de calle, asisten a la terapia de grupo). Se ha empleado para tratar la esquizofrenia, sobre todo en el entorno hospitalario. Las fichas se pueden sustituir por una serie de refuerzos positivos, como alimentos, tiempo para ver la televisión o permisos de fin de semana.

B. **Terapia de aversión.** Forma de condicionamiento que implica el acoplamiento repetido de un estímulo desagradable o doloroso, como un choque eléctrico, a un comportamiento no deseable. En su forma menos controvertida, el paciente acopla la imaginación de algo desagradable al comportamiento no deseado. Se ha utilizado para tratar el abuso de sustancias.

C. **Desensibilización sistemática.** Esta técnica se basa en el principio conductual del contracondicionamiento, por el cual una persona supera la ansiedad desadaptativa desencadenada por una situación o un objeto aproximándose gradualmente a la situación temida en un estado psicofisiológico que inhibe la ansiedad. Más que recurrir a situaciones u objetos reales que producen miedo, los pacientes y los terapeutas elaboran una lista progresiva o una jerarquía de escenas causantes de ansiedad que se asocian al miedo del paciente. Durante el tratamiento se emparejan sistemáticamente el estado aprendido de relajación y las escenas generadoras de ansiedad. Así pues, los tres pasos comprenden el adiestramiento para la relajación, la construcción jerárquica y la desensibilización del estímulo. Cuando este procedimiento se aplica en la vida real y no imaginaria, se denomina *exposición graduada.*

D. **Inundación.** Técnica en la que el paciente se expone de inmediato al estímulo que genera más ansiedad (p. ej., el ático de un edificio alto si tiene miedo a las alturas) en lugar de una exposición gradual o sistemática a una serie jerarquizada de situaciones temidas. Cuando esta técnica se lleva a cabo con la imaginación, y no en la vida real, se denomina *implosión.* Se cree que la inundación constituye una terapia conductual eficaz frente a trastornos como las fobias, siempre que el paciente pueda tolerar la ansiedad asociada. Se ha realizado mucho trabajo experimental con la exposición a situaciones temidas partiendo de la realidad virtual. Se han

Tabla 24-2
**Algunas aplicaciones clínicas frecuentes de la terapia conductual**

| Trastorno | Comentarios |
|---|---|
| Agorafobia | La exposición graduada y la inundación pueden reducir el miedo a los lugares concurridos. Alrededor del 60% de los pacientes así tratados mejoran. A veces, el cónyuge puede actuar de modelo, acompañando al paciente a la situación temida; no obstante, el paciente no puede obtener una ganancia secundaria reteniendo al cónyuge cerca y manifestando los síntomas. |
| Dependencia del alcohol | Terapia de aversión, en la que se obliga a vomitar al paciente adicto al alcohol (añadiendo un emético al alcohol) cada vez que bebe; surte efecto en el tratamiento de la dependencia etílica. El disulfiram se puede administrar a los alcohólicos si no han bebido alcohol. Hay que advertir a estos pacientes de las secuelas fisiológicas graves de la bebida (p. ej., náuseas, vómitos, hipotensión, colapso) cuando se toma disulfiram. |
| Anorexia nerviosa | Observar el comportamiento alimentario; tratamiento de contingencia; registrar el peso. |
| Bulimia nerviosa | Registrar los episodios bulímicos; diario del estado de ánimo. |
| Hiperventilación | Prueba de hiperventilación; respiración controlada; observación directa. |
| Otras fobias | La desensibilización sistemática ha resultado eficaz para el tratamiento de las fobias, como el miedo a las alturas, los animales o los aviones. La enseñanza de las capacidades sociales también se ha empleado frente a la timidez y el miedo a otras personas. |
| Parafilias | Se pueden aplicar descargas eléctricas u otros estímulos nocivos en el momento del impulso parafílico y, al final, éste remite. Las descargas las puede administrar bien el terapeuta o el paciente. Los resultados son satisfactorios, pero deben reforzarse en intervalos regulares. |
| Esquizofrenia | El sistema de la economía de fichas, en el cual se gratifica con fichas el comportamiento deseable y las fichas permiten adquirir privilegios dentro del departamento, se ha empleado con éxito frente a la esquizofrenia de los pacientes ingresados. La enseñanza de las capacidades sociales ayuda a los pacientes esquizofrénicos a interrelacionarse con los demás de una manera socialmente aceptable y a eliminar la retroacción negativa. Además, el comportamiento agresivo de algunos pacientes esquizofrénicos se puede reducir con estos métodos. |
| Disfunciones sexuales | La terapia sexual, desarrollada por William Masters y Virginia Johnson, es una técnica de terapia conductual utilizada frente a diversas disfunciones sexuales, en particular el trastorno eréctil masculino, los trastornos del orgasmo y la eyaculación prematura. Como técnicas principales se utilizan la desensibilización mediante relajación y la exposición graduada. |
| Vejiga tímida | Incapacidad de orinar en urinarios públicos; ejercicios de relajación. |
| Comportamiento de tipo A | Evaluación fisiológica, relajación muscular, biorretroalimentación (con electromiograma). |

descrito efectos beneficiosos con la exposición a la realidad virtual, generada con un ordenador, de pacientes con fobia a las alturas, miedo a volar, aracnofobia y claustrofobia.

E. **Educación en la asertividad.** Para aumentar la asertividad se utilizan diversas técnicas, como la modelación del rol, la desensibilización y el refuerzo positivo. Ser asertivo exige de la persona una confianza en su oficio y una autoestima suficiente para expresar sus opiniones. La enseñanza de las capacidades sociales se ocupa de la asertividad, pero también de una serie de tareas de la vida real, como la compra de alimentos, la búsqueda de empleo, la relación con otras personas y la superación de la timidez.

F. **Desensibilización y reprocesamiento de los movimientos oculares.** Los movimientos oculares en sacudidas constituyen oscilaciones rápidas de los ojos que ocurren cuando una persona sigue un objeto que zigzaguea en su línea de visión. Si se inducen estas sacudidas oculares mientras la persona imagina o piensa en una situación generadora de ansiedad, es posible, según indican algunos estudios, fomentar un pensamiento o una imagen positivos que reduzcan la ansiedad.

IV. **Terapia cognitivo-conductual.** Esta terapia se basa en la teoría de que el comportamiento está determinado por el pensamiento que la persona tiene de sí misma y de su papel en el mundo. El comportamiento desadaptativo obedece a pensamientos estereotipados y arraigados que llevan a distorsiones cognitivas o errores de pensamiento. La teoría persigue corregir las distorsiones cognitivas y los comportamientos autodestructivos resultantes. La terapia es corta y suele durar entre 15 y 20 sesiones a lo largo de 12 semanas. El paciente toma conciencia de sus propias cogniciones distorsionadas y de las creencias en las que se basan. Se le asignan deberes para el hogar; se le pide al paciente que registre su pensamiento en determinadas situaciones estresantes (p. ej., «no sirvo para nada» o «nadie se ocupa de mí») y que examinen los supuestos, a menudo relativamente inconscientes, que alimentan las cogniciones negativas. Este proceso se ha denominado «reconocimiento y corrección de los pensamientos automáticos». El modelo cognitivo de la depresión abarca la tríada cognitiva, que es una descripción de las distorsiones del pensamiento que acaecen cuando se deprime una persona. La tríada abarca: 1) una visión negativa de sí mismo; 2) una interpretación negativa de la experiencia actual y pretérita, y 3) una esperanza negativa del futuro (tabla 24-3). La terapia cognitiva se ha aplicado con gran éxito para tratar las depresiones no psicóticas leves o moderadas. Asimismo, se ha empleado con eficacia como tratamiento auxiliar del abuso de sustancias y para mejorar el cumplimiento de la medicación. Hace poco, se ha empleado en el tratamiento de la esquizofrenia.

## V. Terapia familiar

La terapia familiar se basa en la teoría de que una familia es un sistema que procura mantener la homeostasis, al margen de su grado de desadaptación. Esta teoría se ha denominado «orientación a los sistemas familiares» y las técnicas se centran en la familia más que en el paciente conocido. Así pues, la familia se convierte en el paciente, en lugar del miembro concreto reconocido como enfermo. Uno de los objetivos fundamentales del terapeuta familiar es determinar qué función homeostática, aun patológica, cumple el paciente en ese sistema familiar concreto. El objetivo del terapeuta familiar es ayudar a la familia a entender que los síntomas del paciente conocido sirven, en realidad, para mantener de manera decisiva la homeostasis familiar. Un ejemplo es el niño triangulado, el hijo al que la familia identifica como paciente y que, en realidad, ayuda a mantener el sistema familiar al estar implicado en un conflicto matrimonial como chivo expiatorio, árbitro o incluso cónyuge sucedáneo. La misión del terapeuta es que la familia entienda el proceso de triangulación y solucione el conflicto más profundo que subyace al comportamiento perturbador aparente del hijo. Las técnicas se basan en la reestructuración y la connotación positiva (reinscripción como positivos de todos los sentimientos o comportamientos expresados de modo negativo); por ejemplo, «el niño es imposible» se convierte en «el niño está tratando desesperadamente de distraerle y protegerle de lo que él considera un matrimonio infeliz».

Otros objetivos de la terapia familiar comprenden el cambio de las normas desadaptativas que gobiernan una familia, la mayor conciencia de la dinámica transgeneracional, el equilibrio de la individualidad y la cohesión, el aumento de la comunicación directa de uno en uno y la disminución de la inculpación y de los chivos expiatorios.

Tabla 24-3
**Premisas generales de la terapia cognitiva**

| |
|---|
| La percepción y la experimentación son, en general, procesos activos que implican datos inspectivos e introspectivos. |
| Las cogniciones del paciente constituyen una síntesis de los estímulos internos y externos. |
| El modo en que un paciente contempla una situación suele reflejarse en sus cogniciones (pensamientos e imágenes visuales). |
| Estas cogniciones constituyen la corriente de la conciencia o el campo fenomenológico, que refleja su configuración de sí mismo, su mundo, su pasado y su futuro. |
| Las alteraciones en el contenido de las estructuras cognitivas subyacentes afectan al estado objetivo y al patrón de comportamiento. |
| A través de la terapia psicológica, el paciente puede darse cuenta de sus distorsiones cognitivas. |
| La corrección de estos constructos disfuncionales erróneos facilita la mejoría clínica. |

Adaptado con permiso de Beck AT, Rush AJ, Shaw BF, Emery G: *Cognitive Therapy of Depression.* Nueva York: Guilford, 1979; 47.

## VI. Terapia interpersonal

Es una psicoterapia breve, que dura de 12 a 16 semanas, elaborada específicamente para tratar la depresión no bipolar ni psicótica. No se corrigen los conflictos intrapsíquicos. El énfasis se pone en las relaciones interpersonales actuales y en estrategias para mejorar la vida relacional del paciente. La medicación antidepresiva se utiliza, a menudo, como complemento de la terapia interpersonal. El terapeuta participa mucho formulando las áreas problemáticas interpersonales más destacadas del paciente, que definen el eje del tratamiento (tabla 24-4).

## VII. Terapia de grupo

Las terapias de grupo se basan en tantas teorías como las individuales. Los grupos varían desde los que enfatizan el apoyo y el incremento de las capacidades sociales hasta aquellos que subrayan el alivio sintomático específico, pasando por los que elaboran los conflictos intrapsíquicos no resueltos. Si se compara con la terapia individual, dos de las ventajas mayores de la terapia de grupo son la oportunidad de recibir retroalimentación inmediata de los colegas del paciente y la posibilidad, para el paciente y el terapeuta, de observar las respuestas psicológica, emocional y conductual del paciente a una serie de personas, que desencadenan una variedad de transferencias. Se pueden resolver los conflictos individuales e interpersonales. Los factores terapéuticos que intervienen en la terapia de grupo se enumeran en la tabla 24-5.

Los grupos suelen reunirse una o dos veces por semana, en general durante 1,5 h. Pueden ser homogéneos o heterogéneos, en función del diagnóstico. Algunos ejemplos de grupos homogéneos son los de pacientes que intentan adelgazar o dejar de fumar y los grupos cuyos miembros comparten el mismo problema médico o psiquiátrico (p. ej., sida, trastorno por estrés postraumático, trastorno por consumo de sustancias). Algunos tipos de pacientes no encajan del todo en determinados grupos. Los pacientes psicóticos, que requieren una estructura y una dirección clara, no se adaptan a los grupos orientados a la introspección. Los pacientes paranoides, aquellos con personalidad antisocial o los adictos a sustancias se pueden beneficiar de la terapia de grupo, pero no responden bien en los grupos heterogéneos, orientados a la introspección. En general, los pacientes con psicosis aguda o suicidalidad no mejoran en grupo.

**A. Alcohólicos Anónimos (AA).** Un ejemplo de un gran grupo, sumamente estructurado, dirigido por iguales, que se organiza en torno a personas con un problema central parecido. El énfasis de AA se centra en compartir experiencias, modelos de rol, ventilar los sentimientos y un sentimiento fuerte de comunidad y apoyo mutuo. Otros grupos parecidos son Narcóticos Anónimos (NA) y Adictos al Sexo Anónimos (SAA).

**B. Terapia del medio *(milieu)*.** Enfoque terapéutico multidisciplinar utilizado en los servicios hospitalarios de psiquiatría. El término *terapia del medio* refleja la idea de que todas las actividades del servicio están orientadas a incrementar la capacidad de afrontamiento del paciente en el mundo y de relacionarse adecuadamente con los demás. El tratamiento enfatiza la manipulación socioambiental adecuada en beneficio del paciente.

Tabla 24-4
**Psicoterapia interpersonal**

| | |
|---|---|
| Objetivo | Mejoría de las capacidades interpersonales actuales |
| Criterios de selección | Trastorno depresivo ambulatorio no bipolar ni psicótico |
| Duración | 12-16 semanas, generalmente con una reunión semanal |
| Técnica | Tranquilización |
| | Clarificación de los estados emocionales |
| | Mejora de la comunicación interpersonal |
| | Análisis de las percepciones |
| | Desarrollo de capacidades interpersonales |
| | Medicación |

Con permiso de Ursano RJ, Silberman EK: Individual psychotherapies. En: Talbott JA, Hales RE, Yudofsky SC, eds. *The American Psychiatric Press Textbook of Psychiatry.* Washington, DC: American Psychiatric Press, 1988: 868.

Tabla 24-5
**Veinte elementos terapéuticos de la psicoterapia de grupo**

| Elemento | Definición |
|---|---|
| Abreacción | Proceso por el que se devuelve a la conciencia material reprimido, en particular una experiencia dolorosa o un conflicto. Durante el proceso, la persona no sólo recuerda sino que revive ese material, acompañado de la respuesta emocional pertinente; la experiencia suele seguirse de introspección. |
| Aceptación | Sentimiento de aceptación por otros miembros del grupo; se toleran las diferencias de opinión; no hay censura. |
| Altruismo | Acto de ayuda de un miembro del grupo a otro; colocación de las necesidades de otra persona por delante de las propias y aprendizaje del valor que tiene la donación a otras. El término lo propuso Auguste Comte (1738-1857) y según Sigmund Freud, era un elemento determinante para la cohesión del grupo y el sentimiento de comunidad. |
| Catarsis | Expresión de ideas, pensamientos y material suprimido, acompañado de una respuesta emocional que induce un estado de alivio en el paciente. |
| Cohesión | Sentido de que el grupo actúa con un objetivo común; también se conoce como sentido de «nostredad»; se cree que es el elemento más importante para los efectos terapéuticos positivos. |
| Validación consensuada | Confirmación de la realidad por comparación de las conceptualizaciones propias con las de otros miembros del grupo; de esta manera, se corrigen las distorsiones interpersonales. Harry Stack Sullivan introdujo este término. Trigant Burrow ha utilizado el término *observación consensuada* para aludir al mismo fenómeno. |
| Contagio | Proceso por el que la expresión de emociones de un miembro estimula la conciencia de emociones similares en otro. |
| Experiencia familiar correctiva | El grupo recrea la familia de origen de algunos miembros que pueden elaborar psíquicamente sus conflictos originarios a través de la interacción en grupo (p. ej., rivalidad fraterna, sentimiento de furia hacia los padres). |
| Empatía | Capacidad de un miembro del grupo de colocarse en el marco de referencia psicológico de otro y entender, así, su pensamiento, sentimiento o comportamiento. |
| Identificación | Mecanismo inconsciente de defensa, por el que la persona incorpora las características y las cualidades de otra persona o de un objeto a su sistema del Yo. |
| Imitación | Emulación o modelación consciente del comportamiento propio en función del comportamiento de otra persona (también denominado *modelación del rol*); se conoce también como *terapia del espectador,* porque un paciente aprende de otro. |
| Introspección | Percepción consciente y entendimiento de la psicodinámica propia y los síntomas del comportamiento desadaptativo. La mayoría de los terapeutas separan dos tipos: 1) introspección intelectual: conocimiento y percepción sin ningún cambio del comportamiento desadaptativo, y 2) introspección emocional: percepción y conocimiento que llevan a cambios positivos de la personalidad y del comportamiento. |
| Inspiración | Proceso en el que se imparte una sensación de optimismo a los miembros del grupo; capacidad para reconocer que uno puede superar los problemas; también conocido como *instilación de esperanza.* |
| Interacción | Intercambio libre y abierto de ideas y sentimientos entre los miembros del grupo; la interacción eficaz está cargada de emoción. |
| Interpretación | Proceso en el que el director del grupo formula la importancia o el significado de la resistencia, las defensas y los símbolos de un paciente; el resultado es que el paciente dispone de un marco cognitivo para entender su comportamiento. |
| Aprendizaje | El paciente adquiere conocimientos sobre nuevas áreas, como las capacidades sociales y el comportamiento sexual; recibe asesoramiento, obtiene una guía y trata de influir y es influido por otros miembros del grupo. |
| Análisis de la realidad | Capacidad de la persona para evaluar objetivamente el mundo situado fuera de sí mismo; incluye la capacidad para percibirse a uno mismo y a otros miembros del grupo de manera exacta. *Véase también validación consensuada.* |
| Transferencia | Proyección de los sentimientos, pensamientos y deseos al terapeuta, que viene a representar un objeto del pasado del paciente. Estas reacciones, aun cuando quizá resulten adecuadas al trastorno prevalente en la vida anterior del paciente, son impropias y anacrónicas si se aplican en ese momento al terapeuta. Los pacientes del grupo también pueden dirigir sus sentimientos hacia otro, en un proceso de *transferencias múltiples.* |

*(continúa)*

Tabla 24-5 — *(cont.)*
**Veinte elementos terapéuticos de la psicoterapia de grupo**

| Elemento | Definición |
|---|---|
| Universalización | Percepción del paciente de que no es el único con problemas; los demás comparten conflictos o dificultades de aprendizaje similares; el paciente no es único. |
| Ventilación | Expresión de sentimientos reprimidos, ideas o acontecimientos a otros miembros del grupo; compartir los secretos personales mejora el sentimiento de pecado o de culpa (también conocido como *autoconfesión*). |

C. **Grupos familiares múltiples.** Compuestos por familias de pacientes esquizofrénicos. Los grupos comentan los conflictos y problemas relacionados con la presencia de una persona esquizofrénica en la familia y comparten propuestas y modos de afrontamiento. Los grupos familiares múltiples representan un factor importante para reducir las tasas de recaída entre los pacientes esquizofrénicos, cuyas familias participan en los grupos.

## VIII. Terapia de pareja y matrimonial

Se cree que hasta la mitad de los pacientes acuden a la psicoterapia fundamentalmente por problemas matrimoniales; otro 25% experimenta problemas matrimoniales junto con los otros problemas. La terapia de pareja o matrimonial está concebida para modificar psíquicamente la relación de dos personas que tienen un conflicto recíproco acerca de un parámetro o de una serie de parámetros sociales, emocionales, sexuales o económicos. Como en la terapia familiar, el paciente es el conjunto de la pareja y no cada uno de ellos.

## IX. Terapia conductual dialéctica

Esta forma de terapia se ha aplicado satisfactoriamente a pacientes con trastornos límite de la personalidad y comportamiento parasuicida. Es ecléctica y se basa en los métodos de las terapias de apoyo, cognitiva y conductual. Algunos elementos provienen de la visión de la terapia de Franz Alexander como una experiencia emocional correctiva y también de algunas escuelas filosóficas orientales (p. ej., zen). Los pacientes acuden semanalmente con el propósito de mejorar sus capacidades interpersonales y disminuir su comportamiento autodestructivo a través de técnicas que implican el asesoramiento, el uso de metáforas, la narración de historias y la confrontación, entre muchas otras. A los pacientes con un trastorno límite se les ayuda, en particular, a abordar los sentimientos ambivalentes característicos del trastorno.

## X. Hipnosis

La hipnosis es un estado mental complejo en el que la conciencia se altera de tal modo que el sujeto responde a la sugestión y a la dirección del terapeuta. Cuando se hipnotiza al paciente, éste pasa a un estado de trance, en el que puede rememorar los recuerdos y acontecimientos vividos. Este material se puede utilizar para obtener introspección sobre la estructura de la personalidad. La hipnosis se emplea para tratar muchos trastornos, entre otros la obesidad, los trastornos relacionados con sustancias (en particular, la dependencia de la nicotina), los trastornos sexuales y los estados disociativos.

## XI. Imaginación guiada

Se utiliza sola o con la hipnosis. Se pide al paciente que imagine escenas con sus colores, sonidos, olores y sentimientos concomitantes. La escena puede ser agradable (sirve para reducir la ansiedad) o desagradable (sirve para dominar la ansiedad). Se ha utilizado la imaginación guiada para tratar a los pacientes con trastornos de ansiedad generalizada, trastornos por estrés postraumático y fobias, y como complemento del tratamiento de enfermedades médicas o quirúrgicas.

**XII. Biorretroalimentación**

La biorretroalimentación aporta información a la persona de sus funciones fisiológicas, generalmente relacionadas con el sistema nervioso vegetativo (p. ej., presión arterial), con el fin de obtener un estado mental relajado y eutímico. Se basa en la idea de que es posible someter el sistema nervioso vegetativo al control de la voluntad a través del condicionamiento operante. Se emplea para combatir los estados de tensión asociados a enfermedades médicas (p. ej., para aumentar la temperatura de la mano de los pacientes con el síndrome de Raynaud y para tratar las cefaleas y la hipertensión) (tabla 24-6).

**XIII. Terapia paradójica**

En esta modalidad, el terapeuta propone al paciente que se implique voluntariamente en un comportamiento no deseado ni recomendable (se llama *conminación paradójica*), por ejemplo, evitar un objeto fóbico o ejecutar un rito compulsivo. Esta modalidad puede abrir una nueva introspección a algunos pacientes.

**XIV. Terapia sexual**

En la terapia sexual, el terapeuta comenta los aspectos psicológicos y fisiológicos de la función sexual con gran detalle. Los terapeutas adoptan una actitud docente y pueden emplear ayudas como modelos de genitales y cintas de vídeo. El tratamiento es corto y con orientación conductual. Se prescriben ejercicios concretos, en función del trastorno que se desee tratar (p. ej., dilatadores graduales para el vaginismo). En general, se trata a la pareja, pero la terapia sexual individual también resulta eficaz.

---

Para una exposición más detallada de este tema, véase *Psychotherapies,* capítulo 30, página 2472, en CTP/VIII.

---

Tabla 24-6
**Aplicaciones de la biorretroalimentación**

| Trastorno | Efectos |
|---|---|
| Asma | Se ha señalado que la biorretroalimentación, mediante EMG frontal y las resistencias de la vía respiratoria, produce relajación frente a la angustia que acompaña al asma y mejora el flujo de aire. |
| Arritmias cardíacas | La biorretroalimentación específica del ECG ha permitido a los pacientes disminuir la frecuencia de las extrasístoles ventriculares. |
| Incontinencia fecal y enuresis | La secuencia temporal de los esfínteres anales interno y externo se ha medido con sondas rectales de triple luz, que aportan una retroalimentación a los pacientes con incontinencia y les permite restablecer los hábitos normales tras un número relativamente corto de sesiones. Uno de los precursores de la biorretroalimentación se remonta a 1938: se hacía sonar un timbre cuando el niño con enuresis se mojaba por primera vez durante el sueño (compresa y campana). |
| Epilepsia y gran mal | Se han aplicado empíricamente diversos procedimientos de biorretroalimentación por EEG para suprimir de forma profiláctica la actividad comicial de pacientes que no responden a los antiepilépticos. Estos procedimientos refuerzan el ritmo de las ondas cerebrales sensitivomotoras del paciente o normalizan la actividad cerebral a medida que se muestra el espectro de potencia en tiempo real. |
| Hiperactividad | Se han empleado procedimientos de biorretroalimentación con el EEG para niños con un trastorno por déficit de atención e hiperactividad a fin de enseñarles a reducir la agitación motora. |
| Hipertensión idiopática e hipotensión ortostática | Diversidad de procedimientos de biorretroalimentación específicos (directos) e inespecíficos, como la retroalimentación de la presión arterial, la respuesta galvánica de la piel y la retroalimentación térmica de mano y pie combinadas con técnicas de relajación, para enseñar a los pacientes a aumentar o reducir la presión arterial. Según algunos datos de seguimiento, los cambios pueden persistir durante años y generalmente permiten reducir o eliminar la medicación antihipertensiva. |
| Migraña | La estrategia de biorretroalimentación más frecuente para las cefaleas vasculares clásicas o comunes ha consistido en la biorretroalimentación térmica digital, acompañada de expresiones de autosugestión que favorecen el calentamiento de la mano y la refrigeración de la cabeza. Se cree que este mecanismo ayuda a evitar una vasoconstricción excesiva de las arterias cerebrales, que suele acompañarse de un síntoma prodrómico isquémico, como escotomas centelleantes, seguido de una ingurgitación de rebote de las arterias y estiramiento de los receptores algésicos de la pared vascular. |
| Dolor miofascial y temporomandibular | Entre los pacientes con bloqueos mandibulares o con bruxismo, la biorretroalimentación que encaje disminuye la gran actividad EMG de los poderosos músculos relacionados con ambas articulaciones temporomandibulares. |
| Rehabilitación neuromuscular | Los dispositivos mecánicos o la medición de la actividad muscular con el EMG, si se muestra al paciente, aumentan la eficacia de los tratamientos tradicionales, como se ha documentado a través de una experiencia clínica relativamente prolongada entre pacientes con daño de los nervios periféricos y músculos, tortícolis espasmódica, determinados casos de discinesia tardía, parálisis cerebral y hemiplejías de la motoneurona superior. |
| Síndrome de Raynaud | La frialdad en manos y pies acompaña con frecuencia a la ansiedad y también se da en el síndrome de Raynaud, causado por un vasospasmo del músculo liso arterial. En algunos estudios se indica que la retroalimentación térmica de la mano, un procedimiento barato y benigno si se compara con la simpatectomía quirúrgica, surte efecto en un 70% de casos de síndrome de Raynaud. |
| Cefaleas tensionales | Las cefaleas por contracción muscular suelen tratarse con dos grandes electrodos activos, espaciados sobre la frente, para obtener información visual o auditiva sobre el grado de tensión muscular. La colocación frontal del electrodo es sensible a la actividad EMG en los músculos frontal y occipital, que el paciente aprende a relajar. |

ECG, electrocardiograma; EMG, electromiograma.

# 25

# Psicofarmacología y otros tratamientos biológicos

## I. Introducción general

En este capítulo se revisan los principios generales de la psicofarmacología y se comentan los medicamentos psicotropos existentes en la actualidad. Estos medicamentos se agrupan en un formato esquemático según sus indicaciones terapéuticas principales: ansiolíticos e hipnóticos, antipsicóticos, antidepresivos, antimaníacos y estabilizadores del ánimo, estimulantes, inhibidores de la colinesterasa (potenciadores cognitivos) y otros. Asimismo se exponen el electrochoque y otras modalidades biológicas utilizadas en la práctica psiquiátrica. Conviene recordar que algunos ansiolíticos actúan como antidepresivos y viceversa. Por eso, es preferible pensar en las acciones farmacológicas de los medicamentos más que en sus indicaciones terapéuticas que, a menudo, se superponen.

## II. Principios básicos de la psicofarmacología

**A. Acciones farmacológicas.** Las acciones farmacológicas se dividen en dos categorías: farmacocinéticas y farmacodinámicas. Dicho de una manera sencilla, *la farmacocinética describe lo que el organismo hace con el fármaco* y la *farmacodinamia, lo que el fármaco hace con el organismo.* Los datos farmacocinéticos rastrean la absorción, distribución, metabolismo y excreción de un fármaco en el organismo. Los datos farmacodinámicos miden los efectos de un fármaco sobre las células del cerebro y de otros tejidos.

**1. Farmacocinética**

**a. Absorción.** Los fármacos que se administran por vía oral se disuelven en las secreciones gastrointestinales y alcanzan después el cerebro a través de la sangre. Algunos fármacos se preparan en una formulación de *depósito,* que se inyecta por vía intramuscular (i.m.) desde una vez cada semana hasta una vez cada 4 semanas. La administración intravenosa (i.v.) es la vía más rápida para obtener concentraciones sanguíneas terapéuticas, pero también comporta el máximo riesgo de efectos adversos repentinos y potencialmente mortales. No obstante, algunos medicamentos se administran por esta vía.

**b. Distribución y biodisponibilidad.** Los fármacos que circulan unidos a las proteínas del plasma están ligados a *éstas,* y los que no circulan unidos se encuentran *libres.* Sólo la fracción libre puede atravesar la barrera hematoencefálica. La *distribución* de un fármaco en el cerebro se fomenta con un flujo sanguíneo cerebral elevado, la liposolubilidad y la afinidad por los receptores.

La *biodisponibilidad* hace referencia a la fracción administrada del fármaco que acaba recuperándose en el torrente sanguíneo.

**c. Metabolismo y excreción.** Las cuatro vías metabólicas —*oxidación, reducción, hidrólisis* y *conjugación*— suelen producir metabolitos que se excretan fácilmente. El metabolismo da, de ordinario, metabolitos inactivos más polares y, en consecuencia, más fáciles de excretar. Sin embargo, también transforma muchos profármacos inactivos en metabolitos terapéuticamente activos. El hígado es el principal lugar del *metabolismo* (tabla 25-1) y la bilis, las heces y la orina, las vías fundamentales de *excreción.* Los fármacos utilizados en psiquiatría también se excretan en los líquidos corporales, como el sudor y la saliva.

CONSEJO CLÍNICO:

*Los fármacos se excretan con la leche materna, hecho importante para las madres que deseen amamantar a sus hijos.*

Tabla 25-1
**Sustratos farmacológicos psicotropos representativos de los citocromos humanos P450, junto con inhibidores relevantes**

| CYP 3A | CYP 2D6 | CYP 2C19 |
|---|---|---|
| Sustratos | Sustratos | Sustratos |
| Triazolam | Desipramina | Diazepam[a] |
| Alprazolam | Nortriptilina | Amitriptilina[a] |
| Midazolam | Paroxetina | Citalopram[a] |
| Quetiapina | Venlafaxina | Inhibidores |
| Nefazodona | Tramadol | Ritonavir |
| Buspirona | Fluoxetina[a] | Fluvoxamina |
| Trazodona | Citalopram | Omeprazol |
| Zolpidem[a] | Inhibidores | |
| Amitriptilina[a] | Quinidina | |
| Imipramina[a] | Fluoxetina | |
| Haloperidol[a] | Paroxetina | |
| Citalopram[a] | Bupropión | |
| Clozapina[a] | Terbinafina | |
| Diazepam[a] | Difenhidramina | |
| Inhibidores | | |
| Ritonavir | | |
| Ketoconazol | | |
| Itraconazol | | |
| Nefazodona | | |
| Fluvoxamina | | |
| Eritromicina | | |
| Claritromicina | | |

[a] Indica un sustrato parcial.

La *semivida* de un fármaco es la cantidad de tiempo que tarda la concentración plasmática en disminuir a la mitad durante su metabolismo y excreción. Se necesitan más dosis diarias de los fármacos con semividas cortas que de aquellos con semividas más largas. Las interacciones medicamentosas y las enfermedades que inhiben el metabolismo de los fármacos psicotropos pueden ocasionar toxicidad.

**d. Enzimas del citocromo P450.** Muchos fármacos psicotropos se oxidan a través del sistema enzimático del citocromo P450 (CYP) hepático, así denominado porque absorbe poderosamente la luz con una longitud de onda de 450 mm.

Las enzimas CYP responden de la inactivación de la mayoría de los fármacos psicotropos (tabla 25-1). La expresión de los genes CYP es inducida por el alcohol, ciertos fármacos (barbitúricos, antiepilépticos) o el tabaco. Así, por ejemplo, un inductor de CYP 3A4, como la cimetidina, puede aumentar el metabolismo y reducir las concentraciones plasmáticas de un sustrato de 3A4, como el alprazolam. La administración de un inhibidor de CYP 2D6, como la fluoxetina, puede inhibir el metabolismo y, en consecuencia, aumentar las concentraciones plasmáticas de los sustratos de CYP 2D6, incluida la amitriptilina.

**2. Farmacodinamia.** Las consideraciones farmacodinámicas principales comprenden el *lugar molecular de acción, la curva dosis-respuesta, el índice terapéutico y la aparición de tolerancia, dependencia y síntomas de abstinencia.*

**a. Lugar molecular de acción.** El *lugar molecular de acción* se determina mediante pruebas de laboratorio y puede identificar de manera correcta, o no, las interacciones entre fármaco y receptor responsables de los efectos clínicos del fármaco, que se reconocen empíricamente en los ensayos clínicos.

**b. Curva dosis-respuesta.** La *curva dosis-respuesta* traza los efectos del fármaco frente a su concentración plasmática. La *potencia* se refiere a la razón entre la dosis del fármaco y el efecto clínico. Por ejemplo, la risperidona es más potente que la olanzapina, porque se necesitan 4 mg de risperidona para obtener un efecto terapéutico comparable al de 20 mg de olanzapina. Sin embargo, ambas pueden inducir una respuesta beneficiosa similar si se administran con la posología óptima respectiva, por lo que *la eficacia clínica* de la risperidona y de la olanzapina es equivalente.

c. **Índice terapéutico.** El *índice terapéutico* es la razón entre la dosis tóxica de un fármaco y la dosis máxima eficaz.

CONSEJO CLÍNICO:

*El litio posee un índice terapéutico bajo, por lo que se precisa una vigilancia estrecha de sus concentraciones plasmáticas para evitar la toxicidad.*

d. **Tolerancia, dependencia y síntomas de abstinencia.** Cuando una persona va respondiendo cada vez menos a un determinado fármaco, se dice que ha desarrollado *tolerancia* a sus efectos. La tolerancia puede asociarse a la aparición de *dependencia* física, que es la necesidad de continuar tomando un fármaco para evitar que surjan los *síntomas de abstinencia.*

## III. Directrices clínicas

Para optimizar los resultados de la farmacoterapia psicotropa hay que considerar seis aspectos fundamentales: el diagnóstico, la selección del fármaco, la posología, la duración del tratamiento, la retirada y el diálogo.

### A. Los seis aspectos fundamentales

1. **Diagnóstico.** El estudio diagnóstico cuidadoso debe mostrar los síntomas diana específicos que permiten evaluar de una manera objetiva la respuesta farmacológica.
2. **Selección del fármaco.** Los factores que determinan la selección del fármaco comprenden el diagnóstico, los antecedentes personales y familiares de respuesta a un determinado preparado y el estado médico general del paciente. Se descartarán algunos fármacos debido al tratamiento farmacológico concomitante de otras enfermedades médicas y trastornos psiquiátricos, que pueden motivar interacciones medicamentosas. Asimismo, se descartarán ciertos fármacos por los perfiles desfavorables de sus efectos adversos. La elección del fármaco ideal nace de la experiencia y de las preferencias del clínico.

   La Drug Enforcement Administration (DEA) ha clasificado los fármacos según su capacidad de abuso (tabla 25-2) y recomienda a los clínicos que utilicen con cautela las sustancias de prescripción controlada.
3. **Posología.** Las dos causas más frecuentes de fracaso del tratamiento con fármacos psicotropos comprenden una posología insuficiente y un ensayo terapéutico incompleto con el medicamento.
4. **Duración del tratamiento.** El ensayo con antipsicóticos, antidepresivos y estabilizadores del ánimo debe mantenerse durante 4 a 6 semanas. La eficacia farmacológica tiende a mejorar con el tiempo durante el tratamiento de estos trastornos, mientras que la retirada se asocia, con frecuencia, a recaídas. En cambio, el efecto terapéutico beneficioso máximo de la mayoría de los ansiolíticos y estimulantes suele alcanzarse en la hora siguiente a su administración.
5. **Retirada.** Muchos psicotropos se asocian a un síndrome de abstinencia cuando se suspenden. Aquellos con una semivida corta propenden más a los síntomas de abstinencia, sobre todo si se interrumpen bruscamente tras un período prolongado de uso. Por eso, hay que retirar todos los medicamentos de la forma más lenta posible, si las circunstancias clínicas lo permiten.
6. **Diálogo.** Informar a los pacientes sobre los posibles efectos secundarios al comenzar el tratamiento, así como sobre las razones por las que deben tomar un determinado medicamento, ayuda a mejorar el cumplimiento terapéutico. Los clínicos deben separar los efectos adversos probables o esperados de los raros o inesperados.

Tabla 25-2
**Características de los fármacos según las categorías de la Drug Enforcement Agency**

| Categoría de control DEA (lista) | Características del fármaco de cada categoría de control | Ejemplos de fármacos de cada categoría de control |
|---|---|---|
| I | Potencial elevado de abuso<br>Ningún uso admitido como tratamiento médico en Estados Unidos en este momento; en consecuencia, no debe recetarse.<br>Se puede utilizar de manera experimental. | Dietilamida del ácido lisérgico (LSD), heroína, marihuana, peyote, 3,4-metilendioximetanfetamina (MDMA), metcatinona, gamma hidroxibutirato (GHB), fenciclidina (PCP), mescalina, psilocibina, nicocodeína, nicomorfina. |
| II | Potencial elevado de abuso<br>Posibilidad de dependencia física intensa<br>Posibilidad de dependencia psíquica intensa<br>Imposibilidad de renovación y de prescripción telefónica | Anfetamina, opio, morfina, codeína, hidromorfona, fenmetazina, amobarbital, secobarbital, pentobarbital, metilfenidato, ketamina |
| III | Potencial de abuso menor que en las categorías I y II<br>Posibilidad de dependencia física moderada o baja<br>Posibilidad alta de dependencia psíquica<br>Las prescripciones deben extenderse nuevamente al cabo de 6 meses o después de cinco renovaciones. | Glutetimida, metiprilona, nalorfina, sulfometano, benzfetamina, fendimetrazina, clorfentermina; compuestos que contienen codeína, morfina, opio, hidrocodona, dihidrocodeína, naltrexona, dietilpropión, dronabinol |
| IV | Potencial escaso de abuso<br>Posibilidad reducida de dependencia física<br>Posibilidad reducida de dependencia psíquica<br>Las prescripciones deben extenderse nuevamente al cabo de 6 meses o después de cinco renovaciones | Fenobarbital, benzodiazepinas[a], hidrato de cloral, etclorvinol, etinamato, meprobamato, paraldehído, fentermina |
| V | Potencial mínimo de abuso de todas las sustancias controladas | Preparaciones opiáceas que contienen cantidades limitadas de principios medicinales activos no narcóticos |

[a] En el estado de Nueva York, las benzodiazepinas se tratan como sustancias de la lista II y requieren una prescripción por triplicado para un suministro, como máximo, de un mes.

**B. Consideraciones especiales**

1. **Niños.** Comience con una posología reducida y auméntela hasta que observe los efectos clínicos. No dude en administrar a los niños la posología de los adultos si resulta eficaz y no aparecen efectos adversos. Algunos niños precisan dosis más altas porque sus hígados metabolizan los fármacos más deprisa que los de los adultos. La prescripción de inhibidores selectivos de la recaptación de serotonina (ISRS) a los niños requiere especial cuidado, dado el riesgo de suicidalidad, que se comenta más abajo.
2. **Ancianos.** Empiece a tratar a los pacientes ancianos con una dosis baja, en principio la mitad de la dosis habitual. La posología se incrementará poco a poco hasta alcanzar el efecto clínico beneficioso o hasta que aparezcan efectos adversos inaceptables.
3. **Mujeres embarazadas y lactantes.** Los clínicos deben evitar, en principio, la administración de fármacos a una mujer embarazada (sobre todo, durante el primer trimestre) o lactante. No obstante, en ocasiones hay que romper esta norma si el trastorno psiquiátrico de la madre es grave. Se ha propuesto que la retirada de un fármaco durante el embarazo puede ocasionar síndrome de abstinencia a la madre y al feto. La mayoría de los fármacos psicotropos no se ha vinculado con una mayor tasa de malformaciones congénitas específicas.

4. **Personas con enfermedades médicas.** Las personas con enfermedades médicas requieren un tratamiento conservador, es decir, con dosis bajas, que se incrementarán lentamente, y con una vigilancia de sus efectos clínicos y adversos. Si procede, está indicado un análisis de las concentraciones plasmáticas del fármaco, que ayuda al tratamiento de estas personas.

## IV. Ansiolíticos e hipnóticos

### A. Recomendaciones terapéuticas

1. **Tratamiento de la ansiedad aguda.** La ansiedad aguda responde de manera óptima a la administración oral o parenteral de benzodiazepinas. En caso de manía o psicosis, está indicado combinar una benzodiazepina con antipsicóticos.
2. **Tratamiento de la ansiedad crónica**
   a. **Antidepresivos.** Los ISRS y la venlafaxina son antidepresivos que se emplean para controlar los trastornos crónicos de ansiedad, entre ellos el trastorno de angustia y el trastorno obsesivo-compulsivo (TOC). Todos los antidepresivos pueden acentuar la ansiedad al comienzo del tratamiento.
   b. **Benzodiazepinas.** Las benzodiazepinas se pueden utilizar durante mucho tiempo para tratar los síntomas de ansiedad generalizada y el trastorno de angustia.

> CONSEJO CLÍNICO:
>
> *Se precisa una vigilancia cuidadosa de las benzodiazepinas si se utilizan de manera prolongada. Si el paciente empieza a incrementar la dosis, sospeche la posible tolerancia y dependencia.*

   c. **Buspirona.** La buspirona está aprobada por la Food and Drug Administration (FDA) para el tratamiento de los trastornos de ansiedad, en concreto el trastorno de ansiedad generalizada.
   d. **Mirtazapina.** La mirtazapina es eficaz como tratamiento de los síntomas de ansiedad, pero su utilidad se ve limitada por sus propiedades sedantes poderosas y su tendencia al aumento del apetito y del peso.
   e. **Otros tratamientos.** Los inhibidores de la monoaminooxidasa (IMAO) y los tricíclicos y tetracíclicos alivian la ansiedad, pero no se utilizan como medida de primera línea por sus efectos secundarios y su posible toxicidad.
3. **Tratamiento del insomnio**
   a. **Fármacos no benzodiazepínicos.** Los fármacos no benzodiazepínicos zolpidem y zaleplón poseen un comienzo rápido de sus efectos; en concreto, alivian el insomnio, carecen de propiedades miorrelajantes y antiepilépticas, se metabolizan completamente en las primeras 4 o 5 h y rara vez producen síntomas de abstinencia o insomnio de rebote. La dosis habitual de cada uno es de 10 mg al acostarse. Se dice que el zolpidem actúa durante 5 h y el zaleplón, durante 4. Los acontecimientos adversos comprenden mareos, náuseas y somnolencia.
   b. **Benzodiazepinas.** Las benzodiazepinas acortan la latencia del sueño y aumentan la continuidad del mismo, por lo que ayudan a tratar el insomnio. Las cinco benzodiazepinas más utilizadas como hipnóticos son el flurazepam, el temazepam, el quazepam, el estazolam y el triazolam.

      Las benzodiazepinas también acortan las etapas III y IV del sueño (sueño profundo o de ondas lentas) y actúan frente al sonambulismo y los terrores nocturnos, que suceden en estas etapas. Las benzodiazepinas suprimen los trastornos relacionados con el sueño REM (movimientos oculares rápidos, *rapid eye movement*), en particular el comportamiento agresivo durante el sueño REM (trastorno del comportamiento durante el sueño REM).
   c. **Trazodona.** La trazodona, en dosis bajas, de 25 a 100 mg al acostarse, se utiliza mucho para tratar el insomnio. Posee un efecto favorable sobre la «arquitectura» del sueño.

Tabla 25–3
## Semividas, dosis y preparaciones de agonistas y antagonistas de los receptores benzodiazepínicos

| Fármaco | Equivalente de dosis | Semivida (h) | Velocidad de absorción | Posología habitual del adulto | Presentaciones |
|---|---|---|---|---|---|
| Agonistas | | | | | |
| Clonazepam | 0,5 | Prolongada (metabolito, >20) | Rápida | 1-6 mg dos veces al día | Comprimidos de 0,5, 1 y 2,0 mg |
| Diazepam | 5 | Prolongada (>20) (nordiazepam-prolongada, >20) | Rápida | 4-40 mg dos a cuatro veces al día | Comprimidos de 2, 5 y 10 mg (cápsulas de liberación lenta de 15 mg) |
| Alprazolam | 0,25 | Intermedia (6-20) | Intermedia | 0,5-10 mg dos a cuatro veces al día | Comprimidos de 0,25, 0,5, 1 y 2 mg |
| Lorazepam | 1 | Intermedia (6-20) | Intermedia | 1-6 mg tres veces al día | Comprimidos de 0,5, 1 y 2 mg, preparación parenteral con 2 y 4 mg/ml |
| Oxazepam | 15 | Intermedia (6-20) | Lenta | 30-120 mg tres o cuatro veces al día | Cápsulas de 10, 15 y 30 mg (comprimidos de 15 mg) |
| Temazepam | 5 | Intermedia (6-20) | Intermedia | 7,5-30 mg al acostarse | Cápsulas de 7,5, 15 y 30 mg |
| Clordiazepóxido | 10 | Intermedia (6-20) (dimetilclordiazepóxido-intermedia, 6-20) (demoxapam-prolongada, >20) (nordiazepam-prolongada, >20) | Intermedia | 10-150 mg tres o cuatro veces al día | Comprimidos y cápsulas de 5, 10 y 25 mg |
| Flurazepam | 5 | Corta (<6) (*N*-hidroxietilflurazepam-corta, <6) (*N*-desalquilflurazepam-corta, >20) | Rápida | 15-30 mg al acostarse | Cápsulas de 15 y 30 mg |
| Triazolam | 0,1-0,03 | Corta (<6) | Rápida | 0,125 o 0,250 mg al acostarse | Comprimidos de 0,125 o 0,250 mg |
| Clorazepato | 7,5 | Corta (<6) (nordiazepam-prolongada, >20) | Rápida | 15-60 mg dos o cuatro veces al día | Comprimidos de 3,75, 7,5 y 15 mg (cápsulas de liberación lenta de 11,25 y 22,5 mg) |
| Halazepam | 20 | Corta (<6) (nordiazepam-prolongada, >20) | Intermedia | 60-160 mg tres o cuatro veces al día | Comprimidos de 20 y 40 mg |
| Prazepam | 10 | Corta (<6) (nordiazepam-prolongada, >20) | Lenta | 30 mg (20-60 mg) tres o cuatro veces al día | Cápsulas de 5, 10 y 20 mg |
| Estazolam | 0,33 | Intermedia (6-20) (4-hidroxiestazolam-intermedia, 6-20)- | Rápida | 1 o 2 mg al acostarse | Comprimidos de 1 y 2 mg |
| Quazepam | 5 | Prolongada (>20) (2-oxoquazepam-*N*-desalquilflurazepam-prolongada, >20) | Rápida | 7,5 o 15 mg al acostarse | Comprimidos de 7,5 y 15 mg |
| Midazolam | 1,25-1,3 | Corta (<6) | Rápida | 5 a 50 mg por vía parenteral | Preparación parenteral con 5 mg/ml, viales de 1, 2, 5 y 10 ml |
| Zolpidem | 2,5 | Corta (<6) | Rápida | 5 o 10 mg al acostarse | Comprimidos de 5 y 10 mg |
| Zaleplón | 2 | Corta (1) | Rápida | 10 mg al acostarse | Cápsulas de 5 y 10 mg |
| Antagonistas | | | | | |
| Flumazenilo | 0,06 | Corta (<6) | Rápida | 0,2-0,5 mg/min en inyección durante 3-10 min (total, 1-5 mg) | 0,1 mg/ml (viales de 5 y 10 ml) |

**B. Agonistas y antagonistas benzodiazepínicos.** En Estados Unidos se dispone de 15 benzodiazepinas para uso clínico (tabla 25-3). Se prescriben mucho, pues, al menos, el 10% de la población utiliza uno de estos fármacos cada año. Son seguras, eficaces y se toleran bien a corto y a largo plazo. Los efectos farmacológicos de las benzodiazepinas se enumeran en la tabla 25-4.

1. **Indicaciones.** Las benzodiazepinas se emplean a menudo para aumentar los efectos de los antidepresivos durante el primer mes, antes de que éstos empiecen a desplegar sus efectos ansiolíticos; luego, se retiran poco a poco, una vez que el antidepresivo comienza a actuar.
2. **Elección del fármaco.** Las diferencias más importantes entre las benzodiazepinas se refieren a su potencia y semivida de eliminación.
   a. **Potencia.** Las benzodiazepinas de gran potencia, como el alprazolam y el clonazepam, suprimen con eficacia las crisis de angustia. En general, las benzodiazepinas de escasa potencia, como el diazepam, producen una sedación no deseada en las dosis necesarias para combatir las crisis de angustia.
   b. **Duración de los efectos.** El diazepam y el triazolam se absorben enseguida y comienzan a actuar rápidamente; el clorodiazepóxido y el oxazepam actúan más lentamente.

   Los compuestos con una semivida prolongada tienden a acumularse con su administración repetida, por lo que aumenta el riesgo de sedación diurna excesiva, dificultades de concentración y de memoria y caídas. La frecuencia de fracturas de cadera por caídas es mayor entre los ancianos que toman fármacos de acción prolongada que entre los tratados con compuestos de eliminación más rápida. Además, las benzodiazepinas de semivida corta ofrecen, como ventaja, una menor alteración general con su uso regular. No obstante, pueden ocasionar un síndrome de abstinencia más grave. En la tabla 25-5 se enumeran los fármacos que modifican la tasa de eliminación de las benzodiazepinas.

   c. **Dependencia y síntomas de abstinencia.** La aparición de dependencia, sobre todo con los fármacos de gran potencia, supone una de las mayores preocupaciones del uso prolongado de las benzodiazepinas. La retirada de las benzodiazepinas no sólo puede motivar una recaída y rebote de los síntomas, sino también precipitar los síntomas de abstinencia. Algunos factores contribuyen a la aparición de estos síntomas de abstinencia benzodiazepínica (tabla 25-6). El tipo de fármaco y la duración del tratamiento son los factores más importantes, pero existen otros, asimismo relevantes, como la estructura de la personalidad.

Tabla 25-4
**Efectos farmacológicos de las benzodiazepinas**

| Efectos | Aplicaciones/consecuencias clínicas |
|---|---|
| **Efectos terapéuticos** | |
| Sedantes | Insomnio, sedación consciente, abstinencia del alcohol |
| Ansiolíticos | Crisis de angustia, ansiedad generalizada |
| Anticonvulsivantes | Crisis convulsivas |
| Miorrelajantes | Tensión muscular, espasmo muscular |
| Amnésicos | Complemento de la quimioterapia o de la anestesia |
| Antiestresantes | Hipertensión leve, síndrome del intestino irritable, angina de pecho |
| **Efectos adversos** | |
| Sedantes | Somnolencia diurna, problemas de concentración |
| Amnésicos | Olvidos leves, alteración de la memoria anterógrada |
| Psicomotores | Accidentes, caídas |
| Conductuales | Depresión, agitación |
| Disminución de la respuesta de $CO_2$ | Empeoramiento de la apnea del sueño y de otras enfermedades pulmonares obstructivas |
| Síndrome de abstinencia | Dependencia: ansiedad, insomnio, fotosensibilidad exagerada, sensibilidad excesiva a los ruidos, taquicardia, hipertensión sistólica leve, temblor, cefalea, sudoración, molestias abdominales, deseo apremiante de la medicación, crisis convulsivas |

Tabla 25-5
**Fármacos que modifican la velocidad de eliminación de las benzodiazepinas oxidadas**

| Aumentan la semivida de eliminación | Disminuyen la semivida de eliminación |
|---|---|
| Cimetidina | Consumo crónico de etanol |
| Propranolol | Rifampina |
| Anticonceptivos orales (estrógenos) | |
| Cloramfenicol | |
| Propoxifeno | |
| Isoniazida | |
| Disulfiram | |
| Alopurinol | |
| Antidepresivos tricíclicos | |
| Consumo agudo de etanol | |

Tabla 25-6
**Factores esenciales en la aparición de los síntomas de abstinencia benzodiazepínica**

| Factor | Explicación |
|---|---|
| Tipo de fármaco | Compuesto de gran potencia y semivida corta (p. ej., alprazolam, triazolam, lorazepam) |
| Duración del tratamiento | El riesgo aumenta con el tiempo |
| Dosis | Las dosis más altas acentúan el riesgo |
| Velocidad de retirada | La retirada brusca, en lugar de paulatina, aumenta el riesgo de síntomas graves, incluidas las crisis convulsivas |
| Diagnóstico | Los pacientes con trastorno de angustia son más propensos a los síntomas de abstinencia |
| Personalidad | Los pacientes con rasgos pasivo-dependientes, histriónicos, somatizadores o asténicos corren más riesgo de sufrir abstinencia |

CONSEJO CLÍNICO:

*Los síntomas de abstinencia pueden simular los signos y los síntomas del trastorno subyacente. No continúe innecesariamente con la medicación cuando esto ocurra.*

3. **Antagonista de las benzodiazepinas.** El flumazenilo es un antagonista de las benzodiazepinas que se utiliza para revertir los efectos de la sobredosis de agonistas de los receptores benzodiazepínicos y en situaciones clínicas como la sedación o la anestesia. También se emplea para revertir los efectos benzodiazepínicos inmediatamente antes de administrar el electrochoque. Entre los efectos adversos se encuentran las náuseas, los vómitos y la agitación. El flumazenilo puede precipitar crisis convulsivas, sobre todo entre las personas con trastornos epilépticos, que dependen de las benzodiazepinas o que han tomado una sobredosis grande. La pauta habitual consiste en administrar 0,2 mg por vía intravenosa durante 30 s. Si no se recupera la conciencia, se pueden aplicar 0,3 mg más por vía intravenosa durante 30 s. La mayoría de las personas responde al tratamiento con un total de 1 a 3 mg. Las dosis mayores de 3 mg no suelen producir ningún beneficio adicional.

## V. Antipsicóticos

Los antipsicóticos son eficaces a corto y largo plazo para tratar la esquizofrenia, el trastorno esquizofreniforme, el trastorno esquizoafectivo, el trastorno delirante, el trastorno psicótico breve, los episodios maníacos y el trastorno depresivo mayor con rasgos psicóticos.

A. **Antagonistas de la serotonina y de la dopamina (ASD, antipsicóticos atípicos).** Los antipsicóticos atípicos son la risperidona, la olanzapina, la quetiapina, la ziprasidona, el aripiprazol y la clozapina. El aripiprazol se agrupa con los ASD porque, en realidad, es un agonista parcial de los receptores dopamínicos $D_2$. Estos fármacos mejoran tres categorías de discapacidad típicas de la esquizofrenia: 1) síntomas positivos (alucinaciones, delirios, trastornos del pensamiento, agitación); 2) síntomas negativos (retraimiento, afecto aplanado, anhedonía, catatonía), y 3) alteración cognitiva (distorsiones perceptivas, déficit de memoria, falta de atención). Los antagonistas de la serotonina y de la dopamina han reemplazado prácticamente a los antipsicóticos típicos (antagonistas de los receptores dopamínicos) porque comportan un menor riesgo de síntomas extrapiramidales y evitan la necesidad de utilizar anticolinérgicos. Asimismo, se muestran eficaces frente al tratamiento de los trastornos del estado de ánimo con rasgos psicóticos o maniáticos. Todos, con excepción de la clozapina, han recibido la aprobación de la FDA para el tratamiento de la manía bipolar I. La olanzapina está aprobada para el tratamiento de mantenimiento del trastorno bipolar I.

1. **Acciones farmacológicas**
   a. **Risperidona.** Aproximadamente el 80% de la risperidona se absorbe por el tubo digestivo y la semivida combinada de ésta llega a 20 h, por término medio, por lo que se puede administrar una sola vez al día.
   b. **Olanzapina.** Aproximadamente el 85% de la olanzapina se absorbe por el tubo digestivo y su semivida alcanza 30 h, por término medio, por lo que también puede administrarse una sola vez al día.
   c. **Quetiapina.** La quetiapina se absorbe rápidamente por el tubo digestivo, cuenta con una semivida aproximada de 6 h que obliga a administrarla de dos a tres veces al día.
   d. **Ziprasidona.** La ziprasidona se absorbe bien y dispone de una semivida de 5 a 10 h, por lo que su administración de dos veces al día resulta óptima.
   e. **Clozapina.** La clozapina se absorbe en el tubo digestivo, cuenta con una semivida de 10 a 16 h y se administra dos veces al día.
   f. **Aripiprazol.** El aripiprazol se absorbe bien por el tubo digestivo, tiene una semivida prolongada de unas 75 h, por lo que se aplica en una sola dosis diaria.
2. **Indicaciones terapéuticas.** Los antipsicóticos atípicos resultan eficaces para el tratamiento inicial y de mantenimiento de la psicosis de la esquizofrenia y los trastornos esquizoafectivos de adultos y adolescentes. Asimismo, surten efecto frente al tratamiento de los episodios maníacos o mixtos agudos del trastorno bipolar y de las psicosis agudas de todo tipo, secundarias a traumatismos craneales, demencia o inducidas por fármacos. Los antipsicóticos atípicos resultan eficaces frente a las personas con un estado agudo, que no responde al tratamiento, y evitan las recaídas. En comparación con las personas tratadas con antagonistas de los receptores dopamínicos, las que reciben antipsicóticos atípicos requieren menos ingresos hospitalarios, menos visitas a los servicios de urgencias, menos contacto telefónico con los profesionales de salud mental y menos tratamiento en los programas de día.

   La forma parenteral de la olanzapina está indicada para tratar la agitación aguda asociada a la esquizofrenia y el trastorno bipolar, mientras que la ziprasidona lo está para combatir la agitación relacionada con la esquizofrenia.

> CONSEJO CLÍNICO:
>
> *Como la clozapina puede ocasionar una agranulocitosis intensa, sólo debe administrarse en los casos de esquizofrenia rebelde. La clozapina ofrece un nicho terapéutico a los pacientes con discinesias tardías graves, síntomas extrapiramidales incoercibles, trastorno bipolar refractario y psicosis secundaria a los fármacos antiparkinsonianos.*

3. **Directrices clínicas.** La posología de los antipsicóticos atípicos varía mucho. En la tabla 25-7 se resumen las recomendaciones posológicas habituales.
   a. **Risperidona.** La risperidona se presenta en comprimidos de 0,25, 0,5, 1, 2, 3 y 4 mg, en comprimidos M (de disolución rápida) y como solución bebible con una concentra-

Tabla 25–7

**Comparación de la posología habitual[a] de los antagonistas actuales de la serotonina y de la dopamina en la esquizofrenia**

| Antipsicótico atípico | Posología inicial habitual | Intervalo posológico de mantenimiento | Ajuste posológico | Posología máxima recomendada |
|---|---|---|---|---|
| Clozapina (comprimidos) | 12,5 mg, una o dos veces al día | 150-300 mg/día en varias tomas, o 200 mg en una sola toma nocturna | La posología se incrementará hasta 25-50 mg al segundo día. Los demás aumentos se efectuarán en incrementos diarios de 25-50 mg hasta la dosis recomendada de 300-450 mg/día. Los incrementos posteriores de la dosis no deben efectuarse más de una o dos veces por semana, a razón de no más de 100 mg | 900 mg/día |
| Risperidona (comprimidos y solución bebible) | 1 mg, una vez al día | 2-6 mg, una vez al día | Incremento hasta 2 mg, una vez al día, al segundo día y hasta 4 mg, una vez al día, al tercer día. Algunos enfermos requieren un ajuste más lento. Si se precisa un ajuste posológico, se recomienda continuar con incrementos de 1-2 mg/día en intervalos no inferiores a 1 semana | 16 mg/día |
| Risperidona de larga acción para administración i.m. | 25-50 mg cada 2 semanas | Comenzar con risperidona por vía oral durante 3 semanas | Dosis inicial: 25 mg cada 2 semanas | 50 mg durante 2 semanas |
| Olanzapina (comprimidos y comprimidos bucales dispersables) | 5-10 mg/día | 10-20 mg/día | Se recomiendan incrementos posológicos de 5 mg, una vez al día, en intervalos no inferiores a 1 semana, en casos de necesidad | 20 mg/día |
| Quetiapina (comprimidos) | 25 mg, dos veces al día | Dosis mínima necesaria para mantener la remisión | Aumento en incrementos de 25-50 mg, dos o tres veces al día al segundo y tercer días, según la tolerancia, hasta alcanzar la dosis deseada de 500 mg al día al cuarto día (repartida en dos o tres tomas diarias). Los demás ajustes, cuando se necesiten, se aplicarán a razón de 25-50 mg dos veces al día en intervalos no menores de 2 días | 800 mg/día |
| Ziprasidona (cápsulas) | 20 mg, dos veces al día con los alimentos | 20-80 mg, dos veces al día | Los ajustes posológicos dependen del estado clínico y se efectuarán en intervalos no menores de 2 días | 80 mg, dos veces al día |
| Ziprasidona (intramuscular) | Para la agitación aguda: 10-20 mg, según la necesidad, hasta un máximo de 40 mg/día | No procede | Para la agitación aguda: la posología de 10 mg se puede administrar cada 2 h; se pueden administrar dosis de 20 mg cada 4 h hasta un máximo de 40 mg/día | Para la agitación aguda: 40 mg/día durante no más de 3 días consecutivos |
| Aripiprazol (comprimidos) | 10-15 mg, una vez al día | 10-30 mg/día | El incremento de la dosis no debe efectuarse antes de 2 semanas | 30 mg/día |

Información extraída de la información de prescripción estadounidense de cada medicamento.

[a] Las poblaciones especiales pueden precisar ajustes posológicos.

ción de 1 mg/ml. La posología inicial suele ser de 1 a 2 mg/día, por la noche. La dosis se puede aumentar gradualmente (a razón de 1 mg cada 2 o 3 días) hasta 4-6 mg por la noche. La posología superior a 6 mg/día comporta más efectos adversos. La posología inferior a 6 mg/día no suele acompañarse de síntomas extrapiramidales, pero se han descrito reacciones distónicas y discinéticas con dosis comprendidas entre 4 y 16 mg/día.

b. **Olanzapina.** La olanzapina se presenta en comprimidos de 2,5, 5, 7,5, 10, 15 y 20 mg para administración oral y en forma de comprimidos bucodispersables. La posología inicial suele ser de 10 a 15 mg, una vez al día. Se aconseja una dosis de partida de 5 mg/día a los ancianos y personas con enfermedades médicas o con alteraciones de la función hepática o con hipotensión. La dosis se puede incrementar hasta 20 mg/día al cabo de 5 a 7 días. La posología clínica varía entre 5 y 20 mg/día, pero en la esquizofrenia y en la manía bipolar se observa una mejoría de la mayoría de las personas tratadas con dosis de entre 10 y 15 mg/día. Las dosis más altas comportan, a veces, más efectos extrapiramidales y otros de naturaleza adversa. Hay que realizar análisis periódicos de las transaminasas de los pacientes con hepatopatía importante.

c. **Quetiapina.** La quetiapina se presenta en comprimidos de 25, 100, 200 y 300 mg. La dosis inicial es de 25 mg, dos veces al día, y se puede elevar hasta 25 o 50 mg por toma cada 2 o 3 días hasta alcanzar la dosis deseada de 400 a 500 mg/día, repartida en dos tomas diarias. En los estudios se ha comprobado la eficacia de la posología comprendida entre 300 y 800 mg/día; la mayoría de las personas alcanza el efecto beneficioso máximo con una dosis de 300 a 500 mg/día.

d. **Ziprasidona.** La ziprasidona se presenta en cápsulas de 20, 40, 60 y 80 mg. La dosis inicial es de 40 mg/día, repartida en dos tomas. En los estudios se ha probado la eficacia del intervalo de 40 a 200 mg, repartido en dos tomas diarias; si se administra con las comidas, la absorción se duplica.

e. **Clozapina.** La clozapina se presenta en comprimidos de 25 y 100 mg. La dosis inicial suele ser de 25 mg, una o dos veces al día, pero se puede empezar con una dosis conservadora de 12,5 mg, dos veces al día. Luego, la dosis se aumenta poco a poco (a razón de 25 mg cada 2 o 3 días) hasta 300 mg/día, generalmente repartidos en dos tomas, administrando la dosis más alta por la noche. Se pueden emplear dosis hasta de 900 mg/día, aunque la mayoría de las personas responda a 600 mg/día.

f. **Aripiprazol.** El aripiprazol se presenta en comprimidos de 5, 10, 15, 20 y 30 mg. La dosis inicial recomendada es de 10 a 15 mg/día en una sola toma. Las dosis superiores a este intervalo no aumentaron la eficacia en los ensayos clínicos. El efecto adverso más común, relacionado con la dosis, es la somnolencia.

4. **Evaluación antes del tratamiento.** Antes de iniciar el tratamiento debe documentarse el consentimiento informado del paciente. La anamnesis del paciente contendrá información sobre los posibles trastornos hematológicos, epilepsia, enfermedades cardiovasculares, enfermedades hepáticas y renales y abuso de drogas o medicamentos. La existencia de una hepatopatía o de una neuropatía obliga a empezar con dosis bajas. La exploración física abarcará una lectura de la presión arterial de decúbito y en bipedestación para descartar una hipotensión ortostática. El estudio de laboratorio comprenderá un electrocardiograma (ECG); varios hemogramas completos, con recuentos de leucocitos, que puede luego promediarse, así como pruebas de la función hepática y renal.

Como los antipsicóticos atípicos se han convertido en el tratamiento de primera línea de distintos trastornos, han aparecido controversias recientes sobre su importancia en la patogenia de las anomalías metabólicas (hiperglucemia, resistencia a la insulina y dislipidemia). En este momento, la American Psychiatric Association (APA) y la American Diabetic Association (ADA) han elaborado una norma consensuada para facilitar la vigilancia de los pacientes por los médicos. La olanzapina y la clozapina son los fármacos que más veces se han asociado a diabetes mellitus surgida durante el tratamiento, hecho que podría vincularse con su tendencia a producir un aumento notable de peso.

a. **Vigilancia basal**
   (1) Antecedentes personales y familiares de obesidad, diabetes, dislipidemia, hipertensión y enfermedades cardiovasculares.
   (2) Peso y talla (para poder calcular el índice de masa corporal [IMC]).
   (3) Perímetro de la cintura (medido por el ombligo).
   (4) Presión arterial.
   (5) Glucosa plasmática del ayuno.
   (6) Perfil lipídico en ayunas.

5. **Vigilancia durante el tratamiento.** Hay que vigilar sistemáticamente los efectos secundarios de todo paciente tratado con antipsicóticos atípicos. Aunque estos medicamentos muestran, presuntamente, un menor riesgo de discinesia tardía, sigue existiendo cierto riesgo, por lo que hay que evaluar cualquier anomalía motora. Según recomienda la FDA, hay que vigilar la glucemia de todos los pacientes, sobre todo en las primeras fases del tratamiento o si se produce un incremento del peso.

   La clozapina exige una vigilancia especial. Durante el tratamiento con clozapina hay que analizar semanalmente el recuento de leucocitos durante los 6 primeros meses para descartar una posible agranulocitosis; luego, los análisis se repiten quincenalmente. A pesar del coste de la vigilancia, la detección temprana de la agranulocitosis puede evitar un desenlace mortal. Posiblemente, la educación del paciente para que solicite la ayuda médica inmediata en caso de que aparezcan fiebre o signos de infección revista más importancia que los análisis hematológicos. Si el recuento de leucocitos desciende por debajo de 2.000/mm$^3$ o de granulocitos por debajo de 1.000/mm$^3$, se suspenderá la clozapina, se solicitará la consulta con un hematólogo y se planteará la biopsia de la médula ósea. Las personas con agranulocitosis no deben reexponerse a este fármaco. El clínico puede vigilar el recuento de leucocitos a través del laboratorio. Hay que presentar las pruebas de los análisis al farmacéutico para obtener la medicación. En la tabla 25-8 se ofrecen directrices para el tratamiento clínico de las anomalías hematológicas asociadas a la clozapina.

   a. **Vigilancia mantenida de los antipsicóticos atípicos.** Los pacientes que reciben antipsicóticos atípicos de mantenimiento durante períodos largos requieren una vigilancia periódica, como se ilustra en la tabla 25-9.

6. **Cambio de y hacia otro antipsicótico.** La transición de un antagonista de los receptores dopaminérgicos hacia un antagonista de la serotonina y dopamina se puede efectuar de manera sencilla pero lenta. Parece aconsejable solapar la administración del fármaco nuevo con el antiguo, reduciendo la dosis del segundo mientras se eleva la del primero.

   Como los antipsicóticos atípicos, por ejemplo la risperidona, la quetiapina y la ziprasidona, carecen de efectos anticolinérgicos, la transición brusca de un antagonista de los receptores dopamínicos a cualquiera de ellos puede motivar un rebote colinérgico, que consiste en salivación excesiva, náuseas, vómitos y diarrea. El riesgo de rebote colinérgico se puede mitigar asociando inicialmente el antipsicótico atípico a un anticolinérgico, que luego se retira lentamente.

   Con las formulaciones de depósito de los antagonistas de los receptores dopaminérgicos, la primera dosis del antipsicótico atípico se administrará el día en que toque la siguiente inyección de aquel. En este momento, el único antipsicótico atípico que dispone de una formulación de acción prolongada es la risperidona.

7. **Efectos adversos**
   a. **Todos los antipsicóticos atípicos**
      (1) **Síndrome maligno por neurolépticos.** La aparición del síndrome maligno por neurolépticos es bastante más rara con los antipsicóticos atípicos que con los antagonistas de los receptores dopaminérgicos. Este síndrome consiste en rigidez muscular, fiebre, distonía, cinesia, mutismo, oscilación entre la obnubilación y la agitación, diaforesis, disfagia, temblor, incontinencia, labilidad de la presión arterial, leucocitosis y elevación de la creatinfosfocinasa. La clozapina, sobre todo si se combina con el litio, y la risperidona se han asociado al síndrome maligno por neurolépticos.

**Tabla 25-8**
**Tratamiento clínico del descenso del recuento leucocítico, la leucopenia y la agranulocitosis**

| Fase del problema | Datos leucocíticos | Manifestaciones clínicas | Plan de tratamiento |
|---|---|---|---|
| Recuento leucocítico disminuido | El recuento de leucocitos muestra un descenso significativo (aun cuando se encuentre dentro del intervalo normal)<br>«Descenso significativo» = 1) caída de más de 3.000 células con respecto al análisis anterior o 2) tres o más caídas consecutivas del recuento leucocítico | Ningún síntoma de infección | 1. Vigilancia estrecha del paciente<br>2. Solicitar análisis completos dos veces por semana, con la fórmula leucocitaria, si el médico lo considera oportuno<br>3. Continuar el tratamiento con clozapina |
| Leucopenia leve | Leucocitos = 3.000-3.500 | El paciente puede manifestar o no síntomas clínicos como letargo, fiebre, faringitis y debilidad | 1. Vigilancia estrecha del paciente<br>2. Solicitar hemogramas completos con fórmula leucocitaria, como mínimo dos veces por semana<br>3. Se puede continuar con la clozapina |
| Leucopenia o granulocitopenia | Leucocitos = 2.000-3.000 o granulocitos = 1.000-1.500 | El paciente puede manifestar o no síntomas clínicos como fiebre, faringitis, letargo y debilidad | 1. Suspender la clozapina de inmediato<br>2. Solicitar hemogramas completos, con recuento leucocitario, todos los días<br>3. Incrementar la vigilancia y plantear la hospitalización<br>4. Se puede reanudar la clozapina cuando se normalice el recuento leucocitario |
| Agranulocitosis (no complicada) | Recuento leucocitario inferior a 2.000 o granulocitario inferior a 1.000 | El paciente puede manifestar o no síntomas clínicos como fiebre, faringitis, letargo y debilidad | 1. Suspender la clozapina de inmediato<br>2. Llevar al paciente a un servicio médico con medidas protectoras de aislamiento e instalaciones modernas<br>3. Plantear la toma de una muestra de médula ósea para saber si están suprimidas las células progenitoras<br>4. Vigilar al paciente cada 2 días hasta que el recuento y la fórmula leucocitarios se normalicen (unas 2 semanas)<br>5. Evitar el uso concomitante de fármacos que puedan suprimir la médula ósea |

*(continúa)*

Tabla 25-8 — *(cont.)*
**Tratamiento clínico del descenso del recuento leucocítico, la leucopenia y la agranulocitosis**

| Fase del problema | Datos leucocíticos | Manifestaciones clínicas | Plan de tratamiento |
|---|---|---|---|
| Agranulocitosis (complicada) | Recuento leucocitario inferior a 2.000 o granulocitario inferior a 1.000 | Manifestaciones definitivas de infección, como fiebre, faringitis, letargo, debilidad, malestar general, úlceras en la piel, etc. | 6. Consultar al hematólogo o a otro especialista para establecer el régimen antibiótico adecuado<br>7. Iniciar el tratamiento adecuado; vigilancia estrecha |
| Recuperación | Recuento leucocitario superior a 4.000 y granulocitario superior a 2.000 | Ningún síntoma de infección | 1. Hemograma completo una vez por semana, con fórmula leucocitaria, hasta obtener 4 valores normales consecutivos<br>2. *No* debe reanudarse el tratamiento con clozapina |

Tabla 25-9
**Vigilancia durante el tratamiento de mantenimiento con antipsicóticos atípicos**

| Parámetro | Semanas |
|---|---|
| Peso | 4, 8, 12, 16, 52 |
| Perímetro de la cintura | 52 |
| Presión arterial | 12, 52 |
| Glucosa del ayuno | 12, 52 |
| Lípidos en ayunas | 12; 5 años |

(2) **Discinesias tardías.** Los antipsicóticos atípicos se asocian significativamente menos a discinesias tardías que los antagonistas de los receptores dopamínicos. Además, los preparados atípicos, en particular la clozapina, alivian los síntomas de las discinesias tardías y están particularmente indicados para las personas psicóticas con discinesias tardías preexistentes. Por esta razón, el tratamiento de mantenimiento prolongado con antagonistas de los receptores dopamínicos se ha convertido en una práctica dudosa.

b. **Risperidona.** La risperidona produce pocos efectos adversos en las dosis terapéuticas habituales de 6 mg/día o menos. Los efectos adversos más frecuentes consisten en ansiedad, insomnio, somnolencia, mareos, estreñimiento, náuseas, dispepsia, rinitis, erupción y taquicardia. Cuando se administra en dosis más altas, lo cual es raro, produce efectos extrapiramidales, hiperprolactinemia, sedación, hipotensión ortostática, palpitaciones, aumento de peso, disminución de la libido y disfunción eréctil que dependen de la dosis. Los efectos adversos raros asociados a su uso prolongado son el síndrome maligno por neurolépticos, el priapismo, la púrpura trombocitopénica y las crisis convulsivas de personas con hiponatremia.

c. **Olanzapina.** La olanzapina se tolera bien, salvo por la somnolencia moderada y el incremento de peso de entre 4,5 y 11,5 kg en las personas que la toman de forma continuada. Entre los efectos adversos menos frecuentes cabe citar el estreñimiento, los mareos, la hiperglucemia, la hipotensión ortostática, las elevaciones de las transaminasas y, menos veces, los síntomas extrapiramidales. Se han descrito más casos de diabetes mellitus y cetoacidosis con la olanzapina que con los demás antipsicóticos atípicos.

d. **Quetiapina.** Los efectos adversos más frecuentes de la quetiapina son la somnolencia, la sequedad de boca, la astenia, la hipotensión postural y los mareos, que suelen resultar pasajeros y se combaten fundamentalmente con un ajuste inicial y gradual de la dosis al alza. La quetiapina no parece producir más síntomas extrapiramidales que el placebo. Sin embargo, se asocia a un incremento pasajero y moderado de peso, ascensos pasajeros de las transaminasas hepáticas, pequeños incrementos de la frecuencia cardíaca y estreñimiento.
e. **Ziprasidona.** Los efectos adversos de la ziprasidona son raros. En concreto, es el único antipsicótico atípico no asociado a aumento de peso. Las reacciones adversas más frecuentes consisten en somnolencia, mareos, náuseas y aturdimiento. La ziprasidona apenas produce efectos importantes fuera del sistema nervioso central (SNC), pero puede prolongar el intervalo QT/QTc con el riesgo consiguiente de taquicardia helicoidal.
f. **Clozapina.** La posibilidad real de que aparezcan efectos adversos graves es el motivo por el que se reserva la clozapina para las personas más rebeldes al tratamiento. Los efectos secundarios más comunes comprenden sedación, crisis convulsivas, mareos, síncope, taquicardia, hipotensión, cambios del ECG, náuseas, vómitos, leucopenia, granulocitopenia, agranulocitosis y fiebre. El aumento de peso puede ser llamativo. Se ha vinculado la clozapina con la diabetes mellitus, al margen del posible aumento de peso. Otros efectos adversos habituales abarcan fatiga, sialorrea, síntomas gastrointestinales diversos (en particular, estreñimiento), efectos anticolinérgicos y debilidad muscular subjetiva. La clozapina debiera utilizarse en un entorno estructurado.

   Dado el riesgo aditivo de agranulocitosis, la clozapina no debe combinarse con la carbamazepina ni con otros medicamentos que producen mielosupresión.
g. **Aripiprazol.** El aripiprazol se tolera bien y la tasa de retirada de la medicación se parece a la del placebo. Los acontecimientos más frecuentes que surgen durante el tratamiento son cefalea, náuseas, vómitos, insomnio, aturdimiento y somnolencia. En los ensayos clínicos de corta duración, la incidencia de síntomas extrapiramidales se asemejó a la del placebo. En la práctica clínica, algunos pacientes experimentan una agitación intensa y acatisia con el aripiprazol.

8. **Interacciones medicamentosas.** Los depresores del SNC, el alcohol y los tricíclicos, si se coadministran con los antipsicóticos atípicos, pueden acentuar el riesgo de convulsiones, sedación y efectos cardíacos. Los antihipertensivos exacerban, a veces, la hipotensión ortostática causada por los antagonistas de la serotonina y la dopamina. La coadministración de benzodiazepinas y antipsicóticos atípicos se asocia, en ocasiones, a una mayor incidencia de ortostatismo, síncope y depresión respiratoria. La risperidona, la olanzapina, la quetiapina y la ziprasidona pueden antagonizar los efectos de la levodopa y los agonistas dopaminérgicos. El uso prolongado de antipsicóticos atípicos, junto con medicamentos que inducen las enzimas metabólicas del citocromo P450 (CYP) (p. ej., carbamazepina, barbitúricos, omeprazol, rifampicina, glucocorticoides) puede incrementar el aclaramiento de los antipsicóticos atípicos en un 50% o más. Seguidamente se describen algunas interacciones medicamentosas importantes.
   a. **Risperidona.** El uso concomitante de risperidona más fenitoína o ISRS puede ocasionar síntomas extrapiramidales. El uso de la risperidona por personas adictas a los opiáceos puede precipitar síntomas de abstinencia opiácea. La adición de risperidona al tratamiento con clozapina puede elevar las concentraciones plasmáticas de esta última en un 75%.
   b. **Olanzapina.** La fluvoxamina aumenta las concentraciones séricas de la olanzapina.
   c. **Quetiapina.** La fenitoína quintuplica el aclaramiento de la quetiapina y la tioridazina aumenta el de la quetiapina en un 65%. La cimetidina reduce el aclaramiento de la quetiapina en un 20% y la quetiapina el del lorazepam en un 20%.
   d. **Ziprasidona.** La probabilidad de que la ziprasidona ocasione interacciones medicamentosas de interés clínico es baja.
   e. **Clozapina.** La clozapina no debe administrarse con ningún otro fármaco que pueda inducir mielosupresión. Estos fármacos comprenden la carbamazepina, la fenitoína, el propiltiouracilo, las sulfamidas y el captopril. La adición de paroxetina puede precipitar neu-

tropenia asociada a la clozapina. El litio, combinado con la clozapina, puede acentuar el riesgo de convulsiones, confusión y trastornos motores. No se debe combinar el litio con la clozapina si el paciente ha experimentado un episodio anterior de síndrome maligno por neurolépticos. La risperidona, la fluoxetina, la paroxetina y la fluvoxamina aumentan las concentraciones séricas de la clozapina.

f. **Aripiprazol.** La carbamazepina puede reducir los valores sanguíneos del aripiprazol. La fluoxetina y la paroxetina pueden inhibir el metabolismo y, en consecuencia, la eliminación del aripiprazol.

B. **Antagonistas de los receptores dopaminérgicos.** En estos momentos, los antagonistas de los receptores dopaminérgicos representan fármacos de segunda línea para tratar la esquizofrenia y otros trastornos psicóticos. Debido a sus efectos tranquilizantes inmediatos, los antagonistas de los receptores dopaminérgicos suelen emplearse, sin embargo, en el tratamiento de los episodios psicóticos agudos.

1. **Elección del fármaco.** Aunque la potencia de los antagonistas de los receptores dopaminérgicos varía mucho (tabla 25-10), todos los preparados actuales poseen la misma eficacia en el tratamiento de la esquizofrenia. Los antagonistas de los receptores dopaminérgicos se extienden en una gama variada de formulaciones y dosis (tabla 25-11).

a. **Tratamiento de corta duración.** El equivalente a 5-10 mg de haloperidol constituye una dosis razonable para un adulto con un estado psicótico agudo. Los ancianos pueden responder a una cantidad tan baja como 1 mg de haloperidol.

La administración intramuscular de los antagonistas de los receptores dopaminérgicos determina concentraciones plasmáticas máximas en unos 30 min, frente a los 90 min de la vía oral. Las dosis de los antagonistas de los receptores dopaminérgicos para administración intramuscular representan aproximadamente la mitad de las dosis de la vía oral. Hay que vigilar al paciente durante 1 h después de la primera dosis. Pasado este tiempo, la mayoría de los clínicos administra una dosis o un sedante (p. ej., una benzodiazepina) para controlar eficazmente el comportamiento. Entre los posibles sedantes se encuentran el lorazepam por vía intramuscular (2 mg) y el amobarbital por la misma vía (50 a 250 mg).

CONSEJO CLÍNICO:

*La administración de más de 50 mg de clorpromazina en una inyección puede ocasionar una hipotensión grave. Es más seguro comenzar con una dosis de 25 mg.*

Existen dos formulaciones de antipsicóticos atípicos de acción corta para administración intramuscular que se pueden emplear en el tratamiento de la agitación aguda asociada a la esquizofrenia o al trastorno bipolar (episodio maníaco o mixto).

(1) **Olanzapina.** Se comercializa en forma inyectable con 10 mg, para su administración en una sola dosis, con posibilidad de repetición a las 2 h. Se puede inyectar una tercera dosis a las 4 h de la segunda. Posee un inicio rápido de los efectos: antes de 15 min en pacientes esquizofrénicos agitados y antes de 30 min en pacientes agitados con trastorno bipolar. El efecto secundario más frecuente es la somnolencia.

CONSEJO CLÍNICO:

*Hay que evitar la coadministración de lorazepam y olanzapina porque se han producido casos de muerte.*

(2) **Ziprasidona.** Indicada para el tratamiento de la agitación aguda asociada a las psicosis. Se comercializa en una forma inyectable con 20 mg y se administra en cantidad de 10 a 20 mg, según la necesidad, hasta un máximo de 40 mg/día. Es posible

Tabla 25–10
**Antagonistas de los receptores dopaminérgicos**

| Nombre genérico | Clasificación química | Dosis equivalente por vía oral (mg) | Potencia relativa | Dosis terapéutica (mg/día)[a] | Efectos secundarios: Sedación | Efectos secundarios: Vegetativos[b] | Efectos secundarios: Reacciones extrapiramidales[c] |
|---|---|---|---|---|---|---|---|
| Acetofenazina | Fenotiazina: compuesto piperazínico | 20 | Intermedia | 20-100 | ++ | + | ++/+++ |
| Clorpromazina | Fenotiazina: compuesto alifático | 100 | Baja | 150-2.000 | +++ | +++ | ++ |
| Clorprotixeno | Tioxanteno | 100 | Baja | 100-600 | +++ | +++ | +/++ |
| Flufenazina | Fenotiazina: compuesto piperazínico | 2 | Alta | 5-60 | + | + | +++ |
| Haloperidol | Butirofenona | 2 | Alta | 2-100 | + | + | +++ |
| Loxapina | Dibenzoxazepina | 10 | Intermedia | 30-250 | ++ | +/++ | ++/+++ |
| Mesoridazina | Fenotiazina: compuesto piperidínico | 50 | — | — | +++ | ++ | + |
| Molindona | Dihidroindolona | 10 | — | — | ++ | + | + |
| Perfenazina | Fenotiazina: compuesto piperazínico | 8 | Intermedia | 8-64 | ++ | + | ++/+++ |
| Pimozida[d] | Difenilbutilpiperidina | 1,5 | Alta | 2-20 | + | + | +++ |
| Proclorperazina | Fenotiazina: compuesto piperazínico | 15 | — | — | ++ | + | +++ |
| Tioridazina | Fenotiazina: compuesto piperidínico | 100 | Baja | 100-800 | +++ | +++ | + |
| Tiotixeno | Tioxanteno | 4 | Alta | 5-60 | + | + | +++ |
| Tifluoperazina | Fenotiazina: compuesto piperazínico | 5 | Intermedia | 5-60 | ++ | + | ++ |
| Triflupromazina | Fenotiazina: compuesto piperazínico | 25 | Alta | 20-150 | +++ | ++/+++ | ++ |

[a] Intervalo extremo.
[b] Efectos antiadrenérgicos alfa y anticolinérgicos.
[c] Excluida la discinesia tardía que parece producirse con la misma magnitud y frecuencia con todos los fármacos en dosis antipsicóticas equipotentes.
[d] La pimozida se utiliza sobre todo para tratar el síndrome de Gilles de la Tourette; la proclorperazina se usa poco o nada como antipsicótico.
Adaptado de American Medical Association. *AMA Drug Evaluations: Annual 1992.* Chicago: American Medical Association; 1992.

Tabla 25–11
**Preparaciones de agonistas de los receptores dopaminérgicos**

| Nombre genérico | Comprimidos (mg) | Cápsulas | Solución | Parenteral | Supositorios (vía rectal) (mg) |
|---|---|---|---|---|---|
| Clorpromazina | 10, 25, 50, 100, 200 | 30, 75, 150, 200, 300 | 10 mg/5 ml, 30 mg/ml, 100 mg/ml | 25 mg/l | 25, 100 |
| Clorprotixeno | 10, 25, 50, 100 | — | 100 mg/5 ml (suspensión) | 12,5 mg/l | — |
| Droperidol | — | — | — | 2,5 mg/ml | — |
| Flufenazina | 1, 2,5, 5, 10 | — | 2,5 mg/5 ml, 5 mg/ml | 2,5 mg/ml (sólo i.m.) | — |
| Decanoato de flufenazina | — | — | — | 25 mg/ml | — |
| Enantato de flufenazina | — | — | — | 25 mg/ml | — |
| Haloperidol | 0,5, 1, 2, 5, 10, 20 | — | 2 mg/ml | 5 mg/ml (sólo i.m.) | — |
| Decanoato de haloperidol | — | — | — | 50, 100 mg/ml (sólo i.m.) | — |
| Loxapina | — | 5, 10, 25, 50 | 25 mg/5 ml | 50 mg/ml | — |
| Molindona | 5, 10, 25, 50, 100 | — | 20 mg/ml | — | — |
| Perfenazina | 2, 4, 8, 16 | — | 16 mg/5 ml | 5 mg/ml | — |
| Pimozida | 2 | — | — | — | — |
| Proclorperazina | 5, 10, 25 | 10, 15, 30 | 5 mg/5 ml | 5 mg/ml | 2,5, 5, 25 |
| Tioridazina | 10, 15, 25, 50, 100, 150, 200 | — | 25 mg/5 ml, 100 mg/5 ml, 30 mg/ml, 100 mg/ml | — | — |
| Tiotixeno | — | 1, 2, 5, 10, 20 | 5 mg/ml | 5 mg/ml (sólo i.m.), 2 mg/ml (sólo i.m.) | — |
| Trifluoperazina | 1, 2, 5, 10 | — | 10 mg/ml | 2 mg/ml | — |

administrar dosis de 10 mg cada 2 h; las dosis de 20 mg se pueden aplicar cada 4 h hasta un máximo de 40 mg/día. La concentración sérica máxima suele ocurrir aproximadamente 60 min después de la dosificación y la semivida varía entre 2 y 5 h. Los efectos adversos más habituales comprenden somnolencia, náuseas y cefalea.

**b. Medicamentos de depósito con acción prolongada.** Como algunas personas esquizofrénicas no cumplen los tratamientos con antagonistas de los receptores dopamínicos por vía oral, se precisan preparaciones de depósito de acción prolongada. El clínico suele administrar estas preparaciones de uso intramuscular desde una vez cada semana hasta una vez cada 4 semanas. Estos antagonistas de los receptores dopamínicos de depósito pueden comportar un aumento de los efectos adversos, incluidas las discinesias tardías.

**(1) Risperidona consta.** Es el único antipsicótico atípico existente en una formulación de acción prolongada. Se administra cada 2 semanas y la posología inicial recomendada es de 25 mg. Para empezar el tratamiento, el paciente ha de recibir suplementación con un antipsicótico por vía oral durante 3 semanas. Asimismo, se comercializa en dosis de 37,5 y de 50 mg. El ajuste de la dosis no debe efectuarse más de una vez al mes y la dosis máxima no puede superar 50 mg a lo largo de 2 semanas. Los acontecimientos adversos más frecuentes que se han notificado son somnolencia, acatisia, parkinsonismo, dispepsia, estreñimiento, sequedad de boca, fatiga y aumento de peso.

**2. Precauciones y reacciones adversas.** Los antagonistas de los receptores dopamínicos de potencia baja suelen producir efectos adversos no neurológicos y, los de gran potencia, neurológicos (es decir, extrapiramidales) (tabla 25-12). Los antagonistas de la serotonina y la dopamina suelen causar más alteraciones metabólicas.

**3. Interacciones medicamentosas.** Debido a sus numerosos efectos sobre los receptores y a su metabolización mayoritaria en el hígado, los antagonistas de los receptores dopamínicos se asocian a muchas interacciones farmacocinéticas y farmacodinámicas (tabla 25-13).

## VI. Antidepresivos

En este apartado se describen diversos antidepresivos, junto con sus indicaciones, normas posológicas y reacciones adversas.

**A. ISRS.** En la actualidad, hay seis ISRS que se utilizan para el tratamiento de primera línea de la depresión. La fluoxetina se introdujo en 1988 y, desde entonces, ha sido el antidepresivo más prescrito en el mundo. Durante la década posterior, la sertralina y la paroxetina se prescribieron casi igual que la fluoxetina. El citalopram, la paroxetina CR y el escitalopram son los otros ISRS autorizados para la depresión. La fluvoxamina, un séptimo ISRS, pese a su eficacia como antidepresivo, sólo está autorizada por la FDA como tratamiento del trastorno obsesivo-compulsivo. Los ISRS también surten efecto frente a una gama amplia de trastornos de ansiedad.

**1. Acciones farmacológicas**

**a. Farmacocinética.** Todos los ISRS se absorben bien después de su administración oral y alcanzan concentraciones máximas al cabo de 4 a 8 h. La fluoxetina cuenta con la semivida más larga, de 2 a 3 días; su metabolito activo, la norfluoxetina, posee una semivida de 7 a 9 días. La semivida de la sertralina es de 26 h y su metabolito, significativamente menos activo, posee una semivida de 3 a 5 días. Las semividas de los otros tres ISRS, que no poseen metabolitos con una actividad farmacológica importante, representan 35 h para el citalopram y el escitalopram, 21 h para la paroxetina y para la paroxetina CR, y 15 h para la fluvoxamina (tabla 25-14).

La administración de un ISRS con el alimento posee un efecto mínimo sobre la absorción y puede reducir la incidencia de náuseas y diarrea.

**b. Farmacodinámica.** Los efectos clínicos beneficiosos de los ISRS se atribuyen a su inhibición relativamente selectiva de la recaptación de serotonina y a su escaso efecto sobre la recaptación de noradrenalina y dopamina. En general, se alcanza un mismo grado de efecto clínico beneficioso mediante el uso constante de una dosis baja o mediante un incremento rápido de la posología. Sin embargo, la respuesta clínica varía mucho de una persona a otra.

## Tabla 25–12
**Efectos secundarios de los antipsicóticos**

| Efecto | Antipsicóticos convencionales | Clozapina | Risperidona | Olanzapina | Quetiapina | Ziprasidona | Aripiprazol |
|---|---|---|---|---|---|---|---|
| Sistema nervioso central | | | | | | | |
| Síntomas extrapiramidales (SEP) | 0 a ++[a,b] | 0[a] | 0 a +[b] | 0 a + | 0[a] | 0[a] | 0 |
| Discinesia tardía | +++ | 0 | (+) | ? | ? | ? | ? |
| Convulsiones | 0 a + | +++ | 0 | + | 0 | 0 | ? |
| Sedación, somnolencia | + a +++ | +++ | +[c] | + | +[c] | +[c] | +[e] |
| Otros | | | | | | | |
| Síndrome maligno por neurolépticos | + | + | + | + | ? | + | + |
| Hipotensión ortostática | + a +++ | 0 a +++ | + | +[c] | 0[c] | 0 | ? |
| Prolongación de QT[c] | 0 a +++ | 0 | 0 a + | 0 | 0 a + | +++ | 0 |
| Aumento de las transaminasas hepáticas | 0 a ++ | 0 a + | 0 a + | 0 a + | 0 a + | 0 a + | 0 |
| Efectos secundarios anticolinérgicos | 0 a +++ | +++ | 0 | + | 0 | 0 | 0 |
| Agranulocitosis | 0 | +++ | 0 | 0 | 0 | 0 | 0 |
| Aumento de la prolactina | ++ a +++ | 0 | + a ++ | 0[b] | 0[c] | 0[d] | 0 |
| Disminución del volumen eyaculado | 0 a + | 0 | 0 | 0 | 0 | 0 | ? |
| Aumento de peso | 0 a ++ | +++ | ++ | ++ | +++ | 0 | 0 a + |
| Congestión nasal | 0 a + | 0 a + | 0 a + | 0 a + | 0 a + | 0 | 0 |
| Disfunción sexual | + a ++ | ? | + | 0 a + | ? | ? | ? |

[a] Ninguna diferencia significativa con el grupo tratado con placebo, que pudo haber recibido tratamiento psicótico convencional antes de la inclusión en el estudio y haber arrastrado los efectos secundarios extrapiramidales en las primeras semanas de la investigación.

[b] Efectos secundarios extrapiramidales relacionados con dosis mayores de 6 mg/día.

[c] Pasajero.

[d] Aumentos relacionados con la dosis dentro del intervalo normal.

[e] Relacionado con la dosis, sin diferencia significativa con el placebo para las dosis de 15 o 20 mg.

0, ninguno o sin diferencia significativa con el placebo; +, leve; ++, moderado; +++, intenso; ?, datos insuficientes.

Adaptado de Casey DE: Side effect profiles of new antipsychotic agents. *J Clin Psychiatry* 1996; 57(supl): 40.

Tabla 25-13
**Interacciones de los antipsicóticos**

| Nombre genérico | Consecuencias |
|---|---|
| Antidepresivos tricíclicos | Aumento de la concentración de ambos |
| Anticolinérgicos | Toxicidad anticolinérgica, disminución de la absorción de los antipsicóticos |
| Antiácidos | Disminución de la absorción de los antipsicóticos |
| Cimetidina | Disminución de la absorción de los antipsicóticos |
| Alimentos | Disminución de la absorción de los antipsicóticos |
| Buspirona | Elevación de los valores de haloperidol |
| Barbitúricos | Aumento del metabolismo de los antipsicóticos, sedación excesiva |
| Fenitoína | Disminución del metabolismo de la fenitoína |
| Guanetidina | Menor efecto hipotensor |
| Clonidina | Menor efecto hipotensor |
| α-metildopa | Menor efecto hipotensor |
| Levodopa | Disminución de los efectos de ambos |
| Succinilcolina | Parálisis muscular prolongada |
| Inhibidores de la monoaminooxidasa | Hipotensión |
| Halotano | Hipotensión |
| Alcohol | Potenciación de la depresión del sistema nervioso central |
| Cigarrillos | Disminución de los valores plasmáticos de los antipsicóticos |
| Adrenalina | Hipotensión |
| Propranolol | Aumento en la concentración plasmática de ambos |
| Warfarina | Disminución de la concentración plasmática de la warfarina |

**2. Indicaciones terapéuticas**

**a. Depresión.** La fluoxetina, la sertralina, la paroxetina, el citalopram, la paroxetina CR y el escitalopram están indicados en el tratamiento de la depresión de la población general, de los ancianos, de los pacientes con enfermedades médicas y de las mujeres embarazadas. En varios estudios se ha comprobado que la eficacia máxima de los inhibidores de la recaptación de serotonina y noradrenalina, como la venlafaxina, la duloxetina o de los tricíclicos puede exceder la de los ISRS en los casos de depresión grave y de melancolía.

**(1) Selección del fármaco.** En comparaciones directas sobre las ventajas de cada ISRS no se ha hallado que ninguno de ellos sea, en principio, mejor que los demás. Sin embargo, las respuestas a los distintos ISRS varían mucho en un mismo paciente. En algunas publicaciones se señala que más de la mitad de las personas, que responden mal a un ISRS, mejoran con otro. Por eso, lo más razonable es ensayar otros miembros del grupo de los ISRS si el paciente no responde al primer ISRS, en lugar de pasar a antidepresivos de otro grupo.

**(2) Comparación con los antidepresivos tricíclicos.** La eficacia de los ISRS se parece a la de los antidepresivos tricíclicos, pero el perfil de efectos adversos es mucho más favorable. Cierto grado de nerviosismo o agitación, las alteraciones del sueño, los síntomas digestivos y quizá los efectos adversos sexuales resultan más frecuentes entre los tratados con ISRS que entre los que reciben preparados tricíclicos.

**b. Suicidio.** Los ISRS reducen el riesgo de suicidio de la inmensa mayoría de las personas. Algunas personas muestran una ansiedad y agitación especiales al tomar la fluoxetina. La aparición de estos síntomas en una persona suicida podría empeorar, en principio, la gravedad de la ideación suicida.

CONSEJO CLÍNICO:

*Las personas suicidas, con frecuencia, son más capaces de llevar sus pensamientos suicidas a la realidad que de recuperarse de la depresión. Por eso, hay que vigilar de cerca a las personas potencialmente suicidas durante las primeras semanas de tratamiento con ISRS.*

Tabla 25–14
**Perfiles farmacocinéticos de los inhibidores selectivos de la recaptación de serotonina**

| Nombre genérico | Tiempo hasta la concentración plasmática máxima | Semivida | Semivida del metabolito | Tiempo hasta el estado de equilibrio (días) | Unión a las proteínas del plasma (%) |
|---|---|---|---|---|---|
| Citalopram | 4 h | 35 h | 3 h | 7 | 80 |
| Escitalopram | 5 h | 27-32 h | — | 7 | 56 |
| Fluoxetina | 6-8 h | 4-6 días | 4-16 días | 28-35 | 95 |
| Fluvoxamina | 3-8 h | 15 h | — | 5-7 | 80 |
| Paroxetina | 5-6 h | 21 h | — | 5-10 | 95 |
| Paroxetina CR | 6-10 h | 15-20 h | — | <14 | 95 |
| Sertralina | 4,5-8,5 h | 26 h | 62-104 h | 7 | 95 |

c. **Depresión durante y después del embarazo.** El uso de la fluoxetina durante el embarazo no comporta un mayor número de complicaciones perinatales, malformaciones fetales congénitas, discapacidades para el aprendizaje, retrasos del habla o problemas conductuales específicos. Los datos recientes sobre la sertralina, la paroxetina y la fluvoxamina revelan que estos fármacos probablemente ofrezcan una seguridad similar durante el embarazo.

d. **Depresión de los ancianos y de los pacientes con enfermedades médicas.** Todos los ISRS resultan útiles para los ancianos y las personas debilitadas por una enfermedad médica.

e. **Depresión crónica.** Como la retirada de los ISRS en los 6 meses siguientes al episodio depresivo comporta una elevada tasa de recaídas, la persona con depresión crónica debe mantener el tratamiento con ISRS durante varios años. En general, los ISRS se toleran bien cuando se administran durante largo tiempo.

f. **Depresión infantil.** Los ISRS se prescriben cada vez más para tratar la depresión infantil y para evitar que los niños y adolescentes combatan sus sentimientos depresivos con alcohol o con drogas ilegales. El perfil de efectos adversos de los ISRS en la infancia abarca síntomas digestivos, insomnio, agitación motora, desinhibición social, manía, hipomanía y psicosis. La FDA ha emitido un aviso reciente a los médicos, previniendo de los riesgos potenciales de suicidio entre los adolescentes tratados con estos antidepresivos. Se aconseja una vigilancia estrecha de esta medicación por parte del médico.

g. **Trastorno disfórico premenstrual.** Los ISRS reducen el estado de ánimo invalidante y las alteraciones conductuales que suceden en la semana anterior a la menstruación de las mujeres con un trastorno disfórico premenstrual. La administración pautada de los ISRS a lo largo del ciclo o sólo durante la fase lútea (la quincena comprendida entre la ovulación y la menstruación) surte el mismo efecto.

3. **Directrices clínicas**

a. **Posología y modo de administración** (tabla 25-15).

(1) **Fluoxetina.** La fluoxetina se comercializa en cápsulas de 10 y 20 mg, en comprimidos ranurados de 10 mg y en forma líquida (20 mg/5 ml). La dosis inicial para tratar la depresión suele ser de 10 a 20 mg/día por vía oral. El fármaco suele administrarse por la mañana, puesto que el insomnio es uno de los posibles efectos adversos. La fluoxetina se puede tomar con los alimentos para minimizar las posibles náuseas. Dada la semivida prolongada del fármaco y de su metabolito, se precisa un período de 4 semanas para alcanzar las concentraciones estacionarias, como ocurre con todos los antidepresivos. Los efectos antidepresivos de la fluoxetina pueden manifestarse al cabo de 1 a 3 semanas, pero el médico deberá esperar hasta que el paciente haya tomado la medicación durante 4 a 6 semanas antes de evaluar definitivamente su actividad antidepresiva.

En varios estudios se señala que la dosis de 20 mg puede ser tan eficaz como las dosis mayores para tratar la depresión. La posología diaria máxima recomendada por el fabricante es de 80 mg/día, y las dosis más altas pueden producir convulsiones.

Tabla 25-15
**Posología de los ISRS**

| | Inicial (mg) | Mantenimiento (mg) | Dosis alta (mg) |
|---|---|---|---|
| Paroxetina | 5-10 | 20-60 | >60 |
| Paroxetina CR | 25 | 25-62,5 | >62,5 |
| Fluoxetina | 2-5 | 20-60 | >80 |
| Sertralina | 12,5-25 | 50-200 | >300 |
| Citalopram | 10 | 20-40 | >60 |
| Escitalopram | 5 | 10-30 | >30 |
| Fluvoxamina | 25 | 50-100 | >300 |

Una estrategia razonable es mantener al paciente con 20 mg/día durante 3 semanas. Si no muestra ningún signo de mejoría clínica al cabo de este tiempo, se puede pasar a 40 mg/día.

CONSEJO CLÍNICO:

*Para minimizar los efectos adversos tempranos de ansiedad y agitación, empiece con 5 a 10 mg de fluoxetina al día, utilizando los comprimidos ranurados de 10 mg. Otra posibilidad, dada la semivida prolongada de la fluoxetina, es comenzar tomando la medicación en días alternos.*

Deben transcurrir, como mínimo, 2 semanas entre la retirada de los IMAO y el comienzo de la fluoxetina. La fluoxetina debe suspenderse por lo menos 5 semanas antes de iniciar el tratamiento con IMAO.

(2) **Sertralina.** La sertralina se suministra en comprimidos ranurados de 25, 50 y 100 mg. La dosis inicial para tratar la depresión es de 50 mg, una vez al día. Para limitar los efectos gastrointestinales, algunos clínicos comienzan con 25 mg/día y aumentan la dosis hasta 50 mg/día al cabo de 3 semanas. Si el paciente no responde después de 1 a 3 semanas, se puede incrementar la dosis hasta un máximo de 200 mg, una vez al día, a razón de 50 mg por semana. En general, la sertralina se administra por la noche, porque suele producir sedación más que insomnio. Las personas que sufren síntomas gastrointestinales pueden tomar este medicamento con las comidas.

(3) **Paroxetina.** La paroxetina se presenta en comprimidos ranurados de 20 mg, comprimidos no ranurados de 10, 30 y 40 mg y una suspensión bebible con sabor a naranja en una concentración de 10 mg/5 ml. Habitualmente, la dosis inicial para tratar la depresión es de 10 o 20 mg/día. Se puede aumentar si no se aprecia una respuesta adecuada después de 1 a 3 semanas. En ese momento, el clínico puede aumentar la posología hasta un máximo de 50 mg/día, en incrementos semanales de 10 mg. Algunos enfermos toleran dosis de hasta 80 mg/día. Las personas que sufran síntomas gastrointestinales pueden tomar este medicamento con las comidas.

La paroxetina se debe administrar, al principio, en una sola dosis diaria, por la noche. Las dosis más altas se pueden repartir en dos tomas diarias. Las personas con rasgos melancólicos pueden precisar dosis superiores a 20 mg/día. El intervalo terapéutico recomendado para los ancianos es de 10 a 20 mg/día.

CONSEJO CLÍNICO:

*La paroxetina es el ISRS con más tendencia a producir un síndrome de abstinencia. Para limitar la aparición de síntomas con una retirada brusca, la posología de la paroxetina se debe reducir a razón de 10 mg por semana hasta alcanzar 10 mg/día, momento en el cual puede bajarse a 5 mg/día y suspenderse pasada una semana más.*

(4) **Citalopram.** El citalopram se suministra en comprimidos ranurados de 20 y de 40 mg. La dosis inicial suele ser de 20 mg/día durante la primera semana y luego se incrementa, en general, hasta 40 mg/día. Algunas personas precisan 60 mg/día. La dosis recomendada para los ancianos o las personas con hepatopatía es de 20 mg/día, con un incremento hasta 40 mg/día sólo si no hay respuesta a 20 mg/día. Los comprimidos se toman una sola vez al día, por la mañana o por la noche, con los alimentos o sin ellos.

(5) **Paroxetina CR.** La paroxetina CR se comercializa en comprimidos con recubrimiento entérico de 12,5, 25 y 37,5 mg. La paroxetina CR puede administrarse una sola vez al día, generalmente por la mañana, con el desayuno o sin él. La dosis ini-

cial recomendada es de 25 mg/día. Algunos pacientes que no responden a la dosis de 25 mg mejoran si se aumenta la posología hasta 62,5 mg/día en incrementos de 12,5 mg/día. La dosis sólo debe modificarse en intervalos de, al menos, una semana. Hay que advertir a los pacientes que la paroxetina CR no debe masticarse ni aplastarse, sino deglutirse entera.

(6) **Escitalopram.** El escitalopram se proporciona en comprimidos ranurados de 10 y de 20 mg. La dosis inicial es de 10 mg/día, en una sola toma diaria, con los alimentos o sin ellos. Si el paciente no responde a esta posología, se puede aumentar hasta 20 mg/día tras una semana como mínimo.

b. **Estrategias para limitar los efectos adversos.** La mayoría de los efectos adversos de los ISRS aparecen en la primera o en las dos primeras semanas y suelen remitir o desaparecer espontáneamente si se continúa administrando el fármaco en la misma dosis. No obstante, hasta el 15% de los pacientes no llegan a tolerar la dosis mínima. Una alternativa en estos casos es fraccionar la dosis durante una semana y tomar una dosis cada 2, 3 o 4 días. Algunas personas toleran otro ISRS o, por el contrario, necesitan recibir un antidepresivo de otro grupo, por ejemplo un tricíclico.

c. **Estrategias de refuerzo terapéutico.** Se pueden seguir estrategias para reforzar el tratamiento de las personas deprimidas que responden parcialmente a los ISRS. Una asociación terapéutica de éstas, ISRS más bupropión, posee claros efectos adicionales. Algunos pacientes mejoran, asimismo, cuando se añade litio, levotiroxina o anfetamina (5 a 15 mg/día).

d. **Pérdida de eficacia.** Entre los posibles métodos para controlar la atenuación de la respuesta a los ISRS se encuentran el incremento o el decremento de la dosis; la retirada paulatina del fármaco, con reexposición posterior; el cambio a otro ISRS o a un antidepresivo distinto de los ISRS, y el refuerzo con bupropión, hormona tiroidea, litio, simpaticomiméticos, buspirona, antiepilépticos, naltrexona u otro antidepresivo distinto de los ISRS. El cambio en la respuesta a un ISRS debe explorarse mediante la psicoterapia, pues puede reflejar conflictos subyacentes que acentúan los síntomas depresivos.

4. **Precauciones y reacciones adversas**

a. **Disfunción sexual.** La inhibición sexual es el defecto adverso más frecuente de los ISRS y puede darse hasta en el 80% de los casos. Las manifestaciones más frecuentes son la inhibición del orgasmo y la disminución de la libido, que dependen de la dosis. A diferencia de la mayoría de los otros efectos adversos de los ISRS, la inhibición sexual no remite en las primeras semanas, sino que suele continuar mientras se toma el medicamento.

El tratamiento de la disfunción sexual inducida por los ISRS se basa en reducir la posología o cambiar a bupropión, que no causa disfunción sexual. Otras opciones son añadir bupropión, una o dos veces al día, o sildenafilo. Las dosis bajas de anfetaminas (2,5 mg) también son útiles.

b. **Efectos adversos gastrointestinales.** Las molestias gastrointestinales más frecuentes son las náuseas, la diarrea, la anorexia, los vómitos y la dispepsia. Las náuseas y las deposiciones blandas dependen de la dosis y tienen carácter pasajero, pues remiten, de ordinario, en unas semanas. La paroxetina CR se tolera mejor en virtud de su recubrimiento entérico, que retrasa su disolución hasta que entra en el intestino delgado y, en consecuencia, minimiza teóricamente las náuseas. La anorexia ocurre más con la fluoxetina, pero algunas personas aumentan de peso al tomar este medicamento. La pérdida del apetito y el adelgazamiento inducidos por la fluoxetina empiezan en cuanto se toma la medicación y alcanzan el máximo a las 20 semanas; luego, el peso suele retornar al valor inicial.

c. **Aumento de peso.** Hasta un tercio de las personas tratadas con ISRS aumentan de peso, a veces más de 10 kg. La paroxetina es el ISRS que más se asocia al incremento de peso, que puede ocurrir con cualquier preparado.

d. **Cefalea.** La incidencia de cefalea con los ISRS oscila entre el 18 y el 20%. La fluoxetina es la que más cefaleas produce. Por otro lado, todos los ISRS surten efecto profiláctico de las migrañas y las cefaleas tensionales de muchas personas.

CONSEJO CLÍNICO:

*Las cefaleas ocurren, en general, por la mañana y se pueden tratar con ácido acetilsalicílico o con paracetamol. Suelen remitir espontáneamente al cabo de unas semanas.*

e. **Efectos adversos sobre el sistema nervioso central**

(1) **Ansiedad.** La fluoxetina es la que más ansiedad, agitación e inquietud produce, sobre todo en las primeras semanas. Estos efectos iniciales suelen remitir y, después del primer mes de uso, se observa un descenso general de la ansiedad. El 5% de las personas suspende la fluoxetina por un incremento del nerviosismo. El incremento de la ansiedad es mucho menos común con los demás ISRS.

CONSEJO CLÍNICO:

*Vale la pena dar unos cuantos comprimidos de 5 mg de diazepam a los pacientes para que los tomen si experimentan ansiedad al comenzar el tratamiento con los ISRS.*

(2) **Insomnio y sedación.** El principal efecto en este campo, achacable a los ISRS, es una mejora del sueño como consecuencia del tratamiento de la depresión y de la ansiedad. Sin embargo, hasta una cuarta parte de las personas que toman ISRS nota alteraciones del sueño o una somnolencia excesiva. La fluoxetina es la que más insomnio produce, motivo por el cual suele administrarse por la mañana. La sertralina produce insomnio o somnolencia con una probabilidad parecida; el citalopram y, en especial, la paroxetina producen más somnolencia que insomnio. Las personas que toman estos últimos preparados refieren que duermen mejor si toman el medicamento antes de acostarse y que no les produce somnolencia diurna residual.

El insomnio inducido por los ISRS se puede tratar con benzodiazepinas, trazodona (el clínico debe explicar el riesgo de priapismo) u otros fármacos sedantes. La presencia de somnolencia importante inducida por los ISRS obliga, a menudo, a cambiar a otro ISRS o al bupropión.

(3) **Sueños vívidos y pesadillas.** Una minoría de las personas tratadas con ISRS dicen recordar unos sueños extraordinariamente vívidos o pesadillas. Si un paciente experimenta este tipo de sueños con un ISRS, puede mostrar el mismo efecto terapéutico beneficioso, sin imágenes que le perturben el sueño, cambiando a otro ISRS. Este efecto adverso suele remitir de forma espontánea al cabo de unas semanas.

(4) **Crisis.** Se han descrito crisis epilépticas del 0,1 al 0,2% de todas las personas tratadas con ISRS. Su incidencia es comparable a la descrita con otros antidepresivos y no difiere significativamente de la señalada con el placebo. Las crisis son más frecuentes con las dosis más altas de ISRS (100 mg o más de fluoxetina al día).

(5) **Síntomas extrapiramidales.** El temblor afecta al 5-10% de las personas tratadas con ISRS. Los ISRS rara vez producen acatisia, distonía, temblor, rigidez en rueda dentada, tortícolis, epistótonos, alteraciones de la marcha y bradicinesia. Las personas con enfermedad de Parkinson bien controlada pueden experimentar un empeoramiento brusco de los síntomas motores al tomar ISRS. Los efectos adversos extrapiramidales se asocian más veces a la fluoxetina, ocurren sobre todo con dosis superiores a 40 mg/día, pero pueden aparecer en cualquier momento del tratamiento.

f. **Efectos anticolinérgicos.** La paroxetina posee una actividad anticolinérgica leve causante de sequedad de boca, estreñimiento y sedación relacionados con la dosis. Sin embargo, la actividad anticolinérgica de la paroxetina posiblemente represente sólo una quinta parte de la de la nortriptilina, y la mayoría de las personas tratadas con paroxetina no sufre efectos adversos anticolinérgicos. Aunque se considera que carecen de actividad anticolinérgica, los demás ISRS se asocian a sequedad de boca en un 20% de los casos. Esta molestia desaparece con el tiempo.

g. **Efectos adversos hematológicos.** Los ISRS afectan a la función plaquetaria y, rara vez, se asocian a un aumento de las equimosis. La paroxetina y la fluoxetina se asocian en casos excepcionales a neutropenia reversible, sobre todo si se administran junto con la clozapina.

h. **Alteraciones electrolíticas y de la glucosa.** Los ISRS rara vez se acompañan de un descenso en las concentraciones de glucosa; por eso, hay que vigilar de cerca a las personas con diabetes y reducir la dosis de los hipoglucemiantes, en caso de necesidad. Se han observado casos raros de hiponatremia y de secreción inapropiada de la hormona antidiurética (SIADH) asociados a los ISRS entre personas tratadas con diuréticos y privadas, asimismo, de agua.

i. **Erupción y reacciones alérgicas.** Aproximadamente el 4% de las personas manifiesta distintos tipos de erupción; la reacción alérgica generalizada y la afectación de los pulmones determinan, en raras ocasiones, fibrosis y disnea. A veces, hay que suspender el tratamiento con ISRS si aparece una erupción relacionada con la medicación.

j. **Galactorrea.** Los ISRS producen una galactorrea reversible, quizá por interferir en la regulación dopaminérgica de la secreción de prolactina.

k. **Síndrome serotonínico.** El síndrome serotonínico es raro. La administración concomitante de un ISRS más un IMAO puede elevar las concentraciones plasmáticas de serotonina hasta valores tóxicos y ocasionar una constelación de síntomas llamada *síndrome serotonínico.* Este síndrome de sobreestimulación serotonínica grave y potencialmente mortal se caracteriza, en orden de aparición, por lo siguiente: 1) diarrea; 2) inquietud; 3) agitación extrema, hiperreflexia y labilidad vegetativa con posibles fluctuaciones rápidas de las constantes vitales; 4) mioclonías, crisis, hipertermia, tiritona incontrolable y rigidez, y 5) delirium, coma, estado epiléptico, colapso cardiovascular y muerte.

   El tratamiento del síndrome serotonínico consiste en retirar las sustancias nocivas e instituir de inmediato medidas extensas de soporte con nitroglicerina, ciproheptadina, metisergida, sábanas de refrigeración, clorpromazina, dantroleno, benzodiazepinas, antiepilépticos, ventilación mecánica y fármacos paralizantes.

l. **Síndrome de abstinencia de los ISRS.** La retirada brusca de un ISRS, sobre todo si tiene una semivida relativamente corta, como la paroxetina, se ha asociado a un síndrome que se caracteriza por mareos, debilidad, náuseas, cefalea, depresión de rebote, ansiedad, insomnio, mala concentración, síntomas respiratorios altos, parestesias y síntomas migrañosos. No suele aparecer hasta pasadas, por lo menos, 6 semanas de tratamiento y remite, de ordinario, de manera espontánea en 3 semanas. Las personas que experimentan efectos adversos pasajeros en las primeras semanas del tratamiento con los ISRS suelen presentar más síntomas de abstinencia. La fluoxetina es la que menos se asocia a este síndrome, porque la semivida de su metabolito excede de una semana y se va eliminando paulatinamente él solo. Por eso, se ha utilizado la fluoxetina para tratar algunos casos de síndrome de abstinencia asociados a la interrupción del tratamiento con otros ISRS, aunque el propio síndrome resulte autolimitado.

5. **Interacciones farmacológicas** (tabla 25-16). Los ISRS no interfieren con casi ningún fármaco. El síndrome serotonínico puede aparecer con la administración concomitante de IMAO, L-triptófano, litio y otros antidepresivos que inhiben la recaptación de serotonina. La fluoxetina, la sertralina y la paroxetina pueden aumentar las concentraciones plasmáticas de los antidepresivos tricíclicos hasta cifras que producen toxicidad clínica.

   La combinación del litio y todos los fármacos serotoninérgicos debe administrarse con cautela, dada la posibilidad de precipitar crisis. Los ISRS pueden incrementar la duración y la intensidad de las alucinaciones inducidas por el zolpidem. Seguidamente se exponen algunas interacciones de interés.

   a. **Fluoxetina.** La fluoxetina puede retrasar el metabolismo de la carbamazepina, los antineoplásicos, el diazepam y la fenitoína.

Tabla 25-16
**Interacciones farmacológicas de los ISRS**

| ISRS | Otros fármacos | Efecto | Importancia clínica |
|---|---|---|---|
| Fluoxetina | Desipramina | Inhibe el metabolismo | Posible |
| | Carbamazepina | Inhibe el metabolismo | Posible |
| | Diazepam | Inhibe el metabolismo | No importante |
| | Haloperidol | Inhibe el metabolismo | |
| | Warfarina | Ninguna interacción | |
| | Tolbutamida | Ninguna interacción | |
| Fluvoxamina | Fenazona | Inhibe el metabolismo | No importante |
| | Propranolol | Inhibe el metabolismo | Poco probable |
| | Tricíclicos | Inhibe el metabolismo | Poco probable |
| | Warfarina | Inhibe el metabolismo | Posible |
| | Atenolol | Ninguna interacción | |
| | Digoxina | Ninguna interacción | |
| Paroxetina | Fenitoína | El AUC aumenta en un 12% | Posible |
| | Prociclidina | El AUC aumenta en un 39% | Posible |
| | Cimetidina | El AUC de la paroxetina aumenta en un 50% | Posible |
| | Fenazona | Ninguna interacción | |
| | Digoxina | Ninguna interacción | |
| | Propranolol | Ninguna interacción | |
| | Tranilcipromina | Ninguna interacción | Cuidado con el tratamiento combinado |
| Sertralina | Warfarina | Ninguna interacción | No importante |
| | Fenazona | Aumento del aclaramiento | |
| | Diazepam | El aclaramiento disminuye en un 13% | No importante |
| | Tolbutamida | El aclaramiento disminuye en un 16% | No importante |
| | Digoxina | Ninguna intervención | |
| | Litio | Ninguna interacción farmacocinética | Cuidado con el tratamiento combinado |
| | Desipramina | Ninguna interacción | |
| | Atenolol | Ninguna interacción farmacocinética | |
| Citalopram | Cimetidina | El AUC de citalopram aumenta | |
| | Metoprolol | Puede duplicar la concentración sanguínea | |

AUC, área bajo la curva.
Adaptado con permiso de Warrington SJ: *Clinical implications of the pharmacology of serotonin reuptake inhibitors. Int Clin Psychopharmacol* 1987; 7(supl 2); 13.

b. **Sertralina.** La sertralina puede desplazar la unión de la warfarina a las proteínas del plasma y aumentar el tiempo de protrombina.

c. **Paroxetina.** Dada la posibilidad de interferencia con la enzima CYP 2D6, la coadministración de paroxetina con otros antidepresivos, fenotiazinas y antiarrítmicos debe sopesarse con cuidado. La paroxetina puede potenciar el efecto anticoagulante de la warfarina. La coadministración de paroxetina y tramadol puede precipitar un síndrome serotonínico a las personas mayores.

d. **Citalopram.** La administración concomitante de cimetidina aumenta las concentraciones de citalopram en un 40%.

B. **Venlafaxina.** La venlafaxina es un antidepresivo eficaz con un inicio rápido de sus efectos. La venlafaxina es uno de los fármacos más eficaces para tratar la depresión grave con rasgos melancólicos.

1. **Acciones farmacológicas.** La venlafaxina se absorbe bien por el tubo digestivo y alcanza las concentraciones plasmáticas máximas en 2,5 h. Posee una semivida de unas 3,5 h y su único metabolito activo, la *O*-desmetilvenlafaxina, tiene una semivida de 9 h. Así pues, la venlafaxina se debe tomar entre dos y tres veces al día.

   La venlafaxina es un inhibidor no selectivo de la recaptación de tres aminas biógenas:

serotonina, noradrenalina y, en menor medida, dopamina. La venlafaxina carece de actividad sobre los receptores muscarínicos, nicotínicos, histaminérgicos, opiáceos o adrenérgicos, y no actúa como IMAO.

2. **Eficacia terapéutica.** La venlafaxina está aprobada para el tratamiento del trastorno depresivo mayor y el trastorno de ansiedad generalizada. Muchos pacientes con depresión grave responden a la venlafaxina, en dosis de 200 mg/día, antes de 2 semanas, período de tiempo algo más corto que las 2 a 4 semanas que suelen precisar los ISRS en actuar. Así pues, la venlafaxina en dosis altas quizá resulte preferible para las personas gravemente enfermas que precisen una respuesta rápida. Sin embargo, los simpaticomiméticos (p. ej., anfetaminas) y el electrochoque parecen tener una acción antidepresiva aún más rápida, generalmente igual o menor a 1 semana. Si se compara directamente con la fluoxetina, la venlafaxina se muestra mejor como tratamiento de las personas gravemente deprimidas con rasgos melancólicos.
3. **Directrices clínicas.** La venlafaxina se comercializa en comprimidos de liberación inmediata de 25, 37,5, 50, 75 y 100 mg y cápsulas de liberación diferida de 37,5, 75 y 150 mg. Los comprimidos de liberación inmediata se administran en dos o tres tomas diarias y las cápsulas de liberación diferida, en una sola antes de acostarse, con una dosis máxima hasta de 225 mg/día. Los comprimidos y las cápsulas de liberación diferida son equipotentes, y las personas estabilizadas con cualquiera de ellos pueden pasar a tomar una dosis equivalente de la otra formulación.

   La dosis inicial para las personas deprimidas suele ser de 75 mg/día, administrada en comprimidos (de dos a tres tomas) o en cápsulas de liberación diferida (una toma antes de acostarse). Algunas personas precisan empezar con 37,5 mg/día durante 4 a 7 días para minimizar los efectos adversos, en particular las náuseas, antes de pasar a aumentar hasta 75 mg/día. La dosis de las personas deprimidas se puede elevar hasta 150 mg/día, administrados en forma de comprimidos en dos o tres tomas o en forma de cápsulas de liberación diferida en una sola toma nocturna, después de un período adecuado de evaluación clínica con una dosis más baja (habitualmente, 2 o 3 semanas). La dosis se puede elevar en incrementos de 75 mg/día cada 4 días o más. Probablemente, las personas con depresión moderada no requieran dosis mayores de 225 mg/día, mientras que aquellas con una depresión grave precisen dosis de 300 a 375 mg/día para alcanzar una respuesta satisfactoria.

   La administración de una dosis de 200 mg/día desde el principio induce una respuesta antidepresiva rápida, en 1 a 2 semanas. La dosis máxima de venlafaxina es de 375 mg/día. La dosis de venlafaxina se mediará entre las personas con una alteración importante de la función hepática o renal. La venlafaxina, si se suspende, debe retirarse poco a poco durante 2 a 4 semanas.
4. **Precauciones y reacciones adversas.** La venlafaxina se tolera, en general, bien. Las reacciones adversas más comunes comprenden náuseas, somnolencia, sequedad de boca, mareos y nerviosismo. La incidencia de náuseas se reduce algo con el uso de las cápsulas de liberación diferida. Los efectos adversos sexuales de la venlafaxina se tratan igual que los de los ISRS. La retirada brusca de la venlafaxina produce un síndrome de abstinencia caracterizado por náuseas, somnolencia e insomnio. Así pues, la venlafaxina debe retirarse gradualmente durante 2 a 4 semanas. El efecto adverso potencialmente más preocupante, asociado a la venlafaxina, es el incremento en la presión arterial de algunas personas, sobre todo las tratadas con más de 300 mg/día. Así pues, este fármaco debe administrarse con cautela a las personas con hipertensión conocida; sólo se utilizarán las dosis más bajas.

   No se dispone en este momento de información sobre el uso de la venlafaxina por mujeres embarazadas o lactantes. No obstante, los clínicos evitarán la prescripción a las mujeres embarazadas y lactantes de cualquier fármaco, recién introducido en el mercado, hasta que se disponga de más experiencia clínica.
5. **Interacciones farmacológicas.** La venlafaxina puede elevar las concentraciones plasmáticas del haloperidol administrado de manera concomitante. Como todos los antidepresivos, no debe administrarse en los 14 días siguientes al uso de los IMAO y puede potenciar los efectos sedantes de otros fármacos que actúen sobre el sistema nervioso central.

**C. Bupropión.** El bupropión se utiliza para tratar la depresión y en la abstinencia del tabaco. En general, surte más efecto frente a los síntomas depresivos que ansiosos y es muy eficaz en combinación con los ISRS. Pese a las advertencias iniciales de que podía inducir crisis epilépticas, la experiencia clínica actual demuestra que, si se utiliza en la posología recomendada, el bupropión no produce más crisis que los demás antidepresivos. La abstinencia del tabaco se logra más veces cuando se combina el bupropión con las técnicas de modificación conductual.

El bupropión destaca sobre los demás antidepresivos por su perfil sumamente favorable de efectos adversos. Las tasas de sedación, disfunción sexual y aumento de peso, llamativas con los antidepresivos, son mínimas con el bupropión. No obstante, algunos pacientes experimentan ansiedad y agitación intensa al iniciar el tratamiento con bupropión.

1. **Acciones farmacológicas.** El bupropión se absorbe bien en el tubo digestivo. Las concentraciones plasmáticas máximas de la formulación de bupropión de liberación inmediata suelen alcanzarse antes de 2 h de su administración oral y las concentraciones máximas de la formulación de liberación sostenida se obtienen a las 3 h. La semivida del compuesto oscila entre 8 y 40 h (media de 12 h). La fórmula de liberación ampliada alcanza la concentración plasmática máxima en las 5 h y posee una semivida de 35 h.
2. **Eficacia terapéutica.** La eficacia terapéutica del bupropión en la depresión es bien conocida en el medio ambulatorio y hospitalario.
3. **Posología y modo de administración.** Se conocen tres preparaciones de bupropión: 1) bupropión de liberación inmediata en comprimidos de 75 y 100 mg; 2) bupropión de liberación sostenida en comprimidos de 100, 150 y 200 mg, y 3) bupropión de liberación ampliada en comprimidos de 150 y 300 mg. El tratamiento del adulto tipo debe iniciarse con 100 mg del preparado de liberación inmediata por vía oral, dos veces al día, o con 150 mg del preparado de liberación sostenida o ampliada, una vez al día. Al cuarto día de tratamiento se eleva la dosis hasta 100 mg de la preparación de liberación inmediata por vía oral, tres veces al día, o hasta 150 mg de la preparación de liberación sostenida por vía oral, dos veces al día. El preparado de liberación ampliada se puede aumentar hasta 300 mg, una vez al día. Otra posibilidad es tomar 300 mg de la fórmula de liberación sostenida, una vez al día, por la mañana. La dosis de 300 mg/día debe mantenerse durante varias semanas antes de incrementarla. Dado el riesgo de crisis, el incremento posológico jamás debe exceder de 100 mg en un plazo de 3 días; cada dosis de la bupropión de liberación inmediata no podrá exceder de 150 mg ni cada dosis de bupropión de liberación sostenida, de 300 mg; la dosis diaria total no podrá superar los 450 mg (preparación de liberación inmediata o ampliada) o los 400 mg (preparación de liberación sostenida).
4. **Precauciones y reacciones adversas.** Los efectos adversos más frecuentes asociados al uso de la bupropión son la cefalea, el insomnio, las molestias respiratorias altas y las náuseas. Asimismo, pueden ocurrir inquietud, agitación e irritabilidad. El bupropión, posiblemente por los efectos potenciadores de la neurotransmisión dopaminérgica, se ha asociado rara vez a síntomas psicóticos (p. ej., alucinaciones, delirios y catatonía) y delirium. El hecho más destacado del bupropión es la ausencia de hipotensión ortostática, aumento de peso, adormecimiento diurno y efectos anticolinérgicos importantes inducidos por la medicación. No obstante, algunas personas pueden experimentar sequedad de boca o estreñimiento y el 25% presentan pérdida de peso. El bupropión no produce alteraciones cardiovasculares importantes ni de laboratorio.

   Una ventaja grande del bupropión sobre los ISRS es que prácticamente carece de efectos adversos sobre la función sexual, mientras que los ISRS comportan este tipo de efectos hasta en un 80% de las ocasiones. Algunas personas tratadas con bupropión experimentan un aumento de la capacidad de respuesta sexual e incluso orgasmos espontáneos.

   La incidencia de crisis con las dosis de 300 mg/día o menos se aproxima al 0,1%, cifra no inferior, y en algunos casos más favorable, a la incidencia de crisis con otros antidepresivos. El riesgo de convulsiones aumenta hasta el 5% con las dosis de 450 a 600 mg/día. Los factores de riesgo para las crisis, como los antecedentes personales de crisis, el abuso de alcohol, la retirada reciente de benzodiazepinas, las enfermedades orgánicas cerebrales, los traumatismos craneales o las descargas epileptiformes en el electroencefalograma (EEG) exigen una evaluación crítica de la decisión de administrar bupropión.

Como las dosis altas (>450 mg/día) pueden acompañarse de una sensación de euforia, el bupropión podría estar relativamente contraindicado entre las personas con antecedentes de abuso de sustancias. El uso del bupropión por mujeres embarazadas no se ha investigado y se desaconseja. Como el bupropión se secreta en la leche materna, de modo que no se recomienda su uso por las mujeres lactantes.

La sobredosis de bupropión se acompaña de una evolución generalmente favorable, salvo que se trate de dosis gigantescas o sobredosis de varios medicamentos. Las crisis convulsivas ocurren en un tercio de todas las sobredosis y las muertes obedecen a crisis incontrolables, bradicardia y parada cardíaca. Sin embargo, en general, las sobredosis de bupropión causan menos daño que las de otros antidepresivos, exceptuando posiblemente los ISRS.

5. **Interacciones farmacológicas.** El bupropión no debe utilizarse junto con los IMAO, dada la posibilidad de inducir una crisis hipertensiva; han de transcurrir al menos 14 días después de retirar el IMAO para poder iniciar el tratamiento con el bupropión. El delirium, los síntomas psicóticos y los movimientos discinéticos pueden acompañar a la coadministración de bupropión y preparados dopaminérgicos (p. ej., levodopa, pergolida, ropinirol, pramipexol, amantadina y bromocriptina).

D. **Duloxetina.** La duloxetina es un inhibidor selectivo de la recaptación de serotonina y noradrenalina (ISRSN) con eficacia en el tratamiento del trastorno depresivo mayor.

1. **Acciones farmacológicas.** La duloxetina se absorbe bien en el tubo digestivo y alcanza su concentración plasmática máxima en las 6 primeras horas. Los alimentos retrasan el tiempo transcurrido hasta la concentración plasmática de 6 a 10 h y reducen de manera marginal la absorción en un 10%. La semivida representa unas 12 h y las concentraciones plasmáticas estacionarias se obtienen al cabo de 3 días. Se metaboliza fundamentalmente por las isoenzimas CYP 2D6 y CYP 1A2 y se une mucho (>90%) a las proteínas.

   Es un potente inhibidor de la recaptación neuronal de serotonina y noradrenalina y menos de la recaptación de dopamina.

2. **Eficacia terapéutica.** La duloxetina está aprobada para el tratamiento del trastorno depresivo mayor y el dolor neuropático periférico de la diabetes.

3. **Directrices clínicas.** La duloxetina se comercializa en cápsulas de liberación diferida de 20, 30 y 60 mg. La cápsula ha de administrarse, preferiblemente, una vez al día, al margen de las comidas, empezando por una dosis total de 40 mg/día (administrada en dos tomas de 20 mg) a 60 mg/día (administrada bien una vez al día o 30 mg, dos veces al día). Si se empieza con 30 a 40 mg/día, la dosis se ajustará enseguida hasta 60 mg/día. No hay pruebas de que las dosis mayores de 60 mg/día surtan más efecto. No hay necesidad de ajustar la posología en función de la edad o del sexo.

4. **Precauciones y reacciones adversas.** La duloxetina suele tolerarse bien. Los acontecimientos adversos más frecuentes comprenden náuseas, sequedad de boca e insomnio. Entre los que refieren náuseas, el 60% sufre síntomas leves que duran aproximadamente 1 semana.

   Puede ocurrir una disfunción sexual, sobre todo entre los hombres con dificultades para alcanzar el orgasmo. La duloxetina también puede afectar a las resistencias uretrales, algo que debe sopesarse si ocurren estos síntomas. Puede haber síntomas de abstinencia, por lo que se aconseja una reducción gradual de la dosis.

   La presión arterial aumenta (2 mmHg la sistólica y 0,5 mmHg la diastólica, por término medio). Se aconsejan mediciones periódicas. Puede producir midriasis y debe administrarse con cautela a los pacientes con glaucoma de ángulo estrecho.

   No hay estudios suficientes sobre mujeres embarazadas y la duloxetina sólo debe administrarse si el efecto beneficioso justifica el riesgo.

5. **Interacciones farmacológicas.** La duloxetina se metaboliza a través de CYP 1A2 y CYP 2D6. Si se usa junto con la fluvoxamina, un potente inhibidor de CYP 1A2, hay que disminuir la dosis de duloxetina. De manera análoga, los inhibidores de CYP 2D6 pueden aumentar las cifras de duloxetina.

E. **Mirtazapina.** La mirtazapina ayuda a levantar el ánimo pero carece de los efectos anticolinérgicos de los antidepresivos tricíclicos y de los efectos gastrointestinales y ansiógenos de los ISRS. No obstante, se utiliza poco, porque no posee más eficacia que los demás antidepresivos y produce somnolencia.

F. **Reboxetina.** La reboxetina no está todavía aprobada para su uso en Estados Unidos. Inhibe selectivamente la recaptación de noradrenalina y posee muy poco efecto sobre la recaptación de serotonina. Así pues, ofrece una imagen especular de los ISRS, que inhiben la recaptación de serotonina pero no la de noradrenalina. En comparaciones clínicas directas con la fluoxetina, la reboxetina se mostró más eficaz en el tratamiento de personas con depresión grave, mala imagen de sí mismas y escasa motivación.

1. **Eficacia terapéutica.** La reboxetina surte efecto en el tratamiento de los trastornos depresivos agudos y crónicos, como el trastorno depresivo mayor y la distimia. También reduce de forma relativamente rápida los síntomas de fobia social. La reboxetina aumenta la eficacia del sueño, a diferencia de la fluoxetina, pero no se asocia a somnolencia diurna.
2. **Directrices clínicas.** La mayoría de las personas responde a una dosis de 4 mg, dos veces al día; la posología máxima es de 10 mg/día. La dosis de reboxetina de las personas mayores o con insuficiencia renal grave debe reducirse.
3. **Precauciones y reacciones adversas.** Los efectos adversos más frecuentes consisten en titubeo urinario, cefalea, estreñimiento, congestión nasal, diaforesis, mareos, sequedad de boca y disminución de la libido. En tratamientos prolongados, las personas que reciben reboxetina no experimentan más efectos adversos que las tratadas con un placebo.

G. **Nefazodona.** La nefazodona surte efectos antidepresivos parecidos a los de los ISRS pero, a diferencia de éstos, mejora la continuidad del sueño y apenas modifica la función sexual. Se emparenta químicamente con la trazodona, pero ocasiona menos sedación. Entre los efectos secundarios más graves se encuentra la toxicidad hepática; por este motivo, se utiliza poco.

1. **Directrices clínicas.** La nefazodona se presenta en comprimidos no ranurados de 50, 200 y 250 mg y en comprimidos ranurados de 100 y 150 mg. La dosis inicial recomendada es de 100 mg, dos veces al día, pero la dosis de 50 mg, dos veces al día, quizá se tolere mejor, sobre todo por los ancianos. Para limitar la aparición de efectos adversos, hay que incrementar lentamente la dosis diaria a razón de 100 a 200 mg, en intervalos no inferiores a 1 semana entre cada incremento. Los ancianos deben recibir aproximadamente dos tercios de la posología habitual no geriátrica, con un máximo de 400 mg/día. Los efectos clínicos beneficiosos de la nefazodona, como los de otros antidepresivos, suelen manifestarse a las 2 a 4 semanas de tratamiento.
2. **Precauciones y reacciones adversas.** El 16% de los sujetos de los ensayos preclínicos retiró la nefazodona por un acontecimiento adverso. Las alteraciones de la función hepática impiden su uso.

   En la tabla 25-17 se resumen las dosis y la farmacocinética de los antidepresivos distintos de los ISRS que se han comentado más arriba.

H. **Fármacos tricíclicos y tetracíclicos.** Debido a sus efectos adversos, los antidepresivos tricíclicos y tetracíclicos (tabla 25-18) rara vez se usan.

I. **IMAO.** Los IMAO (tabla 25-19) son antidepresivos muy eficaces, pero se utilizan poco, dadas las precauciones dietéticas necesarias para evitar las crisis hipertensivas inducidas por la tiramina y sus interacciones farmacológicas nocivas.

## VII. Fármacos antimaníacos

A. **Litio.** El litio se utiliza para el tratamiento a corto plazo y la profilaxis del trastorno bipolar I.

1. **Acciones farmacológicas.** Tras su ingestión, el litio se absorbe por completo en el tubo digestivo. Las concentraciones séricas máximas se obtienen de 1 a 1,5 h después con las preparaciones habituales y de 4 a 4,5 h después con las de liberación controlada. El litio no se une a las proteínas del plasma, no se metaboliza y se excreta por los riñones. La barrera hematoencefálica sólo permite el paso del litio, que es por lo que una única sobredosis no necesariamente produce toxicidad y la razón por la que la intoxicación prolongada con litio

Tabla 25-17
**Antidepresivos diferentes de los ISRS**

| Nombre genérico | Tiempo hasta la concentración plasmática máxima (h) | Semivida (h) | Dosis inicial (mg) | Dosis de mantenimiento (mg) | Dosis alta (mg) |
|---|---|---|---|---|---|
| Venlafaxina | 2,5 | 9 | 75 | 225 | 300-375 |
| Venlafaxina XR | 5 | 11 | 37,5-75 | 150 | 225 |
| Bupropión | 2 | 8 | 100 | 300 | 450 |
| Bupropión SR | 3 | 12 | 150 | 300 | 400 |
| Bupropión XL | 5 | 35 | 150 | 300 | >300 |
| Mirtazapina | 2 | 20-40 | 15 | 45 | 60 |
| Duloxetina | 6 | 12 | 30-40 | 60 | >60 |
| Nefazodona | 1 | 4-8 | 100-200 | 300-600 | >600 |

tarda en remitir. La semivida del litio se aproxima a las 20 h y el equilibrio se alcanza después de 5 a 7 días de ingestión regular. El aclaramiento renal del litio disminuye entre las personas con insuficiencia renal (frecuente en los ancianos). La excreción del litio aumenta durante el embarazo, pero se reduce después del parto. El litio se excreta con la leche materna y, en cantidades insignificantes, en las heces y en el sudor.

2. **Eficacia terapéutica**

a. **Episodios maníacos.** El litio combate la manía aguda. Previene las recaídas del 80% de las personas con trastorno bipolar I y de un porcentaje algo menor de personas con manía mixta o disfórica, trastorno bipolar con ciclos rápidos, abuso asociado de sustancias o encefalopatía. El litio solo, en concentraciones terapéuticas, ejerce sus efectos antimaníacos al cabo de 1 a 3 semanas. Para controlar la manía aguda, pues, se debe administrar en las primeras semanas una benzodiazepina (p. ej., clonazepam o lorazepam) o un agonista de los receptores dopamínicos (p. ej., haloperidol o clorpromazina).

El litio es eficaz como profilaxis duradera de los episodios maníacos y depresivos del 70 al 80% de las personas con trastorno bipolar I.

b. **Episodios depresivos.** El litio surte efecto como tratamiento del trastorno depresivo mayor y la depresión asociada del trastorno bipolar I. El litio ejerce un efecto antidepresivo parcial o completo para el 80% de las personas con trastorno bipolar I. Muchas personas toman litio y un antidepresivo como tratamiento de mantenimiento de su trastorno bipolar. El refuerzo del tratamiento con litio con valproato o carbamazepina suele tolerarse bien con muy poco riesgo de precipitación de manía.

Tabla 25-18
**Información clínica sobre los preparados tricíclicos y tetracíclicos**

| Nombre genérico | Intervalo habitual de dosis del adulto (mg/día)[a] |
|---|---|
| Imipramina | 150-300[b] |
| Desipramina | 150-300[b] |
| Trimipramina | 150-200 |
| Amitriptilina | 150-300[b] |
| Nortriptilina | 50-150 |
| Protriptilina | 15-60 |
| Amoxapina | 150-400 |
| Doxepina | 150-300[b] |
| Maprotilina | 150-225 |
| Clomipramina | 150-250 |

[a] El intervalo exacto puede variar entre los laboratorios.
[b] Abarca el compuesto precursor y el metabolito desmetilado.

Tabla 25-19
**Preparaciones y posologías características de los IMAO**

| Nombre genérico | Preparación | Dosis diaria habitual (mg) | Dosis diaria habitual máxima (mg) |
|---|---|---|---|
| Isocarboxazida[a] | Comprimidos de 100 mg | 20-40 | 60 |
| Mocoblemida[b] | Comprimidos de 100-150 mg | 300-600 | 600 |
| Fenelzina | Comprimidos de 15 mg | 30-60 | 90 |
| Selegilina | Cápsulas de 5 mg<br>Comprimidos de 5 mg | 10 | 30 |
| Tranilcipromina | Comprimidos de 10 mg | 20-60 | 60 |

[a] Suministrado directamente por el fabricante.
[b] No se comercializa en Estados Unidos.

Cuando una persona, que toma litio de mantenimiento, sufre un episodio depresivo, el diagnóstico diferencial debe incluir el hipotiroidismo inducido por el litio, el abuso de sustancias y la falta de cumplimiento del tratamiento con litio. Las medidas de tratamiento comprenden el incremento en la concentración del litio (hasta 1-1,2 mEq/l); la adición de suplementos de hormona tiroidea (p. ej., 25 mg de liotironina al día), aun en presencia de resultados normales de las pruebas de función tiroidea; el refuerzo del litio con valproato o carbamazepina, y el uso juicioso de antidepresivos o del electrochoque. Algunos expertos señalan que la aplicación del electrochoque a una persona que toma litio aumenta el riesgo de disfunción cognitiva, pero se trata de un aspecto controvertido. Cuando remite el episodio depresivo agudo, hay que ir reduciendo paulatinamente los demás tratamiento a favor de la monoterapia con litio, si resulta clínicamente eficaz.

c. **Mantenimiento.** El tratamiento de mantenimiento con litio reduce notablemente la frecuencia, la intensidad y la duración de los episodios maníacos y depresivos de las personas con un trastorno bipolar I. El litio proporciona una profilaxis relativamente más eficaz de la manía que de la depresión, de modo que pueden requerirse estrategias antidepresivas complementarias de forma intermitente o continua.

El tratamiento de mantenimiento con litio está casi siempre indicado tras un segundo episodio de depresión o manía del trastorno bipolar I. Debe considerarse seriamente tras el primer episodio de los adolescentes o de personas con antecedentes familiares de trastorno bipolar I, un sistema de apoyo inadecuado, ningún factor precipitante del primer episodio, un primer episodio grave, alto riesgo de suicidio, edad de 30 o más años, comienzo repentino del primer episodio, un primer episodio de manía o personas del sexo masculino. El litio también constituye un tratamiento eficaz para las personas con un trastorno ciclotímico grave.

La conveniencia de empezar el tratamiento de mantenimiento después del primer episodio maníaco se ilustra a través de varios puntos. En primer lugar, cada episodio de manía aumenta el riesgo de episodios posteriores. En segundo lugar, entre las personas que responden al litio, las recaídas se producen 28 veces más si se suspende el litio. En tercer lugar, se conocen casos de personas que respondieron inicialmente al litio, dejaron de tomarlo y tuvieron una recaída, y luego ya no volvieron a responder al litio en los episodios sucesivos.

La respuesta al tratamiento con litio es tal que el tratamiento continuado de mantenimiento suele acompañarse de una mayor eficacia y descenso de la mortalidad. Por eso, un episodio de depresión o de manía, si ocurre tras un período relativamente corto de tratamiento de mantenimiento con litio, no necesariamente indica un fracaso terapéutico. No obstante, la eficacia del tratamiento con litio sólo puede empezar a mermar al cabo de varios años. Cuando esto suceda, hay que sopesar el tratamiento complementario con carbamazepina o valproato.

A menudo, las dosis de mantenimiento del litio se ajustan para obtener una concentración sérica plasmática algo menor de la necesaria para el tratamiento de la manía aguda. Si se suspende el litio, hay que bajar poco a poco la dosis. La retirada brusca del litio comporta un mayor riesgo de recidiva rápida de los episodios maníacos o depresivos.

3. **Posología y directrices clínicas**
   a. **Estudio médico inicial.** Antes de que el clínico administre el litio, debe efectuar un análisis sistemático de laboratorio y una exploración física (tabla 25-20). El análisis de laboratorio abarca la determinación de la creatinina sérica (o de la concentración de creatinina en orina de 24 h, si el clínico tiene algún motivo para dudar de la función renal), los electrólitos, las pruebas de función tiroidea (tirotropina, triyodotironina y tiroxina), un hemograma completo, un ECG y una prueba de embarazo entre mujeres en edad fértil.
   b. **Recomendaciones posológicas.** Las formulaciones de litio en Estados Unidos son las cápsulas de carbonato de litio de liberación regular con 150, 300 y 600 mg; los comprimidos de carbonato de litio de liberación regular con 300 mg; las cápsulas con carbonato de litio de liberación controlada con 450 mg, y el jarabe de citrato de litio en una concentración de 8 mEq/5 ml.

      La dosis inicial para la mayoría de los adultos es de 300 mg de la formulación de liberación regular, tres veces al día. La dosis inicial para los ancianos o las personas con insuficiencia renal representa 300 mg, una o dos veces al día. En general, las concentraciones terapéuticas de 0,6 a 1 mEq/l se obtienen generalmente con dosis de entre 900 y 1.200 mg/día; el intervalo de 1.200 a 1.800 mg/día suele dar concentraciones terapéuticas de 0,8 a 1,2 mEq/l. La dosis de mantenimiento se puede repartir en dos o tres tomas de la formulación de liberación regular o en una sola de la formulación de liberación sostenida, que equivalga a las dosis diarias combinadas de la formulación de liberación regular. El reparto en varias tomas reduce las molestias gástricas y evita las concentraciones elevadas y solitarias del litio.
   c. **Concentraciones séricas y plasmáticas.** La determinación de las concentraciones séricas y plasmáticas del litio representa un método de evaluación normalizado; estos valores constituyen la base para el ajuste posológico. Las concentraciones de litio se deben medir sistemáticamente cada 2 a 6 meses y de manera inmediata si se sospecha que la persona incumple la posología prescrita, manifiesta signos de toxicidad o precisa un ajuste posológico.

      Las normas más habituales establecen una concentración de 1,0 a 1,5 mEq/l para el tratamiento de la manía aguda y de 0,4 a 0,8 mEq/l para el tratamiento de mantenimiento.
4. **Precauciones y reacciones adversas.** Menos del 20% de las personas que toman litio no experimentan efectos adversos y, como mínimo, el 30% sufre efectos adversos llamativos. Las reacciones adversas más frecuentes al litio consisten en molestias gástricas, aumento de peso, temblor, fatiga y alteración cognitiva leve. En la tabla 25-21 se enumeran los efectos secundarios más comunes del litio y su tratamiento.
5. **Interacciones farmacológicas.** En la tabla 25-22 se resumen las interacciones farmacológicas del litio.

Tabla 25-20
**Litio**

**Estudio médico inicial**
Exploración física
Análisis de laboratorio
- Creatinina sérica (o creatinina en orina de 24 h)
- Electrólitos
- Función tiroidea (TSH, $T_3$ y $T_4$)
- Hemograma completo
- ECG
- Prueba de embarazo (mujeres en edad fértil)

Tabla 25-21
**Efectos secundarios comunes del litio y su tratamiento**

| Efecto secundario | Posibles tratamientos (la mayoría no se basa en pruebas firmes) |
|---|---|
| Temblor (F); en general, empeora con el escrutinio social | Dosis más baja ++; uso de bloqueantes beta, como el propranolol, 10 mg, cuatro veces al día ++<br>Considerar como alternativa la primidona +<br>Sustituir parte de la dosis de litio por un antagonista del calcio dihidropiridínico + |
| Molestias gastrointestinales (O) | Dosis más baja +<br>Cambio de la preparación de litio ±<br>Sustituir parte de la dosis de litio por un antagonista del calcio ± |
| Aumento de peso (O) | Advertencia y tratamiento de antemano ±<br>Evitar los refrescos fuera de la alimentación +<br>Plantear medidas complementarias de adelgazamiento ++ |
| Alteraciones cognitivas (PF) | Tratar la depresión residual +<br>Verificar el tiroides<br>Aun cuando exista un estado tiroideo, plantear el tratamiento con $T_3$ +++ |
| Aumento de la micción (F) (diabetes insípida, es decir, bloqueo de la respuesta del receptor de vasopresina con disminución de la producción del monofosfato cíclico de adenosina) | En caso de alteración extrema o funcional, tratar con un diurético tiazídico o con amilorida<br>Cambiar a otro estabilizador del ánimo<br>La carbamazepina no produce diabetes insípida pero no corrige la diabetes insípida relacionada con el litio |
| Alteración de la función renal (PF) | Reducir la dosis ±<br>Vigilar de cerca<br>Suspender la medicación si se observa un aumento sistemático de la creatinina ±<br>Sustituir por otro estabilizador del ánimo + |
| Psoriasis (O, I) | La suplementación de ácidos grasos omega 3 puede ayudar a suprimir el efecto del litio + |
| Acné (O) | El ácido retinoico sólo para mujeres que no se encuentren en edad fértil o para hombres ++<br>Tetraciclina, clindamicina + |
| Hipotiroidismo (O) | Sustituir con $T_4$ ++<br>Utilizar la combinación de $T_4$ y $T_3$ si el estado de ánimo sigue siendo bajo + |

+, posiblemente eficaz; ++, muchos casos publicados; +++, datos controlados y bien documentados; ±, dudoso o hipotético; D, relacionado con la dosis; F, frecuente; I, idiosincrásico; MF, muy frecuente; MR, muy raro; O, ocasional; PF, poco frecuente; $T_3$, triyodotironina; $T_4$, tiroxina.

**B. Valproato.** El valproato es el fármaco preferido para el tratamiento de los episodios maníacos agudos del trastorno bipolar I, con una eficacia y seguridad, como mínimo, equiparables a las del litio. Las formulaciones existentes comprenden el ácido valproico, como una mezcla 1:1 de ácido valproico y valproato sódico, y el valproato sódico inyectable. Cada una de ellas posee equivalencia terapéutica porque el ácido valproico se disocia, con un pH fisiológico, en el ion valproato.

**1. Acciones farmacológicas.** Todas las formulaciones de valproato se absorben de forma rápida y completa después de su administración oral. La semivida estacionaria del valproato es de 8 a 17 h y, en general, se pueden mantener concentraciones plasmáticas clínicamente eficaces con una, dos, tres o cuatro tomas diarias. La unión a las proteínas se satura y las concentraciones del valproato libre, con eficacia terapéutica, aumentan para concentraciones séricas mayores de 50 a 100 μg/ml.

**2. Eficacia terapéutica**

**a. Episodios maníacos.** El valproato controla eficazmente los síntomas maníacos de dos tercios de las personas con manía aguda. El valproato también reduce los síntomas psiquiátricos generales y la necesidad de dosis complementarias de benzodiazepinas o ago-

**Tabla 25-22**
**Interacciones farmacológicas con el litio**

| Grupo terapéutico | Reacción |
|---|---|
| Antipsicóticos | Casos aislados de encefalopatía, empeoramiento de los efectos adversos extrapiramidales y síndrome maligno por neurolépticos. Casos poco fundados de alteración eritrocitaria y de la concentración plasmática de litio, antipsicóticos, o ambos. |
| Antidepresivos | Casos ocasionales de síndrome serotonínico con los inhibidores potentes de recaptación de la serotonina. |
| Antiepilépticos | Ninguna interacción farmacocinética importante con la carbamazepina o con el valproato; informe sobre la neurotoxicidad de la carbamazepina; combinaciones valiosas frente a la resistencia terapéutica. |
| Antiinflamatorios no esteroideos | Pueden reducir el aclaramiento del litio y aumentar las concentraciones séricas; se ha descrito toxicidad (el ácido acetilsalicílico supone una excepción). |
| Diuréticos | |
| Tiazidas | Descenso bien documentado del aclaramiento renal del litio y aumento de su concentración sérica; se ha notificado toxicidad. |
| Ahorradores de potasio | Datos limitados, puede aumentar la concentración de litio. |
| Asa | Aclaramiento de litio intacto (algunos casos de aumento de la concentración de litio). |
| Osmóticos (manitol, urea) | Aumento del aclaramiento renal de litio y disminución de la concentración de litio. |
| Xantina (aminofilina, cafeína, teofilina) | Aumento del aclaramiento renal de litio y disminución de la concentración de litio. |
| Inhibidores de la anhidrasa carbónica (acetazolamida) | Aumento del aclaramiento renal de litio. |
| Inhibidores de la enzima conversora de la angiotensina (IECA) | Notificación de descenso en el aclaramiento del litio y aumento de sus concentraciones, así como de toxicidad. |
| Antagonistas del calcio | Casos aislados de neurotoxicidad; ninguna interacción farmacocinética sólida. |
| Miscelánea | |
| Succinilcolina, pancuronio | Informes de bloqueo neuromuscular prolongado. |
| Metronidazol | Aumento de la concentración de litio. |
| Metildopa | Publicaciones escasas de neurotoxicidad. |
| Bicarbonato sódico | Aumento del aclaramiento renal de litio. |
| Yoduros | Efectos antitiroideos aditivos. |
| Propranolol | Utilizado frente al temblor por el litio. Posible incremento ligero en la concentración de litio. |

nistas de los receptores dopamínicos. Las personas con manía suelen responder de 1 a 4 días después de que las concentraciones séricas del valproato aumenten por encima de 50 μg/ml. Con la aplicación de estrategias posológicas graduales, es posible alcanzar esta concentración sérica en la primera semana del inicio terapéutico, pero con las estrategias de saturación oral rápidas, más recientes, se alcanzan concentraciones séricas terapéuticas en un día y se pueden controlar los síntomas de manía antes de 5 días. Los efectos antimaníacos del valproato a corto plazo se pueden reforzar con la adición de litio, carbamazepina o agonistas de los receptores dopamínicos. Los antagonistas de la serotonina y de la dopamina, así como la gabapentina, también potencian los efectos del valproato, pero más lentamente. En virtud de su perfil más favorable de efectos adversos cognitivos, dermatológicos, tiroideos y renales, se prefiere el valproato al litio para el tratamiento de la manía aguda de los niños y de los ancianos.

b. **Episodios depresivos.** El valproato solo resulta menos eficaz como tratamiento breve de los episodios depresivos del trastorno bipolar que de los episodios maníacos. Entre los pacientes con síntomas depresivos, el valproato supone un tratamiento más eficaz de la agitación que de la disforia.

c. **Mantenimiento.** El valproato no está aprobado por la FDA para el tratamiento de mantenimiento del trastorno bipolar I, pero en los estudios se ha comprobado que su uso continuado se asocia a episodios maníacos menos frecuentes, graves y extendidos. En comparaciones directas, el valproato posee un efecto, como mínimo, equivalente al del litio y se tolera mejor. En contraste con el litio, el valproato puede ayudar en particular a las personas con un trastorno bipolar I con ciclos rápidos o ultrarrápidos, manía disfórica o mixta, manía secundaria a una enfermedad médica, así como a personas que manifiestan un abuso de sustancias o crisis de angustia o que no han obtenido una respuesta totalmente favorable al litio. La combinación de valproato y litio quizá surta más efecto que el litio solo.

El tratamiento de mantenimiento con valproato de las personas con un trastorno bipolar I reduce notablemente la frecuencia y la intensidad de los episodios maníacos, pero sólo posee un efecto leve o moderado a la hora de prevenir los episodios depresivos.

La eficacia profiláctica del valproato se puede reforzar con la adición de litio, carbamazepina, antagonistas de los receptores dopaminérgicos, antagonistas de la serotonina y de la dopamina, antidepresivos, gabapentina o lamotrigina.

3. **Directrices clínicas**

a. **Estudio previo al tratamiento.** El estudio previo al tratamiento abarca de forma sistemática un recuento de leucocitos y de hematíes, la medición de las concentraciones de la transaminasa hepática y una prueba de embarazo, cuando proceda. Hay que medir la amilasa y las pruebas de coagulación si existe una enfermedad pancreática basal o si se sospecha una coagulopatía.

b. **Posología y modo de administración.** El valproato se presenta en multitud de formulaciones y dosis. Para tratar la manía aguda se puede utilizar una estrategia de saturación oral (20 a 30 mg/kg/día) para acelerar el control de los síntomas. En general, este régimen se tolera bien pero puede inducir una sedación excesiva o temblor de las personas mayores. La estabilización rápida del comportamiento agitado se consigue con una infusión intravenosa de valproato. Si no hay manía aguda, lo mejor es iniciar gradualmente el tratamiento farmacológico para minimizar los efectos adversos habituales de náuseas, vómitos y sedación. La posología del primer día debe ser de 250 mg, administrada en una comida. La dosis se puede incrementar hasta 250 mg por vía oral, tres veces al día, en el transcurso de 3 a 6 días.

Las concentraciones plasmáticas se analizarán por la mañana antes de administrar la primera dosis del día. Las concentraciones plasmáticas terapéuticas para controlar las crisis oscilan entre 50 y 150 mg/ml, pero en general se toleran bien concentraciones de hasta 200 mg/ml. Parece razonable utilizar el mismo intervalo para el tratamiento de los trastornos psiquiátricos; en la mayoría de los estudios controlados se ha recurrido al margen de 50 a 100 mg/ml.

La mayoría de las personas alcanza concentraciones plasmáticas terapéuticas situadas entre 1.200 y 1.500 mg/día, administradas en varias tomas. Una vez controlados los síntomas, se puede aplicar la dosis diaria plena una sola vez antes de acostarse.

c. **Vigilancia de laboratorio.** Los recuentos leucocitario y plaquetario y las concentraciones de las transaminasas hepáticas han de evaluarse un mes después de comenzar el tratamiento y luego cada 6 a 24 meses. Sin embargo, como el análisis frecuente no siempre predice una toxicidad orgánica grave, lo prudente es subrayar la necesidad de un estudio inmediato de cualquier enfermedad y dar las instrucciones pertinentes a los pacientes. Son frecuentes las elevaciones asintomáticas de las concentraciones de transaminasas hasta 3 veces el límite superior de la normalidad y no requieren ningún cambio posológico.

4. **Precauciones y reacciones adversas.** El tratamiento con valproato suele tolerarse bien y resulta seguro. Los efectos adversos más comunes consisten en náuseas, vómitos, dispepsia y diarrea (tabla 25-23). Los efectos gastrointestinales suelen acumularse en el primer mes de tratamiento, sobre todo si se incrementa rápidamente la dosis. El ácido valproico no tamponado tiende a producir más síntomas gastrointestinales que la formulación con recubri-

**Tabla 25-23**
**Efectos secundarios del valproato**

| Efectos secundarios | Tratamiento | Comentario |
|---|---|---|
| Molestias gastrointestinales (O) | Cambio a una preparación con recubrimiento entérico ++ | — |
| | Añadir un antagonista de los receptores histamínicos 2 + | — |
| | Dar con las comidas o todo por la noche + | — |
| Temblor (O) | ↓ Dosis + | — |
| | Propranolol + | — |
| | Instrucciones profilácticas sobre dieta y ejercicio + | — |
| Aumento de peso (O) | Refuerzo con topiramato, sibutramina ++ | — |
| Alopecia (PF) | Profilaxis con tratamientos de cinc y selenio ± | El pelo liso se puede rizar |
| Síndrome de ovario poliquístico (PF) | Tratamiento profiláctico con anticonceptivos orales + | (Puede preceder al uso de VPA) |
| | Cambio a lamotrigina ++ | Puede asociarse a ↑ testosterona |
| Enzimas hepáticas (O) | Vigilar el sentido del cambio | |
| Elevación >3 veces la normalidad | Retirar VPA | El paciente avisará al médico si presenta dolor en el hipocondrio derecho o si aparecen fiebre, malestar general, fatiga, cambios en el color de la orina o ictericia |
| Hepatitis | Retirar VPA | — |
| Pancreatitis (MR) | Retirar VPA, vigilar la amilasa | El paciente debe consultar al médico |
| Asintomática del amoníaco | ↓ Dosis, añadir l-carnitina ± | si hay dolor abdominal, náuseas o vómitos intensos |
| Temblor aleteante, tosco | ↓ Dosis, añadir l-carnitina ± | — |
| Encefalopatía | Retirar VPA | — |
| Espina bífida, 1,4% de fetos expuestos en vida intrauterina | Añadir embarazo + | Evitar la combinación de VPA y otros antiepilépticos (como la carbamazepina) |
| | Uso de la píldora anticonceptiva, otros métodos + | |
| | Uso profiláctico de folato por las mujeres en edad fértil + | |

+, posiblemente eficaz; ++, muchos casos publicados; +++, datos controlados y bien documentados; ±, dudoso o hipotético; D, relacionado con la dosis; F, frecuente; I, idiosincrásico; MF, muy frecuente; MR, muy raro; O, ocasional; PF, poco frecuente; S, posible sensibilidad cruzada a otro antiepiléptico; VPA, valproato.

miento entérico o el divalproex de liberación diferida. Los síntomas gastrointestinales responden, a veces, a los antagonistas de los receptores histamínicos $H_2$. Otros acontecimientos adversos frecuentes afectan al sistema nervioso (p. ej., sedación, ataxia, disartria y temblor). El temblor inducido por el valproato responde adecuadamente al tratamiento con bloqueantes beta o gabapentina. Para tratar los demás efectos adversos neurológicos hay que reducir la dosis del valproato.

El incremento de peso es un efecto adverso frecuente, sobre todo del tratamiento prolongado, y lo mejor es tratarlo con una combinación de una dieta razonable y un ejercicio moderado.

Los dos efectos adversos graves más frecuentes del valproato afectan al páncreas y al hígado. En la tabla 25-24 se enumeran las advertencias (caja negra y otras) del valproato. Si una persona tratada con valproato manifiesta síntomas de letargo, malestar general, anorexia, náuseas y vómitos, edema y dolor abdominal, el clínico ha de sopesar la posibilidad de una hepatotoxicidad grave. Se han descrito casos raros de pancreatitis que ocurren, sobre todo, en el primer semestre de tratamiento; a veces, este trastorno ocasiona la muerte.

Tabla 25-24
**Advertencias (caja negra y otras) del valproato**

| Efecto secundario más grave | Consideraciones sobre el tratamiento |
|---|---|
| Hepatotoxicidad | Episodio raro, idiosincrásico<br>Riesgo estimado de 1:118.000 (adultos) |
| Pancreatitis | Perfil de máximo riesgo (polimedicación, menor de 2 años, retraso mental) → 1:800<br>Patrón raro, parecido a la hepatotoxicidad<br>Incidencia según los datos de los ensayos clínicos de 2 sobre 2.416 (0,0008%)<br>La vigilancia posterior a la comercialización no revela una mayor incidencia.<br>Recaída con la reexposición<br>El valor de la amilasa no resulta predictivo si no hay síntomas. |
| Hiperamoniemia | Rara, más frecuente en combinación con la carbamazepina<br>Asociada a temblor grueso, que puede responder a la administración de l-carnitina |
| Asociada a trastornos del ciclo de la urea | Retirar el valproato y excluir las proteínas de la dieta<br>Evaluar el trastorno subyacente del ciclo de la urea<br>El divalproex está contraindicado para los pacientes con trastornos del ciclo de la urea. |
| Teratogenia | Defecto del tubo neural: 1-4% con el valproato<br>Educación antes de la concepción y suplementos de complejo de ácido fólico y vitamina B a todas las mujeres jóvenes en edad fértil |
| Somnolencia de los ancianos | Ajuste posológico más lento que el convencional<br>Vigilancia periódica del aporte de líquidos y nutrientes |
| Trombocitopenia | Disminuir la dosis si produce síntomas clínicos (es decir, equimosis, gingivorragia)<br>La trombocitopenia se da más con valores de valproato ≥110 μg/ml (mujeres) y ≥135 μg/ml (hombres) |

Adaptado de *Physician's Desk Reference,* Oradell NJ: Medical Economics Company: 2002.

### C. Lamotrigina

1. **Acciones farmacológicas.** La lamotrigina se absorbe por completo, posee una biodisponibilidad del 98% y una semivida plasmática estacionaria de 25 h. Sin embargo, la tasa metabólica de la lamotrigina varía en un intervalo séxtuplo, en función de los demás fármacos administrados de manera concomitante. La posología se incrementa lentamente hasta alcanzar la dosis de mantenimiento, que se reparte en dos tomas diarias. Los alimentos no influyen en su absorción; la lamotrigina se une en un 55% a las proteínas del plasma; el 94% de la lamotrigina y de sus metabolitos activos se excreta en la orina. Entre las acciones bioquímicas mejor delimitadas de la lamotrigina se encuentran el bloqueo de los canales de sodio sensibles al voltaje, que a su vez modulan la liberación del glutamato y aspartato, y un ligero efecto sobre los canales del calcio. La lamotrigina aumenta discretamente las concentraciones plasmáticas de serotonina, posiblemente impidiendo su recaptación, y es un inhibidor débil de los receptores de serotonina 5-$HT_3$.
2. **Eficacia terapéutica**
   a. **Trastorno bipolar.** La lamotrigina prolonga el tiempo entre los episodios depresivos y maníacos de los pacientes con trastorno bipolar I y depresión, manía o hipomanía actuales o recientes. Los datos más sólidos se refieren a la depresión. Así como se puede empezar con la lamotrigina, con independencia del estado de ánimo del paciente, no se ha establecido su eficacia frente al tratamiento de los episodios agudos.
   b. **Depresión.** La lamotrigina posee efectos antidepresivos agudos. Los estudios de tratamiento agudo con lamotrigina de la depresión bipolar y del trastorno bipolar con ciclos rápidos han revelado el efecto terapéutico de la lamotrigina. En cambio, no parece que actúe como preparado antimaníaco agudo.
   c. **Otras indicaciones.** No se conoce bien la utilidad de la lamotrigina en otros trastornos psiquiátricos, pero se han descrito efectos terapéuticos frente al trastorno límite de la personalidad y como tratamiento de diversos síndromes dolorosos.

3. **Posología y directrices clínicas.** En los ensayos clínicos que llevaron a la aprobación de la lamotrigina como tratamiento del trastorno bipolar no se apreció que las dosis superiores a 200 mg/día aumentaran sistemáticamente la eficacia. La mayoría de los pacientes precisa entre 100 y 200 mg/día. Este fármaco se administra dos veces al día en la epilepsia pero, en el trastorno bipolar, la dosis total se puede dar una vez al día, por la mañana o por la noche, dependiendo de si el fármaco estimula o seda al paciente.

   La lamotrigina se presenta en comprimidos no ranurados de 25, 100, 150 y 200 mg. El principal determinante de la posología de la lamotrigina es la minimización del riesgo de erupción. La lamotrigina no debe administrarse a ninguna persona menor de 16 años. El ácido valproico enlentece mucho la eliminación de la lamotrigina, por lo que la administración concomitante de estos dos fármacos obliga a un ajuste posológico bastante más lento (tabla 25-25). La pauta difiere según que el paciente esté tomando ácido valproico, carbamazepina o ninguno de estos preparados.

   Las personas con insuficiencia renal deben recibir una dosis de mantenimiento más baja. La aparición de cualquier tipo de erupción obliga a la retirada inmediata de la lamotrigina. La lamotrigina debe suspenderse gradualmente, en el transcurso de 2 semanas, a menos que aparezca una erupción, en cuyo caso se retirará durante 1 a 2 días.

   También existen comprimidos dispersables y masticables con 2, 5 y 25 mg.
4. **Precauciones y acontecimientos adversos.** La lamotrigina se tolera sorprendentemente bien. Destaca la ausencia de sedación, aumento de peso y otros efectos metabólicos. Los efectos adversos más frecuentes, notificados en los ensayos clínicos, consistieron en mareos, ataxia, somnolencia, cefalea, diplopía, visión borrosa y náuseas, y resultaron, generalmente, leves. En la práctica real, las alteraciones cognitivas y las artralgias o el lumbago han resultado más frecuentes que en los estudios. Sólo la erupción, que es frecuente y a veces muy grave, constituye una fuente de preocupación.

   Aproximadamente el 8% de los pacientes, que empiezan con la lamotrigina, experimenta una erupción maculopapular benigna en los 4 primeros meses de tratamiento. Se recomienda suspender el fármaco si aparece una erupción y se considera relacionada con la lamotrigina. Aun cuando se trata de erupciones benignas, a veces ocurren problemas, pues la lesión es una manifestación temprana de un síndrome de Stevens-Johnson o de necrólisis epidérmica tóxica. Con todo, aun si se suspende de inmediato la lamotrigina tras la aparición de erupción u otro signo de hipersensibilidad, como fiebre y linfadenopatía, este hecho no impide que posteriormente surja una erupción potencialmente mortal o una desfiguración permanente.

   La lamotrigina cuenta con un amplio registro de embarazos, que respaldan los datos experimentales, en el sentido de que no se asocia a malformaciones congénitas humanas.
5. **Interacciones farmacológicas.** La interacción farmacológica potencialmente más grave de la lamotrigina se refiere al uso concomitante del antiepiléptico ácido valproico, que dupli-

Tabla 25-25
**Introducción gradual de la lamotrigina entre adultos con trastorno bipolar**

| | Lamotrigina más valproato (mg/día) | Lamotrigina más carbamazepina (mg/día) | Lamotrigina con ninguno de ellos (mg/día) |
|---|---|---|---|
| Dosis de la 1.ª y 2.ª semanas | 12,5 | 50 | 25 |
| Dosis de la 3.ª y 4.ª semanas | 25 | 100 | 50 |
| Dosis de la 5.ª semana | 50 | 200 | 100 |
| Incrementos posteriores de la dosis semanal | 25-50 | 100 | 50-100 |
| Dosis recomendada por la FDA | 100 | 400 | 200 |
| Intervalo posológico final habitual | 100-200 | 400-800 | 200-400 |

FDA, Food and Drug Administration de Estados Unidos.

ca las concentraciones séricas de lamotrigina. La sertralina también aumenta las concentraciones plasmáticas de la lamotrigina pero en menor medida que el ácido valproico. Las combinaciones de lamotrigina y otros antiepilépticos ejercen efectos complejos sobre el tiempo de la concentración plasmática máxima y la semivida plasmática de la lamotrigina.

**D. Carbamazepina.** La carbamazepina es eficaz para el tratamiento de la manía aguda y la profilaxis del trastorno bipolar I. Es un preparado de primera línea, junto con el litio y el ácido valproico.

**1. Eficacia terapéutica**

**a. Episodios maníacos.** La eficacia de la carbamazepina en el tratamiento de la manía aguda es comparable a la del litio y los antipsicóticos. La carbamazepina también surte efecto como preparado de segunda línea para evitar los episodios maníacos y depresivos del trastorno bipolar I, después del litio y del ácido valproico.

**b. Episodios depresivos.** La carbamazepina es una alternativa para los pacientes cuyos episodios depresivos manifiestan una periodicidad intensa o rápida.

**2. Directrices clínicas**

**a. Posología y modo de administración.** La carbamazepina se comercializa en comprimidos de 100 y 200 mg y como suspensión con 100 mg/5 ml. La dosis inicial habitual es de 200 mg por vía oral, dos veces al día; sin embargo, con el ajuste, lo ideal es el reparto en tres tomas diarias. Se dispone de una preparación de liberación ampliada en comprimidos de 100, 200 y 400 mg para su administración dos veces al día. La posología debe aumentarse hasta no más de 200 mg/día cada 2 a 4 días, a fin de minimizar la aparición de efectos adversos.

**b. Concentraciones sanguíneas.** El intervalo de las concentraciones sanguíneas de los antiepilépticos, de 4 a 12 mg/ml, debe alcanzarse antes de dictaminar que la carbamazepina carece de efecto frente al trastorno afectivo. La posología necesaria para obtener las concentraciones plasmáticas situadas en el intervalo terapéutico habitual varía entre 400 y 1.600 mg/día, con una media en torno a 1.000 mg/día.

**3. Precauciones y reacciones adversas.** Los efectos adversos más raros y graves de la carbamazepina son las discrasias hemáticas, la hepatitis y la dermatitis exfoliativa. Por lo demás, la carbamazepina se tolera bastante bien, si se exceptúan efectos gastrointestinales y centrales leves que se pueden reducir de forma considerable aumentando lentamente la posología y manteniendo las concentraciones plasmáticas mínimas eficaces.

**4. Interacciones farmacológicas.** La carbamazepina puede interaccionar con muchos fármacos, en particular con otros antiepilépticos, cuyos valores plasmáticos disminuyen, principalmente porque induce varias enzimas hepáticas. El riesgo de neurotoxicidad con el litio aumenta.

**E. Antipsicóticos atípicos.** Los antipsicóticos atípicos también actúan como estabilizadores del ánimo. Abarcan los fármacos siguientes que se han expuesto con detalle más arriba.

**1. Aripiprazol.** El aripiprazol es el último de los antipsicóticos atípicos aprobados para el tratamiento de los episodios maníacos y mixtos agudos asociados al trastorno bipolar. No se ha establecido la eficacia del aripiprazol como tratamiento de mantenimiento.

**2. Olanzapina.** Indicada en el tratamiento agudo de los episodios maníacos y mixtos asociados al trastorno bipolar, así como en el tratamiento de mantenimiento de éste. Se puede emplear en monoterapia o combinada con el litio o el divalproex. La olanzapina es el único antipsicótico atípico que está también indicado en el tratamiento de mantenimiento del trastorno bipolar, junto con el litio y la lamotrigina.

**3. Risperidona.** La risperidona está aprobada para el tratamiento breve de los episodios maníacos agudos, asociados al trastorno bipolar, bien como monoterapia o combinada con el litio o el divalproex.

**4. Quetiapina.** La quetiapina está indicada para el tratamiento breve de los episodios maníacos agudos asociados al trastorno bipolar, ya sea en monoterapia, ya como tratamiento complementario del litio o del divalproex. No está aprobada frente a los episodios mixtos o los ciclos rápidos asociados al trastorno bipolar.

5. **Ziprasidona.** La ziprasidona está aprobada para el tratamiento breve de los episodios maníacos o mixtos agudos asociados al trastorno bipolar I.

F. **Otros fármacos y estabilizadores del ánimo**

1. La combinación de olanzapina y fluoxetina está indicada para el tratamiento de los episodios depresivos asociados al trastorno bipolar. La mejoría de los síntomas de tristeza, sueño, laxitud y pensamientos suicidas ocurre ya desde la primera semana.

La asociación de olanzapina más fluoxetina ejerce efectos antidepresivos a través de varios sistemas neurotransmisores. La activación de tres sistemas neurales monoaminérgicos (serotonina, noradrenalina y dopamina) explica su efecto antidepresivo reforzado. Se observa un aumento sinérgico en la liberación de noradrenalina y dopamina por la corteza prefrontal, así como en la de la serotonina. Se comercializa en dosis de 6 mg/25 mg, 12 mg/25 mg, 6 mg/50 mg y 12 mg/50 mg, donde 6 y 12 mg representan la cantidad de olanzapina y 25 y 50 mg, la de fluoxetina.

La semivida de la olanzapina y de la fluoxetina alcanza 30 h y 9 días, respectivamente, por lo que sólo se precisa una dosis diaria, casi siempre nocturna. En general, se empieza con una dosis de 6 mg/25 mg, en una sola toma. La posología de los ancianos, fumadores o personas con insuficiencia hepática requiere ajuste. Como ocurre con los demás antipsicóticos atípicos, cabe la posibilidad de alteraciones metabólicas y se precisa una vigilancia basal y de mantenimiento.

Los acontecimientos adversos más frecuentes son el aumento de peso, la somnolencia, la diarrea, los mareos, la hiponatremia, la sequedad de boca y el aumento del apetito. No debe administrarse con IMAO ni en los primeros 14 días tras la suspensión de un IMAO, como mínimo. Si se utiliza junto con la fluvoxamina, se precisa un ajuste posológico, dada la inhibición de CYP 1A2.

## VIII. Estimulantes

A. **Simpaticomiméticos** (también llamados *analépticos* y *psicoestimulantes*). Los simpaticomiméticos surten efecto frente al tratamiento del trastorno por déficit de atención con hiperactividad (TDAH). Los simpaticomiméticos de primera línea son el metilfenidato, la dextroanfetamina y una nueva formulación de la asociación conocida entre dextroanfetamina y anfetamina. La pemolina se considera hoy un preparado de segunda línea, debido a su hepatotoxicidad, rara pero potencialmente mortal.

1. **Acciones farmacológicas.** Todos los fármacos se absorben bien por el tubo digestivo. La dextroanfetamina y la nueva formulación alcanzan concentraciones plasmáticas máximas al cabo de 2 a 3 h y poseen una semivida de unas 6 h, por lo que necesitan de una a dos tomas diarias. El metilfenidato alcanza valores plasmáticos máximos al cabo de 1 a 2 h y posee una semivida corta, de 2 a 3 h, así que hay que administrar varias tomas al día. La formulación de liberación sostenida dobla la semivida eficaz del metilfenidato. La nueva cápsula con una bomba osmótica puede sostener los efectos del metilfenidato durante 12 h.
2. **Eficacia terapéutica.** Los simpaticomiméticos surten efecto casi en el 75% de las ocasiones. El metilfenidato y la dextroanfetamina suelen resultar igual de eficaces y actúan en los primeros 15 a 30 min. Estos fármacos reducen la hiperactividad, aumentan la atención y disminuyen la impulsividad. Asimismo, reducen los comportamientos desafiantes asociados al TDAH. Muchas personas toman estos medicamentos durante la fase de escolarización y después. Cuando hay respuesta, el uso de simpaticomiméticos puede resultar crítico para el rendimiento académico. Los simpaticomiméticos mejoran los síntomas nucleares del TDAH —hiperactividad, impulsividad y falta de atención— y facilitan las relaciones sociales con los profesores, la familia, otros adultos y los compañeros.

El éxito del tratamiento prolongado del TDAH con los simpaticomiméticos respalda un modelo, según el cual este trastorno obedece a un desequilibrio neuroquímico genéticamente determinado que precisa tratamiento farmacológico indefinido. En una comparación reciente entre los métodos farmacológico y psicosocial de tratamiento del TDAH se halló un efecto beneficioso claro de la medicación y muy poca mejoría con los tratamientos no farmacológicos.

**3. Directrices clínicas**

**a. Evaluación antes del tratamiento.** Antes del tratamiento hay que examinar la función cardíaca del paciente, en particular la presencia de hipertensión o de taquiarritmias. El clínico también debe explorar si existen trastornos motores (p. ej., tics y discinesia), porque pueden exacerbarse con la administración de un simpaticomimético. En el caso de los tics, muchos expertos no administran simpaticomiméticos, sino que prefieren la clonidina o los antidepresivos. No obstante, los datos recientes indican que los simpaticomiméticos sólo producen un incremento leve de los tics motores y, en realidad, suprimen los tics vocales.

Hay que evaluar la función hepática y renal y reducir la dosis de simpaticomiméticos si se altera el metabolismo del paciente. En el caso de la pemolina, cualquier elevación de las enzimas hepáticas obliga a retirar la medicación.

**b. Posología y modo de administración.** Los intervalos posológicos y las preparaciones existentes de los simpaticomiméticos se ilustran en la tabla 25-26.

**(1) Metilfenidato.** El metilfenidato es el preparado más utilizado inicialmente, en una dosis de 5 a 10 mg cada 3 a 4 h. La posología se puede aumentar hasta un máximo de 20 mg, cuatro veces al día. El uso de una formulación de liberación sostenida con 20 mg, que aporta 6 h de efectos y evita la necesidad de llevar el medicamento al colegio, es recomendado algunas veces, pero su eficacia resulta menor que la de la formulación de liberación inmediata.

Los niños con TDAH pueden tomar el metilfenidato de liberación inmediata a las 8 de la mañana y a las 12 del mediodía. El preparado de liberación sostenida se puede tomar una sola vez a las 8 de la mañana. La dosis inicial de metilfenidato varía desde 2,5 mg (preparación regular) hasta 20 mg (liberación sostenida). Si el resultado es insuficiente, se puede incrementar la dosis hasta un máximo de 20 mg, cuatro veces al día.

**(2) Dextroanfetamina.** La dosis de dextroanfetamina varía entre 2,5 y 40 mg/día (hasta 0,5 mg/kg/día). La dextroanfetamina es casi dos veces más potente que el metilfenidato, miligramo a miligramo, y aporta un efecto beneficioso que dura de 6 a 8 h.

**(3) Fracasos terapéuticos.** El 70% de las personas que no responden a un simpaticomimético mejora con otro. Hay que ensayar todos los simpaticomiméticos antes de cambiar al paciente a un grupo terapéutico diferente.

**4. Precauciones y reacciones adversas.** Los efectos adversos que más veces se asocian a los fármacos anfetamínicos son el dolor de estómago, la ansiedad, la irritabilidad, el insomnio, la taquicardia, las arritmias y la disforia. El tratamiento de los efectos adversos habituales de los niños con TDAH suele ser sencillo (tabla 25-27).

Otros efectos secundarios más raros comprenden la inducción de trastornos motores (p. ej., tics, síntomas parecidos al trastorno de Gilles de la Tourette y discinesia) que suelen resultar autolimitados (duran de 7 a 10 días). Las dosis pequeñas o moderadas de simpaticomiméticos se toleran bien y no aumentan la frecuencia ni la intensidad de los tics. En casos más graves, se precisa un refuerzo con risperidona.

El metilfenidato puede empeorar los tics de un tercio de los pacientes, que encajan en dos grupos: aquellos con tics inducidos por el metilfenidato mejoran inmediatamente después de que se metaboliza la dosis, y un grupo más pequeño sufre tics que persisten durante varios meses pero acaban remitiendo de manera espontánea.

El efecto adverso más restrictivo de los simpaticomiméticos es su asociación a la dependencia psíquica y física. Los simpaticomiméticos pueden exacerbar el glaucoma, la hipertensión, los trastornos cardiovasculares, el hipertiroidismo, los trastornos de ansiedad, los trastornos psicóticos y los trastornos epilépticos.

Las dosis altas de simpaticomiméticos pueden producir sequedad de boca, dilatación pupilar, bruxismo, hormigueo, entusiasmo excesivo, inquietud y labilidad emocional. El uso prolongado de dosis altas puede causar un trastorno delirante que no se diferencia de la esquizofrenia paranoide.

Tabla 25–26
**Simpaticomiméticos de uso común en psiquiatría**

| Nombre genérico | Preparaciones | Dosis diaria inicial | Posología diaria en el TDAH[a] | Posología diaria en la narcolepsia | Posología diaria máxima |
|---|---|---|---|---|---|
| Anfetamina-dextroanfetamina | Comprimidos de 5, 10, 20 y 30 mg | 5-10 mg | 20-30 mg | 5-60 mg | Niños: 40 mg<br>Adultos: 60 mg |
| Dextroanfetamina | Cápsulas de liberación ampliada de 5, 10 y 15 mg; comprimidos de 5 y 10 mg | 5-10 mg | 20-30 mg | 5-60 mg | Niños: 40 mg<br>Adultos: 60 mg |
| Modafinilo | Comprimidos de 100 y 200 mg | 100 mg | No se usa | 400 mg | 400 mg |
| Metanfetamina | Comprimidos de 5 mg; comprimidos ER de 5, 10 y 15 mg | 5-10 mg | 20-25 mg | No se suele usar | 45 mg |
| Metilfenidato | Comprimidos de 5, 10 y 20 mg; comprimidos de liberación sostenida (SR) de 10 y 20 mg; comprimidos ER de 18 y 36 mg | 5-10 mg | 5-60 mg | 20-30 mg | Niños: 80 mg<br>Adultos: 90 mg |
| Pemolina | Comprimidos de 18,75, 37,5 y 75 mg; comprimidos masticables de 37,5 mg | 37,5 mg | 56,25-75 mg | No se usa | 112,5 mg |

[a] Para niños de 6 años o más.
TDAH, trastorno por déficit de atención con hiperactividad.

Tabla 25-27
**Tratamiento de efectos adversos frecuentes, inducidos por los estimulantes, durante el tratamiento del TDAH**

| Efecto adverso | Tratamiento |
|---|---|
| Anorexia, náuseas, adelgazamiento | • Administrar el estimulante con las comidas<br>• Utilizar suplementos hipercalóricos. No forzar la alimentación<br>• Si se utiliza la pemolina, verificar las pruebas de función hepática |
| Insomnio, pesadillas | • Administrar los estimulantes a una hora más temprana del día<br>• Cambiar a preparaciones de acción corta<br>• Suspender la dosis vespertina o nocturna<br>• Plantear un tratamiento adyuvante (p. ej., antihistamínicos, clonidina, antidepresivos) |
| Mareos | • Vigilar la presión arterial<br>• Fomentar el aporte de líquidos<br>• Cambiar a una fórmula de acción prolongada |
| Fenómenos de rebote | • Superponer la dosis del estimulante<br>• Cambiar a un preparado de acción prolongada o combinar preparados de acción corta y prolongada<br>• Plantear un tratamiento adyuvante o alternativo (p. ej., clonidina, antidepresivos) |
| Irritabilidad | • Evaluar la cronología de los fenómenos (durante la fase de máxima acción farmacológica o la fase de retirada)<br>• Evaluar los síntomas asociados<br>• Reducir la dosis<br>• Plantear tratamiento adyuvante o alternativo (p. ej., litio, antidepresivos, antiepilépticos) |
| Irritabilidad | • Considerar un diagnóstico asociado (p. ej., trastornos del estado de ánimo)<br>• Reducir la dosis o cambiar a un preparado de acción prolongada<br>• Plantear un tratamiento adyuvante o alternativo (p. ej., litio, antiepilépticos, antidepresivos) |

Adaptado con permiso de Wilens TE, Biederman J. The stimulants. En: Shaffer D, ed. *The Psychiatric Clinics of North America: Pediatric Psychopharmacology*. Philadelphia: Saunders, 1992.

Los pacientes, que toman sobredosis de los simpaticomiméticos, acuden con hipertensión, taquicardia, hipertermia, psicosis tóxica, delirium y, a veces, crisis. La sobredosis de simpaticomiméticos también puede ocasionar la muerte, generalmente por arritmia. Las crisis se pueden tratar con benzodiazepinas, los efectos cardíacos con bloqueantes ß, la fiebre con sábanas frías y el delirium con agonistas dopaminérgicos.

5. **Atomoxetina.** La atomoxetina está indicada para el tratamiento del TDAH de los niños de 6 o más años, adolescentes y adultos. El mecanismo preciso de sus efectos terapéuticos se ignora pero, supuestamente, obedece a la inhibición selectiva del transportador presináptico de la noradrenalina. La atomoxetina mejora los síntomas de los dominios de inatención e hiperactividad/impulsividad de los niños, adolescentes y adultos.

   Posee una semivida de unas 5 h y exige dos tomas diarias. Se comercializa en cápsulas de 10, 18, 25, 40 y 60 mg. Si el niño o el adolescente pesa más de 70 kg, se iniciará el tratamiento con una dosis de 40 mg/día y se aumentará, al cabo de 3 días como mínimo, hasta la dosis recomendada de aproximadamente 80 mg/día.

   La dosis diaria inicial de atomoxetina para los adultos debe ser de 40 mg, en total, y se aumentará, tras un mínimo de 3 días, hasta la dosis recomendada de 80 mg/día. Dada la hepatotoxicidad, la atomoxetina ya no se considera un fármaco de primera línea y su uso está disminuyendo.

6. **Modafinilo.** El modafinilo es un fármaco singular de efectos psicoestimulantes. Se ignora su mecanismo concreto de acción, pero puede tener cierto efecto bloqueador de la recaptación de noradrenalina. El modafinilo se utiliza para mejorar el estado de alerta de los pa-

cientes con somnolencia diurna excesiva asociada a la narcolepsia, apnea obstructiva del sueño o trastorno del sueño por trabajos en turnos. Se comercializa en comprimidos de 100 y 200 mg y se toma una vez al día. La dosis diaria máxima es de 200 mg. Las interacciones farmacológicas se deben a que el modafinilo induce las enzimas CYP 2C19, por lo que puede aumentar los valores de diazepam, propranolol o fenitoína. Las reacciones adversas comprenden cefalea, náuseas, ansiedad e insomnio.

## IX. Inhibidores de la colinesterasa

**A. Eficacia terapéutica.** El donepezilo, la rivastigmina y la memantina (se comenta por separado más adelante) son algunos de los pocos tratamientos probados frente a la demencia leve o moderada de tipo Alzheimer. Reducen la escisión y la inactivación intrasinápticas de la acetilcolina y potencian, en consecuencia, la neurotransmisión colinérgica que, a su vez, parece producir una discreta mejoría de la memoria y del pensamiento dirigido a un objetivo concreto. Estos fármacos se consideran más útiles para las personas con pérdidas leves o moderadas de la memoria que, de todas maneras, siguen conservando suficientes neuronas colinérgicas prosencefálicas basales como para beneficiarse de un refuerzo de la neurotransmisión colinérgica.

El donepezilo se tolera bien y se utiliza mucho. La rivastigmina parece inducir más efectos adversos gastrointestinales y neuropsiquiátricos que el donepezilo. El inhibidor más antiguo de la colinesterasa, la tacrina, apenas se utiliza en estos momentos debido a su hepatotoxicidad potencial. Los inhibidores de la colinesterasa se han coadministrado con la vitamina E y extractos de gingko biloba.

Los inhibidores de la colinesterasa enlentecen la progresión de la pérdida de memoria y disminuyen la apatía, la depresión, las alucinaciones, la ansiedad, la euforia y los comportamientos motores sin ninguna finalidad. Algunas personas advierten una mejoría inmediata de la memoria, estado de ánimo, síntomas psicóticos y capacidades interpersonales. Otras notan muy poca mejoría inicial, pero pueden retener las facultades cognitivas y adaptativas en valores relativamente estables durante muchos meses. El uso de los inhibidores de la colinesterasa puede demorar o disminuir la necesidad de ingreso en una residencia de ancianos.

**B. Directrices clínicas**

1. **Evaluación antes del tratamiento.** Antes de iniciar el tratamiento con los inhibidores de la colinesterasa conviene descartar causas potencialmente tratables de demencia a través de una exploración neurológica minuciosa. La evaluación psiquiátrica debe centrarse en la depresión, la ansiedad y la psicosis.
2. **Posología y modo de administración**
   a. **Donepezilo.** El donepezilo se comercializa en comprimidos de 5 y 10 mg. El tratamiento debe iniciarse con una dosis de 5 mg/día, por la noche. Si se tolera bien y se observa cierto beneficio al cabo de 4 semanas, la dosis se incrementa hasta una cifra de mantenimiento de 10 mg/día. La absorción del donepezilo no se modifica con los alimentos.
   b. **Rivastigmina.** La rivastigmina se comercializa en cápsulas de 1,5, 3, 4,5 y 6 mg. La dosis inicial recomendada es de 1,5 mg, dos veces al día, durante 2 semanas como mínimo, pasadas las cuales se pueden efectuar aumentos de 1,5 mg/día en intervalos de, al menos, 2 semanas hasta la posología recomendada de 6 mg/día, que se reparte en dos tomas equivalentes. Si el paciente lo tolera, se puede seguir elevando la dosis hasta, como máximo 6 mg, dos veces al día. El riesgo de complicaciones gastrointestinales se reduce tomando la rivastigmina con los alimentos.

**C. Precauciones y reacciones adversas**

1. **Donepezilo.** El donepezilo se suele tolerar bien en las dosis recomendadas. Menos del 3% de las personas tratadas con donepezilo experimenta náuseas, diarrea y vómitos. Estos síntomas leves son más frecuentes con la dosis de 10 mg que con la de 5 mg y, cuando ocurren, suelen remitir a las 3 semanas de su uso continuado. El donepezilo puede causar adelgazamiento. El tratamiento con donepezilo se ha asociado, rara vez, a bradiarritmias, sobre todo entre las personas con cardiopatías de base. Algunas personas experimentan síncope.

2. **Rivastigmina.** La rivastigmina se tolera, por regla general, bien, pero durante el período inicial de tratamiento conviene reducir la dosis para limitar los efectos adversos gastrointestinales y centrales. Estos síntomas leves son más frecuentes a partir de dosis de 6 mg/día y, cuando aparecen, suelen remitir disminuyendo la dosis.

Los efectos adversos más frecuentes asociados a la rivastigmina comprenden las náuseas, los vómitos, los mareos y la cefalea. La rivastigmina puede producir adelgazamiento.

## X. Otros fármacos

A. **Agonistas adrenérgicos $\alpha_2$** (clonidina y guanfacina). La clonidina y la guanfacina se utilizan en psiquiatría para controlar los síntomas producidos por la retirada de los opiáceos, tratar el trastorno de Gilles de la Tourette, suprimir la agitación del trastorno por estrés postraumático y controlar el comportamiento agresivo o hiperactivo de los niños, en particular de aquellos con rasgos autistas.

Los efectos adversos más frecuentes de la clonidina son la sequedad de boca y de ojos, la fatiga, la sedación, los mareos, las náuseas, la hipotensión y el estreñimiento. La guanfacina presenta un perfil similar, pero más leve, de efectos adversos, en particular con dosis de 3 mg/día o más. La clonidina y la guanfacina no deben administrarse a adultos con una presión arterial menor de 90/60 mmHg o con arritmias, en especial bradicardia. La clonidina, en concreto, comporta sedación, pero no suele observarse tolerancia a este efecto adverso. Entre los efectos secundarios poco frecuentes de la clonidina sobre el sistema nervioso central se encuentran el insomnio, la ansiedad y la depresión. Los efectos adversos centrales raros son los sueños vívidos, las pesadillas y las alucinaciones. La retención de líquidos asociada al tratamiento con clonidina se corrige con diuréticos.

B. **Bloqueantes ß.** Los antagonistas de los receptores adrenérgicos ß (p. ej., propranolol, pindolol) poseen eficacia periférica y central en el tratamiento de la fobia social (p. ej., ansiedad ante la actuación), el temblor postural inducido por el litio y la acatisia aguda inducida por los neurolépticos, así como en el control del comportamiento agresivo.

Los bloqueantes ß están contraindicados entre los pacientes con asma, diabetes insulinodependiente, insuficiencia cardíaca congestiva, enfermedad vascular importante, angina de pecho persistente e hipertiroidismo. Los efectos adversos más comunes de los bloqueantes beta son la hipotensión y la bradicardia.

> CONSEJO CLÍNICO:
>
> *Las personas que deban pronunciar una charla o actuar en público pueden tomar propranolol (10-20 mg) 30 min antes; en muchos casos, los signos de ansiedad disminuirán.*

C. **Anticolinérgicos y amantadina.** En el ejercicio clínico de la psiquiatría, los fármacos anticolinérgicos se utilizan sobre todo para tratar los trastornos motores inducidos por la medicación, en particular el parkinsonismo y la distonía aguda inducidas por los neurolépticos, el temblor postural inducido por la medicación.

D. **Antagonistas de los receptores de *N*-metil-D-aspartato (NMDA).** El hidrocloruro de memantina está aprobado para tratar la enfermedad de Alzheimer moderada o grave.

1. **Eficacia terapéutica.** El antagonista de los receptores NMDA, memantina, se une a los canales catiónicos operados por el receptor NMDA, que activan el glutamato. El glutamato es un neurotransmisor esencial para el aprendizaje y la memoria; por eso, si se incrementa su actividad, pueden mejorar el aprendizaje y la memoria.
2. **Posología y modo de administración.** La memantina se absorbe de forma rápida y completa después de su administración oral. Los valores plasmáticos máximos se alcanzan a las 3 a 7 h y la semivida se aproxima a 60-80 h. La memantina se elimina sobre todo por los riñones, por lo que los pacientes con insuficiencia renal precisan un descenso posológico.

   Inhibe mínimamente el sistema enzimático CYP 450 y muestra una baja unión a las proteínas séricas. En consecuencia, la probabilidad de interacción farmacológica es baja.

La memantina se comercializa en comprimidos de 5 y 10 mg. La pauta posológica se ilustra en la tabla 25-28.

**3. Reacciones adversas.** La memantina es segura y se tolera bien. Los acontecimientos adversos más comunes consisten en mareos, confusión, cefalea y estreñimiento. No se aprecian cambios clínicamente importantes de las constantes vitales y sólo se observan efectos hemodinámicos mínimos.

## XI. Electrochoque

### A. Indicaciones

**1.** Trastorno depresivo mayor (cualquier tipo).
**2.** Trastorno bipolar: depresión
**3.** Trastorno bipolar: manía.
**4.** Esquizofrenia.
**5.** Embarazo con cualquiera de los trastornos anteriores.

### B. Eficacia terapéutica

**1.** No cura ninguna enfermedad pero puede inducir remisiones del episodio agudo.
**2.** Debe seguirse de otros tratamientos.
**3.** Se puede utilizar de manera profiláctica para evitar las recaídas.

### C. Directrices clínicas

**1. Evaluación antes del tratamiento**

**a.** Anamnesis adecuada.
- **(1)** Hipertensión.
- **(2)** Lesión osteomuscular u osteoporosis.
- **(3)** Reserpina o anticolinesterásicos.
- **(4)** Litio.
- **(5)** Antidepresivos tricíclicos.
- **(6)** Antipsicóticos.

**b.** Hay que suspender los fármacos que elevan el umbral comicial.

**c.** Preparación del paciente.
- **(1)** Consentimiento informado.
- **(2)** Tratamientos alternativos.
- **(3)** Efectos adversos.
- **(4)** Período de convalecencia.

**2. Procedimiento**

**a.** Medicación.
- **(1)** Anticolinérgicos.
- **(2)** Anestesia.
  - **(a)** Metohexital.
  - **(b)** Ketamina.
  - **(c)** Propofol.
- **(3)** Miorrelajantes.
  - **(a)** Succinilcolina.
  - **(b)** Curare.

Tabla 25-28
**Pauta posológica de la memantina**

| Esquema de ajuste | Dosis de mantenimiento |
|---|---|
| 1.ª semana | 5 mg, una vez al día |
| 2.ª semana | 10 mg/día (5 mg, dos veces al día) |
| 3.ª semana | 15 mg/día (10 mg por la mañana y 5 mg por la noche) |
| 4.ª semana | 20 mg/día (10 mg, dos veces al día) |

**b.** Tipos de estímulos eléctricos.
  **(1)** Onda sinusoidal.
  **(2)** Impulsos breves.

**c.** Colocación de los electrodos.
  **(1)** Bilateral.
  **(2)** Unilateral no dañante.
  **(3)** Otra.

**d.** Administración del estímulo.
  **(1)** Verificación de las constantes vitales (temperatura, ritmo cardíaco, presión arterial, frecuencia cardíaca).
  **(2)** Aplicar los electrodos y asegurarse de que la cama de tratamiento no está conectada a tierra.
  **(3)** Despejar la boca del paciente y quitar los audífonos.
  **(4)** Comenzar con la anestesia (antes que con los miorrelajantes).
  **(5)** Administrar miorrelajantes.
  **(6)** Ventilación.
  **(7)** Aplicar un bloque de mordida.
  **(8)** Aplicar el estímulo eléctrico.
  **(9)** Inducir una convulsión que resulte terapéutica.

**e.** Monitorización.
  **(1)** ECG.
  **(2)** EEG.

**D. Precauciones y efectos adversos**

**1. Contraindicaciones relativas.** No hay contraindicaciones absolutas, pero hay que tener cautela en los casos siguientes:
  **a.** Fiebre.
  **b.** Arritmias importantes.
  **c.** Hipertensión extrema.
  **d.** Isquemia coronaria.

**2. Efectos adversos.**
  **a.** Cardíacos.
  **b.** SNC.
  **c.** Generales.

---

Para una exposición más detallada de este tema, véase *Biological Therapies,* capítulo 31, página 2676, en CTP/VIII.

---

# 26

# Pruebas de laboratorio y estudios de imagen cerebral en psiquiatría

Las pruebas de laboratorio forman parte de la evaluación y del tratamiento psiquiátrico. Sin embargo, los psiquiatras, a diferencia de otros especialistas, se basan más en el examen clínico y en la observación de los signos y síntomas para establecer el diagnóstico que en las pruebas de laboratorio. Así, no existe ninguna prueba que establezca o descarte el diagnóstico de la esquizofrenia o de un trastorno del estado de ánimo. Sin embargo, los adelantos en la neuropsiquiatría y en la psiquiatría biológica han hecho que las pruebas de laboratorio resulten cada vez más útiles a los psiquiatras para tratar las enfermedades emocionales.

**I. Pruebas neuroendocrinológicas**

**A. Pruebas de la función tiroidea**

**1.** Las pruebas de la función tiroidea abarcan: 1) análisis de la tiroxina ($T_4$) por medio de la unión competitiva a las proteínas ($T_4D$); 2) radioinmunoanálisis (RIA $T_4$), basados en una reacción específica de antígeno y anticuerpo; 3) índice de $T_4$ libre ($FT_4I$), captación de triyodotironina, y 4) triyodotironina sérica total medida por radioinmunoanálisis (RIA $T_3$).

**2.** Los análisis se utilizan para descartar el hipotiroidismo, que puede manifestarse por síntomas de depresión.

**3.** Hasta un 10% de los pacientes, que refieren depresión y fatiga asociada, presenta una enfermedad hipotiroidea incipiente. El hipotiroidismo neonatal determina un retraso mental y se puede prevenir si se diagnostica al nacer.

**4.** La prueba de estimulación con la hormona liberadora de tirotropina (TRH) está indicada entre los pacientes con un resultado marginalmente anómalo de las pruebas tiroideas, que denota un hipotiroidismo subclínico y que podría justificar la depresión clínica.

**5. Procedimiento**

**a.** A las 8 de la mañana, después de un ayuno nocturno, pida al paciente que se tumbe y adviértale de la posibilidad de que le entren ganas de orinar después de la inyección.

**b.** Mida los valores basales de la tirotropina, triyodotironina ($T_3$), tiroxina ($T_4$) y captación de $T_3$ con resina.

**c.** Inyecte 500 mg de hormona liberadora de tirotropina por vía intravenosa.

**d.** Mida la tirotropina a los 15, 30, 60 y 90 min.

**B. Prueba de supresión con dexametasona (PSD)**

**1. Procedimiento**

**a.** Administre 1 mg de dexametasona por vía oral a las 11 de la noche.

**b.** Mida el cortisol plasmático a las 4 de la tarde y a las 11 de la noche del día siguiente (también puede tomar una muestra a las 8 de la tarde).

**c.** Cualquier valor plasmático de cortisol superior a 5 μg/dl resulta anómalo (aunque haya que ajustar el intervalo normal según las pruebas locales, para que el 95% de las personas sanas entren dentro del intervalo normal).

**d.** El valor plasmático basal de cortisol ayuda.

**2. Indicaciones**

**a.** Como ayuda para confirmar la impresión diagnóstica del trastorno depresivo mayor. No se utiliza sistemáticamente porque no resulta fiable. Los resultados anómalos pueden certificar la necesidad de tratamiento sintomático.

**b.** Como vigilancia de una persona deprimida, no supresora, durante el tratamiento de la depresión.

c. Para separar la depresión mayor de la disforia leve.
d. Algunas pruebas señalan que los pacientes deprimidos, no supresores, suelen responder positivamente al electrochoque o a los antidepresivos tricíclicos.
e. Posible utilidad para predecir el resultado del tratamiento, aunque los datos de la prueba de supresión con dexametasona se pueden normalizar antes de que remita la depresión.
f. Posible utilidad para predecir las recaídas de pacientes que no suprimen en ningún momento o cuyos resultados de la prueba de supresión con dexametasona revierten a la anormalidad.
g. Posible utilidad para separar la depresión delirante de la no delirante.
h. Los valores plasmáticos de cortisol excesivamente anómalos (>10 μg/dl) son más importantes que las elevaciones leves.

3. **Fiabilidad.** Los problemas asociados a la prueba de supresión con dexametasona comprenden la variabilidad en la sensibilidad y en la especificidad descritas. Son frecuentes los resultados falsos, tanto positivos como negativos. La sensibilidad de la prueba alcanza el 45% en los trastornos depresivos mayores y el 70% en los episodios depresivos mayores con rasgos psicóticos. La especificidad es del 90% en comparación con los testigos y del 77% en comparación con otros diagnósticos psiquiátricos. Según algunas pruebas, los pacientes con un resultado positivo de la PSD (en particular, 10 μg/dl) responden favorablemente al tratamiento somático, como el electrochoque o los antidepresivos cíclicos.
4. **Otras pruebas endocrinológicas.** Además de las hormonas tiroideas, se pueden analizar otras, como la hormona adenohipofisaria prolactina, la hormona de crecimiento, la somatostatina, la hormona liberadora de gonadotropinas y los esteroides sexuales: hormona luteinizante, hormona foliculoestimulante, testosterona y estrógenos. La melatonina de la glándula epifisaria se ha implicado en los trastornos afectivos estacionales (denominados *trastornos del estado de ánimo con patrón estacional* en el texto revisado de la cuarta edición del *Manual diagnóstico y estadístico de los trastornos mentales* [DSM-IV-TR]).
5. **Catecolaminas**

a. El valor de un metabolito de la serotonina, el ácido 5-hidroxiindolacético (5-HIAA), se eleva en la orina de los pacientes con tumores carcinoides.
b. A veces se observan elevaciones de pacientes tratados con fenotiazinas o que ingieren alimentos ricos en serotonina (es decir, avellanas, plátanos y aguacates).
c. La cantidad de 5-HIAA en el líquido cefalorraquídeo (LCR) de algunas personas con depresión suicida es baja, así como la de algunos que cometen suicidio de forma particularmente violenta, según se ha comprobado en los estudios de autopsia.
d. Los valores bajos de 5-HIAA en el LCR se asocian, en general, a actos violentos.
e. La noradrenalina y sus metabolitos —metanefrina, normetanefrina y ácido vanililmandélico— se pueden analizar en la orina, la sangre y el plasma.
f. Los valores plasmáticos de las catecolaminas se elevan mucho en el feocromocitoma, que se asocia a ansiedad, agitación e hipertensión.
g. Se han descrito valores elevados de noradrenalina y adrenalina en la orina de algunos pacientes con trastorno por estrés postraumático.
h. El metabolito de la noradrenalina 3-metoxi-4-hidroxifenilglicol disminuye entre los pacientes con trastornos depresivos graves, sobre todo entre los que intentan suicidarse.

6. **Pruebas de función renal.** El nitrógeno ureico en sangre (BUN, *blood urea nitrogen*) y la creatinina sérica se vigilan cuando el paciente toma litio. Si el resultado de BUN o de la creatinina sérica es anómalo, hay que medir el aclaramiento de creatinina del paciente durante 2 horas y, al final, el aclaramiento de creatinina durante 24 h. En la tabla 26-1 se resumen otras pruebas de laboratorio para los pacientes tratados con litio.
7. **Pruebas de función hepática**

a. Los valores de bilirrubina total y directa se elevan en las lesiones hepatocelulares y en la congestión biliar intrahepática, que se da con la medicación fenotiazínica o tricíclica, así como con el abuso de alcohol y de otras sustancias.

Tabla 26-1
**Otros análisis de laboratorio para los pacientes tratados con litio**

| Análisis | Frecuencia |
|---|---|
| Hemograma completo | Antes del tratamiento y cada año |
| Electrólitos séricos | Antes del tratamiento y cada año |
| Glucosa sanguínea en ayunas | Antes del tratamiento y cada año |
| Electrocardiograma | Antes del tratamiento y cada año |
| Prueba de embarazo para las mujeres en edad fértil[a] | Antes del tratamiento |

[a] Se puede analizar con más frecuencia si se duda del cumplimiento terapéutico. Reproducido con permiso de MacKinnon RA, Yodofsky SC. *Principles of the Psychiatric Evaluation.* Philadelphia: JB Lippincott; 1991: 106.

**b.** El daño o las enfermedades del hígado, que se refleja en las anomalías de las pruebas de función hepática, puede manifestarse por signos y síntomas de un trastorno cognitivo, por ejemplo, desorientación y delirium.

**c.** Hay que vigilar sistemáticamente las pruebas de función de hepática cuando se utilicen ciertos fármacos, como la carbamazepina o el valproato.

## II. Análisis en la sangre de las enfermedades de transmisión sexual

**A.** La prueba VDRL (Venereal Disease Research Laboratory) se utiliza para el cribado de la sífilis. Si el resultado es positivo, se confirma mediante una prueba específica de absorción de anticuerpos antitreponémicos fluorescentes (prueba FTA ABS), en la que se utiliza como antígeno la espiroqueta *Treponema pallidum*.

**B.** Un resultado positivo de la prueba del VIH indica que la persona se ha expuesto a una infección por el virus causante del sida.

## III. Análisis relacionados con fármacos psicotropos

### A. Benzodiazepinas

**1.** No se requieren análisis especiales. La alteración de la función hepática prolonga la semivida de las benzodiazepinas que se metabolizan por oxidación en el hígado.

**2.** Las pruebas basales de función hepática están indicadas si se sospecha una hepatopatía. El análisis de las benzodiazepinas en orina se aplica sistemáticamente en los casos de abuso de sustancias.

### B. Antipsicóticos

**1.** No se precisa ningún análisis específico, pero es bueno obtener valores basales de la función hepática y un hemograma completo. Los antipsicóticos se metabolizan fundamentalmente en el hígado y los metabolitos se excretan sobre todo en la orina. Hay muchos metabolitos activos. La concentración plasmática máxima suele alcanzarse de 2 a 3 h después de administrar una dosis por vía oral. La semivida de eliminación varía entre 12 y 30 h, pero puede prolongarse mucho más. El estado de equilibrio requiere, como mínimo, la administración de una dosis constante durante una semana (meses si se administra una dosis constante de un antipsicótico de depósito).

**2.** Con excepción de la clozapina, todos los antipsicóticos producen una elevación inmediata de la prolactina sérica (secundaria a la actividad tuberoinfundibular). En general, un valor normal de prolactina indica el incumplimiento terapéutico o la falta de absorción. Los efectos secundarios abarcan leucocitosis, leucopenia, alteraciones de la función plaquetaria, anemia leve (aplásica y hemolítica) y agranulocitosis. Los efectos secundarios sobre la médula ósea y los elementos formes de la sangre pueden suceder de forma brusca, aun cuando la posología se haya mantenido constante. Los antipsicóticos de baja potencia suelen producir más agranulocitosis, la complicación medular más habitual. Estos fármacos pueden causar daño hepatocelular y congestión biliar intrahepática (reflejada en un aumento de la bilirrubina total y directa y de las transaminasas). Asimismo, producen alteraciones electrocardiográficas (no tan frecuentes como los antidepresivos tricíclicos), por ejemplo, una prolongación del intervalo QT; el aplanamiento, la inversión o el carácter bífido de las ondas T y ondas U. Las relaciones entre la dosis y la concentración plasmática difieren mucho entre los pacientes.

3. **Clozapina.** Dado el riesgo de agranulocitosis (1 a 2%), los pacientes tratados con clozapina deben someterse a un análisis inicial de los leucocitos, que incluya la fórmula, antes de comenzar el tratamiento; un hemograma completo semanal a lo largo del tratamiento y un hemograma durante 4 semanas después de retirar la clozapina. Los médicos y los farmacéuticos que proporcionen la clozapina deben estar registrados en el Clozaril National Registry (1-800-448-5938).

C. **Fármacos tricíclicos y tetracíclicos.** Antes de iniciar un régimen con los fármacos cíclicos se efectuará un electrocardiograma (ECG) para evaluar los retrasos de la conducción, que podrían producir bloqueos cardíacos con las concentraciones terapéuticas. Algunos médicos consideran que todos los pacientes que reciben tratamiento prolongado con fármacos cíclicos precisan un ECG anual. Estos fármacos suprimen, en concentraciones terapéuticas, las arritmias a través de un efecto quinidínico.

Los valores sanguíneos hay que analizarlos sistemáticamente cuando se empleen la imipramina, la desipramina o la nortriptilina para tratar los trastornos depresivos. El análisis de los valores en sangre también ayuda si el paciente responde mal al intervalo posológico habitual o si se trata de un enfermo de alto riesgo y hay una necesidad urgente de saber si se ha alcanzado un valor plasmático terapéutico tóxico del medicamento. Los análisis de sangre deberían incluir asimismo la determinación de los metabolitos activos (p. ej., la imipramina se transforma en desipramina, la amitriptilina en nortriptilina). Seguidamente se ofrecen algunas características de los valores plasmáticos de los tricíclicos.

1. **Imipramina.** El porcentaje de respuestas favorables a la imipramina se correlaciona de manera lineal con cifras plasmáticas de entre 200 y 250 ng/ml, pero algunos pacientes pueden responder a valores más bajos. Cuando las cifras exceden de 250 ng/ml, no se aprecia una mejoría en la respuesta favorable y los efectos secundarios aumentan.
2. **Nortriptilina.** La ventana terapéutica (margen dentro del cual el fármaco resulta más eficaz) de la nortriptilina oscila entre 50 y 150 ng/ml. La tasa de respuesta disminuye para valores superiores a 150 ng/ml.
3. **Desipramina.** Los valores de desipramina superiores a 125 ng/ml se correlacionan con un porcentaje más alto de respuestas favorables.
4. **Amitriptilina.** En los distintos estudios se han observado resultados contradictorios con respecto a los valores sanguíneos de la amitriptilina, que varían entre 75 y 175 ng/ml.
5. **Procedimiento para analizar las concentraciones sanguíneas.** La muestra de sangre se tomará de 10 a 14 h después de la última dosis, habitualmente por la mañana tras aplicar la dosis al acostarse. Los pacientes deben recibir una posología diaria estable durante al menos 5 días para que la determinación resulte válida. Algunos metabolizan muy poco los fármacos cíclicos y pueden alcanzar valores hasta de 2.000 ng/ml con dosis normales, incluso antes de manifestar una respuesta clínica favorable. Hay que vigilar de cerca los efectos secundarios cardíacos de estos pacientes. En general, los pacientes con valores superiores a 1.000 ng/ml corren riesgo de cardiotoxicidad.

D. **Inhibidores de la monoaminooxidasa.** Los pacientes que tomen inhibidores de la monoaminooxidasa (IMAO) deben recibir instrucciones para evitar los alimentos con tiramina, dado el peligro de que aparezca una crisis hipertensiva. Es necesario que la presión arterial basal sea normal y hay que vigilar la presión arterial durante el tratamiento. Los IMAO también producen hipotensión ortostática como efecto secundario directo no relacionado con la alimentación. Aparte de elevar la presión arterial si se administran con ciertos medicamentos, los IMAO se hallan relativamente libres de otros efectos secundarios. Una prueba que se utiliza en el entorno experimental y la práctica clínica actual consiste en correlacionar la respuesta terapéutica con el grado de inhibición de la MAO plaquetaria.

E. **Litio.** Los pacientes que reciben litio deben someterse a pruebas basales de la función tiroidea, análisis de los electrólitos, un hemograma completo, pruebas de la función renal (densidad, BUN y creatinina) y un ECG basal. La justificación de estos análisis es que el litio puede ocasionar defectos de concentración renal, hipotiroidismo y leucocitosis; la disminución del sodio puede motivar valores tóxicos del litio; alrededor de un 95% del litio se excreta en la orina. El litio, además, puede causar alteraciones electrocardiográficas, incluidos diversos defectos de la conducción.

El litio está fundamentalmente indicado como tratamiento profiláctico de los episodios maníacos (su eficacia antimaníaca directa puede demorarse hasta 2 semanas) y suele acoplarse a los antipsicóticos para tratar los episodios agudos de manía. El propio litio también posee actividad antipsicótica. La dosis de mantenimiento es de 0,6 a 1,2 mEq/l, pero los pacientes con manía aguda pueden tolerar hasta 1,5-1,8 mEq/l. Algunos pacientes responden a valores más bajos y otros precisan dosis más altas. Probablemente una respuesta menor de 0,4 mEq/l indica la toma de un placebo. Las reacciones tóxicas aparecen con valores superiores a 2 mEq/l. Es imprescindible la vigilancia periódica del litio, pues el margen terapéutico, a partir del cual pueden ocurrir problemas cardíacos y efectos sobre el sistema nervioso central, es reducido.

Los valores del litio se analizan de 8 a 12 h después de la última dosis, generalmente en la mañana siguiente a la toma de la dosis nocturna. El valor debe medirse al menos dos veces por semana, mientras se estabiliza al paciente, y luego, una vez al mes.

F. **Carbamazepina.** Hay que solicitar un hemograma completo, incluido el recuento plaquetario antes del tratamiento. Conviene también medir el número de reticulocitos y realizar análisis de la sideremia. Estos análisis deben repetirse semanalmente durante el primer trimestre de tratamiento y luego, cada mes. La carbamazepina puede inducir anemia aplásica, agranulocitosis, trombocitopenia y leucopenia. Dado el riesgo escaso de hepatotoxicidad, las pruebas de función hepática se repetirán cada 3 a 6 meses. La medicación se suspenderá si el paciente exhibe algún signo de mielosupresión, de acuerdo con los hemogramas completos periódicos. El valor terapéutico de la carbamazepina oscila entre 8 y 12 ng/ml y la toxicidad suele alcanzarse con cifras de 15 ng/ml. La mayoría de los clínicos señala que es difícil alcanzar valores tan elevados como 12 ng/ml.

G. **Valproato.** Los valores séricos del ácido valproico y del divalproex resultan terapéuticos en el intervalo de 45 a 50 ng/ml. A partir de 125 ng/ml aparecen efectos secundarios, por ejemplo, trombocitopenia. Hay que medir periódicamente los valores séricos y obtener pruebas de la función hepática cada 6 a 12 meses.

H. **Tacrina.** La tacrina puede causar daño hepático. Se precisa una prueba basal de la función hepática y hay que vigilar quincenalmente las transaminasas séricas durante unos 5 meses. Los pacientes, que experimenten ictericia o muestren valores de bilirrubina superiores a 3 mg/dl, deberán retirar la medicación.

## IV. Provocación de crisis de angustia con lactato sódico

Hasta el 72% de los pacientes con trastorno de angustia sufren una crisis cuando se les administra una inyección intravenosa de lactato sódico. Por eso, la provocación con lactato se emplea para confirmar el diagnóstico del trastorno por angustia. La provocación con lactato se ha utilizado también para facilitar la rememoración de los pacientes con trastorno por estrés postraumático. La hiperventilación, otro desencadenante conocido de crisis de angustia entre las personas predispuestas, no ofrece la misma sensibilidad que el lactato a la hora de inducir las crisis de angustia. La inhalación de dióxido de carbono también precipita crisis de angustia entre los sujetos predispuestos. Las crisis de angustia desencadenadas por el lactato sódico no se inhiben con los bloqueantes ß de acción periférica, sino con el alprazolam y los fármacos tricíclicos.

## V. Entrevista asistida con medicación

Las entrevistas con amobarbital poseen indicaciones diagnósticas y terapéuticas. Desde el punto de vista diagnóstico, las entrevistas ayudan a separar los trastornos no orgánicos de los orgánicos, sobre todo entre los pacientes con síntomas de catatonía, estupor y mutismo. Los trastornos orgánicos suelen empeorar con las infusiones de amobarbital, pero los no orgánicos y psicógenos mejoran debido a la desinhibición, disminución de la ansiedad o aumento de la relajación. Desde un punto de vista terapéutico, las entrevistas con amobarbital se utilizan en los trastornos con represión y disociación, por ejemplo, para recuperar la memoria en los trastornos de amnesia psicógena y fugas, para recuperar la función en el trastorno de conversión y para facilitar la expresión emocional en el trastorno por estrés postraumático. Las benzodiazepinas pueden reemplazar al amobarbital en la infusión.

**VI. Punción lumbar**

La punción lumbar se utiliza si el paciente presenta una manifestación repentina de nuevos síntomas psiquiátricos, en particular cambios cognitivos. El clínico debe estar muy atento cuando aparezcan fiebre o síntomas neurológicos, del tipo de crisis. La punción lumbar se utiliza para el diagnóstico de las infecciones del sistema nervioso central (es decir, meningitis).

**VII. Análisis de orina para descartar el abuso de sustancias**

En la orina del paciente se pueden detectar algunas sustancias si se analiza aquélla dentro de un período concreto (y variable) después de la ingestión. El conocimiento de los análisis en orina de estas sustancias está resultando crucial para los médicos en ejercicio, en vista de la controversia que suscita el análisis obligatorio o aleatorio de sustancias. En la tabla 26-2 se resumen las sustancias de abuso que se pueden analizar en la orina.

Los análisis de laboratorio también se emplean para detectar sustancias que puedan contribuir a los trastornos cognitivos.

**VIII. Marcadores bioquímicos.** Muchos marcadores bioquímicos potenciales, incluidos los neurotransmisores y sus metabolitos, facilitan el diagnóstico y el tratamiento de los trastornos psiquiátricos. La investigación en este campo está aún cambiando. En la tabla 26-3 se resumen algunos progresos.

**IX. Cribado de enfermedades médicas** (tabla 26-4). Hay que descartar las causas orgánicas de los trastornos psiquiátricos. Una batería minuciosa de pruebas de laboratorio, aplicada en el momento del ingreso, permite detectar un alto grado de morbilidad. El estudio sistemático en el momento del ingreso comprende:

**A.** Hemograma completo con fórmula leucocitaria.
**B.** Bioquímica completa (incluye análisis de electrólitos, glucosa, calcio y magnesio, y pruebas de la función hepática y renal).
**C.** Pruebas de la función tiroidea.
**D.** Pruebas RPR (reagina plasmática rápida) o VDRL.
**E.** Análisis de orina.
**F.** Análisis de tóxicos en orina.
**G.** ECG.
**H.** Radiografía de tórax (si el paciente tiene más de 35 años).
**I.** Valores plasmáticos de cualquier fármaco que esté tomando, si procede.

---

Para una exposición más detallada de este tema, véase *Diagnosis and Psychiatry: Examination of the Psychiatric Patient,* capítulo 7, página 794, en CTP/VIII.

Tabla 26-2
**Sustancias de abuso que se pueden analizar en la orina**

| Sustancia | Tiempo en que se detectan en la orina |
|---|---|
| Alcohol | 7-12 h |
| Anfetamina | 48 h |
| Barbitúricos | 24 h (corta acción)<br>3 semanas (larga acción) |
| Benzodiazepinas | 3 días |
| *Cannabis* | 3 días a 4 semanas (dependiendo del uso) |
| Cocaína | 6-8 h (se metaboliza en 2-4 días) |
| Codeína | 48 h |
| Heroína | 36-72 h |
| Metadona | 3 días |
| Metaqualona | 7 días |
| Morfina | 48-72 h |
| Fenciclidina | 8 días |
| Propoxifeno | 6-48 h |

Tabla 26-3
**Marcadores bioquímicos en psiquiatría**

A. Monoaminas
1. El ácido homovanílico plasmático (AHVp), un metabolito importante de la dopamina, puede ayudar a identificar a los pacientes esquizofrénicos que responden a los antipsicóticos.
2. El 3-metoxi-4-hidroxifenilglicol (MHPG) es un metabolito de la noradrenalina.
3. El ácido 5-hidroxiindolacético (5-HIAA) se asocia con el comportamiento suicida, la agresión, el escaso control de los impulsos y la depresión; los valores elevados pueden acompañarse de comportamientos ansiosos, obsesivos e inhibidos.

B. Enfermedad de Alzheimer
1. Alelo de la apolipoproteína E: asociado a un mayor riesgo de enfermedad de Alzheimer, algunas personas asintomáticas de edad madura presentan un descenso en el metabolismo de la glucosa en la tomografía por emisión de positrones (PET, *positron emission tomography*) parecido al de los pacientes con enfermedad de Alzheimer.
2. Proteína filamentosa neural: supuestamente elevada entre los pacientes con enfermedad de Alzheimer; la determinación de la proteína filamentosa neural en el LCR se comercializa como prueba diagnóstica.
3. Otros posibles análisis del LCR comprenden la tau (aumento), la amiloide (descenso), la relación entre la albúmina del LCR y la albúmina del suero (normal en la enfermedad de Alzheimer, elevada en la demencia vascular) y los marcadores inflamatorios (p. ej., proteínas reactivas de la fase aguda en el LCR); el gen de la proteína precursora amiloide se considera que desempeña una misión etiológica, aunque se necesitan nuevas investigaciones.

LCR, líquido cefalorraquídeo.

Tabla 26-4
**Características de los fármacos según las categorías de la Drug Enforcement Agency**

| Prueba | Indicación psiquiátrica principal | Comentarios |
|---|---|---|
| Alanina aminotransferasa | Estudio cognitivo/médico | Aumenta en la hepatitis, cirrosis, metástasis hepáticas |
| Albúmina | Estudio cognitivo/médico | Aumenta en la deshidratación<br>Disminuye en la malnutrición, la insuficiencia hepática, quemaduras, mieloma múltiple, carcinomas |

*(continúa)*

Tabla 26-4 — *(cont.)*
**Características de los fármacos según las categorías de la Drug Enforcement Agency**

| Prueba | Indicación psiquiátrica principal | Comentarios |
|---|---|---|
| Aldolasa | Trastornos de la alimentación<br>Esquizofrenia | Aumenta entre los pacientes que abusan de la ipecacuana (p. ej., pacientes con bulimia), algunos pacientes con esquizofrenia |
| Amilasa sérica | Trastornos de la alimentación | Puede aumentar en la bulimia nerviosa |
| Amoníaco sérico | Estudio cognitivo/médico | Aumenta en la encefalopatía hepática, insuficiencia hepática, síndrome de Reye; aumenta con la hemorragia digestiva y la insuficiencia hepática congestiva grave |
| Análisis de orina | Estudio cognitivo/médico<br>Estudio antes del tratamiento con litio<br>Análisis de tóxicos | Ofrece claves de las causas de distintos trastornos cognitivos (evaluación del aspecto general, pH, densidad, bilirrubina, glucosa, sangre, cuerpos cetónicos, proteínas); la densidad puede verse afectada por el litio |
| Anticoagulante lúpico | Uso de fenotiazinas | Anticuerpo antifosfolipídico, descrito entre algunos pacientes que toman fenotiazinas, en particular clorpromazina; a menudo asociado a prolongación PTT, asociado a anticuerpos anticardiolipínicos |
| Anticuerpos antinucleares | Estudio cognitivo/médico | Presentes en el lupus eritematoso generalizado (LEG) y el lupus inducido por medicamentos (p. ej., secundario a fenotiazinas, antiepilépticos); el LEG puede asociarse a delirium, psicosis y trastornos del estado de ánimo |
| Antígeno de superficie de la hepatitis B (HBsAg); antígeno core de la hepatitis B (HBcAg) | Trastornos del estado de ánimo | La hepatitis B activa indica un mayor grado de infectividad y progresión hacia hepatopatía crónica |
| | Estudio cognitivo/médico | Puede presentarse por depresión |
| Antígeno del virus de la hepatitis A (HAAg) | Trastornos del estado de ánimo | Pronóstico menos grave y más favorable que la hepatitis B; puede manifestarse por anorexia y depresión |
| Aspartato aminotransferasa (AST) | Estudio cognitivo/médico | Aumenta en la insuficiencia cardíaca, enfermedades hepáticas, pancreatitis, eclampsia, daño cerebral, alcoholismo<br>Disminuye en la carencia de piridoxina (vitamina $B_6$) y en los estados terminales de la hepatopatía |
| Bicarbonato sérico | Trastorno de angustia | Disminuye en el síndrome de hiperventilación, trastorno de angustia, abuso de esteroides anabolizantes |
| | Trastornos de la alimentación | Puede elevarse entre los pacientes con bulimia nerviosa, abuso de laxantes o vómitos psicógenos |

*(continúa)*

Tabla 26-4 — *(cont.)*
**Características de los fármacos según las categorías de la Drug Enforcement Agency**

| Prueba | Indicación psiquiátrica principal | Comentarios |
|---|---|---|
| Bilirrubina | Estudio cognitivo/médico | Aumento en las hepatopatías |
| Bromuro sérico | Demencia | La intoxicación por bromuro produce psicosis, alucinaciones y delirium |
| | Psicosis | Parte del estudio de demencia, sobre todo cuando se eleva el cloruro sódico |
| Cafeína sérica | Trastorno de ansiedad/angustia | Evaluación de pacientes con sospecha de cafeinismo |
| Calcio (Ca) sérico | Estudio cognitivo/médico | Aumento en el hiperparatiroidismo, metástasis óseas |
| | Trastornos del estado de ánimo | Aumento asociado a delirium, depresión y psicosis |
| | Psicosis | Disminución en el hipoparatiroidismo, insuficiencia renal |
| | Trastornos de la alimentación | Disminución asociada a depresión, irritabilidad, delirium y abuso crónico de laxantes |
| Catecolaminas, en orina y en el plasma | Crisis de angustia<br>Ansiedad | Elevadas en el feocromocitoma |
| Ceruloplasmina sérica; cobre sérico | Estudio cognitivo/médico | Disminuye en la enfermedad de Wilson (enfermedad hepatolenticular) |
| Cloruro (Cl) sérico | Trastornos de la alimentación | Disminuye entre los pacientes con bulimia y vómitos psicógenos |
| | Trastorno de angustia | Elevación leve en el síndrome de hiperventilación, trastorno de angustia |
| Cobre, orina | Estudio cognitivo/médico | Elevado en la enfermedad de Wilson |
| Colecistocinina (CCK) | Trastornos de la alimentación | Si se compara con los testigos, se suprime entre los pacientes bulímicos después de comer (puede normalizarse tras el tratamiento con antidepresivos) |
| Cortisol (hidrocortisona) | Estudio cognitivo/médico<br>Trastornos del estado de ánimo | Los valores excesivos pueden indicar una enfermedad de Cushing asociada a la ansiedad, depresión y multitud de otros trastornos |
| Creatina fosfocinasa (CPK) | Uso de antipsicóticos<br>Uso de restricciones<br>Abuso de sustancias | Aumento en el síndrome maligno por neurolépticos, inyecciones intramusculares, rabdomiólisis (secundaria al abuso de sustancias), pacientes con restricciones, pacientes con reacciones distónicas; elevación asintomática con los antipsicóticos |
| Creatinina sérica | Estudio cognitivo/médico | Elevada en la enfermedad renal (v. BUN) |
| Creatinina urinaria | Estudio cognitivo/médico | Aumenta en la insuficiencia renal, deshidratación |
| | Abuso de sustancias<br>Uso de litio | Parte del estudio previo al tratamiento con litio; a veces, se utiliza para el seguimiento de pacientes tratados con litio |

*(continúa)*

Tabla 26-4 — *(cont.)*
**Características de los fármacos según las categorías de la Drug Enforcement Agency**

| Prueba | Indicación psiquiátrica principal | Comentarios |
|---|---|---|
| Ecografía carotídea | Demencia | A veces se incluye en el estudio de la demencia, sobre todo para descartar demencia multiinfarto<br>Su mayor valor reside en la búsqueda de posibles causas de infarto |
| Ecografía Doppler | Disfunción eréctil<br>Estudio cognitivo/médico | Obstrucción carotídea, accidente isquémico transitorio (AIT), disminución del flujo sanguíneo peniano en la disfunción eréctil |
| Electrocardiograma (ECG) | Trastornos de angustia | Del 10 al 40% de los pacientes con trastornos de angustia sufre prolapso de la válvula mitral |
| Electroencefalograma (EEG) | Estudio cognitivo/médico | Convulsiones, muerte cerebral, lesiones, acortamiento de la latencia REM (movimientos oculares rápidos, *rapid eye movement*) en la depresión<br>Actividad de alto voltaje en el estupor, actividad rápida de bajo voltaje en la excitación, casos funcionales no orgánicos (p. ej., estados disociativos), actividad alfa presente en el fondo, que responde a los estímulos auditivos y visuales<br>Se da en salvas bifásicas o trifásicas lentas en la demencia de la enfermedad de Creutzfeldt-Jacob |
| Enzimas sintetizadoras de la porfiria | Psicosis | Estudio cognitivo/médico<br>El trastorno neuropsiquiátrico asociado puede ocurrir más veces en las crisis agudas de porfiria, que se precipitan por los barbitúricos o la imipramina |
| Estrógenos | Trastornos del estado de ánimo | Disminuye en la depresión menopáusica y en el síndrome premenstrual; cambios variables en la ansiedad |
| Ferritina sérica | Estudio cognitivo/médico | Prueba más sensible de la ferropenia |
| Folato (ácido fólico) sérico | Abuso del alcohol | En las carencias de vitamina $B_{12}$ asociadas a psicosis, paranoia, fatiga, agitación, demencia y delirium |
| | Uso de medicación específica | Se asocia a alcoholismo, uso de fenitoína, anticonceptivos orales, estrógenos |
| Fosfatasa ácida | Estudio cognitivo/médico | Aumenta en el cáncer de próstata, la hipertrofia prostática benigna, destrucción plaquetaria excesiva, enfermedades óseas |
| Fosfatasa alcalina | Estudio cognitivo/médico | Aumenta en la enfermedad de Paget, hiperparatiroidismo, enfermedades hepáticas, metástasis hepáticas, insuficiencia cardíaca, uso de fenotiazinas |
| | Uso de mediación psiquiátrica | Disminuye en la anemia perniciosa (carencia de vitamina $B_{12}$) |

*(continúa)*

Tabla 26-4 — *(cont.)*
**Características de los fármacos según las categorías de la Drug Enforcement Agency**

| Prueba | Indicación psiquiátrica principal | Comentarios |
|---|---|---|
| Fósforo sérico | Estudio cognitivo/médico<br>Trastornos de angustia | Aumenta la insuficiencia renal, acidosis diabética, hipoparatiroidismo, hipervitaminosis D; disminuye en la cirrosis, hipopotasemia, hiperparatiroidismo, crisis de angustia, síndrome de hiperventilación |
| Glucemia del ayuno (GSA) | Crisis de angustia<br>Ansiedad<br>Delirium<br>Depresión | GSA muy alta asociada al delirium<br>GSA muy baja asociada al delirium, agitación, crisis de angustia, ansiedad y depresión |
| Glutamiltransaminasa sérica | Abuso de alcohol | Aumenta en el abuso de alcohol, cirrosis, hepatopatía |
| Hematócrito (HcT); hemoglobina (Hb) | Estudio cognitivo/médico | Estudio de anemia (la anemia puede asociarse a depresión y psicosis) |
| 17-hidroxicorticosteroides | Depresión | Las desviaciones detectan el hiperadrenocorticalismo que puede asociarse a depresión mayor<br>Aumenta en el abuso de esteroides |
| 5-hidroxiindolacético (5-HIAA) | Depresión<br>Suicidio<br>Violencia | Disminuye en el LCR de los pacientes agresivos o violentos con impulsos suicidas u homicidas<br>Puede constituir un indicador del menor control de los impulsos y un elemento predictivo de suicidio |
| Hierro sérico | Estudio cognitivo/médico | Anemia ferropénica |
| Hormona adrenocorticotropa (ACT, corticotropina) | Estudio cognitivo/médico | Cambia en el abuso de esteroides; puede aumentar las crisis, psicosis y enfermedad de Cushing, así como en respuesta al estrés<br>Disminuye en la enfermedad de Addison |
| Hormona de crecimiento (GH) | Depresión<br>Ansiedad<br>Esquizofrenia | Respuesta abolida de GH de los pacientes deprimidos a la hipoglucemia inducida por insulina; aumento de la respuesta de GH de los pacientes esquizofrénicos a la provocación con agonistas dopaminérgicos; aumento en algunos casos de anorexia |
| Hormona foliculoestimulante (FSH) | Depresión | Valor en el límite alto de la normalidad en la anorexia nerviosa, cifras más altas entre las mujeres posmenopáusicas; valores bajos entre las pacientes con panhipopituitarismo |
| Hormona liberadora de gonadotropina (GnRH) | Estudio cognitivo/médico | Disminuye en la esquizofrenia; aumenta en la anorexia; varía en la depresión y ansiedad |
| Hormona luteinizante (LH) | Depresión | Disminuye entre los pacientes con hipopituitarismo; descenso asociado a la depresión |

*(continúa)*

Tabla 26-4 — *(cont.)*
**Características de los fármacos según las categorías de la Drug Enforcement Agency**

| Prueba | Indicación psiquiátrica principal | Comentarios |
|---|---|---|
| Hormona paratiroidea (parathormona) | Ansiedad | Los valores bajos producen hipocalcemia y ansiedad |
| | Estudio cognitivo/médico | Disregulación asociada a multitud de trastornos psicoorgánicos |
| Inhalación de $CO_2$; infusión de bicarbonato sódico | Crisis de ansiedad/angustia | Crisis de angustia producidas en un subgrupo de pacientes |
| Intoxicación por metales (suero u orina) | Estudio cognitivo/médico | Plomo: apatía, irritabilidad, anorexia, confusión<br>Mercurio: psicosis, fatiga, apatía, pérdida de la memoria, labilidad emocional, «sombrerero loco»<br>Manganeso: locura por manganeso, síndrome parkinsoniano<br>Aluminio: demencia<br>Arsénico: fatiga, desvanecimiento, caída del pelo |
| Lactatodeshidrogenasa (LDH) | Estudio cognitivo/médico | Aumenta en el infarto de miocardio, infarto pulmonar, enfermedades hepáticas, infarto renal, crisis, daño cerebral, anemia megaloblástica (perniciosa), elevaciones ficticias secundarias a una manipulación tosca del tubo con la muestra de sangre |
| Líquido cefalorraquídeo (LCR) | Estudio cognitivo/médico | Aumento de las proteínas y células en las infecciones, prueba VDRL positiva de la neurosífilis, LCR sanguinolento en los estados hemorrágicos |
| Magnesio sérico | Abuso de alcohol<br>Estudio cognitivo/médico | Disminuye en el alcoholismo; valores bajos asociados a agitación, delirium y crisis |
| Melatonina | Trastorno afectivo estacional | Producido por la luz y la epífisis y disminuida en el trastorno afectivo estacional |
| 3-metoxi-4-hidroxifenilglicol (MHPG) | Depresión<br>Ansiedad | Utilidad máxima en la investigación; el descenso en la orina puede indicar un descenso central; puede predecir la respuesta a ciertos antidepresivos |
| Mioglobina urinaria | Uso de fenotiazinas<br>Abuso de sustancias<br>Uso de restricciones | Aumenta en el síndrome maligno por neurolépticos; en la intoxicación por fenciclidina (PCP), cocaína o dietilamida del ácido lisérgico (LSD) y en pacientes con restricciones |
| Monoaminooxidasa (MAO), plaquetario | Depresión | Disminuye en la depresión; se ha utilizado para supervisar el tratamiento con IMAO |
| Monitor Holter | Trastorno de angustia | Evaluación de los pacientes con trastorno de angustia y palpitaciones u otros síntomas cardíacos |
| Nicotina | Ansiedad<br>Adicción a la nicotina | Ansiedad, tabaquismo |
| Nitrógeno ureico en sangre (BUN) | Delirium | Elevación en las enfermedades renales, deshidratación |

*(continúa)*

Tabla 26-4 — *(cont.)*
**Características de los fármacos según las categorías de la Drug Enforcement Agency**

| Prueba | Indicación psiquiátrica principal | Comentarios |
|---|---|---|
| | Uso de medicación psiquiátrica | Elevaciones asociadas a letargo, delirium<br>En caso de elevación, puede aumentar la capacidad tóxica de los fármacos psicotropos, en particular del litio y de la amantadina<br>Disminuye en la malnutrición, la insuficiencia hepática, quemaduras, mieloma múltiple, carcinomas<br>Disminuye en la carencia de piridoxina (vitamina $B_6$) y en los estados terminales de la hepatopatía |
| | Trastornos de la alimentación | Puede elevarse entre los pacientes con bulimia nerviosa, abuso de laxantes o vómitos psicógenos |
| | Trastornos del estado de ánimo | Aumento asociado a delirium, depresión y psicosis |
| | Estudio cognitivo/médico | Puede presentarse por depresión |
| Porfobilinógeno (PBG) | Estudio cognitivo/médico | Aumenta en la porfiria aguda |
| Potasio (K) sérico | Estudio cognitivo/médico | Aumenta en la acidosis hiperpotasémica; aumento asociado a ansiedad en la arritmia |
| | Trastornos de la alimentación | Disminuye en la cirrosis, alcalosis metabólica, abuso de laxantes, abuso de diuréticos; descenso frecuente entre los pacientes con bulimia o con vómitos psicógenos, abuso de esteroides anabolizantes |
| Prolactina sérica | Uso de antipsicóticos | Los antipsicóticos, al reducir la dopamina, aumentan la síntesis y liberación de prolactina, sobre todo de las mujeres |
| | Uso de cocaína | Los valores elevados de prolactina pueden obedecer a la retirada de la cocaína |
| | Seudocrisis | La falta de aumento de la prolactina después de la crisis hace pensar en una seudocrisis |
| Proteínas totales séricas | Estudio cognitivo/médico | Aumento en el mieloma múltiple, mixedema, lupus<br>Descenso en la cirrosis, malnutrición, hiperhidratación |
| | Uso de fármacos psicotropos | Las proteínas séricas bajas pueden aumentar la sensibilidad a las dosis convencionales de los medicamentos unidos a las proteínas (el litio no se une a las proteínas) |
| Prueba de Coombs, directa o indirecta | Anemias hemolíticas secundarias a fármacos psicotropos | Estudio de las anemias hemolíticas inducidas por fármacos, como las secundarias a clorpromazina, fenitoína, levodopa y metildopa |
| Prueba del lupus eritematoso (LE) | Depresión<br>Psicosis<br>Delirium<br>Demencia | Prueba positiva asociada a LE generalizado, que puede presentarse con distintas alteraciones psiquiátricas, como psicosis, depresión, delirium y demencia; también se determinan los análisis de los anticuerpos antinucleares (AAN) y los anticuerpos anti-ADN |

*(continúa)*

Tabla 26-4 — *(cont.)*
**Características de los fármacos según las categorías de la Drug Enforcement Agency**

| Prueba | Indicación psiquiátrica principal | Comentarios |
|---|---|---|
| Pruebas de función tiroidea | Estudio cognitivo/médico | Detección de hipotiroidismo o hipertiroidismo |
| | Depresión | Anomalías asociadas a depresión, ansiedad, psicosis, demencia, delirium y tratamiento con litio |
| Recuento de leucocitos | Uso de fármacos psicotropos | La leucopenia y la agranulocitosis se asocian a determinados fármacos psicotropos, como fenotiazinas, carbamazepinas y clozapina<br>La leucocitosis se asocia al litio y al síndrome maligno por neurolépticos |
| Recuento de reticulocitos (estimación de la producción medular de eritrocitos) | Estudio cognitivo/médico | Disminuye en la anemia megaloblástica o ferropénica y en la anemia de las enfermedades crónicas |
| | Uso de carbamazepina | Se debe vigilar si el paciente toma carbamazepina |
| Recuento plaquetario | Uso de fármacos psicotropos | Disminuye con ciertos fármacos psicotropos (carbamazepina, clozapina, fenotiazinas) |
| Salicilato sérico | Alucinosis orgánica<br>Tentativas de suicidio | Se ven valores tóxicos en las tentativas de suicidio; asimismo, puede haber alucinosis orgánica con cifras altas |
| Sodio (Na) sérico | Estudio cognitivo/médico | Disminuye en la intoxicación hídrica, síndrome de secreción inadecuada de ACTH (SIADH)<br>Disminuye en el hipoadrenalismo, mixedema, insuficiencia cardíaca congestiva, diarrea, polidipsia, uso de carbamazepina, esteroides anabolizantes |
| | Uso de litio | Valores bajos asociados a mayor sensibilidad a las dosis convencionales de litio |
| Testosterona sérica | Disfunción eréctil (DE) | Aumenta con el abuso de esteroides anabolizantes<br>Puede disminuir en el estudio orgánico de la disfunción eréctil |
| | Inhibición del deseo sexual | Descenso con la inhibición del apetito sexual<br>Seguimiento de los agresores sexuales tratados con medroxiprogesterona<br>Disminuye con el tratamiento de medroxiprogesterona |
| Tiempo de protrombina (PT) | Estudio cognitivo/médico | Elevación en la hepatopatía importante (cirrosis) |
| Tiempo parcial de tromboplastina (TPT) | Tratamiento con antipsicóticos, heparina | Vigilancia del tratamiento anticoagulante; aumenta en presencia del anticoagulante lúdico y de los anticuerpos anticardiolipínicos |

*(continúa)*

Tabla 26-4 — *(cont.)*
**Características de los fármacos según las categorías de la Drug Enforcement Agency**

| Prueba | Indicación psiquiátrica principal | Comentarios |
|---|---|---|
| Tumescencia peneana nocturna | Disfunción eréctil | Cuantificación del cambio del perímetro peneano, rigidez del pene, frecuencia de tumescencia peneana<br>Evaluación de la función eréctil durante el sueño<br>Erecciones asociadas al sueño REM<br>Ayuda a separar las causas orgánicas de disfunción eréctil de las funcionales |
| VDRL (Venereal Disease Research Laboratory) | Sífilis | Resultado positivo (títulos altos) en la sífilis secundaria (puede ser positivo o negativo en la sífilis primaria); también se utiliza la prueba RPR (reagina plasmática rápida)<br>Títulos bajos (o negativos) en la sífilis terciaria |
| Velocidad de sedimentación glomerular (VSG) | Estudio cognitivo/médico | El aumento de VSG representa un dato inespecífico de una enfermedad infecciosa, inflamatoria, autoinmunitaria y maligna; a veces, se recomienda para estudiar la anorexia nerviosa |
| VIH | Estudio cognitivo/médico | Afectación del SNC; demencia por sida, trastorno orgánico de la personalidad, trastorno orgánico del estado de ánimo, psicosis aguda |
| Virus de Epstein Barr (VEB); citomegalovirus (CMV) | Estudio cognitivo/médico | Parte del estudio de los herpes virus<br>El virus de Epstein Barr es el agente causal de la mononucleosis infecciosa, que puede cursar con depresión, fatiga y cambios de la personalidad |
| | Ansiedad | El CMV puede producir ansiedad, confusión y trastornos del estado de ánimo |
| | Trastornos del estado de ánimo | El virus de Epstein Barr puede asociarse a un síndrome mononucleósico crónico que se acompaña de depresión crónica y fatiga |
| Vitamina A sérica | Depresión<br>Delirium | La hipervitaminosis A se asocia a diversas alteraciones del estado mental, cefalea |
| Vitamina $B_{12}$ sérica | Estudio cognitivo/médico | Parte del estudio de la anemia megaloblástica y la demencia |
| | Demencia | La carencia de $B_{12}$ se asocia a psicosis, paranoia, fatiga, agitación, demencia y delirium |
| | Trastorno del estado de ánimo | A menudo, asociada a abuso crónico del alcohol |
| Volumen corpuscular medio (VCM) (volumen medio de un eritrocito) | Abuso del alcohol | Elevado en el alcoholismo y en las carencias de vitamina $B_{12}$ y de ácido fólico |

Tomado de Richard B Rosse, M.D., Lynn H Deutsch, D.O., y Stephen J Deutsch, M.D., Ph.D.

# 27 Trastornos motores inducidos por medicamentos

**I. Introducción general**

El texto revisado de la 4.ª edición del *Manual diagnóstico y estadístico de los trastornos mentales* (DSM-IV-TR) incluye en la categoría de «trastornos motores inducidos por medicamentos» no sólo éstos sino también cualquier efecto adverso inducido por medicamentos que atraiga la atención clínica. Los trastornos motores más frecuentes relacionados con los neurolépticos son el parkinsonismo, la distonía aguda y la acatisia aguda. El síndrome maligno por neurolépticos es un trastorno potencialmente mortal y, a menudo, mal diagnosticado. La discinesia tardía inducida por neurolépticos es un efecto adverso de aparición tardía de los preparados neurolépticos y puede resultar irreversible pero, según los datos más recientes, este síndrome, aún y potencialmente invalidante, es menos pernicioso de lo que se pensaba antes para los pacientes que toman antagonistas de los receptores dopaminérgicos. Los nuevos antipsicóticos, los antagonistas de la serotonina y de la dopamina, bloquean mucho menos la unión a los receptores de dopamina y, por este motivo, tienden a producir menos trastornos motores de este tipo. En la tabla 27-1 se indican algunos medicamentos asociados a trastornos motores y su influencia sobre los neurorreceptores pertinentes.

**II. Parkinsonismo inducido por neurolépticos**

**A. Diagnósticos, signos y síntomas.** Los síntomas comprenden rigidez muscular (rigidez en tubería de plomo), rigidez en rueda dentada, marcha titubeante, postura encorvada y babeo. El temblor con movimientos de «contar monedas» del parkinsonismo idiopático es raro pero puede haber un temblor periódico y tosco parecido al esencial. El denominado *síndrome del conejo* es un temblor que afecta a los labios y músculos peribucales y representa otro efecto parkinsoniano de los antipsicóticos, aunque el temblor peribucal es más tardío que otro tipo de temblores.

**B. Epidemiología.** Los efectos adversos parkinsonianos se dan en un 15% de los pacientes tratados con antipsicóticos, generalmente entre 5 y 90 días después de comenzar el tratamiento. Los pacientes ancianos y las mujeres corren el máximo riesgo de parkinsonismo inducido por los neurolépticos, aunque el trastorno puede ocurrir a cualquier edad.

**C. Etiología.** Causada por el bloqueo de los receptores dopaminérgicos de tipo 2 ($D_2$) en el núcleo caudado, en la terminación de las neuronas dopaminérgicas nigroestriadas. Otros antipsicóticos pueden producir estos síntomas, en particular los fármacos de gran potencia con escasa actividad anticolinérgica (p. ej., trifluoperazina). La clorpromazina y la tioridazina no suelen verse implicadas. Los antipsicóticos atípicos más recientes (p. ej., aripiprazol, olanzapina y quetiapina) no suelen causar parkinsonismo.

**D. Diagnóstico diferencial.** Abarca el parkinsonismo idiopático, otras causas orgánicas de parkinsonismo y la depresión, que también pueden asociarse a síntomas parkinsonianos.

**E. Tratamiento.** Se puede tratar con anticolinérgicos, benztropina, amantadina o difenhidramina (tabla 27-2). Los anticolinérgicos deben retirarse a las 4 a 6 semanas para evaluar si ha ocurrido tolerancia a los efectos parkinsonianos; aproximadamente la mitad de los pacientes con parkinsonismo inducido por los neurolépticos precisa tratamiento continuado. Después de retirar los antipsicóticos, los síntomas parkinsonianos pueden extenderse hasta 4 meses o incluso hasta 3 meses entre los ancianos. En este último caso, el clínico puede continuar con el anticolinérgico, después de haber suspendido el antipsicótico, hasta que remitan por completo los síntomas parkinsonianos.

Tabla 27–1

**Algunos medicamentos asociados a trastornos motores y su influencia en los neurorreceptores correspondientes**

| Tipo (subtipo) | Nombre | Bloqueo $D_2$ | Bloqueo 5-$HT_2$ | Bloqueo AChm |
|---|---|---|---|---|
| **Antipsicóticos** | | | | |
| Fenotiazinas (alifáticos) | Clorpromazina | Bajo | Alto | Alto |
| Fenotiazinas (piperidinas) | Tioridazina | Bajo | Medio | Alto |
| | Mesoridazina | Bajo | Medio | Alto |
| Fenotiazinas (piperazinas) | Trifluoperazina | Medio | Medio | Medio |
| | Flufenazina | Alto | Bajo | Bajo |
| | Perfenazina | Alto | Medio | Bajo |
| Tioxantenos | Tiotixeno | Alto | Medio | Bajo |
| | Clorprotixeno | Medio | Alto | Medio |
| Dibenzoxazepinas | Loxapina | Medio | Alto | Bajo |
| Butirofenonas | Haloperidol | Alto | Bajo | Bajo |
| | Droperidol | Alto | Medio | — |
| Difenilbutilpiperidinas | Pimozida | Alto | Medio | Bajo |
| Dihidroindolonas | Molindona | Medio | Bajo | Bajo |
| Dibenzodiazepinas | Clozapina | Bajo | Alto | Alto |
| Benzisoxazol | Risperidona | Alto | Alto | Bajo |
| Tienobenzodiazepinas | Olanzapina | Bajo | Alto | Alto |
| Dibenzotiazepinas | Quetiapina | Bajo/medio | Bajo/medio | Bajo |
| Benzisotiazolilos | Ziprasidona | Medio | Alto | Bajo |
| Quinolonas | Aripiprazol | Alto (como agonistas parciales) | Alto | Bajo |
| **Psicotropos no antipsicóticos** | | | | |
| Antiepilépticos | Litio | Bajo | Bajo | Bajo |
| Antidepresivos | Todos | Bajo (excepto amoxapina) | (Varios) | (Varios) |

AChm, receptor muscarínico de acetilcolina; $D_2$, receptor dopaminérgico de tipo 2; 5-$HT_2$, receptor de 5-hidroxitriptamina de tipo 2; N/P, no procede.
Adaptado de Janicak PG, Davis JM, Preskorn SH, Ayd FJ Jr. *Principles and Practice of Psychopharmacotherapy,* 3.ª ed. Philadelphia, PA: Lippincott Williams & Wilkins; 2001.

Tabla 27-2
**Tratamiento farmacológico de los trastornos extrapiramidales**

| Nombre genérico | Dosis diaria habitual | Indicaciones |
|---|---|---|
| **Anticolinérgicos** | | |
| Benztropina | 0,5-2 mg v.o., tres veces al día; 1-2 mg i.m. o i.v. | Distonía aguda, parkinsonismo, acinesia, acatisia |
| Biperideno | 2-6 mg p.o., tres veces al día; 2 mg i.m. o i.v. | |
| Prociclina | 2,5-5 mg v.o., dos a cuatro veces al día | |
| Trihexifenidil | 2-5 mg v.o., tres veces al día | |
| Orfenadrina | 50-100 mg v.o., dos a cuatro veces al día; 60 mg i.v. | Síndrome del conejo |
| **Antihistamínicos** | | |
| Difenhidramina | 25 mg v.o., cuatro veces al día; 25 mg i.m. o i.v. | Distonía aguda, parkinsonismo, acinesia, síndrome del conejo |
| Amantadina | 100-200 mg v.o., dos veces al día | Parkinsonismo, acinesia, síndrome del conejo |
| **ß-Bloqueantes** | | |
| Propranolol | 20-40 mg v.o., tres veces al día | Acatisia, temblor |
| **α-Bloqueantes** | | |
| Clonidina | 0,1 mg v.o., tres veces al día | Acatisia |
| **Benzodiazepinas** | | |
| Clonazepam | 1 mg v.o., dos veces al día | Acatisia, distonía aguda |
| Lorazepam | 1 mg v.o., tres veces al día | |
| Buspirona | 20-40 mg v.o., cuatro veces al día | Discinesia tardía |
| Vitamina E | 1.200-1.600 v.o. UI/día | Discinesia tardía |

i.m., por vía intramuscular; i.v., por vía intravenosa; v.o., por vía oral.

## III. Distonía aguda inducida por los neurolépticos

A. **Diagnóstico, signos y síntomas.** Las distonías son contracciones breves o prolongadas de los músculos, que determinan movimientos o posturas claramente anómalos, como crisis oculógiras, protrusión lingual, trismo, tortícolis, distonías laringofaríngeas y posturas distónicas de los miembros y del tronco. Otras distonías son el blefarospasmo y la distonía glosofaríngea; esta última origina disartria, disfagia e incluso dificultad respiratoria, con posible cianosis. Los niños son especialmente propensos al opistótonos, la escoliosis, la lordosis y los movimientos de contorsión. La distonía puede causar dolor y susto y, a menudo, determina el incumplimiento de los futuros regímenes de tratamiento farmacológico.

B. **Epidemiología.** La aparición de síntomas distónicos se caracteriza por un comienzo precoz durante el transcurso del tratamiento con neurolépticos y una incidencia elevada entre los hombres, los pacientes menores de 30 años y aquellos que reciben dosis altas de medicamentos de gran potencia.

C. **Etiología.** Pese a que la distonía es más frecuente cuando se administran dosis de antipsicóticos de gran potencia por vía intramuscular, puede ocurrir con cualquier antipsicótico. Es menos común con la tioridazina y resulta rara con los antipsicóticos atípicos. Se cree que el mecanismo de acción obedece a la hiperactividad dopaminérgica de los ganglios basales, que ocurre cuando los niveles del antipsicótico en el sistema nervioso central (SNC) comienzan a disminuir entre una dosis y la siguiente.

D. **Diagnóstico diferencial.** Comprende las crisis epilépticas y la discinesia tardía.

E. **Evolución y pronóstico.** La distonía puede fluctuar espontáneamente y responder a la tranquilización, por lo que el clínico recibe una impresión equivocada de que el movimiento tiene carácter histérico o se halla totalmente sometido al control consciente.

F. **Tratamiento.** La profilaxis con anticolinérgicos o fármacos relacionados (v. tabla 27-2) suele prevenir la distonía, pero hay que sopesar los riesgos del tratamiento profiláctico frente a los efectos beneficiosos. El tratamiento con anticolinérgicos por vía intramuscular o con difenhidramina por las vías intravenosa o intramuscular (50 mg) casi siempre alivia los síntomas. Se ha descrito la eficacia del diazepam (10 mg por vía intravenosa), el amobarbital, la cafeína, el benzoato sódico y la hipnosis. Pese a la aparición habitual de tolerancia a este efecto adverso, a veces conviene cambiar el antipsicótico, si el paciente está muy preocupado por que la reacción pueda repetirse.

## IV. Acatisia aguda inducida por neurolépticos

**A. Diagnóstico, signos y síntomas.** La acatisia comprende la sensación subjetiva de inquietud, los signos objetivos de inquietud, o ambas cosas a la vez. Algunos ejemplos son una sensación de ansiedad, la incapacidad para relajarse, el nerviosismo, los paseos, los movimientos de balanceo en la silla y el sentarse y levantarse en sucesión alternante y rápida. La acatisia se ha asociado al uso de multitud de fármacos psicotropos, entre ellos los antipsicóticos, los antidepresivos y los simpaticomiméticos. En cuanto se reconoce y diagnostica, hay que disminuir la dosis del antipsicótico al valor mínimo eficaz. La acatisia puede asociarse a una mala respuesta terapéutica.

**B. Epidemiología.** Las mujeres de edad intermedia corren más riesgo de acatisia y la evolución se asemeja a la del parkinsonismo inducido por los neurolépticos.

**C. Tratamiento.** Los tres pasos fundamentales para tratar la acatisia son: 1) reducir la dosis del medicamento, 2) intentar el tratamiento con fármacos adecuados y 3) plantear el cambio del neuroléptico. Los fármacos más eficaces son los ß-bloqueantes, pero los anticolinérgicos, las benzodiazepinas y la ciproheptadina ayudan a algunas personas. No se conoce ningún tratamiento eficaz para ciertos casos de acatisia.

## V. Discinesia tardía inducida por neurolépticos

**A. Diagnóstico, signos y síntomas.** La discinesia tardía es un efecto demorado de los antipsicóticos que, rara vez, sucede antes de los 6 primeros meses de tratamiento. El trastorno se caracteriza por movimientos coreoatetósicos anómalos, involuntarios e irregulares de la cabeza, los miembros y el tronco. La intensidad de los movimientos oscila desde mínima —a menudo, ni el paciente ni su familia se dan cuenta— hasta totalmente invalidante. Los movimientos peribucales son los más frecuentes y consisten en revoloteo, torsión y protrusión de la lengua, masticación y desplazamientos laterales de la mandíbula, fruncimiento de los labios y gesticulación de la cara. También son frecuentes los movimientos de los dedos y el cierre de la mano. En los casos graves aparecen tortícolis, retrocolis, torsión del tronco y sacudidas de la pelvis. Si la gravedad aumenta, el paciente puede mostrar irregularidad respiratoria y deglutoria con aerofagia, eructos y gruñidos. Se ha notificado, asimismo, discinesia respiratoria. La discinesia se exacerba con el estrés y desaparece durante el sueño. Los movimientos nerviosos de la nariz se conocen como *síndrome del conejo.*

**B. Epidemiología.** La discinesia tardía afecta al 10-20% de los pacientes tratados durante más de un año. Alrededor del 20-40% de los pacientes hospitalizados durante mucho tiempo sufre discinesia tardía. Las mujeres se afectan más veces que los hombres. Los niños, los pacientes mayores de 50 años y aquellos con daño cerebral o trastornos del estado de ánimo también corren un riesgo elevado.

**C. Evolución y pronóstico.** Del 5 al 40% de todos los casos de discinesia tardía acaban remitiendo al igual que del 50 al 90% de los casos leves. Sin embargo, la discinesia tardía de los pacientes ancianos remite menos que la de los jóvenes.

**D. Tratamiento.** Los tres métodos fundamentales para combatir la discinesia tardía consisten en la prevención, el diagnóstico y el tratamiento. La prevención óptima se logra administrando los antipsicóticos sólo cuando exista una indicación clara y en la dosis mínima eficaz. Los antipsicóticos atípicos comportan menos discinesia tardía que los típicos. La clozapina es el único antipsicótico con un riesgo mínimo de discinesia tardía y puede incluso mejorar los síntomas preexistentes de este trastorno. Este hecho es atribuido a su escasa afinidad por los receptores $D_2$ y su gran afinidad en el antagonismo de los receptores 5HT. Los pacientes que reciben antipsicóticos precisan exámenes regulares por si aparecen movimientos anómalos; estas exploraciones se realizarán, preferiblemente, con una escala normalizada de evaluación (tabla 27-3). Los pacientes suelen experimentar exacerbaciones de los síntomas cuando se suspenden los antagonistas de los receptores dopaminérgicos, mientras que el cambio por un antagonista de la serotonina y dopamina puede limitar los movimientos anómalos sin empeorar la progresión de la discinesia.

Una vez diagnosticada la discinesia tardía, el clínico sopesará si reduce la dosis del antipsicótico o incluso suspende definitivamente éste. Otra posibilidad es cambiar a clozapina o a alguno de los nuevos antagonistas de los receptores dopamínicos. Si el paciente no puede continuar con los antipsicóticos, el litio, la carbamazepina o las benzodiazepinas pueden reducir con eficacia los síntomas del trastorno motor y la psicosis.

## VI. Síndrome maligno por neurolépticos

**A. Diagnóstico, signos y síntomas.** El síndrome maligno por neurolépticos es una complicación potencialmente mortal que puede ocurrir en cualquier momento del tratamiento antipsicótico. Los síntomas motores y conductuales comprenden rigidez muscular y distonía, acinesia, mutismo, obnubilación y agitación. Los síntomas vegetativos se caracterizan por fiebre alta, sudoración, aceleración de la frecuencia cardíaca y aumento de la presión arterial. Los datos de laboratorio revelan leucocitosis y elevación de la creatinina fosfocinasa, enzimas hepáticas, mioglobulina plasmática y mioglobinuria, asociada a veces a insuficiencia renal.

**B. Epidemiología.** Los hombres se afectan más que las mujeres, y los jóvenes, más que los viejos. La tasa de mortalidad puede variar del 10 al 20% o superarla si están implicados medica-

Tabla 27-3
**Escala de movimientos involuntarios anormales (AIMS): técnica de examen**

**Identificación del paciente** **Fecha**

**Calificado por**

Observe al paciente sin molestarlo cuando se encuentre en reposo (p. ej., en la sala de espera) bien antes o después de finalizar la exploración.

La silla utilizada para esta exploración será dura y sin brazos.

Después de observar al paciente, califíquelo sobre una escala de 0 (ninguno), 1 (mínimo), 2 (leve), 3 (moderada) y 4 (intensa), según la intensidad de los síntomas.

Pida al paciente que abra la boca (es decir, chicle, caramelo, etc.) y, si tiene algunos de estos objetos, extráigalo.

Pregunte al paciente por el estado actual de sus dientes. Pregúntele si lleva prótesis dentales. ¿Le molestan al paciente los dientes o las prótesis en este momento?

Pregunte al paciente si nota algún movimiento en la boca, cara, manos o pies. En caso afirmativo, pídale que describa y señale el grado de molestia o interferencia que ello supone en la actividad actual del paciente.

01234 Diga al paciente que se siente en una silla con las manos sobre las rodillas, las piernas ligeramente separadas y los pies apoyados en el suelo. (Examine el movimiento de todo el cuerpo en esta posición.)

01234 Pida al paciente que se siente con las manos colgando, sin apoyarlas. Si es un hombre, colgará las manos entre las piernas, y si es una mujer y lleva falda, sobre las rodillas. (Observe las manos y otras regiones corporales.)

01234 Pida al paciente que abra la boca. (Observe la lengua en reposo dentro de la boca.) Hágalo dos veces.

01234 Pida al paciente que saque la lengua. (Observe las anomalías en el movimiento de la lengua.) Hágalo dos veces.

01234 Pida al paciente que golpee con el pulgar cada uno de los dedos de la forma más rápida posible durante 10 o 15 s, primero con la mano derecha y luego con la izquierda. (Observe los movimientos faciales y de los miembros inferiores).

01234 Flexione y extienda los miembros superiores izquierdo y derecho del paciente. (Uno en cada momento.)

01234 Pida al paciente que extienda los dos brazos hacia delante, con las palmas hacia debajo. (Observe el tronco, los miembros inferiores y la boca.)[a]

01234 Pida al paciente que dé dos pasos, se gire y regrese a la silla. (Observe las manos y la marcha.) Hágalo dos veces[a].

[a] Movimientos activados.

mentos antipsicóticos de depósito. La prevalencia del síndrome oscila entre el 2 y el 2,4% de los pacientes expuestos a los antagonistas de los receptores dopaminérgicos.

C. **Fisiopatología.** Desconocida.

D. **Evolución y pronóstico.** Los síntomas suelen evolucionar a lo largo de 24 a 72 h y el síndrome no tratado dura entre 10 y 14 días. El diagnóstico suele omitirse en las primeras etapas y la abstinencia o la agitación pueden tomarse, por error, como una exacerbación de la psicosis.

E. **Tratamiento** (tabla 27-4). Además del tratamiento médico de soporte, los medicamentos más utilizados frente a este trastorno consisten en el dantroleno y la bromocriptina, si bien algunos emplean la amantadina. La bromocriptina y la amantadina poseen efectos agonistas directos sobre los receptores dopamínicos y pueden evitar el bloqueo de los receptores dopamínicos inducido por los antipsicóticos. Se utilizará la dosis mínima eficaz del antipsicótico para reducir la probabilidad del síndrome maligno por neurolépticos. Los antipsicóticos con efectos anticolinérgicos tienen menos posibilidades de ocasionar el síndrome maligno por neurolépticos.

## VII. Temblor postural inducido por medicamentos

A. **Diagnóstico, signos y síntomas.** El temblor es una alteración rítmica del movimiento, que suele exceder de una batida por segundo.

B. **Epidemiología.** Habitualmente, el temblor disminuye durante los períodos de relajación y sueño y aumenta con el estrés o la ansiedad.

C. **Etiología.** Así como todos los diagnósticos anteriores se asociaban, específicamente, a un neuroléptico, son varios los psicotropos que producen temblor, en particular, el litio, los antidepresivos y el valproato.

Tabla 27-4
**Tratamiento del síndrome maligno por neurolépticos**

| Intervención | Posología | Eficacia |
|---|---|---|
| Amantadina | 200-400 mg v.o./día en varias tomas | Útil en monoterapia y en combinación; disminuye la tasa de mortalidad |
| Bromocriptina | 2,5 mg v.o., dos o cuatro veces al día, que se pueden aumentar hasta 45 mg/día en total | Mortalidad reducida con la monoterapia o el tratamiento combinado |
| Levodopa/carbidopa | Levodopa en infusión i.v. continua de 50-100 mg/día | Casos aislados de mejoría espectacular |
| Tratamiento electroconvulsivo | Puede observarse una buena evolución con los tratamientos unilateral y bilateral en tan sólo 3 sesiones | Eficaz cuando fracasan los medicamentos; también puede ayudar a tratar los trastornos psiquiátricos de base |
| Dantroleno | 1 mg/kg/día durante 8 días y luego continuar v.o. durante 7 días más | Los efectos beneficiosos se manifiestan en minutos u horas, tanto en monoterapia como en tratamientos combinados. |
| Benzodiazepinas | 1-2 mg i.m. como dosis de prueba; si resulta eficaz, pasar a la v.o.; plantear el uso si el trastorno de base muestra síntomas catatónicos. | Ha resultado eficaz cuando otros medicamentos fallan. |
| Medidas de soporte | Hidratación intravenosa<br>Sábanas de refrigeración<br>Bolsas de hielo<br>Enema de agua helada<br>Oxigenación<br>Antipiréticos | A menudo, eficaz como medida inicial en las primeras fases del episodio |

Adaptado de Davis IM, Caroff SN, Mann SC: *Treatment of neuroleptic malignant syndrome. Psychiatr Ann,* 2000; 30: 325-331.

**D. Tratamiento.** El tratamiento se basa en cuatro principios.

1. Utilizar la dosis mínima posible del psicotropo.
2. Minimizar el consumo de cafeína.
3. Tomar el psicotropo al acostarse para minimizar el temblor diurno.
4. Se pueden administrar ß-bloqueantes (p. ej., propranolol) para tratar el temblor inducido por medicamentos.

## VIII. Otros trastornos

**A. Mioclonía nocturna.** La mioclonía nocturna consiste en contracciones bruscas y muy estereotipadas de algunos músculos del miembro inferior durante el sueño. El paciente no tiene conciencia subjetiva de estas sacudidas. El trastorno probablemente se da en el 40% de las personas mayores de 65 años y acompaña al uso de los ISRS.

Los movimientos repetidos de los miembros inferiores ocurren cada 20 a 60 segundos, con extensión del dedo gordo y flexión del tobillo, la rodilla y las caderas. Los síntomas principales comprenden despertares frecuentes, sueño poco reparador y somnolencia diurna. No hay un solo tratamiento universalmente eficaz de las mioclonías nocturnas. Los tratamientos que puedan resultar útiles son las benzodiazepinas, la levodopa, la quinina y, en raros casos, los opiáceos.

**B. Síndrome de las piernas inquietas.** Las personas con el síndrome de las piernas inquietas notan sensaciones reptantes y profundas en las pantorrillas al sentarse o al tumbarse. Estas disestesias no suelen doler, pero se hacen implacables y atroces y obligan a mover de forma imperiosa y casi irresistible las piernas; por eso, este síndrome dificulta el sueño, incluida su conciliación. Se da sobre todo en personas maduras y afecta al 5% de la población. Puede ocurrir con el uso de los ISRS.

No se conoce ningún tratamiento de este síndrome. Los síntomas se alivian con el movimiento y el masaje de los miembros inferiores. Si se precisa farmacoterapia, se pueden administrar benzodiazepinas, levodopa, quinina, opiáceos, propranolol, valproato o carbamazepina, que tienen cierto efecto.

## IX. Síndromes hipertérmicos

Todos los trastornos motores inducidos por medicamentos pueden asociarse a hipertermia. En la tabla 27-5 se enumeran diversos trastornos asociados a hipertermia. El electrochoque ha resultado útil cuando fracasan otros fármacos.

---

Para una exposición más detallada de este tema, véase *Neuropsychiatric Aspects of Movement Disorders,* sección 2.6, página 406; *Schizophrenia: Somatic Treatment,* sección 12.12, página 1467; *Medication-Induced Movement Disorders,* sección 31.4, página 2712; y *Dopamine Receptor Antagonists (Typical Antipsychotics)* sección 31.16, página 2817, en CTP/VIII.

---

Tabla 27–5
**Síndromes hipertérmicos centrales inducidos por medicamentos**[a]

| Trastorno (y mecanismos) | Causas farmacológicas | Síntomas frecuentes | Posible tratamiento[b] | Evolución clínica |
|---|---|---|---|---|
| **Hipertermia** (↓ disipación de calor) (↑ producción de calor) | Atropina, lidocaína, petidina<br>Toxicidad de los AINE, feocromocitoma, tirotoxicosis | Hipertermia, diaforesis, malestar general | Paracetamol por vía rectal (325 mg cada 4 h), diazepam por vía oral o rectal (5 mg cada 8 h) en caso de crisis febriles | Crisis febriles benignas de los niños |
| **Hipertermia maligna** (↑ producción de calor) | Bloqueadores de la unión neuromuscular (succinilcolina), halotano | Hipertermia, **rigidez muscular, arritmias,** isquemia[c], hipotensión, **rabdomiólisis;** coagulación intravascular diseminada | Dantroleno sódico (1-2 mg/kg/min en infusión i.v.)[d] | Familiar, mortalidad del 10% sin tratamiento |
| **Sobredosis de tricíclicos** (↑ producción de calor) | Antidepresivos tricíclicos, cocaína | Hipertermia, confusión, alucinaciones visuales, agitación, **hiperreflexia, relajación muscular, efectos anticolinérgicos** (piel seca, dilatación pupilar), arritmias | Bicarbonato sódico (1 mEq/kg en bolo i.v.) si hay arritmias, fisostigmina (1-3 mg i.v.) con vigilancia cardíaca | Pueden ocurrir muertes si no se trata |
| **Hiperreflexia vegetativa** (↑ producción de calor) | Estimulantes del SNC (anfetaminas) | Hipertermia, excitación, **hiperreflexia** | Trimetafán (0,3-7 mg/min en infusión i.v.) | Reversible |
| **Catatonía mortal** (↓ disipación de calor) | Intoxicación por plomo | Hipertermia, ansiedad intensa, **conducta destructiva, psicosis** | Lorazepam (1-2 mg i.v. cada 4 h), los antipsicóticos pueden estar contraindicados | Mortalidad elevada sin tratamiento |
| **Síndrome maligno por neurolépticos** (mixto; hipotalámico, ↓ disipación de calor, ↑ producción de calor) | Antipsicóticos (neurolépticos), metildopa, reserpina | Hipertermia, **rigidez musculares, diaforesis (60%), leucocitosis, delirium, rabdomiólisis, elevación de CPK,** disregulación vegetativa, **síntomas extrapiramidales** | **Bromocriptina (2-10 mg cada 8 h por v.o. o con sonda nasogástrica),** lisurida (0,02-0,1 mg/h en infusión i.v.), carbidopa-levodopa (25/100) por v.o. cada 8 h), dantroleno sódico (0,3-1 mg/kg i.v. cada 6 h) | Inicio rápido, mortalidad del 20% sin tratamiento |

[a] La negrita indica manifestaciones que sirven para diferenciar un síndrome de otro.
[b] El lavado gástrico y las medidas de soporte, incluida la refrigeración, se requieren en la mayoría de los casos.
[c] El consumo de oxígeno aumenta en un 7% por cada incremento de 0,5 °C en la temperatura corporal.
[d] Se ha asociado a daño hepatocelular idiosincrásico y también a hipotensión grave en una ocasión.
AINE, antiinflamatorios no esteroideos; CPK, creatina fosfocinasa; IMAO, inhibidores de la monoaminooxidasa; i.v., por vía intravenosa; SNC, sistema nervioso central; v.o., por vía oral.
Con permiso de Theoharides TC, Harris RS, Weckstein D. Neuroleptic malignant-like syndrome due to cyclobenzaprine? (letter). *J Clin Psychopharmacol* 1995; 15: 80.

# 28 Dilemas forenses y éticos en psiquiatría

## I. Introducción

La psiquiatría forense se ocupa de los principios legales relacionados con los trastornos mentales. Los psiquiatras forenses evalúan casos y testifican en los tribunales acerca de materias legales como la competencia, la hospitalización involuntaria, la responsabilidad penal y las demandas por mala práctica. Como la legislación y reglamentación sobre los pacientes con trastornos mentales cambian con rapidez a medida que se tramitan nuevas leyes o que se plantean casos nuevos, los profesionales deben buscar asesoramiento legal en caso de incertidumbre ante situaciones psiquiátricas que susciten conflictos legales.

## II. Psiquiatría forense

### A. Mala práctica médica

1. **Definición.** La *mala práctica* se puede definir de forma amplia como todo suceso que determine daño al paciente en el transcurso del ejercicio profesional y sea consecuencia de una falta de atención o de pericia del psiquiatra.
2. **Las cuatro *D*.** En todo caso de mala práctica hay que probar la existencia de cuatro elementos.
   a. **Deber:** norma de asistencia; requisito para ejercer un grado determinado de pericia y de atención médica. El deber emana de la existencia de una relación profesional (es decir, médico-paciente). El médico no tiene el deber de curar. La norma de asistencia suele ser nacional y no local.
   b. **Desviación**: falta de aplicación de la asistencia (es decir, infracción del deber). La desviación puede ser consecuencia de un descuido, incompetencia, tratamiento inadecuado o falta de obtención del consentimiento pertinente.
   c. **Daño**: el daño o la lesión concretos del paciente se deben probar.
   d. **Causalidad directa**: relación causal directa o próxima entre el abandono del deber y el daño del paciente. A veces se enuncia así: «de no» haber existido desviación en el deber, no habría ocurrido el daño.
3. **Causas frecuentes de demandas por mala práctica en psiquiatría**
   a. **Suicidio:** el suicidio de un paciente psiquiátrico suele suscitar el tema de la mala práctica. Es el fundamento más habitual para la demanda de mala práctica en psiquiatría. Por este motivo, hay que documentar cuidadosamente el tratamiento de todo paciente suicida.
   b. **Tratamiento somático incorrecto**: administración negligente de medicamentos o de electrochoque. Es el segundo fundamento más frecuente para las demandas por mala práctica en psiquiatría. Algunos problemas son la discinesia tardía como efecto adverso de la farmacoterapia y las fracturas como efecto adverso del electrochoque.
   c. **Diagnóstico negligente:** aunque éste constituya un motivo relativamente raro para la demanda, se puede utilizar si el psiquiatra no evalúa debidamente la peligrosidad de un paciente para los demás.
   d. **Actividad sexual con el paciente:** delito en algunos estados. La American Psychiatric Association no considera ética la relación sexual con el paciente y la define como una infracción del contrato y un tipo de mala práctica.
   e. **Consentimiento informado:** la falta declarada de obtención del consentimiento informado pertinente por el psiquiatra constituye, a menudo, el motivo para la demanda por mala práctica.
4. **Cómo evitar la responsabilidad civil**
   a. Los clínicos sólo deben prestar la asistencia para la que se encuentren cualificados.
   b. El proceso de toma de decisiones, la justificación del tratamiento clínico y la evaluación de los costes y beneficios se documentarán en todo momento.

**c.** Las consultas salvaguardan la responsabilidad civil porque aportan una segunda opinión y permiten al clínico obtener información sobre la referencia asistencial del grupo de colegas.

**B. Privilegio y confidencialidad**

**1. Privilegio.** Derecho a mantener el secreto o la confidencialidad ante la citación. Las comunicaciones privilegiadas son declaraciones efectuadas por personas particulares dentro de una relación (es decir, marido-mujer, sacerdote-penitente o médico-paciente), cuya divulgación forzada en el banco de testigos está protegida por la ley. Como el derecho de inmunidad pertenece al paciente, no al médico, el paciente puede renunciar a este derecho.

**a. Calificaciones para el privilegio**

**(1)** Los casos exclusivamente federales no muestran ningún privilegio entre psicoterapeuta y paciente.

**(2)** El privilegio desaparece en los tribunales militares.

**(3)** Se dice que el paciente renuncia a su privilegio cuando lleva su trastorno mental a demanda y, al hacerlo, lo convierte en parte de la reclamación o de la defensa.

**2. Confidencialidad.** La *confidencialidad* vincula al médico que debe mantener en secreto toda información proporcionada por el paciente. La infracción de la confidencialidad puede motivar un pleito por daños de difamación, invasión de la intimidad o infracción del contrato.

**a. Excepciones al deber de confidencialidad**

**(1) Deber de avisar.** La excepción más importante a la confidencialidad. Obliga a los psicoterapeutas a avisar a las posibles víctimas de la intención expresada por el paciente de hacerles daño (Tarasoff I, 1974). El auto judicial se amplió con la sentencia Tarasoff II de 1976 que exigía al terapeuta la toma de alguna acción ante una amenaza de daño a terceros (deber de protección).

**(2) Divulgación de la información.** Aunque la historia clínica real de un paciente sea propiedad legal del psiquiatra o de la institución, el paciente tiene el derecho legal sobre ella. Un médico sólo puede divulgar la información recogida en la historia clínica de un paciente si ése le da su consentimiento. El psiquiatra puede reclamar el privilegio terapéutico, como se ha señalado más arriba, pero entonces la divulgación se efectuará a un representante del paciente, por lo común su abogado, conforme a la ley particular del estado.

**(3) Entidades pagadoras y supervisión.** Para ofrecer cobertura, la empresa aseguradora ha de obtener información que le permita evaluar la administración y los costes de los diversos programas. El terapeuta en fase de formación puede infringir la confianza del paciente comentando el caso con un supervisor. Se admite que los psiquiatras en formación adviertan a sus pacientes de que su trabajo está siendo supervisado.

**(4) Comentarios sobre los pacientes.** Los psiquiatras tienen la obligación de no divulgar información conocida del paciente (e, incluso, información descriptiva) sin el debido consentimiento informado.

**(5) Abuso infantil.** Todos los estados exigen legalmente, en la actualidad, a los psiquiatras, entre otros, que notifiquen inmediatamente al organismo pertinente cualquier caso en que un niño pueda ser víctima de abusos físicos o sexuales. La confidencialidad se limita por el hecho de que el daño potencial o real a los niños vulnerables desborde el valor de la confidencialidad en un entorno psiquiátrico.

**(6) Declaración de salvaguarda.** El médico debe notificar a las autoridades sanitarias los casos concretos exigidos por la ley. Esta notificación obligatoria abarcaría, por ejemplo, la de un paciente epiléptico que condujese un vehículo de motor, un paciente que abusara de un hijo o un paciente que mantuviera relaciones sexuales con un menor.

**C. Situaciones clínicas de alto riesgo**

**1. Pacientes suicidas.** Hay que tomar en cuenta algunas precauciones ante los pacientes suicidas. Así, se podría considerar responsable a un profesional que no efectuara una evaluación razonable del riesgo de suicidio de un paciente suicida o que no aplicara un plan preventivo adecuado. La ley considera que se puede prevenir todo suicidio previsible. La *previsibilidad* es un término legal deliberadamente ambiguo que no tiene ningún correlato clínico comparable ni implica (ni debería implicar) que un clínico pudiera predecir el suicidio. La previsibilidad no debe confundirse con la posibilidad de prevención; muchos suicidios, claramente imprevisibles, parecen evitables.

CONSEJO CLÍNICO:

*Insista siempre en la hospitalización si considera que el riesgo de suicidio es elevado. Es mejor pecar de prudente en estos casos. Un paciente en un estado suicida agudo debe ingresar en el hospital contra su voluntad.*

2. **Pacientes violentos.** Los psiquiatras que tratan a pacientes violentos o potencialmente violentos pueden ser demandados por no controlar a los pacientes ambulatorios agresivos, dar el alta a los pacientes violentos hospitalizados o no proteger a la sociedad de las acciones violentas de un paciente. En la mayoría de los estados, cuando un paciente amenaza con dañar a otras personas, el médico está obligado a intervenir para evitar el daño. Las opciones de aviso y protección abarcan la hospitalización voluntaria, la hospitalización involuntaria, el aviso a la víctima de la amenaza, la notificación a la policía, el ajuste de la medicación y la atención más frecuente del enfermo.
3. **Discinesia tardía.** Las alegaciones de negligencia, en el caso de la discinesia tardía, se basan en la falta de evaluación correcta del paciente, la falta de obtención del consentimiento informado, un diagnóstico negligente del trastorno del paciente o la falta de su vigilancia.

D. **Hospitalización.** Todos los estados contemplan cierta forma de hospitalización involuntaria, que suele adoptarse cuando el paciente supone una amenaza para él mismo o para otros de su entorno, hasta el extremo de comprobar la necesidad urgente de su tratamiento en un entorno cerrado. Algunos estados permiten incluso la hospitalización involuntaria si el paciente no puede cuidar debidamente de sí mismo.

1. **Procedimientos de ingreso.** Existen cuatro procedimientos de admisión a los establecimientos psiquiátricos. Aunque cada estado cuenta con poder para hacer valer sus propias leyes sobre la hospitalización psiquiátrica, en general se admiten estos procedimientos.
   a. **Ingreso informal.** El ingreso y el alta del hospital se pueden solicitar verbalmente. El paciente puede abandonar el establecimiento en cualquier momento, aun contra el consejo médico. Se aplica la relación ordinaria entre médico y paciente.
   b. **Ingreso voluntario.** El paciente solicita por escrito la admisión en un hospital psiquiátrico, bien por consejo de su médico personal o por idea propia. Los pacientes son ingresados tras comprobar, mediante la exploración, la necesidad del tratamiento hospitalario.
   c. **Ingreso temporal urgente.** Tipo pasajero de compromiso involuntario frente a los pacientes seniles, confusos o incapaces de tomar decisiones. En un ingreso urgente, el paciente no puede ser hospitalizado contra su voluntad durante más de 15 días.
   d. **Ingreso involuntario.** Si el paciente supone un peligro para sí mismo (suicida) o para los demás (homicida), podrá ingresar en un hospital si un amigo o familiar solicita su admisión y dos médicos confirman que debe ser hospitalizado. El paciente podrá permanecer hospitalizado durante 60 días y luego el caso será revisado por un comité compuesto por psiquiatras, médicos no psiquiatras, abogados y otras partes imparciales.
2. **Alta involuntaria.** En algunas circunstancias, el paciente debe abandonar el hospital contra su voluntad, por ejemplo si infringe intencionadamente una norma hospitalaria importante, rechaza el tratamiento o recobra la salud pero insiste en seguir hospitalizado.
   a. **Abandono como causa de la demanda.** La acusación de abandono es uno de los posibles escollos del alta involuntaria o de la terminación involuntaria; el clínico debe ser muy precavido en este tipo de situaciones.
   b. **Finalización de la relación.** El alta involuntaria comporta todas las molestias del proceso habitual de finalización del tratamiento y reduce considerablemente la oportunidad de curación, crecimiento y toma de perspectiva. El clínico se opone directamente a los deseos proclamados por el paciente y, de esta manera, tensa enormemente la alianza terapéutica. La

consulta y la documentación de la acción emprendida constituyen dos salvaguardas frente a la responsabilidad civil. La terminación no supone el abandono si la transferencia de servicios se realiza de buena fe, a través de un cauce adecuado, hacia otro hospital o terapeuta. El clínico no está obligado a readmitir al paciente para tratamiento.

c. **Urgencias.** La única circunstancia en la que un clínico no puede terminar de ver al paciente son los estados de urgencia (p. ej., si el paciente ataca a un terapeuta o a otro paciente). El terapeuta no podrá concluir la atención del paciente hasta que haya desaparecido la situación urgente.

3. **Criterios de compromiso.** Aunque los criterios concretos de compromiso en las distintas categorías difieren entre los estados, todos exigen la presencia de trastorno mental, peligrosidad dirigida hacia sí mismo o hacia los demás, necesidad de asistencia y tratamiento o falta de juicio para cuidar de sí mismo.
4. **Salvaguardas procedimentales.** Las salvaguardas procedimentales específicas para cumplir los requisitos de un proceso con las debidas garantías varían entre los estados y abarcan: 1) requisitos formales, 2) evaluación del médico, 3) defensa del paciente, 4) revisión judicial, 5) límite de retención y 6) notificación de los derechos.
5. **Derecho al tratamiento.** El derecho de un paciente recluido involuntariamente a recibir tratamiento activo ha quedado enunciado por los tribunales federales inferiores y sancionado en algunos estatutos estatales.

   En la causa principal de *Wyatt contra Stickney* (1971) se fijó el patrón de reforma al exigir el tratamiento, además de la hospitalización. Asimismo, se requirieron cambios específicos en el funcionamiento de las instituciones y de sus programas, incluidos cambios de las condiciones físicas, del personal y de la calidad de tratamiento prestado.

   En la causa de *Donaldson contra O'Connor* (1976), el Tribunal Supremo de Estados Unidos declaró que una persona recluida involuntariamente, que no resulta peligrosa y que puede sobrevivir por sí sola con ayuda, debe ser dada de alta del hospital.

E. **Aislamiento y restricción.** El *aislamiento* se refiere a la colocación y el mantenimiento de un paciente hospitalizado en una habitación especial con el fin de contener una situación clínica que podría motivar un estado de urgencia. La *restricción* es una medida destinada a limitar los movimientos corporales del paciente, por ejemplo, mediante esposas de cuero o brazaletes en el tobillo o camisas de fuerza. Se aplica la doctrina de la alternativa menos restrictiva (es decir, el aislamiento sólo debe aplicarse si no queda otra alternativa menos restrictiva). Las restricciones adicionales son éstas: 1) la restricción y el aislamiento sólo se aplicarán mediante orden escrita firmada por el médico pertinente; 2) las órdenes del médico se limitarán a períodos concretos de tiempo; 3) hay que vigilar y documentar periódicamente el estado del paciente, y 4) cualquier ampliación de la orden original deberá ser revisada y nuevamente autorizada.

F. **Consentimiento informado**

1. **Formulario de consentimiento informado.** Documento escrito donde se expone el consentimiento del paciente para un procedimiento o plan de tratamiento propuestos. Debe contener una explicación justa de los procedimientos y de sus propósitos que incluya lo siguiente: 1) reconocimiento del carácter experimental del procedimiento, si lo tiene; 2) molestias y riesgos que cabe esperar; 3) declaración de otros procedimientos que podrían resultar beneficiosos; 4) ofrecimiento de respuesta a cualquier duda sobre el procedimiento, y 5) instrucciones sobre la libertad del paciente para retirar el consentimiento y abandonar su participación en cualquier momento y sin sufrir ningún prejuicio.
2. **Excepciones a las normas de consentimiento informado**
   a. **Urgencias.** Generalmente se definen por el peligro físico inminente para el paciente o para los demás.
   b. **Privilegio terapéutico.** Información que, en opinión del psiquiatra, podría dañar al paciente o resultar antiterapéutica y que debe denegarse por tal motivo.

G. **Dilemas forenses en la psiquiatría de los niños y adolescentes**

1. **Reclusión involuntaria de menores.** En una sentencia que marcó un hito, la de *Parham frente a J.R.* (1979), el Tribunal Supremo de Estados Unidos declaró que los menores pueden ser

recluidos involuntariamente en un establecimiento psiquiátrico por sus padres o tutores. Sin embargo, esta reclusión civil de los menores requiere varias salvaguardas procedimentales, como el derecho de asesoramiento y, una vez establecida la reclusión, la idoneidad del alojamiento y del tratamiento.

2. **Consentimiento de los menores.** Se aplican los principios del consentimiento informado, si bien el asunto de la competencia depende de la definición legal estatal de lo que constituya un menor para el tema concreto que se trate. Un menor emancipado suele ser una persona casada o económicamente independiente. En situaciones concretas, generalmente relacionadas con contratos, el menor emancipado recibe el trato de un adulto.
3. **Custodia.** Cuando hay litigios por la custodia, el criterio aceptado de forma casi universal se basa en el «mejor interés del niño». En este sentido, la tarea del psiquiatra es dar su opinión como experto, así como ofrecer datos en favor de la parte a la que deba concederse la custodia del niño por el bien de éste.

   La discapacidad mental de uno de los padres puede hacer que la custodia se transfiera al otro o a un organismo público. Si la discapacidad mental es crónica y el padre o la madre se encuentran incapacitados, puede incoarse un procedimiento para la extinción de los derechos parentales. Así sucede también cuando persisten las pruebas de abuso del menor. En la sentencia de Gault (1967), el Tribunal Supremo de Estados Unidos declaró que un menor también poseía los derechos constitucionales a un proceso con las debidas garantías y salvaguardas procedimentales (p. ej., asesoramiento, jurado, pruebas).

**H. Ley civil**

1. **Competencia mental.** A menudo, se solicita a los psiquiatras que omitan una opinión sobre la capacidad psíquica o la competencia de una persona para acometer determinadas actividades civiles y legales (p. ej., redactar el testamento, gestionar los asuntos económicos). La competencia está relacionada con el contexto (es decir, la capacidad para acometer una determinada actividad con un propósito legal concreto). Es muy importante subrayar que la incompetencia en un campo no implica la incompetencia en otro cualquiera o en todos los demás. Una persona puede sufrir un trastorno mental y seguir siendo competente.
2. **Contratos.** Cuando una parte de un contrato, por lo demás legal, sufre un trastorno mental y éste influye de manera directa y negativa en la capacidad de la persona para entender lo que está haciendo (se denomina **capacidad contractual**), la ley puede anular el contrato. El psiquiatra debe evaluar el trastorno de la parte que solicita anular el contrato en el momento en que se supone que entraría en vigor. El psiquiatra debe emitir una opinión sobre si el trastorno psíquico de la parte causó una incapacidad para entender aspectos o ramificaciones importantes del contrato.
3. **Testamento.** Los criterios relativos a los testamentos (la denominada *capacidad testamentaria*) aluden a si, en el momento en que se efectuó el testamento, el testador era capaz de entender, sin la ayuda de otros, 1) la naturaleza del acto, 2) la naturaleza y el alcance de su propiedad y 3) los objetos naturales de su liberalidad y las reclamaciones que pudieran hacerle (p. ej., herederos, parientes, familiares). La salud mental del testador también delatará si se vio sometido a una influencia indebida.
4. **Matrimonio.** El matrimonio puede ser nulo o declararse como tal si una de las partes se halla incapacitada por un trastorno psiquiátrico, de modo que no pueda entender la naturaleza y las consecuencias de esta transacción (es decir, consentimiento).
5. **Tutela.** La tutela implica un trámite en el juzgado para nombrar a un tutor en caso de declaración formal de incompetencia. El criterio se fundamenta en saber si, por razón de un trastorno mental, una persona puede gestionar sus propios asuntos.
6. **Poder de representación duradero.** Permite a las personas efectuar las provisiones para cuando pierdan su capacidad de decisión. Facilita la elección por adelantado de otra persona que tomará las decisiones en su nombre.
7. **Competencia para informar.** Implica la relación del paciente con el clínico. El clínico explica al paciente el valor de la honradez con el médico y luego averiguar si el paciente es competente para sopesar los riesgos y los beneficios de retener información sobre la tentativa suicida u homicida.

I. **Ley penal**

1. **Competencia para someterse a juicio.** En cualquier momento del procedimiento penal, se puede llamar al psiquiatra para que evalúe la competencia del acusado para ser procesado o acusado, formalizar un alegato, o ser sentenciado o ejecutado. Los criterios de competencia que deben probarse consisten en si, en presencia de un trastorno mental, el acusado 1) entiende los cargos dirigidos contra él y 2) puede ayudar a su defensa.

   El Tribunal Supremo de Estados Unidos ha sentado algunas normas adicionales. En la causa de *Dusky contra los Estados Unidos* (1960), el Tribunal declaró que los criterios de competencia para someterse a juicio exigían que el acusado pudiera consultar con su abogado «con un grado razonable de entendimiento racional» y que dispusiera de un «entendimiento racional y también factual de los procedimientos de los que se le acusaba». En la causa *Pate contra Robinson* (1966), el Tribunal declaró que el examen psiquiátrico de la competencia para someterse a juicio es un derecho constitucional. Por último, en la causa de *Jackson contra Indiana* (1972), el Tribunal declaró que una persona permanentemente incompetente (en aquel caso, una persona con retraso mental y sordomuda) debe ser exonerada del sistema jurídico penal.

2. **Competencia para ser ejecutado.** El requisito de competencia se apoya en tres principios generales: 1) la conciencia de la persona de que lo que está sucediendo acentuará, en principio, el elemento retributivo del castigo; 2) una persona competente que vaya a ser ejecutada pronto se encuentra, en principio, en la posición más adecuada para hacer todas las paces que considere conveniente por sus creencias religiosas, incluida la confesión y la absolución, y 3) una persona competente que vaya a ser ejecutada pronto preserva, hasta el final, la posibilidad de recordar un detalle olvidado de los episodios o del delito que pudiera exonerarla. No resulta ético para ningún clínico participar en las ejecuciones dictadas por el estado; la obligación del médico de preservar la vida trasciende cualquier otro requisito que entre en competencia.

3. **Responsabilidad penal (alegación de locura).** Los criterios de responsabilidad penal abarcan dos aspectos diferentes, a saber, si en el momento del acto, y como consecuencia del trastorno mental, el acusado 1) no sabía lo que estaba haciendo o no sabía que estaba haciendo mal (prueba cognitiva); o 2) no podía acomodar su comportamiento a los requisitos de la ley (prueba volitiva).

   a. **Regla de M'Naghten.** El conjunto más famoso de criterios para la alegación de locura lo elaboró la Cámara de los Lores después de que se exculpara al acusado en la causa de M'Naghten (Inglaterra, 1843). La norma M'Naghten reza que el acusado no es culpable, en virtud de su locura, si, debido a su enfermedad mental, no se da cuenta de la naturaleza, la cualidad o las consecuencias de sus acciones. Por consiguiente, la norma M'Naghten es una prueba cognitiva.

   b. **Impulso irresistible.** En 1922, un comité de juristas propuso ampliar el concepto de locura en los casos penales para incluir la prueba del impulso irresistible, que dictamina que una persona acusada de un acto delictivo no es responsable del mismo, si lo cometió bajo un impulso contra el que no pudo resistirse debido a su trastorno mental. El tribunal concede que el impulso es irresistible sólo si se puede determinar que el acusado habría cometido dicho acto, aun cuando tuviera a su lado a un policía.

   c. **Código Penal Modelo.** El American Law Institute (ALI) incorpora en su Código Penal Modelo una prueba cognitiva y otra volitiva. El criterio de locura legal expuesto en esta norma es que «una persona no es responsable de su comportamiento delictivo si, en el momento de ese comportamiento, no tiene una capacidad sustancial para apreciar el carácter delictivo (ilegalidad) de su comportamiento (el elemento cognitivo) ni para modelar su comportamiento a los requisitos de la ley (el elemento volitivo)». Para evitar la inclusión del comportamiento antisocial, el código penal añade: «Tal como se utilizan en este artículo, los términos "enfermedad o defecto mentales" no incluyen ninguna anomalía que sólo se manifieste por un comportamiento delictivo o, por lo demás, antisocial repetido».

   d. **Norma Durham.** El acusado no es responsable penal, si su acto ilegal es producto de una enfermedad mental o de un defecto mental. Esta norma provino de la causa de *Durham contra los Estados Unidos,* en la que el juez de Bazelon declaró expresamente que el propósito de la norma era obtener un testimonio psiquiátrico satisfactorio y completo. Sin embargo, en las causas en las que se ha utilizado la norma Durham, ha existido confusión acerca de los términos «producto», «enfermedad» y «defecto». En 1972, el Tribunal de Apelación del distrito de Columbia, en la causa *Estados Unidos contra Brawer,* desechó la norma y adoptó el Código Penal Modelo de ALI, que es el que se utiliza hoy en los tribunales federales.

e. **Otras pruebas.** La American Medical Association ha propuesto limitar la exculpación por locura a las causas, en las que la persona se encuentre tan enferma que carezca de la necesaria intención delictiva *(mens rea),* casi eliminando con ello la alegación de locura e introduciendo una carga para que las prisiones acepten a un gran número de personas con trastornos mentales.

La American Bar Association y la American Psychiatric Association (APA) propusieron una alegación de irresponsabilidad, que se centra sólo en si los acusados no pueden apreciar la ilegalidad de su comportamiento como consecuencia de una enfermedad o de un defecto mentales. La APA también ha instado a limitar la «enfermedad mental» a los trastornos mentales con una gravedad extrema.

## III. Dilemas éticos en psiquiatría

La ética psiquiátrica se refiere a los principios de comportamiento que gobiernan la conducta de los psiquiatras y de otros profesionales de salud mental. La ética como disciplina se ocupa de lo que es bueno y de lo que es malo, de lo que está bien y de lo que está mal, así como de los deberes, obligaciones y responsabilidades morales (tabla 28-1).

---

Para una exposición más detallada de este tema, véase *Forensic Child and Adolescent Psychiatry,* sección 49.10, página 3490; *Ethical Issues in Child and Adolescent Psychiatry,* sección 49.11, página 3495; *Forensic Issues,* sección 51.6b, página 3797; *Ethical Issues,* sección 51.6c, página 3806; y *Ethics and Forensic Psychiatry*, capítulo 54, página 3969, en CTP/VIII.

---

Tabla 28-1
**Preguntas y respuestas éticas**

| Asunto | Pregunta | Respuesta |
|---|---|---|
| Abandono | ¿Cómo puede el psiquiatra evitar el cargo de abandono del paciente tras la jubilación? | Los psiquiatras que se jubilan no abandonan a los pacientes si los avisan con tiempo y toman todas las medidas razonables para el seguimiento asistencial de los mismos. |
| | ¿Resulta ético prestar sólo asistencia sanitaria a pacientes gravemente enfermos que puedan requerir la hospitalización? | Esto constituiría abandono, a menos que el profesional, si trabaja de forma ambulatoria, o el organismo en cuestión dispusieran de la atención hospitalaria del paciente por otro profesional. |
| Legados | ¿Resulta ético que un paciente moribundo legue su patrimonio al psiquiatra? | No. La aceptación del legado parece inadecuada y puede constituir una explotación de la relación terapéutica. No obstante, puede resultar ético aceptar el legado de objetos de recuerdo de un paciente fallecido, que nombrara al psiquiatra en el testamento sin conocimiento de éste. |
| Competencia | ¿Resulta ético que el psiquiatra realice una exploración vaginal? ¿Exploraciones físicas en el hospital? | El psiquiatra puede efectuar procedimientos médicos no psiquiátricos, si tiene competencia para ello y si no impide el tratamiento psiquiátrico eficaz al distorsionar la transferencia. Las exploraciones ginecológicas comportan un alto riesgo de distorsión de la transferencia y deberían encomendarse a otro médico. |
| | ¿Pueden los comités de ética revisar las cuestiones de competencia del médico? | Sí. La incompetencia es problema ético. |
| Confidencialidad | ¿Se debe mantener la confidencialidad después de la muerte de un paciente? | Sí. Desde el punto de vista ético, la confidencialidad sobrevive a la muerte del paciente. Las excepciones comprenden la protección de otras personas frente al daño inminente o las obligaciones legales pertinentes. |
| | ¿Resulta ético divulgar información sobre un paciente a una compañía aseguradora? | Sí, si la información aportada se limita a la que se necesita para procesar la reclamación de la compañía. |
| | ¿Se puede utilizar un fragmento de vídeo de una sesión de terapia en un taller para profesionales? | Sí, si se ha obtenido el consentimiento informado y sin coerción, se mantiene el anonimato, se avisa al auditorio de que el fragmento corresponde a una sesión incompleta y el paciente conoce el propósito de la cinta de vídeo. |

*(continúa)*

Tabla 28-1 — *(cont.)*
**Preguntas y respuestas éticas**

| Asunto | Pregunta | Respuesta |
|---|---|---|
| | ¿Debe un médico notificar una mera sospecha de abusos infantiles en un estado que exija la notificación de este tipo de abuso? | No. El médico deberá efectuar evaluaciones diversas antes de decidir la notificación, o no, de un supuesto abuso. Hay que contemplar si el abuso es constante, si responde al tratamiento y si la notificación puede ocasionar daño. Hay que verificar los estatutos específicos. La máxima prioridad es la seguridad de las posibles víctimas. |
| Conflicto de intereses | ¿Cabe algún conflicto ético potencial cuando un psiquiatra posee obligaciones psicoterapéuticas y administrativas frente a los estudiantes o personas en formación? | Sí. Usted deberá definir su misión por adelantado a las personas en formación o a los estudiantes. Las opiniones administrativas se solicitarán a un psiquiatra que no intervenga en la relación de tratamiento con la persona en formación o el estudiante. |
| Diagnóstico sin exploración | ¿Resulta ético ofrecer un diagnóstico basándose sólo en el análisis de la historia para determinar, a efectos del seguro, si el suicidio fue la consecuencia del trastorno? | Sí. |
| | ¿Resulta ético que un psiquiatra supervisor firme un diagnóstico en un formulario de servicios de una aseguradora si no examinó antes al paciente? | Sí, si el psiquiatra garantiza que se presta la asistencia adecuada y en el formulario del seguro se indica claramente la función del supervisor y del supervisado. |
| Explotación (v. también legados) | ¿Qué constituye una explotación de la relación terapéutica? | La explotación ocurre cuando el psiquiatra utiliza la relación terapéutica en su propio provecho, por ejemplo, adoptar o contratar a un paciente o mantener relaciones sexuales o económicas. |
| División de los honorarios | ¿Qué significa división de los honorarios? | La división de los honorarios tiene lugar cuando un médico paga a otro por la remisión del paciente. Lo mismo podría aplicarse a los abogados que remiten casos a un psiquiatra forense a cambio de un porcentaje de los honorarios. La división de honorarios puede darse en una consulta si el psiquiatra recibe un porcentaje de los honorarios de sus colegas de la consulta por supervisión o por gastos. Los costes de estos particulares o servicios se deben disponer por separado porque, de lo contrario, podría parecer que el propietario de la consulta se beneficia de los pacientes remitidos a un colega de la consulta. La división de honorarios es ilegal. |

*(continúa)*

Tabla 28-1 — *(cont.)*
**Preguntas y respuestas éticas**

| Asunto | Pregunta | Respuesta |
|---|---|---|
| Consentimiento informado | ¿Resulta ético rechazar la divulgación de información sobre un paciente que ha acordado ofrecer esta información a quienes la pidan? | No. Es una decisión del paciente, no del terapeuta. |
| | ¿Se necesita el consentimiento informado cuando se presenta o se escribe sobre un caso? | No, si el paciente conoce el procedimiento del supervisor o el procedimiento docente y se preserva la confidencialidad. |
| Segundo empleo | ¿Resulta ético que los médicos residentes en psiquiatría tengan un «segundo empleo»? | Sí, si sus obligaciones no superan su capacidad, si se les supervisa adecuadamente y si ese segundo empleo no impide su formación durante la residencia. |
| Notificación | ¿Deben los psiquiatras exponer o notificar el comportamiento poco ético de uno o varios colegas? ¿Puede un cónyuge transmitir una queja ética? | Los psiquiatras están obligados a notificar los comportamientos poco éticos de los colegas. Un cónyuge conocedor de un comportamiento poco ético puede también hacerse eco de esa reclamación ética. |
| Investigación | ¿Cómo se puede llevar a cabo una investigación ética si el sujeto no da el consentimiento informado? | El consentimiento puede darlo el tutor legal o a través de un testamento vital. Las personas incompetentes tienen el derecho a abandonar el proyecto de investigación en cualquier momento. |
| Jubilación | Véase abandono | |
| Supervisión | ¿Qué requisitos éticos se exigen cuando un psiquiatra supervisa a otros profesionales de salud mental? | El psiquiatra debe invertir suficiente tiempo para garantizar una atención adecuada y que las personas tuteladas no presten servicios fuera del ámbito de su formación. Es ético cargar honorarios por la supervisión. |
| Grabación y registro | ¿Se pueden utilizar las cintas de vídeo con entrevistas del paciente con efectos docentes en un ámbito nacional (p. ej., talleres, preparación de exámenes de la comisión)? | Hay que obtener el consentimiento informado pertinente y explícito. Además de la pérdida consiguiente de la confidencialidad, se enfatizarán el propósito y el alcance de la exposición de la cinta. |

De Eugene Rubin, M.D. Adaptado de American Psychiatric Association: *Opinions of the Ethics Committee on the Principles of Medical Ethics with Annotation Especially Applicable to Psychiatry.* Washington, DC: American Psychiatric Association; 1995.

# Índice alfabético de materias

Los números de página seguidos de la letra «t» indican tablas.

## A

## B

## C

## D

## E

## G



## H

## I

**J**



**K**



**L**

## N



## O

**P**

## Q



## R

## S

## T

## U



## V

## W

# Clasificación DSM-IV-TR

Cuando aparece una *x* en un código diagnóstico significa que se requiere un número específico de código.

Se indican con guiones (——.–) los trastornos y especificaciones pendientes de codificación.

En los nombres de algunos trastornos se añaden paréntesis (...) para indicar que hay que incluir el nombre del trastorno mental específico o de la enfermedad médica (p. ej., F05.0 Delirium debido a hipotiroidismo).

Los números entre paréntesis indican el número de página.

Si se cumplen todos los criterios, se puede anotar uno de los siguientes especificadores de gravedad a continuación del diagnóstico:

Leve
Moderado
Grave

Si no se cumplen todos los criterios, se puede anotar uno de los siguientes especificadores:

En remisión parcial
En remisión total
Historia anterior

**Trastornos de inicio en la infancia, la niñez o la adolescencia** (45)

**RETRASO MENTAL** (47)

***Nota:*** *Se codifican en el Eje II.*

F70.9 Retraso mental leve (49)
F71.9 Retraso mental moderado (49)
F72.9 Retraso mental grave (50)
F73.9 Retraso mental profundo (50)
F79.9 Retraso mental de gravedad no especificada (50)

**TRASTORNOS DEL APRENDIZAJE** (56)

F81.0 Trastorno de la lectura (58)
F81.2 Trastorno del cálculo (60)
F81.8 Trastorno de la expresión escrita (62)
F81.9 Trastorno del aprendizaje no especificado (64)

**TRASTORNO DE LAS HABILIDADES MOTORAS** (65)

F82 Trastorno del desarrollo de la coordinación (65)

**TRASTORNOS DE LA COMUNICACIÓN** (67)

F80.1 Trastorno del lenguaje expresivo (67)
F80.2 Trastorno mixto del lenguaje receptivo-expresivo (71)
F80.0 Trastorno fonológico (74)
F98.5 Tartamudeo (77)
F80.9 Trastorno de la comunicación no especificado (79)

**TRASTORNOS GENERALIZADOS DEL DESARROLLO** (79)

F84.0 Trastorno autista (80)
F84.2 Trastorno de Rett (86)
F84.3 Trastorno desintegrativo infantil (88)
F84.5 Trastorno de Asperger (91)
F84.9 Trastorno generalizado del desarrollo no especificado (97)

**TRASTORNOS POR DÉFICIT DE ATENCIÓN Y COMPORTAMIENTO PERTURBADOR** (97)

——.– Trastorno por déficit de atención con hiperactividad (97)
F90.0 Tipo combinado
F98.8 Tipo con predominio del déficit de atención
F90.0 Tipo con predominio hiperactivo-impulsivo
F90.9 Trastorno por déficit de atención con hiperactividad no especificado (107)
F91.8 Trastorno disocial (107)
——.– Tipo de inicio infantil
——.– Tipo de inicio adolescente
——.– Inicio no especificado
F91.3 Trastorno negativista desafiante (115)
F91.9 Trastorno de comportamiento perturbador no especificado (118)

**TRASTORNOS DE LA INGESTIÓN Y DE LA CONDUCTA ALIMENTARIA DE LA INFANCIA O LA NIÑEZ** (118)

F98.3 Pica (119)
F98.2 Trastorno de rumiación (121)
F98.2 Trastorno de la ingestión alimentaria de la infancia o la niñez (123)

**TRASTORNOS DE TICS** (125)

F95.2 Trastorno de la Tourette (128)
F95.1 Trastorno de tics motores o vocales crónicos (131)
F95.0 Trastorno de tics transitorios (132)
*Especificar si:* Episodio único/recidivante
F95.9 Trastorno de tics no especificado (133)

**TRASTORNOS DE LA ELIMINACIÓN** (133)

—.– Encopresis (133)
R15 Con estreñimiento e incontinencia por rebosamiento *(codificar también K59.0 Estreñimiento en el Eje III)*
F98.1 Sin estreñimiento ni incontinencia por rebosamiento
F98.0 Enuresis (no debida a una enfermedad médica) (136)
*Especificar tipo:* Sólo nocturna/sólo diurna/nocturna y diurna

**OTROS TRASTORNOS DE LA INFANCIA, LA NIÑEZ O LA ADOLESCENCIA** (139)

F93.0 Trastorno de ansiedad por separación (139)
*Especificar si:* De inicio temprano
F94.0 Mutismo selectivo (144)
F94.x Trastorno reactivo de la vinculación de la infancia o la niñez (146)
.1 Tipo inhibido
.2 Tipo desinhibido
F98.4 Trastorno de movimientos estereotipados (150)
*Especificar si:* Con comportamientos autolesivos
F98.9 Trastorno de la infancia, la niñez o la adolescencia no especificado (154)

**Delirium, demencia, trastornos amnésicos y otros trastornos cognoscitivos** (155)

**DELIRIUM** (156)

F05.0 Delirium debido a… *(Indicar enfermedad médica)* *(en vez de código F05.1 si hay demencia superpuesta)* (161)
—.– Delirium inducido por sustancias *(consultar trastornos relacionados con sustancias para los códigos específicos de cada una de ellas)* (163)
—.– Delirium por abstinencia de sustancias *(consultar trastornos relacionados con sustancias para los códigos específicos de cada una de ellas)* (163)
—.– Delirium debido a múltiples etiologías *(codificar cada etiología específica)* (167)
F05.9 Delirium no especificado (168)

**DEMENCIA** (168)

F00.xx Demencia tipo Alzheimer, de inicio temprano
*(codificar también G30.0 Enfermedad de Alzheimer, de inicio temprano, en el Eje III)* (176)
—.– Sin alteración de comportamiento
—.– Con alteración de comportamiento
F00.xx Demencia tipo Alzheimer, de inicio tardío
*(codificar también G30.1 Enfermedad de Alzheimer, de inicio tardío en el Eje III)* (176)
—.– Sin alteración de comportamiento
—.– Con alteración de comportamiento
F01.xx Demencia vascular (181)
.80 No complicada
—.– Con delirium
.81 Con ideas delirantes
.83 Con estado de ánimo depresivo
*Especificar si:* Con trastorno del comportamiento

*Codificar la presencia o ausencia de una alteración del comportamiento en el quinto dígito para la* Demencia debida a enfermedad médica:

0 = sin alteración de comportamiento
1 = con alteración de comportamiento

F02.4 Demencia debida a enfermedad por VIH *(codificar también B22.0 VIH en el Eje III)* (187)
F02.8 Demencia debida a traumatismo craneal *(codificar también S06.9 Lesión cerebral en el Eje III)* (187)
F02.3 Demencia debida a enfermedad de Parkinson

*(codificar también G20 Enfermedad de Parkinson en el Eje III)* (188)
F02.2 Demencia debida a enfermedad de Huntington *(codificar también G10 Enfermedad de Huntington en el Eje III)* (188)
F02.0 Demencia debida a enfermedad de Pick *(codificar también G31.0 Enfermedad de Pick en el eje III)* (189)
F02.1 Demencia debida a enfermedad de Creutzfeldt-Jakob *(codificar también A81.0 Enfermedad de Creutzfeldt-Jakob en el Eje III)* (189)
F02.8 Demencia debida a... *(indicar enfermedad médica no enumerada antes) (codificar también la enfermedad médica en el Eje III)* (190)
—.– Demencia persistente inducida por sustancias *(consultar los trastornos relacionados con sustancias para los códigos específicos de cada una de ellas)* (191)
F02.8 Demencia debida a múltiples etiologías *(en lugar de código F00.2 Demencia mixta tipo Alzheimer y vascular)* (193)
F03 Demencia no especificada (195)

**TRASTORNOS AMNÉSICOS** (195)

F04 Trastorno amnésico debido a... *(indicar enfermedad médica)* (198)
*Especificar si:* Transitorio/crónico
—.– Trastorno amnésico persistente inducido por sustancias *(consultar los trastornos relacionados con sustancias para los códigos específicos de cada una de ellas)* (200)
R41.3 Trastorno amnésico no especificado (202)

**OTROS TRASTORNOS COGNOSCITIVOS** (203)

F06.9 Trastorno cognoscitivo no especificado (203)

**Trastornos mentales debidos a enfermedad médica, no clasificados en otros apartados** (205)

F06.1 Trastorno catatónico debido a... *(indicar enfermedad médica)* (209)
F07.0 Cambio de personalidad debido a... *(indicar enfermedad médica)* (211)
*Especificar tipo:* Lábil/desinhibido/agresivo/apático/paranoide/otros tipos/combinado/inespecífico
F09 Trastorno mental no especificado debido a... *(indicar enfermedad médica)* (215)

**Trastornos relacionados con sustancias** (217)

[a] *Se pueden aplicar las siguientes especificaciones a la dependencia de sustancias:*

*Especificar si:* Con dependencia fisiológica/sin dependencia fisiológica

*Codificación del curso de la dependencia en el quinto dígito:*

0 = Remisión total temprana/remisión parcial temprana
0 = Remisión total sostenida/remisión parcial sostenida
1 = En entorno controlado
2 = En terapéutica con agonistas
4 = Leve/moderado/grave

*Se aplican las siguientes especificaciones a los trastornos inducidos por sustancias*

[I]*De inicio durante la intoxicación/*[A]*de inicio durante la abstinencia*

**TRASTORNOS RELACIONADOS CON EL ALCOHOL** (239)

**Trastornos por consumo de alcohol**

F10.2x Dependencia del alcohol[a] (241)
F10.1 Abuso de alcohol (242)

**Trastornos inducidos por alcohol**

F10.00 Intoxicación por alcohol (242)
F10.3 Abstinencia de alcohol (243)
*Especificar si:* Con alteraciones perceptivas
F10.03 Delirium por intoxicación por alcohol (163)
F10.4 Delirium por abstinencia de alcohol (163)
F10.73 Demencia persistente inducida por alcohol (192)
F10.6 Trastorno amnésico persistente inducido por alcohol (201)
F10.xx Trastorno psicótico inducido por alcohol (381)

.51 Con ideas delirantes[I,A]
.52 Con alucinaciones[I,A]
F10.8 Trastorno del estado de ánimo inducido por alcohol[I,A] (453)
F10.8 Trastorno de ansiedad inducido por alcohol[I,A] (538)
F10.8 Trastorno sexual inducido por alcohol[I] (629)
F10.8 Trastorno del sueño inducido por alcohol[I,A] (732)
F10.9 Trastorno relacionado con el alcohol no especificado (252)

**TRASTORNOS RELACIONADOS CON ALUCINÓGENOS** (252)

**Trastornos por consumo de alucinógenos**
F16.2x Dependencia de alucinógenos[a] (253)
F16.1 Abuso de alucinógenos (254)

**Trastornos inducidos por alucinógenos**
F16.00 Intoxicación por alucinógenos (254)
F16.70 Trastorno perceptivo persistente por alucinógenos *(flashbacks)* (256)
F16.03 Delirium por intoxicación por alucinógenos (163)
F16.xx Trastorno psicótico inducido por alucinógenos (381)
.51 Con ideas delirantes[I]
.52 Con alucinaciones[I]
F16.8 Trastorno del estado de ánimo inducido por alucinógenos[I] (453)
F16.8 Trastorno de ansiedad inducido por alucinógenos[I] (538)
F16.9 Trastorno relacionado con alucinógenos no especificado (260)

**TRASTORNOS RELACIONADOS CON ANFETAMINAS (O SUSTANCIAS DE ACCIÓN SIMILAR)** (260)

**Trastornos por consumo de anfetamina**
F15.2x Dependencia de anfetamina[a] (262)
F15.1 Abuso de anfetamina (262)

**Trastornos inducidos por anfetamina**
F15.00 Intoxicación por anfetamina (263)
F15.04 Intoxicación por anfetamina, con alteraciones perceptivas (264)
F15.3 Abstinencia de anfetamina (265)
F15.03 Delirium por intoxicación por anfetamina (163)
F15.xx Trastorno psicótico inducido por anfetamina (381)
.51 Con ideas delirantes[I]
.52 Con alucinaciones[I]
F15.8 Trastorno del estado de ánimo inducido por anfetamina[I,A] (453)
F15.8 Trastorno de ansiedad inducido por anfetamina[I] (538)
F15.8 Trastorno sexual inducido por anfetamina[I] (629)
F15.8 Trastorno del sueño inducido por anfetamina[I,A] (732)
F15.9 Trastorno relacionado con anfetamina no especificado (269)

**TRASTORNOS RELACIONADOS CON CAFEÍNA** (269)

**Trastornos inducidos por cafeína**
F15.00 Intoxicación por cafeína (270)
F15.8 Trastorno de ansiedad inducido por cafeína[I] (538)
F15.8 Trastorno del sueño inducido por cafeína[I] (732)
F15.9 Trastorno relacionado con cafeína no especificado (273)

**TRASTORNOS RELACIONADOS CON EL CANNABIS** (273)

**Trastornos por consumo de *Cannabis***
F12.2x Dependencia de *Cannabis*[a] (274)
F12.1 Abuso de *Cannabis* (275)

**Trastornos inducidos por *Cannabis***
F12.00 Intoxicación por *Cannabis* (275)
F12.04 Intoxicación por *Cannabis*, con alteraciones perceptivas (276)
F12.03 Delirium por intoxicación por *Cannabis* (163)
F12.xx Trastorno psicótico inducido por *Cannabis* (381)
.51 Con ideas delirantes[I]
.52 Con alucinaciones[I]
F12.8 Trastorno de ansiedad inducido por *Cannabis*[I] (538)
F12.9 Trastorno relacionado con *Cannabis* no especificado (280)

## TRASTORNOS RELACIONADOS CON COCAÍNA (280)

**Trastornos por consumo de cocaína**

F14.2x Dependencia de cocaína[a] (282)
F14.1 Abuso de cocaína (282)

**Trastornos inducidos por cocaína**

F14.00 Intoxicación por cocaína (283)
F14.04 Intoxicación por cocaína, con alteraciones perceptivas (284)
F14.3 Abstinencia de cocaína (284)
F14.03 Delirium por intoxicación por cocaína (163)
F14.xx Trastorno psicótico inducido por cocaína (381)
.51 Con ideas delirantes[I]
.52 Con alucinaciones[I]
F14.8 Trastorno del estado de ánimo inducido por cocaína[I,A] (453)
F14.8 Trastorno de ansiedad inducido por cocaína[I,A] (538)
F14.8 Trastorno sexual inducido por cocaína[I] (629)
F14.8 Trastorno del sueño inducido por cocaína[I,A] (732)
F14.9 Trastorno relacionado con cocaína no especificado (289)

## TRASTORNOS RELACIONADOS CON FENCICLIDINA (O SUSTANCIAS DE ACCIÓN SIMILAR) (290)

**Trastornos por consumo de fenciclidina**

F19.2x Dependencia de fenciclidina[a] (291)
F19.1 Abuso de fenciclidina (292)

**Trastornos inducidos por fenciclidina**

F19.00 Intoxicación por fenciclidina (292)
F19.04 Intoxicación por fenciclidina, con alteraciones perceptivas (293)
F19.03 Delirium por intoxicación por fenciclidina (163)
F19.xx Trastorno psicótico inducido por fenciclidina (381)
.51 Con ideas delirantes[I]
.52 Con alucinaciones[I]
F19.8 Trastorno del estado de ánimo inducido por fenciclidina[I] (453)
F19.8 Trastorno de ansiedad inducido por fenciclidina[I] (538)
F19.9 Trastorno relacionado con fenciclidina no especificado (296)

## TRASTORNOS RELACIONADOS CON INHALANTES (296)

**Trastornos por consumo de inhalantes**

F18.2x Dependencia de inhalantes[a] (298)
F18.1 Abuso de inhalantes (299)

**Trastornos inducidos por inhalantes**

F18.00 Intoxicación por inhalantes (299)
F18.03 Delirium por intoxicación por inhalantes (163)
F18.73 Demencia persistente inducida por inhalantes (192)
F18.xx Trastorno psicótico inducido por inhalantes (381)
.51 Con ideas delirantes[I]
.52 Con alucinaciones[I]
F18.8 Trastorno del estado de ánimo inducido por inhalantes[I] (453)
F18.8 Trastorno de ansiedad inducido por inhalantes[I] (538)
F18.9 Trastorno relacionado con inhalantes no especificado (304)

## TRASTORNOS RELACIONADOS CON LA NICOTINA (304)

**Trastorno por consumo de nicotina**

F17.2x Dependencia de nicotina[a] (305)

**Trastornos inducidos por nicotina**

F17.3 Abstinencia de nicotina (305)
F17.9 Trastorno relacionado con nicotina no especificado (310)

## TRASTORNOS RELACIONADOS CON OPIÁCEOS (310)

**Trastornos por consumo de opiáceos**

F11.2x Dependencia de opiáceos[a] (311)
F11.1 Abuso de opiáceos (312)

**Trastornos inducidos por opiáceos**

F11.00 Intoxicación por opiáceos (312)
F11.04 Intoxicación por opiáceos, con alteraciones perceptivas (312)
F11.3 Abstinencia de opiáceos (313)
F11.03 Delirium por intoxicación por opiáceos (163)
F11.xx Trastorno psicótico inducido por opiáceos (381)
.51 Con ideas delirantes[I]
.52 Con alucinaciones[I]

F11.8 Trastorno del estado de ánimo inducido por opiáceos[I] (453)
F11.8 Trastorno sexual inducido por opiáceos[I] (629)
F11.8 Trastorno del sueño inducido por opiáceos[I,A] (732)
F11.9 Trastorno relacionado con opiáceos no especificado (319)

**TRASTORNOS RELACIONADOS CON SEDANTES, HIPNÓTICOS O ANSIOLÍTICOS** (319)

**Trastornos por consumo de sedantes, hipnóticos o ansiolíticos**
F13.2x Dependencia de sedantes, hipnóticos o ansiolíticos[a] (321)
F13.1 Abuso de sedantes, hipnóticos o ansiolíticos (322)

**Trastornos inducidos por sedantes, hipnóticos o ansiolíticos**
F13.00 Intoxicación por sedantes, hipnóticos o ansiolíticos (322)
F13.3 Abstinencia de sedantes, hipnóticos o ansiolíticos (323)
*Especificar si:* Con alteraciones perceptivas
F13.03 Delirium por intoxicación por sedantes, hipnóticos o ansiolíticos (163)
F13.4 Delirium por abstinencia de sedantes, hipnóticos o ansiolíticos (163)
F13.73 Demencia persistente inducida por sedantes, hipnóticos o ansiolíticos (192)
F13.6 Trastorno amnésico persistente inducido por sedantes, hipnóticos o ansiolíticos (201)
F13.xx Trastorno psicótico inducido por sedantes, hipnóticos o ansiolíticos (381)
.51 Con ideas delirantes[I,A]
.52 Con alucinaciones[I,A]
F13.8 Trastorno del estado de ánimo inducido por sedantes, hipnóticos o ansiolíticos[I,A] (453)
F13.8 Trastorno de ansiedad inducido por sedantes, hipnóticos o ansiolíticos[A] (538)
F13.8 Trastorno sexual inducido por sedantes, hipnóticos o ansiolíticos[I] (629)
F13.8 Trastorno del sueño inducido por sedantes, hipnóticos o ansiolíticos[I,A] (732)
F13.9 Trastorno relacionado con sedantes, hipnóticos o ansiolíticos no especificado (329)

**TRASTORNO RELACIONADO CON VARIAS SUSTANCIAS**
F19.2x Dependencia de varias sustancias[a] (330)

**TRASTORNOS RELACIONADOS CON OTRAS SUSTANCIAS (O DESCONOCIDAS)** (330)

**Trastornos por consumo de otras sustancias (o desconocidas)**
F19.2x Dependencia de otras sustancias (o desconocidas)[a] (218)
F19.1 Abuso de otras sustancias (o desconocidas) (225)

**Trastornos inducidos por otras sustancias (o desconocidas)**
F19.00 Intoxicación por otras sustancias (o desconocidas) (226)
F19.04 Intoxicación por otras sustancias (o desconocidas), con alteraciones perceptivas (226)
F19.3 Abstinencia de otras sustancias (o desconocidas) (228)
*Especificar si:* Con alteraciones perceptivas
F19.03 Delirium inducido por otras sustancias (o desconocidas) *(codificar F19.4 si comienza durante la abstinencia)* (163)
F19.73 Demencia persistente inducida por otras sustancias (o desconocidas) (192)
F19.6 Trastorno amnésico persistente inducido por otras sustancias (o desconocidas) (201)
F19.xx Trastorno psicótico inducido por otras sustancias (o desconocidas) (381)
.51 Con ideas delirantes[I,A]
.52 Con alucinaciones[I,A]
F19.8 Trastorno del estado de ánimo inducido por otras sustancias (o desconocidas)[I,A] (453)
F19.8 Trastorno de ansiedad inducido por otras sustancias (o desconocidas)[I,A] (538)
F19.8 Trastorno sexual inducido por otras sustancias (o desconocidas)[I] (629)
F19.8 Trastorno del sueño inducido por otras sustancias (o desconocidas)[I,A] (732)
F19.9 Trastorno relacionado con otras sustancias (o desconocidas) no especificado (332)

**Esquizofrenia y otros trastornos psicóticos** (333)

F20.xx Esquizofrenia (334)
.0x Tipo paranoide (351)
.1x Tipo desorganizado (352)
.2x Tipo catatónico (353)
.3x Tipo indiferenciado (354)
.5x Tipo residual (355)

*Codificación del curso de la esquizofrenia en el quinto dígito:*

2 = Episódico con síntomas residuales interepisódicos (*especificar si:* Con síntomas negativos acusados)
3 = Episódico sin síntomas residuales interepisódicos
0 = Continuo (*especificar si:* Con síntomas negativos acusados)
4 = Episodio único en remisión parcial (*especificar si:* Con síntomas negativos acusados)
5 = Episodio único en remisión total
8 = Otro patrón o no especificado
9 = Menos de 1 año desde el comienzo de los síntomas de la fase activa inicial

F20.8 Trastorno esquizofreniforme (356)
*Especificar si:* Sin síntomas de buen pronóstico/con síntomas de buen pronóstico
F25.x Trastorno esquizoafectivo (359)
.0 Tipo bipolar
.1 Tipo depresivo
F22.0 Trastorno delirante (364)
*Especificar tipo:* Erotomaníaco/de grandiosidad/celotípico/persecutorio/somático/mixto/no especificado
F23.xx Trastorno psicótico breve (370)
.81 Con desencadenante(s) grave(s)
.80 Sin desencadenante(s) grave(s)
*Especificar si:* De inicio en el posparto
F24 Trastorno psicótico compartido *(folie à deux)* (374)
F06.x Trastorno psicótico debido a… *(indicar enfermedad médica)* (376)
.2 Con ideas delirantes
.0 Con alucinaciones
—.– Trastorno psicótico inducido por sustancias
*(consultar los trastornos relacionados con sustancias para los códigos específicos de cada una de ellas)* (381)
*Especificar si:* De inicio durante la intoxicación/de inicio durante la abstinencia
F29 Trastorno psicótico no especificado (386)

**Trastornos del estado de ánimo** (387)

*Se aplicarán (para los episodios actuales o más recientes) a los trastornos del estado de ánimo las siguientes especificaciones:*

[a] Gravedad/psicótico/especificadores en remisión/[b] crónico/[c] con síntomas catatónicos/[d] con síntomas melancólicos/[e] con síntomas atípicos/[f] de inicio en el posparto

*Se aplicarán a los trastornos del estado de ánimo las siguientes especificaciones:*

[g] Con o sin recuperación interepisódica total/[h] con patrón estacional/[i] con ciclos rápidos

**TRASTORNOS DEPRESIVOS** (412)

F32.x Trastorno depresivo mayor, episodio único[a,b,c,d,e,f] (412)
F33.x Trastorno depresivo mayor, recidivante[a,b,c,d,e,f,g,h] (412)

*Codificar el estado actual del episodio depresivo mayor en el cuarto dígito:*

0 = Leve
1 = Moderado
2 = Grave sin síntomas psicóticos
3 = Grave con síntomas psicóticos

*Especificar:* Síntomas psicóticos congruentes con el estado de ánimo/síntomas psicóticos no congruentes con el estado de ánimo

4 = En remisión parcial
4 = En remisión total
9 = No especificado

F34.1 Trastorno distímico (421)
*Especificar si:* De inicio temprano/de inicio tardío
*Especificar:* Con síntomas atípicos

F32.9 Trastorno depresivo no especificado (427)

**TRASTORNOS BIPOLARES** (428)

F30.x Trastorno bipolar I, episodio maníaco único[a,c,f] (428)
*Especificar si:* Mixto

*Codificar el estado actual del episodio maníaco en el cuarto dígito:*

1 = Leve, moderado o grave sin síntomas psicóticos
2 = Grave con síntomas psicóticos
8 = En remisión parcial o total

F31.0 Trastorno bipolar I, episodio más reciente hipomaníaco[g,h,i] (428)
F31.x Trastorno bipolar I, episodio más reciente maníaco[a,c,f,g,h,i] (428)

*Codificar el estado actual del episodio maníaco en el cuarto dígito:*

1 = Leve, moderado o grave sin síntomas psicóticos
2 = Grave con síntomas psicóticos
7 = En remisión parcial o total

F31.6 Trastorno bipolar I, episodio más reciente mixto[a,c,f,g,h,i] (428)
F31.x Trastorno bipolar I, episodio más reciente depresivo[a,b,c,d,e,f,g,h,i] (428)

*Codificar el estado actual del episodio depresivo mayor en el cuarto dígito:*

3 = Leve o moderado
4 = Grave sin síntomas psicóticos
5 = Grave con síntomas psicóticos
7 = En remisión parcial o total

F31.9 Trastorno bipolar I, episodio más reciente no especificado[g,h,i] (428)
F31.8 Trastorno bipolar II[a,b,c,d,e,f,g,h,i] (438)
*Especificar (episodio actual o más reciente):* Hipomaníaco/depresivo
F34.0 Trastorno ciclotímico (445)
F31.9 Trastorno bipolar no especificado (448)
F06.xx Trastorno del estado de ánimo debido a…
*(indicar enfermedad médica)* (448)
.32 Con síntomas depresivos
.32 Con síntomas de depresión mayor
.30 Con síntomas maníacos
.33 Con síntomas mixtos

—.— Trastorno del estado de ánimo inducido por sustancias
*(consultar los trastornos relacionados con sustancias para los códigos específicos de cada una de ellas)* (453)
*Especificar tipo:* Con síntomas depresivos/con síntomas maníacos/con síntomas mixtos
*Especificar si:* De inicio durante la intoxicación/de inicio durante la abstinencia
F39 Trastorno del estado de ánimo no especificado (459)

**Trastornos de ansiedad** (477)

F41.0 Trastorno de angustia sin agorafobia (482)
F40.01 Trastorno de angustia con agorafobia (482)
F40.00 Agorafobia sin historia de trastorno de angustia (491)
F40.2 Fobia específica (494)
*Especificar tipo:* Animal/ambiental/sangre-inyecciones-daño/situacional/otro tipo
F40.1 Fobia social (502)
*Especificar si:* Generalizada
F42.8 Trastorno obsesivo-compulsivo (510)
*Especificar si:* Con poca conciencia de enfermedad
F43.1 Trastorno por estrés postraumático (518)
*Especificar si:* Agudo/crónico
*Especificar si:* De inicio demorado
F43.0 Trastorno por estrés agudo (525)
F41.1 Trastorno de ansiedad generalizada (529)
F06.4 Trastorno de ansiedad debido a…
*(indicar enfermedad médica)* (534)
*Especificar si:* Con ansiedad generalizada/con crisis de angustia/con síntomas obsesivo-compulsivos
—.– Trastorno de ansiedad inducido por sustancias
*(consultar los trastornos relacionados con sustancias para los códigos específicos de cada una de ellas)* (538)
*Especificar si:* Con ansiedad generalizada/con crisis de angustia/con síntomas obsesivo-compulsivos/con síntomas fóbicos
*Especificar si:* De inicio durante la intoxicación/de inicio durante la abstinencia

F41.9 Trastorno de ansiedad no especificado (543)

**Trastornos somatomorfos** (545)
F45.0 Trastorno de somatización (546)
F45.1 Trastorno somatomorfo indiferenciado (551)
F44.x Trastorno de conversión (553)
.4 Con síntomas o déficit motores
.5 Con crisis o convulsiones
.6 Con síntomas o déficit sensoriales
.7 Con presentación mixta
F45.4 Trastorno por dolor (560)
*Especificar tipo:* Asociado a factores psicológicos/asociado a factores psicológicos y a enfermedad médica
*Especificar si:* Agudo/crónico
F45.2 Hipocondría (566)
*Especificar si:* Con poca conciencia de enfermedad
F45.2 Trastorno dismórfico corporal (570)
F45.9 Trastorno somatomorfo no especificado (574)

**Trastornos facticios** (575)
F68.1 Trastorno facticio (575)
*Especificar tipo:* Con predominio de signos y síntomas psicológicos/con predominio de signos y síntomas somáticos/con combinación de signos y síntomas psicológicos y somáticos
F68.1 Trastorno facticio no especificado (579)

**Trastornos disociativos** (581)
F44.0 Amnesia disociativa (582)
F44.1 Fuga disociativa (586)
F44.81 Trastorno de identidad disociativo (589)
F48.1 Trastorno de despersonalización (593)
F44.9 Trastorno disociativo no especificado (596)

**Trastornos sexuales y de la identidad sexual** (599)

**TRASTORNOS SEXUALES** (600)
*Se aplicarán los siguientes especificadores a todos los trastornos sexuales primarios:*

*Especificar tipo:* De toda la vida/adquirido/general/situacional/debido a factores psicológicos/debido a factores combinados

**Trastornos del deseo sexual**
F52.0 Deseo sexual hipoactivo (603)
F52.10 Trastorno por aversión al sexo (606)

**Trastornos de la excitación sexual**
F52.2 Trastorno de la excitación sexual en la mujer (608)
F52.2 Trastorno de la erección en el hombre (610)

**Trastornos orgásmicos**
F52.3 Trastorno orgásmico femenino (613)
F52.3 Trastorno orgásmico masculino (616)
F52.4 Eyaculación precoz (619)

**Trastornos sexuales por dolor**
F52.6 Dispareunia (no debida a una enfermedad médica) (621)
F52.5 Vaginismo (no debido a una enfermedad médica) (623)

**Trastorno sexual debido a una enfermedad médica** (626)
N94.8 Deseo sexual hipoactivo en la mujer debido a...
*(indicar enfermedad médica)* (626)
N50.8 Deseo sexual hipoactivo en el hombre debido a...
*(indicar enfermedad médica)* (626)
N48.4 Trastorno de la erección en el hombre debido a...
*(indicar enfermedad médica)* (626)
N94.1 Dispareunia femenina debida a...
*(indicar enfermedad médica)* (626)
N50.8 Dispareunia masculina debida a...
*(indicar enfermedad médica)* (626)
N94.8 Otros trastornos sexuales femeninos debidos a...
*(indicar enfermedad médica)* (626)
N50.8 Otros trastornos sexuales masculinos debidos a...
*(indicar enfermedad médica)* (626)
——.– Trastorno sexual inducido por sustancias *(consultar los trastornos relacionados con sustancias para los códigos específicos de cada una de ellas)* (629)
*Especificar si:* Con alteración del deseo/con alteración de la excitación/con alteración del orgasmo/con dolor sexual
*Especificar si:* De inicio durante la intoxicación
F52.9 Trastorno sexual no especificado (633)

**PARAFILIAS** (634)

F65.2 Exhibicionismo (637)
F65.0 Fetichismo (638)
F65.8 Froteurismo (638)
F65.4 Pedofilia (639)
*Especificar si:* Con atracción sexual por los hombres/con atracción sexual por las mujeres/con atracción sexual por ambos sexos
*Especificar si:* Limitada al incesto
*Especificar tipo:* Exclusiva/no exclusiva
F65.5 Masoquismo sexual (640)
F65.5 Sadismo sexual (642)
F65.1 Fetichismo transvestista (642)
*Especificar si:* Con disforia sexual
F65.3 Voyeurismo (644)
F65.9 Parafilia no especificada (644)

**TRASTORNOS DE LA IDENTIDAD SEXUAL** (645)

F64.x Trastorno de la identidad sexual (645)
.2 En la niñez
.0 En la adolescencia o en la vida adulta
*Especificar si:* Con atracción sexual por los hombres/con atracción sexual por las mujeres/con atracción sexual por ambos/sin atracción sexual por ninguno
F64.9 Trastorno de la identidad sexual no especificado (652)
F52.9 Trastorno sexual no especificado (652)

**Trastornos del sueño** (667)

F50.0 Anorexia nerviosa (653)
*Especificar tipo:* Restrictivo/compulsivo/purgativo
F50.2 Bulimia nerviosa (660)
*Especificar tipo:* Purgativo/no purgativo
F50.9 Trastorno de la conducta alimentaria no especificado (665)

**Trastornos de la conducta alimentaria** (653)

**TRASTORNOS PRIMARIOS DEL SUEÑO** (669)

**Disomnias** (669)

F51.0 Insomnio primario (669)
F51.1 Hipersomnia primaria (675)
*Especificar si:* Recidivante
G47.4 Narcolepsia (681)
G47.3 Trastorno del sueño relacionado con la respiración (688)
F51.2 Trastorno del ritmo circadiano (696)
*Especificar tipo:* Sueño retrasado/*jet lag*/cambios de turno de trabajo/no especificado
F51.9 Disomnia no especificada (704)

**Parasomnias** (706)

F51.5 Pesadillas (706)
F51.4 Terrores nocturnos (710)
F51.3 Sonambulismo (715)
F51.8 Parasomnia no especificada (721)

**TRASTORNOS DEL SUEÑO RELACIONADOS CON OTRO TRASTORNO MENTAL** (721)

F51.0 Insomnio relacionado con... *(indicar trastorno del Eje I o del Eje II)* (721)
F51.1 Hipersomnia relacionada con... *(indicar trastorno del Eje I o del Eje II)* (721)

**OTROS TRASTORNOS DEL SUEÑO**

G47.x Trastorno del sueño debido a... *(indicar enfermedad médica)* (728)
.0 Tipo insomnio
.1 Tipo hipersomnia
.8 Tipo parasomnia
.8 Tipo mixto
—.– Trastorno del sueño inducido por sustancias *(consultar los trastornos relacionados con sustancias para los códigos específicos de cada una de ellas)* (732)
*Especificar tipo:* Insomnio/hipersomnia/parasomnia/mixto
*Especificar si:* De inicio durante la intoxicación/de inicio durante la abstinencia

**Trastornos del control de los impulsos no clasificados en otros apartados** (741)

F63.8 Trastorno explosivo intermitente (742)
F63.2 Cleptomanía (746)
F63.1 Piromanía (748)
F63.0 Juego patológico (750)
F63.3 Tricotilomanía (754)
F63.9 Trastorno del control de los impulsos no especificado (757)

**Trastornos adaptativos** (759)

F43.xx Trastorno adaptativo (759)
.20 Con estado de ánimo depresivo

.28 Con ansiedad
.22 Mixto con ansiedad y estado de ánimo depresivo
.24 Con trastorno de comportamiento
.25 Con alteración mixta de las emociones y el comportamiento
.9 No especificado
*Especificar si:* Agudo/crónico

**Trastornos de la personalidad** (765)
***Nota:*** *Se codifican en el Eje II.*

F60.0 Trastorno paranoide de la personalidad (771)
F60.1 Trastorno esquizoide de la personalidad (775)
F21 Trastorno esquizotípico de la personalidad (779)
F60.2 Trastorno antisocial de la personalidad (784)
F60.31 Trastorno límite de la personalidad (790)
F60.4 Trastorno histriónico de la personalidad (795)
F60.8 Trastorno narcisista de la personalidad (799)
F60.6 Trastorno de la personalidad por evitación (803)
F60.7 Trastorno de la personalidad por dependencia (807)
F60.5 Trastorno obsesivo-compulsivo de la personalidad (812)
F60.9 Trastorno de la personalidad no especificado (816)

**Otros problemas que pueden ser objeto de atención clínica** (817)

**FACTORES PSICOLÓGICOS QUE AFECTAN AL ESTADO FÍSICO** (817)

F54 *(Especificar el factor psicológico)* que afecta a...
*(indicar enfermedad médica)* (817)
*Elegir según la naturaleza de los factores:*
Trastorno mental que afecta a una enfermedad médica
Síntomas psicológicos que afectan a una enfermedad médica
Rasgos de personalidad o estilo de afrontamiento que afectan a una enfermedad médica
Comportamientos desadaptativos que afectan a una enfermedad médica
Respuesta fisiológica relacionada con el estrés que afecta a una enfermedad médica
Otros factores psicológicos o no especificados que afectan a una enfermedad médica

**TRASTORNOS MOTORES INDUCIDOS POR MEDICAMENTOS** (820)

G21.1 Parkinsonismo inducido por neurolépticos (821)
G21.0 Síndrome neuroléptico maligno (821)
G24.0 Distonía aguda inducida por neurolépticos (821)
G21.1 Acatisia aguda inducida por neurolépticos (821)
G24.0 Discinesia tardía inducida por neurolépticos (822)
G25.1 Temblor postural inducido por medicamentos (822)
G25.9 Trastorno motor inducido por medicamentos no especificado (822)

**TRASTORNOS INDUCIDOS POR OTROS MEDICAMENTOS**

T88.7 Efectos adversos de los medicamentos no especificados (822)

**PROBLEMAS DE RELACIÓN** (822)

Z63.7 Problema de relación asociado a un trastorno mental o a una enfermedad médica (823)
Z63.8 Problemas paterno-filiales *(código Z63.1 si el objeto de atención es el niño)* (823)
Z63.0 Problemas conyugales (823)
F93.3 Problema de relación entre hermanos (823)
Z63.9 Problema de relación no especificado (824)

**PROBLEMAS RELACIONADOS CON EL ABUSO O LA NEGLIGENCIA** (824)

T74.1 Abuso físico del niño (824)
T74.2 Abuso sexual del niño (824)
T74.0 Negligencia de la infancia (824)
T74.1 Abuso físico del adulto
—.– (si es por el/la compañero/a)
—.– (si es por alguien que no es el/la compañero/a) *(codificar [995.81] si el objeto de atención clínica es la víctima)* (824)
T74.2 Abuso sexual del adulto

——.– (si es por el/la compañero/a)
——.– (si es por alguien que no es el/la compañero/a) *(codificar [995.83] si el objeto de atención clínica es la víctima)* (825)

**PROBLEMAS ADICIONALES QUE PUEDEN SER OBJETO DE ATENCIÓN CLÍNICA** (825)

Z91.1 Incumplimiento terapéutico (825)
Z76.5 Simulación (825)
Z72.8 Comportamiento antisocial del adulto (826)
Z72.8 Comportamiento antisocial en la niñez o la adolescencia (826)
R41.8 Capacidad intelectual límite (826)
R41.8 Deterioro cognoscitivo relacionado con la edad (826)
Z63.4 Duelo (827)
Z55.8 Problema académico (827)
Z56.7 Problema laboral (827)
F93.8 Problema de identidad (827)
Z71.8 Problema religioso o espiritual (828)
Z60.3 Problema de aculturación (828)
Z60.0 Problema biográfico (828)

**Códigos adicionales** (829)

F99 Trastorno mental no especificado (no psicótico) (829)
Z03.2 Sin diagnóstico o estado en el Eje I (829)
R69 Diagnóstico o estado aplazado en el Eje I (829)
Z03.2 Sin diagnóstico en el Eje II (829)
R46.8 Diagnóstico aplazado en el Eje II (829)